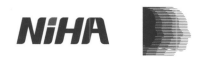

中国儿童错𬌗畸形早期矫治
专家共识及病例解析

Malocclusions of Children:
China Consensus Recommendations on Preventive
and Interceptive Orthodontic Treatments & Atlas
of Case Reviews

李小兵 | 主编

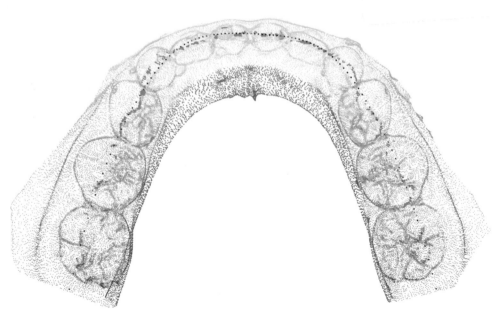

四川大学出版社
SICHUAN UNIVERSITY PRESS

图书在版编目（CIP）数据

中国儿童错殆畸形早期矫治专家共识及病例解析 /
李小兵主编 . — 成都：四川大学出版社，2022.10（2025.3 重印）
ISBN 978-7-5690-5757-7

Ⅰ . ①中… Ⅱ . ①李… Ⅲ . ①儿童—口腔正畸学—病
案—分析—中国 Ⅳ . ① R783.5

中国版本图书馆 CIP 数据核字（2022）第 198608 号

书　　名：中国儿童错殆畸形早期矫治专家共识及病例解析
　　　　　Zhongguo Ertong Cuohe Jixing Zaoqi Jiaozhi Zhuanjia Gongshi ji Bingli Jiexi
主　　编：李小兵

选题策划：段悟吾　周　艳
责任编辑：周　艳
责任校对：张　澄　龚娇梅
装帧设计：张敏亚
责任印制：王　炜

出版发行：四川大学出版社有限责任公司
　　　　　地址：成都市一环路南一段 24 号（610065）
　　　　　电话：（028）85408311（发行部）、85400276（总编室）
　　　　　电子邮箱：scupress@vip.163.com
　　　　　网址：https://press.scu.edu.cn
印前制作：四川胜翔数码印务设计有限公司
印刷装订：四川盛图彩色印刷有限公司

成品尺寸：210 mm×285 mm
印　　张：43.75
字　　数：1142 千字

版　　次：2022 年 10 月 第 1 版
印　　次：2025 年 3 月 第 4 次印刷
定　　价：478.00 元

本社图书如有印装质量问题，请联系发行部调换

四川大学出版社
微信公众号

主　编
李小兵

副主编（按姓氏拼音排序）
贺红　姜若萍　卢海平　尹畅　朱敏　邹静　邹淑娟

编委（国家卫生健康委医院管理研究所"中国儿童早期矫治规范化诊疗项目"专家组）
李小兵　叶全富　贺　红　卢海平　朱　敏　尹　畅　姜若萍　邹淑娟　田玉楼　陈　柯　周　力
韩向龙　袁　晓　张军梅　谭理军　阮文华　黄　芳　刘　娟　马　兰　邹　蕊　杨　芳　贺　周
李　昂　程　斌　程　辉　赵　阳　张卫兵　蒋备战　邵林琴　黄　洋　唐丽琴　高　黎　周陈晨

《中国儿童错𬌗畸形早期矫治专家共识及病例解析》专家组（按姓氏拼音排序）
艾　虹　程　辉　段沛沛　付雪飞　贺　红　胡江天　胡芝爱　黄　芳　黄诗言　柯正建　黎　敏
李　江　李小兵　刘人恺　彭菊香　彭怡然　乔　虎　饶南荃　舒　睿　苏晓霞　谭理军　唐艳梅
田玉楼　王丽颖　王晓玲　王晓荣　卫光曦　吴忆来　熊　晖　徐舒豪　杨　峰　杨　筱　尹　星
张凡柯　张卫兵　张延晓　张　赟　赵　阳　郑之峻　周陈晨　周　力　朱　敏　朱明敏　朱妍菲
邹　静　邹　蕊　邹淑娟

贵州医科大学口腔医学院"儿童错𬌗畸形早期矫治专家共识"编写组
徐卫华　贾　莹　黎　敏　付雪飞　卢　虹　魏宏琳　秦　波　朱铭慧　蒋韵娴

绘图设计及图片整理
王秋实　王　艺　李怡凝

主编助理（按姓氏拼音排序）
段沛沛　刘太琪　舒　睿

封面设计
张敏亚

本书由国家卫生健康委医院管理研究所"中国儿童早期矫治规范化诊疗项目"、四川省科技厅重大科技专项"计算机牙齿分割系统的计算机技术研究"支持，为"四川省2021—2022年度重点出版规划项目"《华西医学前沿丛书》之一。

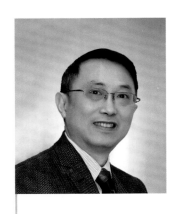

主编简介

李小兵 教授/主任医师，硕士研究生导师
现任四川大学华西口腔医学院儿童早期矫治专科主任

担任国家卫生健康委医院管理研究所"儿童早期矫治规范化诊疗项目"主任委员，中华医学会儿科学分会口腔医学学组组长，中华口腔医学会儿童口腔医学专委会常委，四川省口腔医学会儿童口腔专委会副主任委员，四川省口腔医学会口腔正畸学专委会常委，贵州省人民政府"医疗卫生援黔专家团核心专家"，国际牙医师学院院士，四川省侨联特聘专委会特聘专家，中华医学会儿科学分会中国青少年隐形矫治专家组组长。英国爱丁堡皇家外科学院海外院员（2002—2005），《中华口腔医学杂志》《华西口腔医学杂志》《国际口腔医学杂志》审稿专家。

从事儿童牙颌畸形的预防矫治、阻断性矫治及综合矫治近三十年，主研方向是儿童错𬌗畸形矫治的临床技术与理论研究。开创性提出"咬合发育管理——儿童错𬌗畸形的全面矫治"全新理念，并在正畸矫治与矫形的基础上创新性提出基于牙弓/牙槽骨发育的"牙槽骨塑形矫治理论"，为我国儿童错𬌗畸形早期矫治领域领军人物，创立了我国第一个儿童早期矫治专科。

承担1项国家出版基金项目、8项省市级科研课题、1项国际合作课题、1项临床GCP研究。荣获中华医学科技奖三等奖1项；四川省科技进步一、二、三等奖各1项；四川大学科技进步二等奖1项；成都市科技进步二、三等奖各1项。作为第一作者或通讯作者发表40余篇核心期刊论文和SCI论文。主编《当代儿童正畸矫治经典应用》《中国青少年隐形矫治专家共识2018》《中国青少年隐形矫治专家共识》《儿童口腔科诊疗与操作常规》4部专著，主审《儿童口腔早期矫治》。参编《中华口腔科学》《口腔住院医师手册》《口腔正畸学——基础、技术与临床》《爱丁堡皇家外科学院口腔正畸专业考试病例精选》《牙颌面畸形功能矫形》《华西儿保余妈妈告诉你生长发育那些事儿》6部学术专著。获国家实用新技术专利5项。2013年获《成都商报》评选的成都"好医生"百强，2013年获《华西都市报》评选的"榜样中国·我心目中的四川名医（口腔科）"，2016年成为《成都商报》"寻找成都的世界高度——打造城市医学名片"上榜名医。

序

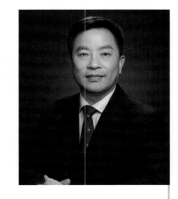

叶全富
国家卫生健康委医院管理研究所所长，研究员

　　"迟日江山丽,春风花草香"，在这个充满希望和力量的春日，非常高兴能为《中国儿童错𬌗畸形早期矫治专家共识及病例解析》作序。

　　国家卫生健康委医院管理研究所是国家卫生健康委的直属事业单位，成立30余年来，主要围绕国家卫生健康委中心工作和医药卫生体制改革热点问题，开展医疗政策与行风建设、医疗质量管理、医疗服务与安全、护理管理与康复、药事管理、医院评审评价、医疗信息化等方面的专题研究，承担了我国医院管理领域的研究、培训和管理创新探索等多方面职能。

　　最近几年，针对疾病的早期预防及治疗越来越多的被党和政府关注到，"中国儿童早期矫治规范化诊疗项目"就是在这样的大背景下于2020年6月启动的。基于错𬌗畸形在我国逐年增高的发病率和该疾病对于儿童身心的重要影响，我们认为这是非常值得重视的领域和病种。对于疾病的预防性治疗，药王孙思邈将疾病分为"未病""欲病""已病"，而扁鹊也认为其兄是医术最高的，"长兄于病视神，未有形而除之，故名不出于家。"疾病的预防性治疗需要高超的医疗水平和完善的思考逻辑。鉴于此，国家卫生健康委医院管理研究所联合四川大学华西口腔医院共同发起了"中国儿童早期矫治规范化诊疗项目"，由儿童早期矫治领域专家李小兵教授任主任委员，全国各地专家共同参与，集聚国内最优秀的专家力量，针对儿童早期典型问题进行规范化预防及治疗。我们希望通过该项目，规范儿童错𬌗畸形早期矫治的诊疗行为，帮助和促进全国儿童错𬌗畸形早期矫治工作的规范化开展，"是故圣人不治已病治未病，不治已乱治未乱"，让千千万万的中国儿童能从中获益。

　　在项目启动一年后，经过各位专家的共同努力，《中国儿童错𬌗畸形早期矫治专家共识》顺利完成，并于2021年8月在《华西口腔医学杂志》第39卷第4期发表。该共识为广大一线早期矫治临床人员带来了提纲挈领的指导，具有里程碑式的意义。

　　如今，《中国儿童错𬌗畸形早期矫治专家共识及病例解析》即将问世，这本书详细地阐释了共识内容，并配以详细的病例解析，具有更强的临床实操指导性，相信它能给每一个阅读本书的人提供一定的参考。

骐骥千里，非一日之功，一个学科的规范化建设不是一件短期的事，不是一件容易的事，我们深知对于早期矫治规范化诊疗的推广才刚刚开始迈步，我们期望借以此书的印发，为我国的早期矫治事业发展注入更多活力，同时，诚邀广大学者和该领域的有志之士参与，共同为该事业添砖加瓦。

士不可以不弘毅，任重而道远。

叶全富

国家卫生健康委医院管理研究所

2022年·春

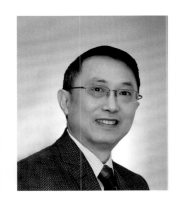

前　言

　　儿童错殆畸形早期矫治涉及儿童牙颌面生长发育及早期矫治理论技术的方方面面，是涉及口腔正畸医生、儿童口腔医生、口腔全科医生等的口腔医学交叉领域发展的热点，也是争论的热点。目前，口腔医学界对儿童错殆畸形早期矫治的关注度很高，在坚守正畸学理论的基础上，错殆畸形早期矫治也在创新发展，这就要求从事儿童错殆畸形早期矫治的医生更全面深入地探求其临床理论与技术的规律，明确方向，辨析是非，从而更好地推动我国儿童错殆畸形早期矫治的健康发展。

　　2020年6月，国家卫生健康委医院管理研究所启动了"中国儿童早期矫治规范化诊疗项目"工作，受国家卫生健康委医院管理研究所项目委托，我担任了项目组主任委员，并与国内从事儿童错殆畸形早期矫治的各位知名专家一起，完成并撰写了我国首个《中国儿童错殆畸形早期矫治专家共识》。《中国儿童错殆畸形早期矫治专家共识》旨在厘清思路、拟定原则，以期总结归纳儿童错殆畸形早期矫治的临床治疗规范，提高广大基层和专业口腔医生儿童错殆畸形早期矫治水平，推动我国儿童错殆畸形早期矫治的普及与推广，降低我国儿童错殆畸形的发病率，提升我国儿童口腔健康水平，促进我国儿童身心的健康发育。2021年8月，《中国儿童错殆畸形早期矫治专家共识》作为"中国儿童早期矫治规范化诊疗项目"成果之一在《华西口腔医学杂志》第39卷第4期发表。囿于字数的限制，《中国儿童错殆畸形早期矫治专家共识》一文发表时只节选了部分内容，本次《中国儿童错殆畸形早期矫治专家共识及病例解析》的出版弥补了这个遗憾，将更全面地展示项目组的临床理论与技术的总结成果。

　　《中国儿童错殆畸形早期矫治专家共识及病例解析》主要分为两个部分，旨在从治疗原则与临床治疗实例的相互印证中，进一步阐述作为儿童口腔健康管理核心内容的儿童错殆畸形早期矫治的必要性、可行性，也尝试初步回答儿童错殆畸形早期矫治的一些有争论的问题，在临床病例的分析中探讨错殆畸形早期矫治的适应证及临床限度。

　　第一部分是"中国儿童错殆畸形早期矫治专家共识"。这部分内容论述了儿童错殆畸形早期矫治的理论基础和基本原则，着重回答错殆畸形是否应早期矫治、错殆畸形为什么可以早期矫治、错殆畸形早期矫治的临床治疗架构和矫治原则是什么等儿童错殆畸形早期矫治的基本问题。在思考儿童错殆畸形危害、错殆畸形病因机制、早期矫治的临床治疗应遵循的生长发育及矫治原则的基础上，特别归纳总结了不同咬合发育阶段的儿童错殆畸形内容，初步创新性提出了我国不同类别错殆畸形早期矫治的规范化诊疗原则，以期对临床工作的指导更具可操作性。《中国儿童错殆畸形早期矫治专家共识》是专家组各位专家在临床大量矫治实践基础上，应用口腔正畸学矫治理论和儿童口腔健康管理原则，对我国儿童错𬌗畸形早期矫治本质和规律的总结，是站在儿童错𬌗畸形早期矫治全局的纲领性意见和建议，对从事儿童错𬌗畸形矫治的各位临床医生的临床工作具有指导意义。同时，撰写专家也希望通过这部分内容抛砖引玉，和全国从事儿童错𬌗畸形早期矫治的同仁一起在临床工作中不断摸索和思考错𬌗畸形早期矫治本质问题，共同促进我国儿童错𬌗畸形早期矫治理论水平的提高。

第二部分是"中国儿童错𬌗畸形早期矫治病例解析"。该部分集中了我国各地区儿童早期矫治专家的临床病例45例。本着客观、真实的原则，各位专家在分析各案例的同时，回答和印证儿童错𬌗畸形早期矫治的必要性和重要性。

病例解析的目的在于全景展示各类错𬌗畸形早期矫治的全过程，为临床医生提供相似病例的矫治模板，指导临床治疗。病例解析着重展示各位专家对特定的儿童错𬌗畸形早期矫治病案的基本认识，撰写结构包括特定错𬌗畸形的早期矫治思路、临床理论基础、矫治计划设计、矫治疗效评价等，从多角度分析，并延展思路，增加了相关早期矫治理论拓展，力图使读者融会贯通，通过病例学习更好地掌握不同错𬌗畸形早期矫治的临床理论与技术。

病例解析部分主要按年龄段分组，包括：4~6岁组、7~8岁组、9~10岁组、11~13岁组，其中早期矫治案例最多的是9~10岁组，这是错𬌗畸形功能矫形的时段，体现了现阶段我国儿童早期矫治的特点。该部分包括安氏Ⅰ类、Ⅱ类、Ⅲ类错𬌗畸形的早期矫治，环境与遗传性病因的错𬌗畸形的早期矫治，应用活动矫治器、固定支架式矫治器、各类功能矫治器、局部多托槽固定矫治器、无托槽隐形矫治器的早期矫治，内容丰富，基本涵盖当前我国儿童错𬌗畸形早期矫治的基本内容。此外，该部分还收录了我国儿童先天颅颌面发育异常的外科-正畸序列治疗病例。其不是儿童错𬌗畸形的常见病例，但这类病例的收录拓展了专著的内涵，可帮助广大从事儿童错𬌗畸形早期矫治的医生开阔眼界，提高临床诊断水平。

儿童错𬌗畸形早期矫治病例解析，在回顾总结病例矫治的同时，也展示了不同错𬌗畸形早期矫治的疗效和限度，是我国现阶段儿童错𬌗畸形的临床适应证的一种体现。编者特意增加了矫治概要，一目了然，方便读者复习与掌握。

《中国儿童错𬌗畸形早期矫治专家共识及病例解析》的附录是"儿童口腔健康管理与错𬌗畸形的预防"，从儿童口腔健康的角度阐述了错𬌗畸形预防的方法，从儿童口腔健康的宏观角度强调了儿童错𬌗畸形早期矫治的重要性。

《中国儿童错𬌗畸形早期矫治专家共识及病例解析》一书是我国从事儿童错𬌗畸形早期矫治专家、儿童口腔健康管理专家的心血结晶，展现了我国儿童错𬌗畸形早期矫治专家勤于思考、积极进取、勇于开拓的精神风貌。在此要真诚感谢参与编写的专家们的辛勤劳动、无私付出！

由于作者水平有限，本书错误和不足难免，在此也恳请全国从事儿童早期矫治的同仁多提宝贵的意见。

感谢对本书出版做出贡献的各位参编人员！

祝愿我国儿童错𬌗畸形早期矫治事业兴旺发达！祝愿我国儿童健康成长！

李小兵

2022年夏·成都

目 录

第一部分　中国儿童错殆畸形早期矫治专家共识･････････････････ 001

第一节　儿童错殆畸形的危害及早期矫治的重要性和必要性 ････････ 002

　　一、我国儿童错殆畸形患病率居高不下 ･････････････････････ 002

　　二、错殆畸形严重危害儿童牙颌面功能、形态及身心健康 ･････ 003

第二节　儿童错殆畸形早期矫治——针对病因机制的牙颌面生长发育全周期管理 ･･････ 005

　　一、儿童错殆畸形的病因 ･･････････････････････････････････ 005

　　二、基于儿童错殆畸形发生发展病因机制的早期矫治理念 ･････ 009

　　三、儿童错殆畸形早期矫治有利于降低错殆畸形发病率 ･･･････ 010

第三节　儿童牙颌面生长发育规律及错殆畸形早期矫治的基本内容 ･･･ 011

　　一、儿童错殆畸形的早期矫治与牙颌面生长发育规律 ･･･････ 011

　　二、儿童错殆畸形早期矫治的基本内容 ･･･････････････････ 014

第四节　儿童错殆畸形早期矫治的原则 ･････････････････････ 015

第五节　儿童错殆畸形的预防要点 ･･･････････････････････････ 016

　　一、儿童错殆畸形的早期矫治始于优生优育 ･････････････････ 016

　　二、儿童口腔健康管理与错殆畸形的预防 ･･･････････････････ 016

　　三、口腔疾病的早发现、早治疗 ･････････････････････････ 016

　　四、良好口腔功能习惯的建立 ･･･････････････････････････ 017

　　五、异常口腔功能习惯的早发现、早纠正 ･･･････････････････ 017

第六节　牙颌面生长发育不同阶段错殆畸形的预防、引导与阻断矫治 ･･･ 018

　　一、第一阶段：怀孕阶段 ･･････････････････････････････････ 018

　　二、第二阶段：出生（出生到第一颗乳牙萌出，约0-6个月） ･･････ 018

三、第三阶段：乳牙开始萌出（从第一颗乳牙萌出到最后一颗乳牙萌出，约6-33个月）··· 018

四、第四阶段：建立乳牙殆（最后一颗乳牙萌出到第一颗乳牙脱落，约33个月-6岁）··· 019

五、第五阶段：替牙列期（从第一颗乳牙脱落到最后一颗乳牙脱落，约6-12岁）··· 020

六、第六阶段：恒牙列早期（乳恒牙替换完成，第二恒磨牙萌出前，约12岁）··· 021

第七节 儿童不同类型错殆畸形早期矫治的规范化治疗原则 ··· 023

一、口腔功能（呼吸、吞咽、咀嚼、语言）异常的早期矫治 ··· 023

二、口腔不良习惯的早期矫治 ··· 027

三、儿童先天性/遗传性颅面畸形的早期矫治 ··· 030

四、儿童前牙反殆畸形的早期矫治 ··· 036

五、儿童后牙反殆畸形的早期矫治 ··· 039

六、儿童牙弓/牙槽骨弓发育异常的早期矫治 ··· 040

七、儿童Ⅱ类错殆畸形的早期矫治 ··· 042

八、儿童骨性Ⅲ类错殆畸形的早期矫治 ··· 045

九、儿童前牙深覆殆畸形的早期矫治 ··· 048

十、儿童前牙开殆畸形的早期矫治 ··· 050

十一、儿童乳恒牙替换异常的间隙管理 ··· 053

十二、儿童牙外伤的正畸辅助治疗 ··· 057

十三、儿童牙齿发育不良（牙齿萌出异常、牙齿数目异常、弯根牙）的早期矫治 ··· 058

十四、儿童早期矫治的临床沟通原则 ··· 066

第八节 儿童错殆畸形早期矫治的规范与推广 ··· 069

第二部分 儿童错殆畸形早期矫治病例解析 ··· 075

4-6岁病例解析 ··· 076

【病例一】乳牙列期前牙反殆畸形伴腺样体/扁桃体肥大的早期矫治 ······ 贺 红 077

【病例二】乳前牙反殆、后牙开殆、舌肌异常、上下牙弓过大的早期矫治
······ 李小兵 黄诗言 王 艺 086

【病例三】轻度牙性乳前牙反殆畸形的早期矫治 ······ 周陈晨 098

【病例四】乳牙列期轻度骨性Ⅲ类全牙列反殆畸形的早期矫治 ······ 苏晓霞 108

【病例五】乳牙列期单侧前后牙反殆畸形的早期矫治 ······ 刘人恺 120

【病例六】遗传性上颌轻中度发育不足的前牙反殆畸形正畸早期序列矫治
······ 李小兵 饶南荃 马宇星 129

【病例七】替牙列早期前牙中度反𬌗畸形的早期矫治 ·················· 张卫兵　151

【病例八】上颌骨角化囊肿伴埋伏牙的外科-正畸联合早期矫治 ··· 朱　敏　王晓玲　159

【病例九】替牙列期牙列轻中度不齐、前牙浅覆𬌗覆盖畸形早期塑形矫治

·································· 李小兵　张　赟　马宇星　168

7-8岁病例解析 ●●190

【病例十】替牙列早期上第二乳磨牙及下乳尖牙早失的间隙管理

·································· 李小兵　李　江　廖珮吟　191

【病例十一】多数乳磨牙早失导致的功能性前牙反𬌗畸形的早期矫治 ········ 黄　芳　205

【病例十二】尖牙异位萌出的早期咬合管理 ···························· 彭怡然　219

【病例十三】个别前牙反𬌗、轻中度牙列拥挤畸形的早期矫治

·································· 李小兵　徐舒豪　贾淑娴　230

【病例十四】儿童弯根牙及磨牙异位萌出的早期矫治 ·················· 彭怡然　244

【病例十五】儿童上颌轻度发育不足前牙反𬌗畸形的功能矫形治疗 ········ 彭菊香　256

【病例十六】替牙列期右上前牙含牙囊肿早期矫治 ···················· 苏晓霞　269

9-10岁病例解析 ●●●282

【病例十七】儿童重度内倾型深覆𬌗的早期矫治 ························ 艾　虹　283

【病例十八】替牙列期前后牙反𬌗伴下颌偏斜畸形的早期矫治

·································· 田玉楼　黄天娇　孙诗琪　304

【病例十九】乳恒牙重度釉质发育不全、轻度前牙骨性开𬌗畸形的无托槽隐形早期矫治

·································· 胡江天　赵立瑶　323

【病例二十】儿童替牙列期前牙反𬌗畸形的局部固定多托槽2×4矫治 ········ 赵　阳　339

【病例二十一】替牙列期凸面型、重度前牙深覆𬌗覆盖错𬌗畸形的早期矫治

·································· 柯正建　354

【病例二十二】替牙列中期上第一恒磨牙异位萌出的序列矫治 ····· 李小兵　杨一凡　368

【病例二十三】异常吞咽、口呼吸、牙弓形态不调伴前牙多生牙深覆盖的早期矫治

·································· 程　辉　387

【病例二十四】儿童前牙阻生的早期矫治 ······························ 彭怡然　401

【病例二十五】骨性上颌前突/下颌后缩、重度前牙深覆𬌗覆盖的非拔牙矫形治疗

·································· 李小兵　张凡柯　王　艺　409

【病例二十六】上颌发育不足的骨性Ⅲ类前牵引矫治 ·················· 彭怡然　426

【病例二十七】儿童前牙重度深覆𬌗覆盖的早期矫治 ·················· 卫光曦　440

【病例二十八】儿童前牙阻生弯根牙的早期矫治 ············ 邹　蕊　王丽颖　455

【病例二十九】前突面型、上前牙唇倾深覆殆覆盖的早期矫治 ·············· 熊　晖　467

【病例三十】儿童上颌轻中度发育不足的功能矫形治疗 ·············· 郑之峻　480

【病例三十一】替牙列期轻度骨性Ⅲ类的早期矫治 ·············· 邹淑娟　尹　星　490

【病例三十二】前牙内倾深覆殆、下颌后缩的前突面型的早期矫治 ·········· 谭理军　500

【病例三十三】儿童骨性高角前牙中度深覆殆覆盖的早期矫治 ····· 邹　蕊　乔　虎　511

【病例三十四】先天缺牙、乳牙早失、牙弓发育不足的早期隐形矫治

·············· 李小兵　徐舒豪　王　艺　523

11-13岁病例解析 ············· 546

【病例三十五】儿童前牙重度深覆殆覆盖、上前牙唇倾、下前牙先天缺失、下颌
后缩的早期矫治 ·············· 王晓荣　邹　蕊　547

【病例三十六】儿童中度骨性Ⅲ类畸形、牙列拥挤伴上前牙阻生的早期序列治疗

·············· 张延晓　558

【病例三十七】替牙列晚期混合性前牙反殆畸形的早期矫治 ·············· 付雪飞　572

【病例三十八】儿童牙弓狭窄、前牙Ⅲ度深覆殆覆盖伴鼻炎、扁桃体肥大的早期矫治

·············· 黎　敏　583

【病例三十九】中度骨性Ⅱ类、前牙重度深覆殆覆盖的早期矫治 ·············· 朱明敏　595

【病例四十】以微笑美学为目标导向的牙性前牙深覆殆覆盖的正畸综合矫治

·············· 舒　睿　605

【病例四十一】恒牙列早期中重度Ⅱ类错殆畸形的双期矫治 ······· 周　力　段沛沛　616

其他——儿童先天颅颌面发育异常的外科-正畸序列治疗病例解析 ······ 636

【病例四十二】儿童先天性唇腭裂综合序列治疗 ·············· 朱　敏　杨　筱　637

【病例四十三】半侧颜面发育不全的正颌-正畸联合序列治疗 ······ 朱　敏　唐艳梅　650

【病例四十四】颅骨锁骨发育不全的牙槽外科-正畸联合治疗 ······ 朱　敏　朱妍菲　660

【病例四十五】Crouzon综合征正颌-正畸联合序列治疗 ·········· 朱　敏　杨　筱　669

附　儿童口腔健康管理与错殆畸形的预防 ············· 683

一、儿童龋病管理 ············· 684

二、儿童牙外伤与错殆畸形的预防 ············· 685

三、儿童牙齿发育异常与错殆畸形的预防 ············· 686

四、儿童时期的间隙管理 ············· 687

五、儿童口腔不良习惯的阻断 ············· 688

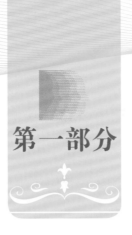

第一部分

中国儿童错殆畸形早期矫治专家共识

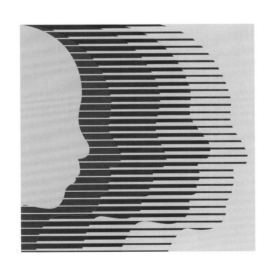

儿童错殆畸形是世界卫生组织（WHO）公布的口腔三大流行病之一，其患病率在我国逐年增高。从错殆畸形发生发展的规律看，儿童错殆畸形的形成存在一个牙颌面生长发育异常的过程，错殆畸形的治疗应更重视早期矫治的重要作用。同时，随着我国社会经济文化的高速发展，儿童及家长对错殆畸形早期矫治的要求也逐年提高，这对我国错殆畸形的早期矫治提出了新的挑战。

儿童错殆畸形的早期矫治就是在牙颌面的不同发育阶段，"早期""及时"地处理牙颌面的形态结构及功能异常，通过合理有效的干预，排除口腔不良习惯、口腔及全身疾病等不良因素对牙颌面发育的不良影响，同时降低错殆畸形严重程度和复杂程度，促使牙颌面更协调美观，维持正常功能，提高健康水平。

第一节　儿童错殆畸形的危害及早期矫治的重要性和必要性

一、我国儿童错殆畸形患病率居高不下

错殆畸形是世界卫生组织公布的位于龋病、牙周病之后的第三大口腔流行病，近年来我国儿童与青少年错殆畸形患病率逐年增高。2000年由傅民魁教授组织的全国性儿童/青少年错殆畸形患病率调查发现，我国儿童/青少年错殆畸形患病率由20世纪60年代初的40%升至2000年的67.82%。我国儿童与青少年错殆畸形总患病率为67.82%，其中乳牙列期为51.82%，替牙列期为71.21%，恒牙列期为72.92%，从乳牙列期到恒牙列期，错殆畸形患病率呈上升趋势（图1-1-1）。

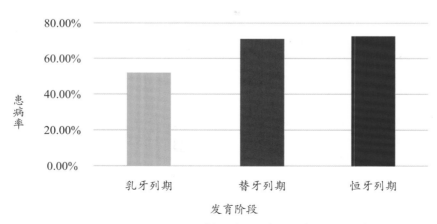

图1-1-1　从乳牙列期到恒牙列期错殆畸形患病率

二、错殆畸形严重危害儿童牙颌面功能、形态及身心健康

（一）错殆畸形影响儿童的口颌系统功能

错殆畸形影响儿童口颌系统功能，包括咀嚼、吞咽、语言及颞下颌关节活动等。

（1）错殆畸形会影响咀嚼功能。咀嚼效率与上下颌牙齿的接触面积有关，上下颌牙齿的功能性接触面积越大，咀嚼效率越高。如果殆关系异常，如牙齿的大小、形状、数目异常，排列不整齐等，均可减少上下颌牙齿的接触面积，从而导致咀嚼效率降低。

（2）错殆畸形也常伴有舌的位置异常，在吞咽过程中改变舌与牙齿的位置关系，从而使儿童吞咽功能异常，而异常吞咽又会引起和加剧错殆畸形。

（3）错殆畸形也会影响儿童发音等语言功能。前牙开殆、下颌前突等错殆畸形会影响儿童发音，主要表现为辅音频率下限下移，频率分布范围变宽，低频成分增加。骨性Ⅲ类错殆畸形患者在发部分元音时，可能存在舌位低且靠前的情况；在发舌面、舌尖及卷舌塞擦音和擦音时，唇舌软组织可能不能形成足够的摩擦力量与摩擦时间而出现发音异常，在发zh、ch、sh、z诸辅音上最常见发音不清的错误。

（4）当错殆畸形出现殆干扰、咬合早接触时，下颌开闭口、前伸侧方运动的限度和轨迹均会出现异常，可能会引起颞下颌关节功能紊乱、结构性甚至器质性病变。

（二）错殆畸形影响儿童的口腔健康

错殆畸形造成的牙齿拥挤错位，加上由于食物残渣、软垢及结石不易清洁而好发的龋病及牙龈牙周疾病，会进一步导致根尖周疾病等。殆创伤的存在则会加重牙周疾病。前突的上切牙也有增加牙外伤的可能性。

（三）错殆畸形影响儿童的牙颌面发育

在儿童的生长发育中，错殆畸形会影响牙颌面软硬组织的正常发育。如前牙反殆畸形将导致上颌骨的发育受到限制，而下颌由于没有上下牙正常的咬合关系，将过度向前发育，不良下颌前伸有可能刺激下颌过度生长，破坏上下颌骨矢状向关系。左右发育不对称的骨性下颌过大、单侧后牙反殆畸形、功能性下颌前伸伴偏斜将导致面部发育不对称。

（四）错殆畸形影响儿童的全身发育

错殆畸形不但对儿童的牙颌面局部造成危害，也会对全身发育造成危害。咀嚼功能降低可影响消化系统功能以及营养摄入。下颌后缩/发育不足可能引起阻塞性睡眠呼吸暂停（obstructive sleep apnea，OSA），从而导致缺氧、睡眠结构改变，表现出类似于注意缺陷多动障碍（attention deficit and hyperactive disorder，ADHD）的神经认知异常症状，引起一系列全身问题。目前颅面发育异常及错殆畸形已被列为ADHD的临床症状之一。

（五）错𬌗畸形影响儿童的心理健康

儿童期是智力和心理发育的主要时期，错𬌗畸形会影响儿童的心理健康。如深覆盖、牙齿排列不齐是患者被取笑的主要原因之一。面部缺陷可能会引起患者自尊水平的下降和自卑的形成，使其变得离群、人际交往困难，变得孤僻内向。

（李小兵　谭理军）

第二节　儿童错𬌗畸形早期矫治——针对病因机制的牙颌面生长发育全周期管理

一、儿童错𬌗畸形的病因

（一）病因

错𬌗畸形的病因主要包括遗传因素、环境因素及特殊因素（图1-2-1）。除大约5%的错𬌗畸形由特殊因素造成外，绝大多数的错𬌗畸形涉及牙颌面的遗传因素及环境因素，儿童的错𬌗畸形是遗传因素及环境因素共同作用造成的，在遗传背景下，异常环境因素增加了错𬌗畸形的发病率，加重了错𬌗畸形的表现。

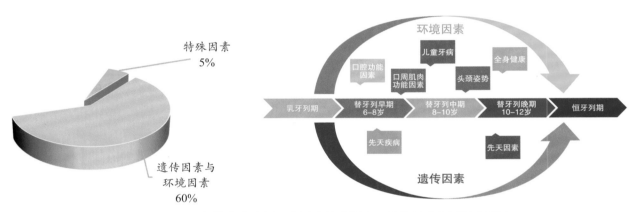

图1-2-1　儿童错𬌗畸形主要病因（特殊因素、遗传因素与环境因素）

1. 遗传因素

儿童错𬌗畸形不是单纯的基因控制，而是多基因交互影响的结果。儿童错𬌗畸形遗传控制理论包括多基因控制理论、基因表达变化理论、基因表达不全理论等。牙颌面遗传多基因交互影响的复杂性表现为：①牙颌面形态结构有种族及家族性特征，但父母与孩子颅面形态相关性偏小（0.15-0.50）；②颅面形态在家族个体中变异大，双胞胎颅面形态相似性高于其他兄弟姐妹（0-0.4）。遗传性错𬌗畸形的常见临床表现为：①下颌位置后缩、下颌骨体及升支小的骨性Ⅱ类错𬌗畸形；②下颌向前向上、颏发育过大、上唇线低、下唇肌和颏肌发达的骨性水平生长型前牙深覆𬌗畸形；③上颌发育不足的骨性Ⅲ类错𬌗畸形；④骨性高角Ⅲ类错𬌗畸形（颅底角变小、颞下颌关节窝前置）；⑤牙齿形态异常，如上下牙冠宽度的Bolton比例不调、先天性过大/过小牙、先天性弯根牙、融合牙、前牙舌隆突小；⑥前牙直立内倾。

此外，还有一些先天性疾病会导致错𬌗畸形的发生，如外胚叶发育不全综合征患者前额和眶上部隆起，鼻梁下陷呈马鞍状，面中部塌陷发育不良，下颌前突，少牙或无牙。颅骨锁骨发育不全综合征在口颌系统中多表现为眼距增宽，鼻梁塌陷，上颌发育差，下颌正常或前突，腭弓高而窄，恒牙发育不良。唐氏综合征又称21三体综合征，患者面中部发育不良，口内错殆畸形发病率高，主要以Ⅲ类错殆畸形多见，此外还可伴有鼻中隔或鼻甲偏曲等鼻部畸形阻碍鼻呼吸而引起的口呼吸。马方综合征患者会有头长、额部圆凸、腭弓高、牙列不齐等表现。

2. 环境因素

环境因素对儿童错殆畸形的发生发展作用的基本原则是"环境影响功能，功能决定形态"。儿童错殆畸形环境因素控制理论包括口颌力/张力系统平衡机制理论、口腔功能影响因素理论、口颌功能基质理论。口颌系统力学平衡被破坏、口腔功能异常、口腔习惯不良，以及颅面软组织形态、体积、功能异常都会造成儿童牙颌面形态结构关系的异常。

影响儿童错殆畸形发生发展非常重要的环境因素如下：

1）不正常的呼吸方式。正常的呼吸是通过鼻呼吸模式进行的。然而，当出现腺样体和（或）扁桃体肥大、慢性鼻炎、鼻窦炎、鼻甲肥大、鼻中隔偏曲等疾病时，正常的鼻腔通道部分或完全被阻塞，患者只能被迫用口呼吸，久而久之就会引起牙颌面的发育畸形。

（1）呼吸方式的异常造成儿童牙颌面生长发育的异常：①由于口呼吸气流从口腔经过，下颌骨和舌体下降，面颊肌张力增大，同时上颌舌侧缺乏舌肌支撑，上牙弓内外侧肌肉张力平衡被打破，导致上牙弓宽度发育不足；②口呼吸也同时影响上腭高度的正常下降，导致腭顶过高；③由于口呼吸患者常伴随仰头前伸颈部，肌肉牵拉下颌向后下移位，长久则造成下颌后缩；④口呼吸由于口腔的打开、舌体的后下移位，还会引起后牙的过度伸长，导致下面高增大，引起前牙开殆或者深覆盖畸形。因此口呼吸的典型临床表现为上牙弓狭窄、腭盖高拱、上前牙前突或者上颌拥挤、唇部外翻、开唇露齿、下颌后缩等（图1-2-2）。

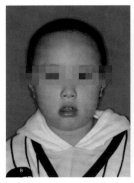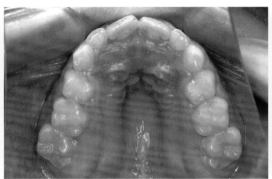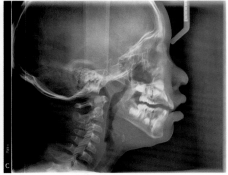

图1-2-2 儿童腺样体/扁桃体肥大导致的口呼吸（长面型、牙弓狭窄、唇闭合不全）

腺样体和（或）扁桃体肥大是儿童口呼吸最常见的病因，肥大的腺样体可以阻塞后鼻孔，使鼻呼吸受阻，儿童长期口呼吸可呈现特有的腺样体面容（adenoid facies）：长面型、腭盖高拱、下颌后缩、鼻根下陷、鼻翼萎缩、嘴唇增厚、鼻唇沟变浅、上前牙唇倾或舌倾等。

此外，儿童上气道阻塞，还可能导致阻塞性睡眠呼吸暂停，引起夜间打鼾、憋气、血氧饱和度下降、睡眠结构紊乱等，儿童长期存在阻塞性睡眠呼吸暂停可能导致生长发育迟滞、神经认知缺陷、注意力缺陷、多动等全身问题。

（2）当儿童扁桃体因炎症刺激而肥大时，患者的咽腔变窄，为了减轻呼吸阻塞程度，患者口呼吸时被迫前伸舌体以使舌根离开会厌，下颌因此也被带动向前。若这种功能状态长期存在，严重者会造成下颌前突的骨性Ⅲ类错𬌗畸形。（图1-2-3）

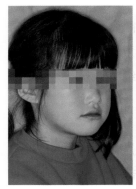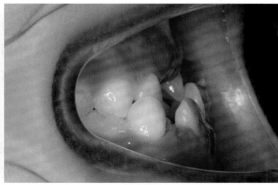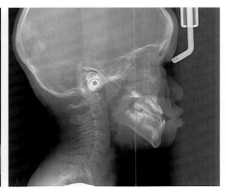

图1-2-3　儿童扁桃体肥大，头颈前伸，形成前牙反𬌗畸形

（3）有研究表明，学龄前儿童发生错𬌗畸形的主要危险因素是2岁后持续性吸吮奶嘴和口呼吸。学龄前儿童牙列不齐的主要病因也是2岁后持续性吸吮奶嘴和口呼吸。

2）异常吞咽。正常吞咽时，口周咀嚼肌的收缩可让上下颌牙列紧密地咬合在牙尖交错位，上下唇自然闭合，舌体位于牙弓内与牙齿舌面和硬腭相接触。如此一来，舌体从固有口腔内部向牙弓施加的向外压力与唇颊肌从牙弓外侧对牙弓施加的向内压力，便形成了内外压力之间的动力平衡。正是该动力平衡的存在，才确保了牙弓具有正常生长发育的功能环境。婴儿型吞咽是指发育较早的舌体充满于整个口腔，婴儿在吞咽时舌体紧贴硬腭及上下唇，舌尖放置于上下颌龈垫之间，唇颊收缩形成唧筒状吸奶并进行吞咽。婴儿型吞咽是乳牙萌出之前的吞咽方式，牙齿萌出建𬌗后（2岁半到3岁），便会形成成熟型吞咽。约有60%的幼儿可以自行转换为成熟型吞咽，约40%的幼儿无法转换。（图1-2-4）

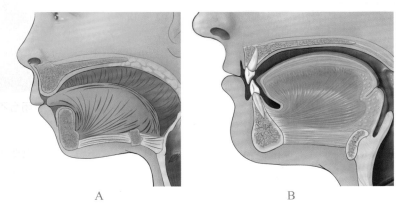

图1-2-4　婴儿型吞咽和成熟型吞咽
A. 婴儿型吞咽；B. 成熟型吞咽

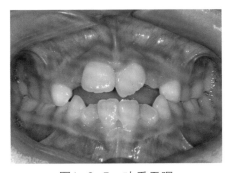

图1-2-5 吐舌吞咽
（造成上牙弓狭窄，腭盖高拱，
前牙唇倾、开𬌗畸形）

保持婴儿型吞咽超过4岁，即变为异常吞咽，又称吐舌型吞咽（或异常婴儿型吞咽）。异常吞咽的原因有喂养方式不当、呼吸道不通畅、神经控制机制不平衡等。异常吞咽造成的牙及支持组织异常包括：上牙弓狭窄，腭盖高拱；上前牙前突、伴有深覆𬌗或开𬌗；上下前牙间间隙；下前牙舌向移位等。（图1-2-5）

3）口腔不良习惯。口腔不良习惯是导致儿童错𬌗畸形的主要因素之一，通过产生对颌骨不平衡压力，使患者尚未成熟的且具有高度可塑性的牙槽突和颌骨结构发生改变，形成错𬌗畸形。正常𬌗的建立，不仅有赖于牙齿的正常发育、正常萌出及正常功能，还有赖于颌骨、牙槽骨及整个面部和颅部的正常发育，而作用于颌骨、牙槽骨及牙弓矢状向、垂直向及内外向的肌肉力量平衡是建立正常𬌗的前提和保证。早期破除口腔不良习惯，可以预防错𬌗畸形的发生；对已发生的错𬌗畸形，可阻断其向严重方向发展，并引导牙颌面向正常的生长发育方向发育。

（1）不良伸舌习惯：舌向前伸，舌尖置于上下前牙之间，并使下颌向前移位，造成前牙局部小开𬌗畸形及下颌前突畸形。

（2）不良舔牙习惯：由于全身或局部因素，儿童可出现不良舔牙习惯。长时间舔牙会导致牙倾斜/移动及咬合异常。不同位置舔牙会导致不同的咬合问题。儿童舔下牙会使下前牙唇倾，出现下牙列间隙，甚至形成前牙反𬌗畸形；儿童若同时舔上下前牙，则会形成双前牙前突。

（3）不良吮吸习惯：儿童在3岁前吮指属生理现象，但是如果这种习惯到了3岁以后仍持续存在甚至加重，或已影响到牙齿萌出和牙颌发育而造成错𬌗畸形，则属于不良习惯。吮指习惯对牙颌生长发育的影响随吮吸的手指及其姿势的不同而有所不同，可造成前/后牙开𬌗、牙弓狭窄、腭盖高拱、上下前牙前

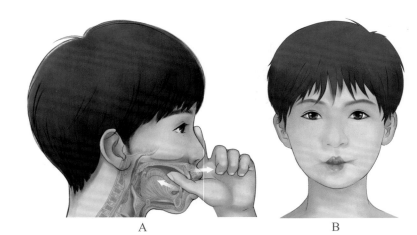

图1-2-6 儿童不良吮吸习惯
A. 吮指习惯；B. 吮颊习惯

突等错𬌗畸形。另外，儿童不良吮吸习惯中的吮颊、吮物，也会导致各种错𬌗畸形的发生发展。（图1-2-6）

其他常见的儿童口腔不良习惯还有伸下颌（下颌发育过度、前牙反𬌗畸形）、偏侧咀嚼（面部发育不对称）、不良唇习惯（前牙排列异常）、夜磨牙（乳恒牙磨耗过度、前牙深覆𬌗畸形）、咬物（局部开𬌗畸形）、不良喂养姿势（乳牙反𬌗畸形）、过度使用安慰奶嘴（前牙开𬌗畸形、前牙唇倾）

等，都应引起临床医生的重视。

4）儿童咀嚼功能不足（弱咀嚼）。咀嚼力在颌骨的生长发育过程中具有重要的刺激作用，有效的咀嚼刺激可以促进颌骨的健康发育。但现代饮食习惯下进食时间、咀嚼频次和咀嚼强度都有所降低，从而易导致颌骨和牙弓的发育不足。

5）身姿体态与咬合稳定关系异常。基本观点是咬合稳定是身姿体态稳定的基础，身姿体态的改变也会影响咬合力的分布。如口呼吸儿童常见的头颅前倾/移位，会影响其脊椎动度、骶髂关节稳定、膝关节和踝关节稳定、足弓及足部重心稳定，从而影响身姿体态。而异常的身姿体态（脊椎动度、骶髂关节稳定性等异常），会进一步影响咬合及颞下颌关节稳定。又如，单侧踝关节位置变化带来的双腿长度不对称，会在改变体态的同时使同侧咬合力分布发生变化。因此，我们需要在儿童发育过程中，给予身姿体态问题足够的重视。

（二）当代儿童错殆畸形病因学观点

（1）儿童错殆畸形的发生发展多涉及儿童牙颌面的遗传因素及环境因素，其是遗传因素及环境因素共同作用的结果。

（2）良好的口颌系统发育环境和正常的颅面形态遗传基因是牙颌面正常发育、建立良好咬合关系的前提。环境因素和遗传因素均影响牙颌面形态结构的正常生长发育，是错殆畸形发生发展的病因。临床研究认为环境因素对儿童错殆畸形的发生发展的影响比遗传因素更大，在遗传背景下，异常环境因素加重了错殆畸形表现。

二、基于儿童错殆畸形发生发展病因机制的早期矫治理念

根据儿童错殆畸形发生发展的病因机制，儿童错殆畸形早期矫治就是要创建良好的儿童牙颌面发育环境，尽量控制遗传的不良影响。儿童错殆畸形早期矫治是从孕期开始的对儿童牙颌面的生长发育的全周期管理，是涉及儿童全身健康和口腔健康的多学科综合治疗过程。

（1）儿童错殆畸形的发生从胎儿期就开始，包括异常环境因素（如吸烟、抗惊厥药、镇静药、放射暴露、风疹病毒等致畸因子）、先天性颅面发育缺陷（如唇腭裂、无头、小头、巨头症、偏面萎缩、面中分发育不足等）等导致的孕期胎儿颅面生长发育异常。所以应该从孕期开始实施减少错殆畸形发生的措施，创建和维护孕期胎儿生长发育正常环境，预防胎儿颅面生长发育异常。

（2）儿童错殆畸形的病因涉及全身疾病，生长发育期的某些急性及慢性疾病、内分泌功能异常、营养不良、不良身姿体态等均可能给牙颌面的形态、功能和发育带来不良影响，从而导致错殆畸形。

对于患有全身疾病特别是呼吸问题的儿童，应首先积极治疗全身疾病，解决呼吸道问题，去除导致错殆畸形的病因，之后根据患者的错殆畸形类型设计个性化矫治方案。儿童错殆畸形的早期矫治是涉及儿童全身健康问题的多学科综合治疗过程，需要多学科的密切合作。

（3）儿童错殆畸形的发生与口腔健康密切相关，儿童口腔乳牙龋病、牙髓炎、根尖周炎、牙周病、牙外伤、继承恒牙发育异常等问题是常见的错殆畸形发生发展的异常环境因素，所以儿童错殆畸形的早期矫治是全方位的口腔健康管理。

（4）儿童错殆畸形的病因机制涉及牙颌面软硬组织各部分形态结构的生长发育异常，包括口腔功能发育、口腔肌肉功能发育、咬合发育、颅面生长发育等部分，所以儿童错殆畸形早期矫治是牙颌面软硬组织形态结构及功能的全面矫治。儿童错殆畸形的早期矫治包括乳牙列期及替牙列期的预防、引导和阻断治疗，是基于正畸理论与技术的管理儿童牙颌面生长期异常问题的"序列矫治"。

（5）儿童错殆畸形早期矫治要做到"早期"和"及时"，从乳牙萌出开始到恒牙列发育完成，应该早期发现并及时治疗牙颌面发育异常。

三、儿童错殆畸形早期矫治有利于降低错殆畸形发病率

儿童错殆畸形的早期矫治涉及错殆畸形的环境因素、遗传因素及特殊因素，合理有效的早期矫治可以预防、引导和阻断儿童错殆畸形的发生发展，能有效降低儿童错殆畸形的发病率，促进儿童牙颌面协调生长，降低儿童错殆畸形的严重程度，简化其复杂程度，降低临床拔牙比例和颅面颌骨性畸形手术比例，有利于儿童良好口腔功能发育、错殆畸形矫治后咬合及疗效稳定、颅面颌形态结构协调美观，减轻患者及家长的身心负担，促进儿童身心健康发展，具有重大的社会效益及经济效益。

（李小兵　贺红　朱敏　陈柯　杨芳）

第三节　儿童牙颌面生长发育规律及错𬌗畸形早期矫治的基本内容

一、儿童错𬌗畸形的早期矫治与牙颌面生长发育规律

熟悉和掌握儿童生长发育过程中的内在规律和特点，特别是牙颌面生长发育的状况和趋势，对儿童错𬌗畸形早期矫治中的诊断、方案设计、矫治方法选择、矫治结果都有重要意义。在牙颌面生长发育过程中，错𬌗畸形的发生发展与牙颌面的生长发育密切相关并相互制约。大多数错𬌗畸形应在生长发育期进行治疗。儿童错𬌗畸形早期矫治医生必须掌握和研究牙颌面的生长发育规律及各种错𬌗畸形发生发展的特征，才能在进行早期矫治时制定正确的治疗策略，进行早期诊断、早期预防和早期阻断，从而达到最佳的错𬌗畸形矫治效果。

（一）儿童牙颌面生长发育规律

（1）颅底曲的形成：人类直立行走后，头部直立于脊柱的平衡位置，颅底中部成为支撑头部的平衡点，由于围绕颅底中部结构（如脑桥、丘脑等）的大脑不断增大、大脑容量不断增加，额叶不断向前增大、额骨不断向前生长，形成颅底曲。颅底长度及颅底曲会影响患者的矢状骨面型，受遗传因素影响较大，一般较难受到外力的影响而改变。（图1-3-1）

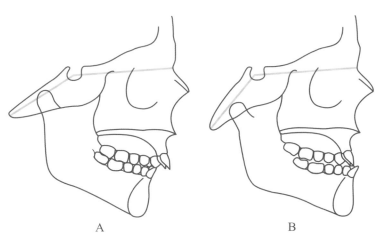

图1-3-1　颅底发育异常与上下颌骨矢状向关系异常
A. 骨性Ⅱ类错𬌗畸形；B. 骨性Ⅲ类错𬌗畸形

（2）个体及颅面部生长期与生长发育速率：在生长过程中，机体不是按同一速率随年龄均匀地增长，而是一段时期快速生长、一段时期生长减缓的交替生长，此时为生长期。人的一生中有3个快速生长期：第一期，3~7个月；第二期，4~7岁；第三期，11~15岁（即青春快速生长期）。

颅面部的生长发育速率变化与全身生长发育基本一致（图1-3-2）。青春发育快速期与错𬌗畸形的矫治关系密切。儿童错𬌗畸形早期矫治医生需要关注全身发育的生理年龄而不仅是年龄，功能矫形治疗主要在青春发育（前）期进行。

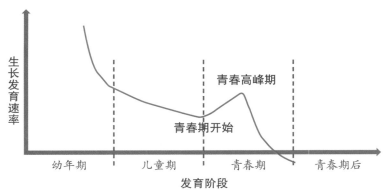

图1-3-2　儿童全身生长发育速率变化（颅面部生长发育速率变化与全身生长发育基本一致）

（3）面部生长发育速率变化及其三维方向生长发育顺序：面部在出生后生长发育迅速，2岁后生长发育放缓，至青春期再度达到生长发育高峰，然后其生长发育速率明显下降，直至成年后生长发育基本完成。

面部三维方向的生长发育有一定的先后顺序：面部宽度生长发育最先完成，然后是长度，最后是高度。颌骨三维方向的生长发育（包括牙弓的生长发育），同面部三维方向的生长发育顺序类似，一般在青春生长发育高峰期前完成宽度的生长发育，而在整个青春生长发育高峰期，颌骨的长度和高度继续生长发育，因此，对于颌骨宽度的矫治要尽早介入。

（4）鼻上颌复合体的生长发育：鼻上颌复合体的成骨方式为膜内成骨和骨缝内成骨两种，其生长方向是向前向下。关于上颌总的前移，在7~15岁期间，有1/3是被动移位（颅骨容积增大、鼻部向前发育、上颌骨周围窦腔增大等），余下2/3为附着于上颌骨体的软组织牵张刺激所产生上颌骨周围骨缝打开的主动生长。上颌骨向前向下生长，还包括上颌骨表面的生长塑建效应，咬合力刺激产生的牙槽骨生长改建也很重要。因此，从生长发育角度讲，关于临床在青春生长发育期行前牵引的矫形治疗，由于被动生长和主动生长的共同作用，越早期治疗骨性效果越佳。

（5）上颌结节的生长发育：上颌结节是上颌骨重要的生长区，其后缘不断沉积新骨及牙槽骨生长，使上颌骨/牙弓长度、宽度、高度增大，以便恒磨牙的萌出。据文献报道，上颌结节每年每侧约有0.6mm的增长，使面深度加深。因此在临床行推上磨牙向远中的矫治时，一定要充分预估上颌结节的生长潜力，设计上磨牙远中移动的限度，否则易复发，导致治疗失败。

（6）腭部主要是横向及向下生长。腭中缝对鼻上颌复合体的宽度增长有重要作用。腭中缝生长发育分三期：婴儿期、青春期和成年期（图1-3-3）。腭中缝的生长发育时期对上颌扩大腭中缝的矫治有重要意义。一般认为青少年期（7~10岁）是扩弓的最佳时期，此时牙根的发育也能承受扩弓所施加的矫治力。

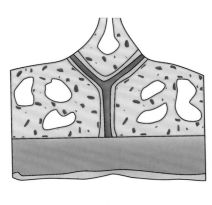 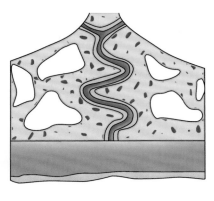 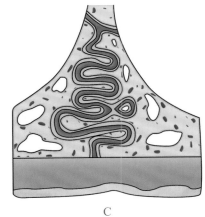

A | B | C

图1-3-3 腭中缝的生长发育
A. 婴儿期；B. 青春期；C. 成年期

（7）下颌支的生长发育是前缘吸收、后缘增生，使下颌体和牙弓基骨后段长度增加。据文献报道，男性16岁、女性14岁以前，下第一恒磨牙远中面至下颌支前缘（殆平面水平），每年每侧生长约1.5mm，与上颌结节后缘约0.6mm的生长量相匹配。在青春（前）期，一般下颌支每年增长1~2mm，下颌体长度每年增加2~3mm，在判断替牙列期磨牙位置是否正确及预测远移磨牙量时，可以作为参考。

（8）上下颌骨差异性生长：按照人体头尾生长梯度机制，下颌骨快速生长开始的时间较上颌骨晚，持续的时间较长。青春期前儿童侧貌微突，下颌快速生长后，侧貌改善为直面型。由于男性的生长期较女性长，随着青春期生长发育，男性的侧貌突度较女性的改善更为明显。上下颌骨差异性生长特征对临床错殆畸形早期矫治的指导意义：Ⅱ类错殆畸形下颌骨发育不足，应利用青春期下颌快速生长，尽量促进发育不足的下颌骨性发育，纠正侧貌凸面型；Ⅲ类错殆畸形早期矫治纠正前牙反殆、抑制下颌生长，应延长治疗及保持的时间，青春期前下颌明显过大的Ⅲ类错殆畸形矫治的疗效较差。

（9）颏的形成和发育：颏是人类面部生长的独有特征，在下颌骨中是变异最大的区域，在不同的个体、不同的生长时间、不同的性别和不同种族中，其大小、形态均不相同。种族差异表现为白种人的颏较突出，黄种人次之，黑种人更次之。生长过程中，新生儿颏不明显，3岁牙齿萌出后，颏开始形成。男性的颏较女性更明显，一般女性16岁、男性20岁左右颏的生长发育基本完成。颏是面部侧貌审美中的重要组成部分，错殆畸形诊断分析中应预判颏对侧貌改变的影响。

（二）青春生长发育高峰期的预测

由于儿童、青少年的矫形治疗只能在青春（前）期进行，因此青春期的判断对确定矫治目标、矫治开始的最佳时期、矫治限度和矫治预后有重要的临床意义，预测主要针对颅、颌、面的生长方向、生长发育速率和生长量三个方面进行。临床预测判断儿童颌面青春期的方法主要有：

（1）应用身高、体重生长情况预测：颌面生长发育的高峰期与全身的生长发育高峰期基本一致（或稍后、稍前），其中面高、下颌综合长度、后面高的生长发育与身高之间有明确的相关性（约在身高发育之后6个月开始）。此法需要有患者连续的身高、体重测量资料方可应用，故临床应用较不方便。

（2）应用第二性征预测：由于男性第二性征的发育时间标志不明确，此法更适用于女性。可用月经初潮作为判断指标，月经初潮几乎恒定地发生于青春生长发育高峰期顶峰之后。

（3）应用骨龄预测：以骨骺钙化程度和某些骨的出现或形态特征变化作为判断青春期的指标进行预测。此法虽有争议，但由于方法简便、明确，便于掌握，是目前临床常用的方法。目前常用X线手腕片和颈椎片。Hägg将X线手腕片的中指中间指骨的骨骺钙化程度分为六个阶段，以此作为判断指标（FG阶段是功能矫形前导下颌的最佳时期）。（图1-3-4）

头颅侧位片上用第2-4颈椎成熟度评估青春期下颌骨的生长发育，将第2-4颈椎发育按成熟度分为五个阶段，CVMS Ⅱ期是理想的功能矫形开始时机（图1-3-5）。

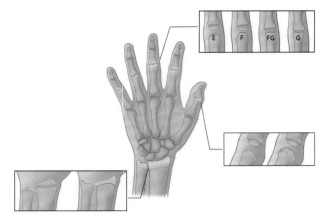

图1-3-4　X线手腕片中指中间指骨的骨骺钙化程度分级

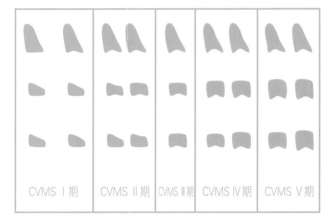

图1-3-5　头颅侧位片上第2-4颈椎成熟度分期

二、儿童错𬌗畸形早期矫治的基本内容

儿童错𬌗畸形早期矫治主要包括以下4方面内容：

（1）儿童口腔功能发育管理：包括口腔咀嚼、吞咽、呼吸、语言等功能发育管理，以及口腔不良习惯的治疗。

（2）儿童咬合发育管理：包括牙齿发育异常（如牙齿萌出异常、牙齿数目异常、牙齿形态异常）的管理、替牙异常的管理（如间隙管理）、牙槽骨发育异常的塑形矫治，以及影响儿童口腔健康、功能及生长发育的牙性错𬌗畸形的早期矫治。

（3）儿童颅面生长发育管理：包括影响颅面生长发育的肌功能异常的早期矫治、口腔异常功能导致的颅面生长发育异常的综合治疗、咬合异常等功能性错𬌗畸形的早期矫治、儿童骨性畸形的矫形治疗、遗传性颅面形态发育异常的控制等。

（4）儿童错𬌗畸形发生发展与全身的关联治疗：如与全身疾病（如营养、呼吸道疾病）、颅面综合征（如颅锁畸形、唇腭裂、面横裂、肢端肥大症等）、身姿体态异常、颅面外伤（如髁突骨折、牙外伤）等的关联治疗。儿童错𬌗畸形早期矫治是多学科、多向性的综合治疗，也是全身健康管理。

（李小兵　朱敏　袁晓　谭理军　程辉）

第四节 儿童错殆畸形早期矫治的原则

1）儿童错殆畸形早期矫治应遵循中国儿童牙颌面生长发育规律，在不同的颅面生长发育阶段、不同的咬合发育阶段分步进行，重在预防，意在阻断，创造儿童牙颌面生长发育的良好口腔环境，并做到因势利导，促进牙颌面的有利生长，控制牙颌面的不利生长，达到阶段性治疗目的。

2）儿童错殆畸形早期矫治的治疗目的必须明确，正确的诊断和合理的治疗计划非常重要。早期矫治的核心是医生正确的矫治理念而不是矫治器，应在临床对错殆畸形病因机制正确诊断的基础上，制定切实有效的矫治方案并选择合适的矫治器。早期矫治应以简单、有效以及低价为基本标准，强调传统活动矫治器的应用、早期矫治中矫治器加力与口腔功能及口周肌肉功能发育辅助训练的结合。

3）儿童错殆畸形早期矫治的方法多样，活动矫治器、间隙保持器、固定支架式矫治器、局部固定多托槽矫治器、隐形矫治器、口周肌肉功能及口腔功能发育辅助训练器等都可作为儿童早期矫治器。儿童早期矫治的矫治器选择应遵循儿童佩戴矫治器舒适性与矫治效率间的平衡、早期矫治有效性与矫治效益间的平衡。若选用弹性功能矫治器，需明确其临床适应证。弹性功能矫治器因其临床矫治功能局限，临床疗效评价亦尚待进一步总结，建议审慎使用。

4）儿童错殆畸形早期矫治的局限性：需意识到儿童错殆畸形早期矫治也有一定的局限性，要避免过度治疗。

（1）儿童错殆畸形早期矫治特别要区分替牙列期咬合发育过程中无需矫治的暂时性错殆畸形。替牙列期儿童暂时性错殆畸形包括：前牙中度深覆殆、上中切牙间隙（间隙小于2mm）、上恒切牙萌出时牙冠远中倾斜、替牙列早期下前牙轻度拥挤（拥挤度小于1.6mm）。

（2）由于上下颌骨差异性生长，儿童"轻度侧貌突"的治疗需谨慎。儿童上下颌骨发育特点是上颌骨发育早于下颌骨，儿童侧貌较成人稍突。青春期时，下颌骨快速生长可弥补上下颌骨矢状向的轻度不调，特别是青春期后颏部发育使侧貌变直。临床应避免由于对颌骨生长发育特点的认识不足而对具儿童正常面型特征的"轻度侧貌突"进行早期矫治。

（3）由于处于牙颌面生长发育活跃期，患者的错殆畸形特征往往未完全表现，一些骨性畸形变化以及遗传性生长型可能会延续到青春期生长发育停止才结束。因此早期进行骨性/遗传性错殆畸形矫治时，其治疗时间会更长，早期矫治的疗效也会受遗传及发育的影响，需要非常谨慎评估患者情况是否适合早期矫治。

（4）对替牙列期儿童进行早期矫治时，由于此时儿童牙根、牙槽骨处于发育状态，医生需要密切管理矫治力大小和方向、矫治时间等，重视并预防早期治疗中可能出现的影响牙根发育、牙槽骨健康的并发症。

（李小兵　卢海平　贺红　袁晓　谭理军　程辉）

第五节　儿童错殆畸形的预防要点

一、儿童错殆畸形的早期矫治始于优生优育

广义的儿童错殆畸形早期矫治应该始于优生优育，因为健康的宝宝来自健康的宝爸宝妈。胎儿期是牙颌面重要的发育阶段，此阶段的重视可以避免很多先天性遗传疾病和胚胎期牙颌面发育畸形的发生。

二、儿童口腔健康管理与错殆畸形的预防

（一）良好的口腔卫生习惯的建立

良好的口腔卫生习惯的建立也是儿童牙颌面发育管理必不可少的重要环节。只有建立了良好的口腔卫生习惯，才能有效确保口腔内软硬组织的健康和功能。完整、健康和功能平衡的口腔软硬组织是齿良好儿童牙颌面发育的先决条件。

（二）良好的口腔健康管理

儿童口腔健康管理（oral health management for children，OHMC）是指从胚胎至成人这一生长发育过程中针对儿童常见口腔疾病发生的病因、机制及发生发展，利用各种方法进行牙、颌、面正常生长发育的早期管理，如儿童口腔卫生维护、龋病的早期预防、儿童牙病的治疗、儿童牙外伤的预防、牙发育异常的治疗、乳牙早失间隙的管理、乳牙反殆或口腔不良习惯的早期阻断等。

（1）儿童口腔健康管理的原则具有三个层面的含义：早期预防、早期诊断和早期干预。儿童口腔健康管理的早期预防是指去除可能造成儿童牙病、错殆畸形、颜面颌骨异常的病因，如维护孕期妈妈的全身健康及口腔健康、维护婴幼儿的口腔健康等。儿童口腔健康管理的早期诊断是指早期识别危害儿童口腔健康的疾病，创造有利于儿童健康牙及牙列建立的良好口腔功能环境，如识别儿童早期龋、识别可造成错殆畸形及面颌部畸形的口腔不良习惯、牙齿发育异常等。儿童口腔健康管理的早期干预主要是指早期干预和治疗造成咬合发育不良及牙颌面畸形的儿童牙病。

（2）儿童口腔健康管理的方法：①建立儿童口腔健康管理档案，从婴儿长第一颗乳牙时进行第一次口腔检查并建立其口腔健康管理档案。评估并追踪孩子的口腔软硬组织发育状况、牙齿的患龋风险，并对其父母进行口腔卫生宣教。②提高家庭成员口腔健康水平，避免家族内口腔变异链球菌传染，适时给予儿童氟化物或窝沟封闭以预防龋病的发生。③定期（1次/3个月）到儿童口腔科进行口腔健康管理，定时进行牙面预防性洁治和局部涂氟。④检查咬合发育情况，早期处理影响牙颌面生长发育的口腔问题。⑤提高防范意识，预防及正确处理儿童牙外伤。

三、口腔疾病的早发现、早治疗

口腔疾病的早发现、早治疗包括龋坏、根尖周病、口腔黏膜病、影响口腔功能的异常系带附丽等

软硬组织疾病的早发现、早治疗。

四、良好口腔功能习惯的建立

引导建立呼吸、吞咽、咀嚼、语言等正常功能，培养/训练儿童口腔功能及其他口周肌肉神经的良好习惯。

五、异常口腔功能习惯的早发现、早纠正

异常口腔功能习惯的早发现、早纠正，包括异常呼吸习惯、异常吞咽习惯、异常咀嚼习惯、异常舌习惯、异常唇习惯、异常吮吸习惯的早发现、早纠正。

儿童头颈姿势及全身身姿异常也与错牙合畸形的发生发展相互影响，儿童错牙合畸形的早期矫治也包括影响咬合发育或者造成咬合发育异常的不良头颈姿势和全身姿势的矫正。

（邹静　陈柯　阮文华　黄芳　刘娟　马兰　程辉　蒋备战　邵林琴　黄洋　唐丽琴　高黎　杨芳）

第六节　牙颌面生长发育不同阶段错拾畸形的预防、引导与阻断矫治

一、第一阶段：怀孕阶段

（一）做好孕期防护及筛查

父母健康及良好的生活习惯是优生优育的前提。母亲孕期（特别是前3个月）避免接触各类致畸因子，能避免胎儿发育的异常。母亲孕期应该做好孕期筛查，及早发现可能存在的基因突变引起的相关先天性疾病或遗传疾病，避免先天性牙颌面的发育异常。

（二）预防早产及围产损伤

早产对儿童全身各系统均有着长期的不利影响，在口腔方面可能导致牙颌面骨骼发育异常、牙釉质发育缺陷、下前牙位置异常以及后牙反拾等，因此应该定期进行产前检查，积极预测早产的危险因素并对存在风险的孕妇尽早进行干预，减少早产的发生。预防围产损伤主要是避免使用产钳引起婴儿颞下颌关节损伤。

二、第二阶段：出生（出生到第一颗乳牙萌出，约0-6个月）

（1）建立良好的口腔卫生习惯：刷牙要从出生后开始。在此阶段，可用清水和纱布清理口腔和萌出牙，保持口腔清洁。

（2）建立良好的口腔功能习惯：此阶段需要家长注意保持良好的喂养姿势，提倡母乳喂养。母乳喂养自然的吸吮方式有利于孩子牙颌面的正常发育。

（3）此阶段婴儿尚处于口欲期，吸吮、咬物均为正常现象，主要是要进行不良喂养习惯的纠正，保持正确的人工喂养姿势尤其重要。

（4）及时发现和治疗可能引起口腔力学环境改变的耳鼻喉科疾病、呼吸道疾病及口腔软硬组织疾病。

（5）此阶段婴儿处于运动平衡协调能力发育期，要重视其活动时的安全保护，避免乳牙运动外伤。

三、第三阶段：乳牙开始萌出（从第一颗乳牙萌出到最后一颗乳牙萌出，约6-33个月）

乳牙萌出的时间及顺序的变异非常大，14个月时，婴儿没有一颗乳牙或者拥有全部乳牙均是正常现象。如果婴儿超过16个月仍未见乳牙萌出，则需要到儿童口腔医生处行X片检查。此阶段，应该注意以下事项：

（1）建立良好的口腔卫生习惯，家长需每日辅助刷牙，养成定期看儿童口腔医生的习惯，建立口

腔健康管理和颌面发育档案。

（2）建立良好的口腔功能习惯，引导儿童口腔功能（如吞咽、呼吸、咀嚼等）正常发育。此阶段开始添加辅食，但注意食物不要过于精细，需要充分锻炼孩子的咀嚼能力。

（3）及时发现和纠正口欲期后的各种不良习惯，比如咬物等。此外，需注意不良喂养习惯，如不能躺睡喝奶。躺睡喝奶会造成儿童下颌前伸习惯，在上乳切牙萌出时如果维持该习惯，容易造成乳前牙反𬌗畸形。

（4）大多数儿童此阶段面型改变并不明显，门诊随访关注即可。也可见部分儿童面型已经有非常明显的发育不调改变，但是由于此阶段儿童还太小，暂无法进行系统的矫形治疗，此时以引导正确口腔功能为主，如进行闭唇训练、舌肌训练等。

（5）及时发现和治疗耳鼻喉科疾病、呼吸道疾病及口腔软硬组织疾病。

（6）此阶段儿童运动量增大，应重视儿童活动时的安全保护，避免乳牙运动外伤。

四、第四阶段：建立乳牙𬌗（最后一颗乳牙萌出到第一颗乳牙脱落，约33个月-6岁）

在此阶段，全牙列有/无间隙、乳前牙0-3mm的覆盖、上乳前牙切缘覆盖下乳前牙牙冠2/3的覆𬌗等均可被认为是可接受（非矫治必要）的乳牙列咬合关系。此阶段应注意以下事项：

1）建立良好的口腔卫生习惯。儿童口腔卫生情况差、乳牙龋病会导致乳牙早失、间隙丧失等问题，因此应管理好口腔卫生，发现乳牙龋病时及时到儿童口腔医生处治疗。

2）建立良好的口腔功能习惯（此阶段可以开始口腔功能管理，包括闭唇、舌位置、呼吸、吞咽、咀嚼等口腔功能的管理）。注意3-4岁吞咽型应顺利转换。

3）及时发现和纠正各种不良习惯。3岁前的一些口腔习惯可不必强行破除，但应密切观察，若不良习惯持续到4岁以后，则可能会引起口腔肌肉功能异常和牙颌变化，导致错𬌗畸形。错𬌗畸形的形成关键在于口腔不良习惯的持续时间、口腔不良习惯的频率和强度。一般持续时间超过6小时的口腔不良习惯会造成咬合错乱。长时间（每天6小时以上）的口腔不良习惯（如伸下颌、吐舌/伸舌、偏侧咀嚼、异常吮吸、咬物、唇闭合不全等）需要早期进行干预破除，以避免咬合发育异常及口腔功能障碍。

4）乳前牙反𬌗畸形的治疗（4岁前后）：尽量选择舒适安全的矫治产品，早期及时矫治。

（1）对于牙性/功能性乳前牙反𬌗畸形可采用双曲舌簧𬌗垫式矫治器、下牙连冠斜面导板。弹性功能矫治器仅对轻度牙性乳前牙反𬌗畸形有矫治作用，临床慎用（尝试使用）。颏兜可纠正乳牙列期下颌前伸不良习惯，功能性下颌前伸较严重的患者可视情况佩戴3个月到半年颏兜以纠正下颌前伸。

（2）对于以遗传性上颌发育不足（或/和下颌轻中度发育过度）为主的患者，4岁后可行上颌扩弓（扩缩弓）配合前牵引或Ⅲ型功能调节器（FRⅢ）早期治疗，以促进上颌骨发育。对于遗传性下颌发育过大的患者，颏兜控制下颌生长的疗效有争议；并且儿童佩戴颏兜会造成下颌顺时针旋转，有高角生长发育倾向的患者慎用。

对于伴有扁桃体肥大的乳前牙反𬌗畸形患者，建议及时转诊至耳鼻喉科会诊，必要时及时切除肥大的扁桃体，避免扁桃体肥大、头颈姿势异常继发下颌前伸不良习惯，加重乳前牙反𬌗畸形。

5）对于伴异常口腔功能的儿童早期严重乳前牙深覆殆畸形、明显牙弓狭窄、上乳前牙前突、后牙反殆畸形的患者，应及时治疗。严重的乳前牙深覆殆可使患者下乳前牙咬破腭黏膜，应及时治疗，以维护口腔健康。

6）乳牙列期患者面型异常，如上前颌骨前突、下颌后下旋、下颌角前切迹明显等，暂无法进行系统的矫形治疗时，主要是以治疗引起口腔异常功能的疾病（如造成呼吸异常的耳鼻喉科疾病）为主，改善口腔功能的口腔功能训练为辅。

7）对于乳磨牙早失的情况，需要进行间隙保持。

8）及时发现和治疗可能引起口腔功能环境改变的耳鼻喉科疾病、呼吸道疾病，并治疗口腔软硬组织疾病。

9）此阶段儿童运动量更大，家长需更密切关注儿童活动安全，避免乳牙运动外伤。

五、第五阶段：替牙列期（从第一颗乳牙脱落到最后一颗乳牙脱落，约6-12岁）

替牙列期，将会经历从第一恒磨牙的萌出/恒切牙的萌出替换、继承恒尖牙/恒前磨牙牙根发育（替换暂停）及恒尖牙与恒前磨牙的萌出替换三个阶段。牙齿替换会经过暂时性错殆畸形的"丑小鸭"期，需要鉴别暂时性错殆畸形与需要早期干预的错殆畸形。在此阶段需要注意以下事项：

（1）建立良好的口腔卫生习惯（具体包括：口腔健康维护、口腔疾病治疗、定期口腔健康检查等）。

（2）建立良好的口腔功能习惯（纠正异常口腔功能，引导正常口腔功能发育）。

（3）及时发现和纠正各种口腔不良习惯（包括异常呼吸习惯、异常吞咽习惯、异常舌习惯、异常伸下颌习惯、异常吮吸习惯、唇闭合不全习惯、异常唇习惯、偏侧咀嚼习惯等）。

（4）反殆畸形的矫治：及时治疗牙性及功能性前牙反殆畸形，避免因延误治疗时机造成骨性前后牙反殆畸形。本阶段可以采用的治疗手段很多，面具式前牵引、功能矫治器、替牙列局部固定多托槽矫治器、无托槽隐形矫治器等均可用于反殆畸形的治疗。

对于遗传因素造成的骨性反殆畸形患者，此阶段已经会有比较明显的上下颌骨不调的表现。对于此类患者，此时主要治疗目标是促进和引导上颌骨的正常生长，弥补上颌发育的不足；尽量控制下颌发育过度，或可通过后下旋转下颌适当代偿下颌矢状向发育过大，协调上下颌骨矢状向不调的骨性反殆畸形。对于明显遗传性骨性前牙反殆畸形，临床主张应早期控制下颌的过度生长，但临床疗效不确定。

扁桃体肥大是儿童骨性反殆畸形发生发展的危险因素，伴扁桃体过大的替牙列期前牙反殆畸形患者，建议及时转诊至耳鼻喉科会诊，必要时及时切除肥大的扁桃体，并功能矫治控制下颌前伸，纠正异常身姿及头颈姿势。

（5）前牙深覆殆覆盖的矫治：临床策略包括内收唇倾的上前牙、直立内倾的下前牙，协调上下牙弓宽度，前导下颌，及时纠正前牙深覆盖。去除口腔不良吮吸习惯，纠正唇闭合不良，避免不良口周肌肉功能造成的前牙深覆盖。早期纠正前牙深覆盖能预防儿童前牙外伤。

早期及时打开前牙深覆𬌗，促进下颌顺时针旋转，尽量改变面部生长的聚合趋势，增加面下1/3高度。

（6）Ⅱ类面型的矫治：对于功能性下颌后缩的Ⅱ类面型，检查上下牙弓宽度是否协调，可以早期扩弓，去除上牙弓宽度不足造成的下颌功能性后退。前导下颌的功能矫治器是此阶段主要采用的矫治器，矫治时机是儿童青春发育高峰（前）期。对于骨性上颌前突面型，应在上颌发育期尽量抑制上颌前突，临床用带口外牵引的功能矫治器进行治疗。

严重的骨性上颌前突的Ⅱ类面型，功能矫治尽量控制上颌突度，以期在恒牙列期选择拔牙代偿治疗，减少正颌–正畸联合治疗的比例。

（7）及时矫治可能引起面型发育异常的牙性问题，主要包括：

①矫治严重个别牙错位、扭转牙、阻生牙、埋伏牙、弯根牙、异位牙。矫治包括排齐造成咬合干扰的个别牙错位及扭转；应用活动/固定矫治器，牙槽外科开窗后牵引萌出异常的继承恒牙。

②间隙管理：纠正第一恒磨牙和尖牙异位萌出、乳牙早失导致的第一恒磨牙前移、继承恒牙异位、间隙丧失、上下中线不齐、前牙间隙等问题。应用活动/固定矫治器推磨牙向后，扩大继承恒牙萌出间隙。

（8）矫正环境因素造成的牙弓宽度不足、牙弓长度异常、牙弓形态异常、上下牙弓形态不调、牙弓左右不对称等问题。尽量控制牙弓高度的发育异常。上颌骨性扩弓应在腭中缝未闭合前进行，7–10岁是上颌扩弓的最佳时机，早期扩弓的骨效应更好。

（9）配合早期矫治，积极进行颌面部肌功能训练。

（10）及时发现和治疗可能引起口腔功能力学环境改变的耳鼻喉科疾病、呼吸道疾病及口腔软硬组织疾病。

（11）对于替牙列期暂时性错𬌗畸形，应观察，不做早期矫治。

此阶段牙列长时间处于牙齿替换状态，表现出一些生理性的暂时性错𬌗畸形，可能会随着生长发育而自行调整，可暂时观察而不急于矫治，主要包括：①暂时性中切牙间隙，多由侧切牙牙胚压迫中切牙牙根所致，可随着侧切牙萌出自行调整；②暂时性侧切牙远中倾斜，多由尖牙牙胚压迫侧切牙牙根所致，可随着第一前磨牙、尖牙的萌出自行调整；③暂时性深覆𬌗，一般不超过Ⅱ度，无明显上切牙舌倾，可随牙列替换后牙槽高度增长自行调整；④暂时性切牙轻度拥挤，这是由于存在切牙债务，常随尖牙唇侧萌出或恒前磨牙的替换自行调整；⑤暂时性第一恒磨牙远中关系，由上下颌替牙间隙差异所致，可随前磨牙的替换自行调整。

六、第六阶段：恒牙列早期（乳恒牙替换完成，第二恒磨牙萌出前，约12岁）

该阶段乳恒牙替换已经完成，儿童仍有一定的生长发育潜力，因此矫形治疗仍然是可以选择的治疗手段，在此阶段应该注意以下事项：

（1）建立良好的口腔卫生习惯。

（2）建立良好的口腔功能习惯。

（3）及时发现和纠正各种不良习惯（在恒牙列早期，辅助正畸综合治疗，获得稳定的矫治结果）。

（4）反殆畸形的矫治：下颌发育过度的Ⅲ类患者，发展到这一阶段已经变得非常明显，对于轻中度下颌发育过度的骨性Ⅲ类患者，可尝试正畸矫形治疗，并进一步随访其生长发育。对于上颌发育不足的骨性Ⅲ类患者可采用面具式前牵引加扩弓的功能矫治，或用Ⅲ型功能调节器（FRⅢ）矫治。由于青春期下颌生长发育跨度较大、难以预测（特别是男性），恒牙列早期的正畸综合掩饰治疗不宜过早，尤其减数设计应谨慎，以免加大成年以后可能需要进行的正颌-正畸前牙去代偿治疗的难度。

正畸综合掩饰治疗适用于轻中度骨性Ⅲ类错殆畸形。对于有家族遗传史的严重高角骨性Ⅲ类错殆畸形患者，需待患者成年后选择正颌-正畸联合治疗，纠正骨性不调。

（5）Ⅱ类面型的矫治：由于下颌骨相对上颌骨在此阶段有差异性生长，对于下颌发育不足的后缩患者，应尽量先尝试矫形治疗，以协调上下颌骨矢状向不调。注意：对于伴有上颌骨宽度不足的骨性Ⅱ类错殆畸形患者，应在治疗开始之前加用快速扩弓装置扩大上牙弓/基骨弓；或使用带上颌扩弓装置的功能矫治器，在前导下颌的同时扩大上牙弓/基骨弓。

（6）骨性牙弓狭窄的矫治：由于腭中缝闭合时间的变异较大，恒牙列期也可能打开腭中缝，纠正骨性牙弓狭窄。临床多采用固定支架式矫治器快速扩弓或种植钉辅助支抗扩弓的方法。

（7）牙列拥挤：对于牙列拥挤的早期阻断矫治，其目的是增加骨量，以减轻牙量、骨量的不调，临床适用于轻中度的牙列拥挤。根据牙量、骨量不调程度，分析选择合适的矫治方法，包括（但不限于）：①恒牙列早期可通过磨牙远中移动；②上下牙列扩弓；③维持替牙间隙来获得少量间隙。恒牙列期扩弓代偿获得间隙的量有限，临床应谨慎使用。

（8）辅助性口腔肌肉功能训练有助于恒牙列期错殆畸形综合矫治结果的稳定。

（张军梅　周力　谭理军　程辉　韩向龙　邹蕊　张卫兵　周陈晨）

第七节　儿童不同类型错殆畸形早期矫治的规范化治疗原则

一、口腔功能（呼吸、吞咽、咀嚼、语言）异常的早期矫治

（一）口呼吸

口呼吸是指上气道完全或部分阻塞，导致气流完全或部分不经过鼻腔，而经由口腔、口咽腔、喉咽腔进入下气道。口呼吸是儿童睡眠呼吸障碍常见的表现之一。口呼吸时口颌面部肌肉平衡被打破，患者可出现面型狭长、硬腭高拱、牙弓狭长、上牙严重唇倾/前突、露龈笑及唇外翻等"腺样体面容"表现。

按照病因，口呼吸主要分为两类：

（1）阻塞性口呼吸：多由腺样体和扁桃体肥大、鼻腔疾病（如鼻中隔不正、鼻甲肥大等）导致鼻通道受阻所致。通过X线头颅侧位片和耳鼻喉科鼻咽镜可以判断腺样体和扁桃体阻塞严重程度，临床多学科治疗需请耳鼻喉科医生会诊治疗，必要时切除肥大的腺样体和扁桃体，及时解除上气道阻塞的病因。此外，积极治疗过敏性鼻炎、慢性鼻炎或鼻窦炎，改善鼻阻力，对纠正口呼吸具有积极的临床意义。扁桃体肥大Brodsky分级如图1-7-1所示，0级：扁桃体位于扁桃体窝内，或曾行扁桃体切除术；1级：扁桃体位于扁桃体窝外，占据≤25%的口咽横向尺寸；2级：扁桃体占口咽横向尺寸的26%-50%；3级：扁桃体占口咽横向尺寸的51%-75%；4级：扁桃体占据＞75%的口咽横向尺寸。

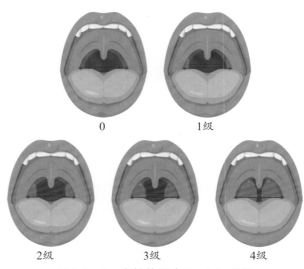

图1-7-1　扁桃体肥大Brodsky分级

（2）习惯性口呼吸：多由婴儿喂养不当、吮指、吐舌及咬唇等不良习惯导致；或者是阻塞性口呼吸病因去除后，由于肌肉功能记忆，患者仍存在习惯性口呼吸。临床应针对习惯性口呼吸进行阻断性治疗，包括：①唇肌功能训练，让患者有意识地闭嘴呼吸，进行抿纸、含塑料/金属片、含纽扣、爆破音练习等唇肌功能训练；②舌肌功能训练，使用口香糖做舌体上抬训练和弹舌运动训练（舌体打击上腭并发出响声）；③口腔前庭盾，封闭口腔通道，使患者停止口呼吸而改用鼻呼吸，可在前庭盾前方放置圆形不锈钢丝拉钩，以加强唇肌训练；④封唇法，全天佩戴只遮盖患者口部的不透气口罩，露出鼻部，迫使其用鼻呼吸，或在夜间睡眠时，用胶布封唇。

（二）异常吞咽

牙齿萌出完成后，儿童仍保持婴儿型吞咽，为异常吞咽。随着乳牙的萌出，1岁半开始婴儿型吞

咽逐渐消失，2-4岁逐渐过渡到与牙齿萌出建𬌗相关的成熟型吞咽，即吞咽时上下牙相互咬合接触，舌尖轻触上腭前份，舌背与硬腭接触，舌后部倾斜，产生推力吞咽食物，口唇肌无明显收缩活动。若儿童3岁半后仍保持婴儿型吞咽，则属于异常吞咽。异常吞咽时，舌体位置和功能状态异常，舌位于上下牙之间，吞咽时舌体有节律地蠕动性收缩，不直接压迫硬腭，而将食物送入咽腔。牙弓受到的口腔内外肌力不平衡，导致错𬌗畸形的产生。根据患者伸舌接触位置不同，可造成上下前牙唇倾、间隙和开𬌗。

异常吞咽的防治方法包括：

（1）消除病因，采用科学喂养方式，在婴幼儿时（6个月后）适时添加流质食物、半固体食物、固体食物，避免长期使用奶瓶，使幼儿从婴儿型吞咽顺利过渡到成熟型吞咽。

（2）通过健康宣教使家长了解正确的口腔健康知识，教育儿童及时改正不良吞咽习惯和舌习惯，并训练正常的吞咽方式。在幼儿配合度增加时（2岁半后），可使用非创性的功能发育训练器进行吞咽功能训练及矫治。

（3）对儿童进行心理辅导，辅助阻断不良吞咽习惯和舌习惯。

（4）进行舌肌功能训练，以建立正常舌肌吞咽动作。

（5）对已经形成的错𬌗畸形及早进行矫治（3岁半后），如佩戴长腭刺、腭网、舌刺、舌栅等活动/固定矫治器，破除异常吞咽习惯和舌习惯。（图1-7-2）

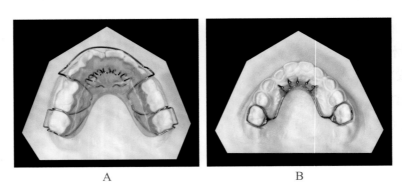

图1-7-2　不良舌习惯早期矫治器
A. 上颌活动舌栅矫治器；B. 上颌固定舌刺矫治器

（三）偏侧咀嚼

一侧后牙区存在严重龋坏、牙周病、多颗牙缺失、乳恒牙替换异常（如乳磨牙早失）或严重咬合紊乱（错𬌗畸形、侧方开𬌗、上下牙弓形态及大小不调等）而导致受累侧后牙无法行使正常咀嚼功能，只能由健侧后牙来承担所有咀嚼功能，称为偏侧咀嚼。儿童长期偏侧咀嚼可使咀嚼侧下颌升支及下颌骨体发育过大，咀嚼肌、翼内肌发达；非咀嚼侧下颌升支及下颌骨体发育不足，咀嚼肌、翼内肌张力不足。儿童表现为面部左右不对称，下颌偏向废用侧，颏点及中线偏斜，甚至形成单侧反𬌗畸形；磨牙关系可能为一侧为中性或远中𬌗关系，另一侧为近中𬌗关系。偏侧咀嚼同时妨碍儿童口颌系统的发育和正常的口腔功能运动，长期的偏侧咀嚼可导致骨性偏𬌗畸形。

对于儿童偏侧咀嚼，首先，应尽早治疗乳牙列的龋齿，拔除残冠残根，去除𬌗干扰，暂时修复体修复牙缺失，行为学管理嘱患者必须双侧咀嚼，改正偏侧咀嚼习惯。其次，应及时采用矫治器，如功能性间隙保持器、后牙斜面导板矫治器、扩弓矫治器、功能矫治器，纠正口腔不良习惯（如侧方吐舌/伸舌），矫治咬合异常（如错位牙、局部开殆等），保持患者口腔功能、形态、结构的稳定。

（四）语言异常

1）语音是在中枢神经系统控制下由声带、舌、软腭、咽和颌骨等组织协同运动对气流进行复杂精确调控的结果。儿童产生正确的语音有赖于发音器官结构和功能的健康发展。唇、舌的位置和形态，腭的形态结构，系带的形态大小，牙齿的结构或排列可能会影响发音过程的完整性。常见的发音器官结构和功能异常包括：

（1）唇的功能异常（唇肌张力不足、唇裂等）：常造成双唇音及唇齿音错误，如发"b、p、f"时出现错误甚至缺失，"飞"发成"灰"，"波"发成"哦"。

（2）舌的功能异常、咬合异常（如开殆）：常造成舌尖音的异常。

（3）腭的结构异常（腭裂等）：主要造成腭咽闭合不全，出现鼻漏气或者高鼻音，不能正确发出高鼻压语音，比如把"ba"发成"a/"；或者出现异常的代偿音，如把"j、q、x"发成"gi、ki、yi"。

（4）舌系带的异常：实际上舌系带对于儿童语音的影响极小，因为舌体属于肌肉组织，具有很强的灵活性和很大的弹性空间，即使有比较明显的舌系带过短，也可以通过调整发音部位来弥补，而并不需要做舌系带矫治手术，仅仅在极少数情况下（如下前牙长期摩擦过短的舌系带造成经久不愈的溃疡）才需要考虑手术矫治。

2）儿童语音发育的口腔牙颌面发育管理临床原则与方法。

（1）发音器官检查：目的是检查儿童是否有发音器官结构异常与功能问题，评估其发音系统是否会影响语音的生成（表1-7-1）。

表1-7-1 发音器官检查部位及项目

	嘴唇		舌		牙齿	
外观结构	正常（ ）	异常（裂开、歪斜）	正常（ ）	异常（过大、缺损）	正常（ ）	异常（缺损、畸形）
	硬腭		软腭		流涎	
	正常（ ）	异常（裂开、畸形）	正常（ ）	异常（ ）	正常（ ）	异常（ ）
运动功能	嘴唇闭合		下颌运动		舌体运动	
	正常（ ）	异常（ ）	正常（ ）	异常（ ）	正常（ ）	异常（ ）
	吹气/吮吸		口腔触觉		咬合功能	
	正常（ ）	异常（ ）	敏感（ ）	迟钝（ ）	正常（ ）	异常（ ）

（2）发音功能检测：主要通过客观测量和主观评价检测儿童的发音功能。（表1-7-2、表1-7-3）

表1-7-2 儿童发音的主观评价表

题号	目标词	目标音正确（√）、错误（X）	
1	鼻子	/b/	/z/
2	脚	/J/	
3	嘴	/z/	
4	球	/q/	
5	汽车	/q/	/ch/
6	桌子	/zh/	/z/
7	雨伞	/y/	/s/
8	鸟	/n/	
9	飞机	/f/	/j/
10	头发	/t/	/f/
11	木门	/m/	/m/
12	钢琴	/g/	/q/
13	赛跑	/s/	/p/
14	螃蟹	/p/	/x/
15	西瓜	/x/	/g/
16	裙子	/q/	/z/
17	苹果	/p/	/g/
18	蔬菜	/c/	
19	花	/h/	
20	肥肉	/f/	/r/
21	耳朵	/d/	
22	老鼠	/l/	/sh/
23	筷子	/k/	/z/
24	短裤	/d/	/k/
25	牛奶	/n/	/n/
26	灯笼	/d/	/l/
27	熊猫	/x/	/m/
28	热水	/r/	/sh/
29	楼梯	/l/	/t/
30	棍子	/g/	/z/
31	月亮	/y/	/l/
32	书包	/sh/	/b/
33	手指	/sh/	/zh/
34	彩虹	/c/	/h/
35	床	/ch/	
36	女孩	/n/	/h/

续表

题号	目标词	目标音正确（√）、错误（×）	
37	夹子	/j/	/z/
38	太阳	/t/	/y/
39	草	/c/	
40	再见	/z/	/j/
正确率（%）		/70×100%	

表1-7-3　语境音清晰度评价表※

题目	总是	通常	有时候	很少	从不
	5分	4分	3分	2分	1分
1. 您能明白他/她的说话吗？					
2. 家庭成员能明白他/她的说话吗？					
3. 其他亲戚能明白他/她的说话吗？					
4. 孩子的朋友能明白他/她的说话吗？					
5. 其他认识而不熟识孩子的人能明白他/她的说话吗？					
6. 孩子的老师能明白他/她的说话吗？					
7. 陌生人能明白他/她的说话吗？					
总分					
平均分					

注：※，语境音清晰度评价表（Intelligibility in Context Scale，ICS），简单中文版（McLeod，Harrison & McCormack，2012，香港大学，杜洁森、吴绮雯译，2012）。

（3）早期矫治易造成发育异常的前牙开𬌗、前牙间隙、双侧后牙反𬌗、前牙反𬌗、多个牙错位、牙弓形态大小异常等错𬌗畸形，及时消除引起上述错𬌗畸形的病因（如纠正不良舌习惯、治疗呼吸道疾病），及时纠正影响发音的口腔不良习惯（如习惯性伸舌/吐舌习惯可造成开唇露齿）。此外，若观察到儿童有唇腭裂或者腭隐裂，并出现高鼻音、鼻漏气以及进食鼻漏现象，应及时到口腔颌面外科就诊，检测腭咽闭合功能，必要时需要做鼻咽镜等进一步检查。

（4）积极进行语音训练，帮助患者恢复正常的语音功能，包括改善呼吸、发声、共鸣等方式，以及进行唇、舌运动精细协调性的训练。

（贺红　李小兵　杨峰　陈柯　阮文华　黄芳　邵林琴）

二、口腔不良习惯的早期矫治

（一）不良舌习惯

1）不良舌习惯的特点：临床上发现上下切牙开𬌗畸形时，应怀疑有吐舌或伸舌吞咽习惯。导致不良舌习惯的因素有很多：①解剖因素包括舌系带过短、巨舌症、扁桃体肥大等；②功能性因素包括异常吞咽；③全身疾病因素如先天愚型等，都可导致舌动作和姿势的异常。此外，不良习惯也可继发于口呼吸等其他口腔不良习惯。不同的舌习惯造成的错殆畸形的症状也不同。患者有伸舌习惯时，舌向前伸致舌尖置于上下前牙之间，并使下颌向前移位，造成前牙局部小开殆畸形及下颌前突畸形；替牙列期的患者有舔牙习惯时可使下前牙唇倾，出现牙间隙，甚至形成前牙反殆畸形；如果舌同时舔上下前牙则形成双颌前突。检查舌习惯时，要注意区别解剖（比如舌系带过短）和疾病所致的舌运动和姿势异常，因为这类舌习惯不能单纯地通过矫治器来矫正，必须是多学科联合治愈相关疾病或消除形态结构异常等障碍后，方可彻底纠正不良舌习惯。

2）不良舌习惯的矫治方法。

（1）不良舌习惯的一般矫治方法：

①消除病因：请耳鼻咽喉科医生排查呼吸道疾病；关注扁桃体肥大和腺样体肥大；关注变态反应性疾病；消除舌系带过短造成的不利因素。

②对儿童进行行为学引导及心理辅导，教育儿童及时阻断不良舌习惯。

③对已经形成的错殆畸形进行早期矫治，如采用腭刺、腭网、舌刺、舌栏、带腭珠的矫治器等，同时配合进行舌肌功能训练。

（2）不良舌习惯的临床矫治方法：

①活动/固定舌（腭）刺：应向患者解释清楚这种矫治器治疗是一种提醒儿童在讲话和吞咽时保持舌位于上腭部的方法（图1-7-3）。在使用舌（腭）刺前的几天或几周，应先教患者做正确吞咽训练，嘱其在吞咽时将舌贴在上腭。

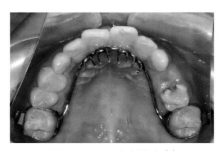

图1-7-3 舌（腭）刺

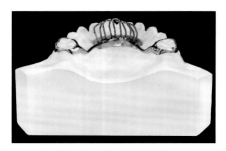

图1-7-4 固定舌栅

②舌（腭）栅：舌栅只能限制舌对牙齿的压力，而不能训练舌的动作和姿势，故只限于部分病例使用（图1-7-4）。舌抵在栅栏上可将作用力传导到支抗牙上，导致支抗牙近中移动，从而对轻度前牙反殆畸形有矫治作用。若需限制支抗牙近中移动，应在夜间使用口外弓牵引（可在卡环上焊圆管）。

③上颌腭珠：腭珠转动引导训练舌功能。作为一种舌肌功能训练辅助装置，它可与其他活动/固定矫治器合并使用。（图1-7-5）

④吞咽功能辅助训练器：基于将面神经主导的异常吞咽模式转换为三叉神经主导的正常吞咽模式的吞咽功能辅助训练器，是帮助异常吞咽儿童建立正常吞咽功能、训练舌上抬、建立正常口颌发育环境的被动矫治器，可配合其他矫正不良吞咽习惯的矫治器一起使用（图1-7-6）。

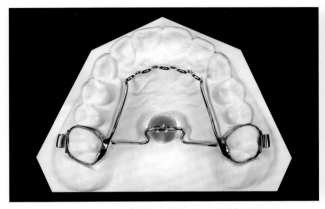

图1-7-5 固定腭珠舌肌功能训练矫治器

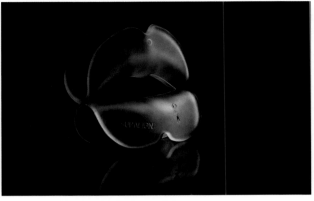

图1-7-6 吞咽功能辅助训练器

（二）吮指习惯

当吮指习惯导致上前牙过度唇倾或下切牙受压，引起牙周损害如牙龈退缩时，应早期干预，以3岁半到4岁半戴用破除吮指习惯的矫治器为宜。首先，进行行为学引导，可手指涂刺激味药水或戴护指套破除吮指习惯；其次，可用腭网、腭刺、腭栅或者加腭珠的矫治器等（相比纠正不良舌习惯，纠正吮指习惯的腭珠位置更靠近口腔前部）（图1-7-7）。若儿童使用活动矫治器依从性差，应改用固定矫治器。

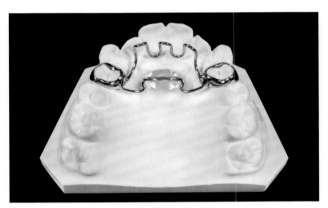

图1-7-7 Blue Grass固定腭网＋腭珠矫治器

（三）不良唇习惯

（1）儿童不良唇习惯包括吮咬上下唇：①吮咬下唇习惯可使下牙弓弧形变平，下前牙舌倾、拥挤，上前牙唇倾，产生牙间隙，前牙深覆盖。②吮咬上唇习惯可使上前牙内倾、拥挤，吮咬上唇时下颌前伸、下前牙前突、前牙反𬌗畸形。

因为异常唇功能影响错𬌗畸形的矫治及疗效结果的稳定，正畸综合矫治时多需同时配合唇肌功能训练。

（2）不良唇习惯的矫治原则：①对于年幼的患者（4岁前），可先进行行为学引导，经常提醒患者；可在上下唇涂苦味剂阻断不良唇习惯。但对已出现错𬌗畸形的患者，效果较差。②对于单纯不良唇习惯，只合并轻度切牙排列不齐的患者可应用上下唇挡纠正咬下唇习惯。唇挡也有推磨牙向远中的作用。在临床上唇挡可与活动/固定矫治器联用（图1-7-8）。③增加唇刺设计的上颌活动矫治器或下颌唇挡矫治器，可纠正咬下唇习惯，但无唇肌功能训练作用（图1-7-9）。④对于合并严重错𬌗畸形（如前牙覆盖过大）的患者，纠正错𬌗畸形对恢复正常唇肌功能有帮助。⑤对于严重错𬌗畸形经过矫治后仍有吮唇习惯的患者，可以选择前庭盾防止吮唇。

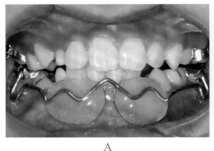 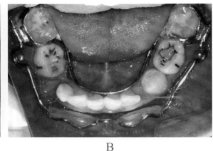 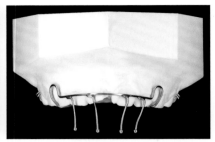

A   B   图1-7-9　上颌活动唇刺矫治器

图1-7-8　下颌固定唇挡矫治器
A. 正面观；B. 殆面观

（李小兵　田玉楼　赵阳　邵林琴）

三、儿童先天性/遗传性颅面畸形的早期矫治

颅面畸形是基因或染色体发育异常导致的先天性疾病，由于特定基因在胚胎发育过程中发生了突变或缺失，加上外部环境因素的影响，患者出现颅缝早闭（Crouzon综合征、颅骨锁骨发育不全综合征等）、面突融合异常（唇腭裂、面横裂、半侧颜面发育不全等）或颌骨发育不足（Pierre Robin序列征、Treacher Collins综合征等）等情况，这些先天性颅面综合征涉及颌骨、颅骨、眼、耳等颅面部结构异常，累及骨骼系统、循环系统、呼吸系统、泌尿系统等多个系统，还常常伴有口内牙齿缺失、多生牙、恒牙发育及萌出障碍、反殆、深覆殆等错殆畸形的发生，严重影响儿童颌面部的生长发育。在这类颅面部发育异常患者的治疗过程中，需要多学科参与综合序列治疗，其中正畸干预从婴儿期即可开始，对错殆畸形的随访、早期干预和治疗贯穿于整个生长发育阶段直至成年，与外科手术等治疗相辅相成，不仅可引导建立良好咬合关系，而且对引导面型接近正常的生长发育也有至关重要的作用。

（一）先天性唇腭裂

唇腭裂是临床上最常见的先天性颅面部发育畸形，发生率约1.62‰，对患者的颌面部美观、咀嚼、发音及吞咽均有一定的不良影响。一般在婴幼儿时期需进行一系列的外科整复手术，但随着年龄的增长，多数患者会逐渐出现不同程度的牙颌面继发畸形。

研究显示90%以上的唇腭裂患者会伴有错殆畸形的症状，因此在不同的阶段采取口腔正畸治疗对改善患者错殆畸形症状极为重要。

1）婴儿期：在婴儿出生2周内，对于完全性唇腭裂的患者使用腭护板结合鼻唇塑形矫治（nasoalveolar molding，NAM）。其中，鼻唇塑形矫治患者的鼻外形塌陷问题，腭护板有利于患者的喂养，并有效地阻挡裂隙的增大，降低后续唇腭裂修复术的难度。

2）乳牙列期至替牙列期：经过早期唇腭裂术后，正畸矫治纠正唇腭裂术后的错殆畸形（以前后牙反殆畸形为主）。

（1）唇腭裂患者术后的早期扩弓矫治。经过唇腭裂术后，唇腭裂患者面部美观和口鼻功能得到一定改善。但由于上颌骨生长发育潜力的原发性减弱、术后手术瘢痕挛缩，唇腭裂患者上颌骨横向和前后向常发育不足，形成上牙弓狭窄、前牙或全牙列反𬌗畸形。由于唇腭裂患者多伴有牙槽突裂，常见上前牙区裂隙处弓形狭窄，后牙区弓形宽度较为正常。因此在进行上颌扩弓时，主要需进行扩展的是前段，后段仅需维持。但对于唇腭裂患者而言，由于腭中缝存在裂隙，上颌的扩弓效应主要发生在骨缺损的区域，得到的牙性效应和骨性效应也与非唇腭裂患者不同。研究发现，无论是快速扩弓还是慢速扩弓，均能使基骨宽度和牙列宽度得到不同程度的扩张（也有学者认为，慢速扩弓在上尖牙区的扩大量更优，且能纠正扭转的磨牙，是更合适唇腭裂术后扩弓的治疗方式）。同时由于唇腭裂术后扩弓的复发风险较高，临床应时刻关注扩弓后的稳定性保持。唇腭裂患者术后选择在青春前期进行早期扩弓矫治并长时间保持，可以有效降低扩弓后复发的严重程度。

（2）唇腭裂患者术后矢状向发育不足的矫治。

①轻度上颌骨矢状向发育不足的唇腭裂患者，可在7岁左右行上颌活动/固定前牵引（可合并扩弓），刺激上颌向前生长，纠正轻度上颌发育不足及前牙反𬌗畸形。

②重度上颌骨矢状向发育不足的唇腭裂患者：行上颌骨整体或前部牵引成骨术，可增加上颌骨的骨量，协调上下颌矢状向的位置关系，对腭咽闭合影响较小。其中前部牵引成骨术在上颌骨前磨牙区进行前部骨截断，术后通过矢状向向前的牵引成骨装置延长上颌骨的前后向长度，得到用以排齐拥挤牙列的间隙，并建立正常的覆𬌗覆盖。

（3）唇腭裂患者牙槽突裂修复术前后的矫治。伴有牙槽突裂的唇腭裂患者，需在植骨术前进行评估，若裂隙区过小，需要术前正畸开辟间隙，避免影响手术入路。若裂隙区过大，可先行局部骨段的牵引成骨，缩小裂隙后再行植骨术。行植骨术后，需要通过相应的正畸治疗，引导上尖牙在正常位置萌出。

3）恒牙列期至成年后：此期应评估患者的牙颌面畸形是通过掩饰性治疗还是待成年后行正颌手术改善，根据不同的治疗方案制订相应的正畸治疗计划。若存在部分牙的缺失（其中侧切牙缺失最为多见），应分析牙列间隙，协调牙量、骨量，通过正畸-修复联合治疗建立良好的上下咬合功能关系，或通过正畸治疗关闭缺隙。

关于唇腭裂术后鼻唇畸形的修复，作为综合序列治疗的一部分，应视患者的牙颌面畸形程度、鼻唇畸形程度、心理状况，以先硬组织后软组织且尽量减少手术次数为原则，与外科医生沟通，结合总体治疗计划，确定最佳的治疗时机和手术次数。唇腭裂多学科综合序列治疗见表1-7-4。

表1-7-4　唇腭裂多学科综合序列治疗

年龄	治疗内容	参与学科
出生前	筛查、咨询	妇产科、护理、社会工作者
新生儿	喂养指导、腭护板、鼻翼-牙槽畸形矫正、父母心理疏导	护理、口腔正畸科/儿童早期矫治科、心理
3-6个月	唇裂修复术、牙槽缝合术	口腔颌面外科或整形外科
12-18个月	腭裂修复术	口腔颌面外科或整形外科
1-2岁	听力检测	耳鼻喉科
3-4岁	语音评价、牙齿发育及咬合检查	语音治疗师、儿童口腔科

续表

年龄	治疗内容	参与学科
4~6岁（学龄前）	咽成形术	口腔颌面外科
4~8岁	全身发育检测、智商检测、心理评估	儿科、心理
7~10岁	齿槽裂植骨术前正畸	口腔正畸科/儿童早期矫治科
8~11岁	齿槽裂植骨术	口腔颌面外科或整形外科
12~16岁	颌骨畸形的矫形治疗及牙𬌗畸形的正畸治疗	口腔正畸科
17岁	鼻唇Ⅱ期修复（非正颌）	口腔颌面外科
18岁	正颌-正畸联合治疗、鼻唇Ⅱ期修复	口腔颌面外科、口腔正畸科、口腔修复科

（二）半侧颜面发育不全

半侧颜面发育不全（又名第一、二鳃弓综合征），发生率为1/5600~1/3400，主要临床表现为下颌骨发育不全，同时累及眼眶、耳、面部神经肌肉，甚至其他系统等。在颌面部主要表现为患侧下颌升支短、髁突发育不足或缺如、颏点偏向患侧、咬合平面偏斜等。（图1-7-10）

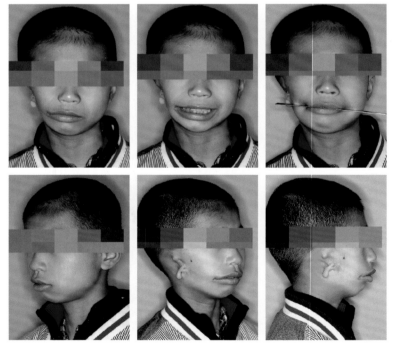

图1-7-10　半侧颜面发育不全

目前针对该疾病的治疗方式尚未统一，对于半侧颜面短小患者下颌发育不足的临床治疗包括：

（1）出生后早期手术治疗面横裂。

（2）对于不对称畸形，视严重程度可选择患侧牵引成骨术或自体骨（如肋骨）移植术纠正患侧下颌骨的发育不足，轻度者可不行手术，转诊至正畸医生处行矫形治疗。

（3）由于健侧和患侧下颌骨生长发育速率不等，在生长过程中可能需要重复牵引成骨或自体骨（如肋骨）移植的手术来维持面部的对称性。

（4）建议在治疗前即与正畸医生进行多学科会诊，制订围术期及术后的正畸治疗及生长发育随访计划，包括：

①轻度者，可尝试矫形治疗纠正咬合平面偏斜，尽量协调使下颌骨高度对称发育，稳定术后颌骨位置。

②中重度者，需要在牵引成骨术或肋骨移植术后，结合引导下颌生长的功能矫治器，重建咬合关系，尽量有效矫正下颌牵张过程中的偏斜，改善面部对称性。若有条件，正畸随访和治疗应贯穿整个生长发育阶段，以期减少手术的次数和减轻成年后正颌手术的难度。

（5）成年后：依照先硬组织后软组织的原则，对明显的骨性偏斜可行正颌-正畸联合治疗，视偏斜的程度可分次改善，再行软组织修复，使之逐渐对称；若经过矫形治疗，面中线偏斜不明显，可考虑直接行软组织修复。

（6）还要配合整形外科或耳鼻喉科医生选择适当的时机进行患侧耳畸形的修复。

（三）Crouzon综合征

Crouzon综合征，又称遗传性家族性颅面骨发育不全，为染色体显性遗传病，发生率约1/25000，特点为鼻-上颌复合体发育不良及眼部发育异常（图1-7-11）。Crouzon综合征发生原因是颅盖、颅面骨骨缝早期融合。儿童期患者常因面中部发育不足致气道狭窄，出现重度阻塞性睡眠呼吸暂停。需要LeFort Ⅱ型甚至Ⅲ型截骨，行鼻-上颌复合体向前的牵引成骨术，以打开气道、维持患者的正常生长发育。成年后可能还需正颌-正畸联合治疗。

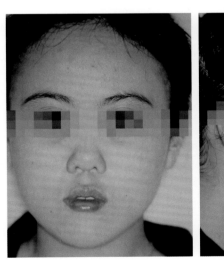
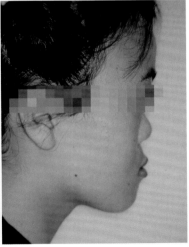

图1-7-11 Crouzon综合征

（四）颅骨锁骨发育不全综合征

颅骨锁骨发育不全综合征，又称Marie-Sainton综合征，是一种遗传性先天性骨骼系统的发育畸形，发生率约1/1000000。典型体征是头大、面小，有怪样表情，牙齿发育不全，乳牙滞留，多生牙，颅缝闭合延迟，患者有轻度侏儒表现（图1-7-12）。特点是膜内化骨部位的骨化不良，主要发生在锁骨、颅骨和骨盆；软骨内化骨也会受到影响；因锁骨发育不全，可以做到双侧肩部向中间聚拢甚至接触的特征性动作。

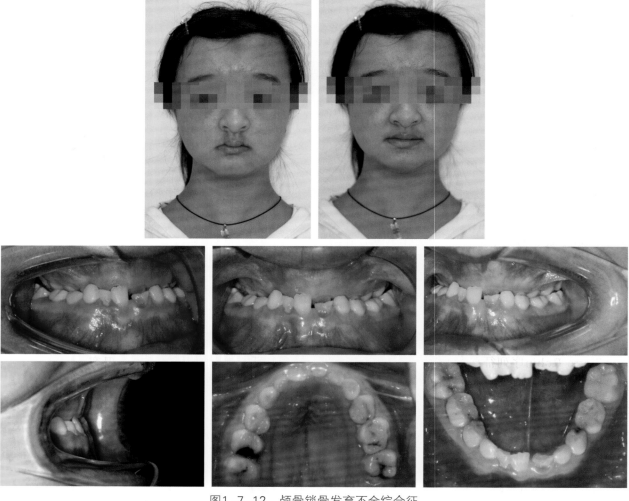

图1-7-12　颅骨锁骨发育不全综合征

颅骨锁骨发育不全综合征的临床治疗原则：患者在青春期后通常出现牙列畸形、咀嚼无力、恒牙不萌等异常，临床应以解决面部美观和咬合功能问题为最终目标，采取序列治疗，进行多学科合作。

（1）在生长发育期应用前牵引、扩大上牙弓等手段解除前牙反殆关系。

（2）定期观察牙齿萌出情况，必要时用拔除滞留乳牙、去除迟萌恒牙表面的骨阻力、钛种植钉等方法导萌恒牙；成年患者应将滞留乳牙及多生牙拔除，选择颌骨内发育完好的牙齿，牵引助萌到正确位置。

（3）正畸综合矫治用活动/固定矫治器排齐整平上下牙列，解除前牙反𬌗关系，严重者通过颌骨正颌外科手术纠正颌骨不调，恢复咬合关系，需要时可配合修复治疗。

（五）Treacher Collins综合征

Treacher Collins综合征是常染色体显性遗传病，发生率约1/50000，但仅40%有家族遗传史。多见的临床特征为眶周异常（睑裂外下倾斜、下眼睑缺损）、重度下颌发育不足、颧骨（或颧复合体）发育不足及耳异常（传导性耳聋、外耳道闭锁、小耳畸形）等，约20%患者伴有腭裂（图1-7-13）。常见的牙𬌗表现是骨性Ⅱ类伴前牙开𬌗，𬌗平面和下颌平面高陡。

Treacher Collins综合征的临床治疗原则：患者早期可能就因舌后气道狭窄而出现中重度阻塞性睡眠呼吸障碍，从而行气管切开术或下颌牵引成骨术。其治疗也应该遵循多学科综合序列治疗原则，优先考虑功能，如呼吸、听力、视力、咬合

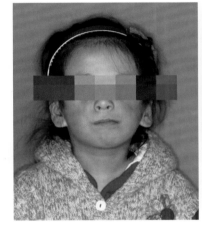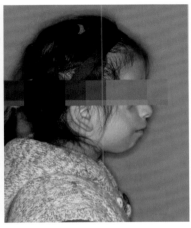

图1-7-13　Treacher Collins综合征

等功能，面形问题包括眼整形待接近成年再综合考虑。颅面手术亦应先以骨手术为基础，行正颌-正畸联合治疗，然后进行软组织重建。

（六）Pierre Robin序列征

Pierre Robin序列征包括临床三联征：先天性小颌症、舌后坠及其引起的气道阻塞，80%伴有腭裂，以不完全性腭裂居多，发生率1/14000~1/8000（图1-7-14）。新生儿期患者常表现为呼吸及喂养困难、吸入性肺炎，部分患者还伴发其他畸形（Pierre Robin综合征）。患者出生后，经常发绀、呼吸困难，仰卧位尤为明显。

Pierre Robin序列征的临床治疗原则：早期治疗以维持生命、维护正常生长发育为原则，维持俯卧位、舌牵拉、唇舌粘连术、下颌骨牵引成骨术等，必要时可行气管插管术，目的是尽快而稳定地扩大气道，维持正常呼吸，以便正常进

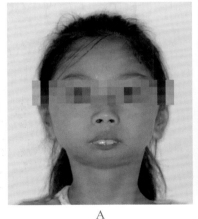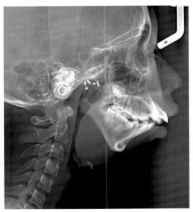

A　　　　　　　　　B

图1-7-14　Pierre Robin序列征
A. 正面像；B. X线头颅侧位片

食。在非手术治疗中，正畸治疗起着关键作用，而且是多阶段的治疗，贯穿整个生长发育阶段。婴儿期腭护板治疗有助于喂养，有学者报道改良腭护板，其腭侧伸展翼可向前推动舌根以增加下咽间隙，大大缓解了呼吸暂停，使患者能正常呼吸。经历第一阶段的治疗后，正畸医生可通过分析颅颌骨发育和牙齿萌出来监测患者的生长过程。到青少年阶段，正畸治疗应旨在恢复一个最佳的咬合关系。Pierre Robin序列征患者通常在不同年龄段需要针对不同问题接受正畸治疗，因此治疗应遵循个体化序列治疗原则。

众多颅面畸形与其他罕见病一样，无论病因还是治疗策略仍然缺乏高水平的证据。由于复杂性和广泛的异常情况，对出生缺陷的颅面畸形患者进行管理需要多学科团队配合已成共识。除了颅面整形外科医生，眼科、耳鼻喉科、语言病理学、听力学、口腔正畸科、遗传学、呼吸学、儿科和重症监护室等多方面医生的序列参与是非常必要的。就颅颌面畸形而言，手术治疗应先以骨矫正为基础，然后进行软组织重建。随着患者的生长发育，要优先考虑功能问题，然后是审美问题。其中，正畸随访和治疗应以引导颌骨接近正常发育和引导咬合关系正常发育为原则，贯穿患者出生至成年的整个生长发育阶段。

对于患者和家庭的人文关怀也是颅面畸形综合序列治疗的一部分。治疗医生联合社工、心理医生对患者和家长进行咨询辅导对于帮助患者身心健康发展、获得满意的生活质量至关重要。

（朱敏）

四、儿童前牙反胎畸形的早期矫治

（一）儿童前牙反胎畸形的病因及早期矫治目标

儿童前牙反胎畸形较常见，治疗难度也较大。造成前牙反胎畸形的因素和机制均较复杂，常见的病因包括不良哺乳姿势、扁桃体过度增生肥大、咬上唇或下颌前伸、乳尖牙磨耗不足、乳前牙滞留或早失、上乳磨牙早失、上恒切牙先天缺失、上颌发育不足、下颌发育过度等。儿童前牙反胎畸形早期矫治目标在于：改善异常骨骼关系；纠正异常前牙咬合关系；改善侧貌美观度，促进心理健康发展；降低后期正畸治疗难度；降低未来手术的可能性；预防牙周组织因咬合创伤而退缩。

（二）儿童前牙反胎畸形的分类

儿童前牙反胎畸形理论上可分为儿童功能性前牙反胎畸形、儿童骨性前牙反胎畸形和儿童牙性前牙反胎畸形三类，但临床上以三者的混合型多见。儿童前牙反胎畸形的临床治疗可分为儿童功能性前牙反胎畸形的早期矫治、儿童骨性前牙反胎畸形的早期矫治及儿童牙性前牙反胎畸形的早期矫治。

（三）儿童前牙反胎畸形早期矫治时机的选择

儿童前牙反胎畸形是儿童错胎畸形中需要密切管理的"急症"。儿童前牙反胎畸形早期矫治时机的选择原则是早发现、早管理，在儿童牙颌面发育的各个时期，根据病因机制设计矫治方案，全面有效地矫治儿童前牙反胎畸形。

虽然儿童前牙反殆畸形的基本治疗原则是早期矫治，但根据不同前牙反殆畸形在病因、机制、严重程度、对患者牙颌面生长发育的影响、早期矫治预期疗效及效率、儿童及家长社会心理因素等方面的差异，临床医生在选择早期矫治时机时要注意以下几点：

（1）功能性下颌前伸的儿童前牙反殆畸形，如伴有扁桃体肥大及口腔不良习惯，应该早期及时干预。

（2）儿童牙性前牙反殆畸形影响前牙咀嚼功能或造成前牙异常磨耗时，应早期矫治。

（3）对于前牙反殆畸形导致明显咬合创伤的儿童，应及时发现、及时矫治，即使在儿童乳牙列期也应该开始矫治。

（4）对于存在上颌骨矢状向发育不足问题的儿童，在替牙列早期即可开始矫治。

（5）对于存在下颌骨矢状向发育过度问题的儿童，早期矫治的疗效差异性、疗程差异性及儿童下颌生长对矫治疗效稳定性的影响差异性较大，临床开始早期矫治时应降低儿童及家长对矫治疗效的期望。积极的方案是早期矫治，尽量控制下颌的过度生长（不保证疗效），但"以观察下颌生长情况为主"的非早期矫治方案也是可接受的。

（6）对于严重的遗传性骨性高角前牙反殆畸形儿童，不做早期矫治，待儿童成年后行正颌-正畸联合治疗纠正骨性不调。

（四）儿童前牙反殆畸形早期矫治原则

1）儿童功能性前牙反殆畸形的早期矫治原则：消除诱使下颌处于功能性前伸位的各种不良因素：

（1）对于婴幼儿不良哺乳姿势，纠正平躺哺乳等姿势，普及正确的哺乳姿势。正确的哺乳姿势是母亲斜抱婴幼儿，与地面呈45°，让婴幼儿处于直坐位或半卧位，同时奶头与婴幼儿颜面呈90°，避免让婴幼儿平卧自抱奶瓶喝奶。

（2）对于扁桃体过度增生肥大，早期切除过度增生肥大的扁桃体，使儿童呼吸道保持顺畅。

（3）对于咬上唇或下颌前伸不良习惯，利用行为学教育让儿童戒除不良习惯，必要时让儿童戴用戒除咬上唇或下颌前伸不良习惯的矫治器。

（4）对于乳尖牙磨耗不足或下颌闭合运动时存在殆干扰而引起的前牙反殆畸形，可以选择性调磨乳尖牙或乳磨牙，消除迫使下颌前伸的殆干扰，调磨后的乳牙可以进行涂氟防龋处理。

2）儿童骨性前牙反殆畸形的早期矫治原则：骨性前牙反殆畸形可表现为上颌骨发育不足、下颌骨发育过度或两者均有，治疗效果较难预测。早期矫治的原则是用患者生长发育潜力促进上颌骨的生长，并密切观察、协调控制下颌骨的生长。儿童骨性前牙反殆畸形的矫治需综合考虑儿童的年龄、遗传性生长发育潜力、遗传性生长型及前牙反殆畸形的严重程度，制订早期矫治方案和矫治后保持策略与方法。儿童骨性前牙反殆畸形早期矫治的关键在于早期颌骨生长发育的协调与控制，以及骨性生长型的控制与改变。

（1）临床开展儿童骨性Ⅲ类错殆畸形早期矫治必须基于上下颌骨生物学生长发育的特征：①上颌骨与颅面骨通过多条骨缝结构相接，骨缝作为继发性生长区，没有组织自发生长能力但易受到外界因素的影响，例如在应力作用下会发生继发性、代偿性或适应性组织生长改建，这提示上颌骨的生长可以被一些机械矫治手段干预。②下颌骨是块状骨，儿童出生后的生长改建主要发生在髁突、升支、下颌骨体和颏部的表面。由于下颌骨无骨缝结构，下颌骨整体的生长可能较难被机械矫治手段干预，临床对下颌骨各部位的生长是否会受矫形力和功能矫治器的影响尚存在疑问。

（2）儿童骨性上颌骨发育不足的前牙反殆畸形早期矫治原则：

①对于轻中度上颌骨发育不足引起的儿童骨性前牙反殆畸形，建议尽早开始矫治，充分利用患者生长发育潜力进行促进上颌骨生长的矫形治疗。常规使用前牵引矫治器及Ⅲ型功能调节器（FRⅢ）促进上颌骨的生长或位置前移。

Ⅲ型功能调节器适用于轻中度矢状向及横向发育不足、水平生长型/平均生长型的骨性Ⅲ类错殆畸形患者。临床咬合重建时尽量后退下颌，矫治疗效可以有轻度下颌后下旋转的代偿。

应用前牵引矫治器纠正骨性上颌骨发育不足时，由于上颌骨发育不足患者常常表现为横向、矢状向发育均不足，常常需要联合使用上颌扩弓装置同时纠正矢状向及横向的上颌骨发育不足；即便是上颌骨横向发育正常的上颌骨发育不足骨性Ⅲ类错殆畸形，使用上颌扩弓矫治也可以分开上颌与颅面间骨缝，也有利于更有效地牵引上颌骨向前生长。应用上颌前牵引矫治器矫治上颌骨发育不足时，矫治应选择在上颌骨周围骨缝未完全闭合、牵引力能打开骨缝时进行。使用前牵引矫治器矫治骨性Ⅲ类错殆畸形时，矫治设计建议适当"矫枉过正"，不宜因覆盖已经"正常"而过早地停止矫治。临床应用前牵引矫治器时需注意增加前牙支抗，减少上切牙唇倾。虽然上切牙唇倾有利于前牙反殆畸形的改善，但这是一种牙代偿掩饰作用而非骨性的改变。

②对于上颌骨发育严重不足的骨性Ⅲ类错殆畸形，早期矫治促进上颌骨发育及前移后，并不能保证纠正上颌骨发育异常的问题；另外，经过早期矫治及正畸综合矫治，前牙反殆畸形得到纠正，也并不能保证面部凹面型能得到改善或完全纠正。对于这两种患者，成年后行正颌-正畸联合治疗是实现矫治目标的最好方法。

（3）下颌骨发育过度的儿童骨性前牙反殆畸形的早期矫治原则：早期矫治的策略需视下颌骨生长异常的程度而定。

①当下颌骨发育过度程度不明显时，综合考虑多方面的因素后早期矫治中可采用轻度的上颌骨前移和（或）轻度的下颌骨后下旋转来协调上下颌骨Ⅲ类关系，Ⅱ期矫治在恒牙列期用牙代偿（上前牙唇倾，下前牙舌倾）的方式来进一步纠正前牙反殆畸形，建立稳定的正常前牙咬合关系。

②当下颌骨有明显遗传性发育过度、前牙反覆盖非常严重时，临床建议暂时不进行早期矫治或正畸矫治，继续观察下颌骨的生长情况，待生长发育稳定后，于患者成人期行正颌-正畸联合治疗纠正下颌骨发育过度的骨性Ⅲ类错殆畸形。

（4）无论是上颌骨发育不足，还是下颌骨发育过度，儿童骨性Ⅲ类错殆畸形的早期矫治的保持非常重要。由于患者生长发育的个体差异、性别差异，以及错殆畸形机制、严重程度的差异，早期矫治后的疗效稳定性不同。保守的策略应该是早期矫治后尽量延长保持的时间，在确认上下颌骨生长发育稳定后再开始Ⅱ期矫治。

3）儿童牙性前牙反殆畸形治疗预后良好，早期矫治的原则是消除牙齿萌出、替换过程中的局部障碍，及时纠正前牙反殆畸形。对于乳牙列期或替牙列期前牙反殆畸形，常伴有咬合创伤的，建议尽早开始矫治。儿童牙性前牙反𬌗畸形患者经矫治恢复前牙正常覆𬌗覆盖后，可以选择自保持（无需保持器保持）。

（五）儿童恒牙列期前牙反𬌗畸形牙代偿矫治原则

对于恒牙列早期前牙反𬌗畸形患者，当下颌骨生长发育状况的预判较为明确、骨性不调不明显且家长治疗的意愿非常强烈时，在不考虑外科手术的情况下，可以考虑进行正畸代偿治疗来建立正常的前牙覆𬌗覆盖关系。若患者下颌骨生长发育状况的预判较不明确，则正畸代偿治疗需要十分谨慎，必要时建议暂时先不进行矫治，观察下颌骨的生长。

恒牙列期正畸代偿治疗需从三维方向进行考虑：

（1）矢状向前牙唇倾代偿：恒牙列早期前牙反𬌗畸形的矫正，应根据拥挤度、前牙唇倾度和前牙区牙槽骨厚度决定减数方案、下前牙的终末位置和关闭拔牙间隙时前后牙移动量比例。

（2）横向不调的上颌扩弓代偿：对于轻中度的横向不调，需要尽量骨性扩大上牙弓，利用上颌骨性宽度扩大及部分牙性扩弓的代偿来建立后牙正常的覆盖关系。对于严重的横向不调，需要利用种植钉辅助支抗骨性扩大上牙弓宽度。对于非常严重的横向不调，则需要待患者成年后行辅助正颌手术扩弓，以纠正横向宽度的不足。

（3）垂直向的下颌顺时针旋转代偿：可以根据患者垂直生长型判断是否能通过增加下颌骨顺时针旋转来改善Ⅲ类关系，适用于水平生长型、平均生长型的前牙反𬌗畸形。

（卢海平）

五、儿童后牙反𬌗畸形的早期矫治

1）儿童后牙反𬌗畸形是上下牙列、上下颌骨间横向关系不调引起的，不仅影响咀嚼功能，易导致颊部软组织咬伤，还可能导致颞下颌关节功能异常，单侧后牙反𬌗畸形还可能因颌骨左右发育不对称而影响颜面美观。造成儿童后牙反𬌗畸形的因素很多，常见的包括长期的口腔不良习惯（口呼吸、吮颊、偏侧咀嚼等）、上颌牙齿腭向错位、下颌牙齿颊向错位、遗传性或先天性颅面发育疾病（如唇腭裂）造成的上颌骨横向发育不足等。明确部分儿童后牙反𬌗畸形的机制时应注意其是否与上颌后缩或下颌前突有关。

2）儿童后牙反𬌗畸形可分成三类：第一类是牙性因素导致的儿童后牙反𬌗畸形；第二类是口腔不良习惯及口腔功能因素导致的儿童后牙反𬌗畸形，或者下颌位置单侧功能性移位导致的儿童后牙反𬌗畸形，通常伴有咬合干扰；第三类是骨性因素导致的儿童后牙反𬌗畸形。儿童后牙反𬌗畸形的牙性、功能性、骨性因素及其严重程度的诊断是确定儿童后牙反𬌗畸形矫治原则的基础。

3）儿童后牙反𬌗畸形早期矫治的原则根据其错𬌗畸形发生的具体机制而定。

（1）儿童牙性后牙反𬌗畸形治疗预后良好，对于上下颌骨横向生长无异常，单纯由牙齿倾斜、错位因素导致的儿童后牙反𬌗畸形，早期矫治的原则是尽早纠正后牙反𬌗症状。对于主要由上后牙腭向错位引起的儿童后牙反𬌗畸形，临床上可采用上颌扩弓矫治器颊向移动上后牙；对于上后牙腭向错位、下后牙颊向错位引起的儿童后牙反𬌗畸形，也可使用固定托槽矫治技术配合上下后牙间的交互牵引来矫治。但是对于面下高度过高并高角的患者应慎用颌间交互牵引。

（2）儿童功能性后牙反𬌗畸形早期矫治的原则是纠正引起下颌偏斜的各种不良习惯及口周肌肉功能异常，并积极治疗后牙反𬌗畸形。对于由舌体功能异常如舌位置过低、侧方伸舌、舌体过大、舌肌功能亢进等导致的后牙反𬌗畸形，应该首先纠正舌体功能的异常，改善舌体功能异常造成的上下牙弓间宽度失调问题，并使用固定托槽矫治技术主动纠正后牙反𬌗症状。对于由口呼吸、不良吮吸习惯、托腮习惯、偏侧咀嚼等导致的后牙反𬌗畸形，应该早期干预、破除不良习惯，随后密切观察牙颌的发育，必要时使用固定托槽矫治技术纠正后牙反𬌗症状。

（3）儿童骨性后牙反𬌗畸形可表现为上颌狭窄、下颌过宽或两者均有，矫治原则因上下颌骨间宽度失调情况的不同而有所不同，早期矫治的原则是在患者生长发育高峰期及高峰期前尽可能扩大上颌的宽度，并密切观察下牙弓宽度的变化。

①对于上颌狭窄引起的后牙反𬌗畸形，临床上可以应用上颌扩弓方法纠正后牙反𬌗症状，依据患者后牙反𬌗程度、生长发育潜力选择上颌慢速扩弓、快速扩弓或者骨支抗辅助扩弓等方法。若上牙弓狭窄严重，则需通过手术辅助上颌快速扩弓或行正颌外科手术来矫治。上颌扩弓应遵循矫枉过正的原则，扩弓完成之后可继续戴用扩弓器维持扩弓疗效，并持续追踪回访观察后牙反𬌗畸形有无复发。

②对于下颌过宽引起的后牙反𬌗畸形，轻度异常时，临床上可以应用上颌扩弓方法适度扩宽上牙弓进行代偿治疗。对于下颌骨横向生长过度、下颌体部左右生长不对称或双侧下颌升支高度不一导致的严重骨性后牙反𬌗畸形，在没有其他影响牙齿健康因素的前提下，建议暂时先不进行矫治，待患者成年后再进行正颌-正畸联合治疗，以彻底纠正上下颌骨间宽度的不调。

（卢海平）

六、儿童牙弓/牙槽骨弓发育异常的早期矫治

1）儿童牙弓/牙槽骨弓随牙颌面的生长发育而生长，上下牙弓按宽度、长度和高度的顺序完成生长。上下牙弓宽度的生长在青春发育高峰期（约12岁前）完成，青春期后宽度发育微小。但由于颌骨在青春期后继续向后生长，上下第一恒磨牙后区（第二磨牙、上颌结节）不同于牙弓前段，其宽度增加。当牙弓宽度在青春发育高峰期后停止生长时，牙弓长度和高度仍有生长。上牙弓长度生长，女孩可持续到14-15岁（月经初潮后2-3年）。上下牙弓高度生长比长度更久，其生长主要在下颌，随面部高度增加、后牙萌出，牙弓高度增加。

2）理想的牙弓形态是光滑的悬垂状，左右对称、上下协调，并与牙槽骨弓形态、大小协调。儿童牙弓形态、大小与儿童面部形态、大小相关，有种族、性别、年龄等个性化特点（图1-7-15）。牙弓形态、大小正常是口颌面协调六要素中的关键因素，上下颌骨三维骨性关系会影响上下牙弓关系。

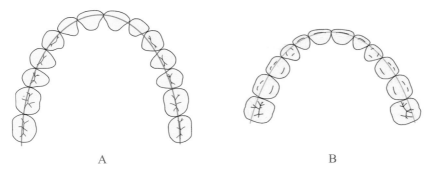

A   B

图1-7-15　儿童牙弓形态
A. Angle描记的上颌咬合线；B. 中国儿童牙弓曲线

3）儿童牙弓/牙槽骨弓的生长发育受遗传因素及环境因素的调控，遗传因素控制牙弓形态与大小，特别是基骨弓形态、大小的生长发育。但牙弓/牙槽骨弓形态、大小发育异常与异常的环境因素（异常呼吸、异常吞咽、异常咀嚼、咬合干扰等）明显相关。儿童错殆畸形影响牙弓/牙槽骨弓形态与大小，牙弓/牙槽骨弓发育异常也会造成各种儿童错殆畸形，两者互为因果。儿童牙弓/牙槽骨弓的发育异常包括：①牙弓/牙槽骨弓宽度发育异常；②牙弓/牙槽骨弓长度发育异常；③牙弓/牙槽骨弓高度发育异常；④牙弓左右不对称；⑤上下牙弓不调等。（图1-7-16）

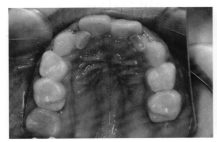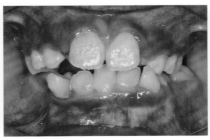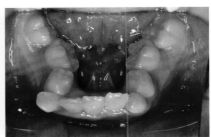

图1-7-16　儿童上下牙弓形态、大小发育异常

4）儿童牙弓/牙槽骨弓发育异常可造成牙列拥挤、功能性Ⅱ类和Ⅲ类错殆畸形、功能性下颌偏斜、后牙排列异常、前牙反殆等多种错殆畸形。在儿童牙弓/牙槽骨弓生长发育阶段，创造良好的牙弓/牙槽骨弓生长发育环境、恢复牙弓/牙槽骨弓的正常生长、纠正牙弓/牙槽骨弓形态异常，能有效降低牙弓/牙槽骨弓形态、大小异常造成的儿童错殆畸形的发生率，临床称为"牙弓/牙槽骨弓的塑形矫治"。

5）儿童牙弓/牙槽骨弓发育异常的早期矫治原则。

（1）牙弓/牙槽骨弓早期塑形矫治重点在于尽早阻断牙弓形态、大小的异常发育，利用矫治器配合口腔不良习惯的纠正、口周肌肉功能训练，以及生长发育潜力，恢复和促进牙弓的正常发育，恢复上下牙弓的形态与大小的协调，阻断上下牙弓形态、大小异常导致的错殆畸形。（图1-7-17）

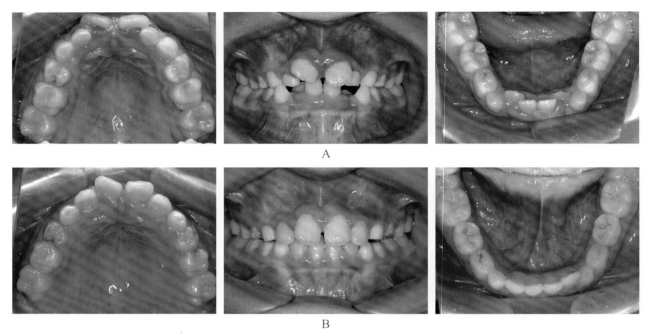

图1-7-17 儿童牙弓形态、大小异常的早期扩弓矫治（阻断牙列轻中度拥挤）
A. 治疗前；B. 治疗后

（2）去除上下牙弓形态、大小异常而导致的咬合功能障碍，早期纠正功能性Ⅱ类、Ⅲ类错殆畸形。

（3）纠正上下牙弓长度/宽度发育不足，预防阻断牙量、骨量不调的轻中度牙列拥挤，减少Ⅱ期正畸拔牙综合矫治的比例。

（4）早期纠正上下牙弓左右形态不对称的错殆畸形。

（5）尽量控制牙槽骨高度发育的过度/不足：利用口外牵引控制上前牙槽骨高度发育过大引起的前牙深覆殆或露龈微笑，利用前牙平面导板促进下后牙槽骨发育不足引起的前牙深覆殆。

（李小兵）

七、儿童Ⅱ类错殆畸形的早期矫治

1）儿童Ⅱ类错殆畸形的早期矫治需明确诊断。

（1）儿童下颌位置相对偏远中是正常的。骨性Ⅱ类错殆畸形的重要诊断指标为∠ANB（正常值为4°±2°）。人类下颌骨发育晚于上颌骨，相较成人及青少年期，儿童（青春生长发育前）下颌骨位置相对偏远中是正常的，因此不能参照成人或恒牙列期∠ANB正常值标准进行诊断。需要根据患者所属种族、所在地区的相应年龄及牙龄的正常值标准进行诊断分析，防止误判及过度治疗。必要时结合其他测量指标综合分析。

（2）应对Ⅱ类错殆畸形的病理机制进行分析。Ⅱ类错殆畸形的病理机制一般包括：①侧貌正常，上前牙前突；②面中部前突，上颌及上前牙前突；③面下1/3后缩，上下切牙唇倾，上下颌骨均发育不良；④上牙弓前突，下颌发育不足，下切牙直立无代偿；⑤上颌前突，下颌正常，上下切牙前倾；⑥轻度上颌前突、下颌后缩。（图1-7-18）

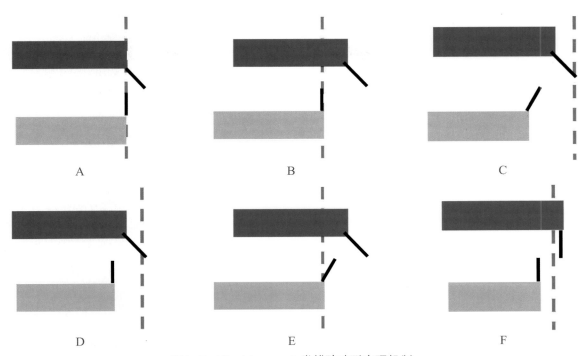

图1-7-18　Moyers Ⅱ类错𬌗畸形病理机制

A. 侧貌正常，上前牙前突；B. 面中部前突，上颌及上前牙前突；C. 面下1/3后缩，上下切牙唇倾，上下颌骨均发育不良；D. 上牙弓前突，下颌发育不足，下切牙直立无代偿；E. 上颌前突，下颌正常，上下切牙前倾；F. 轻度上颌前突、下颌后缩

（3）儿童Ⅱ类错𬌗畸形的临床诊断还应包括面部生长型的诊断，不同的面部生长型对临床矫治方案设计、矫治方法、矫治疗程及预后有重大的影响。

2）儿童Ⅱ类错𬌗畸形的早期矫治需明辨病因。

虽然大多数情况下，儿童错𬌗畸形的病因复杂，临床不能确定某种儿童错𬌗畸形的具体病因，但判断儿童错𬌗畸形的可能病因与是否开始错𬌗畸形的治疗、治疗方法的选择、疗效预判等密切相关，应通过问诊及检查了解可能的病因。儿童Ⅱ类错𬌗畸形的常见病因包括：①不良的遗传因素（家族及种族因素）；②不良的咬合因素；③下颌（特别是髁突）外伤造成的下颌发育不足；④口腔不良习惯；⑤鼻咽部疾病；⑥颅面部相关综合征及其他全身系统性疾病等。另外，儿童Ⅱ类错𬌗畸形的诊断还包括患者及家长心理因素的评估。

3）儿童Ⅱ类错𬌗畸形的早期矫治需明晰儿童Ⅱ类错𬌗畸形对患者牙颌面的危害及早期干预的利弊，选择是否治疗及合适的治疗时机。

首先应了解不是所有的儿童骨性Ⅱ类错𬌗畸形都需要马上、积极干预。至于是否需要治疗，取决于目前的错𬌗畸形对患者的咬合及颅面部发育是否会造成危害，有无自行调整至正常的可能，或者即便不能经过生长自行调整到正常，等待替牙完成后再开始治疗，是否也能达到同样的治疗效果。只有对上述问题进行了充分分析，认为必须尽快治疗的，才开始早期矫治。①很多时候，每3~6个月观察一次患者的生长发育改变情况，等待患者青春快速生长期的到来，再酌情分析是否使用及何时使用矫治器，才是明智的选择。②对于儿童青春快速生长期前的Ⅱ类错𬌗畸形的矫治，主要目的是去除影响颌面生长的功能障碍和前牙深覆𬌗造成的口腔组织损伤，以及预防前牙深覆𬌗覆盖造成的前牙外伤可能。

4）儿童Ⅱ类错𬌗畸形的早期矫治需明确治疗目的。

常见的治疗目的包括：①去除病因，观察颌骨发育有无自行调整；②纠正已经出现的错𬌗畸形，观察早期矫治能否阻断其进一步发展；③确认能否通过早期矫治促进下颌发育或抑制上颌发育，能否通过积极的早期矫治干预改善颌骨间关系；④纠正前牙深覆𬌗覆盖关系，减少前牙深覆盖、上前牙唇倾、前突导致的前牙外伤；⑤改善容貌，促进患者心理健康等。

5）儿童Ⅱ类错𬌗畸形的早期矫治需根据不同错𬌗畸形病理机制选择合适的矫治手段。

针对治疗目的，矫治时要尽可能选择设计简单、快速有效的矫治器，对患者日常生活、学习干扰最小的治疗方法。儿童Ⅱ类错𬌗畸形早期矫治的一般原则包括：①耳鼻喉科就诊，纠正口咽鼻部气道异常病因。②纠正口腔不良习惯。③如果可行，应先选用简单的功能矫治器，如平导、斜导等。④对伴随上颌牙性或骨性狭窄的Ⅱ类错𬌗畸形，先行牙性扩弓或腭中缝扩展。⑤针对骨性Ⅱ类错𬌗畸形病理机制，选择导下颌向近中的功能矫治器促进下颌生长和位置纠正，如肌激动器（Activator）、双板矫治器（Twin-Block矫治器）、Herbst矫治器、Forsus矫治器等。⑥选择引导口周肌肉建立新的平衡的肌功能矫治器，如Ⅱ型功能调节器（FRⅡ）或类似的弹性矫治器（疗效尚待确定）。⑦针对骨性Ⅱ类错𬌗畸形病理机制，选择抑制上颌发育的口外弓。⑧针对Ⅱ类前牙内倾性深覆𬌗的早期矫治，先纠正前牙内倾、打开前牙咬合、恢复下颌正常前伸功能，再分析设计Ⅱ类错𬌗畸形矫治方案。⑨儿童Ⅱ类错𬌗畸形的矫治，必须重视面部生长型对矫治的影响，一般来说水平生长型需促进下颌顺时针旋转；而垂直生长型要控制下颌顺时针旋转，最好能逆时针旋转下颌；平均生长型不能因为早期矫治失去控制而变成垂直生长型。⑩伴有明显前牙拥挤、牙列错位/扭转（如上颌侧切牙严重舌向错位、上前牙扭转、上前牙内倾等）、上下咬合干扰𬌗位调整，且判断可以通过阶段性矫治简单排齐的，可考虑短期使用2×4局部固定矫治器先排齐上颌或下前牙，去除咬合干扰，恢复上下颌协调关系及生长。（图1-7-19）

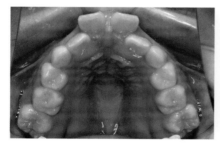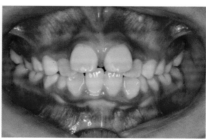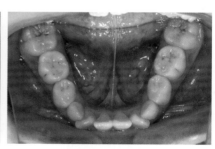

A

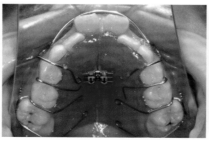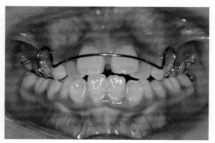

B

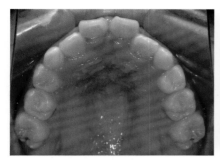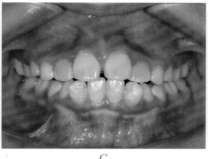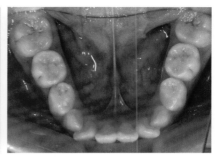

C

图1-7-19　儿童Ⅱ类错殆畸形（上中切牙唇倾，牙弓狭窄，应早期先行扩弓矫治）
A. 治疗前；B. 上颌活动扩弓矫治中；C. 治疗后

对于严重的骨性Ⅱ类错殆畸形（包括遗传性上颌发育过大，外伤后下颌骨性发育不足等），临床在明确诊断后，应在患者恒牙列期做拔牙掩饰性矫治；或者待其成年后行正颌-正畸联合治疗，彻底纠正颌骨骨性不调。

6）儿童Ⅱ类错殆畸形的早期矫治需进行临床沟通。

骨性Ⅱ类错殆畸形的早期矫治，除了外伤导致的下颌生长受影响或遗传性上颌发育过度的情况，多数预后较好，至少会有一定的改善。对于可能存在的Ⅱ类错殆畸形早期矫治疗效不显著的情况，应结合病情诊断及专业知识分析预后，治疗前对患者及家长进行充分的告知。

（姜若萍）

八、儿童骨性Ⅲ类错殆畸形的早期矫治

1）儿童骨性Ⅲ类错殆畸形早期矫治需明确诊断。

（1）骨性Ⅲ类错殆畸形的诊断：∠ANB也是骨性Ⅲ类错殆畸形的重要诊断指标，一般≤0°可以诊断为骨性Ⅲ类错殆畸形，必要时还应结合其他测量指标明确诊断。

（2）应对骨性Ⅲ类错殆畸形的病理机制进行分析。应结合头影测量数据对骨性Ⅲ类错殆畸形的病理机制进行分析，一般包括：①上颌正常，下颌前突；②上颌后缩，下颌正常；③上下颌均在正常范围内，下颌相对更前突；④上颌后缩，下颌前突；⑤上下颌骨均处于前位，下颌更大，前牙反殆；⑥上下颌均后缩，上颌相对更后缩。（图1-7-20）

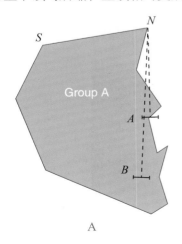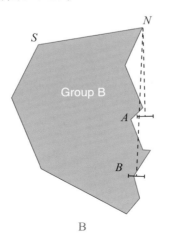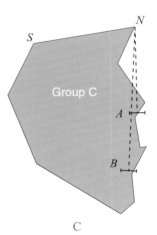

A　　　　　　　　　　　B　　　　　　　　　　　C

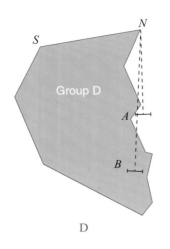
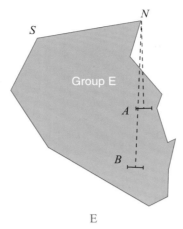
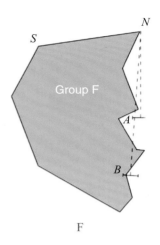

D   E   F

图1-7-20　骨性Ⅲ类错𬌗畸形的病理机制

A. 上颌正常，下颌前突；B. 上颌后缩，下颌正常；C. 上下颌均在正常范围内，下颌相对更前突；D. 上颌后缩，下颌前突；E. 上下颌骨均处于前位，下颌更大，前牙反𬌗；F. 上下颌均后缩，上颌相对更后缩

（3）关于诊断，还有以下几点需要注意：①骨性Ⅲ类错𬌗畸形是对颌骨关系的矢状向诊断，但其往往会伴随水平向或垂直向的异常，尤其是上颌骨的狭窄较为多见；②骨性Ⅲ类错𬌗畸形多伴有前牙反𬌗畸形，或全牙弓反𬌗畸形，但也存在牙齿代偿较好、不表现为牙列反𬌗畸形的骨性Ⅲ类错𬌗畸形，需警惕漏诊的可能；③骨性与功能性Ⅲ类错𬌗畸形的鉴别诊断：对于前牙反𬌗畸形患者，应检查其下颌是否能后退到切对切，是否存在咬合干扰导致的下颌功能性前伸（图1-7-21）。

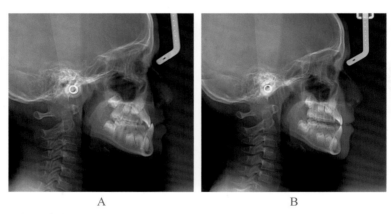

A   B

图1-7-21　骨性Ⅲ类错𬌗畸形的功能性诊断：最大牙尖交错位头颅侧位片及下颌后退位头颅侧位片对比
A. 最大牙尖交错位头颅侧位片；B. 下颌后退位头颅侧位片

（4）儿童骨性Ⅲ类错𬌗畸形的临床诊断还应包括面部生长型的诊断，不同的面部生长型对临床矫治方案、矫治方法、矫治疗程及预后有不同的影响。

2）儿童骨性Ⅲ类错𬌗畸形早期矫治需明辨其病因。

骨性Ⅲ类错𬌗畸形的病因包括遗传因素及环境因素，常见的病因包括：①鼻咽部疾病（特别是扁桃体肥大）；②口腔不良习惯，包括口呼吸、异常吞咽、咬指、下颌异常前伸等；③唇腭裂导致的上颌发育不足；④遗传性/先天性下颌发育过度，遗传性/先天性上颌发育不足；⑤颅面部相关综合征及其他全身系统性疾病等。

3）儿童骨性Ⅲ类错𬌗畸形早期矫治需明晰其对牙颌面的危害及早期干预的利弊，选择是否治疗及合适的治疗时机。

由于人类的下颌骨发育晚于上颌骨，骨性Ⅲ类错𬌗畸形随着患者正常生长而改善的可能性极小，因此几乎对所有的儿童骨性Ⅲ类错𬌗畸形都建议进行积极干预。如果能在患者的青春快速生长期到来前纠正牙性反𬌗畸形及骨性反𬌗畸形，则在青春快速生长期开始时，颌骨间关系更有可能向着正确的方向发展。因此在患者能够配合的前提下，尽早矫治一般是有利的。考虑到治疗的代价及获益比，结合儿童骨性Ⅲ类错𬌗畸形治疗效果的评价研究，对于相对复杂的前牵引治疗，也可以选择在接近青春生长发育高峰期前开始，当然这对临床矫治医生对患者的生长发育状况的掌控有更高的要求。

4）儿童骨性Ⅲ类错𬌗畸形早期矫治需明确治疗目的。

儿童骨性Ⅲ类错𬌗畸形常伴上颌发育不足，经常表现出上颌的中重度拥挤，同时磨牙关系可以为安氏Ⅲ类、Ⅰ类，甚至Ⅱ类。但注意此时的治疗目的不应是解除拥挤或调整磨牙关系，而应重点关注纠正或改善上下颌骨间三维关系的异常：积极纠正那些可能对咬合发育及功能、颌骨发育及功能，以及对儿童心理健康产生不利影响的骨性Ⅲ类错𬌗畸形伴牙列拥挤/不齐。其他问题可以留待替牙完成后一并解决。

5）儿童骨性Ⅲ类错𬌗畸形早期矫治需选择合适的矫治策略与手段。

（1）针对上述治疗目的，对于骨性Ⅲ类错𬌗畸形，都应在儿童期进行早期矫治，较常采用的矫治手段为前牵引、上颌扩弓、Ⅲ型功能调节器等（图1-7-22）。早期矫治可减轻上下颌骨Ⅲ类关系的严重程度，有助于降低Ⅱ期正畸矫治的难度和简化复杂程度。

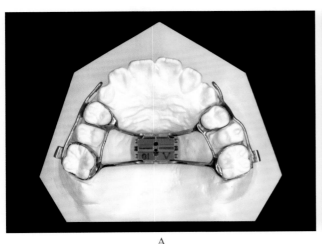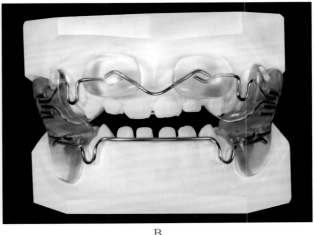

A   B

图1-7-22　儿童骨性Ⅲ类错𬌗畸形早期矫治器
A. 支架式上颌扩弓＋前牵引矫治器（口内部分）；B. Ⅲ型功能调节器

（2）对于轻度的骨性Ⅲ类错𬌗畸形，可以在恒牙列期通过牙代偿的方式掩饰性治疗骨性Ⅲ类上下颌骨关系的不调，不做早期矫治。

（3）对于儿童伴功能性下颌前伸的骨性Ⅲ类错𬌗畸形（混合型骨性Ⅲ类错𬌗畸形），应及时去除功能障碍，避免骨性不调随生长变得更严重。早期矫治是必须的。

（4）儿童骨性Ⅲ类错𬌗畸形早期矫治要控制面部生长型对矫治的影响，仔细设计早期矫治方案，避免早期矫治造成面部生长型的恶化。

6）儿童骨性Ⅲ类错𬌗畸形早期矫治的禁忌证。

儿童较严重的骨性Ⅲ类错𬌗畸形，尤其以下颌前突为主的骨性Ⅲ类错𬌗畸形，前牙反覆盖较大时，特别男性青春期长，临床预判通过早期矫治方法难以建立前牙的正常覆𬌗覆盖，反而有可能增加前牙的代偿及咬合创伤时，则建议观察至青春后期再判断是否需要成年后通过正颌-正畸联合治疗的方法纠正骨性Ⅲ类错𬌗畸形。

一般来讲，遗传性（家族性）下颌发育过大、前牙反覆盖严重的骨性高角Ⅲ类错𬌗畸形不做早期矫治，而在成年后行正颌-正畸联合治疗。

7）儿童骨性Ⅲ类错𬌗畸形早期矫治需进行临床沟通。

骨性Ⅲ类错𬌗畸形患者青春期及青春期后的生长发育均可能使Ⅲ类关系加重，因此开始治疗前，建议结合患者骨性Ⅲ类错𬌗畸形的病因机制及临床相关矫治评价进行预后分析判断，告知家长可能的治疗局限。

（姜若萍）

九、儿童前牙深覆𬌗畸形的早期矫治

（一）儿童前牙深覆𬌗畸形的病因机制

1）前牙深覆𬌗畸形的病因：①遗传性前牙深覆𬌗畸形，面部水平生长型，前牙舌隆突发育不足；②先天性前牙深覆𬌗畸形，上下前牙内倾直立，或伴有下前牙先天缺失；③口腔咀嚼功能不足，后牙段牙-牙槽骨萌出不足；④口腔不良习惯，如吮咬唇、下唇内卷/外翻、夜磨牙等；⑤口腔健康情况差，乳牙龋坏造成乳恒牙替换异常，如乳磨牙早失导致后牙萌出不足，下乳尖牙早失、下前牙舌侧/远中移动造成前牙深覆𬌗畸形。

2）前牙深覆𬌗畸形的病理机制是上下牙齿和（或）颌骨垂直向发育异常导致上前牙覆盖下前牙过多。前牙深覆𬌗畸形根据病理机制可分为牙性前牙深覆𬌗畸形和骨性前牙深覆𬌗畸形，涉及上下前牙、牙槽骨及颌骨的垂直向发育异常。

（1）前牙发育异常的前牙深覆𬌗畸形主要表现为前牙区牙齿及牙槽骨高度发育过度（伴有露龈笑的骨性Ⅱ类面型，其面型多为平均生长型或长面型），或后牙萌出高度及牙槽骨高度发育不足。牙齿及牙槽骨的发育异常可以是单纯上前牙/上前牙段牙槽骨发育异常，也可为单纯下前牙/下前牙段牙槽骨高度发育异常，亦可同时发生，应在临床诊断中仔细判断。

（2）后牙段牙-牙槽骨发育不足的前牙深覆𬌗畸形常常同时表现出颌骨垂直向发育异常：水平生长型，下面高不足，下颌角小，下颌平面角小，上颌腭平面-𬌗平面-下颌平面（PP-OP-MP）离散度减小，常伴咀嚼肌或（和）颏肌功能亢进、肌肉紧张。（图1-7-23）

（二）儿童前牙深覆殆畸形的早期矫治

儿童前牙深覆殆畸形的发生不仅仅表现为牙颌面垂直向发育异常，而且会影响和限制颌骨矢状向和宽度的发育，从而引起患者牙颌面三维方向关系的异常，且随着生长发育会越来越严重。因此应该及时发现，早期矫治。但面部的三维生长发育完成是有时间顺序的，面部宽度最先完成，其次是面部长度，最后是面部高度，因此儿童前牙深覆殆畸形的矫治维持时间应比其他错殆畸形的更长。

1）儿童牙性前牙深覆殆畸形的早期矫治。

牙性前牙深覆殆畸形是由前牙萌出过度或者后牙萌出不足引起的。患者颌骨没有明显异常，主要表现为牙槽骨高度异常。在替牙列期，儿童面部高度还未发育完成，会出现前牙轻中度的深覆殆畸形，其随着颌骨垂直向的发育和第二磨牙的萌出，可能自行逐渐改善，不必过早矫正。所以早期矫治儿童前牙深覆殆畸形时，需要将其与儿童生长发育过程中出现的暂时性深覆殆畸形做鉴别诊断，不要过度治疗。

儿童牙性前牙深覆殆畸形早期矫治适应证如下：

（1）儿童口腔不良习惯，如侧方伸舌、后牙吮指引起后牙萌出不足，以及下唇内卷/外翻引起前牙覆盖较大、下前牙萌出过度所致前牙深覆殆畸形。这类患者干预的目的在于去除口腔不良习惯，为牙齿的正常萌出和颌骨的正常生长发育创造良好的环境。同时内收前突的上前牙，防止其意外受伤，控制下前牙的萌出和为后牙的萌出创造空间，恢复前后牙正常高度以达到矫治前牙深覆殆畸形的目的。

（2）乳磨牙早失、恒后牙缺失、咀嚼功能下降影响后牙段牙槽骨垂直向发育所致前牙深覆殆畸形。这类患者早期矫治应重点注意间隙的功能维持，维持咀嚼力对后牙段牙槽骨的刺激，同时维持后牙垂直向高度，维持恒牙垂直向的萌出空间。

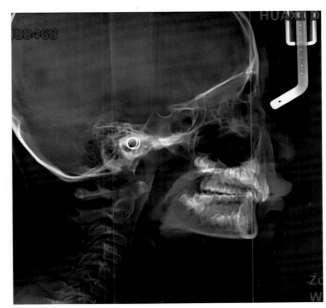

图1-7-23　骨性前牙深覆殆畸形
（上下颌骨聚合性生长，上下前牙内倾直立，后牙段牙-牙槽骨高度发育不足）

（3）儿童下颌Spee曲线过深的牙性前牙深覆殆畸形。此类患者面型基本正常，临床需要行前牙压低、后牙升高平整下颌殆平面以纠正前牙深覆殆畸形。

（4）前牙内倾性深覆殆畸形，由于前牙的锁结常常会影响牙颌面三维方向的生长发育，应及时矫治。这类患者的矫治重点是矫治上前牙的轴倾度，唇倾上前牙，抑制下前牙的过度萌出，促进后牙的萌出。

（5）一些功能因素如咬合干扰、异常的口周肌功能等所致下颌后缩，常常伴随前牙深覆殆畸形的发生。此类患者的矫治重点是去除殆干扰，调整口颌系统神经肌肉功能，为颌骨三维方向的生长提供良好的环境，防止牙性前牙深覆𬌗畸形向骨性前牙深覆𬌗畸形转变。

2）儿童骨性前牙深覆𬌗畸形的早期矫治。

多数骨性前牙深覆𬌗畸形与遗传因素有关。患者表现为水平生长型，面下1/3明显较短，腭平面、𬌗平面、下颌平面呈聚合性生长。这类患者咀嚼肌张力常常较大，常加剧下颌骨的逆时针旋转生长。骨性前牙深覆𬌗畸形患者不仅仅表现出垂直向异常，还常伴随下颌后缩、下颌功能运动受限，尤其当上前牙是内倾状态时。这类患者应尽早矫治，但临床治疗中由于遗传因素的影响，常有复发倾向，临床早期矫治后保持时间应延长。

儿童骨性前牙深覆𬌗畸形的早期矫治均为功能矫治，目的是调整口颌系统神经肌肉功能，尤其是放松咀嚼肌，促进上下颌骨离散性生长；控制前牙的萌出，甚至压低上下前牙，促进后牙的萌出，整平上下牙弓，以打开咬合。对于骨性内倾性深覆𬌗畸形患者，尽早纠正上前牙轴倾度的内倾，先为下颌骨矢状向的生长创造空间，再用功能矫治器进行咬合重建和调整肌肉功能，前导下颌并促进上下颌骨后方的垂直向离散性生长。

儿童骨性前牙深覆𬌗畸形的功能矫治器包括：上前牙平面导板、生物调节器、Ⅱ型功能调节器等。此外，骨性Ⅱ类错𬌗畸形的功能矫治器，在纠正上下颌骨矢状向不调的同时，也能改善前牙的深覆𬌗畸形。（图1-7-24）

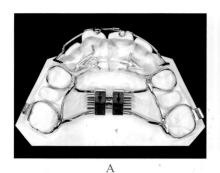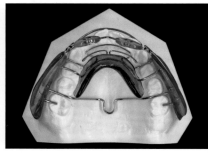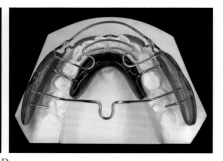

A   B

图1-7-24　儿童骨性前牙深覆𬌗畸形矫治器
A. 上颌支架式前牙平面导板＋扩弓＋双曲舌簧矫治器；B. Ⅱ型功能调节器（上下𬌗面观）

（邹淑娟　周力）

十、儿童前牙开𬌗畸形的早期矫治

（一）儿童前牙开𬌗畸形的病因机制

前牙开𬌗畸形是上下前牙在垂直向及水平向上无咬合接触的错𬌗畸形，除了上下前牙咬合接触异常，也包含上下牙槽骨及上下颌骨的结构及垂直向关系的异常，还常常伴有口颌系统神经肌肉功能、结构的不调。

1）儿童前牙开𬌗畸形的病因。

儿童前牙开𬌗畸形的形成和遗传因素与环境因素及全身疾病因素有关，通常为多因素综合作用的结果。

（1）儿童前牙开殆畸形的遗传因素作用机制尚不完全清楚，目前普遍认为异常因素的作用机制是多基因遗传的相互作用。有的骨性前牙开殆畸形患者存在家族性前牙开殆畸形趋势，其颌骨骨性异常表现为类似的长面型特征：如下颌后下旋转，伴或不伴上颌前上旋转的离散性生长，下颌角不明显，下颌升支与下颌骨体夹角大，颏不明显；其颅面软组织异常表现为咀嚼肌（咬肌）欠发达、肌肉薄，咀嚼力弱，面部瘦削。

（2）儿童前牙开殆畸形的环境因素及全身疾病因素包括：口腔不良习惯（不良唇习惯、不良舌习惯、异常吮咬习惯、唇闭合不良习惯、口呼吸习惯等）、个别磨牙伸长、颞下颌关节的病理性吸收、全身内分泌系统疾病（如佝偻病）等。这类患者约占总前牙开殆畸形患者的68.7%，其中与不良舌习惯相关的前牙开殆畸形约占43.3%。

2）儿童前牙开殆畸形的病理机制。

（1）功能性前牙开殆畸形。

功能性前牙开殆畸形由口腔不良习惯造成，主要发生在乳牙列期及替牙列早期，一般面型及骨骼无明显异常。前牙开殆畸形也可导致口腔功能异常。及时阻断口腔不良习惯及口腔功能异常，可使功能性前牙开殆畸形得到一定改善。长期的功能性前牙开殆畸形会影响儿童牙颌面的生长发育，可转变为牙槽性或骨性前牙开殆畸形。

（2）牙-牙槽骨性前牙开殆畸形。

牙-牙槽骨性前牙开殆畸形常表现为牙与牙槽骨的垂直向关系不调，如前牙萌出不足、前牙槽骨萌出高度不足，伴或不伴后牙萌出过度、后牙槽骨高度发育过度，而颌骨发育基本正常。牙-牙槽骨性前牙开殆畸形既可表现为前牙萌出不足，也可表现为后牙萌出过度，或两者皆有。牙-牙槽骨性前牙开殆畸形也可以是口腔不良习惯所致，同时，其也会引起口腔不良舌肌功能，从而形成恶性循环。因此临床对于牙-牙槽骨性前牙开殆畸形，应尽早纠正，及时阻断开殆畸形与口腔不良习惯之间的恶性循环。

（3）骨性前牙开殆畸形。

骨性前牙开殆畸形常指上下颌骨垂直向关系发生异常导致的前牙开殆畸形。骨性前牙开殆畸形常存在家族性遗传特征，也有个别单发的情况。临床上常表现为垂直生长型的典型特征：①面型，长面型，面下1/3过高；②下颌骨异常，如下颌支短、下颌角大、下颌向下的垂直向发育过度等，或（和）下颌顺时针旋转；③上颌骨异常，上颌骨逆时针旋转；④上下牙-牙槽骨代偿萌出伸长。（图1-7-25、表1-7-5）

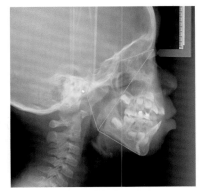

图1-7-25 ODI头影测量分析示意图（头影测量ODI方法检测颅颌面骨性前牙开殆畸形）

表1-7-5 头影测量ODI方法检测颅颌面骨性前牙开殆畸形（据ODI值判断颅颌面前牙开殆畸形趋势）

	正常殆中国人的ODI值		白种人的ODI值		
	恒牙列早期	恒牙列期	正常殆	深覆殆	开殆
平均值	72.83°	76.52°	74.5°	77.7°	65.5°
SD	5.22°	7.09°	6.07°	6.58°	6.13°

（二）儿童前牙开殆畸形的早期矫治原则

1）针对儿童前牙开殆畸形形成的异常功能机制，尽可能消除造成前牙开殆畸形的病因，尽早纠正口腔不良习惯，减轻或纠正前牙开殆畸形，避免前牙开殆畸形进一步加重。临床可用的破除口腔不良习惯的矫治器有舌刺、舌屏等。儿童前牙开殆畸形在垂直向生长控制中，口周肌功能训练（咀嚼肌及舌肌训练）对生长发育的改变及维持矫治疗效的稳定也很重要。

2）对于牙-牙槽骨性前牙开殆畸形，根据前牙开殆畸形形成机制对患者牙、牙槽骨进行垂直向控制。患者颌骨垂直向生长无异常，单纯由牙齿咬合因素导致前牙开殆畸形，临床建议尽早开始矫治。治疗的关键在于压低后牙、伸长前牙，必要时可配合使用前牙垂直牵引。此外，对于由阻生第三恒磨牙萌出引起第二恒磨牙升高而导致的前牙开殆畸形，治疗中首先需要拔除阻生的第三恒磨牙，再矫正伸长的第二恒磨牙。儿童功能性及牙-牙槽骨性前牙开殆畸形的早期（乳牙列、替牙列期）矫治可使用的矫治器有口外向上牵引式功能矫治器、Fränkel Ⅳ型功能调节器、舌刺、腭弓/托式矫治器、压低后牙殆垫式矫治器、局部固定功能矫治器、局部固定多托槽矫治器等，可垂直牵引伸长前牙等。（图1-7-26）

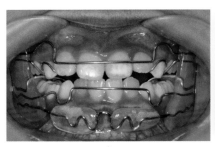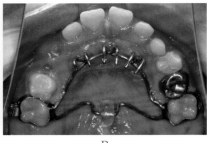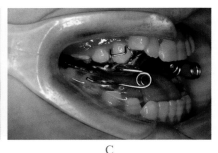

图1-7-26 儿童功能性及牙-牙槽骨性前牙开殆畸形早期矫治用矫治器
A. Fränkel Ⅳ型功能调节器；B. 腭珠＋腭刺矫治器；C. 压低后牙殆垫式矫治器

3）由于儿童垂直向生长控制较为困难，骨性前牙开殆畸形的矫治，关键为抑制上颌骨及上后牙的垂直向生长，控制下颌顺时针旋转。

（1）对于颌骨后面高生长过度的轻度前牙开殆畸形，制订相应的早期矫治的策略时需要综合考虑垂直向和矢状向的问题：①若仅是上下颌骨后面高垂直向生长过度，下颌矢状向发育正常，临床表现为长面型、下颌平面角较大，这类患者对应的治疗策略在于控制上颌骨向下的生长，同时压低上后牙，使下颌向前、向上旋转。临床上可以使用上颌J钩头帽高位牵引，也可以利用上颌殆垫加口外弓高位牵引、正畸种植钉辅助支抗压低上后牙萌出及高度的方法（前牙仍可正常萌出/伸长），纠正其轻度前牙开殆畸形。②若上下颌骨后面高垂直向生长过度伴下颌矢状向发育不足，临床上可以设计口外弓高位牵引带后牙殆垫的功能前导性矫治器，控制上颌骨向下生长的同时前移下颌骨，并严格控制上下后牙的萌出。③对于恒牙列期轻度的骨性前牙开殆畸形，可利用固定多托槽MEAW技术、正畸种植钉辅助支抗技术压入后牙纠正前牙开殆畸形，或拔牙掩饰性治疗关闭前牙开殆畸形等。

（2）对于颌骨后面高生长过度的严重前牙开殆畸形，在无其他影响牙齿健康因素的前提下，建议暂时先不进行矫治，待生长发育稳定后进行正颌-正畸外科联合治疗，以彻底改善面型美观度及功能。

4）儿童前牙开殆畸形早期矫治的保持。需要特别重视的一点是儿童颌面部垂直向的生长可以延续至青春期后，这对前牙开殆畸形早期矫治后的保持提出了非常高的要求，早期矫治后有可能需要多年主动的保持。

（李小兵　卢海平）

十一、儿童乳恒牙替换异常的间隙管理

（一）维护正常的乳恒牙替换，进行异常乳恒牙替换的间隙管理，预防错殆畸形

儿童替牙列期正常的乳恒牙替换是保持正常牙弓长度、宽度或牙弓周长的基本前提，也是恒牙正常萌出和正常排列、预防错殆畸形发生发展的重要保障。如果乳牙过早脱落，相邻的牙齿便会向间隙处移位或倾斜，使间隙变窄，进而使牙弓长度减小，以致没有足够的位置供后继恒牙萌出，造成后继恒牙错位或阻生。乳磨牙早失也会破坏儿童咬合高度，造成对合牙伸长，或咬合高度下降。儿童严重的龋病、牙髓病、根尖周病、牙外伤及相邻恒牙异位萌出引起的乳牙及牙周软硬组织损伤，均可导致乳牙早失。同时，失去乳牙引导的继承恒牙也可能由于乳牙早失而异位萌出，这也是造成错殆畸形的重要原因之一。临床应该从咬合发育管理的理念出发，重视儿童口腔疾病的预防与治疗，同时儿童早期矫治应该重视儿童间隙管理，从预防开始进行错殆畸形的早期矫治。

（二）不同部位的乳牙早失与错殆畸形的形成

不同部位的乳牙早失可能导致各种不同的继承恒牙萌出错位或错殆畸形：①上下第二乳磨牙早失造成的后果最为严重，常导致第一恒磨牙前移或倾斜，使继承前磨牙错位萌出或阻生；②下乳尖牙缺失，可造成下前牙内倾，挤占下恒尖牙萌出间隙，并导致前牙深覆殆畸形；③第一恒磨牙常因龋病而早失，所造成的后果也不亚于第二乳磨牙早失，常使前磨牙向远中移位及第二恒磨牙向近中倾斜移位；④上下第一乳磨牙早失造成的继承恒牙萌出异常不同，上第一乳磨牙早失常造成相邻恒尖牙远中萌出，下第一乳磨牙早失造成的继承恒牙萌出异常较轻；⑤上下乳前牙早失，由于牙弓前段生长及替牙较早，临床需先观察，按情况处理。

除特殊情况外，应及时保持或恢复缺失牙的间隙及其功能，使牙颌继续正常生长发育，以预防错殆畸形的发生。

（三）儿童间隙管理的适应证和非适应证

1）儿童间隙管理的适应证。

（1）间隙内恒牙牙根尚未形成，不论有无骨质覆盖，均需要间隙保持。

（2）间隙内恒牙牙根虽已形成1/3~1/2，但牙冠的殆面尚有骨质覆盖，表明还需一定时间才会萌出（超过6个月），需要间隙保持（图1-7-27）。

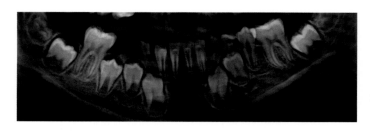

图1-7-27　44、45牙表面尚有骨质覆盖，第一前磨牙萌出尚有6个月以上的时间，需要间隙保持

（3）间隙内恒牙牙根已大部分形成，殆面虽无骨质覆盖，但间隙已明显缩小，恒牙将会或已经开始错位萌出或阻生，需要间隙保持或扩大。

（4）间隙内恒牙牙根尚未形成或只小部分形成，但牙冠已开始过早萌出，需要间隙保持。

（5）从乳牙缺失部位看，上下第二乳磨牙早失、上第一乳磨牙早失、下乳尖牙早失对继承恒牙萌出及正常咬合发育的影响最大，发生以上情况时应该及时行间隙保持。

2）儿童间隙管理的非适应证。

（1）间隙区的恒牙牙根已形成1/2以上，殆面已无骨质覆盖，牙齿萌出时间预计在6个月以内，无需间隙保持。

（2）间隙区无继承恒牙胚存在，如第二乳磨牙因龋病早失，而第二前磨牙先天缺失。如早失发生在第二恒磨牙萌出以前，可让第一恒磨牙向近中移动关闭其间隙或供拥挤的恒前牙排齐。

（3）乳牙间隙大于继承恒牙的牙冠宽度，经定期观察间隙无缩小趋势（图1-7-28）。

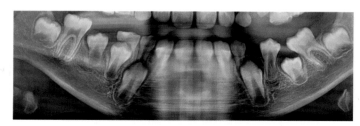

图1-7-28　45牙有足够间隙萌出，无需间隙保持

（4）从乳牙早失部位看，上乳前牙早失、下第一乳磨牙早失对牙弓长度、宽度的影响较小，发生以上情况时可以先观察，暂不做间隙保持。若上乳前牙早失造成相邻前牙萌出后近远中倾斜，中线偏斜，上下中线不齐，影响前牙美观度，则应做间隙保持。

（四）不同部位乳牙早失的间隙管理

1）乳切牙与继承恒切牙替换异常。

（1）乳牙列期乳切牙早失：不会造成大量的牙弓周长丧失，该阶段可以不放置间隙保持器。因此，这一阶段的治疗，更多侧重于美学和语言能力的发育，使用儿童局部义齿修复乳前牙缺失。对于大于或等于3周岁的儿童，可以考虑使用活动型儿童局部义齿。

（2）替牙列期乳切牙早失：由于恒切牙替换早、牙弓前段生长发育快，一般不会造成间隙丧失，临床不做间隙保持。如果合并有恒中切牙迟萌/阻生，相邻侧切牙和恒中切牙向缺牙侧偏斜，会导致未萌中切牙间隙丧失、上中线偏斜及上前牙间隙，则应做间隙保持、间隙开展，并助萌未萌中切牙。

（3）上恒中切牙的迟萌：可由上恒中切牙阻生、相邻多生牙、唇系带异常、乳切牙早失或滞留，或颌骨内囊肿造成。对于上恒中切牙阻生，需牙槽外科辅助早期矫治助萌。临床上上恒中切牙助萌的方法包括牙槽外科切龈助萌、牙槽外科手术开窗牵引助萌、扩大间隙后牙槽外科手术开窗牵引助萌等。

（4）下乳前牙迟脱，舌侧错位萌出：替牙列早期出现"双排下前牙"，临床十分常见，多数情况下下乳前牙会自行脱落，或临床拔除中度松动的下乳前牙即可。

（5）上中切牙间隙：临床小于2mm的上中切牙间隙属于正常的临时性间隙，多数情况下随着上恒尖牙的萌出，该间隙会自行闭合。临床大于2mm的上中切牙间隙，出现的原因可能有：①上唇系带过粗及附着过低，需要手术处理；②当间隙大于7mm时，则需行X片检查，检查有无上中切牙间多生牙或者颌骨内囊肿的可能性。

2）上下乳尖牙早失的间隙管理。

（1）上乳尖牙早失一般不需要立即治疗，因为该区域间隙丧失罕见，且有文献报道拔除上乳尖牙对于预防上恒尖牙阻生有积极意义。

（2）下乳尖牙早失可导致下恒切牙舌侧倾斜/移动，牙弓周长丧失，继承恒尖牙萌出困难，前牙覆殆覆盖增加。双侧下乳尖牙早失造成的问题更严重，但单侧下乳尖牙早失还会造成下中线偏移。下乳尖牙早失是严重的乳恒牙替换异常，造成的继发性错殆畸形明显，需要早期间隙管理。早期矫治的原则是考虑间隙保持或者间隙获得，或者在全牙列拥挤度分析后选择拔除第一前磨牙，保留下恒尖牙，排齐上下牙列。对于下乳尖牙早失的间隙保持（无论是单侧还是双侧下乳尖牙早失），可以使用舌弓式间隙保持器。对于单侧乳尖牙早失，为了避免中线偏斜，可选择拔除对侧乳尖牙以调整下牙列中线的方法，临床并无统一的意见。下乳尖牙早失的间隙获得方法有扩大下牙弓，恢复下前牙正常唇倾角度，其适合于牙量、骨量轻中度不调的矫治。另外，若下乳尖牙早失是由下侧切牙萌出造成的，表明患者牙列骨量不调明显，下颌扩弓获得间隙可能不足以解决下牙列间隙不足的问题，临床可能更需要在恒牙列期拔除恒前磨牙以获得间隙。

3）上下第一乳磨牙早失的间隙管理。

（1）对于乳牙列期单侧或双侧第一乳磨牙早失，建议使用带环丝圈型间隙保持器（不采用舌弓或Nance弓保持）。因为下恒切牙及上侧切牙常在乳切牙舌侧萌出，舌弓或Nance弓会阻碍下切牙及上侧切牙的正常萌出。

（2）替牙列期第一乳磨牙早失：对于单侧第一乳磨牙早失，使用带环丝圈型间隙保持器保持；对于双侧第一乳磨牙早失，下颌使用舌弓、上颌使用Nance弓保持。

（3）临床研究发现，下第一乳磨牙早失造成的间隙丧失及牙弓周长变短的影响较小，临床可先观察，暂不做间隙保持。

4）第二乳磨牙的早失与第一恒磨牙的异位萌出。造成第二乳磨牙早失的原因，多为儿童牙病造成的脱落、拔除，以及第一恒磨牙的异位萌出。

（1）乳牙列期第二乳磨牙早失：此时第一恒磨牙尚未萌出或萌出中，为了预防第一恒磨牙近中移动，可以考虑使用远中导板型间隙保持器。最好在拔除相邻第二乳磨牙之后立即放置远中导板。如果第二乳磨牙早失合并其他乳牙缺失，尤其是缺少用于间隙保持器固位的基牙，或者存在远中导板的禁忌证（例如，患有血恶病质、先天性心脏缺陷、免疫抑制、风湿热和糖尿病）时，间隙保持可以考虑使用局部功能性间隙保持器。

（2）替牙列期第二乳磨牙早失：无论单侧还是双侧第二乳磨牙早失，上颌均建议使用Nance弓，下颌建议使用舌弓，以保持间隙。这时需要注意的是，应用在第一乳磨牙作为基牙维持第二乳磨牙间隙的带环丝圈型间隙保持器，会随着第一乳磨牙的自然脱落而失去保持间隙的作用，临床少用。另外，对于合并多个其他乳磨牙缺失的第二乳磨牙早失，应选用功能性间隙保持器。（图1-7-29）

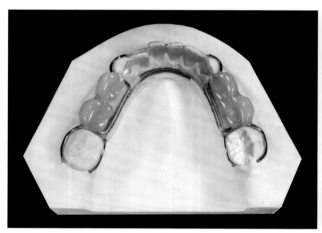 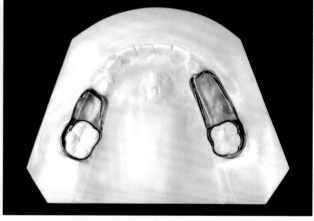

A   B

图1-7-29　合并多个其他乳磨牙缺失的第二乳磨牙早失的功能性间隙保持器
A. 活动功能性间隙保持器；B. 固定功能性间隙保持器

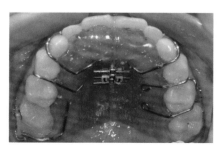

图1-7-30　上第一恒磨牙异位萌出
的活动矫治器（拉钩牵引扣弹性牵引
第一恒磨牙向远中）

（3）第一恒磨牙异位萌出。第一恒磨牙的异位萌出分为可逆性第一恒磨牙异位萌出和不可逆性第一恒磨牙异位萌出。对于可逆性第一恒磨牙异位萌出，不需要任何的临床措施，其可自行解决阻生并萌出。对于不可逆性第一恒磨牙异位萌出，需要早期矫治纠正第一恒磨牙近中倾斜的萌出道，临床可用黄铜丝分牙法、分牙橡皮圈法、活动矫治器远中弹性牵引法、固定带环拉钩矫治器远中弹性牵引法等进行矫治。（图1-7-30）

（五）间隙保持器复诊及注意事项

（1）嘱患者注意不咬过硬食物，以免用力过大使间隙保持器下沉或破损，并注意口腔卫生。

（2）每2~3月或半年复查一次，观察有无刺激软组织、妨碍恒牙萌出的情况及间隙保持的效果。

（3）每半年或1年通过X片检查了解恒牙发育及萌出情况。

（4）除滑动关节间隙保持器外，一般每半年或1年更换一次间隙保持器，以适应生长发育的需要。

保持间隙的期限：自戴入间隙保持器起，直到间隙内恒牙萌出，恒牙即将萌出骨面前，应逐渐缓冲基托组织面，以免阻碍恒牙萌出。

（李小兵　卢海平）

十二、儿童牙外伤的正畸辅助治疗

儿童牙外伤包括乳牙和恒牙的冠折、根折、冠根折、牙脱位、牙挫入等。（图1-7-31）

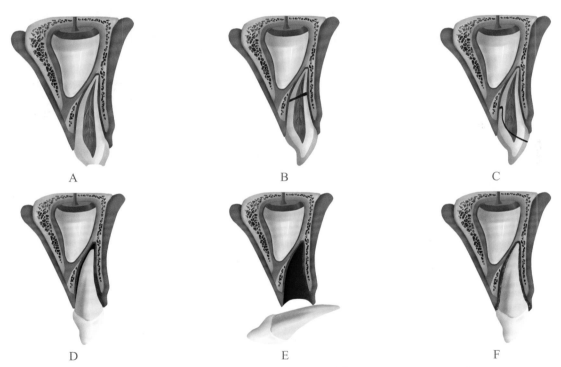

A　　　　　　　　　B　　　　　　　　　C

D　　　　　　　　　E　　　　　　　　　F

图1-7-31　儿童牙外伤
A. 冠折；B. 根折；C. 冠根折；D. 半脱位；E. 全脱位；F. 牙挫入

（一）乳牙外伤的临床处理原则

乳牙外伤对咬合发育的影响主要是对恒牙胚发育的影响：恒牙萌出异常（如牙胚位置异常、萌出位置异常、迟萌），牙冠发育异常（如牙釉质发育不全、白斑或黄褐色斑、牙冠形态异常），牙根发育异常（如牙根弯曲、短根、双重牙根、牙根发育不全或发育停止），牙胚停止发育或坏死，恒牙阻生，牙瘤样结构等。

乳牙外伤的处理需综合考虑，原则上是尽量减少外伤乳牙对恒牙胚发育的影响，对于已经对恒牙胚造成影响的外伤乳牙，应及时拔除。对于造成咬合创伤或干扰的外伤乳牙，应调殆。对于外伤挫入牙齿，必须明确牙齿挫入方向，有损伤恒牙胚情况时需拔除挫入牙齿。对于Ⅲ度松动或明显咬合创伤的部分脱位牙齿，应拔除。对于完全脱位牙齿，不再植。

（二）替牙列期恒牙外伤的临床处理及正畸辅助治疗原则

（1）进行口腔卫生宣教，群体预防，提高社会服务保障水平，运动时采用儿童专业预防措施，如佩戴儿童运动护齿套。

（2）正畸预防性早期纠正前牙唇倾的深覆殆覆盖，降低前牙外伤的风险。

（3）挫入的牙齿易出现牙髓坏死、牙根吸收、牙根固连等并发症。临床处理原则：观察四周，看有无挫入牙自行萌出，不能萌出者，行手法复位或正畸牵引复位，复查牙髓状况、根吸收情况。

（4）外伤牙伸长或侧方移位容易造成早接触、殆干扰/殆创伤。殆干扰/殆创伤不利于外伤牙齿的恢复，会影响咬合健康，导致功能性错殆畸形；移位牙齿会影响牙弓正常排列。临床处理及正畸辅助治疗原则是复位牙齿侧向移位和部分脱出，弹性固定2周左右，复查牙髓状况，行抗炎治疗。

（5）积极治疗冠折、根折及冠根折，采取儿童口腔及口腔修复联合治疗，维护保留外伤牙齿，维持牙弓内/间正常的三维空间关系。

①儿童冠根折的正畸辅助牵引伸长牙冠：目的是伸长冠根折牙齿，利于前牙修复治疗的美观。对于折断线低于牙槽嵴水平、同时牙根条件又支持进行桩冠修复者，在充分进行根管治疗或者年轻恒牙保留牙髓的治疗、患牙无叩痛和牙齿异常松动2个月后，使用局部固定多托槽矫治技术牵引伸长冠根折牙齿，使用轻力（30g左右）牵引，定期拍摄X片检查牙齿萌出牵引情况和是否有牙根吸收。

②儿童根折的固定：对于根尖1/3或者根中1/3折断者，临床通常固定根折牙四周，对于牙根颈1/3折断者，可延长固定至4个月，折线处由于牙周膜组织改建可能达到稳定，但牙体折线通常难以愈合。

（6）恒牙外伤可导致牙齿丧失，临床在替牙列期应积极做间隙管理，维护缺牙区三维空间关系，部分恢复口腔美观和功能，待儿童成年后再行固定修复（种植体）治疗。

（阮文华　陈柯　黄芳　马兰　邵林琴　杨芳）

十三、儿童牙齿发育不良（牙齿萌出异常、牙齿数目异常、弯根牙）的早期矫治

儿童牙齿发育不良在临床上较多见，不仅影响咀嚼功能，还影响美观及牙体、牙周健康。需要早期矫治的牙齿发育不良有牙齿萌出异常、牙齿形态异常和弯根牙。

（一）恒牙萌出异常的早期矫治

恒牙萌出异常包括恒牙阻生、恒牙迟萌、恒牙早萌、恒牙萌出顺序异常、恒牙异位萌出、恒牙易

位萌出、恒牙固连等。恒牙萌出异常的病因包括先天因素、遗传因素及环境因素。恒牙萌出异常需要早发现、早治疗。儿童牙齿萌出异常的分类见表1-7-6。

表1-7-6 儿童牙齿萌出异常的分类

萌出时间相关的紊乱	萌出位置相关的紊乱
● 迟萌 ● 乳牙早失和恒牙早萌 ● 萌出失败（原发性牙齿萌出障碍和继发性牙齿萌出失败） ● 牙齿发育延迟 ● 萌出顺序异常	● 异位 ● 易位 ● 阻生 ● 牙齿固连

1）恒牙阻生的早期矫治。

阻生牙是骨内位置异常、萌出途径异常导致的迟萌或不萌牙齿。阻生牙是口腔临床中常见的牙齿发育异常现象，会影响患者口腔健康、口腔功能及美观，应及时处理。最常阻生的牙位按发生率从高到低顺序为下第三磨牙、上尖牙、上第三磨牙、上下第二前磨牙、上中切牙。（图1-7-32）

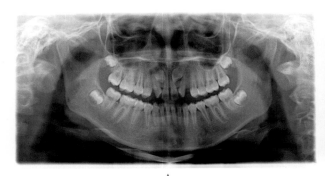 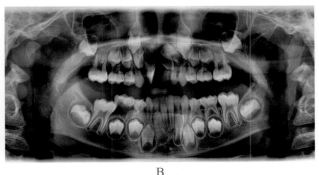

A   B

图1-7-32 阻生牙
A. 上颌双侧尖牙易位阻生；B. 前牙阻生及扭转

除上下第三磨牙阻生外，其他阻生牙会影响咬合功能、美观和邻牙健康状况，是严重的错殆畸形表现，应及时发现、早期矫治。对于上下第三磨牙阻生，不做矫治，若出现口腔健康问题，临床多直接拔除。

阻生牙的临床处理原则：

（1）行临床口内和X片检查，诊断阻生牙位置、发育情况及与相邻牙的关系，准确地设计外科和正畸治疗方案。

（2）早期矫治，扩大阻生牙萌出间隙，或应用局部固定多托槽矫治技术基本排齐支抗牙后，行牙槽外科手术开窗，粘贴牵引扣，即刻开始正畸轻力（30-60g）牵引阻生牙。

（3）设计牵引支抗力量方向和大小，沿萌出顺畅的方向牵引阻生牙入牙列。

（4）复诊观察牵引是否有邻牙阻挡，是否造成邻牙吸收，是否造成阻生牙牙根吸收、变短、阻生牙松动。

（5）检查阻生牙牵引萌出后咬合情况，需及时矫治牵引萌出的阻生牙三维方向的位置异常，基本排齐牵引萌出的阻生牙，并及时去除咬合干扰/障碍。

（6）除非阻生牙有扭转，早期矫治后不做保持。（图1-7-33）

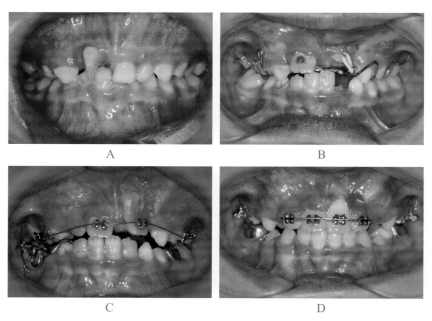

图1-7-33　儿童11牙扭转，21、22牙阻生的早期牵引
A. 治疗前；B. 拔除迟脱的61、62、63牙，牵引阻生的22牙；C. 21牙萌出；D. 21、22的牵引萌出后，
局部固定多托槽矫治器保持

2）恒牙早萌的早期矫治。

恒牙早萌多由乳牙根尖周感染破坏牙槽骨或恒牙胚的牙囊所致。过早萌出的恒牙牙根尚未形成或仅有近颈1/3牙根形成，易受外伤或咬合干扰而脱落，因此对于过早萌出的恒牙应观察有无咬合接触，当出现咬合接触时应阻止其继续萌出，临床上，可以使用阻萌器阻止早萌牙萌出，并定期观察牙根发育情况，当牙根已形成1/2以上时，取下阻萌器让其继续萌出。

3）恒牙迟萌的早期矫治。

恒牙迟萌是一种常见的临床症状，恒牙晚于正常时间范围6个月以上或迟于对侧同名牙萌出6个月，伴或不伴恒牙萌出顺序异常，称为恒牙迟萌。恒牙的萌出时间异常与民族、种族、性别、遗传因素、环境因素有关。例如，垂体功能减退症可导致发育延迟和牙齿迟萌，乳牙早失后邻牙移位可造成萌出道间隙不足，牙弓长度不足可致恒牙萌出间隙不足，乳牙根尖周感染可造成牙根与牙槽骨固连，多生牙、囊肿、牙瘤可造成萌出道受阻，牙龈纤维组织增生可阻碍恒牙萌出等。迟萌的恒牙可能造成各种口腔问题，如迟萌恒牙压迫邻牙牙根，造成牙根吸收，临床应尽早发现、尽早诊断和干预。

恒牙迟萌的概念及定义比较交叉模糊，临床相关描述包括：乳牙滞留、埋伏牙、迟萌、萌出障碍、阻生、萌出缺陷等。临床上首先应分析迟萌的原因，尽早拔除滞留乳牙、乳牙残根、多生牙，切除囊肿、牙瘤等，去除病因后再牵引迟萌恒牙萌出。乳牙、恒牙迟萌的病因见表1-7-7。

表1-7-7　乳牙、恒牙迟萌的病因

牙齿	乳牙	恒牙
病因	● 原发性延迟 ● 佝偻病中的维生素D缺乏症（影响钙的代谢，导致牙齿萌出延迟和骨骼异常） ● 甲状腺功能减退症（甲状腺激素合成低，导致发育延迟，包括牙齿萌出延迟） ● 垂体功能减退症（导致发育延迟，包括牙齿萌出延迟） ● 颅骨锁骨发育不全综合征 ● 加德纳氏综合征 ● 艾博特综合征 ● 唐氏综合征 ● 脑瘫 ● 蛋白质-能量营养不良（婴幼儿最常发生的蛋白质摄入不足引起的营养不良的一种形式，是一些发展中国家儿童死亡的主要原因）	● 所有引起乳牙萌出延迟的因素均可能导致恒牙萌出延迟 ● 颌骨拥挤和间隙不足 ● 多生牙和牙源性肿瘤 ● 牙源性囊肿或其他病理损害 ● 滞留乳牙或牙根 ● 牙齿畸形和牙齿发育缺陷 ● 硬化的牙龈或覆盖牙齿的骨屏障

恒牙迟萌的早期矫治原则如下：

（1）定期观察：对于恒牙迟萌，如果没有任何牙齿异位的证据、生理性障碍或牙齿结构缺陷，且萌出状态在正常范围内，那么定期观察就是最佳的治疗选择，可行患者全身状况评估，排除全身综合征及遗传性疾病；口内检查，检查牙齿数目、牙齿萌出顺序、对侧同名牙萌出情况、牙槽嵴膨出情况、牙周组织致密/瘢痕/纤维情况；X线影像学检查，检查牙胚发育、形态及萌出情况。

（2）对于一般恒牙迟萌，早期扩展恒牙萌出间隙，在迟萌恒牙牙根发育到2/3时，行牙槽外科辅助开窗正畸牵引治疗。

（3）如果恒牙迟萌患者有局部牙齿萌出障碍（牙瘤、多生牙、牙周纤维/瘢痕等），先去除口腔局部障碍（拔除牙瘤/多生牙、切除牙周纤维/瘢痕等），再设计迟萌恒牙正畸牵引；对于复杂的局部因素如头颈部放射治疗或外伤引起的牙齿萌出不对称，一般需要行正畸-外科联合治疗。有系统或综合征因素者，也需多学科协作进行适当的检查并拟订全身及口腔疾病的综合治疗计划。

4）恒牙萌出顺序异常的早期矫治。

恒牙萌出顺序异常多与多种因素造成的恒牙迟萌有关，如乳牙早失，下前牙舌侧倾斜/移动引起下恒尖牙萌出间隙丧失导致的恒牙迟萌，乳牙迟脱、牙周瘢痕、多生牙、囊肿阻挡造成的相邻恒牙迟萌等。临床治疗原则：及早发现萌出顺序异常，检查萌出顺序异常的病因，判断牙根发育情况，去除病因，在牙根发育到2/3时，行牙槽外科拔除滞留乳牙、切除瘢痕、辅助开窗正畸牵引。对于复杂病因（全身因素、局部因素、先天因素、遗传因素）造成的恒牙萌出顺序异常，需多学科诊断，设计综合治疗方案。

5）恒牙异位萌出的早期矫治。

恒牙异位萌出多见于恒尖牙及第一恒磨牙，严重者会导致相邻乳牙早失（图1-7-34）。恒牙异位萌出的病因包括全身因素和局部因素，全身因素包括有家族遗传特征、先天性唇腭裂、全身发育情况差。局部因素包括：①第一恒磨牙与第二乳磨牙的牙冠宽度较大；②恒牙和乳牙大小差得过大；③异位萌出的第一恒磨牙相邻的第二乳磨牙严重龋坏；④先天性第一恒磨牙/尖牙近中萌出角度过大；⑤颌骨长度发育不足或位置后缩；⑥第一恒磨牙钙化延迟；⑦医源性因素，第二乳磨牙不锈钢预成冠的位置放置不当等。

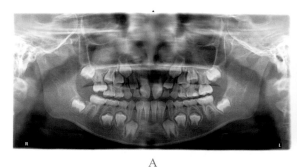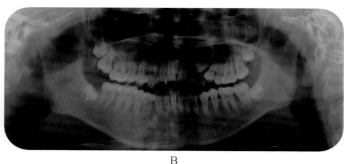

图1-7-34　第一恒磨牙及恒尖牙异位萌出
A. 16牙异位萌出；B. 23牙异位萌出

恒牙异位萌出的早期矫治原则：临床上应尽可能早期干预。

（1）观察恒牙能否自行萌出（可逆性恒牙异位萌出）。

（2）远中牵引近中倾斜萌出的第一恒磨牙，纠正异常萌出道，引导第一恒磨牙萌出。

（3）拔除松动相邻第二乳磨牙，维持乳牙早失后留下的间隙，采用带萌出导板的间隙保持器，引导第一恒磨牙萌出。

（4）对于尖牙异位萌出，多拔除滞留（或未替换）的乳尖牙，扩展恒尖牙萌出间隙，观察恒尖牙萌出道改变情况，待恒尖牙牙根发育到2/3时，及时行牙槽外科辅助开窗正畸牵引，引入牙列。

6）牙齿固连的早期矫治。

牙齿固连是一种较为严重的错𬌗畸形，通常需要正畸-外科联合治疗才能取得较为满意的疗效。

（1）乳牙列期乳牙固连的早期矫治原则：乳牙固连最常累及上第二乳磨牙，其次为下第二乳磨牙、上第一乳磨牙、下第一乳磨牙。乳牙萌出过程中若出现固连，则会导致恒牙迟萌或停止萌出，还可能导致萌出道异常，甚至影响牙槽骨垂直向发育，应当在妨碍恒牙正常萌出时尽早拔除固连乳牙。

（2）替牙列期乳牙固连的早期矫治原则：若乳牙固连发生于替牙列期，可以先密切追踪观察继承恒牙的萌出情况，因为继承恒牙萌出过程对固连乳牙段牙槽骨发育有促进作用。当出现固连乳牙无法正常替换，影响继承恒牙萌出时，则拔除固连乳牙，用活动或固定间隙保持器维持拔牙间隙，等待或牵引继承恒牙萌出。若固连乳牙无继承恒牙，则固连会引起牙槽骨不发育，造成严重的垂直向骨量不足，此时需尽早拔除固连乳牙，由牙周科、修复科和正畸科多学科会诊，拟订治疗计划。

（二）牙齿数目异常的早期矫治

牙齿数目异常包括多生牙及乳/恒牙先天缺失。

1）多生牙的早期矫治。

（1）多生牙的病因机制：多生牙又称为额外牙（包括牙瘤），是指正常乳/恒牙列牙数之外的牙。病因机制有牙蕾二分理论、牙齿形成的初始阶段成釉器细胞过度增殖分化和返祖现象理论。多生牙是部分恒牙列和替牙列错殆畸形发生的原因。多生牙有可能影响正常咬合关系的建立。早期发现、及时拔除多生牙，或把握最佳的多生牙拔除时机，是早期有效的阻断性治疗方式。

（2）多生牙按发生部位分为前牙区多生牙、前磨牙区多生牙、磨牙区多生牙、第三磨牙后区多生牙，前牙区多生牙比口腔后部的多生牙更易被发现。多生牙对咬合发育的影响包括：恒牙迟萌或异位萌出、邻牙错位、邻牙结构受损、牙列拥挤/牙列间隙、早接触和咬合干扰、阻生牙/多生牙囊性病变。（图1-7-35）

（3）多生牙的临床早期矫治原则：①定期检查，早期发现；②观察评估多生牙手术难度，择期拔除多生牙；③根据多生牙部位、数目、危害情况，早期矫治纠正多生牙引起的咬合问题。

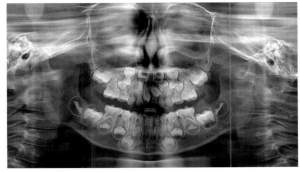

图1-7-35　上中切牙区多生牙2个，上中切牙阻生

（4）拔除多生牙早期矫治的适应证：①多生牙导致邻牙萌出间隙不足；②多生牙导致邻牙阻生或牙体损伤；③多生牙导致邻牙错位；④多生牙囊性改变；⑤多生牙阻碍正畸牙齿移动。

2）乳/恒牙先天缺失的早期矫治。

（1）乳/恒牙先天缺失的病因机制。乳/恒牙先天缺失是最常见的颅颌面发育畸形，其由遗传因素、环境因素等导致，也可能是颅面发育综合征（外胚层发育不良、唇腭裂、Down综合征、半侧颜面发育不全）的异常表现之一。其可以单一症状出现或伴其他颅颌面综合征出现，可以是一颗或多颗乳/恒牙的缺失。牙齿发育过程有大量基因参与，意味着有很大的基因突变概率，乳/恒牙先天缺失是发生在牙齿形成的起始阶段和增殖阶段的一种先天性缺陷。其对正常咬合发育有巨大的破坏潜能：它能导致异常间隙、邻牙倾斜、异常牙间邻接关系和咬合干扰。乳/恒牙先天缺失造成的咬合问题可导致殆创伤、下颌功能异常、患龋率增高、牙周问题，影响语言发育和咀嚼功能，并影响前牙美观，导致儿童心理健康问题。（图1-7-36）

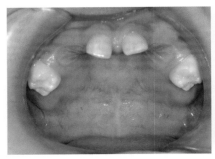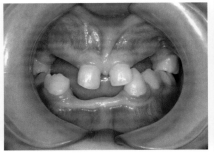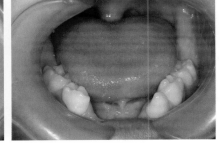

图1-7-36　乳/恒牙先天缺失

（2）乳/恒牙先天缺失的牙颌面危害。根据缺失牙齿数目的多少及缺失牙齿位置，乳/恒牙先天缺失导致的后果如下：牙列间隙、上下中线偏斜、邻牙倾斜/移位、对殆牙伸长、阻生牙、牙齿早接触、咬合创伤、反殆畸形、下颌骨旋转、面部异常生长、软组织不调等。

儿童乳/恒牙先天缺失导致的一系列问题，使得患者身体和心理受到严重的影响。即使是单颗牙齿缺失也可造成很大的问题，例如，一颗上侧切牙缺失会引起缺牙间隙，以致影响前牙的美观，同时也会导致上中线偏斜、牙齿萌出异常甚至牙齿阻生；一颗前磨牙缺失会引起邻牙倾斜、咬合干扰，以致对殆牙伸长及后牙段咬合紊乱。多颗牙齿缺失会造成更严重的问题，包括身体发育迟缓、心理障碍、咬合创伤、早接触、下颌旋转、颞下颌关节紊乱、颌骨发育异常、咀嚼功能异常、吞咽和发音困难。

（3）乳/恒牙先天缺失的临床早期矫治原则。乳/恒牙先天缺失多发生于下侧切牙、上侧切牙、下第二前磨牙和上前磨牙，其对应的矫治原则因缺牙位置不同而有所区别。

①乳/恒牙先天缺失最好的管理方法是在合适的时机进行诊断与合适的干预。通过早期干预，使患者获得更好的咬合功能与美观。

②乳/恒牙先天缺失的治疗是多学科的联合治疗：由于缺失牙齿数目和部位的不同，全面的管理需要多学科的联合治疗。通过多学科联合治疗得到最优的治疗结果对患者牙颌面的生长发育有着重要作用。

③乳/恒牙先天缺失的早期矫治目标：获得最佳的咬合平衡和关系；维持正常的咬合关系，保持牙颌面的美观，改善侧貌；维持正常的咬合功能、咀嚼功能、吞咽功能、发音功能；促进患者保持身心健康。

④乳/恒牙先天缺失的基本治疗方法：移动邻牙以关闭缺失牙的间隙，例如用尖牙代替侧切牙；拓展缺失牙间隙，用于义齿的修复；保留原有的乳牙（在特殊情况下）；移植自体牙。

（三）弯根牙的早期矫治

弯根牙是指牙冠或牙根偏离牙长轴的牙齿发育异常，为牙冠与牙根（或部分牙根）形成一定弯曲角度的牙齿，是牙齿发育异常中形态发育异常的一种。弯根牙在前牙区及后牙区均可见，后牙区以下第三磨牙为多，可造成阻生，增加拔牙难度。前牙区以上前牙为主，阻生弯根牙可影响口颌美观度及功能，压迫邻牙移位或牙根吸收，造成错殆畸形。（图1-7-37）

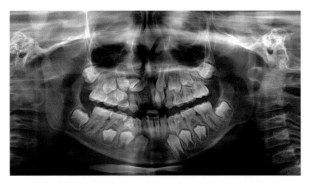

图1-7-37　儿童11牙弯根，11、12、23牙阻生，51、52牙残根、迟脱

1）弯根牙的病因机制。

弯根牙的病因主要是乳牙外伤引起的牙嵌入、牙移位累及其下方正在发育的恒牙牙胚，使恒牙发育受损。根据恒牙牙胚发育的阶段，乳牙外伤造成的影响有两种可能：①在恒牙牙冠形成阶段，乳牙外伤使累及的恒牙牙冠釉质发育出现异常，造成牙冠釉质发育缺损；②在恒牙牙冠完成、牙根开始发育阶段，乳牙外伤使恒牙牙冠位置偏

移，牙冠与牙根间成角，形成弯根牙。乳牙外伤后，对受累及恒牙牙根造成的影响也有两种可能：①少数情况下，乳牙外伤影响受累及恒牙牙根的继续发育，使牙根发育停止，牙根变短；②乳牙外伤后受累及恒牙牙根继续发育，形成弯根并与牙冠成角。弯根牙形成原因还包括遗传因素、某些综合征（如唇腭裂）、先天牙胚发育异常、乳牙根尖周炎、牙瘤、医源性牙外伤等。

2）弯根牙的临床表现及早期矫治原则。

（1）弯根牙的临床表现。由于乳牙外伤的程度及受伤时恒牙的发育状况不同，弯根牙形态可分为不同的类型：①冠近/远中倾斜；②冠根轴向成角；③弯曲根。弯根牙常造成上下牙咬合异常，其临床表现如下：①弯根牙阻生，乳牙迟脱；②弯根牙阻生，邻牙向缺隙侧倾斜，牙列间隙；③弯根牙阻生，邻牙向缺隙侧移位，上下中线不齐；④移位弯根牙压迫邻牙牙根，造成邻牙根吸收；⑤弯根牙阻生，咬合功能丧失。

（2）弯根牙的早期矫治原则。

①临床保留弯根牙的原则：弯根前牙（尤其是上前牙），影响患者牙列及面部美观度时，临床上应考虑尽量保留；有足够的牙根长度，能够承受咀嚼等生理力的弯根牙应尽量保留；牙根弯曲度不严重的弯根牙可以保留；牙根还未完成的年轻弯根前牙应尽量保留（弯根牙的早期矫治）；担负主要口腔咀嚼等功能的弯根牙（如第一恒磨牙）应尽量保留。

②临床拔除弯根牙的原则：冠根成角严重（冠根成锐角）的弯根牙，临床在考虑正畸牵引弯根牙入牙列时，纠正牙冠的异位常会使严重弯曲的牙根穿破唇（颊）/腭侧牙槽骨，引起牙根暴露，后期需做牙体牙髓治疗及变色牙冠的固定修复治疗，增加了临床治疗的复杂程度和患者的负担，这时可以拔除弯根牙，简化治疗；有时在综合考虑弯根牙位置（弯曲后牙）、牙列拥挤严重程度（是否需要拔牙排齐牙列）后，可以考虑拔除弯根牙，利用拔牙间隙排齐牙列；对于牙根发育停止、牙根短小变形、不能承受生理咀嚼力、正畸治疗后稳定性差的弯根牙，可以考虑拔除；高位阻生、水平阻生的弯根牙，正畸治疗难度较大，可以考虑拔除；由于弯根牙牙周附着丧失、牙根暴露等使牙周健康情况差（成年人）等，无法保证正畸治疗后弯根牙稳定时，可以考虑拔除弯根牙。

③弯根牙的临床治疗是牙槽外科、牙体牙髓科、牙周科、修复科参与的多学科联合治疗：正畸牵引阻生弯根牙，需要口腔牙槽外科手术暴露阻生牙；对于不能保留的弯根牙，需要通过牙槽外科拔除；对于复杂的弯根牙，若牙根暴露，需要倒置根髓切除及充填；对于牙周情况差的弯根牙，牙周龈外形修复及翻瓣治疗可以增加弯根牙治疗后段的稳定性；对于正畸牵引、牙髓治疗后牵引入牙弓的变色弯根前牙，还需固定冠修复治疗恢复牙体的美观。

（3）弯根牙的临床治疗时机。

对于后牙的弯根阻生，患者不易及时察觉，有时在患者成年后检查口腔其他问题时才无意间被发现。而上前牙弯根阻生后，邻牙倾斜、缺失牙间隙变小、中线偏斜、上下中线不齐等会影响患者的面部美观度，患者、家长及临床医生易早期发现，可早期治疗。弯根牙综合治疗的开始时间，临床常规认为在牙根发育至2/3时，但是近年来多个国内外对弯根牙的早期牵引治疗临床病例表明，在生理性矫治力的作用下，对于上中切牙的弯根阻生，可以在正畸牵引力的作用下改变弯曲角度，使其沿牵引力的方向继续发育。正畸早期牵引可以阻碍牙根的进一步弯曲，促进弯根牙的牙根发育，所以牵引弯根牙的治疗时机可以提前，牙根发育早期进行的正畸牵引不一定产生不良的治疗后果。
（图1-7-38）

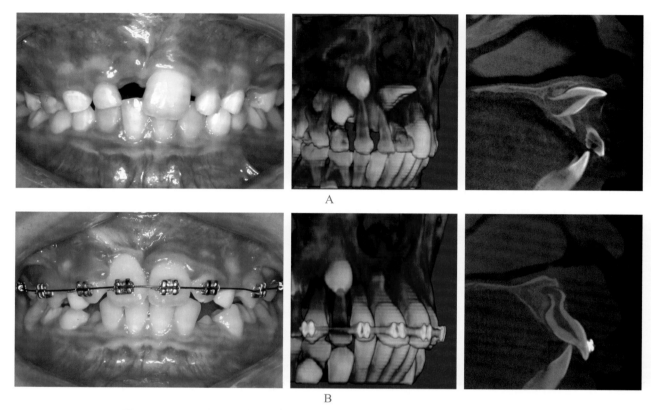

图1-7-38　儿童12牙弯根，在牙根发育早期开始牵引未造成牙根发育停止
A. 治疗前；B. 治疗后

（李小兵　卢海平）

十四、儿童早期矫治的临床沟通原则

儿童错𬌗畸形的早期矫治是全面管理儿童牙颌面生长发育、预防/阻断牙颌面畸形发生发展、引导牙颌面正常生长发育，以期达到更好的口腔功能稳定性、协调牙颌面形态结构的临床治疗理论与技术系统。儿童错𬌗畸形早期矫治需要选择最佳的治疗时机，根据儿童错𬌗畸形的遗传因素、环境因素及错𬌗畸形病因机制，在最有效的治疗时间内首选简单的矫治方法，设计最合适的矫治器，预防阻断不同阶段的儿童牙颌面的异常表现，并站在患者的角度在控制矫治费用的同时为患者带来尽可能好的矫治效果与效益。儿童错𬌗畸形早期矫治能减轻错𬌗畸形严重程度，简化错𬌗畸形复杂程度，一定程度上减少错𬌗畸形发病率，并减轻患者与家长的身心负担，具有很大的社会效益及经济效益。

临床开展儿童错𬌗畸形早期矫治时，在与患者沟通的过程中，需要明晰早期矫治的阶段性、局限性，以及早期矫治与Ⅱ期正畸矫治的延续性；需要强调全面管理牙颌面生长发育的儿童错𬌗畸形治疗的重要性，强调儿童牙颌面生长发育规律的正畸矫治是纳入时间轴的"四维矫治"。临床医患沟通主要包括以下几方面：

（一）错殆畸形早期矫治对颌面生长发育有积极意义

错殆畸形不仅仅影响牙齿的健康，更是对牙颌面发育有重要影响。对不良遗传因素、环境因素的早期阻断，对错殆畸形发生发展的预防/阻断，对颅面发育有积极作用。同时，对于部分骨性错殆畸形，合理利用生长发育潜能，能给治疗带来积极意义，降低由于错过生长发育期患者需要行正颌手术矫治的可能性。

（二）错殆畸形早期矫治效果是阶段性的

由于早期矫治时患者处于乳牙列期或替牙列期，咬合发育还未完成，临床不以综合正畸的牙列排列标准作为治疗结束的效果预期。早期矫治的重点在于解决干扰牙颌面发育和口腔功能的相关问题，初步解除前牙段影响功能和美观的牙齿排列异常，因此对于治疗的效果预期要与患者及家长进行充分沟通，让患者及家长有一致的治疗预期。

（三）选择错殆畸形早期矫治的最优解

错殆畸形的矫治方式多种多样，矫治器种类繁多，早期矫治医生需要根据患者的自身错殆畸形情况、矫治器结构、自身对早期矫治理论与技术的掌握程度，并结合患者依从性、经济因素等综合考虑，为患者选择最适合的矫治方式和矫治器设计。若有多种矫治方式均能达到预期效果，早期矫治医生应在与患者及家长沟通各种方式的优劣后，结合效果和效益比，充分考虑患者需求，选择最优解，并做到患者及家长充分知情同意。

（四）错殆畸形早期矫治的时长及保持要求

除了预期效果，治疗时长也是患者及家长关注的重点。阶段性早期矫治的目的明确，通常较综合矫治时间短。盲目的早期矫治不仅增加患者及家长的经济负担，由于矫治目的不清，也会增加不必要的矫治时间，这是临床必须避免的。此外，由于早期矫治结束后到恒牙列完全萌出还有一段时间，因此可能需要患者进行适当的保持。治疗开始前的沟通可以让患者及家长有充分的心理准备。

（五）错殆畸形早期矫治的配合要求

早期矫治重点在于解决干扰牙颌面生长发育、口腔健康和口腔功能的问题，牙列排齐并不是重点，因此较多使用活动矫治器和功能矫治器。活动矫治器可以自由摘戴，需要患者的积极配合，以确保矫治器的准确就位和佩戴时长，否则会影响疗效。此外，早期矫治关注口腔功能及肌肉问题，也需要患者配合进行相应的口腔功能及肌肉训练。对于治疗的配合需求以及不配合带来的矫治效应不足，儿童早期矫治医生也应在治疗前与患者及家长进行充分沟通。

早期矫治是一件需要医患双方充分信任、相互合作、共同努力向目标奋进的事情。前期的沟通越充分细致，越有利于患者及家长跨越专业知识的壁垒，理解正确矫治对儿童牙颌面生长发育的重要性，对早期矫治形成正确的认识。这不仅能为治疗的成功创造有利条件，也能充分规避不正确预期带来的医疗纠纷。

（邹蕊　刘娟　蒋备战　马兰　邵林琴）

第八节　儿童错殆畸形早期矫治的规范与推广

儿童错殆畸形的早期矫治是一件利国利民的大事，需要各级各类医疗机构（包括公立医疗机构和民营医疗机构）的充分参与。要重视儿童错殆畸形的预防工作，同时对儿童发育过程中已产生的错殆畸形问题做到早发现、早诊断、早治疗。

由于早期矫治知识体系庞杂，早期矫治医生需要经过专业的培训，学习儿童牙颌面生长发育的特点，且要不断更新对儿童早期矫治的认知，了解先进理念和技术，终身学习。培训体系需要循序渐进，针对不同背景的儿童早期矫治医生做好分级认证，以使其获得相应的临床工作能力。对于预防和干预阻断的基础治疗，口腔正畸专科医生、儿童口腔医生、口腔全科医生都应积极参与。儿童口腔医生、口腔全科医生应该在口腔健康管理、口腔不良习惯及错殆畸形预防阻断的简单治疗上发挥作用，比较专业和复杂的预防及阻断性早期矫治则应由口腔正畸专科医生主导。儿童早期矫治医生也应当担任起社会科普的使命，传播儿童错殆畸形和早期矫治的正确理念，推动早期矫治市场健康稳定的发展，同时在临床研究、流行病学调查、中国儿童牙颌面生长发育数据、儿童早期矫治器研发、儿童早期矫治理论的基础研究等方面贡献自己的力量，推动儿童早期矫治学科进一步发展。

（叶全富　尹畅　李昂　贺周　程斌　程辉　马兰　唐丽琴）

利益冲突声明：本编委会声明本共识无利益冲突。

【 参 考 文 献 】

1. Abate A, Cavagnetto D, Fama A, et al. Relationship between breastfeeding and malocclusion: a systematic review of the literature[J]. Nutrients, 2020, 12(12): 3688.

2. AlAnazi FN, AlHayyan WA, Pani SC. Impact of presurgical nasoalveolar molding on the parental perceptions of oral health-related quality of life of children with cleft lip and palate[J]. The Journal of Contemporary Dental Practice, 2020, 21(2): 152-155.

3. Aliakbar Bahreman. 儿童口腔早期矫治[M]. 戴红卫，卫光曦，主译. 北京：人民卫生出版社，2020.

4. Almasoud NN. Extraction of primary canines for interceptive orthodontic treatment of palatally displaced permanent canines: a systematic review[J]. The Angle Orthodontist, 2017, 87(6): 878-885.

5. Andrews LF, Andrews WA. The six elements of orofacial harmony[J]. Andrews Journal of Orthodontics and Orofacial Harmony, 2000, 1: 13-22.

6. Andrews LF. The six keys to normal occlusion[J]. American Journal of Orthodontics, 1972, 62: 296-309.

7. Arraj GP, Rossi-Fedele G, Doramac EJ. The association of overjet size and traumatic dental injuries: a systematic review and meta-analysis[J]. Dental Traumatology, 2019, 35(4-5): 217-232.

8. Baccetti T, Franchi L, Cameron CG, et al. Treatment timing for rapid maxillary expansion[J]. The Angle Orthodontist, 2001, 71(5): 343-350.

9. Barberia-Leache E, Suarez-Clúa MC, Saavedra-Ontiveros D. Ectopic eruption of the maxillary first permanent molar: characteristics and occurrence in growing children[J]. The Angle Orthodontist, 2005, 75(4): 610.

10. Bishara SE, Jakobsen JR, Treder J, et al. Arch length changes from 6 weeks to 45 years[J]. The Angle Orthodontist, 1998, 68(1): 69-74.

11. Bishara SE, Jakobsen JR, Treder J, et al. Arch width changes from 6 weeks to 45 years of age[J]. American Journal of Orthodontics and Dentofacial Orthopedics, 1997, 111(4): 401-409.

12. Björk A. The use of metallic implants in the study of facial growth in the children: method and application[J]. American Journal of Physical Anthropology, 1968, 29: 243-254.

13. Bondemark L, Tsiopa J. Prevalence of ectopic eruption, impaction, retention and agenesis of the permanent second molar[J]. The Angle Orthodontist, 2007, 77(5): 773-778.

14. Borrie FR, Bearn DR, et al. Interventions for the cessation of non-nutritive sucking habits in children[J]. The Cochrane Database of Systematic Reviews, 2015(3): CD008694.

15. Bous RM, Kochenour N, Valiathan M. A novel method for fabricating nasoalveolar molding appliances for infants with cleft lip and palate using 3-dimensional workflow and clear aligners[J]. American Journal of Orthodontics and Dentofacial Orthopedics, 2020, 158(3): 452-458.

16. Braun S, Hnat WH, Fender WE, et al. The form of the human dental arch[J]. The Angle Orthodontist, 1998, 68(1): 29-36.

17. Bukhari A, Kennedy D, Hannam A, et al. Dimensional changes in the palate associated with slow maxillary expansion for early treatment of posterior crossbite[J]. The Angle Orthodontist, 2018, 88(4): 390-396.

18. Caliskan S, Tuloglu N, Ozdemir C, et al. Ectopic eruption of maxillary permanent first molars: predictive factors for self-corrected and impacted outcome [J]. International Journal of Clinical Practice, 2020, 75(3): 3880.

19. Chaitow L. Cranial manipulation: theory and practice: osseous and soft tissue approaches[M]. 2nd ed. Churchill Livingstone: Elsevier, 2005.

20. Charles LB. The relationship between the pelvis and stomatognathic system: a position statement[J]. Sacro Occipital Technique Organization, 2008, 23-26: 40-43.

21. da Silva RM, Mathias FB, da Costa CT, et al. Association between malocclusion and the severity of dental trauma in primary teeth[J]. Dental Traumatology, 2021, 37(2): 275-281.

22. Doğramacı EJ, Rossi-Fedele G. Establishing the association between nonnutritive sucking behavior and malocclusions[J]. The Journal of the American Dental Association, 2016, 147(12): 926-934.

23. Ericson S, Kurol J. Early treatment of palatally erupting maxillary canines by extraction of the primary canines[J]. European Journal of Orthodontics, 1988, 10(4): 283-295.

24. Fields HW, Christensen JR. Orthodontic procedures after trauma[J]. Pediatric Dentistry, 2013, 35(2): 175-183.

25. Flores MT, Onetto JE. How does orofacial trauma in children affect the developing dentition? Long–term treatment and associated complications[J]. Dental Traumatology, 2019, 35(6): 312-323.

26. Grippaudo C, Paolantonio EG, Luzzi V, et al. Orthodontic screening and treatment timing in preschoolers[J]. Clinical and Experimental Dental Research, 2019, 5(1): 59-66.

27. Grippaudo C, Paolantonio EG, Pantanali F, et al. Early orthodontic treatment: a new index to assess the risk of malocclusion in primary dentition[J]. European Journal of Paediatric Dentistry, 2014, 15(4): 401-406.

28. Grippaudo C, Quinzi V, Manai A, et al. Orthodontic treatment need and timing: assessment of evolutive malocclusion conditions and associated risk factors[J]. European Journal of Paediatric Dentistry, 2020, 21(3): 203-208.

29. Hermont A, Martina C, Zina L, et al. Breastfeeding, bottle feeding practices and malocclusion in the primary dentition: a systematic review of cohort studies[J]. International Journal of Environmental Research and Public Health, 2015, 12(3): 3133-3151.

30. Hsiao CC, Boynton JR. Classification and management of ectopic eruption of permanent first molars[J]. The Journal of the Michigan Dental Association, 2016, 98(1): 26-30.

31. Iram Z, Nishad TM, Shikha S, et al. Preterm birth: a primary etiological factor for delayed oral growth and development[J]. International Journal of Clinical Pediatric Dentistry, 2015, 8(3): 215-219.

32. Jäger DA. Treatment of an impacted dilacerated maxillary central incisor[J]. American Journal of Orthodontics and Dentofacial Orthopedics, 2011, 139: 378-387.

33. Keski-Nisula K, Hernesniemi R, Heiskanen M, et al. Orthodontic intervention in the early mixed dentition: a prospective controlled study on the effects of the eruption guidance appliance[J]. American Journal of Orthodontics and Dentofacial Orthopedics, 2008, 133: 254-260.

34. Keski-Nisula K, Hernesniemi R, Heiskanen M, et al. Orthodontic intervention in the early mixed dentition: a prospective, controlled study on the effects of the eruption guidance appliance[J]. American Journal of Orthodontics and Dentofacial Orthopedics, 2006, 133(2): 254-260.

35. Kupietzky A. Clinical technique: removable appliance therapy for space maintenance following early loss of primary molars[J]. European Archives of Paediatric Dentistry, 2007, 8(S1): 30-34.

36. Li YY, Wu JL, Guo JH, et al. The efficacy of different treatment approaches for pediatric OSAHS patients with mandibular retrognathia: study protocol for a multicenter randomized controlled trial[J]. Trials, 2020, 21(1): 595.

37. Lin Y, Guo R, Hou L, et al. Stability of maxillary protraction therapy in children with Class Ⅲ malocclusion: a systematic review and meta-analysis[J]. Clinical Oral Investigations, 2018, 22(7): 2639-2652.

38. Lokesh S, Eleni G, Heleni V. Delayed tooth eruption: pathogenesis, diagnosis, and treatment. A literature review[J]. American Journal of Orthodontics and Dentofacial Orthopedics, 2004, 126: 432-445.

39. Massaro C, Janson G, Yatabe M, et al. Dental anomaly pattern and multiple ectopic teeth[J]. American Journal of Orthodontics and Dentofacial Orthopedics, 2020, 158(1): 102-113.

40. Mooney GC, Morgan AG, Rodd HD, et al. Ectopic eruption of first permanent molars: presenting features and associations[J]. European Archives of Paediatric Dentistry, 2007, 8(3): 153-157.

41. Moss ML, Salentijn L. The primary role of functional matrices in facial growth[J]. American Journal of Orthodontics, 1969, 55(6) : 566-577.

42. Musich D, Busch MJ. Early orthodontic treatment: current clinical perspectives[J]. The Alpha Omegan, 2007, 100(1): 17-24.

43.   Nadelman P, Bedran N, Magno MB, et al. Premature loss of primary anterior teeth and its consequences to primary dental arch and speech pattern: a systematic review and meta-analysis[J]. International Journal of Paediatric Dentistry, 2020, 30(6): 687-712.

44. Namdar P, Lal AF, Etezadi T, et al. Effect of nasoalveolar molding on nasal symmetry in patients with cleft lip and palate: a systematic review[J]. Journal of Pediatrics Review, 2020, 8(2): 79-92.

45.   Naoumova J, Kurol J, Kjellberg H. A systematic review of the interceptive treatment of palatally displaced maxillary canines[J]. European Journal of Orthodontics, 2011, 33(2): 143-149.

46. Ngan P, Alkire RG, Fields H. Management of space problems in the primary and mixed dentitions[J]. The Journal of the American Dental Association, 1999, 130(9): 1330-1339.

47. Objois C, Gebeile-Chauty S. Is premature birth an orthodontic risk factor? A controlled epidemiological clinical study[J]. International Orthodontics, 2019, 17(3): 544-553.

48. Pan ZY, Xu H, Chen B, et al. Treacher collins syndrome: clinical report and retrospective analysis of Chinese patients[J]. Molecular Genetics and Genomic Medicine, 2020, 9(2): e1573.

49. Paolantonio EG, Ludovici N, Saccomanno S, et al. Association between oral habits, mouth breathing and malocclusion in Italian preschoolers[J]. European Journal of Paediatric Dentistry, 2019, 20(3): 204-208.

50. Poets CF, Wiechers C, Koos B, et al. Pierre Robin and breathing: what to do and when?[J]. Pediatric Pulmonology, 2021, 57(8): 1887-1896.

51. Primo-Miranda EF, Ramos-Jorge ML, Homem MA, et al. Association between occlusal characteristics and the occurrence of dental trauma in preschool children: a case-control study[J]. Dental Traumatology: Official Publication of International Association for Dental Traumatology, 2019, 35(2): 95-100.

52. Proffit WR, Fields HW. Orthodontic treatment planning: limitations, controversies, and special problems[J]. Contemporary Orthodontics, 2007, 4: 268-330.

53. Proffit WR. Malocclusion and dentofacial deformity in contemporary society[J]. Contemporary Orthodontics, 2013, 5: 2-16.

54. Proffit WR. The etiology of orthodontic problems[J]. Contemporary Orthodontics, 2007, 4: 130-167.

55. Ronay V, Miner RM, Will LA, et al. Mandibular arch form: the relationship between dental and basal anatomy[J]. American Journal of Orthodontics and Dentofacial Orthopedics, 2006, 134(3): 430-438.

56. Sari Z, Uysal T, Usumez S, et al. Rapid maxillary expansion. Is it better in the mixed or in the permanent dentition?[J]. The Angle Orthodontist, 2003, 73(6): 654-661.

57. Sigler LM, Baccetti T, McNamara JA. Effect of rapid maxillary expansion and transpalatal arch treatment associated with deciduous canine extraction on the eruption of palatally displaced canines: a 2-center prospective study[J]. American Journal of Orthodontics and Dentofacial Orthopedics, 2009, 139(3): e235-e244.

58. Sollenius O, Golež A, Primožič J, et al. Three-dimensional evaluation of forced unilateral posterior crossbite correction in the mixed dentition: a randomized controlled trial[J]. European Journal of Orthodontics, 2019, 42(4): 415-425.

59. Souza MA, Soares LAV, dos Santos MA, et al. Dental abnormalities and oral health in patients with hypophosphatemic rickets[J]. Clinics, 2010, 65(10): 1023-1026.

60. Stupak HD, Park SY. Gravitational forces, negative pressure and facial structure in the genesis of airway dysfunction during sleep: a review of the paradigm [J]. Sleep Medicine, 2018, 51: 125-132.

61. Tausche E, Luck O, Harzer W. Prevalence of malocclusions in the early mixed dentition and orthodontic treatment need[J]. European Journal of Orthodontics, 2004, 26: 237-244.

62. Thiruvenkatachari B, Harrison J, Worthington H, et al. Early orthodontic treatment for Class Ⅱ malocclusion reduces the chance of incisal trauma: results of a Cochrane systematic review [J]. American Journal of Orthodontics and Dentofacial Orthopedics, 2015, 148(1): 47-59.

63. Wong HM, Peng SM, McGrath CPJ. Association of infant growth with emergence of permanent dentition among 12 year-aged southern Chinese school children[J]. BMC Oral Health, 2019, 19(1): 47.

64. Zhu DC, Kang WJ, Zhang SL, et al. Effect of mandibular advancement device treatment on HIF-1α, EPO and VEGF in the myocardium of obstructive sleep apnea–hypopnea syndrome rabbits[J]. Scientific Reports, 2020, 10(1): 13261.

65. 陈扬熙. 口腔正畸学：基础、技术与临床[M]. 北京：人民卫生出版社，2012.

66. 段小红. 口腔遗传病学[M]. 北京：人民卫生出版社，2012.

67. 付菲，丁明超，田磊，等. 第一、二鳃弓综合征诊疗进展[J/OL]. 中华口腔医学研究杂志（电子版），2018，12（2）：126-130.

68. 傅民魁，张丁，王邦康，等. 中国25392名儿童与青少年错𬌗畸形患病率的调查[J]. 中华口腔医学杂志，2002，37（5）：371-373.

69. 葛立宏. 儿童口腔医学[M]. 4版. 北京：人民卫生出版社，2012.

70. 贺红，彭聪. 骨性Ⅲ类错𬌗正畸治疗[J]. 中国实用口腔科杂志，2010，3（5）：265-269.

71. 贺红，赵婷婷. 儿童错𬌗畸形的早期矫治[J]. 口腔医学研究，2020，36（12）：1083-1086.

72. 李小兵. 当代儿童正畸矫治经典应用[M]. 成都：四川大学出版社，2021.

73. 李小兵. 儿童错𬌗畸形早期矫治的必要性和方法[J]. 中国实用口腔科杂志，2013，6（12）：709-717.

74. 李小兵. 弯根牙的临床综合治疗及正畸早期矫治的可能性[J]. 中国实用口腔科学杂志，2016，9（9）：524-528.

75. 李小兵. 牙弓/牙槽骨弓的塑形矫治——基于牙弓形态发育不良的儿童错𬌗畸形诊断与阻断治疗[J]. 华西口腔医学杂志，2016，34（6）：556-563.

76. 刘晔，王雪东. 下第二磨牙近中阻生的病因及正畸治疗方法[J]. 中华口腔正畸学杂志，2020，27（2）：96-100.

77. 罗恩，何泽. 髁突吸收继发牙颌面畸形的治疗[J]. 华西口腔医学杂志，2020，38（1）：1-5.

78. 唐艳梅，徐兵，聂萍，等. 正畸辅助儿童髁突囊内骨折外脱位伴下颌后缩的闭合性治疗[J]. 中国口腔颌面外科杂志，2015，13（6）：550-553.

79. 王晓龙，胡敏. 锁骨颅骨发育不全综合征患者口腔正畸治疗方法的研究进展[J]. 吉林大学学报（医学版），2015，41（2）：425-428.

80. 王兴，冯希平，李志新. 第四次全国口腔健康流行病学调查报告[M]. 北京：人民卫生出版社，2018.

81. 维诺德·克里希南，泽耶夫·达维奥维奇. 临床整合口腔正畸学[M]. 房兵，朱敏，夏伦果，主译. 上海：同济大学出版社，2020.

82. 殷斌，石冰，贾仲林. Treacher Collins综合征的致病基因和临床治疗策略[J]. 华西口腔医学杂志，2019，37（3）：330-335.

83. 中华医学会整形外科学分会颅颌面外科专业学组（筹备组），中华医学会整形外科学分会外耳整形再造专业学组（筹备组），中华医学会整形外科学分会脂肪移植专业学组（筹备组），等. 中国半侧颜面短小畸形·下颌骨畸形临床诊疗指南[J]. 中华整形外科杂志，2018，34（1）：1-5.

84. 周子凌，曹猛，丁寅. 唇腭裂患者颌面部发育性畸形的特点及相关正畸干预措施[J]. 中华口腔医学杂志，2015，50（9）：573-575.

85. 邹茵，付巧梅，徐贤寅. 儿童安氏Ⅰ、Ⅱ、Ⅲ类错验畸形患者舌体积、舌骨位置、气道容积及颌面部形态的关系[J]. 上海口腔医学，2020，29（6）：632-637.

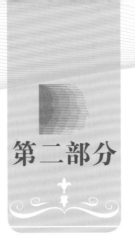

第二部分

儿童错𬌗畸形早期矫治
病例解析

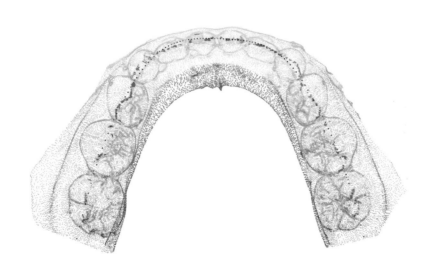

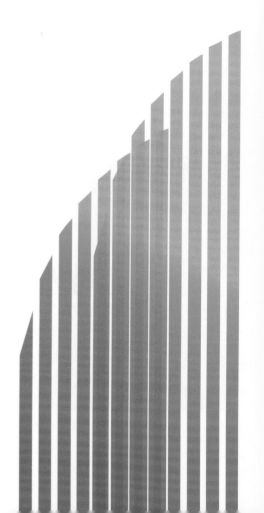

D 4-6 岁病例解析

【病例一】

乳牙列期前牙反殆畸形伴腺样体/扁桃体肥大的早期矫治

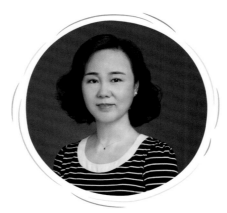

武汉大学口腔医学院　贺红

（一）主诉/病史

患者夏某，男，4岁，发现前牙反殆畸形1年，否认家族遗传史，否认全身疾病史及综合征。

（二）临床检查

（1）乳牙列期，问诊发现患者喜欢前伸下颌，夜间经常趴着睡并有睡眠打鼾的症状。口内检查：扁桃体Ⅱ度至Ⅲ度肥大。

（2）口内像及面像检查：乳前牙反殆畸形，下中线左偏0.5mm。下颌可后退至切对切。面部基本正常。（图2-1-1）

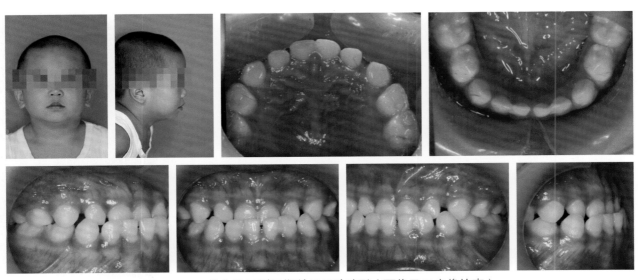

图2-1-1　儿童乳牙列早期前牙反殆畸形（面像及口内像检查）

（3）X片检查：通过头颅侧位片检查患者上下颌骨关系及上气道情况（图2-1-2），通过曲面断层片了解患者上下牙列发育、乳恒牙替换、双侧髁突形态及上下颌骨形态等情况（图2-1-3）。

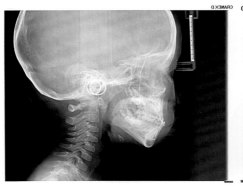

图2-1-2　头颅侧位片

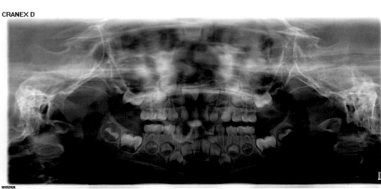

图2-1-3　曲面断层片

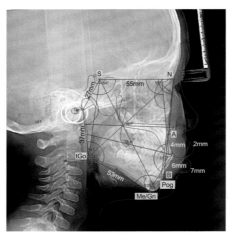

图2-1-4　头颅侧位片头影测量分析

①头颅侧位片分析：患者存在腺样体/扁桃体肥大；上下颌骨大小基本正常（∠SNA 81°，正常值80°-84°；∠SNB 80°，正常值78°-82°）；上前牙直立内倾（∠U1-SN 91°，正常值105°），下前牙基本正常（∠L1-MP 92°，正常值90°）；下颌平面角基本正常（∠SN-GoMe 34°，正常值28°-32°）；后前面高比基本正常（S-Go/N-Me 68%，正常值64%），面型为平均生长型。上下唇位于E线（美学线）前，下唇位于上唇稍前方。（图2-1-4、表2-1-1）

表2-1-1　治疗前头影测量分析

测量项目	测量值	正常值
∠SNA	81°	80°-84°
∠SNB	80°	78°-82°
∠ANB	1°	0°-4°
∠U1-SN	91°	105°
∠L1-MP	92°	90°
∠U1-L1	143°	131°
NSar	123°	123°
SarGo	145°	143°
arGoMe	127°	130°
∠SN-GoMe	34°	28°-32°
S-Go/N-Me	68%	64%

②曲面断层片示：上下牙列发育正常，未见多生牙、先天缺牙等牙齿发育异常情况。双侧髁突形态未见异常，对称，双侧下颌骨体形态大小对称。

（三）临床诊断

由于患者喜欢前伸下颌，夜间经常趴着睡且有睡眠打鼾的症状，头颅侧位片示腺样体/扁桃体肥大，而家长否认反殆畸形家族遗传史，因此推断患者前牙反殆畸形的病因可能为不良的环境因素，即腺样体/扁桃体肥大。

患者的诊断为：

（1）乳牙列期功能性前牙反殆畸形。

（2）腺样体/扁桃体肥大。

（四）治疗计划

（1）转诊至耳鼻喉科会诊患者上气道阻塞及睡眠呼吸问题；

（2）采用上后牙殆垫式双曲舌簧矫治器矫治乳前牙反殆畸形；

（3）纠正乳前牙反殆畸形后，观察下颌前伸习惯是否破除。

（五）治疗过程及结果

（1）耳鼻喉科会诊建议（2012年9月）：腺样体/扁桃体肥大尚可，保守治疗，建议观察6个月。

（2）采用上后牙殆垫式双曲舌簧矫治器矫治乳前牙反殆畸形。矫治器初戴（2012年9月），调试矫治器固位。矫治器加力方式：上后牙殆垫式双曲舌簧每次打开1mm，2-4周一次。上后牙殆垫式双曲舌簧加力唇倾直立上前牙，纠正乳前牙反殆畸形（图2-1-5）。

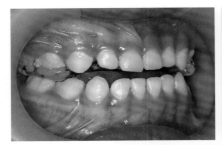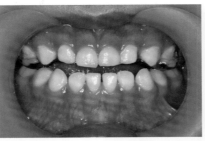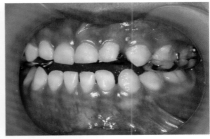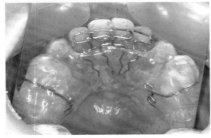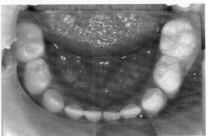

图2-1-5　上后牙殆垫式双曲舌簧矫治器（纠正乳前牙反殆畸形）

（3）矫治5个月后，上乳前牙唇倾、前牙反覆𬌗得到纠正，上下中线齐（图2-1-6）。但仍存在下颌前伸习惯。

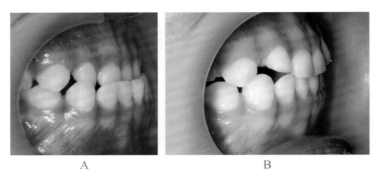

A   B

图2-1-6　乳前牙反𬌗畸形矫治5个月后（前牙反覆𬌗得到纠正，上下中线齐）
A. 矫治前；B. 矫治后

（4）结束上后牙𬌗垫式双曲舌簧矫治器矫治，嘱家长观察患者下颌前伸习惯是否破除，建议半年后复查。

（5）乳前牙反𬌗畸形矫治结束8个月后复诊（2013年10月）：乳前牙反𬌗畸形轻微复发，乳前牙轻度反𬌗，下颌前伸习惯仍存在（图2-1-7）。建议转诊至耳鼻喉科再次会诊腺样体/扁桃体肥大问题。

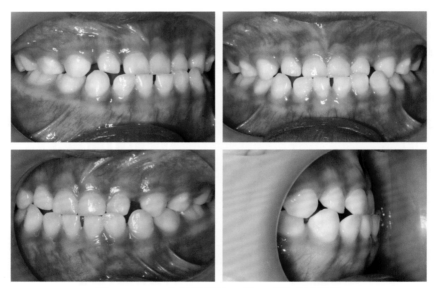

图2-1-7　8个月后复诊，前牙反𬌗畸形复发

（6）耳鼻喉科建议行腺样体/扁桃体切除术（2013年11月），家长要求暂时观察，未接受腺样体/扁桃体切除术。

（7）因患者乳前牙反𬌗畸形复发，行上颌扩缩＋面具式前牵引治疗（2014年2月）（图2-1-8）。

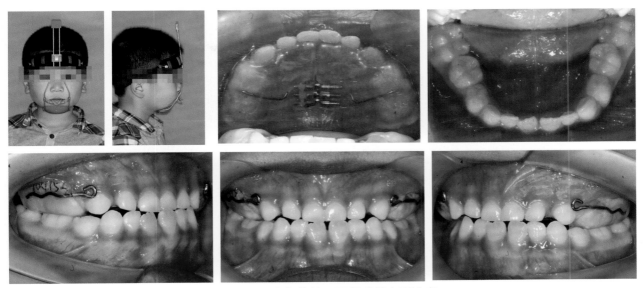

图2-1-8　上颌扩缩＋面具式前牵引治疗

（8）上颌扩缩＋面具式前牵引治疗7个月后（2014年9月），前牙反殆畸形解除，前牙覆殆覆盖基本正常，31、41牙萌出，遂拆除矫治器。患者仍存在下颌前伸习惯。

（9）上颌扩缩＋面具式前牵引治疗结束9个月后（2015年5月）复诊发现患者侧切牙反殆畸形。

（10）再次转诊至耳鼻喉科会诊，鼻咽镜检查发现：腺样体肥大阻塞后鼻孔超过1/2；多导睡眠监测显示呼吸暂停低通气指数（AHI）为每小时5.7次，阻塞性呼吸暂停指数（OAI）为每小时4.9次，诊断为轻度阻塞性睡眠呼吸暂停（OSA）。耳鼻喉科建议尽早行腺样体/扁桃体切除术，此次家长同意患者接受腺样体/扁桃体切除术，2015年7月行腺样体/扁桃体切除术。

（11）切除腺样体、扁桃体后，再次行上颌扩缩＋面具式前牵引治疗，纠正前牙反殆畸形。

（12）上颌扩缩＋面具式前牵引治疗4个月后（2015年11月），前牙反殆畸形解除，前牙覆殆覆盖正常，下颌前伸习惯破除，结束治疗。

（13）上颌扩缩＋面具式前牵引治疗结束1年后（2016年11月），追踪回访，上下前牙替换完毕，前牙覆殆覆盖正常，下颌前伸习惯破除，前牙反殆畸形未见复发（图2-1-9）。

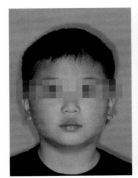
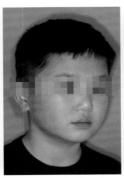
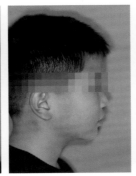
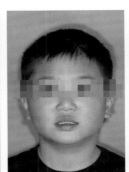
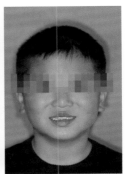

A

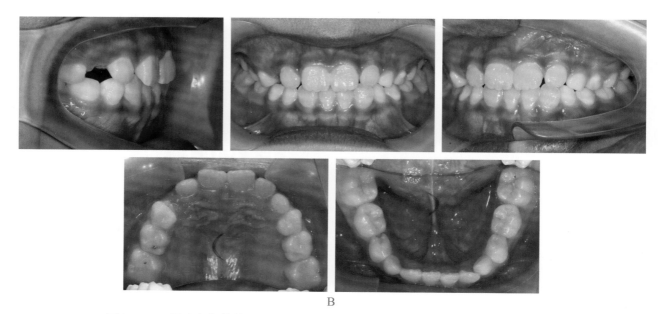

图2-1-9　再次上颌扩缩＋面具式前牵引治疗结束后1年（前牙反𬌗畸形未复发）
A．面像；B．口内像

治疗后头颅侧位片头影测量分析：患者上气道通畅；上下颌骨大小正常（∠SNA 84°，正常值80°~84°；∠SNB 82°，正常值78°~82°；∠ANB 2°，正常值0°~4°）；上前牙唇倾（∠U1-SN 112°，正常值105°），下前牙稍舌倾（∠L1-MP 84°，正常值90°）；下颌平面角正常（∠SN-GoMe 32°，正常值28°~32°）；后前面高比基本正常（S-Go/N-Me 68%，正常值64%），面型为平均生长型。（图2-1-10，表2-1-2）

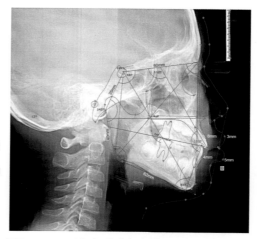

图2-1-10　治疗后头颅侧位片头影测量分析

表2-1-2　治疗后头影测量分析

测量项目	测量值	正常值
∠SNA	84°	80°–84°
∠SNB	82°	78°–82°
∠ANB	2°	0°–4°
∠U1–SN	112°	105°
∠L1–MP	84°	90°
∠U1–L1	132°	131°
NSar	122°	123°
SarGo	145°	143°
arGoMe	126°	130°
∠SN–GoMe	32°	28°–32°
S–Go/N–Me	68%	64%

（六）病例分析

1．矫治理论依据

本病例患者无反殆畸形遗传背景，存在腺样体/扁桃体肥大，有下颌前伸习惯及夜间经常"趴着睡"，并有睡眠打鼾的症状，因此推测出现前牙反殆畸形的可能原因为腺样体/扁桃体肥大推挤舌体和下颌向前。此外，由于腺样体/扁桃体肥大造成口咽部气道阻塞，为了打开口咽部气道，患者会有前伸下颌的不良习惯。因此，在行前牙反殆畸形矫治前，应尽早消除病因，从而使前牙反殆畸形矫治达到事半功倍的效果。

2．诊断依据、矫治计划设计、矫治时机选择

该患者存在腺样体/扁桃体肥大、上气道阻塞所致睡眠呼吸障碍、下颌前伸习惯，且无前牙反殆畸形家族遗传史，因此诊断为儿童睡眠呼吸暂停、功能性前牙反殆畸形。

儿童前牙反殆畸形的矫治原则是"发现即矫治"。考虑到患者存在腺样体/扁桃体肥大所致的下颌前伸习惯，因此建议去除下颌前伸的病因后（转诊至耳鼻喉科切除肥大的腺样体/扁桃体），尽早行前牙反殆畸形矫治。

3．矫治技术（矫治器）特点及矫治方式选择

（1）由于患者初诊时面中份发育基本正常，上前牙舌倾，因此首先选用上后牙殆垫式双曲舌簧矫治器唇倾上前牙纠正前牙反殆畸形。同时，在上前牙反殆畸形矫治后，观察患者下颌前伸习惯是否破除。

（2）应用上后牙殆垫式双曲舌簧矫治器纠正前牙反殆畸形8个月后，由于家长拒绝行腺样体/扁桃

体切除术，病因未被去除，所以下颌前伸习惯亦未破除，前牙反殆畸形复发。第一次治疗时已唇倾上前牙，第二次治疗时便换用上颌扩缩＋面具式前牵引治疗反殆畸形，同时再次建议转诊至耳鼻喉科会诊肥大的腺样体/扁桃体问题。

（3）上颌扩缩＋面具式前牵引治疗反殆畸形结束后，患者未切除肥大的腺样体/扁桃体，前牙反殆畸形再次复发。再次转诊至耳鼻喉科会诊，家长最终同意患者接受手术切除肥大的腺样体/扁桃体。手术后，再次行上颌扩缩＋面具式前牵引治疗，矫治前牙反殆畸形。矫治4个月后结束治疗，1年后回访，前牙反殆畸形未复发，下颌前伸习惯破除。

4．矫治流程特色

该患者矫治流程的特色在于密切关注了患者反殆畸形的病因及错殆畸形与全身健康的关系，即腺样体/扁桃体肥大所致上气道阻塞及睡眠呼吸问题，体现了治病治标更需治本的理念。

腺样体/扁桃体肥大造成的上气道阻塞是患者下颌前伸、前牙反殆畸形的病因机制，在病因未被去除之前，前牙反殆畸形反复复发，充分说明早期矫治必须重视病因的诊断与治疗，未去除病因即开始错殆畸形矫治难以获得理想的疗效。

患者行腺样体/扁桃体切除术后，前牙反殆畸形得到纠正，下颌前伸习惯被破除，追踪回访发现矫治疗效稳定。

5．矫治疗效总结

该患者是上下颌骨形态结构基本正常的功能性前牙反殆畸形患者。不同于单纯的牙性前牙反殆畸形，该患者伴有腺样体/扁桃体肥大造成的上气道阻塞及下颌前伸习惯。该患者的治疗过程兼顾了错殆畸形矫治和错殆畸形病因根治两个方面的内容。

尽管早期通过上后牙殆垫式双曲舌簧矫治器与上颌扩缩＋面具式前牵引治疗解除了前牙反殆畸形，但是由于未及时切除肥大的腺样体/扁桃体，下颌前伸的病因持续存在，患者前牙反殆畸形多次复发。而当患者及家长最终遵医嘱切除肥大的腺样体/扁桃体后，患者的前牙反殆畸形才得到最终纠正，追踪回访未见复发。因此，对伴有腺样体/扁桃体肥大（睡眠呼吸问题）的前牙反殆畸形患者，及时去除病因（腺样体/扁桃体肥大）对于前牙反殆畸形的纠正及疗效的长期维持具有重要意义。

矫 治 概 要

（1）基本情况：男，4岁。

（2）骨性及面型诊断：Ⅰ类，平均生长型。

（3）错殆诊断：安氏Ⅲ类，功能性前牙反殆畸形。

（4）病因：腺样体/扁桃体肥大、下颌前伸。

（5）矫治时机：发现即矫治。

（6）矫治目标：尽早解除前牙反殆畸形，为上颌骨的正常发育创造有利条件。

（7）疗效评价：解除患者前牙反殆畸形的同时，改善患者的睡眠呼吸状况。

【理论拓展】

腺样体/扁桃体肥大与儿童颌面部的生长发育

　　Iwasaki等通过流体动力学分析了上气道不同位点的阻塞与颌面部形态之间的关系，发现Ⅲ类错牙合畸形患者的扁桃体肥大与舌体位置靠前及下切牙位置靠前有明显相关性，其可能机制是扁桃体肥大推挤舌体向前，进而导致下颌前伸。Nunes与Francesco的小样本横断面调查结果类似，他们发现Ⅱ类错牙合畸形与腺样体、扁桃体均肥大有关，而Ⅲ类错牙合畸形与单纯扁桃体肥大有明显相关性。Baroni等关于腺样体、扁桃体肥大对颌面部发育影响的小样本研究也发现了扁桃体肥大儿童表现出下颌支长度增加、下颌骨更趋向水平生长、下颌体长度增加、下颌骨位置靠前、上下颌骨矢状向生长差异减小、覆盖偏小等Ⅲ类错牙合畸形的生长趋势。错牙合畸形的早期矫治需重视儿童上气道通畅状况，检查儿童腺样体/扁桃体肥大有无阻塞上气道的问题。只有及时去除错牙合畸形病因，才能有效矫治功能因素造成的儿童颌面部发育不调。

　　上颌交替式扩缩（alternate rapid maxillary expansion and constriction，Alt-RAMEC）矫治方法由Eric于2005年首次提出，是通过对儿童上颌骨进行交替式反复扩弓与缩弓达到松解上颌骨及其周围骨缝，促进上颌骨发育及上颌前牵疗效的目的。Alt-RAMEC适用于上颌骨（面中份）发育不足的儿童患者，通常在儿童上颌骨发育高峰期（4~10岁）进行。本团队（武汉大学）具体加力方法为：粘接上颌螺旋式扩弓器，第1周扩弓：2次/天，每次1/4圈（0.25mm），扩弓7天，共打开3.5mm；第2周缩弓：2次/天，每次1/4圈（0.25mm），缩弓7天，共缩小3.5mm，依次交替进行扩弓、缩弓，共计6周（42天）。

【病例二】

乳前牙反拾、后牙开拾、舌肌异常、上下牙弓过大的早期矫治

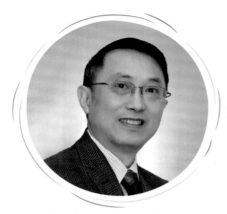 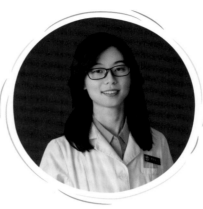 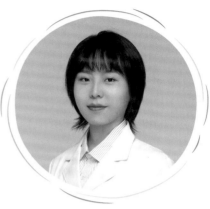

四川大学华西口腔医学院　李小兵　　　北京大学口腔医学院　黄诗言　　　四川大学华西口腔医学院　王艺

（一）主诉/病史

患者金某，女，4岁，发现"地包天"3年。

现病史：有伸舌及吮颊等口腔不良习惯。

既往史：1年前于四川大学华西口腔医院进行乳牙反拾畸形诊治史，因患者配合度较差，矫治未完成。否认全身疾病史及药物过敏史。

家族遗传史：父亲有类似错拾畸形。

（二）临床检查

（1）乳牙列期，问诊及视诊发现患者有明显伸舌、吮颊等口腔不良习惯。

（2）面像及口内像检查。患者乳牙列期，ICP位时前牙反覆拾约1mm、反覆盖约1.5mm，乳磨牙终末平面为近中阶梯。后牙开拾约2mm。上下乳前牙唇倾，71、81牙冠远中倾斜。上下牙弓宽度较大，牙弓形态均为卵圆形。上牙列散在间隙约8mm，下牙列散在间隙约12mm。上中线与面中线齐，下中线右偏0.5mm。（图2-2-1）

患者为均面型，下唇外翻，侧貌上下唇稍凸。唇闭合不全，闭唇时颏肌紧张。上下唇位于E线前。

（3）功能检查。下颌可退回至乳牙切对切，唇肌张力弱。舌位低平，有前方及侧方伸舌习惯；下颌前伸，有吮颊等口腔不良习惯。扁桃体Ⅱ度肥大。

（4）口腔健康检查。口腔卫生情况一般，54牙拾面可见充填物，64牙继发龋，55牙深龋，65、74、75、84、85牙拾面点隙沟裂龋。

（5）初诊X片检查。于ICP位拍摄头颅侧位片，检查患者上下颌骨关系（图2-2-2）。曲面断层片有助于了解上下牙列发育、乳恒牙替换、双侧髁突形态及上下颌骨形态等情况（图2-2-3）。

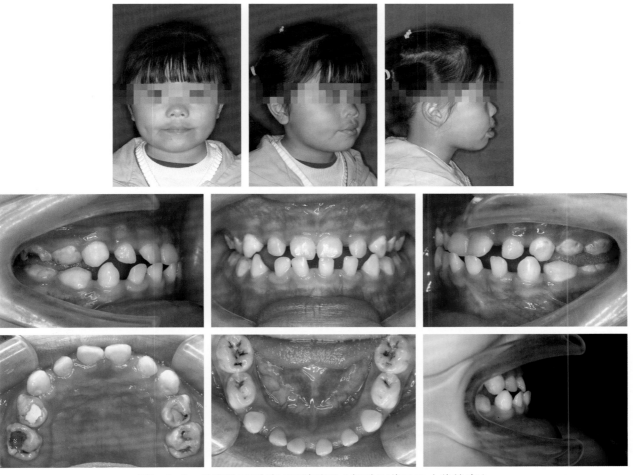

图2-2-1 儿童乳牙列前牙反殆畸形（初诊面像及口内像检查）

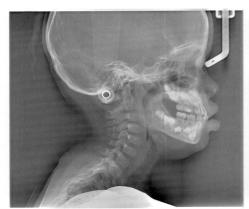

图2-2-2 头颅侧位片

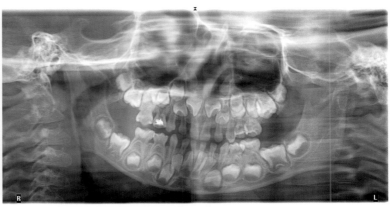

图2-2-3 曲面断层片

①头颅侧位片分析：上颌骨大小基本正常（∠SNA 82.6°，正常值82.0°±4.0°），下颌骨相对颅底位置靠前（∠SNB 83.0°，正常值78.0°±4.0°），上下颌骨矢状向轻中度不调，趋向骨性Ⅲ类错殆畸形（∠ANB -0.4°，正常值3.0°±2.0°）。上前牙倾斜度正常（∠U1—SN 105.8°，正常值104.8°±5.3°），下前牙唇倾度稍大（∠IMPA 97.0°，正常值94.7°±5.2°）。上前牙稍前突，下前牙前突。下颌平面角较小（∠FMA 17.5°，正常值30.0°±4.0°），后前面高比稍大（S-Go/N-Me 70.6%，正常值

64.0%±4.0%），低角，水平生长型。面部软组织颏部前突，上唇位于E线前4.5mm，下唇位于E线前8.0mm。气道狭窄，扁桃体Ⅱ度肥大。CVMS Ⅰ期。（图2-2-2，表2-2-1）

表2-2-1　治疗前头影测量分析

测量项目	测量值	标准值	标准差
骨测量			
∠SNA	82.6°	82.0°	4.0°
∠SNB	83.0°	78.0°	4.0°
∠ANB	−0.4°	3.0°	2.0°
∠FMA（FH-MP下颌平面角）	17.5°	30.0°	4.0°
S-Go/N-Me（FHI后前面高比）	70.6%	64.0%	4.0%
∠SGn-FH（Y轴角）	56.3°	65.0°	3.0°
∠NBa-PtGn（面轴角）	101.8°	87.0°	3.0°
牙测量			
∠U1-L1（上下中切牙角）	131.6°	122.0°	8.0°
∠U1-SN	105.8°	104.8°	5.3°
U1-NA	5.7mm	4.0mm	2.0mm
∠U1-NA	23.2°	24.0°	5.0°
L1-NB	6.4mm	6.0mm	2.0mm
∠L1-NB	25.7°	30.0°	6.0°
∠IMPA（∠L1-MP）	97.0°	94.7°	5.2°
∠FMIA（L1-FH）	65.6°	53.0°	6.0°
软组织测量			
UL-EP（上唇位置）	4.5mm	3.0mm	2.0mm
LL-EP（下唇位置）	8.0mm	4.0mm	2.0mm

②曲面断层片示：上下牙列发育正常。双侧髁突形态未见明显异常，双侧下颌骨体形态大小对称。（图2-2-3）

（三）临床诊断

根据患者前牙反殆畸形病史，结合伸舌、吮颊、前伸下颌等口腔不良习惯，其父亲有类似错殆畸形，判断患者前牙反殆畸形的病因为遗传性合并口腔不良习惯，是骨性前牙反殆畸形。

头颅侧位片检查发现，下颌骨相对颅底位置靠前，上颌骨发育基本正常。软组织颏部前突，上下唇位于E线前。患者为低角，水平生长型。

因此，根据临床视诊、问诊、病史、口内像检查、功能检查及X片检查，患者前牙反殆畸形的临床诊断如下：

（1）轻度骨性Ⅲ类错殆畸形，低角，水平生长型；

（2）乳磨牙终末平面为近中阶梯；

（3）前牙反覆殆反覆盖，下颌前伸（功能性前牙反殆畸形）；

（4）下前牙唇倾（舌位低平，前方伸舌习惯）；

（5）后牙开殆（侧方伸舌习惯）；

（6）上牙列散在间隙约8mm，下牙列散在间隙约12mm；

（7）上下牙弓宽度过大；

（8）下中线右偏0.5mm；

（9）颏部软组织前突，唇闭合不全，上下唇位于E线前；

（10）前伸下颌、伸舌、吮颊等口腔不良习惯；

（11）64牙继发龋，55牙深龋，65、74、75、84、85牙殆面点隙沟裂龋。

（四）治疗计划

1．矫治计划

口腔卫生宣教，口腔卫生指导，建立口腔档案，治疗龋坏乳牙。定期检查，及时治疗与预防口腔牙病。

（1）功能矫治器训练口腔肌肉功能，重建咬合关系，纠正上下颌生长发育不调及前牙反殆畸形：促进上颌生长，抑制下颌生长。纠正前伸下颌习惯。

（2）纠正侧方及前方伸舌习惯，纠正吮颊习惯。

（3）进行唇肌功能训练，训练闭唇，纠正唇张力不足及开唇露齿。

（4）纠正下前牙唇倾，观察牙列间隙变化情况。

2．矫治器选择

（1）由于患者配合度差，初诊时无法重建咬合关系，因此设计颊屏＋舌栅矫治器，首先纠正其伸舌和吮颊习惯。

（2）在患者配合度增加后，选择FRⅢ＋腭刺功能矫治器纠正其轻度骨性前牙反殆畸形。

①根据临床诊断，由于该患者下颌稍大，上下颌骨轻度大小不调，可后退至切对切，同时患者有舌位低平、伸舌的不良舌习惯，选择FRⅢ＋腭刺功能矫治器纠正其轻度骨性前牙反殆畸形。

FRⅢ＋腭刺功能矫治器是早期功能矫治轻中度骨性前牙反殆畸形及功能性前牙反殆畸形的常规矫治器，由于其对固位力要求不高，在乳牙列期选择FRⅢ比前牵引矫治器更方便临床应用。

②FRⅢ＋腭刺功能矫治器结构（颊屏、上唇挡）能阻断异常颊肌功能、重建口周功能空间、训练唇肌闭合功能。重建咬合关系后，矫治器佩戴有控制患者功能性前牙反殆畸形、抑制下颌过度生长、刺激上颌矢状向发育的作用。FRⅢ＋腭刺功能矫治器的下前牙唇弓可调节内收唇倾下前牙，关闭下前牙间隙。

③FRⅢ＋腭刺功能矫治器的腭刺能阻挡患者伸舌习惯，促进前牙反殆畸形的矫治，并维持疗效的稳定。

（五）治疗过程及结果

（1）佩戴改良活动颊屏＋舌栅矫治器，纠正伸舌习惯。矫治器除进食时，全天佩戴。矫治2个月后，后牙开𬌗畸形改善。（图2-2-4，图2-2-5）

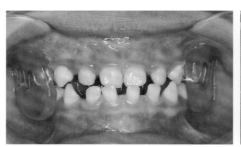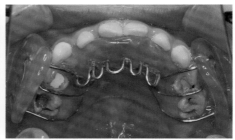

图2-2-4　改良活动颊屏＋舌栅矫治器初戴

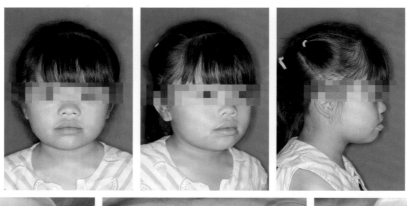

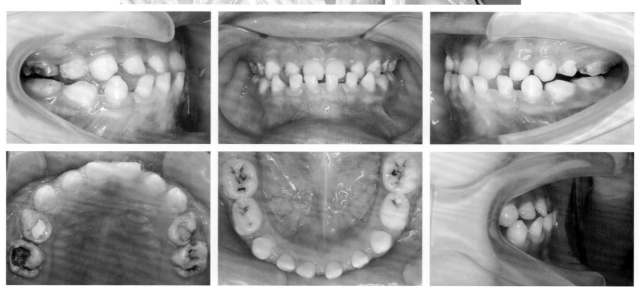

图2-2-5　改良颊屏＋舌栅矫治器矫治2个月后复诊（可见后牙开𬌗畸形改善）

（2）改良颊屏＋舌栅矫治器矫治3个月后，复诊时发现患者伸舌习惯、吮颊习惯有所改善，患者配合度增加，能配合咬合重建咬蜡。改改良颊屏＋舌栅矫治器为FRⅢ＋腭刺功能矫治器（图2-2-6）。

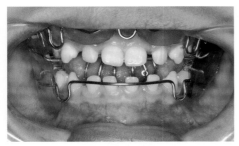

图2-2-6　改良颊屏＋舌栅矫治器矫治
3个月后复诊（改为佩戴FRⅢ＋腭刺功能
矫治器）

（3）佩戴FRⅢ＋腭刺功能矫治器2个月后，前牙反殆畸形得到纠正，唇倾下前牙内收。下牙弓宽度大于上牙弓宽度，后牙覆盖浅（图2-2-7）。

（4）FRⅢ＋腭刺功能矫治器矫治6个月后，前牙覆殆覆盖正常，上下牙列间隙，上下中线不齐，经过唇肌功能训练后，唇肌张力增加，患者开唇露齿得到纠正（图2-2-8）。

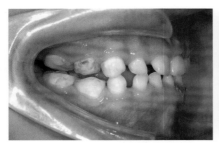
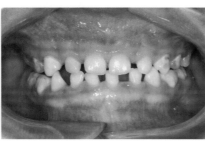
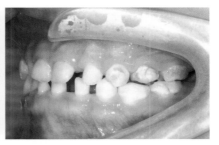

图2-2-7　FRⅢ＋腭刺功能矫治器矫治2个月后复诊（前牙反殆畸形得到纠正，唇倾下前牙内收）

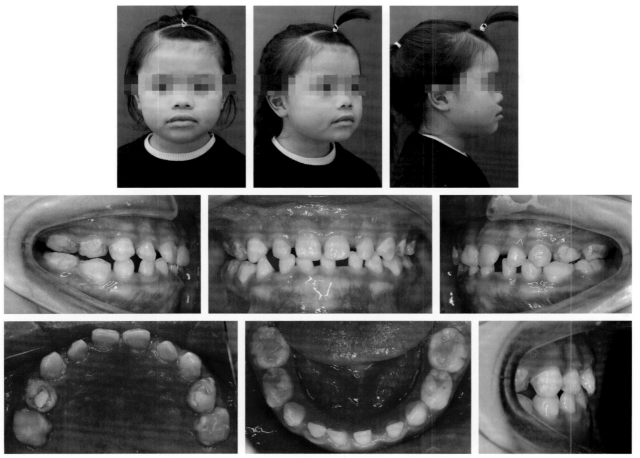

图2-2-8　FRⅢ＋腭刺功能矫治器矫治6个月后复诊
（前牙覆殆覆盖正常，上下牙列间隙，上下中线不齐，唇闭合良好）

（5）FRⅢ＋腭刺功能矫治器矫治6个月后，拍摄头颅侧位片，检查上下颌骨矢状向关系及矫治效果（图2-2-9，图2-2-10）。

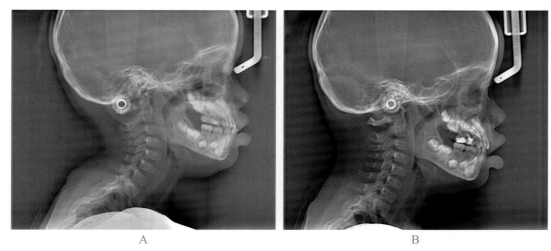

图2-2-9 治疗前后头颅侧位片
A. 治疗前；B. 治疗后

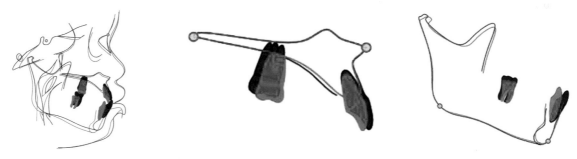

图2-2-10 治疗前后头颅侧位片重叠图（黑色：治疗前；红色：治疗后）

头颅侧位片分析：∠ANB从-0.4°矫治到0.8°，增加1.2°，上下颌骨矢状向关系改善。S-Go/N-Me（FHI后前面高比）减小，下颌下后旋转，面部生长型趋向平均生长型。矫治后上下前牙内收，下前牙内倾直立（∠FMIA 78.8°）。矫治后下唇前突，突度[LL-EP（下唇位置）]减小。（表2-2-2）

表2-2-2 治疗前后头影测量分析

测量项目	初诊值	结束值	标准值	标准差
骨测量				
∠SNA	82.6°	81.7°	82.0°	4.0°
∠SNB	83.0°	80.9°	78.0°	4.0°
∠ANB	-0.4°	0.8°	3.0°	2.0°
∠FMA（FH-MP下颌平面角）	17.5°	18.3°	30.0°	4.0°
S-Go/N-Me（FHI后前面高比）	70.6%	68.4%	64.0%	4.0%
∠SGn-FH（Y轴角）	56.3°	57.2°	65.0°	3.0°

续表

测量项目	初诊值	结束值	标准值	标准差
∠NBa-PtGn（面轴角）	101.8°	98.6°	87.0°	3.0°
牙测量				
∠U1-L1（上下中切牙角）	131.6°	148.7°	122.0°	8.0°
∠U1-SN	105.8°	99.6°	104.8°	5.3°
U1-NA	5.7mm	3.3mm	4.0mm	2.0mm
∠U1-NA	23.2°	17.9°	24.0°	5.0°
L1-NB	6.4mm	0.7mm	6.0mm	2.0mm
∠L1-NB	25.7°	12.8°	30.0°	6.0°
∠IMPA（∠L1-MP）	97.0°	83.0°	94.7°	5.2°
∠FMIA（L1-FH）	65.6°	78.8°	53.0°	6.0°
软组织测量				
UL-EP（上唇位置）	4.5mm	5.0mm	3.0mm	2.0mm
LL-EP（下唇位置）	8.0mm	6.8mm	4.0mm	2.0mm

（6）FRⅢ＋腭刺功能矫治器继续改善上下颌骨矢状向关系，继续唇肌功能训练，3个月复诊一次，择期在6岁、8岁及10岁左右更换FRⅢ，矫治将持续到恒牙列早期。

（7）定期复查，观察乳恒牙替换、上下牙列间隙改变、上下牙弓形态大小变化等情况，如出现上下牙咬合异常，收集资料，分析错殆畸形机制，择期治疗。

（8）在恒牙列早期收集资料，分析判断是否进行Ⅱ期正畸综合矫治。

（六）病例分析

1. "乳前牙反殆、后牙开殆、牙列散在间隙、上下牙弓过大的错殆畸形"早期矫治理论依据及目的

（1）乳前牙反殆畸形的早期矫治。

儿童乳前牙反殆畸形是错殆畸形中的"急症"，临床治疗理念是尽早开始管理及治疗。

①乳牙列期前牙反殆畸形除了影响口腔咀嚼功能及前牙美观，牙性乳前牙反殆畸形和功能性乳前牙反殆畸形还会导致下颌矢状向前移，这种位置异常将刺激下颌骨过度向前生长，并破坏下颌前伸及后退肌肉群的张力平衡，最终导致骨性下颌过度生长的Ⅲ类错殆畸形。早期矫治的目的是去除乳前牙反殆畸形，阻断儿童早期下颌骨的前伸位，避免因下颌骨过度生长导致患者面部骨性改变。

②骨性（家族性）乳前牙反殆畸形，其上下颌骨生长发育在早期出现矢状向不调，早期矫治的目的是尽量协调上下颌骨的生长发育（抑制下颌骨的生长发育、促进上颌骨的生长发育），减轻上下颌骨的骨性不调，以期降低恒牙列期正颌手术的比例。

（2）乳牙列期后牙开殆畸形的早期矫治。

后牙开殆畸形严重影响患者口腔咀嚼功能，是儿童错殆畸形临床矫治诊断的重要原则之一，临床

应仔细分析后牙开殆畸形机制，去除病因，及时纠正。

（3）牙列散在间隙、上下牙弓过大的早期矫治。

①对于乳牙列期上下牙列散在间隙，临床策略是在不影响咬合功能的情况下观察，一般不做早期矫治。

②对于遗传性上下颌过大，牙列间隙，临床治疗首先纠正上下颌骨的生长不调，对于牙列散在间隙可以在恒牙列期再治疗。

③上下牙弓、唇肌大小除了受遗传因素的控制，口周肌肉因素也能对其造成影响。对于口周肌肉因素造成的上下牙弓过大，临床应矫治口腔肌肉功能异常，恢复牙排列与基骨正常关系，功能性关闭口周肌肉功能问题引起的牙弓过大造成的牙列间隙。

④舌肌、唇肌功能异常的早期矫治。对于口周肌肉功能异常，从错殆畸形发生的预防阻断角度说，临床提倡早期进行肌肉功能训练，训练持续到口周肌肉功能正常。不仅在正畸矫治过程中进行口周肌肉功能训练，有时在正畸矫治结束后，仍然需要进行口周肌肉功能训练。不同于正畸矫治移动牙齿，口周肌肉功能的改变更需要患者的配合。口周肌肉功能训练起效比较缓慢，停止训练后易复发，因此异常口周肌肉功能矫治常常需要患者的持续配合，矫治切忌半途而废。

舌肌功能异常是儿童牙齿排列异常、牙列间隙的重要口周肌肉因素之一。如：前方/侧方伸舌造成前/后牙开殆畸形，舌位低平造成下牙弓宽大、下前牙唇倾。牙齿排列整齐及功能稳定依赖于口周肌肉功能的正常及平衡，异常舌肌功能会破坏口周肌肉内外张力平衡，导致错殆畸形，破坏牙列及面部美观。儿童早期矫治必须重视口周肌肉功能异常对错殆畸形及早期矫治的影响，尽早开始口周肌肉功能的训练与矫治。从错殆畸形环境因素角度说，没有口周肌肉功能矫治的错殆畸形早期矫治是不完整的。

唇肌张力不足会使唇闭合不全，开唇露齿，前牙唇倾及前突。早期训练唇肌闭合功能，对错殆畸形矫治及矫治疗效保持都有促进作用。

2. 诊断依据、矫治计划设计、矫治时机选择

（1）诊断依据。

①患者前牙反殆畸形：通过头颅侧位片分析可知患者上下颌骨为轻度骨性Ⅲ类关系（下颌稍大），结合患者家族遗传史，诊断为遗传性轻度骨性Ⅲ类错殆畸形。

②口内像检查及口周肌肉功能判断是该患者临床诊断的重点，对临床治疗与疗效保持有指导意义。

检查发现：乳前牙反殆畸形、下颌前伸、上下牙弓宽大及散在间隙、下前牙唇倾、后牙开殆畸形、前方及侧方伸舌习惯，诊断其错殆畸形合并有严重的舌肌功能异常。前方及侧方伸舌造成后牙开殆畸形，并加重前牙反殆畸形。推断舌肌位置异常造成下牙弓宽度过大及牙列间隙。由于患者同时有上牙弓宽大及牙列间隙，故临床也不能排除舌体过大的病理机制。面像检查发现患者开唇露齿、唇闭合不全、上下唇前突，故诊断其唇肌张力不足。

综上，该患者是遗传性轻度骨性Ⅲ类错殆畸形，伴唇肌、舌肌功能异常，下颌前伸，牙列散在间隙。

（2）矫治计划设计。

矫治计划设计的主要目的是早期纠正患者前牙反殆畸形，去除前伸下颌习惯、伸舌习惯、吮颊习惯，纠正唇闭合不全，早期协调上下颌骨轻度矢状向不调，持续上下颌骨功能矫形，以期患者青春期后达到上下颌骨矢状向的基本协调。

对于上下牙弓过大、牙列间隙问题，早期在纠正不良舌肌功能及唇肌功能后，需要密切观察，在恒牙列期纠正上下牙列与牙槽骨间的异常关系，择期关闭上下牙列间隙，调整前后牙咬合关系。

（3）矫治时机选择。

患者矫治从4岁开始，应持续到青春生长发育结束。患者矫治时机的选择，应考虑错殆畸形发生发展的遗传因素与环境因素，早期发现，及时矫治。

3. 矫治技术（矫治器）特点及矫治方式选择

矫治器选择：①矫治开始时由于患者配合度差，无法做咬合重建，制作活动颊屏＋舌栅矫治器，纠正吮颊及伸舌习惯；②患者配合度增加后，咬合重建，制作FRⅢ＋腭刺功能矫治器，纠正前牙反殆畸形，阻断前伸下颌及伸舌习惯。

（1）颊屏＋舌栅矫治器是折中的临床选择，佩戴该矫治器可去除吮颊及伸舌习惯。另外，佩戴颊屏＋舌栅矫治器可以增强患者矫治的依从性，减少患者对矫治的恐惧，帮助患者为下一阶段治疗做好心理准备。

（2）FRⅢ＋腭刺功能矫治器可调整上下颌骨矢状向的不调，对轻中度骨性Ⅲ类错殆畸形及功能性Ⅲ类错殆畸形有矫形治疗的作用。FRⅢ结构对吮颊、下前牙唇倾、舌位低平都有功能调整的作用，并且FRⅢ矫治施力是通过咬合重建、肌肉训练、口周功能空间重建等方式实施，相比前牵引矫治器的矫形治疗，其对固位需求低，矫治器施力小，比较适合配合度不高的乳牙列期Ⅲ类错殆畸形患者的矫治。

4. 矫治流程特色

（1）颊屏＋舌栅矫治器矫治3个月后，吮颊习惯及后牙开殆畸形有所改善，患者临床依从性有所提高。

（2）FRⅢ＋腭刺功能矫治器矫治6个月后，前牙反殆畸形得到纠正，上下前牙唇倾改善，下颌前伸及伸舌习惯改善。

（3）从就诊开始就嘱患者及家长开始唇闭合训练，矫治8个月后，唇闭合度改善，上下唇突改善。但通过头颅侧位片仍可看到上下唇未闭，表明患者唇闭合训练的疗效还不稳定。

（4）乳牙列期前牙功能矫治有效后，考虑患者家族性特征以及唇肌、舌肌功能的异常，上下牙弓大小及间隙问题仍未解决，建议持续佩戴FRⅢ，定期复诊，观察乳恒牙替换，持续口周肌肉功能训练，并在青春期后进行必要的咬合精细调整。

5．矫治疗效总结

患者在乳牙列期开始骨性Ⅲ类错殆畸形的矫治，功能矫治纠正了前牙反殆畸形及下颌前伸习惯。腭刺纠正了伸舌习惯，颊屏纠正了吮颊习惯。唇肌功能训练改善了患者唇闭合不全的问题，矫治后患者面型更协调，上下唇突度减小。

功能矫治6个月后，下颌下后旋转，患者水平生长面型有所改善。

早期功能矫治未解决上下牙弓过大及牙列间隙问题，需观察乳恒牙替换情况，分析牙位置与牙槽骨关系，待恒牙列期再做咬合精细调整。

矫 治 概 要

（1）基本情况：女，4岁。

（2）骨性及面型诊断：遗传性骨性Ⅲ类，水平生长型。

（3）错殆诊断：前牙反殆畸形，上下牙弓宽度过大，牙列间隙，前牙唇倾，舌肌、唇肌功能异常，吮颊及前伸下颌。

（4）病因分析：遗传因素及环境因素。

（5）矫治时机：乳牙列期骨性Ⅲ类错殆畸形及口腔肌肉功能异常早期矫治。

（6）矫治目标：纠正骨性发育不调，纠正前牙反殆畸形，纠正伸舌、前伸下颌、吮颊习惯，纠正唇闭合不全。

（7）疗效评价：前牙反殆畸形、口腔不良习惯得到纠正，口周肌肉功能有所改善，牙弓宽度过大及牙列间隙未明显改变。

【理论拓展】

儿童口腔舌肌功能与牙颌面的生长发育异常

一、儿童错殆畸形病因及口周肌肉功能对错殆畸形形成的影响

错殆畸形是世界卫生组织公布的口腔三大疾病之一，其发生发展涉及儿童牙颌面的遗传因素及环境因素，而"环境影响功能，功能决定形态"。任何破坏口颌系统力学平衡的因素，如异常口腔功能及习惯、异常肌肉功能等都会破坏正常肌力、咬合力的平衡与协调，从而造成儿童牙颌面生长发育及形态结构的异常。

口周肌肉功能活动影响肌肉附着处骨骼的生长和改建，同时口周肌肉作为软组织系统的重要组成部分，在正常功能状态下引导颌骨的生长发育。舌肌从固有口腔内部向牙弓施加的向外压力与唇颊肌从牙弓外侧对牙弓施加的向内压力形成动力平衡，确保牙弓具有正常生长发育的功能环境。因此，舌肌功能异常会破坏口周肌肉平衡，从而影响牙颌面的正常生长发育，导致错殆畸形。

二、舌与儿童错殆畸形

舌肌功能异常包括舌形态大小异常、位置异常及功能异常。

（1）舌形态大小影响上下牙列在口腔功能环境中所受到的压力。舌形态大小异常对牙列形态及咬合关系有影响：①舌体过大（如巨舌症）表现为舌体肥大，过大的舌体常常伸至口外，因此在舌体双侧边缘有牙齿的压痕。牙弓内部的压力会因为舌体过大而增加，导致牙列向唇、颊侧倾斜开大，使牙弓内出现散在间隙，下前牙的唇倾会引起前牙反𬌗畸形，下后牙的颊倾则会引起后牙反𬌗畸形。若过大的舌体常于息止颌位时处于上下牙齿之间，久之则会形成局部或广泛性开𬌗畸形。②舌体过小（如小舌症）表现为舌体体积不足，舌体过小会导致牙弓向外的张力不足，过小的舌体不能对牙弓施以正常的功能压力，从而导致上下牙弓狭窄、牙列拥挤等错𬌗畸形。

（2）舌肌位置异常指舌背位置低平、舌尖位置靠前、舌体处于下前牙区会对下颌舌侧产生更大的压力，可能导致下颌前伸和上颌发育不足。同时，低平的舌位可导致上牙弓所受向外压力不足，内外压力失衡，易发生上牙弓狭窄、上颌骨后缩，造成前牙反𬌗畸形等。

（3）舌肌功能异常主要表现为异常吐舌、吞咽和伸舌（舔舌）习惯。①异常吐舌、吞咽习惯，舌体处于较低位置，舌背不与硬腭相接触，牙弓受到的口腔内外肌力失衡，从而导致错𬌗畸形，常见上牙弓狭窄、腭盖高拱。同时异常吞咽时，患者的舌尖前伸，根据前伸接触位置不同，容易造成上/下前牙的唇倾、间隙和开𬌗畸形。②如患者有伸舌（舔舌）习惯，舌向前伸致舌尖处于上下前牙之间，并使下颌向前移位，可造成前牙局部小开𬌗畸形及下颌前突畸形；替牙列期患者有舔牙习惯时可使下前牙唇倾，产生牙间隙，甚至造成反𬌗畸形。

三、舌肌功能异常的临床早期阻断

舌肌功能异常是儿童错𬌗畸形发生发展的重要环境因素之一，因此舌肌功能异常的早期发现、及时阻断对儿童口颌系统的正常生长发育非常重要。儿童舌肌功能异常早期阻断的临床方法主要是借助各类型矫治器纠正异常舌肌功能及位置，同时配合有意识的舌肌功能训练，加强咀嚼肌力量练习，帮助儿童建立正常的舌位置及吞咽习惯。

矫治器可以是活动矫治器或固定矫治器，利用矫治器上控制舌肌异常压力的结构部分（舌网、舌挡、舌栅或舌刺等）控制舌体异常。矫治器一般要求覆盖整个受累牙区域，但不能干扰儿童咀嚼时的上下牙咬合。对于舌肌功能异常已经导致牙弓狭窄、前/后牙反𬌗畸形的患者，可以配合扩弓、前牵引、内收前/后牙等治疗方式，在纠正舌肌功能异常的同时初步矫治上下牙咬合异常。

早期矫治医生需要仔细地检查分析错𬌗畸形，明确病因，早期诊断，及时矫治，并进行一定时间的随访，以获得有效牙颌面错𬌗畸形的阻断矫治，并获得稳定的矫治效果。

【病例三】

轻度牙性乳前牙反殆畸形的早期矫治

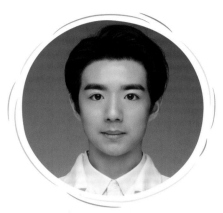

四川大学华西口腔医学院　周陈晨

（一）主诉/病史

患者郑某，女，4岁半，发现前牙反殆畸形半年，无家族遗传史，存在不良喂养习惯史。

患者既往无前牙反殆畸形矫治史，否认全身疾病史及综合征。

（二）临床检查

（1）乳牙列期前牙反殆畸形，问诊及视诊发现患者无明显口腔不良习惯。

（2）面像及口内像检查：ICP位时乳前牙反覆殆反覆盖，反覆盖约1mm，属于轻度前牙反殆畸形。上下乳前牙直立，双侧乳磨牙终末平面为近中阶梯。上牙弓尖牙间宽度相比下颌稍不足，上下牙弓形态不调。

患者正面型均面，面中份轻微发育不足，面下1/3正常，左右基本对称。侧貌略凹，下颌无前突，下唇位于E线前。鼻唇角稍小，颏唇沟浅。（图2-3-1）

（3）功能检查：下颌位置基本居中，颞下颌关节功能未见明显异常。头颈姿势未见明显异常。

（4）初诊X片检查：于ICP位拍摄头颅侧位片，检查其上下颌骨发育情况及矢状向关系。（图2-3-2）

采用华西分析法对头颅侧位片进行分析：上下颌相对颅底位置正常（∠SNA 82.0°，正常值83.0°±4.0°；∠SNB 78.0°，正常值80.0°±4.0°）。上下颌骨矢状向位置轻度不调（∠ANB 1.5°，正常值3.0°±2.0°），上颌相对后缩。上颌基骨长度正常（Ptm-A 42.0mm，正常值45.0mm±3.0mm）。上前牙相对前颅底平面舌倾（∠U1-SN 82.3°，正常值105.7°±6.3°），下前牙直立内倾（∠FMIA 70.0°，正常值57.0°±7.0°）。下颌平面角基本正常（∠FMA 28.2°，正常值28.0°±4.0°），面型为水平生长型（患者面部生长型为顺时针旋转生长倾向）。（表2-3-1）面部软

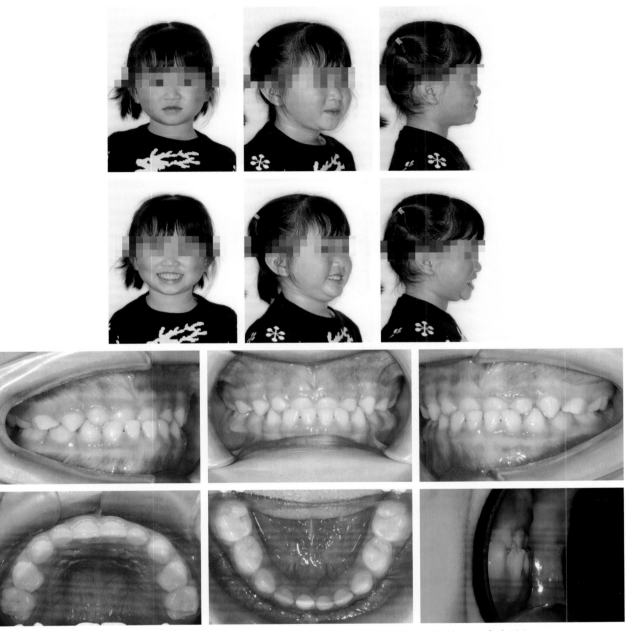

图2-3-1　初诊面像及口内像检查（面中份稍凹，乳牙列期轻度前牙反𬌗畸形）

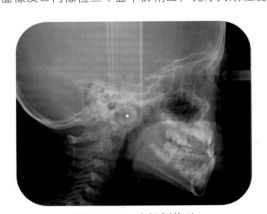

图2-3-2　头颅侧位片

组织侧貌为凹面型（∠N'–Sn–Pog' 169.0°，正常值167.0°±4.0°）。

表2-3-1 治疗前头影测量分析

测量项目	测量值	标准值	标准差	测量结果
骨测量				
∠SNA	82.0°	83.0°	4.0°	上颌相对颅底位置正常
∠SNB	78.0°	80.0°	4.0°	下颌相对颅底位置正常
∠ANB	1.5°	3.0°	2.0°	趋向于Ⅲ类错𬌗畸形
Ptm–A（上颌基骨长）	42.0mm	45.0mm	3.0mm	上颌基骨长度正常
Ptm–S	16.6mm	18.0mm	2.0mm	上颌相对颅骨位置关系正常
∠PP–FH（上颌平面角）	1.8°	4.0°	3.0°	腭平面陡度正常，上颌骨无异常旋转
∠PP–GoGn（矢状角）	22°	21.0°	4.0°	无开𬌗趋势
∠OP–SN	30.3°	19.0°	4.0°	𬌗平面斜度较大
Go–Pog	62.8mm	73mm	4.0mm	下颌体长度较小
Go–Co	42.7mm	56.0mm	4.0mm	下颌支长度较小
Pcd–S	11.8mm	17.0mm	3.0mm	髁突位置偏前
∠MP–SN	32°	33.0°	4.0°	下颌平面正常
∠FMA（FH–MP下颌平面角）	28.2°	28.0°	4.0°	均角型，下颌平面陡度正常
∠SGn–FH（Y轴角）	61.2°	64.0°	3.0°	生长方向正常，颏部位置关系正常
∠NBa–PtGn（面轴角）	90.0°	88.0°	3.0°	下颌向前生长正常
牙测量				
∠U1–L1（上下中切牙角）	157.3°	127.0°	9.0°	上下中切牙角较大，提示前牙可能较直立
∠U1–SN	82.3°	105.7°	6.3°	上前牙相对前颅底平面舌倾
U1–NA	0.4mm	4.0mm	2.0mm	上中切牙后缩
∠U1–NA	6.5°	21.0°	6.0°	上中切牙舌倾
L1–NB	1.9mm	6.0mm	2.0mm	下中切牙后缩
∠L1–NB	16.0°	28.0°	6.0°	下中切牙舌倾
∠FMIA（L1–FH）	70.0°	57.0°	7.0°	下中切牙相对FH舌倾，后缩
U1–APo（上中切牙突距）	0.7mm	7.0mm	2.0mm	上中切牙后缩
L1–APo（下中切牙突距）	2.5mm	3.0mm	2.0mm	下中切牙突度正常
U6–Ptm（上第一恒磨牙位置）	10.6mm	16.0mm	3.0mm	上第一恒磨牙位置靠后
U1–PP	25.7mm	28.0mm	2.0mm	上前牙槽高度偏小
U6–PP	13.8mm	22.0mm	2.0mm	上后牙槽高度偏小
L1–MP	32.6mm	40.0mm	2.0mm	下前牙槽高度偏小
L6–MP	26.2mm	33.0mm	2.0mm	下后牙槽高度偏小
软组织测量				
UL–EP（上唇位置）	3.8mm	2.0mm	2.0mm	上唇位置正常
LL–EP（下唇位置）	2.9mm	3.0mm	2.0mm	下唇位置正常
Z角	67.9°	71.0°	5.0°	唇突度正常，侧貌协调

续表

测量项目	测量值	标准值	标准差	测量结果
∠FH–N'Pog'（软组织面角）	89.7°	89.0°	3.0°	软组织额位正常
∠N'–Sn–Pog'（软组织面突角）	169.0°	167.0°	4.0°	趋向于Ⅲ类面型
面高测量				
N–ANS（上面高）	43.4mm	53.0mm	3.0mm	上面高较小
ANS–Me（下面高）	54.4mm	61.0mm	3.0mm	下面高较小
S–Go（后面高）	57.3mm	75.0mm	5.0mm	后面高较小
S–Go/N–Me（FHI后前面高比）	58.6%	66.0%	4.0%	垂直生长型
ANS–Me/N–Me（下前面高比）	54.6%	53.0%	2.0%	下面高与全面高比值正常

（三）临床诊断

根据患者病史，视诊及问诊结果，患者无明显口腔不良习惯，无家族遗传史，存在不良喂养习惯史，前牙反𬌗畸形，判断患者前牙反𬌗畸形的病因为不良喂养习惯。

因此，根据临床视诊、问诊、口内像检查、功能检查结果，该前牙反𬌗畸形患者的临床诊断如下：

（1）乳牙列期，牙性乳前牙反𬌗畸形；

（2）侧貌稍凹，上颌发育稍不足，水平生长型倾向；

（3）乳磨牙终末平面为近中阶梯；

（4）前牙轻度反覆𬌗反覆盖；

（5）上牙弓尖圆形，下牙弓卵圆形，上下牙弓形态不调；

（6）上下唇位于E线前；

（7）未见明显颞下颌关节功能异常。

（四）治疗计划

选择上颌𬌗垫式双曲舌簧活动矫治器。

利用上颌𬌗垫式双曲舌簧活动矫治器将患者乳前牙反𬌗畸形的上前牙向唇侧推出，使其与下前牙建立正常的覆𬌗覆盖关系，从而矫正乳前牙反𬌗畸形。乳前牙反𬌗畸形解除后，复诊调改前牙区（特别是乳尖牙）的早接触点，并分次逐渐磨除𬌗垫1–2mm，使后牙建立正常接触的咬合关系。

磨耗不足的上下乳尖牙的调磨：对于有乳尖牙咬合干扰的乳前牙反𬌗畸形，在矫正前牙反𬌗畸形的同时，应分次调磨造成干扰的上下乳尖牙牙尖。若患者有前伸下颌习惯，则需配合使用颏兜以改正该习惯。

（五）治疗过程及结果

1. 治疗过程

（1）试戴上颌殆垫式双曲舌簧活动矫治器：让患者试戴上颌殆垫式双曲舌簧活动矫治器（图2-3-3），训练其习惯佩戴矫治器，全天佩戴。每2周复诊一次，检查患者矫治器佩戴情况、前牙反殆畸形纠正情况及面型改善情况。

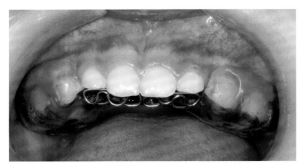

图2-3-3　试戴上颌殆垫式双曲舌簧活动矫治器

（2）复诊时适当调节双曲舌簧加力，每次打开双曲舌簧1~2mm，观察并调磨过长上下乳尖牙。纠正前牙反殆畸形后，每次复诊逐渐磨除殆垫1~2mm。

（3）矫治3个月后前牙反殆畸形解除。

2. 治疗结果

矫治3个月后，患者乳前牙反殆畸形得到纠正，上乳前牙直立，双侧后牙咬合接触正常，上下中线齐（图2-3-4）；矫治结束后正面观面部形态协调，面中份稍凹，侧貌形态正常（图2-3-5）。

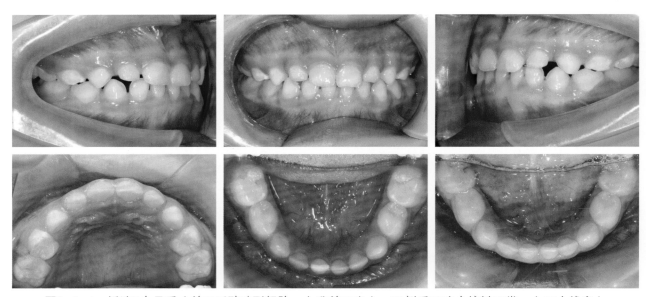

图2-3-4　矫治3个月后（前牙反殆畸形解除，上乳前牙直立，双侧后牙咬合接触正常，上下中线齐）

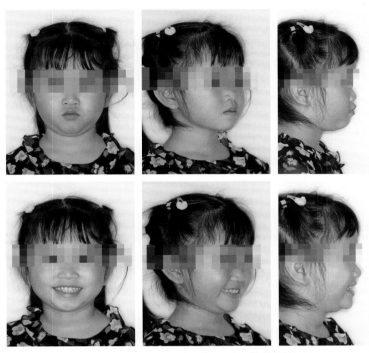

图2-3-5　矫治3个月后面像协调美观

（六）病例分析

患者4岁半，以"地包天"为诉求诊，无全身疾病史及家族遗传史，有不良喂养习惯史。临床检查示上乳前牙直立，前牙轻度反覆殆反覆盖。面貌检查示面中份轻微发育不足，侧貌略凹。口腔健康情况好，乳磨牙未见龋坏。诊断为轻度牙性乳前牙反殆畸形（不良喂养习惯所致），设计上颌殆垫式双曲舌簧活动矫治器，前牙打开咬合1.8mm。

矫治方法：每2周复诊加力一次，每次打开双曲舌簧1-2mm，推上乳前牙向唇侧，复诊观察乳尖牙是否有咬合干扰。当乳前牙反殆畸形解除后，逐次磨除后牙殆垫，恢复后牙咬合接触，最终建立正常前后牙咬合关系，结束治疗。总疗程为3个月。

矫 治 概 要

（1）基本情况：女，4岁半。

（2）骨性及面型诊断：骨性Ⅲ类、轻度上颌发育不足。

（3）错殆诊断：轻度前牙反殆畸形。

（4）病因分析：不良喂养习惯。

（5）矫治时机：乳牙列期。

（6）矫治目的：纠正乳前牙反殆畸形。

（7）疗效评价：前牙反殆畸形得到纠正，上下中线齐，面型美观度改善，侧貌稍凹。

【理论拓展】

乳前牙反殆畸形的临床治疗

一、乳前牙反殆畸形的病因机制

乳前牙反殆畸形是儿童乳牙列期常见的一种错殆畸形，是指在正中咬合时，前牙呈反覆殆反覆盖关系。乳前牙反殆畸形病因复杂，主要有遗传因素、先天因素、先天性疾病、全身疾病、后天局部因素等。其中不良喂养习惯、先天因素、遗传因素、口腔不良习惯可能是导致乳前牙反殆畸形的主要危险因素。

乳前牙反殆畸形使儿童的下颌长期处于前伸状态，如果不及时治疗会导致上颌骨发育受限、下颌骨过度前伸，影响上下颌骨的协调发育，形成骨性Ⅲ类错殆畸形，对患者的口腔功能、颜面美观和心理健康有较严重影响。在患者能配合的情况下，应尽早矫治乳前牙反殆畸形，以阻断畸形加重，促进颌骨正常发育。

二、乳前牙反殆畸形的鉴别诊断

乳前牙反殆畸形可分为牙性乳前牙反殆畸形、骨性乳前牙反殆畸形和功能性乳前牙反殆畸形三种类型，其中牙性乳前牙反殆畸形和功能性乳前牙反殆畸形比较常见，牙性乳前牙反殆畸形多伴有功能性乳前牙反殆畸形，骨性乳前牙反殆畸形的临床表现一般不明显。

（1）牙性乳前牙反殆畸形主要是上下乳前牙牙轴倾斜度异常所致。口内可见上前牙舌倾、舌向错位或拥挤，下前牙唇向错位或者有间隙，乳前牙呈反覆殆反覆盖关系。面型，颌骨形态、大小基本正常，上下颌骨关系无明显异常。

（2）功能性乳前牙反殆畸形是指乳前牙咬合干扰诱导下颌功能性前伸所致的乳前牙反殆畸形。口内多见下乳尖牙牙尖高于殆平面。面貌和颌骨形态、大小基本正常，下颌前伸明显，下颌前突，但可后退前牙至乳前牙切对切位置。

（3）骨性乳前牙反殆畸形是由上颌骨发育不足和（或）下颌骨过度生长所致，上前牙唇倾代偿，下前牙舌倾代偿，乳前牙反覆盖大。骨性乳前牙反殆畸形一般有家族遗传史。

三、乳前牙反殆畸形与颌面部生长发育

儿童颌面部的生长发育经历多个快速生长期，如乳牙建殆期、乳恒牙替换期及恒牙建殆期等时期。儿童的生长发育可影响错殆畸形矫治时机、矫治方法的选择，因此需要对远期疗效做出正确判断。恒牙列错殆畸形同乳牙列及替牙列。错殆畸形的存在及发展密切相关。乳前牙反殆畸形可对儿童颌面部的生长发育造成严重影响。若能在早期进行矫治，可诱导上下颌骨沿着协调的方向生长发育，为口颌肌肉系统提供一个良好的生长发育环境，显著地改善颜面的美观度。

乳前牙反殆畸形若未行矫正治疗，则有半数以上可发展为恒前牙反殆畸形，甚至妨碍面部的正常发育，导致骨性Ⅲ类前牙反殆畸形。乳前牙反殆畸形经矫正后，下颌骨的过度生长受到抑制，上颌骨

的生长潜能得到发挥，从而改善异常的上下颌骨生长发育，降低恒前牙反殆畸形的发生率。

四、乳前牙反殆畸形的治疗时机

在儿童生长发育早期，对其咬合进行合理的管理尤为重要，其中早期采取相应的矫治措施，可阻断错殆畸形的发展或减轻成年后错殆畸形的严重程度。

乳前牙反殆畸形最佳的治疗时机为3-5岁，因为此阶段处于乳前牙牙根稳定期，患者依从性较好，但由于仍有许多家长认为换完牙再行矫治较好，从而错过了儿童矫治的黄金阶段。早期矫治乳前牙反殆畸形的优势为：①阻断进行性及不可逆性软组织或骨组织变化；②改善上下颌骨骨性不调，并为上下颌骨正常生长发育提供有利的环境；③改善咬合功能，减少咬合创伤；④为尖牙及前磨牙萌出提供间隙，并建立安氏Ⅰ类关系；⑤尽可能简化Ⅱ期正畸综合治疗；⑥改善面型，促进患者心理健康。

五、乳前牙反殆畸形的早期矫治方法

（一）调磨法

调磨法适用于伴乳尖牙磨耗不足、下颌功能性前伸的乳前牙反殆畸形。

上下乳尖牙磨耗不足可导致下颌前伸，在用矫治器矫治时应调磨去除乳尖牙咬合干扰，促进乳前牙反殆畸形矫治后的咬合稳定。其治疗方法为分次调磨乳尖牙牙尖，调磨部位为上颌双侧乳尖牙牙尖和近中切缘，以及下颌双侧乳尖牙牙尖和远中切缘。

（二）咬撬法

咬撬法适用于牙弓内有间隙的个别乳前牙反殆畸形，或反覆殆较浅、下前牙直立的乳前牙反殆畸形。

治疗方法为选择压舌板或者牙刷柄，修整使其宽度较错位牙牙冠略大，将其放于错位的上切牙舌面与下切牙切缘之间，手握压舌板或牙刷柄，以颏部为支点，使压舌板或牙刷柄与咬合平面呈45°，咬撬上前牙，使上前牙唇倾，纠正乳前牙反殆畸形。加力为每次10-15分钟，约20次，矫治力大小以咬撬时上下前牙牙龈发白为宜。

（三）上颌殆垫式双曲舌簧活动矫治器

上颌殆垫式双曲舌簧活动矫治器适用于单纯或伴下颌前伸的牙性乳前牙反殆畸形。

上颌殆垫式双曲舌簧活动矫治器中邻间钩、改良式箭头卡保证固位，用殆垫将双侧后牙垫高，使上前牙脱离下前牙的闭锁，然后再用双曲舌簧推上前牙向唇侧移动。反殆畸形解除后，复诊观察并调改前牙区的早接触点，并分次逐渐磨除殆垫1-2mm，使后牙建立正常的咬合关系。对于有乳尖牙咬合干扰的前牙反殆畸形，在矫正前牙反殆畸形的同时，应同时分次调磨造成干扰的上下乳尖牙牙尖。若患者有前伸下颌习惯，则需配合使用颏兜以改正该习惯。

（四）反向唇弓式活动矫治器

反向唇弓式活动矫治器适用于牙性乳前牙反殆畸形伴下颌前伸，尤其是下前牙有散在间隙的乳前牙反殆畸形。

反向唇弓式活动矫治器是上颌殆垫式双曲舌簧活动矫治器的改良型，是在上颌殆垫式双曲舌簧活动矫治器的前牙区用不锈钢丝弯制跨颌并延伸到下切牙唇面的反向双曲唇弓。反向唇弓将张闭口运动产生的肌力传导至下前牙及下颌，既能内收下前牙又能控制下颌前移。研究表明，反向唇弓式活动矫治器兼具牙性矫治及功能性矫治的双重作用，在推上前牙唇倾的同时内收下前牙使之舌倾，可以改善上下颌骨的位置关系不调，改善患者的软组织下颌前突侧貌，可控制功能性下颌前伸造成的前牙反殆畸形的复发。

（五）下颌连冠式斜面导板矫治器

下颌连冠式斜面导板矫治器适用于下前牙直立、整齐、反覆殆深、反覆盖浅的乳前牙反殆畸形。

下颌连冠式斜面导板矫治器是用自凝树脂在下尖牙间制作联冠式斜面导板，咬合时发挥使上前牙唇向移位倾斜而下前牙向后的作用。下颌连冠式斜面导板矫治器同时有使下颌向后下旋转的作用。

（六）Ⅲ型功能调节器

Ⅲ型功能调节器通过改变口颌系统肌肉动力平衡，促进上颌骨生长发育的同时抑制下颌骨的过度生长发育，为牙弓、颌骨创造更为合适的发育环境，从而改善颌面的形态。Ⅲ型功能调节器不直接作用于牙齿，无需过多考虑乳牙根吸收程度及新萌恒牙牙根形成状况，对于前牙区无法加力的患者有其独特优势，对功能性反殆畸形和伴有轻度上颌发育不足、下颌发育过度的患者有更好的效果。

其适应证：①轻中度骨性乳前牙反殆畸形，上颌轻中度发育不足，下颌发育正常或稍大；②功能性乳前牙反殆畸形，下颌可以后退到乳前牙切对切位置。

（七）头帽颏兜

头帽颏兜适用于下颌功能性前伸的乳前牙反殆畸形、轻度水平/平均生长型下颌前突乳前牙反殆畸形。

头帽颏兜是治疗下颌前突/前伸的方法之一。佩戴矫治器后，利用头颅的支抗牵引颏部向后上方，矫治力抑制下颌向前生长，使下颌骨向后下旋转，改变髁状突的生长方向。当乳前牙反覆盖较大、上颌殆垫式双曲舌簧活动矫治器治疗乳前牙反殆畸形效果较差时，可以先佩戴头帽颏兜，待反覆盖减小后再使用上颌殆垫式双曲舌簧活动矫治器矫治乳前牙反殆畸形。

也有学者认为头帽颏兜无疗效或疗效不确定，对头帽颏兜矫治持否定态度。并且由于乳前牙反殆畸形患者的年龄偏小，配合差，且多为牙性反殆畸形和功能性反殆畸形，因此头帽颏兜多应用于替牙列早期的患者。

（八）面具式前牵引矫治器

面具式前牵引矫治器适用于上颌发育不足、下颌发育基本正常的骨性乳前牙反殆畸形，以及儿童唇腭裂手术后的乳前牙反殆畸形。

面具式前牵引矫治器通过弹性牵引促进上颌骨生长发育，从而对骨性Ⅲ类错殆畸形进行矫治。临床应用上颌前牵引治疗骨性Ⅲ类错殆畸形得到了较为广泛的认可。为了保证面具式前牵引矫治器的治疗效果，患者需每天佩戴12−14个小时。而由于矫治器的佩戴舒适度较差，同时低龄患者依从性较差，所以应用该矫治器时需要患者、家长与医生的良好配合。

【病例四】

乳牙列期轻度骨性Ⅲ类全牙列反殆畸形的早期矫治

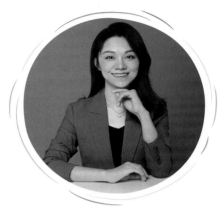

四川大学华西口腔医学院　苏晓霞

（一）主诉/病史

患者刘某，男，5岁。

主诉：矫治"地包天"。

病史：发现前牙"地包天"2年，1年前曾于外院行上颌殆垫式矫治器治疗半年，效果不佳。有偏侧咀嚼习惯。

否认家族遗传史、鼻炎史、全身疾病史及综合征。

（二）临床检查

（1）面像检查：正面观面下1/3略长，左右不对称，颏点右偏1mm。侧面观凹面型，面中份发育不足，下唇外翻，唇闭合不全。鼻唇角略小，颏唇沟正常。（图2-4-1）

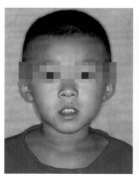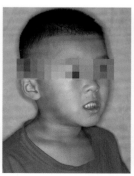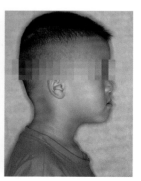

A

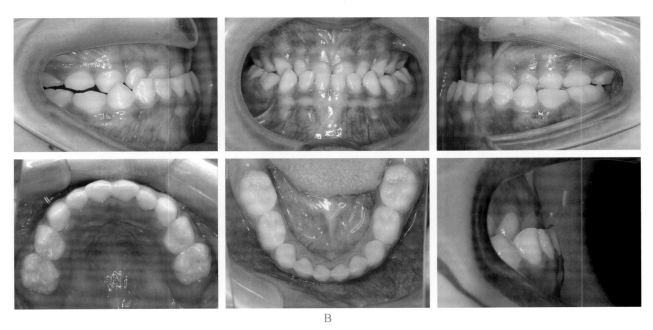

B

图2-4-1 治疗前面像及口内像（乳牙列期全牙列反殆畸形，双侧第二乳磨牙为近中阶梯关系）
A. 面像；B. 口内像

（2）口内像检查：乳牙列期，未见龋坏及乳恒牙替换异常。全牙列反殆，牙龄ⅡA期，ICP位时前牙及后牙反覆殆反覆盖，前牙反覆殆3mm、反覆盖1mm。上中线与面中线一致，下中线右偏0.5mm，上下牙列无拥挤。上前牙直立，下前牙存舌倾代偿。53、63牙腭侧倾斜直立，73、83牙牙尖磨耗不足。双侧第二乳磨牙终末平面为近中阶梯关系。上下牙弓宽度基本匹配，上牙弓尖牙间宽度相比下牙弓尖牙间宽度稍不足（上乳尖牙较直立所致）。

（3）功能检查：有前伸下颌习惯，下颌可少量后退，但无法退至切对切，未见明显颞下颌关节异常。未查及伸舌吞咽、口呼吸等不良习惯。头颈姿势未见明显异常。

（4）软组织检查：双侧扁桃体Ⅰ度肥大，余未见明显异常。

（5）影像学检查：于ICP位拍摄头颅侧位片，检查上下颌骨矢状向关系、前牙倾斜度、面部软组织形态及上气道情况及生长发育情况。

①头颅侧位片分析：上颌骨大小正常（∠SNA 80.5°，正常值83.0°±4.0°），位置稍后缩（Ptm-A 45.1mm，正常值45.0mm±3.0mm；Ptm-S 15.0mm，正常值18.0mm±2.0mm）；下颌骨正常（∠SNB 81.5°，正常值80.0°±4.0°），上下颌骨存矢状向差异（∠ANB -1.0°，正常值3.0°±2.0°；Wits-1.9mm，正常值0mm±2.0mm），为轻度骨性Ⅲ类。下颌骨呈逆时针向前上旋转趋势（Y-axis 57.4°，正常值80.0°±4.0°；S-Go/N-Me 63.5%，正常值64.0%±2.0%），下颌平面角偏小（∠FMA 22.6°，正常值26.0°±4.0°）。下前牙舌倾（∠IMPA 81.6°，正常值97.0°±6.0°；∠U1-L1 153.6°，正常值121.0°±9.0°）。下唇稍位于E线前（LL-EP 3.0mm，正常值1.0mm±2.0mm）。CVMSⅠ期。（图2-4-2、表2-4-1）

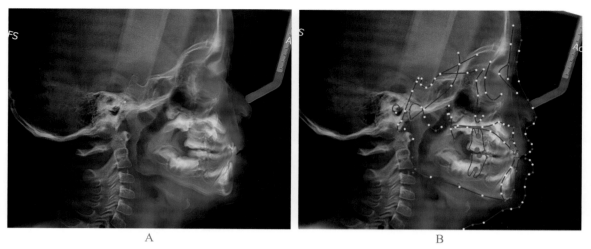

图2-4-2　治疗前于ICP位拍摄的头颅侧位片及调整FH平面后进行的头影测量分析
A. 头颅侧位片；B. 头影测量分析

表2-4-1　治疗前头影测量分析

测量项目	测量值	标准值	标准差
矢状向和牙槽骨测量			
∠SNA	80.5°	83.0°	4.0°
∠SNB	81.5°	80.0°	4.0°
∠ANB	−1.0°	3.0°	2.0°
Wits	−1.9mm	0mm	2.0mm
Ptm−A	45.1mm	45.0mm	3.0mm
Ptm−S	15.0mm	18.0mm	2.0mm
∠IMPA	81.6°	97.0°	6.0°
∠U1−L1	153.6°	121.0°	9.0°
∠U1−SN	93.6°	106.0°	6.0°
U1−NA	13.1mm	23.0mm	5.0mm
垂直向测量			
∠N−S−Ar（关节角）	390.5°	396.0°	6.0°
∠Ar−Go−N（下颌上角）	42.6°	53.0°	2.0°
∠N−Go−Me（下颌下角）	66.9°	72.0°	2.0°
S−Go/N−Me	63.5%	64.0%	2.0%
Y−axis	57.4°	80.0°	4.0°
∠FMA	22.6°	26.0°	4.0°
髁轴角	120.6°	130.0°	5.0°
软组织测量			
UL−EP	0.4mm	−1.0mm	1.0mm
LL−EP	3.0mm	1.0mm	2.0mm

②曲面断层片示：上下牙列、牙槽骨未见明显异常。51、61牙牙根少量吸收，71、81牙牙根尖1/3吸收。11牙牙胚牙冠远中倾斜。未见多生牙、先天缺牙等牙齿发育异常情况。双侧髁突形态未见异常、基本对称，双侧下颌骨体形态大小基本对称。鼻中隔、鼻甲及上颌窦未见明显异常。（图2-4-3）

（6）模型测量分析：提示上下牙弓宽度基本匹配，上牙弓尖牙间宽度相比下牙弓尖牙间宽度稍不足（上乳尖牙较直立所致）。

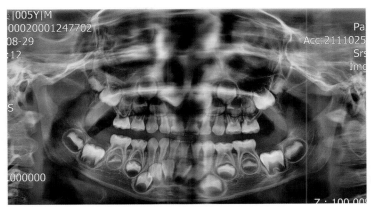

图2-4-3　曲面断层片

（三）临床诊断

根据患者前牙反殆畸形病史且无特殊疾病及家族遗传史，临床检查存在前伸下颌及偏侧咀嚼习惯，73、83牙牙尖磨耗不足，存咬合干扰，下颌可少量后退但无法退至切对切；影像学检查提示下前牙存在舌倾代偿、∠ANB为−1°、Wits为−1.9mm，判断患者前牙反殆畸形为下乳尖牙磨耗不足、前伸下颌和咬合干扰导致的伴有骨性及功能性因素的骨性全牙列反殆畸形。

根据病史、视诊、问诊、口内像检查、功能检查及影像学检查等结果，临床诊断如下：

（1）轻度骨性Ⅲ类（上颌后位，下颌轻度前突）；

（2）水平生长型，下颌骨呈向前上旋转趋势；

（3）侧貌凹面型，面中份发育不足，下唇外翻；

（4）全牙列反殆畸形，前牙反覆殆3mm，反覆盖1mm；

（5）乳尖牙近中关系，第二乳磨牙终末平面为近中阶梯关系；

（6）上牙弓乳尖牙间宽度略小；

（7）上前牙直立，下前牙舌倾代偿；

（8）下颌可部分后退，但无法退至切对切，下颌功能性前伸；

（9）上下中线不齐，咬合干扰，ICP位时下中线右偏0.5mm；

（10）偏侧咀嚼，颏部及下中线略右偏。

（四）治疗计划

（1）双期矫治，Ⅰ期选择上颌活动后牙殆垫式面具前牵引矫治器纠正前牙反殆畸形。

（2）上牙弓乳尖牙间宽度稍小，暂不治疗，待前牙反殆畸形纠正后，观察后牙反殆畸形及下颌偏斜情况，再诊断选择矫治后牙反殆畸形及下颌右偏。

（3）定期复查至替牙列早期，据上下颌骨发育及上下前后牙咬合情况制订进一步早期矫治计划。

（4）恒牙列早期根据上下颌骨关系及咬合关系决定Ⅱ期正畸综合治疗计划。

（五）治疗过程及结果

1．治疗过程

（1）矫治器设计。

取上颌模型，设计制作上颌活动后牙殆垫式面具前牵引矫治器促进上颌骨发育，并抑制下颌生长。矫治器设计：①第一、二乳磨牙设计箭头卡＋邻间钩进行固位；②前牵引钩从腭侧跨过53、63牙远中邻接点延伸至上尖牙近中唇侧；③后牙殆垫打开前牙覆殆2mm。

（2）试戴口内矫治器。

调整矫治器箭头卡及邻间钩使之有充分固位力，调磨殆垫高度，使双侧下后牙与殆垫均匀接触，前牙区打开咬合2-3mm。口内矫治器初戴后适应2周。（图2-4-4）

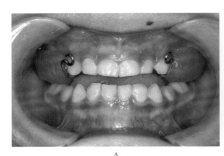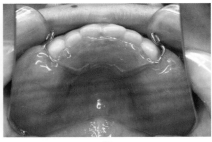

A   B

图2-4-4　初戴上颌活动后牙殆垫式前牵引矫治器
A．口内正面照；B．口内殆面照

（3）面具前牵引加力。

初戴口内矫治器2周后复诊，试戴调整前牵引面具。调整面具牵引方向，尽量使牵引力经过鼻上颌骨复合体阻力中心点，且双侧力线交角的均分线与面中线一致。每侧施加150-300g力，佩戴时间从3-4小时/天逐步增加至12-14小时/天，每4-6周复诊一次。（图2-4-5）

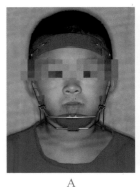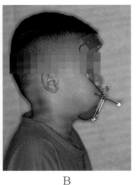

A   B

图2-4-5　初戴前牵引面具
A．正面照；B．侧面照

（4）上颌活动后牙殆垫式面具前牵引矫治器复诊。

①每次复诊需调整矫治器箭头卡，保证面具前牵引时口内矫治器有足够固位力。

②检查前牵引面具有无变形、牵引螺丝是否松动及牵引力方向是否正确，以及检查询问患者每天面具牵引时间。

③复诊逐次调磨73、83牙牙尖，待前牙反𬌗畸形解除后可逐步调磨降低后牙𬌗垫。

2．治疗结果

（1）患者无家族遗传史，面具式前牵引矫治4个月后达侧貌直面型（下颌前伸得到纠正），前牙覆𬌗覆盖正常，乳磨牙终末平齐。上下中线不齐，下中线稍右偏，颏部稍右偏。检查双侧后牙关系发现：后牙覆盖较小，乳磨牙轻度切合关系，后牙咬合接触稳定，上下牙弓宽度不调问题不严重。考虑患者年龄及配合问题，暂停矫治，嘱患者定期复查，观察后牙咬合关系是否稳定、下颌偏斜情况是否加重。（图2-4-6）

（2）面具式前牵引纠正前牙反𬌗畸形后，拍摄头颅侧位片，分析矫治疗效。头影测量分析示：前牵引矫治刺激上颌骨发育，矫治后上颌骨大小及位置基本正常（∠SNA 81.5°，正常值83.0°±4.0°；Ptm-A 45.5mm，正常值45.0mm±3.0mm；Ptm-S 17.0mm，正常值18.0mm±2.0mm）；下颌骨发生少量后下旋转（∠SNB 81.0°，正常值80.0°±4.0°），上下颌骨矢状向关系基本正常（∠ANB 0.5°，正常值3.0°±2.0°；Wits 0.5mm，正常值0mm±2.0mm）。下颌骨发生顺时针旋转、前面高增加导致后前面高比有所减小（Y-axis 70.7°，正常值80.0°±4.0°；S-Go/N-Me 62.5%，正常值64.0%±2.0%）、下颌平面角增加至正常范围（∠FMA 26.8°，正常值26.0°±4.0°）。下前牙代偿性舌倾改善（∠IMPA 88.5°，正常值97.0°±6.0°；∠U1-L1 120.6°，正常值121.0°±9.0°）。上唇位于E线上，下唇略位于E线前（UL-EP 0mm，正常值-1.0mm±1.0mm；LL-EP 1.0mm，正常值1.0mm±2.0mm），患者侧貌改善。（图2-4-7至图2-4-9，表2-4-2）

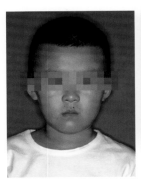
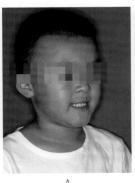
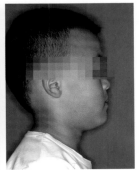

A

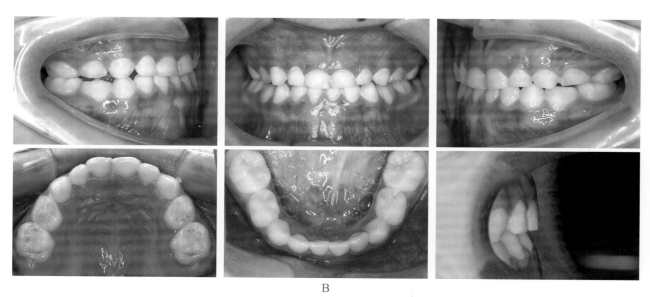

图2-4-6　面具式前牵引矫治4个月后面像及口内像
A. 面像；B. 口内像

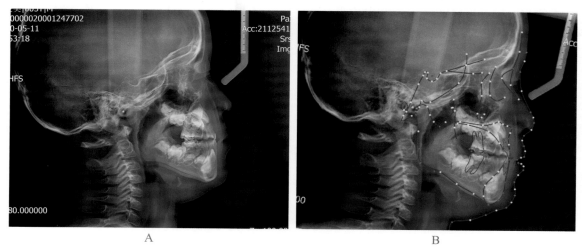

图2-4-7　治疗后于ICP位拍摄的头颅侧位片及调整FH平面后进行的头影测量分析
A. 头颅侧位片；B. 头影测量分析

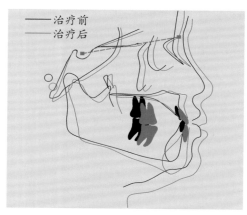

图2-4-8　治疗前后头影测量重叠图

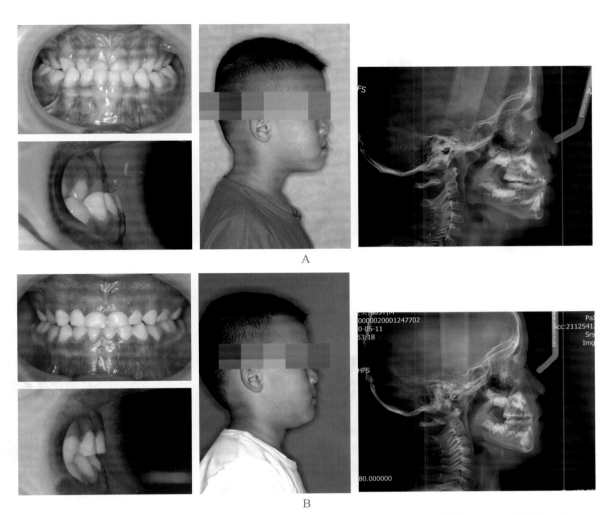

图2-4-9 治疗前后对比[前牙反殆畸形纠正，后牙覆盖浅，下颌前突面型改善（下颌前伸纠正）]
A. 治疗前；B. 治疗后

表2-4-2 治疗后头影测量分析

测量项目	测量值	标准值	标准差
矢状向和牙槽骨测量			
∠SNA	81.5°	83.0°	4.0°
∠SNB	81.0°	80.0°	4.0°
∠ANB	0.5°	3.0°	2.0°
Wits	0.5mm	0mm	2.0mm
Ptm−A	45.5mm	45.0mm	3.0mm
Ptm−S	17.0mm	18.0mm	2.0mm
∠IMPA	88.5°	97.0°	6.0°
∠U1−L1	120.6°	121.0°	9.0°
∠U1−SN	96.6°	106.0°	6.0°
U1−NA	19.8mm	23.0mm	5.0mm

续表

测量项目	测量值	标准值	标准差
垂直向测量			
∠N–S–Ar（关节角）	389.5°	396.0°	6.0°
∠Ar–Go–N（下颌上角）	48.6°	53.0°	2.0°
∠N–Go–Me（下颌下角）	70.8°	72.0°	2.0°
S–Go/N–Me	62.5%	64.0%	2.0%
Y–axis	70.7°	80.0°	4.0°
∠FMA	26.8°	26.0°	4.0°
髁轴角	121.9°	130.0°	5.0°
软组织测量			
UL–EP	0mm	−1.0mm	1.0mm
LL–EP	1.0mm	1.0mm	2.0mm

（3）矫治后复查。此后每3个月复查一次，留意观察患者前伸下颌习惯是否仍存在、偏侧咀嚼习惯有无纠正、颏部右偏有无加重、有无其他口腔不良习惯出现、腺样体/扁桃体是否肥大、乳恒牙替换有无异常情况等，如出现新的引起错殆畸形或前后牙反殆畸形复发、下颌偏斜加重的情况，及时开始进一步矫治。

（六）病例分析

1．矫治理论依据

该患者乳前牙反殆畸形是咬合干扰和长期前伸下颌习惯导致的伴有功能性因素的轻度骨性前牙反殆畸形，表现为凹面型，面中份发育不足，上颌骨后位，而下颌前伸，全牙列反覆殆反覆盖。上下颌骨矢状向轻度不调，下颌稍大（下前牙存在一定的舌倾来代偿骨性不调，下颌无法后退至切对切）。因该患者5岁，CVMS Ⅰ期，下颌骨为向前上逆时针旋转生长趋势，故在乳牙列期即选用前牵引矫治器，快速打开上颌与颅底间连接骨缝，刺激上颌骨向前生长并允许下颌骨发生一定的顺时针向后下旋转来尽快解除前牙反殆畸形、改善侧貌面型及协调上下颌骨矢状向关系。

对于存在上颌发育不足的骨性Ⅲ类患者，尽管在替牙列期或恒牙列早期进行前牵引也能获得成功，但据现有的临床研究来看，在乳牙列期或替牙列期早期开展前牵引可取得更好的矫治结果。

2．诊断依据、矫治计划设计、矫治时机选择

（1）该患者曾于外院行上颌殆垫式矫治器治疗半年，效果不佳；问诊发现患者有偏侧咀嚼史。无特殊疾病及家族遗传史。

（2）该患者为软组织凹面型，上颌面中份凹陷；全牙列反殆畸形，前牙反覆殆3mm，反覆盖1mm，下前牙舌倾代偿，第二乳磨牙终末平面为近中阶梯关系；∠ANB为−1°、Wits为−1.9mm、髁轴角为120.6°；功能检查发现下颌前伸，下颌无法后退至切对切，故诊断为轻度骨性Ⅲ类关系（上颌发育不

足，下颌前伸）。

（3）该患者后牙反殆畸形，下颌颏部及下中线轻度右偏，除53、63牙腭侧倾斜直立外，上颌横向宽度略不足，考虑前牵引上颌后，上下牙弓宽度基本可协调，故在第一次设计前牵引矫治器时，口内部分未设计扩弓装置。若第一次前牵引矫治后患者生长发育出现上下颌骨明显的宽度不调，则拟设计第二次的前牵引＋扩弓矫治。

临床上对于存在（比较明确的）上牙弓狭窄、上颌横向宽度不足或中重度骨性前牙反殆畸形患者行前牵引矫治时，应同时设计上颌扩弓附件，反复扩缩上牙弓及腭中缝，从而协调上下牙弓宽度，更易达到上颌骨骨性前牵引效果。

（4）该患者乳牙列无龋坏且固位尚可，故设计乳磨牙箭头卡＋邻间钩固位的活动式前牵引矫治器。活动式前牵引矫治过程中抵于上前牙舌隆突的上颌树脂基托可在牵引力水平分力作用下发生少量唇倾作用，因此矫治器在上前牙区未设置双曲舌簧唇倾较直立上前牙，避免上前牙过度唇倾导致覆盖过大、覆殆变浅。

（5）后牙非解剖式殆垫解除上下咬合锁结，利于上颌前移。矫治过程中逐次调磨下乳尖牙磨耗不足牙尖，去除咬合干扰。

（6）因患者有前伸下颌习惯，上颌活动后牙殆垫式面具前牵引矫治器矫治结束后可在定期复查阶段观察前牙咬合有无复发及不良习惯是否纠正，若前牙变为浅覆殆覆盖或仍有前伸下颌习惯，可通过夜间佩戴Ⅲ型功能调节器或颏兜施加轻的矫形力来抑制下颌前伸。

复诊要关注患者偏侧咀嚼习惯有无纠正，观察颏部右偏及下中线右偏有无加重，需要时要及时进行进一步矫治。

3．疗效分析

矫治后患者前牙反殆畸形纠正，正面观面中份丰满度增加，侧貌改善为直面型。下颌发生了少量后下旋转，可视为对下颌前突面型的掩饰和改善。面下1/3高度有所增加，但未影响患者面部比例的协调性。上牙弓宽度略不足，故后牙覆盖较浅。

乳牙列前牵引可打开颌骨与面部间骨缝，促进骨缝内成骨，在较短时间内高效矫治轻中度骨性Ⅲ类错颌畸形，是轻中度骨性Ⅲ类错殆畸形早期矫治的有效方法。乳牙列前牵引纠正前牙反殆畸形，在矫治定期复查过程中，要着重检查是否存在双侧乳尖牙咬合干扰，及时调殆去除咬合干扰；矫治后定期复查，检查乳恒牙替换情况，有无前牙反殆畸形复发，检查患者全身健康情况（有无扁桃体肥大、腺样体肥大等），去除牙颌面不良生长因素，进行口腔功能健康行为引导，避免患者有伸舌吞咽、前伸下颌、偏侧咀嚼等口腔不良情况，以实现疗效的稳定保持。

矫 治 概 要

（1）基本情况：男，5岁。

（2）骨性及面型诊断：轻度骨性Ⅲ类，水平生长型趋势。

（3）错殆诊断：乳牙列反殆畸形，下颌前伸，上牙弓轻度宽度不足。

（4）病因分析：环境因素，下颌前伸，偏侧咀嚼。

（5）矫治时机：CVMS I 期，乳牙列期。

（6）矫治目的：纠正乳前牙反殆畸形，观察后牙反殆畸形有无改善，纠正前伸下颌习惯。

（7）疗效评价：上下颌骨骨性Ⅲ类关系改善，下颌前伸纠正，前牙反殆畸形纠正，下中线及颏部右偏。

【理论拓展】

轻中度骨性乳牙反殆畸形前牵引矫治的重点

一、乳牙列期前牵引矫治力的选择

乳牙列期应用前牵引矫治技术治疗轻中度骨性乳牙反殆畸形时间较替牙列期短且效果显著。替牙列期及恒牙列早期前牵引施加的通常是300～500g较大的矫形力，而乳牙列期因骨缝尚未闭合，在保障口内矫治器固位的基础上施加150～300g的力即可。若想要协调上下牙弓宽度且更易实现上颌骨骨性快速前牵引效果，可同时设计上颌扩弓器，反复扩缩上牙弓及腭中缝。

二、乳牙列期前牵引矫治器的固位设计

由于乳牙冠解剖形态特点，卡环固位更难，乳牙列前牵引矫治器的临床应用较Ⅲ型功能调节器难度更大。必要时为增强固位也可设计固定铸造带环式前牵引矫治器，将其粘接于乳牙列上增强固位。但此法在矫治结束后拆除矫治器时难度较大且对患者配合度要求较高。有时也会将基托式前牵引矫治器直接粘接于牙列上，但此法中患者口腔卫生维护差，且易局部松动造成个别牙受力过大，临床上需谨慎应用。

三、乳牙列期前牵引的施力位置及矫治效应

前牵引钩通常设置于乳尖牙近中颊侧，采用前下20°～30°的牵引方向，使上颌骨及上前牙向前下移动，下颌骨后下旋转，从而解除前牙反殆畸形，因此对于水平及平均生长型患者矫治效果较好，但对于高角下颌后下旋转生长趋势的患者则预后较差。

四、乳牙反殆畸形矫治中咬合干扰的去除

对于合并口腔不良习惯的骨性/功能性乳牙反殆畸形，若上乳尖牙较直立，下乳尖牙磨耗不足，上下乳尖牙干扰，矫治过程中需少量唇倾上乳尖牙并逐次调磨下乳尖牙磨耗不足，去除咬合干扰。

五、乳牙反殆畸形伴口腔不良习惯的矫治

临床上有部分前牙反殆畸形患者伴有舌低位或伸舌吞咽等口腔不良习惯，可通过应用带舌刺的前牵引矫治器来同步进行矫治，或者避免前牙咬合打开可能引起的吐舌习惯加重。在后期保持阶段佩戴改良带舌刺的Ⅲ型功能调节器也可起到避免或辅助纠正伸舌吞咽等口腔不良习惯的作用。

六、乳牙反殆畸形矫治中患者的配合度要求

由于前牵引矫治包含口内外矫治器装置，设计、实施和矫治器拆除均较Ⅲ型功能调节器更为复杂，故而对患者配合度和口腔卫生要求较高。

【病例五】

乳牙列期单侧前后牙反𬌗畸形的早期矫治

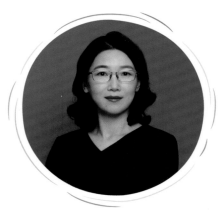

四川大学华西口腔医学院　刘人恺

（一）主诉/病史

患者张某，女，5岁，家长要求矫治乳牙反𬌗畸形。

现病史/既往史：无特殊。

否认家族遗传史，否认全身疾病史及综合征。

（二）临床检查

（1）乳牙列期，问诊及视诊结果无特殊。

（2）口内像及面像检查。口内像情况：乳牙列，51—55牙、61—65牙、71—75牙、81—85牙，未见明显龋坏，恒牙未萌出。口腔卫生尚可。

上下乳磨牙终末平面为近中阶梯。右侧52—55牙、82—85牙反𬌗畸形。上牙弓偏尖圆形，下牙弓卵圆形，上下牙弓不匹配。上中线正常，下中线右偏2mm。

患者正面为平均生长型，面部不对称，颏稍右偏；侧面稍突，颏位靠后；唇齿位正常，微笑不对称。（图2-5-1）

（3）功能检查：PP位下中线稍右偏，ICP位下颌右偏2mm。头颈姿势未见明显异常。

（4）头颅侧位片及曲面断层片。考虑患者面像基本协调，骨性Ⅰ类关系，以及患者及家长要求，未做X线检查。

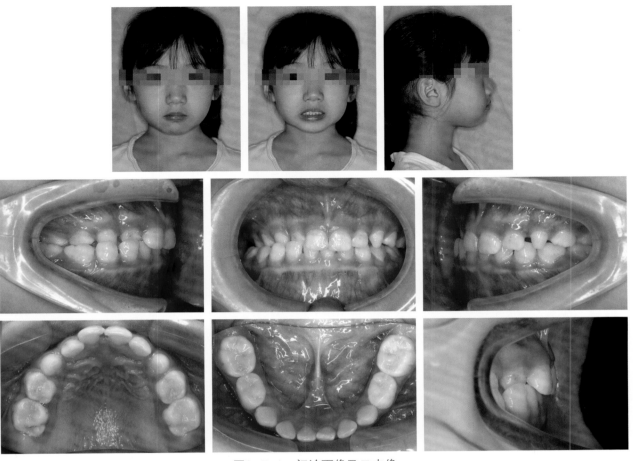

图2-5-1 初诊面像及口内像

（三）临床诊断

根据儿童后牙反殆畸形的病史，视诊及问诊发现无明显口腔不良习惯，患者及家长否认家族遗传史，PP位与ICP位下颌位置不一致（右偏），判断患者后牙反殆畸形为先天性、牙性后牙反殆畸形伴功能性右偏。临床诊断如下：

（1）乳牙列期；

（2）右侧52-55牙、82-85牙反殆畸形；

（3）上下牙列中线不齐，下中线右偏2mm；

（4）上牙弓偏尖圆形，下牙弓卵圆形，上下牙弓不匹配；

（5）面部形态基本协调，颏部稍右偏。

（四）治疗计划

采用上颌非解剖式殆垫螺旋扩弓 + 前牙双曲舌簧活动矫治器（图2-5-2）。

（1）采用双曲舌簧纠正乳前牙反殆畸形；

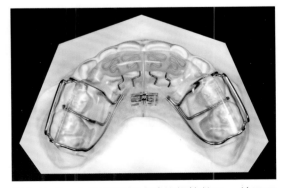

图2-5-2 上颌非解剖式殆垫螺旋扩弓 + 前牙双曲舌簧活动矫治器（示意图）

（2）单侧扩大上牙弓，纠正后牙反殆畸形；

（3）协调上下牙弓形态大小不调，去除咬合干扰及下颌偏斜。

（五）治疗过程及结果

（1）试戴上颌非解剖式殆垫螺旋扩弓＋前牙双曲舌簧活动矫治器，训练患者使其习惯佩戴矫治器，全天佩戴。试戴2周后第一次复诊，检查患者矫治器佩戴情况，调整矫治器固位。

（2）采用慢速扩弓法扩大上牙弓，每次90°，2次/周；打开双曲舌簧1–2mm，推52、53牙向唇侧。

（3）复诊，1次/月，检查患者慢速扩弓扩大上牙弓情况，前牙双曲舌簧调节加力，双曲舌簧每次打开1–2mm，观察并调磨过长上下乳尖牙。逐步纠正单侧后牙反殆畸形。在前后牙反殆畸形纠正后，每次复诊时逐渐磨除殆垫1–2mm，引导上下乳磨牙及磨牙咬合接触。（图2-5-3至图2-5-5）

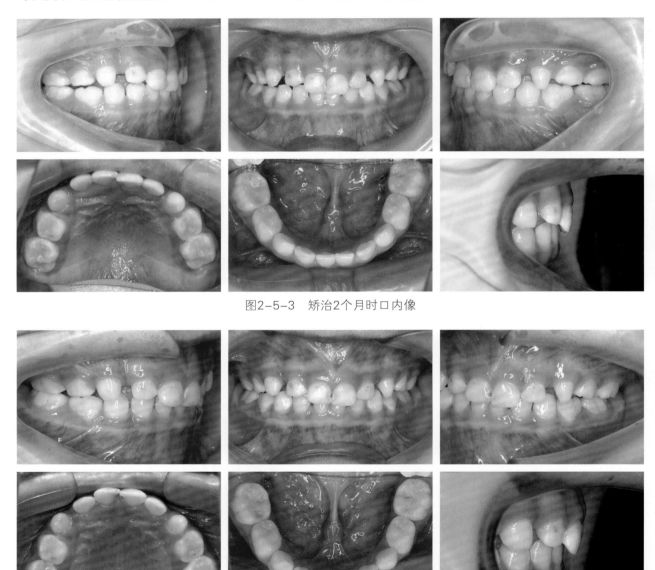

图2-5-3　矫治2个月时口内像

图2-5-4　矫治4个月时口内像

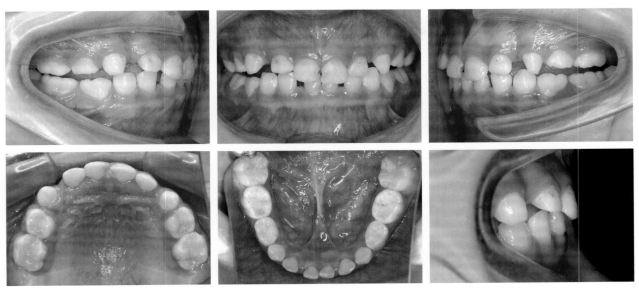

图2-5-5 矫治10个月时口内像

（4）患者单侧前后牙反殆畸形矫治结束。上颌非解剖式殆垫螺旋扩弓＋前牙双曲舌簧活动矫治器加力后，单侧乳前牙反殆畸形得到纠正，上牙弓扩大，单侧后牙反殆畸形基本得到纠正，18个月后停止矫治。

患者为替牙列期，16、26、36、46牙萌出，51、61牙近中邻面龋，61、72牙Ⅰ度松动，82牙Ⅱ度松动。上牙弓扩宽，上牙弓卵圆形，下牙弓卵圆形。上下中线基本对齐，下颌中线右偏减轻。磨牙关系为右侧Ⅱ类，左侧Ⅰ类。前牙覆殆覆盖基本正常。（图2-5-6）

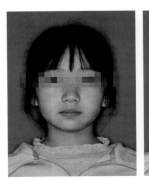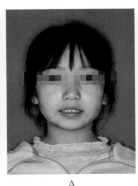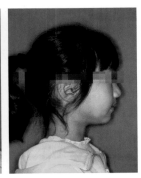

A

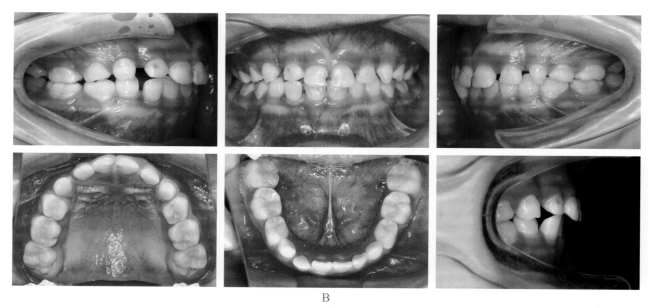

B

图2-5-6　矫治结束时面像及口内像
A. 面像；B. 口内像

（六）病例分析

1. 矫治理论依据

乳后牙反𬌗畸形发病率较低，但有随着年龄增长逐渐升高的趋势。乳后牙反𬌗畸形中上下牙弓形态大小不调（上牙弓宽度不足、下牙弓宽度过大等），影响后牙咬合功能及下颌运动，常伴有口腔不良习惯或全身疾病。

乳后牙反𬌗畸形会严重影响替牙列期及恒牙列期的咬合关系，咬合障碍可造成下颌的发育异常，增加下颌骨性偏斜及面部不对称的可能性。治疗原则是后牙反𬌗畸形一经发现，应及时治疗。

2. 诊断依据、矫治计划设计、矫治时机选择

（1）乳后牙反𬌗畸形的病理机制。

①乳后牙反𬌗畸形是乳后牙的反覆盖，表现为上乳磨牙颊尖咬合在下乳磨牙颊尖的舌侧。

②根据累及后牙的部位，乳后牙反𬌗畸形可分为单侧乳后牙反𬌗畸形和双侧乳后牙反𬌗畸形。根据形成机制，乳后牙反𬌗畸形可分为牙性乳后牙反𬌗畸形、骨性乳后牙反𬌗畸形及功能性乳后牙反𬌗畸形。牙性乳后牙反𬌗畸形中上后牙舌倾或下后牙颊倾，上颌骨宽度正常。骨性乳后牙反𬌗畸形中上颌腭骨发育狭窄、上后牙代偿颊倾，临床常见于唇腭裂术后上颌骨性牙弓狭窄患者，也可见于有全身健康问题（如上气道阻塞、张口呼吸）的上颌骨性牙弓狭窄患者。功能性乳后牙反𬌗畸形中上下牙弓形态大小不调，后牙有咬合干扰，下颌从PP位到ICP位时滑动向一侧，多形成单侧乳后牙反𬌗畸形，并出现面部左右形态不对称，持续严重的功能性乳后牙反𬌗畸形可发展为骨性下颌偏斜及面部左右不对称。

（2）乳后牙反𬌗畸形的矫治计划设计。主要是去除乳后牙咬合干扰，扩大上牙弓，协调上下牙弓

宽度。牙性/功能性乳后牙反𬌗畸形应及时开始矫治，骨性乳后牙反𬌗畸形在乳牙列期矫治效果不佳，待7岁后设计上颌螺旋扩弓，纠正上颌骨性宽度发育不足。

3．矫治技术（矫治器）特点及矫治方式选择依据

乳后牙反𬌗畸形的矫治多选用𬌗垫式扩弓簧或𬌗垫式螺旋扩弓活动矫治器，𬌗垫为非解剖式。合并前牙反𬌗畸形的病例，关于矫治器，在乳前牙腭侧增加双曲舌簧；单侧乳后牙反𬌗畸形，扩弓簧或螺旋扩弓簧应偏向反𬌗侧放置。

由于患者依从性及口腔健康维护等原因，乳后牙反𬌗畸形矫治中很少使用固定支架式扩弓矫治器。

1）上颌分裂簧式活动扩弓矫治器。

（1）上颌分裂簧式活动扩弓矫治器由加力部分、固位部分及后牙𬌗垫组成。①矫治器扩弓加力部分是置于基托内的分裂簧。分裂簧用0.9-1.0mm的不锈钢丝弯制。②固位部分一般选用后牙改良箭头卡或邻间钩，用0.7-0.9mm不锈钢丝弯制。基托是分裂式基托，紧贴后段牙齿的舌面及腭侧大部，腭盖高拱者基托可相应狭窄些。③双侧后牙反𬌗畸形患者用后牙非解剖式𬌗垫。单侧后牙反𬌗畸形患者在反𬌗侧用非解剖式𬌗垫，非反𬌗侧用解剖式𬌗垫。为增强固位，𬌗垫可包裹乳后牙牙冠颊侧，形成后牙夹板式扩弓矫治器。

（2）单菱形分裂簧上颌扩弓矫治器：乳后牙反𬌗畸形矫治中最常用的活动扩弓矫治器，将分裂簧置于基托正中，第一乳磨牙近中，菱形的开口向前。（图2-5-7）

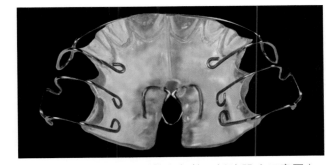

图2-5-7　单菱形分裂簧上颌扩弓矫治器（示意图）

（3）双菱形分裂簧上颌扩弓矫治器：乳牙列上颌前牙弓后段狭窄，可选用双菱形分裂簧上颌扩弓矫治器。前后菱形分裂簧底部相对，前部分裂簧开口向前，后部分裂簧开口向后。（图2-5-8）

（4）矫治器加力方式：打开分裂簧，双侧对称扩大牙弓，改善乳后牙反𬌗畸形。分裂簧每周加力1-2次，每次打开分裂簧1-1.5mm，疗程一般为3-6个月。

单侧乳后牙反𬌗畸形的矫治中，矫治器分裂簧位置偏向反𬌗侧，矫治器组成及临床应用与双侧乳后牙反𬌗畸形矫治器相同。

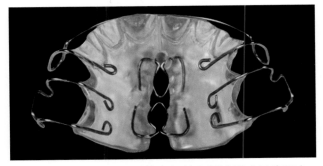

图2-5-8　双菱形分裂簧上颌扩弓矫治器（示意图）

2）上颌螺旋扩弓簧活动矫治器。

（1）上颌螺旋扩弓簧活动矫治器与分裂簧式活动扩弓矫治器基本相同，只是把加力分裂簧换成螺旋扩弓簧。由于乳牙列宽度限制，螺旋扩弓簧尺寸选用较小的6mm长。

（2）矫治器加力方式：采用慢速扩弓，每次90°，每周加力1-2次（每周打开0.25-0.5mm），疗程为3-4个月。螺旋扩弓簧共可打开4-5mm。

（3）单侧乳后牙反骀畸形的矫治，矫治器螺旋扩弓簧位置偏向反骀侧。

4. 矫治流程特色

乳后牙反骀畸形矫治是根据乳后牙反骀畸形的病因机制判断矫治时机，采用合理的矫治器，能够减少颞下颌关节疾病和肌肉功能紊乱，并促进后牙咬合关系正常和颅颌面形态的正常生长发育。

1）双侧乳后牙反骀畸形。

采用加后牙骀垫的上颌分裂簧式/螺旋扩弓式活动扩弓矫治器，分裂簧或螺旋扩弓簧位于基托中央，扩弓加力时对称扩大左右上牙弓。

2）单侧乳后牙反骀畸形。

加后牙骀垫的上颌不对称分裂簧式/螺旋扩弓式活动扩弓矫治器，分裂簧或螺旋扩弓簧位置偏向反骀侧，扩弓加力时后牙反骀侧扩弓更大。

3）伴咬合干扰、下中线偏斜的牙性乳后牙反骀畸形。

后牙扩弓矫治的同时要注意咬合干扰的接触，适当地调磨咬合干扰有助于乳后牙反骀畸形的纠正以及下颌偏斜的改善。

严重的骨性倾向的下颌偏斜、面部不对称的矫治应该选择上颌固定支架式扩弓矫治器及Ⅲ型功能调节器。制作Ⅲ型功能调节器时，应在对齐上下中线的情况下，重建咬合关系，尽量恢复下颌骨的对称生长。同时在复诊时去除咬合干扰。

4）乳后牙反骀畸形的辅助治疗。

（1）乳后牙反骀畸形伴单侧多数乳磨牙龋坏或形成残根、残冠，乳磨牙早失，在采用扩弓矫治器纠正乳后牙反骀畸形的同时，尽早治疗乳牙列的龋坏，拔除残冠、残根，利用功能性间隙保持器修复牙缺失，与上颌矫治器后牙骀垫建立良好的上下后牙咬合接触关系，并嘱患者必须双侧咀嚼，改正偏侧咀嚼习惯。

（2）乳后牙反骀畸形矫治中乳尖牙或乳磨牙的早接触点。检查咬合干扰，调磨去除咬合干扰，使之不妨碍下颌功能运动，注意观察上下牙弓形态大小的调整及上下牙弓的协调性改变。若下颌偏斜未明显改善，则考虑进一步选择功能矫治。

5. 矫治疗效总结

本病例患者是单侧前后牙反骀畸形，上下牙弓形态大小不调，下颌颏部及下中线右偏。矫治应用上颌非解剖式骀垫螺旋扩弓＋前牙双曲舌簧活动矫治器，唇倾反咬合乳前牙，扩大上牙弓，纠正单侧前后牙反骀畸形。

矫治疗程为18个月，矫治后前后牙反骀畸形纠正，下颌偏斜改善，上下中线基本对齐，上下牙弓形态大小基本协调。面部形态改善，左右对称。

本病例示：对于伴功能性下颌偏斜的牙性后牙反骀畸形，需要进行早期矫治。有效的早期干预能够纠正前后牙反殆畸形，改善下颌偏斜，预防持续下颌偏斜造成的面部形态不对称，以及对颞下颌关节疾病和口周肌肉功能紊乱的预防也有良好的临床作用。儿童前后牙反殆畸形伴下颌偏斜的早期矫治可促进患者咬合功能和颅颌面形态的正常生长发育。

矫治概要

（1）基本情况：女，5岁。

（2）骨性及面型诊断：骨性Ⅰ类，平均生长型。

（3）错殆诊断：单侧牙性前后牙反殆畸形伴轻度下颌右偏，上下牙弓形态大小不调。

（4）病因分析：环境因素。

（5）矫治时机：乳牙列早期。

（6）矫治目的：去除咬合干扰，协调上下牙弓形态大小，纠正前后牙反殆畸形，维护正常牙颌面生长发育。

（7）疗效评价：纠正后牙反殆畸形，恢复咬合功能，恢复下颌的正常生长发育，减少下颌骨性偏斜及面部不对称的可能性。

【理论拓展】

后牙反殆畸形的临床治疗

一、上下牙弓宽度关系对咬合干扰调磨疗效的影响

Lindner等认为，如果上尖牙间宽度比下尖牙间宽度大2~3mm，可以通过选择性调磨来去除上下咬合干扰，达到上下咬合关系的平衡和稳定。如果上下尖牙间宽度基本相似或者下尖牙间宽度较大，则通过检查咬合干扰点，选择性调磨去除咬合干扰，达到上下咬合关系的平衡和稳定的作用较小。

二、乳牙列期功能性后牙反殆畸形辅助调殆、非矫治器治疗的临床效应

Dutra等对26个2~6岁的功能性后牙反殆畸形患者进行分组对照研究：实验组选择12个月内通过选择性调磨去除咬合干扰，并结合肌肉记忆训练进行反殆畸形的非矫治器治疗的患者。结果显示：实验组功能性后牙反殆畸形自发性纠正，且12个月后疗效仍维持稳定。而对照组没有出现后牙反殆畸形自发性纠正的情况。研究表明，咬合干扰是乳牙列期功能性后牙反殆畸形相关因素，去除咬合干扰是乳牙列期功能性后牙反殆畸形早期矫治的重要内容。

三、替牙列期后牙反殆畸形扩弓矫治的疗效分析

（1）Huynh对替牙列早期后牙反殆畸形扩弓治疗后牙弓宽度扩大的疗效进行了一项回顾性研究，该研究中患者分别采用Haas扩弓矫治器、Hyrax扩弓矫治器和四眼圈簧扩弓矫治器矫治，患者平均从8岁开始治疗。Huynh对治疗前、治疗结束时以及治疗结束2年后的磨牙间宽度及颊倾角度进行了测量，结果显示三种扩弓矫治器的矫治效果无显著差别：①治疗结束时磨牙间宽度平均增加了5mm，2年后磨牙间宽度相对于治疗结束时减小了约1/3；②相比于正常值，治疗前三组患者的牙弓宽度偏小，治疗后

牙弓宽度均大于正常值，2年后复诊时牙弓宽度仍略大于正常值。

（2）Godoy将替牙列期的90名后牙反殆畸形患者分为活动扩弓矫治组、四眼圈簧扩弓矫治组及非矫治对照组3组进行了疗效研究，结果显示：①活动扩弓矫治组的治疗时间更短；②活动扩弓矫治组与四眼圈簧扩弓矫治组的扩弓疗效无差异；③两种矫治器矫治后均未出现复发。

（3）Caterina研究发现，对乳牙列期后牙反殆畸形患者使用活动扩弓矫治器或者固定扩弓矫治器进行扩弓矫治后，34.4%的患者在替牙列期出现了第一磨牙反殆畸形。使用活动扩弓矫治器或者固定扩弓矫治器治疗乳后牙反殆畸形后，第一磨牙反殆畸形的发病率没有显著差异。这提示部分乳后牙反殆畸形早期矫治后，需要回访观察，在替牙列早期继续矫治第一磨牙反殆畸形。

【病例六】

遗传性上颌轻中度发育不足的前牙反殆畸形正畸早期序列矫治

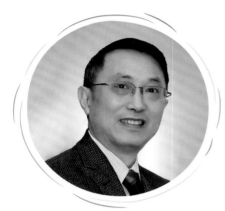 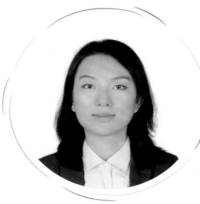 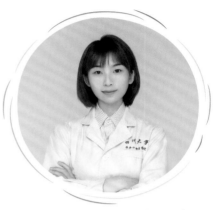

四川大学华西口腔医学院　李小兵　　昆明医科大学附属口腔医院　饶南荃　　四川大学华西口腔医学院　马宇星

（一）主诉/病史

患者李某，女，5岁半，发现前牙反殆畸形半年，有家族遗传史，父亲有"地包天"遗传史。（图2-6-1，图2-6-2）

患者既往无前牙反殆畸形矫治史，否认全身疾病史及综合征。

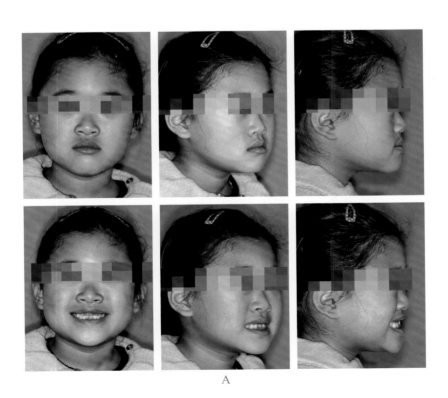

A

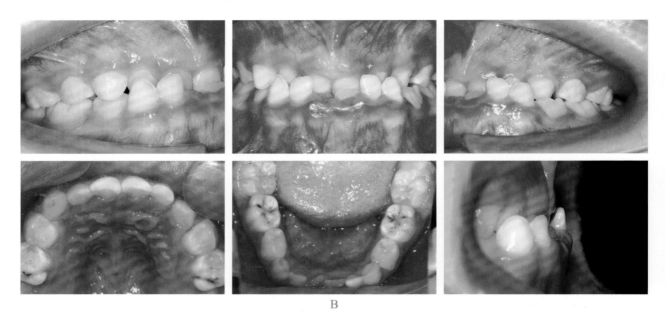

B

图2-6-1　患者面像及口内像（上颌骨轻中度发育不足，替牙列早期）
A. 面像；B. 口内像

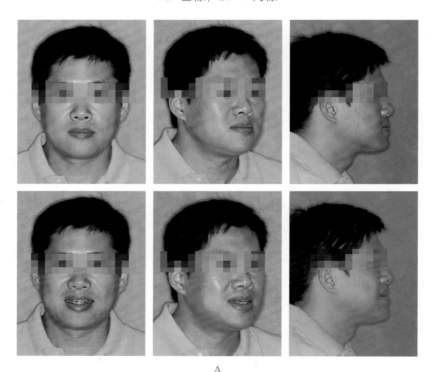

A

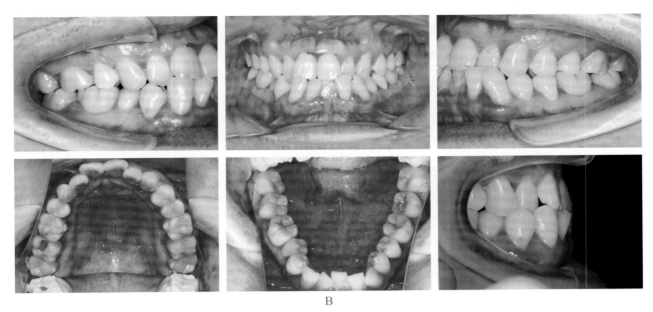

B

图2-6-2　患者父亲面像及口内像（骨性Ⅲ类，上颌发育不足）
A. 面像；B. 口内像

（二）临床检查

（1）替牙列早期前牙反𬌗畸形，问诊及视诊发现患者无明显口腔不良习惯。

（2）面像及口内像检查：上第一恒磨牙正萌，下颌31、41牙及第一恒磨牙萌出。ICP位时前牙反覆𬌗反覆盖，反覆盖约1mm，属于轻度前牙反𬌗畸形。双侧乳磨牙终末平面为近中阶梯关系。患者上牙弓尖牙间宽度相比下牙弓尖牙间宽度稍不足（左侧上乳尖牙内倾）。

上颌腭盖较高，上前牙槽骨直立，上牙弓前段长度发育不足，上牙弓前段宽度不足，上下尖牙反𬌗畸形。

患者正面型均面，面中份发育不足（遗传性），面下1/3稍长，左右基本对称。侧貌较凹，下颌稍前突，下唇位于E线前。鼻唇角稍小，颏唇沟浅。

（3）功能检查：下颌可后退至前牙切对切，下颌位置基本居中，下颌功能性前伸。颞下颌关节功能未见明显异常。头颈姿势未见明显异常。

（4）初诊X片检查：于ICP位拍摄头颅侧位片及曲面断层片，通过头颅侧位片检查患者上下颌骨发育情况及矢状向关系，通过曲面断层片了解患者上下牙列发育、乳恒牙替换、双侧髁突形态及上下颌骨形态等情况。（图2-6-3，图2-6-4）

①头颅侧位片及头影测量分析：上颌骨相对颅底位置靠后（∠SNA 75.8°，正常值83.0°±4.0°）。上下颌骨矢状向位置不调（∠ANB 0.3°，正常值3.0°±2.0°），上颌相对位置后缩。上颌基骨长度偏小（Ptm-A 39.6mm，正常值45.0mm±3.0mm）。上前牙相对前颅底平面舌倾（∠U1-SN 82.3°，正常值105.7°±6.3°），下前牙直立内倾（∠FMIA 69.4°，正常值57.0°±7.0°）。下颌平面角基本正常（∠FMA 28.2°，正常值28.0°±4.0°），但后前面高比偏小（S-Go/N-Me 58.6%，正常值66.0%±4.0%），面型为垂直生长型（患者面部生长型为顺时针旋转生长倾向）。面部软组织侧貌为凹面型（N'-Sn-

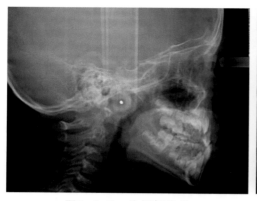

图2-6-3 头颅侧位片

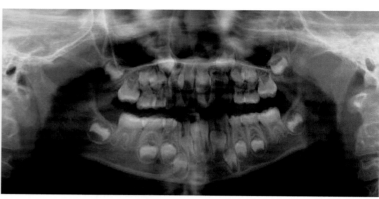

图2-6-4 曲面断层片

Pog' 171.5°，正常值167.0°±4.0°）。（表2-6-1）

表2-6-1 治疗前头影测量分析

测量项目	测量值	标准值	标准差	测量结果
骨测量				
∠SNA	75.8°	83.0°	4.0°	上颌相对颅底位置靠后
∠SNB	75.5°	80.0°	4.0°	下颌相对颅底位置靠后
∠ANB	0.3°	3.0°	2.0°	趋向于Ⅲ类错𬌗畸形
Ptm-A（上颌基骨长）	39.6mm	45.0mm	3.0mm	上颌基骨长度较短
Ptm-S	16.6mm	18.0mm	2.0mm	上颌相对颅骨位置关系正常
∠PP-FH（上颌平面角）	1.8°	4.0°	3.0°	腭平面陡度正常，上颌骨无异常旋转
∠PP-GoGn（矢状角）	26.5°	21.0°	4.0°	上下颌骨相对旋转、成角较大，有开𬌗趋势
∠OP-SN	30.3°	19.0°	4.0°	𬌗平面斜度较大
Go-Pog	62.8mm	73.0mm	4.0mm	下颌体长度较小
Go-Co	42.7mm	56.0mm	4.0mm	下颌支长度较小
Pcd-S	11.8mm	17.0mm	3.0mm	髁突位置偏前
∠MP-SN	38.1°	33.0°	4.0°	下颌平面陡
∠FMA（FH-MP下颌平面角）	28.2°	28.0°	4.0°	均角型，下颌平面陡度正常
∠SGn-FH（Y轴角）	61.2°	64.0°	3.0°	生长方向正常，颏部位置关系正常
∠NBa-PtGn（面轴角）	93.0°	88.0°	3.0°	下颌向前生长过度，颏部前突，面高偏小
牙测量				
∠U1-L1（上下中切牙角）	157.3°	127.0°	9.0°	上下中切牙角较大，提示前牙可能较直立
∠U1-SN	82.3°	105.7°	6.3°	上中切牙相对前颅底平面舌倾
U1-NA	0.4mm	4.0mm	2.0mm	上中切牙后缩
∠U1-NA	6.5°	21.0°	6.0°	上中切牙舌倾
L1-NB	1.9mm	6.0mm	2.0mm	下中切牙后缩
∠L1-NB	16.0°	28.0°	6.0°	下中切牙舌倾
∠FMIA（L1-FH）	69.4°	57.0°	7.0°	下中切牙相对FH舌倾，后缩

续表

测量项目	测量值	标准值	标准差	测量结果
U1-APo（上中切牙突距）	0.7mm	7.0mm	2.0mm	上中切牙后缩
L1-APo（下中切牙突距）	2.5mm	3.0mm	2.0mm	下中切牙突度正常
U6-Ptm（上第一恒磨牙位置）	10.6mm	16.0mm	3.0mm	上第一恒磨牙位置靠后
U1-PP	25.7mm	28.0mm	2.0mm	上前牙槽高度偏小
U6-PP	13.8mm	22.0mm	2.0mm	上后牙槽高度偏小
L1-MP	32.6mm	40.0mm	2.0mm	下前牙槽高度偏小
L6-MP	26.2mm	33.0mm	2.0mm	下后牙槽高度偏小
软组织测量				
UL-EP（上唇位置）	3.8mm	2.0mm	2.0mm	上唇位置正常
LL-EP（下唇位置）	2.9mm	3.0mm	2.0mm	下唇位置正常
Z角	67.9°	71.0°	5.0°	唇突度正常，侧貌协调
∠FH-N′Pog′（软组织面角）	89.7°	89.0°	3.0°	软组织颏部正常
∠N′-Sn-Pog′（软组织面突角）	171.5°	167.0°	4.0°	趋向于Ⅲ类面型/凹面型
面高测量				
N-ANS（上面高）	43.4mm	53.0mm	3.0mm	上面高较小
ANS-Me（下面高）	54.4mm	61.0mm	3.0mm	下面高较小
S-Go（后面高）	57.3mm	75.0mm	5.0mm	后面高较小
S-Go/N-Me（FHI后前面高比）	58.6%	66.0%	4.0%	垂直生长型
ANS-Me/N-Me（下前面高比）	55.6%	53.0%	2.0%	下面高与全面高比值较大

②曲面断层片示：上下牙列发育正常，未见多生牙、先天缺牙等牙齿发育异常情况。双侧髁突形态未见异常、基本对称，双侧下颌骨体形态大小基本对称。

（三）临床诊断

根据患者病史，视诊及问诊结果，患者无明显口腔不良习惯，由于患者及家长自述有家族遗传史，面像及口内像检查发现患者父亲存在"地包天"面型（上颌骨性发育不足，前牙切𬌗），判断患者前牙反𬌗畸形的病因为儿童遗传性上颌轻中度发育不足错𬌗畸形。

患者上下颌骨相对颅底位置均靠后，但∠SNA显著偏小，Wits较小，且上颌基骨长度不足，说明上颌骨骨性发育不足且位置靠后。患者下颌平面角基本正常，但后前面高比偏小，考虑到潜在的N点变异，患者偏向垂直生长型，具有开𬌗趋势。

功能检查发现患者下颌可后退至前牙切对切。

因此，根据临床视诊、问诊、口内像检查、功能检查等结果，该前牙反𬌗畸形患者的临床诊断如下：

（1）替牙列早期，骨性Ⅲ类错𬌗畸形（上颌骨发育不足、位置靠后，下颌骨基本正常）；

（2）侧貌凹面型，倾向垂直生长型；

（3）磨牙近中关系，尖牙近中关系，乳磨牙终末平面为近中阶梯关系，安氏Ⅲ类错𬌗畸形；

（4）前牙反覆殆反覆盖；

（5）乳尖牙反殆，上牙弓宽度/长度不足；

（6）上牙弓卵圆形，下牙弓尖圆形，上下牙弓形态不调；

（7）下颌功能性前伸，上下唇位于E线前；

（8）未见明显颞下颌关节功能异常；

（9）口腔卫生情况尚可，55、65、75、85牙窝沟龋。

（四）治疗计划

选择Ⅲ型功能调节矫治器（FRⅢ型功能矫治器）及正畸固定多托槽技术序列治疗。

（1）功能矫形（FRⅢ型功能矫治器），促进上颌发育，控制下颌发育，改善上下颌骨矢状向不调，纠正下颌前伸习惯。

（2）FRⅢ型功能矫治器功能矫治前牙反覆殆反覆盖，促进上牙弓宽度/长度生长，协调上下牙弓形态与大小。

（3）前牙反殆畸形纠正后，继续佩戴FRⅢ型功能矫治器保持矫治效果，直至颌骨上下发育基本结束。

（4）在患者青春快速生长发育高峰期基本结束时（多为恒牙列期），进一步判断矫治疗效，预判患者生长发育潜力及其对患者骨性错殆畸形严重程度的影响，择期选择进行第二阶段正畸综合矫治，精细调整上下咬合关系。

（五）治疗过程及结果

1. Ⅰ期：FRⅢ型功能矫治器的功能矫治

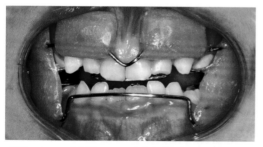

图2-6-5　试戴FRⅢ型功能矫治器矫治患者骨性Ⅲ类错殆畸形

（1）试戴FRⅢ型功能矫治器及复诊。

患者试戴FRⅢ型功能矫治器（图2-6-5），逐渐习惯佩戴矫治器，从每天佩戴3-4小时起逐步训练增加至每天至少12小时。每1-3个月复诊一次，检查患者矫治器佩戴情况、前牙反殆畸形纠正情况及面型改善情况。

（2）复诊时可以适当调节矫治器加力，在横腭弓U形曲、上颌舌侧丝U形曲、上唇挡U形曲处做轻度调整：①打开横腭弓U形曲可轻度扩大矫治器宽度；②打开上颌舌侧丝U形曲可推反咬合的上前牙向唇侧，有利于反殆畸形的继续纠正；③打开上唇挡U形曲可增加上颌前部间隙宽度，促进上颌向前生长。

复诊时还要检查矫治器有无损坏，有无佩戴不贴/不适、殆支托是否贴合等情况。

（3）矫治2个月后前牙反殆畸形解除，继续佩戴FRⅢ型功能矫治器矫治29个月，促进上颌生长并控制下颌生长/前伸，维持矫治效果。（图2-6-6至图2-6-8）

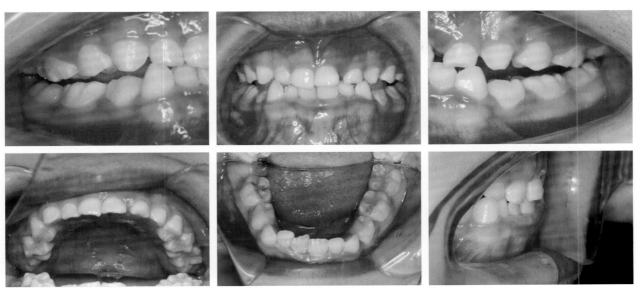

图2-6-6　Ⅰ期矫治2个月后口内像（前牙反𬌗畸形解除，上乳前牙直立，双侧后牙开𬌗，上下中线齐）

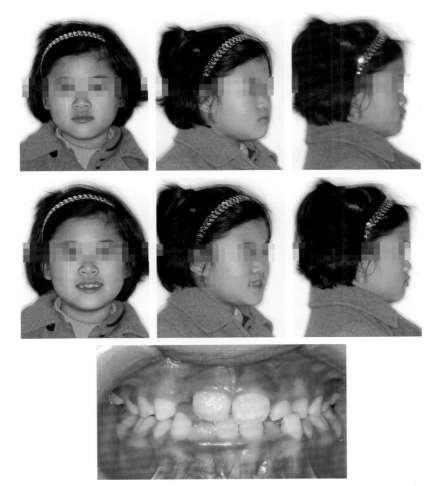

图2-6-7　继续佩戴FRⅢ型功能矫治器（协调上下颌生长，11个月后面像及口内正面像：面中份凹陷，
上中切牙替换，未出现反𬌗畸形复发）

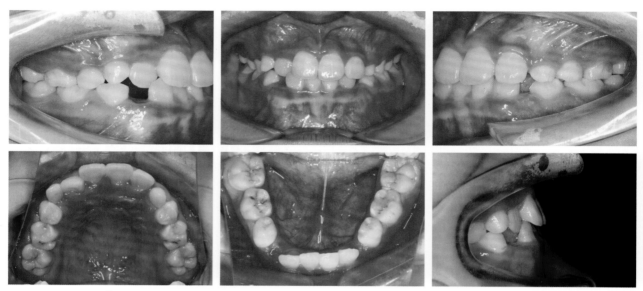

图2-6-8　Ⅰ期矫治29个月后口内像（前牙覆拾覆盖正常，双侧磨牙维持中性关系，下中线左偏1.5mm）

（4）继续佩戴FRⅢ型功能矫治器，矫治中根据患者上下颌骨发育情况，适时更换FRⅢ型功能矫治器，矫治维持41个月后，患者基本进入恒牙列早期（仅65、75、85牙未替换），凹面型改善，正面观面型协调，前牙反拾畸形矫治效果良好，上下牙列轻度拥挤，下前牙代偿直立。（图2-6-9至图2-6-12）

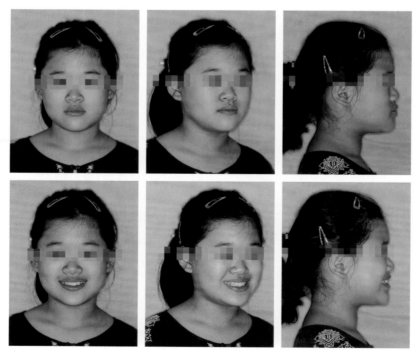

图2-6-9　Ⅰ期矫治41个月后面像
（正面像面型协调，侧貌改善，凹面型，鼻唇颏关系改善）

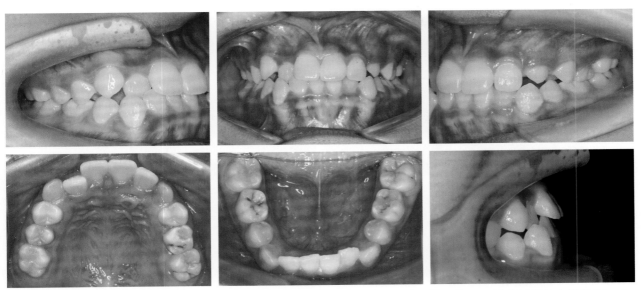

图2-6-10　Ⅰ期矫治41个月后口内像（65、75、85牙未替换，前牙覆殆覆盖正常，双侧磨牙维持中性关系，上下牙列轻度拥挤，下前牙代偿直立，下中线左偏1.5mm）

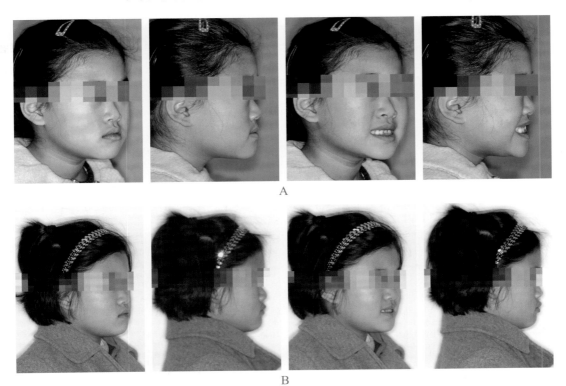

A

B

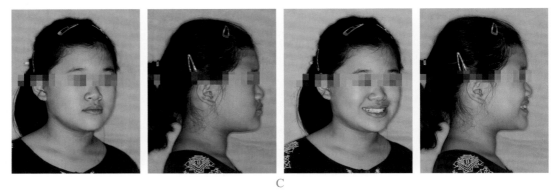

图2-6-11　Ⅰ期治疗前、中、后侧貌面像（面中份凹陷改善，颏肌紧张度减小）
A. 初诊；B. 11个月后；C. 41个月后

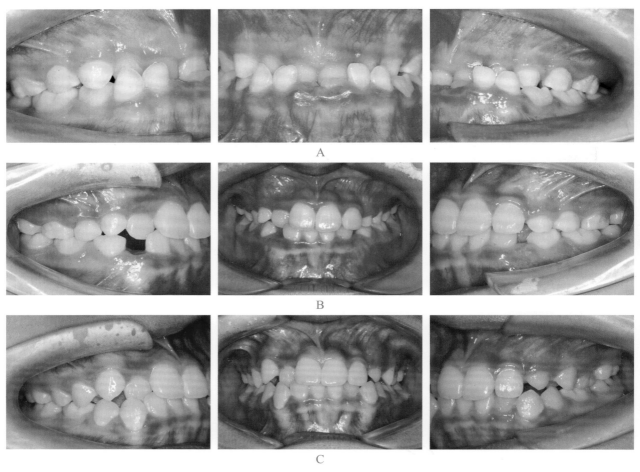

图2-6-12　Ⅰ期治疗前、中、后口内像（覆殆覆盖改善，磨牙关系改善）
A. 初诊；B. 29个月后；C. 41个月后

（5）第一阶段功能矫治结束时X片检查分析。拍摄头颅侧位片及曲面断层片，检查分析矫治疗效及生长发育情况，准备进入Ⅱ期正畸综合矫治。

①曲面断层片示上下颌骨基本对称，双侧髁突及下颌升支对称。未见牙齿发育及替换明显异常，65、75、85牙牙根吸收，预计即将替换（3～6个月内）。（图2-6-13）

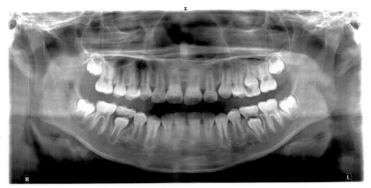

图2-6-13 Ⅰ期治疗后曲面断层片（65、75、85牙即将替换）

②头颅侧位片及头影测量分析：FRⅢ功能矫治器矫治后上颌长度增加、位置更靠前，下颌骨体长度及升支高度增加，上下颌骨均矢状向向前生长，∠ANB增加不明显（矫治后增加0.2°），上颌骨相对发育不足，上前牙代偿唇倾，下前牙稍直立，平均生长型（未见明显下颌顺时针旋转代偿）。∠N′-Sn-Pog′（软组织面突角）减小，趋向于Ⅰ类面型/直面型。颈椎发育成熟度为CVMSⅢ期，青春生长发育高峰期后。（图2-6-14，图2-6-15，表2-6-2，表2-6-3）

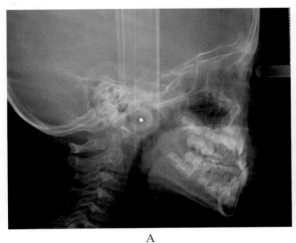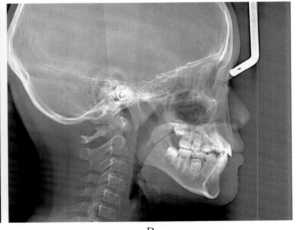

A   B

图2-6-14 Ⅰ期治疗前后头颅侧位片（未出现下颌向后下旋转）
A. 初诊；B. 矫治41个月后

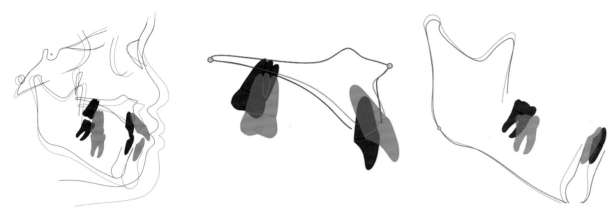

图2-6-15 Ⅰ期治疗前后头影测量重叠图（黑色：治疗前；红色：治疗后）

表2-6-2 Ⅰ期治疗后头影测量分析

测量项目	测量值	标准值	标准差	测量结果
骨测量				
∠SNA	80.5°	82.0°	4.0°	上颌相对颅底位置正常
∠SNB	80.0°	78.0°	4.0°	下颌相对颅底位置正常
∠ANB	0.5°	3.0°	2.0°	趋向于Ⅲ类错𬌗畸形
Ptm-A（上颌基骨长）	43.0mm	42.0mm	3.0mm	上颌基骨长度正常
Ptm-S	18.5mm	17.0mm	2.0mm	上颌相对颅骨位置关系正常
∠PP-FH（上颌平面角）	-1.4°	4.0°	3.0°	腭平面陡度较小，上颌骨逆时针旋转
∠PP-GoGn（矢状角）	25.1°	23.0°	4.0°	上下颌骨相对位置正常
∠OP-SN	15.7°	24.0°	4.0°	𬌗平面斜度较小
Go-Pog	70.6mm	68.0mm	4.0mm	下颌体长度正常
Go-Co	51.0mm	51.0mm	5.0mm	下颌支长度正常
Pcd-S	15.5mm	16.0mm	2.0mm	髁突位置正常
∠MP-SN	35.4°	35.0°	4.0°	下颌平面陡度正常
∠FMA（FH-MP下颌平面角）	25.4°	30.0°	4.0°	低角型，下颌平面平坦，面高可能偏小
∠SGn-FH（Y轴角）	57.8°	65.0°	3.0°	聚合生长型，颏部前突
∠NBa-PtGn（面轴角）	97.9°	87.0°	3.0°	下颌向前生长过度，颏部前突，面高偏小
牙测量				
∠U1-L1（上下中切牙角）	127.1°	122.0°	8.0°	上下中切牙角正常
∠U1-SN	111.3°	104.8°	5.3°	上中切牙相对前颅底平面唇倾
U1-NA	6.9mm	4.0mm	2.0mm	上中切牙前突
∠U1-NA	30.9°	24.0°	5.0°	上中切牙唇倾
L1-NB	3.9mm	6.0mm	2.0mm	下中切牙后缩
∠L1-NB	21.7°	30.0°	6.0°	下中切牙舌倾
∠FMIA（L1-FH）	68.3°	53.0°	6.0°	下中切牙相对FH舌倾，后缩

续表

测量项目	测量值	标准值	标准差	测量结果
U1–APo（上中切牙突距）	7.0mm	7.0mm	2.0mm	上中切牙突度正常
L1–APo（下中切牙突距）	3.4mm	3.0mm	2.0mm	下中切牙突度正常
U6–Ptm（上第一恒磨牙位置）	17.0mm	11.0mm	3.0mm	上第一恒磨牙位置靠前
U1–PP	25.9mm	26.0mm	2.0mm	上前牙槽高度正常
U6–PP	20.6mm	19.0mm	2.0mm	上后牙槽高度正常
L1–MP	37.5mm	38.0mm	2.0mm	下前牙槽高度正常
L6–MP	26.2mm	30.0mm	2.0mm	下后牙槽高度偏小
软组织测量				
UL–EP（上唇位置）	−0.3mm	3.0mm	2.0mm	上唇后缩（E线前为正值，后为负值）
LL–EP（下唇位置）	0.8mm	4.0mm	2.0mm	下唇后缩（E线前为正值，后为负值）
Z角	80.6°	67.0°	5.0°	唇后缩，下颌前突
∠FH–N'Pog'（软组织面角）	96.9°	87.0°	3.0°	软组织颏部前突
∠N'–Sn–Pog'（软组织面突角）	168.9°	165.0°	4.0°	趋向于Ⅰ类面型/直面型
面高测量				
N–ANS（上面高）	47.2mm	50.0mm	3.0mm	上面高正常
ANS–Me（下面高）	60.7mm	57.0mm	3.0mm	下面高较大
S–Go（后面高）	66.3mm	69.0mm	6.0mm	后面高正常
S–Go/N–Me（FHI后前面高比）	61.4%	64.0%	4.0%	平均生长型
ANS–Me/N–Me（下前面高比）	56.2%	53.0%	2.0%	下面高与全面高比值较大

表2-6-3　Ⅰ期治疗前后头影测量分析对比

测量项目	测量值			标准值	标准差
	初始值	最终值	变化值		
骨测量					
∠SNA	75.8°	80.5°	↑4.7°	83.0°	4.0°
∠SNB	75.5°	80.0°	↑4.5°	80.0°	4.0°
∠ANB	0.3°	0.5°	↑0.2°	3.0°	2.0°
Ptm–A（上颌基骨长）	39.6mm	43.0mm	↑3.4mm	45.0mm	3.0mm
Ptm–S	16.6mm	18.5mm	↑1.9mm	18.0mm	2.0mm
∠PP–FH（上颌平面角）	1.8°	−1.4°	↓3.2°	4.0°	3.0°
∠PP–GoGn（矢状角）	26.5°	25.1°	↓1.4°	21.0°	4.0°
∠OP–SN	30.3°	15.7°	↓14.6°	19.0°	4.0°
Go–Pog	62.8mm	70.6mm	↑7.8mm	73.0mm	4.0mm
Go–Co	42.7mm	51.0mm	↑8.3mm	56.0mm	4.0mm
Pcd–S	11.8mm	15.5mm	↑3.7mm	17.0mm	3.0mm
∠MP–SN	38.1°	35.4°	↓2.7°	33.0°	4.0°

测量项目	测量值			标准值	标准差
	初始值	最终值	变化值		
∠FMA（FH-MP下颌平面角）	28.2°	25.4°	↓2.8°	28.0°	4.0°
∠SGn-FH（Y轴角）	61.2°	57.8°	↓3.4°	64.0°	3.0°
∠NBa-PtGn（面轴角）	93.0°	97.9°	↑4.9°	88.0°	3.0°
牙测量					
∠U1-L1（上下中切牙角）	157.3°	127.1°	↓30.2°	127.0°	9.0°
∠U1-SN	82.3°	111.3°	↑29.0°	105.7°	6.3°
U1-NA	0.4mm	6.9mm	↑6.5mm	4.0mm	2.0mm
∠U1-NA	6.5°	30.9°	↑24.4°	21.0°	6.0°
L1-NB	1.9mm	3.9mm	↑2.0mm	6.0mm	2.0mm
∠L1-NB	16.0°	21.7°	↑5.7°	28.0°	6.0°
∠FMIA（L1-FH）	69.4°	68.3°	↓1.1°	57.0°	7.0°
U1-APo（上中切牙突距）	0.7mm	7.0mm	↑6.3mm	7.0mm	2.0mm
L1-APo（下中切牙突距）	2.5mm	3.4mm	↑0.9mm	3.0mm	2.0mm
U6-Ptm（上第一恒磨牙位置）	10.6mm	17.0mm	↑6.4mm	16.0mm	3.0mm
U1-PP	25.7mm	25.9mm	↑0.2mm	28.0mm	2.0mm
U6-PP	13.8mm	20.6mm	↑6.8mm	22.0mm	2.0mm
L1-MP	32.6mm	37.5mm	↑4.9mm	40.0mm	2.0mm
L6-MP	26.2mm	26.2mm	0mm	33.0mm	2.0mm
软组织测量					
UL-EP（上唇位置）	3.8mm	−0.3mm	↓4.1mm	2.0mm	2.0mm
LL-EP（下唇位置）	2.9mm	0.8mm	↓2.1mm	3.0mm	2.0mm
Z角	67.9°	80.6°	↑12.7°	71.0°	5.0°
∠FH-N'Pog'（软组织面角）	89.7°	96.9°	↑7.2°	89.0°	3.0°
∠N'-Sn-Pog'（软组织面突角）	171.5°	168.9°	↓2.6°	167.0°	4.0°

2．Ⅱ期：固定正畸综合矫治

（1）应用上下颌固定自锁直丝弓矫治器，协调上下牙弓形态大小，排齐排平上下牙列，调整前后牙关系，纠正上下中线不齐，疗程13个月。（图2-6-16至图2-6-19）

（2）Ⅱ期固定正畸综合矫治结束后，拍摄X片检查全牙列排列情况及上下颌骨关系。

①曲面断层片示：上下牙列牙根平行度好，未见牙根吸收，双侧颌骨对称。（图2-6-20）

②头颅侧位片及头影测量分析：未见Ⅱ期固定正畸综合矫治前后颌骨及前牙明显改变，矫治后面部形态稍凹，侧面下唇稍突。（图2-6-21，图2-6-22，表2-6-4）

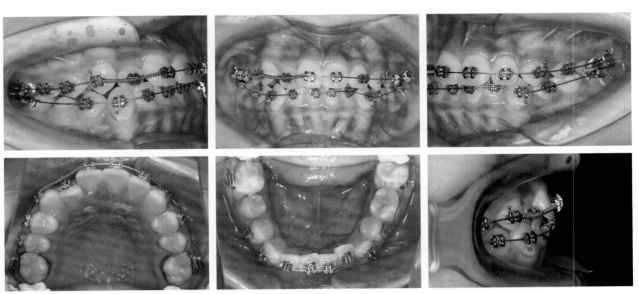

图2-6-16　Ⅱ期矫治3个月后口内像（协调上下牙弓形态大小，推簧扩展12牙间隙）

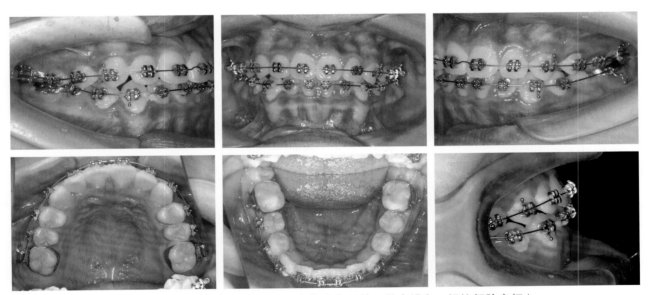

图2-6-17　Ⅱ期矫治8个月后口内像（上下前牙基本排齐，拥挤解除良好）

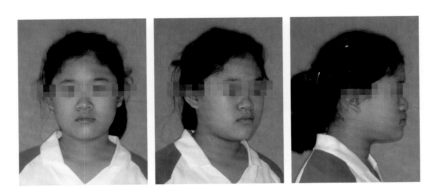

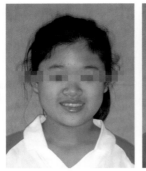
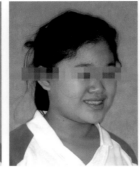
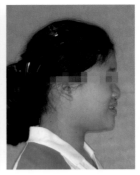

图2-6-18　Ⅱ期矫治13个月后面像（正面像协调，侧貌显著改善，鼻唇颏关系良好）

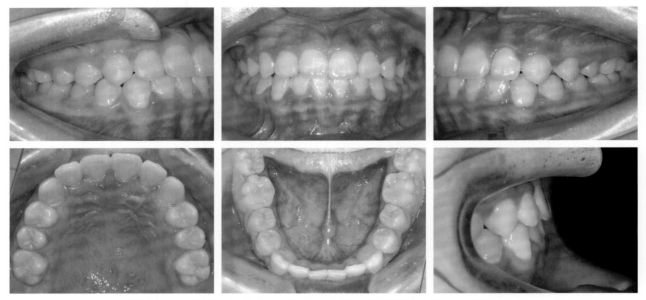

图2-6-19　Ⅱ期矫治13个月后口内像（牙弓整齐无间隙，覆𬌗覆盖良好，中线及磨牙关系基本正常）

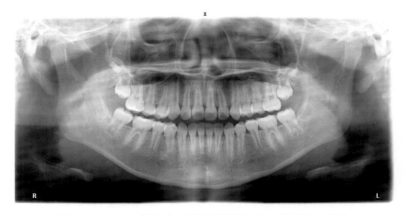

图2-6-20　Ⅱ期治疗后曲面断层片（牙根平行度好）

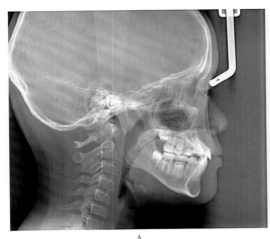 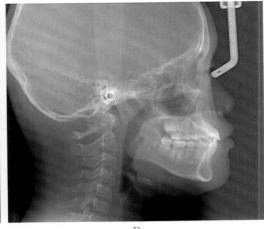

图2-6-21　Ⅱ期治疗前、13个月后头颅侧位片对比
A. Ⅱ期治疗前；B. Ⅱ期治疗13个月后

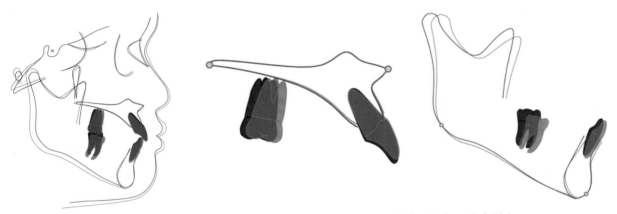

图2-6-22　Ⅱ期治疗前后头影测量重叠图（黑色：治疗前；红色：治疗后）

表2-6-4　Ⅱ期治疗前后头影测量分析对比

测量项目	测量值			标准值	标准差
	初始值	最终值	变化值		
骨测量					
∠SNA	80.5°	80.5°	0°	82.0°	4.0°
∠SNB	80.0°	79.9°	↓0.1°	78.0°	4.0°
∠ANB	0.5°	0.6°	↑0.1°	3.0°	2.0°
Ptm-A（上颌基骨长）	43.0mm	45.0mm	↑2.0mm	42.0mm	3.0mm
Ptm-S	18.5mm	18.0mm	↓0.5mm	17.0mm	2.0mm
∠PP-FH（上颌平面角）	−1.4°	−1.4°	0°	4.0°	3.0°
∠PP-GoGn（矢状角）	25.1°	23.2°	↓1.9°	23.0°	4.0°
∠OP-SN	15.7°	12.4°	↓3.3°	24.0°	4.0°
Go-Pog	70.6mm	76.1mm	↑5.5mm	68.0mm	4.0mm
Go-Co	51.0mm	53.7mm	↑2.7mm	51.0mm	5.0mm

续表

测量项目	测量值			标准值	标准差
	初始值	最终值	变化值		
Pcd-S	15.5mm	17.4mm	↑1.9mm	16.0mm	2.0mm
∠MP-SN	35.4°	33.1°	↓2.3°	35.0°	4.0°
∠FMA（FH-MP下颌平面角）	25.4°	21.9°	↓3.5°	30.0°	4.0°
∠SGn-FH（Y轴角）	57.8°	57.1°	↓0.7°	65.0°	3.0°
∠NBa-PtGn（面轴角）	97.9°	99.8°	↑1.9°	87.0°	3.0°
牙测量					
∠U1-L1（上下中切牙角）	127.1°	123.2°	↓3.9°	122.0°	8.0°
∠U1-SN	111.3°	113.4°	↑2.1°	104.8°	5.3°
U1-NA	6.9mm	7.1mm	↑0.2mm	4.0mm	2.0mm
∠U1-NA	30.9°	32.9°	↑2.0°	24.0°	5.0°
L1-NB	3.9mm	5.0mm	↑1.1mm	6.0mm	2.0mm
∠L1-NB	21.7°	23.4°	↑1.7°	30.0°	6.0°
∠FMIA（L1-FH）	68.3°	67.7°	↓0.6°	53.0°	6.0°
U1-APo（上中切牙突距）	7.0mm	7.4mm	↑0.4mm	7.0mm	2.0mm
L1-APo（下中切牙突距）	3.4mm	4.5mm	↑1.1mm	3.0mm	2.0mm
U6-Ptm（上第一恒磨牙位置）	17.0mm	19.1mm	↑2.1mm	11.0mm	3.0mm
U1-PP	25.9mm	25.8mm	↓0.1mm	26.0mm	2.0mm
U6-PP	20.6mm	21.9mm	↑1.3mm	19.0mm	2.0mm
L1-MP	37.5mm	39.7mm	↑2.2mm	38.0mm	2.0mm
L6-MP	26.2mm	26.9mm	↑0.7mm	30.0mm	2.0mm
软组织测量					
UL-EP（上唇位置）	-0.3mm	1.1mm	↑1.4mm	3.0mm	2.0mm
LL-EP（下唇位置）	0.8mm	1.6mm	↑0.8mm	4.0mm	2.0mm
Z角	80.6°	79.4°	↓1.2°	67.0°	5.0°
∠FH-N'Pog'（软组织面角）	96.9°	97.8°	↑0.9°	87.0°	3.0°
∠N'-Sn-Pog'（软组织面突角）	168.9°	169.9°	↑1.0°	165.0°	4.0°

（六）病例分析

1. "儿童遗传性上颌轻中度发育不足的前牙反𬌗畸形"早期矫治理论依据

（1）临床认为前牙反𬌗畸形是儿童错𬌗畸形的"急症"，不仅影响患者面型及牙列美观度，更会造成患者口腔功能及咬合的异常，需要早期发现、及时纠正。

未及时矫治的牙性、功能性前牙反𬌗畸形有可能进一步造成骨性发育不调。未及时纠正的骨性Ⅲ类前牙反𬌗畸形会使患者的骨性不调面容恶化，造成严重的面部形态美观及口腔功能障碍。

骨性Ⅲ类前牙反𬌗畸形的早期矫治最早可以从乳牙列期开始（3.5岁左右）。

（2）骨性Ⅲ类前牙反𬌗畸形的病因除环境因素外，家族遗传性因素的影响也很显著。临床应该在骨性异常发生发展初期，制订相应的治疗计划，尽量协调上下颌骨矢状向生长发育不调，促进上颌发育，抑制下颌发育，从而控制或减缓骨性Ⅲ类前牙反𬌗畸形的发生发展，为成年后骨性不调的矫治提供牙代偿的非手术条件。

（3）临床上平均/水平生长型、上颌发育不足的轻中度骨性Ⅲ类前牙反𬌗畸形的早期矫治疗效较好。由于遗传因素的影响，骨性Ⅲ类前牙反𬌗畸形的早期矫治应持续到患者上下颌骨发育结束（一般女孩16岁，男孩18岁）。遗传的、严重的、垂直生长型的骨性Ⅲ类前牙反𬌗畸形，其早期矫治的疗效差，临床复发更明显。

2．诊断依据、矫治计划设计、矫治时机选择

骨性Ⅲ类错𬌗畸形按照上下颌骨发育不调的机制分为：①上颌发育不足的骨性Ⅲ类错𬌗畸形；②下颌发育过度的骨性Ⅲ类错𬌗畸形；③上颌发育不足＋下颌发育过度的骨性Ⅲ类错𬌗畸形。按前牙反覆盖大小，其骨性Ⅲ类前牙反𬌗畸形分为：①轻度骨性Ⅲ类前牙反𬌗畸形（反覆盖0-1mm）；②中度骨性Ⅲ类前牙反𬌗畸形（反覆盖1.0-3.5mm）；③重度骨性Ⅲ类前牙反𬌗畸形（反覆盖大于3.5mm）。

本病例患者前牙反覆盖约1mm，∠ANB 0.3°（正常值3.0°±2.0°），面中份凹陷，下颌功能性前伸，有家族遗传史，诊断为遗传性上颌轻度发育不足骨性Ⅲ类前牙反𬌗畸形。初诊时5岁半，临床治疗策略是利用患者的生长发育潜力，应用功能调节器促进上颌向前生长、纠正下颌前伸，并尽量控制下颌生长，以达到青春生长期后患者上下颌骨矢状向的基本协调，改善患者面部侧面美观度，避免成年后由于上下颌骨矢状向严重不调而不得不选择正颌—正畸联合治疗的方法纠正错𬌗畸形。

3．矫治技术（矫治器）特点及矫治方式选择

本病例分两个阶段矫治：①第一阶段在替牙列早期选用FRⅢ型功能矫治器，纠正前牙反𬌗畸形，促进上颌骨矢状向生长，纠正下颌前伸，控制下颌生长。FRⅢ型功能矫治器也有调整上下牙弓宽度不调、促进上牙弓前段生长的作用。②第二阶段在替牙列晚期（恒牙列早期），在预判患者骨性不调严重程度及生长发育情况下，用固定自锁直丝弓矫治器，排齐排平上下牙列，调整前后牙咬合关系，结束整个序列矫治。

功能矫治选用FRⅢ型功能矫治器的理由是利用咬合重建，纠正下颌前伸；矫治器颊屏、唇挡、横腭弓、上颌舌侧丝、下颌𬌗支托等结构能训练口周肌肉功能、调整牙列内外肌力平衡、重建口周功能间隙，从而达到协调上下颌骨生长的矫形治疗目的。在早期矫治上颌轻中度发育不足骨性Ⅲ类前牙反𬌗畸形中，FRⅢ型功能矫治器有促进上颌发育、抑制下颌生长、纠正前牙反𬌗畸形的临床疗效，是临床可靠的早期功能矫治器。

FRⅢ型功能矫治器体积较大，患者初戴时需练习。FRⅢ型功能矫治器不主动加力，佩戴后患者疼痛感较轻，适应性较好。由于初诊时患者5岁半，治疗中复诊时要根据上下颌骨生长发育情况，及时更新矫治器。

4．矫治流程特色

佩戴FRⅢ型功能矫治器2个月后，前牙反殆畸形解除（上乳前牙直立），继续矫治11个月后，上中切牙替换。矫治29个月后更换FRⅢ型功能矫治器，维持矫治效果，并在患者青春快速生长期协调上下颌骨矢状向生长，直至患者替牙列晚期（恒牙列早期），Ⅰ期治疗共41个月。

Ⅱ期治疗是在评估患者骨性Ⅲ类错殆畸形严重程度及生长发育潜力的前提下开始的固定正畸综合治疗。患者在恒牙列早期颈椎发育成熟度是CVMSⅢ期，根据其父的面像及口内像判断其骨性不调为轻度，故开始行Ⅱ期固定正畸综合治疗，排齐排平上下牙列，调整前后牙关系，纠正上下中线不齐，13个月后结束Ⅱ期固定正畸综合治疗。

5．矫治疗效总结

患者从5岁半开始，经过功能矫形及固定正畸综合治疗54个月后（11岁），前牙反殆畸形纠正，前牙覆殆覆盖正常，上前牙稍唇倾代偿，下前牙直立，上下牙列排齐排平，上下中线齐，正面像协调美观，侧貌稍凹，未见下颌明显顺时针旋转代偿，临床结果满意。

（1）经过序列矫治，患者侧貌凹陷改善，但未纠正，表明患者上下颌骨矢状向不调的遗传性结构在早期功能矫治中改变有限，这也表明骨性错殆畸形的早期矫治是有限度并受遗传因素影响的。临床对明显遗传性骨性畸形（如骨性反殆畸形、骨性水平生长型前牙深覆殆畸形）的矫治存在局限性，在制订临床治疗目标及计划时应考虑遗传因素对矫治疗效的影响。

（2）骨性错殆畸形早期矫治的目的应该是降低骨性错殆畸形的严重程度，减少成年后骨性错殆畸形正颌-正畸联合治疗的比例，降低患者的手术风险及治疗代价。同时早期去除骨性Ⅲ类错殆畸形的前牙反殆畸形表现对患者的心理健康也有帮助。

（3）本病例治疗效果表明早期功能矫治（FRⅢ型功能矫治器）＋Ⅱ期固定正畸综合矫治对上颌轻中度发育不足的骨性Ⅲ类前牙反殆畸形的矫治是有效的，矫治疗效包括轻度的骨性不调改善以及牙代偿。矫治后，患者面部形态美观度有所改善，但侧貌面中份发育不足不能完全纠正。早期序列矫治避免了患者成年后行正颌手术，治疗效果符合患者及家长的期望。

矫 治 概 要

（1）基本情况：女，5岁半。

（2）骨性及面型诊断：骨性Ⅲ类上颌发育不足，平均生长型。

（3）错殆诊断：轻度前牙反殆畸形，面中份凹陷，下颌功能性前伸。

（4）病因分析：遗传性上颌轻中度发育不足。

（5）矫治时机：替牙列早期。

（6）矫治目的：功能矫治＋固定正畸综合矫治双期治疗，纠正前牙反殆畸形，改善上下颌骨矢状向发育不调。

（7）疗效评价：前牙反殆畸形纠正，牙列排平排齐，上下中线齐，面型美观度改善，侧貌稍凹。

【理论拓展】

FR Ⅲ型功能矫治器矫治儿童骨性Ⅲ类前牙反殆畸形的临床理论与技术

功能调节器（Function Regulator，FR）由德国医生Fränkel设计并倡导，与传统的肌激动器不同，其大部分结构都位于口腔前庭，特点是颊屏离开牙弓，阻挡唇颊肌的压力，使牙弓扩大，同时颊屏、唇挡的边缘延伸至前庭沟刺激骨膜下骨质增生使牙槽骨基骨弓扩大，通过牙槽骨扩大，牙弓整体向颊侧移动，有助于解决不良的姿势行为型问题，建立正常的口腔功能间隙，从而引导并促进牙颌面正常生长发育。其中FRⅢ型功能矫治器是针对功能性、轻中度骨性Ⅲ类错殆畸形的功能矫治器。

一、FR Ⅲ型功能矫治器的矫治原理

（一）调整口周肌肉的动力平衡

Fränkel认为口周肌肉和口周囊性组织，特别是颊肌和口周组织，在替牙列期对牙弓的发育具有潜在抑制作用，尤其不正常的口周肌肉功能引起的异常作用会妨碍正常的生长发育。因而他所设计的功能调节器将颊屏和唇挡作为一种肌肉训练器，作为与牙弓形态相适应的"功能性基质"，其作用方式与传统的其他活动功能矫治器不同的是，力不是由内向外的，而是将颊屏作为一种人为的支架结构去除外部的肌力，使舌发挥作用，促使牙槽突和基骨形态良好发育，这种未经舌侧加力，仅使内外肌力动态协调平衡而获得的牙弓扩展效果较为稳定。

（二）建立正常的口腔功能间隙

Fränkel特别强调，戴用功能调节器进行功能矫形治疗，不仅要解决不良的姿势行为型问题，还要建立正常的口腔功能间隙。在人出生后的功能间隙发育中，囊性肌肉功能部分增加，肌肉的姿势行为型具有控制间隙的潜能，一般的固定或活动矫治器不能直接改变间隙和扩大囊的体积，而功能调节器设计的指导思想之一就是针对此问题，改变口腔功能间隙的容积。

（三）促进基骨的生长

通过颊屏和唇挡的作用，功能调节器可以伸展到前庭沟以下，使软组织受到牵拉张力，使颌骨骨膜受到牵张刺激，促使骨膜下骨质增生基骨扩大，促进上颌骨向前生长，并整体骨性扩大上牙弓。

（四）调整下颌位置

FRⅢ型功能矫治器咬合重建后，通过矫治器支架纠正下颌前伸并控制下颌生长。在改变下颌矢状不调的方法和作用加力方面，FRⅢ型功能矫治器不通过树脂、金属丝等部件，直接对牙齿产生力的作用，这点与其他功能矫治器有所不同。FRⅢ型功能矫治器下颌唇弓丝位于下前牙唇侧颈缘，主要目的是保证矫治器戴入时唇弓位于牙冠颈部，减少下前牙由于下颌回位时唇弓造成过度舌倾，所以下唇弓是与腭弓一同起支架和支抗的作用，以及抑制下颌生长。

二、FR Ⅲ型功能矫治器的临床适应证与非适应证

（一）FRⅢ型功能矫治器的临床适应证

临床上FRⅢ型功能矫治器主要用于下颌可退至切对切的功能性、混合性、轻中度骨性Ⅲ类错殆畸

形患者。高角患者慎用。FRⅢ型功能矫治器对上颌向前生长的促进作用主要是刺激上颌前部牙槽骨增生改建，增加上颌骨矢状向长度，并不加力前移上颌骨，其疗效有一定限度。

FRⅢ型功能矫治器与上颌骨性发育不足的前牵引矫治的机理不同。上颌骨性发育不足的前牵引矫治在适当的时机（7岁前），利用口外施加矫形力（每侧约250g），前移上颌骨并刺激上颌骨与颅面连接骨缝内骨质增生，纠正上颌发育不足的前牙骨性反殆畸形。上颌骨性发育不足的前牵引矫治适用于上颌同时有位置后缩和发育不足的患者。

（二）FRⅢ型功能矫治器的非适应证

FRⅢ型功能矫治器不适用于下颌不可后退或下颌后退后无面型明显改善的骨性Ⅲ类错殆畸形患者及无生长发育潜力和有颞下颌关节病的患者。

三、FRⅢ型功能矫治器的疗效

在本病例中，我们发现，佩戴FRⅢ型功能矫治器2个月后，患者前牙反殆畸形解除，后牙轻度开殆。治疗11个月后，双侧上中切牙已替换，未出现前牙反殆畸形复发，且上下牙弓宽度增加。矫治29个月后，患者上中切牙及侧切牙萌出，前牙覆殆覆盖正常，双侧磨牙建殆且呈中性关系。治疗41个月复查，前牙覆殆覆盖正常，双侧磨牙维持中性关系；同时面中份凹陷有所改善，颏肌紧张度减小；头影测量分析显示：患者上前牙有代偿唇倾，上下颌骨矢状向、垂直向均有明显生长，软组织面型有所改善。

研究发现FRⅢ型功能矫治器对早期骨性Ⅲ类错殆畸形有效，可促进上颌骨发育，协调上下颌骨关系，改善侧貌；在替牙列早期开始矫治，疗效优于替牙列晚期。目前，关于佩戴FRⅢ型功能矫治器的治疗效果仍存在争议，争议点集中在：①矫治的效果体现于骨效应还是牙效应；②佩戴该矫治器对于上下颌骨横向及矢状向生长发育是否有作用；③评判矫治效果时如何与儿童正常生长发育区分；④矫治开始的时间是否对治疗效果有影响。关于FRⅢ型功能矫治器临床疗效的研究及报道仍然缺少大样本、可信度高的临床试验证明，有待进一步探索。

【病例七】

替牙列早期前牙中度反殆畸形的早期矫治

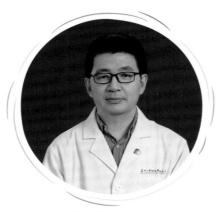

苏州大学附属独墅湖医院　张卫兵

（一）主诉/病史

患者胡某，女，6岁，因"地包天"求治。

患者2年前曾有前牙反殆畸形活动矫治器治疗史，否认全身疾病史，母亲下颌发育过度。无明显口腔不良习惯。

（二）临床检查

（1）面像检查：凹面型，上颌基本正常，下颌前突，下唇位于上唇稍前方。

（2）口内像检查：替牙列早期，上颌11、21、16、26牙萌出，下颌31、41、36、46牙萌出。ICP位时前牙反覆殆反覆盖（反覆盖-2mm），下前牙较直立，下切牙间有散在间隙，上前牙倾斜度基本正常。磨牙近中关系，第二乳磨牙终末平面为近中阶梯关系。上尖牙间宽度相比下颌稍不足，上下中线不齐，ICP位时下中线稍右偏2mm。患者乳恒牙替换未见异常。（图2-7-1）

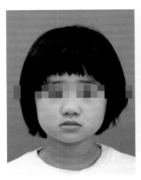
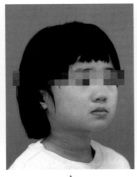
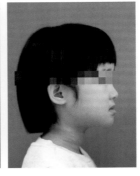

A

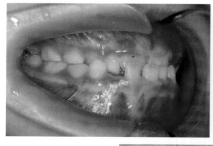
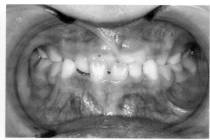
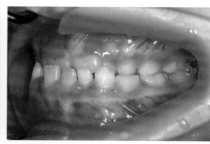
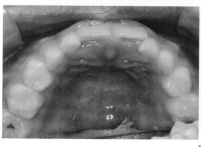
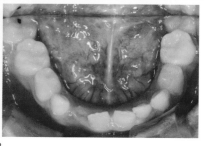

B

图2-7-1　面像及口内像检查（替牙列早期前牙反𬌗畸形）
A. 面像；B. 口内像

（3）口腔功能检查：下颌可后退至切对切，ICP位时下颌右偏。头颈姿势未见明显异常。

（4）X片检查：ICP位拍摄头颅侧位片，检查上下颌骨关系；拍摄曲面断层片，了解上下牙列发育、乳恒牙替换、双侧髁突形态及上下颌骨形态等情况。（图2-7-2，图2-7-3）

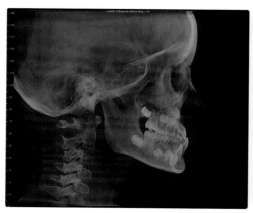

图2-7-2　头颅侧位片

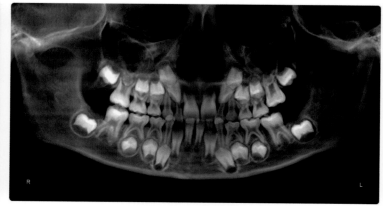

图2-7-3　曲面断层片

①头颅侧位片分析：上颌骨矢状向基本正常（∠SNA 81.2°，正常值82.3°±3.5°），下颌骨前突（∠SNB 83.2°，正常值77.6°±2.9°），上下颌骨矢状向关系不调（∠ANB –2.1°，正常值4.7°±1.4°）。上前牙较直立（∠U1-SN 102.1°，正常值104.8°±5.3°），下前牙舌倾代偿（∠IMPA 85.4°，正常值96.3°±5.1°）；下颌平面角较小（∠FMA 19.2°，正常值31.8°±4.4°），后前面高比较大（S-Go/N-Me 73.7%，正常值65.9%±3.8%），显示患者是低角、水平生长型。面部软组织形态分析显示侧貌为凹面型，上下唇位于E线后（Ls-E 1.5mm，正常值3.0mm±2.0mm；Li-E –1.6mm，正常值4.0mm±2.0mm），下唇位于上唇稍前方。（表2-7-1）下颌后退至切对切，侧

貌明显改善，存在功能性移位。

表2-7-1　治疗前头影测量分析

测量项目	初诊测量值	正常值
颌骨关系分析		
∠SNA	81.2°	82.3°±3.5°
∠SNB	83.2°	77.6°±2.9°
∠ANB	−2.1°	4.7°±1.4°
∠FMA（MP−FH）	19.2°	31.8°±4.4°
S−Go/N−Me	73.7%	65.9%±3.8%
Y−axis（SGn−SN）	58.0°	65.5°±2.9°
Wits	−7.1mm	−1.4mm±2.8mm
牙齿位置与角度分析		
∠U1−SN	102.1°	104.8°±5.3°
∠U1−NA	21.0°	22.4°±5.2°
L1−NB	2.3mm	6.0mm±1.5mm
∠L1−NB	13.2°	32.7°±5.0°
∠IMPA（L1−MP）	85.4°	96.3°±5.1°
∠FMIA	73.4°	54.9°±6.1°
面部软组织形态分析		
Ls−E	1.5mm	3.0mm±2.0mm
Li−E	−1.6mm	4.0mm±2.0mm

②曲面断层片示：上下牙列发育正常，未见多生牙、先天缺牙等牙齿发育异常情况。双侧髁突形态未见异常，对称，双侧下颌骨体形态大小基本对称。

（三）临床诊断

根据患者病史，患者母亲有类似病史，判断患者有遗传性前牙反殆畸形的病因；同时功能检查发现患者下颌可后退至切对切，故其前牙反殆畸形的产生也与功能性因素有关。

根据临床视诊、问诊、口内像检查、功能检查等结果，该前牙反殆畸形患者的临床诊断如下：

（1）遗传因素和环境因素引起的混合性骨性前牙反殆畸形。

（2）轻度骨性Ⅲ类（上颌基本正常，下颌前突），安氏Ⅲ类错殆畸形。

（3）凹面型，水平生长型。

（4）前牙中度反殆畸形，反覆盖−2mm；磨牙近中关系，第二乳磨牙终末平面为近中阶梯关系。

（5）上下牙弓不调，上尖牙区宽度不足。

（6）上下中线不齐，下中线右偏2mm。

（7）上前牙唇倾度基本正常，下前牙较直立。

（8）下颌可后退至切对切，下颌功能性前伸。

（9）口腔健康状况良好，乳恒牙替换未见异常。

（10）颞下颌关节功能未见明显异常。

（四）治疗计划

Ⅲ型功能调节器矫治患者骨性Ⅲ类错殆畸形。

（五）治疗过程及结果

1．治疗过程

取上、下模型及颌位记录，制作Ⅲ型功能调节器；试戴矫治器，检查是否存在前庭沟、系带等软组织压迫。复诊时调整矫治器，6个月后，前牙反殆畸形解除，继续戴用Ⅲ型功能调节器，同时进行乳尖牙调磨。（图2-7-4，图2-7-5）

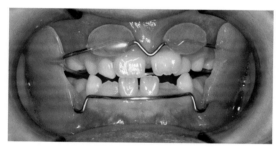

图2-7-4　Ⅲ型功能调节器（纠正前牙反殆畸形）

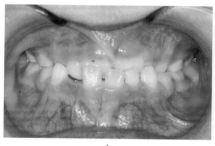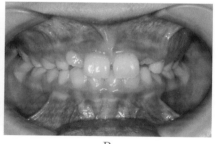

| A | B |

图2-7-5　治疗前后口内像（上颌前移，下颌后退，反覆殆反覆盖纠正）
A．治疗前；B．治疗6个月后

2．治疗结果

治疗12个月后，前牙反殆畸形纠正，观察面像及口内像，拍摄X线头颅侧位片（图2-7-6、图2-7-7）。治疗后面像检查：患者凹面型明显改善，颏部右偏仍然存在，后期通过乳尖牙调磨及Ⅲ型功能调节器的更换，进一步调整下颌偏斜的情况；口内像检查：前牙反殆畸形解除，上乳尖牙宽度不足，下中线偏右。

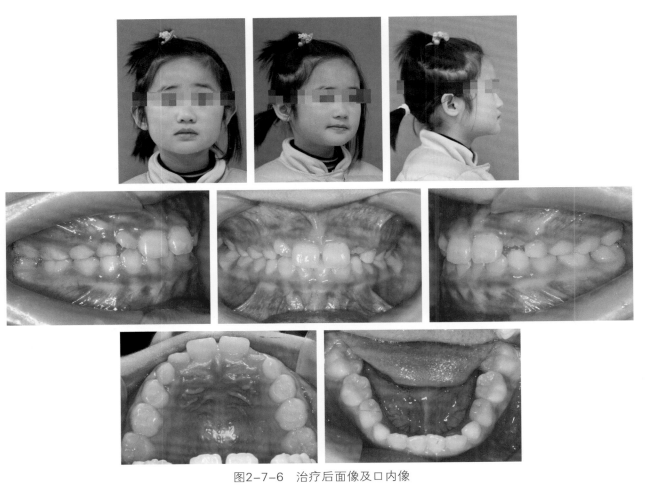

图2-7-6　治疗后面像及口内像

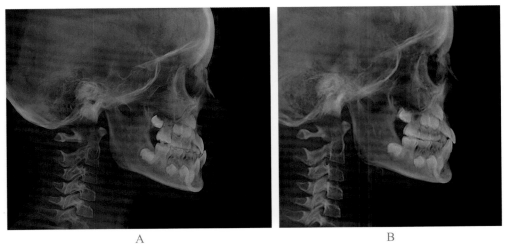

A　　　　　　　　　　　　　　B
图2-7-7　治疗前后头颅侧位片
A. 治疗前；B. 治疗后

　　治疗前后头影测量分析：治疗后上前牙唇倾（∠U1-SN 108.6°，正常值104.8°±5.3°），下前牙舌倾（∠IMPA 84.6°，正常值96.3°±5.1°），下颌平面角增大（∠FMA 21.9°，正常值31.8°±4.4°），下颌骨后下旋转，Ⅲ类关系得到改善（∠ANB -0.4°，正常值4.7°±1.4°）。

表2-7-2　治疗前、治疗结束及保持后头影测量分析

测量项目	初诊测量值	结束测量值	正常值
颌骨关系分析			
∠SNA	81.2°	81.2°	82.3°±3.5°
∠SNB	83.2°	81.6°	77.6°±2.9°
∠ANB	−2.1°	−0.4°	4.7°±1.4°
∠FMA（MP-FH）	19.2°	21.9°	31.8°±4.4°
S-Go/N-Me	73.7%	74.6%	65.9%±3.8%
Y-axis（SGn-SN）	58.0°	61.2°	65.5°±2.9°
Wits	−7.1mm	−6.7mm	−1.4mm±2.8mm
牙齿位置与角度分析			
∠U1-SN	102.1°	108.6°	104.8°±5.3°
∠U1-NA	21.0°	27.5°	22.4°±5.2°
L1-NB	2.3mm	1.8mm	6.0mm±1.5mm
∠L1-NB	13.2°	9.6°	32.7°±5.0°
∠IMPA（L1-MP）	85.4°	84.6°	96.3°±5.1°
∠FMIA	73.4°	73.5°	54.9°±6.1°
面部软组织形态分析			
Ls-E	1.5mm	0.1mm	3.0mm±2.0mm
Li-E	−1.6mm	−1.3mm	4.0mm±2.0mm

（六）病例分析

1. 矫治理论依据

功能矫治器主要是通过改变下颌矢状向和垂直向的位置，使咀嚼肌和口周肌受到矫治器的牵拉刺激，产生收缩力并传递至牙齿、颌骨、骨缝及颞下颌关节，促进上述软硬组织发生适应性改建，达到新的功能平衡，起到引导、调节颅颌面生长发育的作用，防止错殆畸形的发生。目前，关于功能矫治机制的学说，主要有Roux、Wolff的骨的可塑性理论和Moss的功能基质学说等。由于功能矫治器的种类繁多，作用方式也不完全相同，关于功能矫治器机制和原理的认识仍需进一步的探索和研究。

2. 诊断依据、矫治计划设计、矫治时机选择

（1）诊断依据。

该患者的诊断主要依据以下几个方面：患者侧貌为典型的凹面型；口内牙齿存在前牙反殆畸形，磨牙Ⅲ类关系；头影测量显示：上颌骨基本正常（∠SNA 81.2°，正常值82.3°±3.5°），下颌骨前突（∠SNB 83.2°，正常值77.6°±2.9°），属于骨性Ⅲ类（∠ANB −2.1°，正常值4.7°±1.4°）。患者的母亲存在下颌发育过度的情况，且患者有乳牙反殆畸形病史，下颌可后退至切对切，存在功能性因素，因此诊断为安氏Ⅲ类错殆畸形，骨性Ⅲ类错殆畸形，有遗传因素和功能性因素。

（2）矫治计划设计。

Ⅰ期治疗：利用下颌的功能性因素，通过Ⅲ型功能调节器改变下颌位置和水平生长方向，促进上颌发育，限制下颌发育，促进软硬组织发生适应性改建，从而达到矫治前牙反殆畸形的目的。

（3）矫治时机。

对于替牙列期反殆畸形，尤其是存在牙性因素和功能性因素的错殆畸形，应该有积极的治疗态度，尽早挖掘机体生长发育潜力。

3．矫治技术（矫治器）特点及矫治方式选择依据

矫治器的特点：Ⅲ型功能调节器属于肌功能矫治器，是可摘式活动矫治器，本身不产生任何机械力，通过口周肌功能促进咬合改建，引导颌骨发育，调节颅颌面生长。因为该矫治器不需要牙齿的固位，因此也不会对牙齿产生作用力，避免了对牙根发育不全的牙齿产生副作用。

矫治器选择的依据：患者处于替牙列期，且存在功能性因素，使用Ⅲ型功能调节器，可以充分利用患者存在的功能作用，且不需要牙齿固位，不需要考虑牙齿的替换情况。另外，患者属于水平生长型，使用Ⅲ型功能调节器，可以在一定程度上改变下颌骨的生长方向，有利于Ⅲ类错殆畸形的矫治。

4．矫治流程特色

对于Ⅲ类错殆畸形患者的早期矫治，门诊信息的采集尤为重要，首先需要明确患者侧貌发育畸形的严重程度，是面中份发育不足，还是下颌骨发育过度或者两者兼而有之，是否存在功能性因素，下颌能否退到切对切，是否合并有下颌骨的偏斜，以及是否存在家族遗传史。根据采集的门诊信息，正畸医生在诊断过程中必须对牙性因素、骨性因素、功能性因素进行鉴别诊断，对骨性发育程度的错误诊断，往往是Ⅲ类错殆畸形早期矫治失败的重要原因。采用Ⅲ型功能调节器的治疗主要是矫治器制作过程中颌位的确定，复诊过程中患者是否正确佩戴矫治器，该患者可以继续采用Ⅲ型功能调节器进行保持，待牙齿替换基本完成后再进行相应的综合矫治。

5．矫治疗效总结

该患者矫治完成后，Ⅲ类面型得到很大程度的改善，前牙反殆畸形解除，磨牙关系也得到一定程度的改善。头影测量结果显示，患者的∠SNB、∠ANB都有所减小，垂直向有一定程度的增大，说明患者的生长方向发生了一定程度的改变，这对水平生长型的患者是有利的，美中不足的是矫治结束时该患者的下颌仍有一定程度的偏斜，检查发现上乳尖牙的干扰是诱发下颌骨偏斜的重要因素，后期可以通过乳尖牙调磨及上颌的适当扩弓，去除上牙弓的干扰，调整下颌偏斜。

矫治概要

（1）基本情况：女，6岁。

（2）骨性及面型诊断：骨性Ⅲ类，水平生长型。

（3）错殆诊断：安氏Ⅲ类，前牙反殆畸形，凹面型。

（4）病因分析：遗传因素和环境因素。

（5）矫治时机：替牙列早期。

（6）矫治目的：解除前牙反殆畸形，去除功能性因素。

（7）疗效评价：前牙反殆畸形解除。

【病例八】

上颌骨角化囊肿伴埋伏牙的外科-正畸联合早期矫治

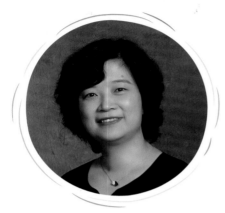 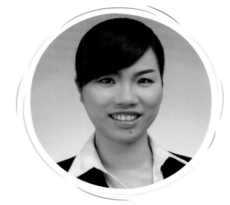

上海交通大学医学院附属第九人民医院　朱敏　　上海交通大学医学院附属第九人民医院　王晓玲

（一）主诉/病史

患者洪某，女，6岁。

主诉：右面部逐渐膨隆。

现病史：患者因右侧面部逐渐膨隆于当地口腔医院检查，行X片检查发现右上颌骨囊肿，转诊至上海交通大学医学院附属第九人民医院口腔颅颌面科求治。否认有鼻衄、眶下区麻木、鼻塞等病史；否认家族遗传史；否认全身系统性疾病史。

（二）临床检查

（1）面像检查：面部稍不对称，右上颌面部膨隆，无眶下区麻木，双侧颌下及颈部未见明显肿大淋巴结。

（2）口内像检查：乳牙列期，右上乳牙无明显松动。口内右上颌前庭沟变浅，右侧硬腭膨隆近中线，局部触软骨质缺如，口内局部黏膜未见破溃，未见渗出。牙龈黏膜色泽正常。

（3）X片检查：曲面断层片见右上颌骨囊性病变，界限清，周围见骨质硬化线，12、13恒牙胚被囊肿挤压至囊肿边缘。（图2-8-1）

（4）穿刺检查可见淡黄色脓性液体。

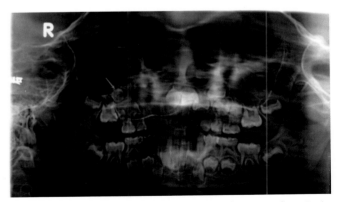

图2-8-1　初诊曲面断层片（箭头所示为12、13恒牙胚）

（5）CT检查可见右上颌骨囊肿囊壁附着于继承恒牙釉牙骨质交界部位，囊肿挤压12、13恒牙胚移位。（图2-8-2）

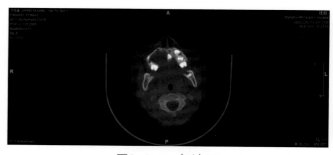

图2-8-2　初诊CT

（三）临床诊断

（1）右上颌骨角化囊肿。

（2）12、13恒牙胚移位阻生（受囊肿挤压）。

（四）治疗计划

1．制定手术方案

上颌骨囊肿开窗探查，术中送冰冻切片行病理学检查。若术中病理学结果为良性肿瘤，则行减压术联合塞治器治疗；若为恶性或交界性肿瘤，则行右上颌骨的扩大切除。

2．术后定期随访

嘱患者手术及塞治器治疗结束后，定期复诊，拍摄曲面断层片，追踪囊肿周围骨质骨化过程及囊腔内牙胚萌出情况。

3．正畸治疗或外科辅助正畸治疗

追踪观察患者乳恒牙替换情况及恒牙发育、萌出情况；追踪观察移位阻生12、13恒牙萌出情况。恒牙列早期，视上下颌骨关系及咬合关系，择期行正畸治疗，恢复上下咬合功能美观度及颌面美观度。

（五）治疗过程及结果

1．治疗过程

（1）囊肿开窗减压术联合塞治器治疗。

入院后行右上颌骨囊肿开窗，在囊性病变表面开窗，局部打开骨质，暴露后取部分囊壁组织，送术中冰冻切片行病理学检查。病理学诊断为角化囊肿。进一步去除周围骨质，切除表面牙槽黏膜，形成足够大的开窗口，将囊腔内容物冲洗干净，完成囊肿开窗减压术，用碘仿卷暂时封闭开窗口。术后1～2周去除碘仿卷，取模制作囊肿塞治器。嘱咐患者佩戴塞治器，家长每天冲洗囊腔，保持引流口通畅不闭合，减小囊腔内压力，使囊腔内外压力保持平衡，在口周肌肉功能活动状态下，促进囊壁骨质新生，颌骨形态改建，囊腔逐渐减小，使囊肿造成的颌骨外形变异逐步恢复。（图2-8-3）

嘱患者正确佩戴塞治器。进食后摘下塞治器，用生理盐水自行冲洗囊腔。当囊腔逐渐缩小时正畸

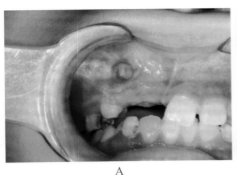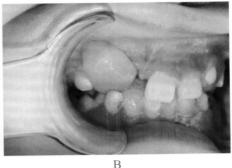

图2-8-3　口内像
A. 囊肿开窗减压术后口内像；B. 术后佩戴塞治器口内像

医生应将塞治器突起部分相应磨除。

上颌骨角化囊肿开窗减压术引流囊液，塞治器用于保持囊腔处于开放状态，维护囊腔内外张力，促进囊肿内骨质增生，恢复上颌骨形态及功能。

（2）术后定期随访，拍摄曲面断层片及CT。

术后第1、3、6个月，以及之后每半年随访一次，拍摄曲面断层片，观察和分析囊肿的长径变化、囊肿周围骨质骨化过程及囊腔内牙胚萌出情况。曲面断层片示右上颌骨囊肿骨质愈合良好，12、13埋伏牙自行复位，逐渐萌出，长轴亦逐渐从横向转为直立，右面部膨隆亦逐渐改善。随访约4年后替牙完成，12、13牙高位萌出，CT示12、13埋伏牙颊向错位，长轴较直立，右上颌骨牙槽骨壁的膨隆逐渐消失。（图2-8-4，图2-8-5）

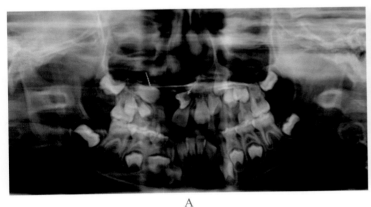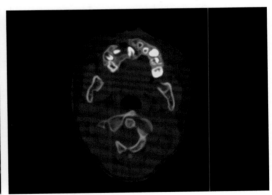

A　　　　　　　　　　　　　　　B

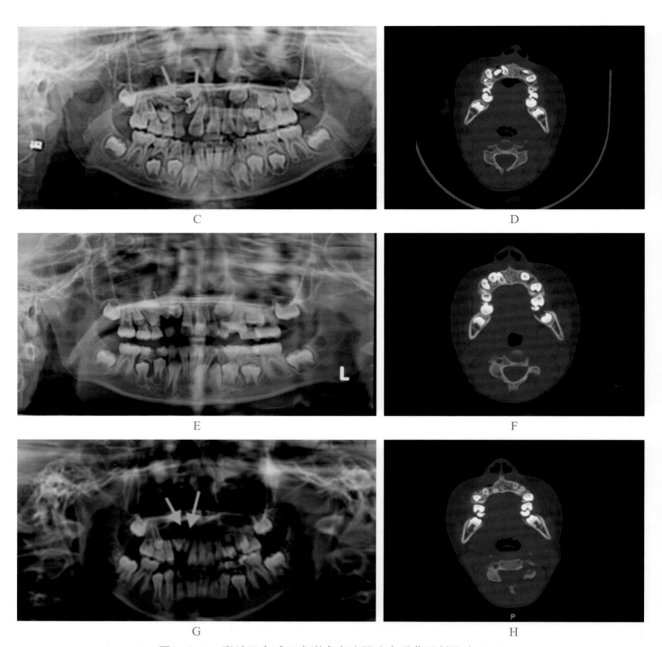

图2-8-4 囊肿开窗减压术联合塞治器治疗后曲面断层片及CT

A. 术后1年曲面断层片；B. 术后1年CT；C. 术后2年曲面断层片；D. 术后2年CT；E. 术后3年曲面断层片；

F. 术后3年CT；G. 术后4年曲面断层片；H. 术后4年CT

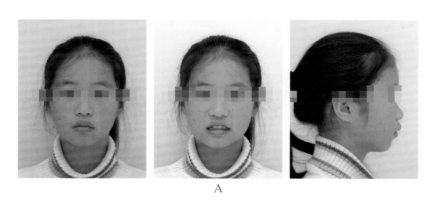

A

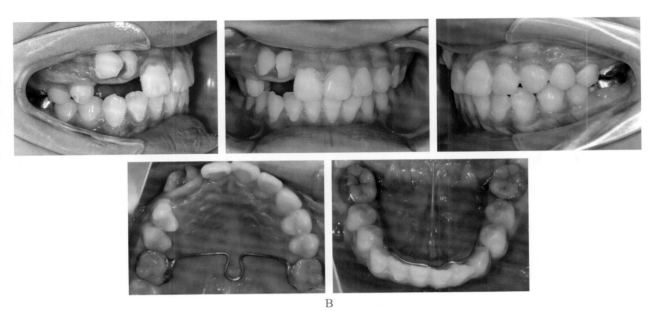

图2-8-5　术后随访4年，替牙完成后面像和口内像
A. 面像；B. 口内像

（3）正畸牵引治疗。

患者替牙完成后第一磨牙呈中性关系，前牙覆殆覆盖正常，12、13牙颊向高位萌出。上颌做横腭杆增强支抗，以维持上牙弓宽度和长度。下颌做舌弓，以维持下牙弓长度。

利用直丝弓固定多托槽矫治器（MBT托槽）初步排齐整平上牙列正常萌出恒牙后，换不锈钢硬丝，使用螺旋推簧开拓11、14牙之间的间隙，轻力牵引12、13牙入槽并排齐整平（图2-8-6）。矫治后上牙列排齐整平，双侧磨牙Ⅰ类咬合，前牙覆殆覆盖可，上下中线基本齐，下颌轻度拥挤，可不行正畸治疗，拆除固定多托槽矫治器，疗程2.5年。利用Hawley保持器保持。

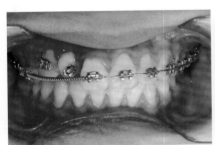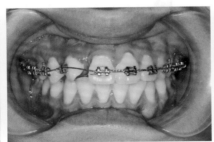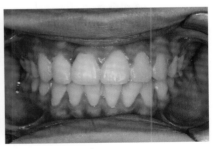

图2-8-6　固定多托槽矫治器（牵引高位阻生12、13牙，排齐整平上牙列）

2. 治疗结果

患者经囊肿开窗减压术联合塞治器治疗后，X片检查显示囊腔逐渐减小直至消失，腔内骨组织再生，原囊腔为结构清晰的骨小梁所代替，骨密度和结构恢复正常。因囊肿挤压而远处移位的12、13牙均自行复位，逐渐萌出。

恒牙列期经固定多托槽矫治器正畸治疗后，双侧磨牙Ⅰ类关系，牙列整齐，前牙覆殆覆盖正常，尖窝关系良好，上下中线基本齐。正畸矫治结束后，曲面断层片示12牙根尖稍圆钝，13牙根尖形态良好，牙周无异常，牙槽骨正常（图2-8-7）。CT示右侧上牙槽骨颊舌向宽度与左侧一致。矫治后12、13牙髓活力测试正常。拆除固定多托槽矫治器，Hawley保持器保持。

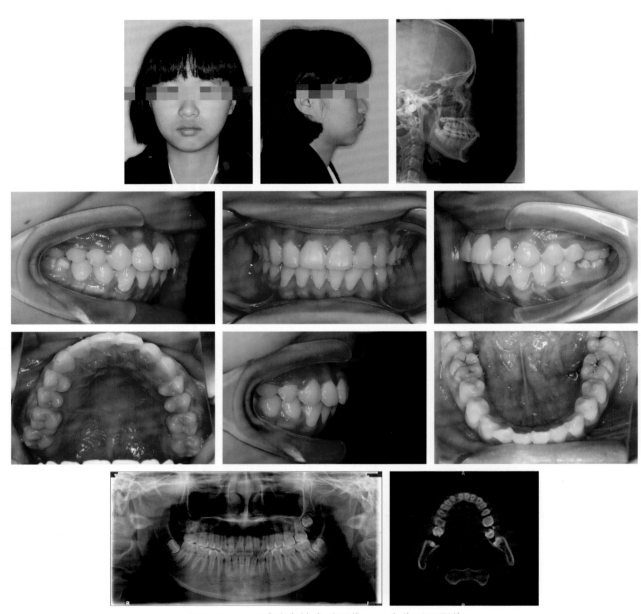

图2-8-7　正畸治疗结束后面像、口内像以及影像

患者从6岁被诊断为右上颌骨角化囊肿，经开窗减压术联合塞治器矫治，追踪观察随访4年；待替牙完成后正畸固定矫治2.5年后完成矫治，恢复了牙颌面美观度（图2-8-7）。

（六）病例分析

1. 开窗减压术后佩戴塞治器治疗颌骨囊肿的原理

颌骨囊肿的囊壁是由复层鳞状上皮及纤维结缔组织构成的。上皮细胞不断坏死脱落于囊液中，并且分解，使囊液渗透压增高，吸收周围的水分，从而使囊腔内压力增大。增大的囊腔内压力又压迫囊壁引起上皮细胞坏死脱落。如此循环，渗透压逐渐增高，压迫吸收周围骨质，囊腔不断增大。囊液中其他一些物质如前列腺素等也参与了周围骨质的吸收。囊腔内压力增高累及的恒牙常被挤压至远端异位，萌出受到影响。

传统的囊肿摘除术，刮除囊壁，拔除累及恒牙，对患者今后的牙列完整性、功能、美观和心理均产生一定的影响。而囊肿开窗减压术的治疗机制为平衡囊壁内外压力，使囊壁骨吸收因素消除或减少，囊肿衬里上皮发生改变，达到缩小囊肿、引导骨质重建的效果。该手术最大限度地保护了囊肿周围的重要结构，不仅保护了牙列的完整性，恢复了颌骨外形，最大限度地保护了颌骨的形态和功能，且手术方式简单、手术创伤小。术后及时正确地戴用塞治器，可在保持囊肿开口不闭合、囊液导流减压的同时兼顾间隙保持和维持萌出道，保证囊腔内压力减小，维持囊腔内外压力平衡，促进囊腔自然愈合，还可以大大降低暴露囊腔感染的可能性。不足的是愈合时间长，需每天进食后冲洗囊腔，但冲洗方法简单、安全。开窗减压术后囊腔逐渐缩小，即使未完全痊愈也为Ⅱ期刮治手术中完整摘除囊壁创造了条件。

2. 诊断依据、矫治计划设计、矫治时机选择依据

（1）诊断依据。

现病史否认有鼻衄、眶下区麻木、鼻塞等症状，面像检查见右上颌面部明显膨隆，X线检查见右上颌骨囊性病变，界限清，周围见骨质硬化线，12、13恒牙胚被囊肿挤压至囊肿边缘。穿刺检查可见淡黄色脓性液体。CBCT检查可见囊肿囊壁附着于继承恒牙釉牙骨质交界部位。可明确诊断为右上颌骨角化囊肿，12、13埋伏牙。

（2）矫治计划设计。

根据术中冰冻切片检查结果，病理诊断为上颌骨角化囊肿，故治疗计划为囊肿开窗减压术联合塞治器治疗。临床上对大型颌骨角化囊肿的治疗多以手术治疗为主，术中摘除囊肿的同时，须将埋伏牙拔除，对患者今后的牙列功能和美观有一定的影响。口腔颌面外科和正畸的联合治疗（囊肿开窗减压术联合塞治器治疗＋术后定期随访＋择期正畸治疗或外科辅助正畸治疗）不但治愈了颌骨囊肿，而且为患者保留了恒牙，提高了患者的生活质量。

（3）矫治时机选择。

替牙列期发生的较大颌骨囊肿，累及的恒牙位置较深，恒牙根尚未发育完成，周围骨壁支撑较少，若此时进行牵引，不易掌握牙齿牵引力的大小及萌出方向。因此，对颌骨囊肿伴埋伏牙病例的矫治时机应选在囊肿的牙齿周围牙槽骨新生以后，囊肿包含的牙齿也会不同程度地自行复位和萌出。术后应定期拍摄曲面断层片，必要时行CBCT检查，观察囊腔减小程度及新骨形成情况。若随访埋伏牙的

复位过程中其对邻牙牙根无影响，埋伏牙牵引萌出道周围有足够的骨质支撑，待埋伏牙的牙根基本形成时介入正畸牵引治疗，可以达到良好的牵引效果。

3. 矫治技术（矫治器）特点及矫治方式选择依据

此病例使用了直丝弓固定多托槽矫治器，上颌做横腭杆增强支抗，以维持上牙弓宽度和长度；下颌做舌弓，以维持下牙弓宽度。初步排齐上牙列已正常萌出恒牙后换不锈钢硬丝，开拓11、14牙之间的间隙，为12、13牙入牙弓提供条件。轻力牵引12、13高位牙，避免因重力牵引而导致矫治过程中牙根的吸收。

4. 矫治流程特色

（1）开窗减压术后佩戴塞治器。

开窗减压术最大限度地保护了囊肿周围的重要结构，尽可能地保存了囊肿累及的恒牙，且手术方式简单、手术创伤小。术后及时正确地佩戴塞治器，可在减压的同时兼顾间隙保持和维持萌出道，维持囊腔内外压力平衡，促进囊腔自然愈合，还可以大大降低暴露囊腔感染的可能性。

（2）囊肿术后长期随访。

颌骨囊肿术后对患者长期进行随访是十分重要的。对颌骨埋伏牙病例，囊肿开窗减压术后需要正畸医生调改塞治器，术后第1、3、6个月，以及之后每半年随访一次，拍摄曲面断层片，必要时行CBCT检查，观察囊腔减小程度及新骨形成情况，确定进一步治疗方案以及正畸介入治疗的最佳时机。因随访/治疗过程较长，需要家长和正畸医生有足够的耐心和良好的配合。

（3）随访埋伏牙的正畸牵引治疗。

替牙列期发生的较大颌骨囊肿，累及的恒牙位置较深，恒牙根尚未发育完成，周围骨壁支撑较少，若此时进行牵引，不易掌握牙齿牵引力的大小及萌出方向。该病例患者颌骨囊肿术后随访4年，12、13埋伏牙逐渐自行复位并萌出，呈颊向高位。此时介入正畸轻力牵引治疗，可以达到良好的牵引效果。

5. 矫治疗效总结

大型颌骨囊肿伴远端埋伏牙病例应用囊肿开窗减压术治疗，术中保留累及恒牙，术后佩戴囊肿塞治器。术后第1、3、6个月，以及之后每半年随访一次，拍摄曲面断层片，必要时行CBCT检查，观察囊腔减小程度及新骨形成情况。术后随访4年，囊腔逐渐减小直至消失，愈合良好，替牙完成后配合正畸牵引治疗，双侧磨牙Ⅰ类关系，牙列整齐，前牙覆殆覆盖正常，尖窝关系良好，获得较满意的临床效果。

矫 治 概 要

（1）基本情况：女，6岁。

（2）骨性及面型诊断：骨性Ⅰ类，平均生长型。

（3）错殆诊断：右上颌骨角化囊肿术后，安氏Ⅰ类，12、13牙异位。

（4）病因分析：右上颌骨角化囊肿致12、13恒牙胚被挤压异位阻生。

（5）矫治时机：随访时埋伏牙对邻牙牙根无影响，埋伏牙萌出道周围有足够的骨质支撑，待埋伏牙的牙根基本形成时可介入正畸牵引治疗。

（6）矫治目的：消除颌骨囊肿，尽可能保存完整的牙列。

（7）疗效评价：口腔外科–正畸联合早期矫治为颌骨角化囊肿伴埋伏牙的治疗提供了新的方法，不仅可治愈颌骨角化囊肿，而且可为患者保存恒牙，提高患者的生活质量。

【理论拓展】

乳牙列期、替牙列期大型颌骨囊肿伴恒牙阻生的临床治疗

一、开窗减压治疗

乳牙列期、替牙列期大型颌骨囊肿的治疗方式中，囊肿开窗减压术相较于囊肿刮治术，可明显缩短手术时间，减少术中出血量，患者术后疼痛反应轻，术后感染率低，无明显神经并发症。患者接受开窗减压术后1、3、6、12个月囊肿缩小率分别为10%、22%、56%和100%。

二、塞治器的选择

塞治器的选择要根据患者情况决定，有研究报道使用间接数字化印模技术结合3D打印技术制作的颌骨囊肿塞治器，适用于开窗口位于磨牙后区、前庭沟区且术后张口受限无法取模的患者。囊肿累及的恒牙在随访过程中部分病例可自行调整位置，部分病例则需要结合正畸治疗或外科辅助正畸治疗。近年来有更多的国内外学者报道对替牙列期颌骨囊肿采用开窗减压术结合正畸技术的早期矫治，效果明显，能较大程度保留颌骨组织和累及恒牙，复发率低，可获得满意的临床效果。

三、牙源性颌骨囊肿伴埋伏牙的早期矫治

（1）诊断明确的颌骨囊肿，排除恶性肿瘤性病变。

（2）随访埋伏牙的复位过程中其对邻牙牙根无影响，埋伏牙牵萌出道周围有足够的骨质支撑。

（3）患者和家长依从性好，有足够的耐心，能够长期配合正畸医生的治疗。

【病例九】

替牙列期牙列轻中度不齐、前牙浅覆殆覆盖畸形早期塑形矫治

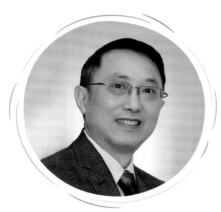

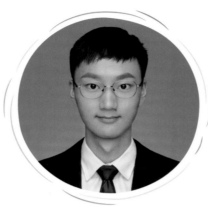

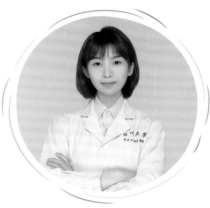

四川大学华西口腔医学院　李小兵　　　四川大学华西口腔医学院　张赟　　　四川大学华西口腔医学院　马宇星

（一）主诉/病史

患者庄某，女，6岁10个月，发现前牙不齐1年，否认家族遗传史。

患者既往无错殆畸形矫治史，否认全身疾病史及综合征。

（二）临床检查

（1）患者替牙列早期，前牙不齐，问诊及视诊发现患者无明显口腔不良习惯。

（2）面像及口内像检查：上颌11、12、21牙及第一磨牙萌出，下颌31、32、41、42牙及第一磨牙萌出，Hellman牙龄ⅢA期。ICP位时前牙浅覆殆覆盖，仅21、31牙有咬合接触。11、21牙萌出冠1/2，远中倾斜，近中扭转；32、42牙萌出冠1/2，腭侧错位。双侧磨牙中性关系，第二乳磨牙终末平面近中阶梯关系，乳尖牙中性关系。患者上下牙弓尖牙间宽度均不足，上牙弓长度不足，腭盖高拱。上下中线齐。上中切牙间间隙2mm。未见乳恒牙替换异常。

患者正面均面型，左右基本对称，面中份稍平，侧貌直，颏部位置基本正常。（图2-9-1）

（3）功能检查：颞下颌关节功能未见明显异常。头颈姿势未见明显异常。

（4）初诊X片检查：于ICP位拍摄头颅侧位片及曲面断层片，通过头颅侧位片检查患者上下颌骨发育情况及矢状向关系，通过曲面断层片了解患者上下牙列发育、乳恒牙替换、双侧髁突形态及上下颌骨形态等情况（图2-9-2，图2-9-3）。

儿童错殆畸形早期矫治病例解析

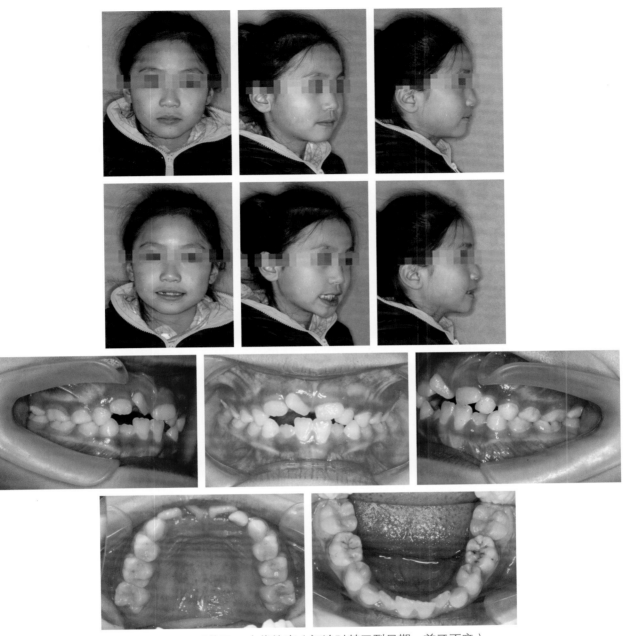

图2-9-1　面像及口内像检查（初诊时替牙列早期，前牙不齐）

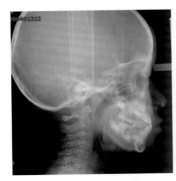

图2-9-2　头颅侧位片

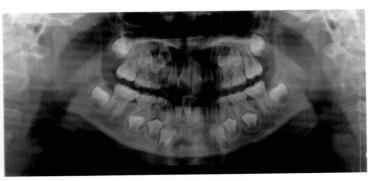

图2-9-3　曲面断层片

①头颅侧位片分析：上下颌相对颅底矢状向位置基本正常（下颌骨稍前，∠ANB稍小），上下颌关系趋向于骨性Ⅰ类错殆畸形（∠SNA 80.4°，正常值82.0°±4.0°；∠SNB 78.7°，正常值78.0°±4.0°；∠ANB 1.7°，正常值3.0°±2.0°）；上颌基骨长度较长（Ptm-A 45.1mm，正常值42.0mm±3.0mm）；上颌相对颅骨位置靠前（Ptm-S 22.4mm，正常值17.0mm±2.0mm），下颌体长度较大（Go-Pog 73.7mm，正常值68.0mm±4.0mm）。下颌平面角基本正常（∠FMA 27.5°，正常值30.0°±4.0°），面型为平均生长型。下中切牙相对FH舌倾，后缩［∠FMIA（L1-FH）59.4°，正常值53.0°±6.0°］。上下唇位置正常，软组织颏部前突［∠FH-N′Pog′（软组织面角）90.5°，正常值87.0°±3.0°］，面部软组织测量结果显示侧貌趋向直面型（∠N′-Sn-Pog′ 164.9°，正常值165.0°±4.0°）。（表2-9-1）CVMS分期Ⅰ期。

表2-9-1　治疗前头影测量分析

测量项目	测量值	标准值	标准差	测量结果
骨测量				
∠SNA	80.4°	82.0°	4.0°	上颌相对颅底位置正常
∠SNB	78.7°	78.0°	4.0°	下颌相对颅底位置正常
∠ANB	1.7°	3.0°	2.0°	趋向于骨性Ⅰ类错殆畸形
Ptm-A（上颌基骨长）	45.1mm	42.0mm	3.0mm	上颌基骨长度较长
Ptm-S	22.4mm	17.0mm	2.0mm	上颌相对颅骨位置靠前
∠PP-FH（上颌平面角）	1.7°	4.0°	3.0°	腭平面陡度正常，上颌骨无异常旋转
∠PP-GoGn（矢状角）	23.7°	23.0°	4.0°	上下颌骨相对位置正常
∠OP-SN	14.6°	24.0°	4.0°	殆平面斜度较小
Go-Pog	73.7mm	68.0mm	4.0mm	下颌体长度较大
Go-Co	51.9mm	51.0mm	5.0mm	下颌支长度正常
Pcd-S	12.1mm	16.0mm	2.0mm	髁突位置偏前
∠MP-SN	37.3°	35.0°	4.0°	下颌平面陡度正常
∠FMA（FH-MP下颌平面角）	27.5°	30.0°	4.0°	均角型，下颌平面陡度正常
∠SGn-FH（Y轴角）	59.1°	65.0°	3.0°	聚合生长型，颏部前突
∠NBa-PtGn（面轴角）	92.3°	87.0°	3.0°	下颌向前生长过度，颏部前突，面高偏小
牙测量				
∠U1-L1（上下中切牙角）	124.3°	122.0°	8.0°	上下中切牙角正常
∠U1-SN	105.3°	104.8°	5.3°	上中切牙相对前颅底平面倾斜度正常
U1-NA	3.4mm	4.0mm	2.0mm	上中切牙突度正常
∠U1-NA	24.9°	24.0°	5.0°	上中切牙倾斜度正常
L1-NB	6.9mm	6.0mm	2.0mm	下中切牙突度正常
∠L1-NB	29.1°	30.0°	6.0°	下中切牙倾斜度正常
∠FMIA（L1-FH）	59.4°	53.0°	6.0°	下中切牙相对FH舌倾，后缩
U1-APo（上中切牙突距）	4.6mm	7.0mm	2.0mm	上中切牙后缩

续表

测量项目	测量值	标准值	标准差	测量结果
L1–APo（下中切牙突距）	−5.8mm	3.0mm	2.0mm	下中切牙后缩
U6–Ptm（上第一磨牙位置）	15.3mm	11.0mm	3.0mm	上第一磨牙位置靠前
U1–PP	24.2mm	26.0mm	2.0mm	上前牙槽高度正常
U6–PP	21.5mm	19.0mm	2.0mm	上后牙槽高度偏大
L1–MP	41.3mm	38.0mm	2.0mm	下前牙槽高度偏大
L6–MP	26.9mm	30.0mm	2.0mm	下后牙槽高度偏小
软组织测量				
UL–EP（上唇位置）	2.4mm	3.0mm	2.0mm	上唇位置正常
LL–EP（下唇位置）	4.4mm	4.0mm	2.0mm	下唇位置正常
Z角	61.5°	67.0°	5.0°	唇前突，下颌后缩
∠FH–N′Pog′（软组织面角）	90.5°	87.0°	3.0°	软组织额部前突
∠N′–Sn–Pog′（软组织面突角）	164.9°	165.0°	4.0°	趋向于Ⅰ类面型/直面型
面高测量				
N–ANS（上面高）	53.3mm	50.0mm	3.0mm	上面高较大
ANS–Me（下面高）	64.0mm	57.0mm	3.0mm	下面高较大
S–Go（后面高）	71.6mm	69.0mm	6.0mm	后面高正常
S–Go/N–Me（FHI后前面高比）	61.0%	64.0%	4.0%	平均生长型
ANS–Me/N–Me（下前面高比）	54.5%	53.0%	2.0%	下面高与全面高比值正常

②曲面断层片示：上下牙列发育正常，未见多生牙、先天缺牙等牙齿发育异常情况。双侧髁突形态未见异常、基本对称，双侧下颌骨体形态大小基本对称。

（5）初诊模型牙弓形态大小测量分析。

①牙弓形态大小分析：上下牙弓方圆形，上牙弓前段长度不足，上下牙弓中后段长度增加；上下牙弓前段及后段宽度均不足（表2-9-2）。

表2-9-2　初诊模型牙弓形态大小测量分析

位置	牙弓长度（mm）				牙弓宽度（mm）			
	上颌	参考值*	下颌	参考值*	上颌	参考值*	下颌	参考值*
前段	5.0	7.1±1.1	4.5	4.4±0.7	33.0	37.0±1.0	27.5	29.4±1.1
中段	25.5	13.1±1.2	25.0	10.5±1.3	49.0	44.4±0.8	44.5	37.7±1.0
后段	36.0	30.8±1.4	36.5	29.3±1.2	55.0	57.8±1.4	51.0	53.7±1.8

注：*，参考值，参见"李小兵：成都地区替牙期及恒牙𬌗初期正常𬌗儿童牙弓发育情况分析（2016—2017）"。

②拥挤度分析：替牙列期，上牙列拥挤量为6mm，下牙列拥挤量为4mm，牙列轻中度拥挤。

（三）临床诊断

根据患者的病史、视诊及问诊结果，患者无明显口腔不良习惯，患者及家长否认家族遗传史，判断患者前牙不齐的病因机制为上下牙弓发育不足造成的上下牙列轻中度拥挤。

因此，根据临床视诊、问诊、口内像检查、功能检查等结果，该前牙不齐畸形患者的临床诊断如下：

（1）骨性Ⅰ类关系，平均生长型；

（2）面中份稍平，侧貌直面型，上下唇位于E线上；

（3）磨牙中性关系，乳尖牙中性关系，第二乳磨牙终末平面近中阶梯关系；

（4）前牙轻中度拥挤，前牙浅覆殆覆盖；

（5）上下牙弓方圆形，上下牙弓前段及后段宽度均不足，上牙弓前段长度不足；

（6）上下中线齐；

（7）上前牙远中倾斜、近中扭转，下前牙稍舌倾；

（8）上中切牙间间隙2mm，牙列拥挤度上颌6mm、下颌4mm，均位于牙弓前段；

（9）口腔健康状况良好，未见乳恒牙替换异常；

（10）未见明显颞下颌关节功能异常。

（四）治疗计划

1. 矫治计划

要促进患者上牙弓宽度及前段长度发育，观察下牙弓生长发育情况，半年到一年后择期开始矫治。

（1）由于该患者上下牙弓前段及后段宽度均不足，上下牙列轻中度拥挤由上下牙弓大小发育不足造成，并且患者初诊时为6岁10个月，腭中缝尚未闭合，因此可以通过扩展腭中缝增大上牙弓宽度，可部分解除上牙列拥挤。

而下颌暂时不扩弓，可观察上牙弓扩大后，对下牙弓宽度限制的解除作用，患者可能因生长发育的恢复自行调整，从而缓解或消除牙列拥挤。当观察半年到一年后，下颌拥挤仍大于2mm时，再开始下颌扩弓矫治。

（2）考虑患者同时上下颌骨矢状向有上颌相对下颌稍不足（∠ANB 1.7°）、面中份稍平、下前牙稍内倾直立、上牙弓前段长度不足、前牙覆殆覆盖减小等情况，故制订矫治计划的同时考虑促进上牙弓长度的发育，进一步解除牙列拥挤。

（3）对于上下牙列轻中度拥挤，当牙弓发育不足得到矫治，牙弓周长增加，拥挤错位的牙齿有自行调整排齐的功能，如无咬合功能障碍，在替牙列期可不急于排牙。

2. 矫治器的选择

选用上颌活动螺旋扩弓＋前牙唇挡矫治器，促进上牙弓生长发育。（图2-9-4）

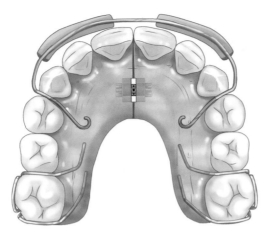

图2-9-4　上颌活动螺旋扩弓＋前牙唇挡矫治器（示意图）

（1）采用上颌活动螺旋扩弓矫治器，慢速扩弓，其加力方式能均匀扩开上牙弓前段及后段，活动矫治器基托与腭黏膜接触，增加了骨性扩弓比例，同时慢速扩弓相对快速扩弓，儿童对加力的适应性更好。

（2）上颌活动螺旋扩弓矫治器增加了上唇挡，其模拟功能矫治器唇挡，隔离上唇肌张力，重建上前牙段功能间隙，同时上唇挡深入上前牙区黏膜转折处，刺激牵拉上唇前庭沟处黏骨膜，促进牙槽骨及上颌基骨前段骨质沉积，增加上颌骨矢状向的长度，使上下颌骨矢状向更协调。

（3）有垂直曲的上唇挡可调整前牙列内外肌力平衡，上前牙及牙槽骨更向唇侧倾斜定位，可增加前牙覆殆覆盖，有利于患者覆殆覆盖浅问题的解决，并改善腭部前段过于直立的异常形态。

（五）治疗过程及结果

1. 上颌活动螺旋扩弓＋前牙唇挡矫治器矫治阶段

（1）患者全天佩戴上颌活动螺旋扩弓＋前牙唇挡矫治器，慢速扩弓（2次/周，90°/次），患者及家长自行加力。矫治6个月后上牙列中度拥挤解除，下牙列轻度拥挤明显改善，面中份稍平改善，面部形态协调，侧貌直面型。（图2-9-5至图2-9-7）

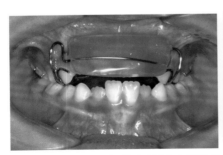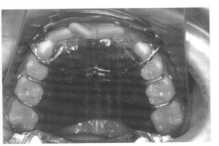

图2-9-5　初戴上颌活动螺旋扩弓＋前牙唇挡矫治器矫治口内像

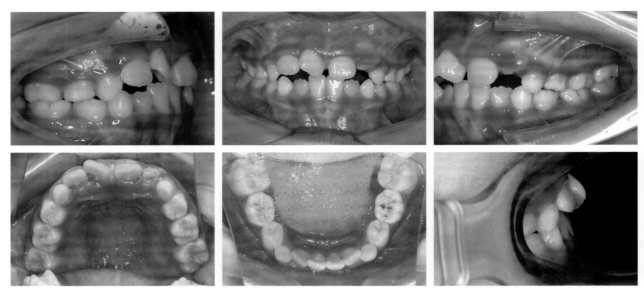

图2-9-6　矫治2个月后（上牙弓扩大，上前牙继续萌出，上中切牙扭转改善；
下牙弓形态变为卵圆形，轻度牙列拥挤改善）

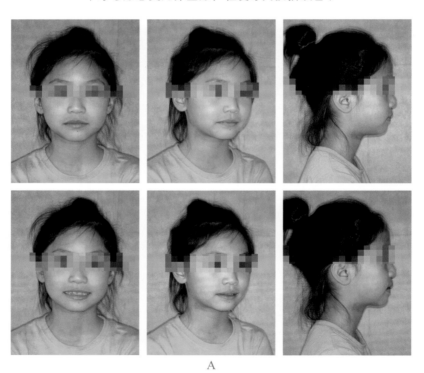

A

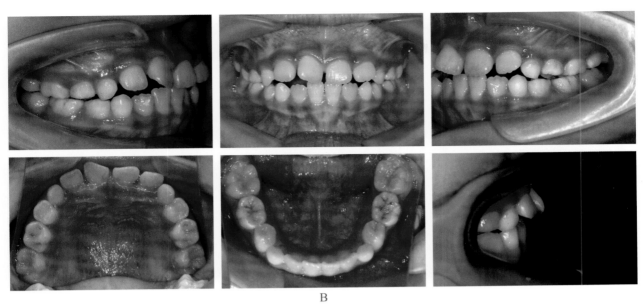

B

图2-9-7 矫治6个月后面像及口内像
（11、12、21、22牙萌出，11、21牙扭转改善，上下牙列轻中度拥挤解除）
A. 面像；B. 口内像

（2）矫治6个月（Hellman牙龄ⅢA期），上牙列拥挤解除后，矫治器停止加力，继续佩戴矫治器维持，6个月后停止加力，拍摄X片分析矫治疗效。（图2-9-8）

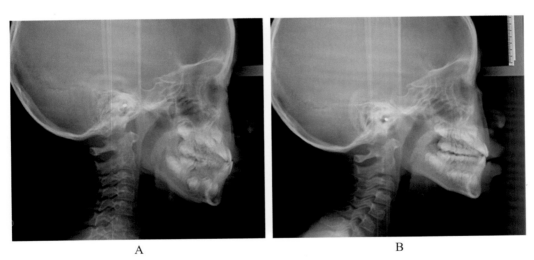

A   B

图2-9-8 治疗前后头颅侧位片
A. 初诊；B. 矫治6个月后

①治疗前后头影测量分析：治疗后上颌向前发育（∠SNA 81.5°，正常值82.0°±4.0°，增加1.1°），上下颌骨矢状向关系正常（∠ANB 3.6°，正常值3.0°±2.0°）。上唇突度增加，下唇突度减小。治疗前颏部前突纠正，侧貌更趋直面型。（表2-9-3，表2-9-4）

表2-9-3　治疗后头影测量分析

测量项目	测量值	标准值	标准差	测量结果
骨测量				
∠SNA	81.5°	82.0°	4.0°	上颌相对颅底位置正常
∠SNB	78.0°	78.0°	4.0°	下颌相对颅底位置正常
∠ANB	3.6°	3.0°	2.0°	趋向于Ⅰ类错殆畸形
Ptm-A（上颌基骨长）	46.0mm	42.0mm	3.0mm	上颌基骨长度较长
Ptm-S	21.6mm	17.0mm	2.0mm	上颌相对颅骨位置靠前
∠PP-FH（上颌平面角）	5.2°	4.0°	3.0°	腭平面陡度正常，上颌骨无异常旋转
∠PP-GoGn（矢状角）	24.6°	23.0°	4.0°	上下颌骨相对位置正常
∠OP-SN	22.0°	24.0°	4.0°	殆平面斜度正常
Go-Pog	75.2mm	68.0mm	4.0mm	下颌体长度较大
Go-Co	51.1mm	51.0mm	5.0mm	下颌支长度正常
Pcd-S	13.3mm	16.0mm	2.0mm	髁突位置偏前
∠MP-SN	37.8°	35.0°	4.0°	下颌平面陡度正常
∠FMA（FH-MP下颌平面角）	30.7°	30.0°	4.0°	均角型，下颌平面陡度正常
∠SGn-FH（Y轴角）	62.5°	65.0°	3.0°	生长方向正常，颏部位置关系正常
∠NBa-PtGn（面轴角）	89.2°	87.0°	3.0°	下颌生长正常，颏位正常，面高正常
牙测量				
∠U1-L1（上下中切牙角）	131.9°	122.0°	8.0°	上下中切牙角较大，提示前牙可能较直立
∠U1-SN	100.2°	104.8°	5.3°	上中切牙相对前颅底平面倾斜度正常
U1-NA	1.8mm	4.0mm	2.0mm	上中切牙后缩
∠U1-NA	18.7°	24.0°	5.0°	上中切牙舌倾
L1-NB	5.3mm	6.0mm	2.0mm	下中切牙突度正常
∠L1-NB	26.0°	30.0°	6.0°	下中切牙倾斜度正常
∠FMIA（L1-FH）	59.0°	53.0°	6.0°	下中切牙相对FH倾斜度、突度正常
U1-APo（上中切牙突距）	4.6mm	7.0mm	2.0mm	上中切牙后缩
L1-APo（下中切牙突距）	−3.1mm	3.0mm	2.0mm	下中切牙后缩
U6-Ptm（上第一磨牙位置）	15.0mm	11.0mm	3.0mm	上第一磨牙位置靠前
U1-PP	27.6mm	26.0mm	2.0mm	上前牙槽高度正常
U6-PP	20.6mm	19.0mm	2.0mm	上后牙槽高度正常
L1-MP	40.2mm	38.0mm	2.0mm	下前牙槽高度偏大
L6-MP	28.9mm	30.0mm	2.0mm	下后牙槽高度正常
软组织测量				
UL-EP（上唇位置）	3.3mm	3.0mm	2.0mm	上唇位置正常
LL-EP（下唇位置）	4.3mm	4.0mm	2.0mm	下唇位置正常
Z角	53.5°	67.0°	5.0°	唇前突，下颌后缩
∠FH-N'Pog'（软组织面角）	87.0°	87.0°	3.0°	软组织颏部正常

续表

测量项目	测量值	标准值	标准差	测量结果
∠N′–Sn–Pog′（软组织面突角）	163.0°	165.0°	4.0°	趋向于Ⅰ类面型/直面型
面高测量				
N–ANS（上面高）	54.0mm	50.0mm	3.0mm	上面高较大
ANS–Me（下面高）	64.1mm	57.0mm	3.0mm	下面高较大
S–Go（后面高）	71.2mm	69.0mm	6.0mm	后面高正常
S–Go/N–Me（FHI后前面高比）	60.3%	64.0%	4.0%	平均生长型
ANS–Me/N–Me（下前面高比）	54.3%	53.0%	2.0%	下面高与全面高比值正常

表2-9-4　治疗前后头影测量分析对比

测量项目	测量值			标准值	标准差
	初始值	最终值	变化值		
骨测量					
∠SNA	80.4°	81.5°	↑1.1°	82.0°	4.0°
∠SNB	78.7°	78.0°	↓0.7°	78.0°	4.0°
∠ANB	1.7°	3.6°	↑1.9°	3.0°	2.0°
Ptm–A（上颌基骨长）	45.1mm	46.0mm	↑0.9mm	42.0mm	3.0mm
Ptm–S	22.4mm	21.6mm	↓0.8mm	17.0mm	2.0mm
∠PP–FH（上颌平面角）	1.7°	5.2°	↑3.5°	4.0°	3.0°
∠PP–GoGn（矢状角）	23.7°	24.6°	↑0.9°	23.0°	4.0°
∠OP–SN	14.6°	22.0°	↑7.4°	24.0°	4.0°
Go–Pog	73.7mm	75.2mm	↑1.5mm	68.0mm	4.0mm
Go–Co	51.9mm	51.1mm	↓0.8mm	51.0mm	5.0mm
Pcd–S	12.1mm	13.3mm	↑1.2mm	16.0mm	2.0mm
∠MP–SN	37.3°	37.8°	↑0.5°	35.0°	4.0°
∠FMA（FH–MP下颌平面角）	27.5°	30.7°	↑3.2°	30.0°	4.0°
∠SGn–FH（Y轴角）	59.1°	62.5°	↑3.4°	65.0°	3.0°
∠NBa–PtGn（面轴角）	92.3°	89.2°	↓3.1°	87.0°	3.0°
牙测量					
∠U1–L1（上下中切牙角）	124.3°	131.9°	↑7.6°	122.0°	8.0°
∠U1–SN	105.3°	100.2°	↓5.1°	104.8°	5.3°
U1–NA	3.4mm	1.8mm	↓1.6mm	4.0mm	2.0mm
∠U1–NA	24.9°	18.7°	↓6.2°	24.0°	5.0°
L1–NB	6.9mm	5.3mm	↓1.6mm	6.0mm	2.0mm
∠L1–NB	29.1°	26.0°	↓3.1°	30.0°	6.0°
∠FMIA（L1–FH）	59.4°	59.0°	↓0.4°	53.0°	6.0°
U1–APo（上中切牙突距）	4.6mm	4.6mm	0mm	7.0mm	2.0mm

续表

测量项目	测量值			标准值	标准差
	初始值	最终值	变化值		
L1-APo（下中切牙突距）	-5.8mm	-3.1mm	↑2.7mm	3.0mm	2.0mm
U6-Ptm（上第一磨牙位置）	15.3mm	15.0mm	↓0.3mm	11.0mm	3.0mm
U1-PP	24.2mm	27.6mm	↑3.4mm	26.0mm	2.0mm
U6-PP	21.5mm	20.6mm	↓0.9mm	19.0mm	2.0mm
L1-MP	41.3mm	40.2mm	↓1.1mm	38.0mm	2.0mm
L6-MP	26.9mm	28.9mm	↑2.0mm	30.0mm	2.0mm
软组织测量					
UL-EP（上唇位置）	2.4mm	3.3mm	↑0.9mm	3.0mm	2.0mm
LL-EP（下唇位置）	4.4mm	4.3mm	↓0.1mm	4.0mm	2.0mm
Z角	61.5°	53.5°	↓8.0°	67.0°	5.0°
FH-N'Pog'（软组织面角）	90.5°	87.0°	↓3.5°	87.0°	3.0°
N'-Sn-Pog'（软组织面突角）	164.9°	163.0°	↓1.9°	165.0°	4.0°
面高测量					
N-ANS（上面高）	53.3mm	54.0mm	↑0.7mm	50.0mm	3.0mm
ANS-Me（下面高）	64.0mm	64.1mm	↑0.1mm	57.0mm	3.0mm
S-Go（后面高）	71.6mm	71.2mm	↓0.4mm	69.0mm	6.0mm
S-Go/N-Me（FHI后前面高比）	61.0%	60.3%	↓0.7%	64.0%	4.0%
ANS-Me/N-Me（下前面高比）	54.5%	54.3%	↓0.2%	53.0%	2.0%

②治疗前后头影测量重叠图示上下颌骨协调，上前牙伸长，浅覆殆覆盖改善（图2-9-9）。

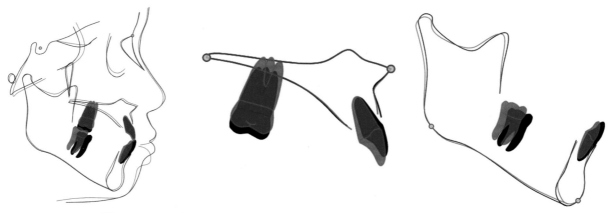

图2-9-9　治疗前后头影测量重叠图（黑色：治疗前；红色：治疗后）

③矫治6个月后，取上下颌模型，做牙弓形态大小分析。治疗后，上下牙弓宽度均增加，上下牙弓前段长度增加；下牙弓中后段长度保持不变或减小。（表2-9-5，表2-9-6）

表2-9-5　治疗后模型牙弓形态大小测量分析

位置	牙弓长度（mm）				牙弓宽度（mm）			
	上颌	参考值★	下颌	参考值★	上颌	参考值★	下颌	参考值★
前段	9.0	7.1±1.1	5.0	4.4±0.7	39.0	37.0±1.0	31.0	29.4±1.1
中段	28.5	13.1±1.2	25.0	10.5±1.3	56.0	44.4±0.8	48.0	37.7±1.0
后段	38.5	30.8±1.4	35.5	29.3±1.2	62.0	57.8±1.4	54.0	53.7±1.8

注：*，参考值，参见"李小兵：成都地区替牙期及恒牙殆初期正常殆儿童牙弓发育情况分析（2016—2017）"。

表2-9-6　治疗前后模型牙弓形态大小测量分析对比

位置	牙弓长度（mm）				牙弓宽度（mm）			
	上颌治疗前	上颌治疗后	下颌治疗前	下颌治疗后	上颌治疗前	上颌治疗后	下颌治疗前	下颌治疗后
前段	5.0	9.0↑	4.5	5.0↑	33.0	39.0↑	27.5	31.0↑
中段	25.5	28.5↑	25.0	25.0－	49.0	56.0↑	44.5	48.0↑
后段	36.0	38.5↑	36.5	35.5↓	55.0	62.0↑	51.0	54.0↑

2. 矫治保持

矫治器主动加力6个月后，继续佩戴保持1年（图2-9-10，图2-9-11）。

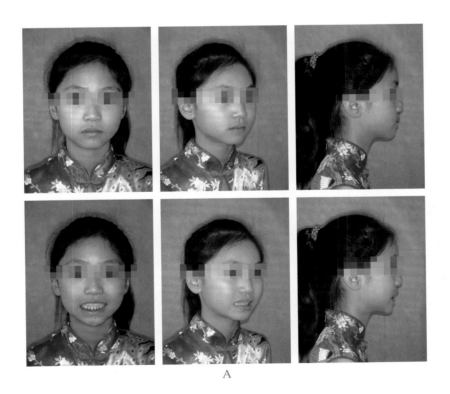

A

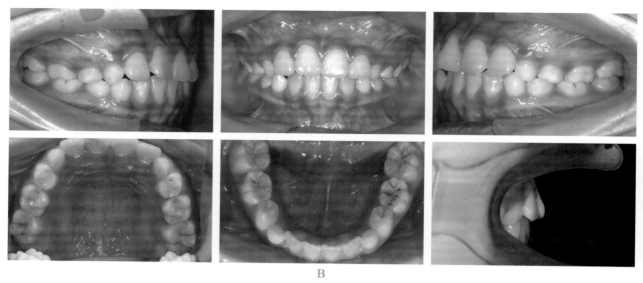

B

图2-9-10　保持1年后（上下牙列自行排齐，面部形态良好）
A. 面像；B. 口内像

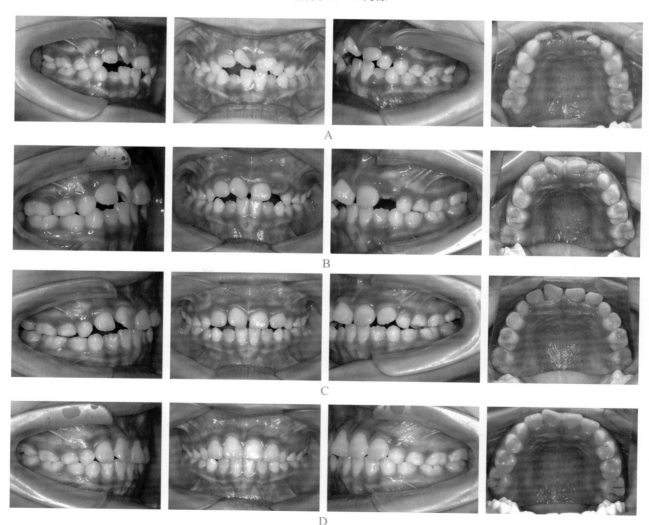

图2-9-11　治疗前、中及保持1年后口内像对比
A. 初诊；B. 矫治1个月后；C. 矫治6个月后；D. 保持1年后

口内像检查：替牙列中期，前牙替换完成，颊侧牙群尚未替换。上下前牙覆𬌗覆盖正常，上颌扩弓稍有复发（患者矫治器佩戴保持不佳），上下前牙轻度不齐（行替牙列间隙分析，上下牙列无拥挤）。双侧尖牙、磨牙均为中性关系，12、41牙牙冠轻度扭转。上下中线齐。

患者牙弓形态改善，腭盖高拱解除。

面像检查：直面型保持好，鼻唇颏关系协调。（图2-9-10）

3．矫治回访

2年后，在患者恒牙列早期回访。

口内像检查：恒牙列早期，颊侧牙群替换完成，第二恒磨牙未萌。矫治效果稳定，上下前牙覆𬌗覆盖正常，上下前牙轻度不齐（拥挤量为1-2mm）。上中切牙近中扭转，上颌扩弓稍有复发。双侧尖牙、磨牙均为远中关系，磨牙为中性关系，上下中线齐。

面像检查：直面型保持好，鼻唇颏关系协调。

口腔健康状况稍差，上第一磨牙点隙沟裂龋。（图2-9-12）

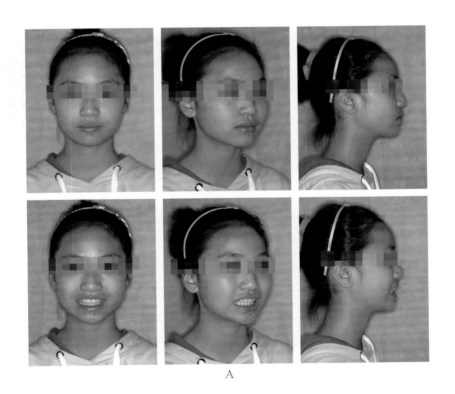

A

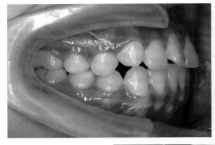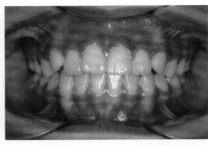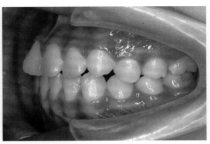

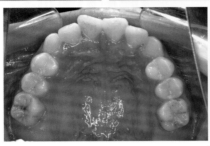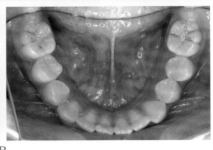

B

图2-9-12　2年后回访面像和口内像
A. 面像；B. 口内像

（六）病例分析

1．"儿童牙列轻中度不齐、前牙浅覆殆覆盖畸形"早期矫治理论依据及目的

（1）牙列拥挤的病因机制复杂，临床判断很难。

牙列拥挤不齐的病因包括遗传与环境两大因素，其病理机制是牙量、骨量不调。遗传性颌骨大小异常或牙量过大（数目过多、尺寸过大等）会导致骨性不足，造成牙列拥挤。环境因素造成的颌骨发育不足，同样会导致牙量、骨量不调的牙列拥挤。牙列拥挤同时还与人类进化、种族及口腔功能退化有关，临床对其发生的病因的界定并不清晰，当代社会牙列拥挤不齐的发病率增加，可以说"牙列拥挤"是人类进化的"文明病"。

（2）牙列拥挤的早期矫治疗效不确定。

儿童错殆畸形早期矫治无法改变遗传控制的颌骨发育基本框架，除非有明显口周肌肉及功能异常（如张口呼吸、呼吸道阻塞等）造成的牙弓狭窄，临床对牙列拥挤的早期矫治比较慎重。也就是说，如果临床无法准确判断牙列拥挤是环境因素造成的，早期矫治是无法预判矫治疗效的，临床治疗以观察为主。

（3）牙列拥挤早期矫治理论。

目前，牙列拥挤早期矫治的理论是：①针对面部形态结构正常，由环境因素造成的牙弓大小发育不足的牙列拥挤进行早期矫治；②早期矫治以恢复牙弓正常宽度、长度发育为主；③牙列拥挤早期矫治的有效结果必须在正常的颌骨大小框架及正常上下颌骨结构关系条件下才能达到；④牙列拥挤早期矫治的目的是减轻拥挤严重程度，Ⅱ期在适当的牙代偿条件下，可选择非拔牙矫治方法，降低拔牙比例；⑤牙列拥挤早期矫治的适应证是牙列轻中度拥挤（拥挤量小于6mm），重度牙列拥挤须拔牙矫治。

2. 诊断依据、矫治计划设计、矫治时机选择依据

（1）诊断依据。

本病例患者牙列拥挤早期矫治的诊断依据是：①患者面型及上下颌骨关系基本正常；②上下牙弓前段及后段宽度不足，腭盖高拱；③患者面中份稍平，前牙浅覆殆覆盖，上前牙直，上牙弓前段长度不足；④上下牙列轻中度拥挤。从临床检查结果看，患者的错殆畸形表现不严重，在生长发育期（初诊时为6岁10个月）有明确的牙弓发育不足问题，故采用牙弓早期塑形矫治，恢复牙弓宽度与长度，解除拥挤及前牙浅覆殆覆盖。

（2）矫治计划设计。

针对牙弓宽度、长度不足进行矫治，首先选择上牙弓矫治，扩大上颌骨腭中缝，促进上前牙槽骨的唇向再定位，纠正牙弓大小形态的异常。对于下牙弓，先观察其在上牙弓生长发育改善后的生长恢复情况和其拥挤改善程度，再决定是否进行下牙弓发育不足的矫治。

回顾临床疗效时，常常发现生长发育期儿童在上牙弓大小纠正后，下颌有继发性的生长发育，故对于下颌不太严重的拥挤，临床可选择观察半年到一年，再做矫治判断。

（3）矫治时机选择。

儿童早期矫治扩弓增加骨性/牙性宽度的治疗时机一般在7岁之后（避免扩弓造成鼻底增宽），本病例患者初诊时为6岁10个月，治疗时间稍早。

唇挡可促进上牙弓前段长度的增加，理论上应该在儿童牙弓长度发育期使用，时间可以延续到12-14岁。

3. 矫治技术（矫治器）特点及矫治方式选择依据

矫治选择上颌活动螺旋扩弓＋前牙唇挡矫治器。该矫治器是在传统活动螺旋扩弓矫治器上增加前牙唇挡的改良设计（专利号：201921969318.5），其矫治功能为可骨性/牙性扩弓，并刺激上颌前段骨性生长（促进A点前移），功能调整上前牙及上前牙槽骨的唇向再定位。

对于替牙列早期儿童，活动扩弓矫治器矫治力轻，对患者依从性的容错率大，临床建议10岁前儿童多用活动扩弓矫治器，10岁后再选用固定支架式扩弓矫治器。

4. 矫治流程特色

矫治流程为6个月主动扩弓，唇挡功能调整唇肌1年，并扩弓保持。治疗结束后2年回访检查。

（1）主动扩弓后牙弓宽度、长度增加，上牙列拥挤（牙列出现间隙）解除，下牙列拥挤明显减轻（从4mm减小到1mm），停止扩弓加力。

（2）主动扩弓加力停止后，继续佩戴矫治器，发挥唇挡的肌肉功能调节作用，并保持扩弓效果。1年后复诊发现，上前牙及上前牙槽骨唇向再定位，牙弓形态改善，前牙覆殆覆盖正常，侧貌直面型，面中份稍平改善。

（3）矫治2年后回访发现，有轻度复发，上下牙列拥挤1~2mm。前牙覆殆覆盖正常，上下中线齐，上下牙弓形态协调，面部形态协调，侧貌直面型。

5．矫治疗效总结

患者轻中度牙列拥挤、前牙浅覆殆覆盖，通过早期上颌活动螺旋扩弓＋前牙唇挡矫治器扩弓及功能矫治后，上下牙弓拥挤明显改善，前牙浅覆殆覆盖纠正，面部形态更美观，侧貌直。该矫治器刺激了上颌骨向前生长，纠正了牙弓长度及宽度的不足，牙弓形态改善。矫治结束2年后回访，上下牙列轻度拥挤不齐，面型协调美观，其正畸治疗需求大大降低（IOTN 3到1），患者可择期进行上下咬合精细调整的正畸综合矫治。该患者的早期矫治有效。

矫 治 概 要

（1）基本情况：女，6岁10个月。

（2）骨性及面型诊断：骨性Ⅰ类，平均生长型。

（3）错殆诊断：上下牙列轻中度拥挤，上下牙弓前段及后段宽度不足，上牙弓前段长度不足。

（4）病因分析：环境因素。

（5）矫治时机：替牙列早期。

（6）矫治目的：恢复上下牙弓宽度，恢复上牙弓长度，纠正拥挤。

（7）疗效评价：上下牙弓宽度恢复，上牙弓长度恢复。上下牙列拥挤基本解除。

【理论拓展】

牙弓长度生长发育的塑形矫治

从乳牙列发育成恒牙列，牙弓长度、宽度及高度的生长发育为容纳恒牙提供足够的可利用间隙，进而形成前后牙正常咬合关系。其中牙弓长度生长发育过程包括前段（第一磨牙到切牙）、后段（第一磨牙远中到第三磨牙远中）、上颌结节和下磨牙后垫的牙弓长度生长发育，以及利用替牙间隙调整磨牙关系，为上下第二、三磨牙的萌出提供间隙。儿童牙弓前段长度的生长发育在青春发育高峰期后（约15岁）完成，牙弓后段长度的生长发育在青春发育期后（约18岁）完成。牙弓形态大小发育异常与错殆畸形的发生密切相关，其中牙弓长度生长发育异常可导致后牙阻生、前牙反殆及牙列拥挤等错殆畸形表现。因此，针对错殆畸形儿童患者牙弓长度生长发育异常，矫治其牙弓长度不足，可降低错殆畸形的发生率，减轻错殆畸形的严重程度，提高儿童错殆畸形矫治效果。

一、儿童牙弓长度生长发育异常的机制及临床表现

临床讨论的儿童牙弓长度生长发育异常，主要指12岁前儿童第一恒磨牙前的前段、中段、后段的长度变短/变长，牙弓前段长度生长发育异常主要表现为切牙舌向或唇向倾斜并伴有拥挤或间隙，中段、牙弓后段长度生长发育异常主要表现为尖牙、前磨牙萌出障碍或拥挤；对于12岁后恒牙列早期牙弓长度生长发育异常的儿童，需要区分第一恒磨牙前的牙弓长度和第一恒磨牙后的牙弓长度，第一恒

磨牙后的牙弓长度生长发育异常见于第二恒磨牙异位萌出。需要注意的是，儿童牙弓长度生长发育异常常合并牙弓宽度生长发育异常，临床在进行治疗时应准确判断并进行矫治。

（一）乳牙列期儿童牙弓长度生长发育异常的机制及临床表现

乳牙列期儿童牙弓长度生长发育异常主要为牙弓前段长度生长发育异常。

（1）乳牙列期上牙弓前段长度变短：由上乳前牙直立内倾或口腔不良习惯引起，表现为前牙切殆或反殆。

（2）乳牙列期上牙弓前段长度变长：主要由儿童口腔不良习惯造成的乳前牙唇倾引起，可表现为上乳前牙牙列间隙增大、前牙覆殆覆盖增加、开唇露齿等情况。

（二）替牙列期儿童牙弓长度生长发育异常的机制及临床表现

（1）替牙列期儿童牙弓前段长度变短：包括上牙弓前段长度变短、下牙弓前段长度变短及上下牙弓前段长度变短。其临床机制及临床表现主要包括：①牙性前段牙弓长度变短，表现为单纯的前牙直立/内倾，前牙浅覆殆覆盖或前牙切殆、反殆；②牙槽骨性牙弓前段长度变短，除前牙直立/内倾外，错殆畸形累及上下牙槽骨，表现为上腭部前段直立或下前牙槽弓内倾，前牙浅覆殆覆盖或前牙切殆、反殆，可能伴有牙列拥挤；③骨性牙弓前段长度变短，表现为上下颌骨矢状向发育不足，上下前牙有代偿唇倾/舌倾，可能存在骨性Ⅲ类关系伴牙列重度拥挤。

（2）替牙列期儿童中段、牙弓后段长度变短：主要为儿童口腔健康维护不良、乳磨牙近远中邻面龋、乳尖牙/乳磨牙早失等原因造成乳/恒牙近远中移动引起，临床表现为替牙列期中段、牙弓后段长度不足，继承恒牙阻生或腭向错位萌出等错殆畸形。

（3）替牙列期儿童牙弓前段长度变长：①儿童口腔不良习惯造成的上前牙唇倾、上前牙牙槽突唇倾所致，临床主要表现为上前牙唇倾，前牙覆殆覆盖增加或开殆，若伴有下前牙唇倾则覆盖变小；若伴有严重口呼吸，上牙弓前段长度变长的同时宽度不足，牙列拥挤。②儿童颌骨发育过大导致牙弓前段长度变长，临床主要表现为上颌前突、下颌前突或上下颌前突。

二、儿童牙弓长度生长发育异常的临床矫治

不同病因、机制造成的儿童牙弓长度生长发育异常问题的治疗原则是不同的，进行临床矫治时必须全面考虑，优化方案选择。

（1）儿童牙弓前段长度变长：若是口腔不良习惯造成的，在内收前牙的同时必须破除口腔不良习惯以免复发。若是由颅颌面生长发育异常造成的，在恰当的时机可以利用矫形治疗，先调整上下颌骨生长发育的异常，后期再分析咬合关系，选择正畸掩饰性治疗（拔牙或非拔牙），纠正牙弓前段长度生长发育异常。严重的骨性畸形需要正颌-正畸联合治疗才能纠正。

（2）儿童牙弓前段长度变短：针对儿童牙弓前段长度变短造成的前牙切殆或反殆的矫治，需要：①纠正直立/内倾的切牙，恢复牙弓形态，并去除功能性因素及环境因素；②若存在骨性上颌或下颌生长发育不足，还需要利用患者的生长发育潜力进行功能矫形治疗，纠正上下颌骨的骨性不调；③对于个别前牙阻生、多生牙压迫导致恒前牙萌出障碍等牙萌出异常造成的牙弓前段长度变短，应首先扩大间隙，恢复前牙唇倾角度，拔除多生牙，开窗助萌，牵引个别阻生牙入缺牙间隙；④前牙段先天缺牙

引起的前牙舌倾所致的牙弓前段长度变短，其需要综合上下咬合关系、颌骨关系、牙弓间隙等因素考虑正畸修复联合治疗修复缺失牙或正畸综合治疗关闭缺牙间隙（对𬌗牙弓减数或不减数），调整前牙覆𬌗覆盖及后牙关系。

（3）儿童中段、牙弓后段长度变短：在牙弓长度生长发育潜力正常的情况下，需要远中移动前移的磨牙，或将由下乳尖牙早失或不良习惯造成的舌倾的下前牙进行唇倾及唇侧移动，为尖牙及前磨牙的正常萌出及替换扩展间隙。对于恒牙列早期第二磨牙近中阻生的第一磨牙后牙弓长度变短的病例，应在第一磨牙牙弓后段长度生长发育足够的情况下，远中牵引移动阻生的第二磨牙，恢复第一磨牙牙弓后段长度（临床多需拔除第三磨牙）。

【 参 考 文 献 】

1. Aboujaoude S, Ziade M, Aoun G. Five years follow-up of a spontaneous eruption of an impacted mandibular premolar associated with a dentigerous cyst treated by marsupialization[J]. Cureus, 2020, 12(3): e7370.

2. Angelier F, Ruellas AC, Yatabe MS, et al. Zygomaticomaxillary suture maturation: part Ⅱ: the influence of sutural maturation on the response to maxillary protraction[J]. Orthodontics and Craniofacial Research, 2017, 20 (3): 152-163.

3. Baik HS, Jee SH, Lee KJ, et al. Treatment effects of Fränkel functional regulator Ⅲ in children with Class Ⅲ malocclusions[J]. American Journal of Orthodontics and Dentofacial Orthopedics, 2004, 125: 294-301.

4. Baroni M, Ballanti F, Franchi L, et al. Craniofacial features of subjects with adenoid, tonsillar, or adenotonsillar hypertrophy[J]. Progress in Orthodontics, 2010, 12(1): 38-44.

5. Bishara SE, Ortho D, Jakobsen JR, et al. Arch width changes from 6 weeks to 45 years of age[J]. American Journal of Orthodontics and Dentofacial Orthopedics, 1997, 111(4): 401-409.

6. Björk A, Skieller V. Growth and development of the maxillary complex[J]. Informationen aus Orthodontie und Kieferorthopädie : mit Beiträgen aus der Internationalen Literatur, 1984, 16(1): 9-52.

7. da Silva Andrade A, Gameiro GH , DeRossi M, et al. Posterior crossbite and functional changes. A systematic review[J]. The Angle Orthodontist, 2009, 79(2): 380-386.

8. da Silva HCFP, de Paiva JB, Neto JR. Anterior crossbite treatment in the primary dentition: three case reports[J]. International Orthodontics, 2018, 16 (3): 514-529.

9. de Almeida Cardoso M, Guedes FP, da Silva Goulart M, et al. Possibilities of orthopedic management of pattern Ⅲ malocclusions during growth[J]. International Journal of Orthodontics (Milwaukee, Wis.), 2016, 27 (2), 33-42.

10. Enislidis G, Fock N, Sulzbacher I, et al. Conservative treatment of large cystic lesions of the mandible: a prospective study of the effect of decompression[J]. British Journal of Oral & Maxillofacial Surgery, 2004, 42(6): 546-550.

11. Fischer B, Masucci C, Ruellas A, et al. Three-dimensional evaluation of the maxillary effects of two orthopaedic protocols for the treatment of Class Ⅲ malocclusion: a prospective study[J]. Orthodontics and Craniofacial Research, 2018, 21(4): 248-257.

12. Huynh T, Kennedy DB, Joondeph DR, et al. Treatment response and stability of slow maxillary expansion using Haas, hyrax, and quad-helix appliances: a retrospective study[J]. American Journal of Orthodontics and Dentofacial Orthopedics, 2009, 136(3): 331-339.

13. Iwasaki T, Sato H, Suga H, et al. Relationships among nasal resistance, adenoids, tonsils, and tongue posture and maxillofacial form in Class Ⅱ and Class Ⅲ children [J]. American Journal of Orthodontics and Dentofacial Orthopedics, 2016, 151(5): 929-940.

14. Kalavritinos M, Papadopoulos MA, Nasiopoulos A. Dental arch and cephalometric changes following treatment for class Ⅲ malocclusion by means of the function regulator (FR-3) appliance[J]. Journal of Orofacial Orthopedics, 2005, 66(2): 135-147.

15. Kobayashi HM, Scavone H, Ferreira RI, et al. Relationship between breastfeeding duration and prevalence of posterior crossbite in the deciduous dentition[J]. American Journal of Orthodontics and Dentofacial Orthopedics, 2007, 137(1): 54-58.

16. Levin AS, McNamara JA Jr, Franchi L, et al. Short-term and long-term treatment outcomes with the FR-3 appliance of Fränkel[J]. American Journal of Orthodontics and Dentofacial Orthopedics, 2008, 134(4): 513-524.

17. Lindner A. Longitudinal study on the effect of early interceptive treatment in 4-year-old children with unilateral cross-bite[J]. Scandinavian Journal of Dental Research, 1989, 97(5): 432-438.

18. Lippold C, Hoppe G, Moiseenko T, et al. Analysis of condylar differences in functional unilateral posterior crossbite during early treatment: a randomized clinical study[J]. Journal of Orofacial Orthopedics, 2008, 69(4): 283-296.

19. McGuinness N. Short-term and long-term treatment outcomes with the FR-3 appliance of Fränkel[J]. Orthodontic Update, 2009, 2(1): 29.

20. McNamara JA Jr, Huge SA. The Functional regulator (FR-3) of Fränkel[J]. American Journal of Orthodontics, 1985, 88(5): 409-424.

21. Melink S, Vagner MV, Hocevar-Boltezar I, et al. Posterior crossbite in the deciduous dentition period, its relation with sucking habits, irregular orofacial functions, and otolaryngological findings[J]. American Journal of Orthodontics and Dentofacial Orthopedics, 2008, 138(1): 32-40.

22. Midori CP, Rigoldi BL, José PL, et al. Facial dimensions, bite force and masticatory muscle thickness in preschool children with functional posterior crossbite[J]. Brazilian Oral Research, 2008, 22(1): 48-54.

23. Moss ML. Functional cranial analysis of mammalian mandibular ramal morphology[J]. Acta Anatomica, 1968, 71(3): 423-447.

24. Nunes WR Jr, Di Francesco RC. Variation of patterns of malocclusion by site of pharyngeal obstruction in children[J]. Archives of Otolaryngology(Head and Neck Surgery), 2010, 136(11): 1116-1120.

25. Pattanaik S, Mishra S. Treatment of Class Ⅲ with facemask therapy[J]. Case Reports in Dentistry, 2016, 2016: 6390637.

26. Proffit WR, Fields HW, Sarver DM. Contemporary orthodontics[M]. 4th ed. Saint Louis: Mosby, 2006.

27. Proffit WR, Fiedlds HW, Sarver DM. 当代口腔正畸学[M]. 5版. 王林, 主译, 北京: 人民军医出版社, 2014.

28. Şahin O. Conservative management of a dentigerous cyst associated with eruption of teeth in a 7-year-old girl: a case report[J]. Journal of the Korean Association of Oral and Maxillofacial Surgeons, 2017, 43(1): S1-S5.

29. Scavone H, Ferreira RI, Mendes T, et al. Prevalence of posterior crossbite among pacifier users: a study in the deciduous dentition[J]. Brazilian Oral Research, 2007, 21(2): 153-158.

30. Ülgen M, Firatli DS. The effects of the Fränkel's function regulator on the Class Ⅲ malocclusion[J]. American Journal of Orthodontics and Dentofacial Orthopedics, 1994, 105(6): 561-567.

31. Yang XR, Li CJ, Bai D, et al. The treatment effectiveness of Frankel function regulator on the class Ⅲ malocclusion: a systematic review and meta-analysis[J]. American Journal of Orthodontics and Dentofacial Orthopedics, 2014, 146(2): 143-154.

32. Zhang W, Qu HC, Yu M, et al. The effects of maxillary protraction with or without rapid maxillary expansion and age factors in treating class Ⅲ malocclusion: a meta-analysis[J]. PLoS One, 2015, 10(6): 0130096.

33. Zhao TT, Fang H, Hong H. Alternate rapid maxillary expansion and constriction (Alt-RAMEC) may be more effective than rapid maxillary expansion alone for protraction facial mask treatment[J]. The Journal of Evidence-Based Dental Practice, 2020, 20(2): 101408.

34. 陈莉莉, 林久祥, 许天民, 等. 13-18岁汉族正常牙合青少年上牙弓后段可利用间隙变化的纵向研究[J]. 中华口腔正畸学杂志, 2007, 14(1): 25-28.

35. 陈扬熙. 《口腔正畸学》——基础、技术与临床[J]. 实用口腔医学杂志, 2013, 29(2): 175.

36. 陈扬熙. 口腔正畸学: 基础、技术与临床[M]. 北京: 人民卫生出版社, 2012.

37. 杜雅晶, 黄诗言, 饶南荃, 等. Fränkel Ⅲ型矫治器早期矫治儿童骨性Ⅲ类错牙合的临床疗效研究[J]. 中华口腔医学杂志，2016，51（5）：257-262.

38. 傅民魁. 口腔正畸学[M]. 6版. 北京：人民卫生出版社，2012.

39. 贺红，赵婷婷. 儿童错畸形的早期矫治[J]. 口腔医学研究，2020，36（12）：1083-1086.

40. 贺红. 《阻塞性睡眠呼吸暂停低通气综合征与口腔正畸：美国口腔正畸医师协会白皮书》解读[J]. 中华口腔医学杂志，2020，55（9）：667-672.

41. 胡欢，陈波，谢黎阳，等. 间接数字化印模3D打印塞治器在下颌骨囊肿开窗减压治疗中的应用[J]. 口腔颌面外科杂志，2018，28（3）：166-171.

42. 李小兵，叶全富，贺红，等. 中国儿童错殆畸形早期矫治专家共识[J]. 华西口腔医学杂志，2021，39（4）：369-376.

43. 李小兵. 当代儿童正畸矫治经典应用[M]. 成都：四川大学出版社，2021.

44. 李小兵. 儿童错殆畸形早期矫治的必要性和方法[J]. 中国实用口腔科杂志，2013，6（12）：709-717.

45. 李小兵. 牙弓/牙槽骨弓的塑形矫治——基于牙弓形态发育不良的儿童错殆畸形诊断与阻断治疗[J]. 华西口腔医学杂志，2016，34（6）：556-563.

46. 王俊峰. 开窗减压术治疗颌骨囊肿的疗效分析及术后塞治器的选择[D]. 大连：大连医科大学，2018.

47. 薛梅，高晓辉，庞煊奈，等. 成人骨性III类错殆颜面形态与吞咽舌运动相关性的初步研究[J]. 北京口腔医学，2009，17（3）：155-158.

48. 于国霞，杜辉，王新刚，等. 31例儿童及青少年期含牙囊肿保守治疗临床观察[J]. 北京口腔医学，2014，22（4）：218-221.

49. 余耀辉，方一鸣，朱形好，等. 开窗减压术治疗下颌骨大型囊肿28例临床疗效分析[J]. 浙江创伤外科，2011，16（5）：594-595.

50. 曾祥龙. 现代口腔正畸学诊疗手册[M]. 北京：北京医科大学出版社，2000.

51. 张峰. 安氏III类错殆儿童舌肌功能训练后颅颌面形态和舌位变化初步研究[D]. 杭州：浙江大学，2011.

52. 赵婷婷，贺红. 儿童口呼吸与错殆畸形[J]. 中华口腔正畸学杂志，2019，26（4）：195-198.

53. 赵婷婷，王敏，杨郑，等. 儿童与成年不同骨面型正畸患者扁桃体肥大率初探[J]. 中华口腔医学杂志，2022，57（3）：266-271.

54. 赵志河. 口腔正畸学[M]. 7版. 北京：人民卫生出版社，2020.

55. 邹静，李小兵. 儿童口腔科诊疗与操作常规[M]. 北京：人民卫生出版社，2018.

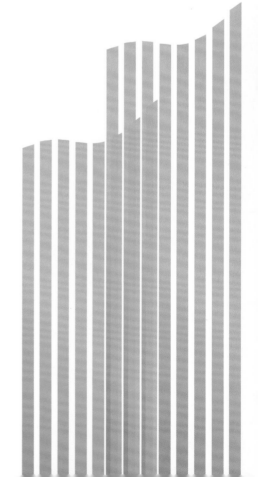

【病例十】

替牙列早期上第二乳磨牙及下乳尖牙早失的间隙管理

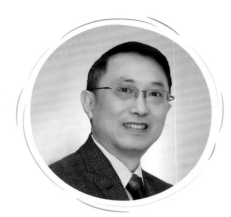
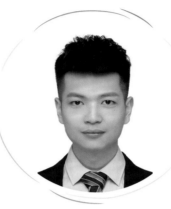
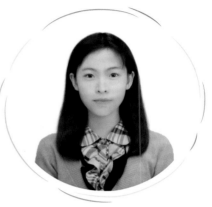

四川大学华西口腔医学院　李小兵　　　成都市第三人民医院　李江　　　四川大学华西口腔医学院　廖珮吟

（一）主诉/病史

患者张某，女，7岁，乳牙（右上）早失，否认家族遗传史。

患者既往无错拾畸形矫治史，否认全身疾病史及综合征。

（二）临床检查

（1）患者替牙列期，问诊及视诊发现患者无明显口腔不良习惯。

（2）口内像及面像检查：上颌11、16、21、26牙萌出，下颌31、32、36、41、42、46牙萌出；上下中切牙间间隙约为1mm。55牙早失，16牙近中倾斜移动；73、83牙早失，下牙列前牙区有散在间隙，乳尖牙缺牙间隙部分丧失。ICP位时前牙覆拾覆盖正常。患者上下前牙倾斜度基本正常。右侧磨牙远中关系，左侧磨牙中性关系（安氏Ⅱ类亚类）。上下中线齐，下牙弓长度不足。Hellman咬合发育分期：ⅢA，替牙列早期。

患者侧貌面型较直（面中份发育稍不足？），下颌骨发育未见明显异常。（图2-10-1）

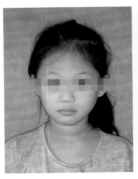
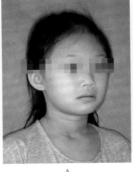
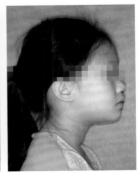

A

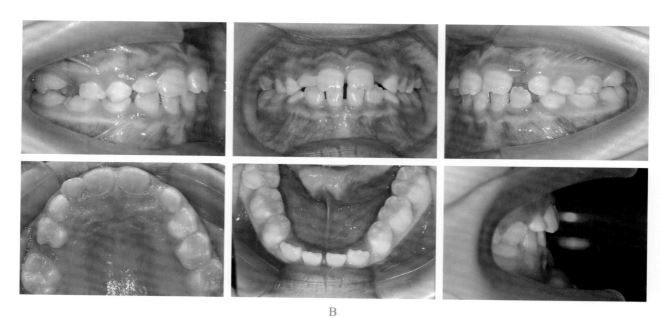

B

图2-10-1　替牙列早期面像及口内像
A. 面像；B. 口内像

（3）口腔功能检查：颞下颌关节功能未见明显异常。头颈姿势未见明显异常。

（4）X片检查：于ICP位拍摄头颅侧位片，检查其上下颌骨关系及功能形态变化，拍摄曲面断层片，了解上下牙列发育、乳恒牙替换、双侧髁突形态及上下颌骨形态等情况。（图2-10-2，图2-10-3）

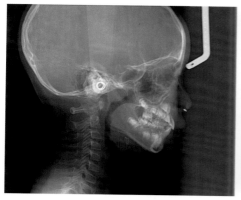

图2-10-2　头颅侧位片

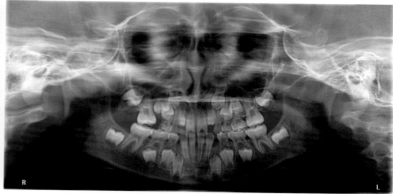

图2-10-3　曲面断层片

①头颅侧位片分析（表2-10-1）。

表2-10-1　治疗前头影测量分析

测量项目	测量值	标准值	标准差	测量结果
骨测量				
∠SNA	78.1°	82.0°	4.0°	上颌相对颅底位置正常
∠SNB	76.7°	78.0°	4.0°	下颌相对颅底位置正常

续表

测量项目	测量值	标准值	标准差	测量结果
∠ANB	1.4°	3.0°	2.0°	趋向于Ⅰ类错殆畸形
Ptm-A（上颌基骨长）	35.8mm	42.0mm	3.0mm	上颌基骨长度较短
Ptm-S	19.3mm	17.0mm	2.0mm	上颌相对颅骨位置靠前
∠PP-FH（上颌平面角）	-1.2°	4.0°	3.0°	腭平面陡度较小，上颌逆时针旋转
∠PP-GoGn（矢状角）	22.6°	23.0°	4.0°	上下颌骨相对位置正常
∠OP-SN	24.1°	24.0°	4.0°	殆平面斜度正常
Go-Pog	58.4mm	68.0mm	4.0mm	下颌体长度较小
Go-Co	43.8mm	51.0mm	5.0mm	下颌支长度较小
Pcd-S	13.7mm	16.0mm	2.0mm	髁突位置偏前
∠MP-SN	30.8°	35.0°	4.0°	下颌平面平坦
∠FMA（FH-MP下颌平面角）	23.9°	30.0°	4.0°	低角型，下颌平面平坦，面高可能偏小
∠SGn-FH（Y轴角）	59.3°	65.0°	3.0°	聚合生长型，颏部前突
∠NBa-PtGn（面轴角）	93.5°	87.0°	3.0°	下颌向前生长过度，颏部前突，面高偏小
牙测量				
∠U1-L1（上下中切牙角）	129.8°	122.0°	8.0°	上下中切牙角正常
∠U1-SN	103.1°	104.8°	5.3°	上中切牙相对前颅底平面倾斜度正常
U1-NA	4.3mm	4.0mm	2.0mm	上中切牙突度正常
∠U1-NA	25.0°	24.0°	5.0°	上中切牙倾斜度正常
L1-NB	2.7mm	6.0mm	2.0mm	下中切牙后缩
∠L1-NB	23.9°	30.0°	6.0°	下中切牙舌倾
∠FMIA（L1-FH）	59.7°	53.0°	6.0°	下中切牙相对FH舌倾，后缩
U1-APo（上中切牙突距）	5.2mm	7.0mm	2.0mm	上中切牙突度正常
L1-APo（下中切牙突距）	2.0mm	3.0mm	2.0mm	下中切牙突度正常
U6-Ptm（上第一磨牙位置）	14.3mm	11.0mm	3.0mm	上第一磨牙位置靠前
U1-PP	22.9mm	26.0mm	2.0mm	上前牙槽高度偏小
U6-PP	14.1mm	19.0mm	2.0mm	上后牙槽高度偏小
L1-MP	30.0mm	38.0mm	2.0mm	下前牙槽高度偏小
L6-MP	26.1mm	30.0mm	2.0mm	下后牙槽高度偏小
软组织测量				
UL-EP（上唇位置）	1.3mm	3.0mm	2.0mm	上唇位置正常
LL-EP（下唇位置）	0.2mm	4.0mm	2.0mm	下唇后缩（E线前为正值，后为负）
Z角	74.9°	67.0°	5.0°	唇后缩，下颌前突
∠FH-N'Pog'（软组织面角）	89.7°	87.0°	3.0°	软组织颏部正常
∠N'-Sn-Pog'（软组织面突角）	168.8°	165.0°	4.0°	趋向于Ⅰ类面型/直面型
面高测量				
N-ANS（上面高）	41.0mm	50.0mm	3.0mm	上面高较小
ANS-Me（下面高）	48.1mm	57.0mm	3.0mm	下面高较小

续表

测量项目	测量值	标准值	标准差	测量结果
S-Go（后面高）	58.8mm	69.0mm	6.0mm	后面高较小
S-Go/N-Me （FHI后前面高比）	66.1%	64.0%	4.0%	平均生长型
ANS-Me/N-Me （下前面高比）	54.0%	53.0%	2.0%	下面高与全面高比值正常

A．骨性Ⅰ类；上下颌相对颅底位置正常（∠SNA 78.1°，正常值82.0°±4.0°；∠SNB 76.7°，正常值78.0°±4.0°），趋向于Ⅰ类错𬌗畸形（∠ANB 1.4°，正常值3.0°±2.0°），上颌基骨长度较短，上颌相对颅骨位置靠前，腭平面陡度较小，上颌逆时针旋转，上下颌骨相对位置正常，𬌗平面斜度正常，下颌体长度较小，下颌支长度较小，髁突位置偏前，下颌平面平坦，下颌向前生长过度，颏部前突，面高偏小。患者平均生长型，S-Go/N-Me 66.1%，正常值64.0%±4.0%。下面高与全面高比值正常。

B．上下中切牙角（∠U1-L1 129.8°，正常值122.0°±8.0°）、上中切牙相对前颅底平面倾斜度（∠U1-SN 103.1°，正常值104.8°±5.3°）、上中切牙突度（U1-NA 4.3mm，正常值4.0mm±2.0mm）及倾斜度（∠U1-NA 25.0°，正常值24.0°±5.0°）均正常。下中切牙位置偏后、舌倾（∠FMIA 59.7°，正常值53.0°±6.0°）。上第一磨牙前移（U6-Ptm 14.3mm，正常值11.0mm±3.0mm），上下牙槽高度均偏小。

C．鼻唇角正常，颏唇沟正常；上唇位置正常、下唇后缩（UL-EP 1.3mm，正常值3.0mm±2.0mm；LL-EP 0.2mm，正常值4.0mm±2.0mm），软组织颏部正常，趋向于直面型。

头颅侧位片颈椎骨龄显示CVMS Ⅱ期，尚在生长高峰期前。

②曲面断层片示：55、73、83牙早失，15、33、43牙胚存在。根据Nolla分期：15牙胚，Nolla分期6期；33、43牙胚，Nolla分期7期。16牙近中倾斜。双侧髁突形态稍不对称，双侧下颌骨体形态大小基本对称。

（5）初诊模型检查：

①牙弓形态大小测量分析。16牙近中移动约4mm；下乳尖牙早失，尖牙段牙弓宽度不足。（表2-10-2）

表2-10-2　初诊模型牙弓形态大小测量分析

		牙弓长度（mm）			牙弓宽度（mm）			
		上颌		下颌		上颌		下颌	
	测量值	参考值*	测量值	参考值*	测量值	参考值*	测量值	参考值*
前段	右侧：8.5 左侧：7.5	7.1±1.1	（早失）	4.4±0.7	34.0	37.0±1.0	（早失）	29.4±1.1
中段	右侧：16.0 左侧：15.0	13.1±1.2	8.0	10.5±1.3	41.0	44.4±0.8	34.0	37.7±1.0
后段	右侧：27.0 左侧：31.0	30.8±1.4	26.0	29.3±1.2	53.0	57.8±1.4	51.0	53.7±1.8

注：*，参考值，参见"李小兵，成都地区替牙期及恒牙𬌗初期正常𬌗儿童牙弓发育情况分析（2016—2017）"。

②拥挤度分析。上颌拥挤度：16牙近中移动约4mm，拥挤度≤4mm；下颌拥挤度：约2.4mm。上下颌为Ⅰ度拥挤。

（三）临床诊断

根据临床视诊、问诊、口内像检查、X片检查等结果，该乳牙早失患者的临床诊断如下：

（1）替牙列早期（Hellman分期ⅢA），骨性Ⅰ类，安氏Ⅱ类亚类错殆畸形；

（2）平均生长型；

（3）前牙覆殆覆盖正常；

（4）16牙近中倾斜移动（16牙异位萌出？），右侧磨牙远中关系，左侧磨牙中性关系；

（5）55、73、83牙早失，15、33、43牙胚存在，缺牙间隙缩小；

（6）上下牙弓宽度稍不足；

（7）下牙弓长度不足；

（8）上前牙唇倾度基本正常，下前牙舌倾；

（9）牙列拥挤度：上颌Ⅰ度拥挤，16牙近中移动约4mm，下颌拥挤度约2.4mm，Ⅰ度拥挤；

（10）口腔健康状况尚可，54牙远中龋；

（11）侧貌直面型，上唇位于E线前1.3mm，下唇位于E线前0.2mm。

（四）治疗计划及矫治器选择

上颌螺旋簧推磨牙向远中+上下颌活动螺旋扩弓矫治器，推16牙向后，恢复55牙早失间隙；上下颌扩展牙弓，恢复牙弓宽度，并协调上下牙弓；观察33、43牙萌出情况，择期扩大33、43牙萌出间隙。

（1）上颌螺旋簧推磨牙向远中矫治器远中移动并竖直16牙。

（2）上下颌活动螺旋扩弓矫治器，慢速扩弓扩大上下牙弓宽度。

（3）观察33、43牙萌出情况，择期纠正内倾直立下前牙，增加33、43牙萌出间隙。

选用活动扩弓矫治器进行上颌推磨牙向后及上下颌扩弓治疗，可利用矫治器双侧基托紧贴腭组织的结构特点，减少扩弓造成的牙性颊倾代偿，增加牙槽骨及腭骨扩弓的骨性效应，使扩弓矫治能达到骨性及牙性混合扩弓的效果，以解除潜在的牙列拥挤问题。

治疗开始于替牙列早期，乳磨牙稳定，活动矫治利用卡环固位能提供扩弓所需的足够的支抗。

（五）治疗过程及结果

1. 治疗过程

（1）上颌螺旋簧推磨牙向远中+上下颌活动螺旋扩弓矫治器加力方式。

上颌螺旋簧推磨牙向远中时，螺旋簧每次加力0.25mm，每周2次。上下颌活动螺旋扩弓矫治器扩大上下牙弓，螺旋簧每次加力0.25mm，每周2次。（图2-10-4）

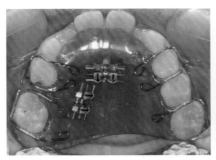
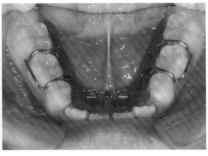

图2-10-4　上颌螺旋簧推磨牙向远中＋上下颌活动螺旋扩弓矫治器

（2）治疗过程。

上颌扩弓4个月后，上牙弓扩大，上中切牙间出现1.5mm间隙，55缺牙间隙部分恢复。下前牙间隙扩大。（图2-10-5）

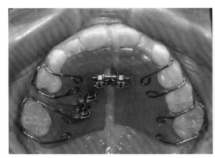
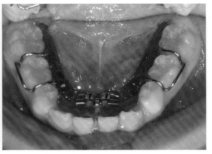

图2-10-5　矫治4个月后口内像

继续佩戴矫治器，扩大上下牙弓并推16牙向远中，逐步恢复55缺牙间隙。上颌螺旋簧推16牙向远中8个月后，55缺牙间隙恢复，停止加力（图2-10-6）。上下颌扩弓10个月后，牙弓宽度增加，牙弓周长增加，停止扩弓加力，保持。上颌扩弓矫治造成上第一恒磨牙支抗丧失，双侧第一恒磨牙（16、26牙）牙冠颊倾（26牙更明显），需要观察是否复发，若复发，则需Ⅱ期正畸综合矫治精细调整。（图2-10-7）扩弓结束后，保持器保持扩弓及推磨牙向远中的疗效，直到恒牙列早期。

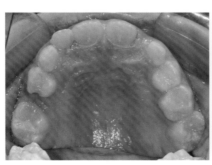
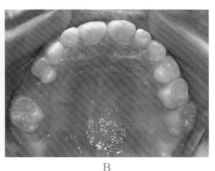

A　　　　　　　　　　　B

图2-10-6　上颌螺旋簧推16牙向远中前和8个月后口内像
A. 推16牙治疗前；B. 推16牙治疗后

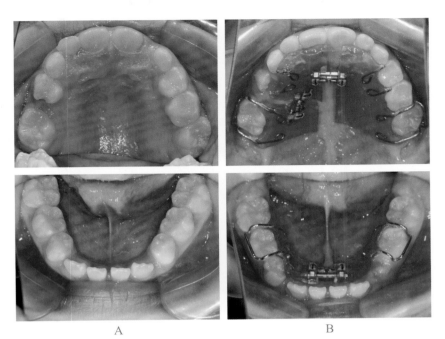

图2-10-7　上下颌扩弓前和10个月后口内像
A. 上下颌扩弓前；B. 上下颌扩弓10个月后

推磨牙向远中及上下颌扩弓矫治后保持2年，面部形态未见明显变化，面型基本正常。33、43牙萌出，15牙未萌，26牙颊倾。上下牙弓形态基本协调，上下牙列未见明显拥挤。上下前牙中线齐，前牙轻度深覆殆覆盖，磨牙轻Ⅱ类关系。（图2-10-8）

推磨牙向远中及上下颌扩弓矫治后保持3年，面部形态基本正常。33、43牙萌出，15牙萌出，13牙牙冠近中稍扭转不齐，上下牙列未见明显拥挤。26牙颊倾，上下牙弓形态基本协调，上下前牙中线齐。前牙轻度深覆殆覆盖，磨牙轻Ⅱ类关系。（图2-10-9）

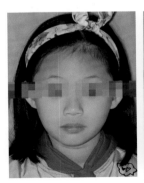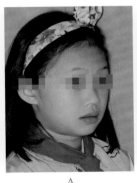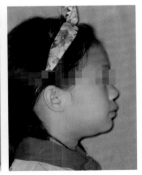

A

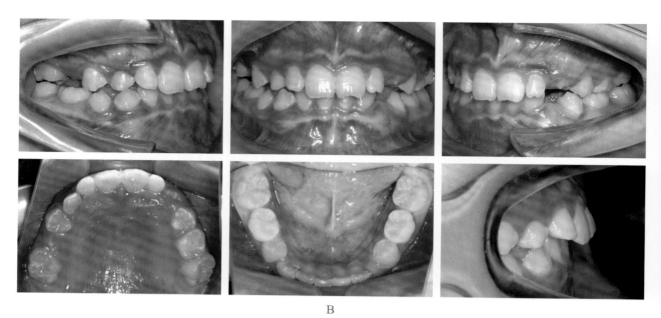

B

图2-10-8　推磨牙向远中及上下颌扩弓矫治结束保持2年后面像及口内像
A. 面像；B. 口内像

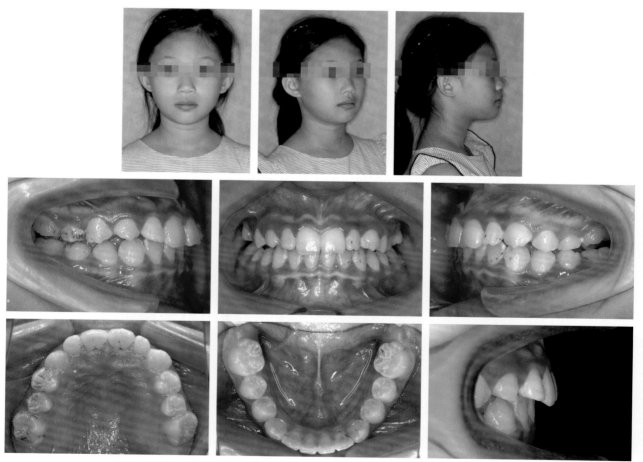

图2-10-9　推磨牙向远中及上下颌扩弓矫治结束保持3年后面像及口内像

2. 治疗结果

上颌螺旋簧推磨牙向远中8个月，上下颌扩弓10个月，保持3年。主动矫治10个月，总疗程3年半。

经过主动矫治10个月，保持3年后，患者上下恒牙替换完成，牙列基本排齐，上下牙弓形态基本协调，前牙轻度深覆殆覆盖，后牙轻远中关系，上下前牙中线齐，Ⅰ期间隙管理治疗结束。

矫治后面部形态未见明显改变，上下前牙位置及倾斜正常，磨牙远中移动，上下牙牙根平行，17、27牙萌出道近中倾斜，需观察其萌出情况。（图2-10-10至图2-10-12，表2-10-2）

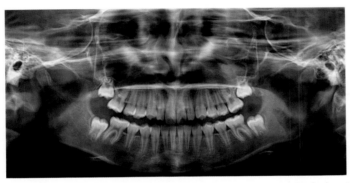

图2-10-10　治疗后曲面断层片（恒牙列早期，17、27、37、47牙胚存在，Nolla分期8期）

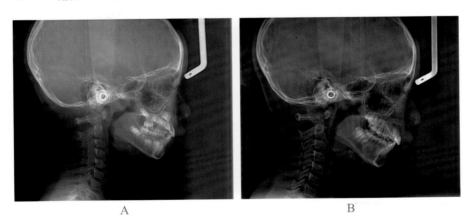

A　　　　　　　　　　　　　B
图2-10-11　治疗前后头颅侧位片对比
A. 治疗前；B. 治疗后

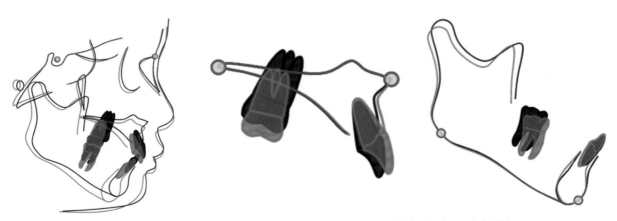

图2-10-12　治疗前后头影侧位片重叠图（黑色：治疗前；红色：治疗后）

表2-10-2　治疗后头影测量分析

测量项目	测量值	标准值	标准差	测量结果
骨测量				
∠SNA	77.4°	82.0°	4.0°	上颌相对颅底位置靠后
∠SNB	73.6°	78.0°	4.0°	下颌相对颅底位置靠后
∠ANB	3.8°	3.0°	2.0°	趋向于Ⅰ类错殆畸形
Ptm-A（上颌基骨长）	38.8mm	42.0mm	3.0mm	上颌基骨长度较短
Ptm-S	19.1mm	17.0mm	2.0mm	上颌相对颅骨位置靠前
∠PP-FH（上颌平面角）	2.4°	4.0°	3.0°	腭平面陡度正常，上颌骨无异常旋转
∠PP-GoGn（矢状角）	22.7°	23.0°	4.0°	上下颌骨相对位置正常
∠OP-SN	21.5°	24.0°	4.0°	殆平面斜度正常
Go-Pog	63.4mm	68.0mm	4.0mm	下颌体长度较小
Go-Co	44.4mm	51.0mm	5.0mm	下颌支长度较小
Pcd-S	16.2mm	16.0mm	2.0mm	髁突位置正常
∠MP-SN	35.3°	35.0°	4.0°	下颌平面陡度正常
∠FMA（FH-MP下颌平面角）	26.9°	30.0°	4.0°	均角型，下颌平面陡度正常
∠SGn-FH（Y轴角）	61.6°	65.0°	3.0°	聚合生长型，颏部前突
∠NBa-PtGn（面轴角）	90.0°	87.0°	3.0°	下颌生长正常，颏部正常，面高正常
牙测量				
∠U1-L1（上下中切牙角）	119.9°	122.0°	8.0°	上下中切牙角正常
∠U1-SN	105.8°	104.8°	5.3°	上中切牙相对前颅底平面倾斜度正常
U1-NA	4.6mm	4.0mm	2.0mm	上中切牙突度正常
∠U1-NA	28.4°	24.0°	5.0°	上中切牙倾斜度正常
L1-NB	4.8mm	6.0mm	2.0mm	下中切牙突度正常
∠L1-NB	28.0°	30.0°	6.0°	下中切牙倾斜度正常
∠FMIA（L1-FH）	54.0°	53.0°	6.0°	下中切牙相对FH倾斜度、突度正常
U1-APo（上中切牙突距）	6.8mm	7.0mm	2.0mm	上中切牙突度正常
L1-APo（下中切牙突距）	2.3mm	3.0mm	2.0mm	下中切牙突度正常
U6-Ptm（上第一磨牙位置）	14.0mm	11.0mm	3.0mm	上第一磨牙位置正常
U1-PP	23.5mm	26.0mm	2.0mm	上前牙槽高度偏小
U6-PP	17.4mm	19.0mm	2.0mm	上后牙槽高度正常
L1-MP	33.0mm	38.0mm	2.0mm	下前牙槽高度偏小
L6-MP	26.0mm	30.0mm	2.0mm	下后牙槽高度偏小
软组织测量				
UL-EP（上唇位置）	2.7mm	3.0mm	2.0mm	上唇位置正常
LL-EP（下唇位置）	2.5mm	4.0mm	2.0mm	下唇位置正常
Z角	65.2°	67.0°	5.0°	唇突度正常，侧貌协调
∠FH-N'Pog'（软组织面角）	88.7°	87.0°	3.0°	软组织颏部正常

续表

测量项目	测量值	标准值	标准差	测量结果
∠N′–Sn–Pog′（软组织面突角）	167.1°	165.0°	4.0°	趋向于Ⅰ类面型/直面型
面高测量				
N–ANS（上面高）	47.0mm	50.0mm	3.0mm	上面高正常
ANS–Me（下面高）	51.0mm	57.0mm	3.0mm	下面高较小
S–Go（后面高）	60.6mm	69.0mm	6.0mm	后面高较小
S–Go/N–Me（FHI后前面高比）	61.9%	64.0%	4.0%	平均生长型
ANS–Me/N–Me（下前面高比）	52.0%	53.0%	2.0%	下面高与全面高比值正常

3. Ⅱ期正畸综合矫治选择

患者Ⅰ期间隙管理治疗结束时，为恒牙列早期，此时患者前牙轻度深覆𬌗覆盖、后牙轻远中关系、个别牙列不齐等问题均为不太严重的错𬌗畸形表现，建议患者进一步行Ⅱ期正畸综合矫治，精细调整上下牙排列，纠正前牙深覆𬌗覆盖及后牙轻远中关系。

扩弓造成上颌双侧第一恒磨牙支抗丧失，牙冠颊倾，去除保持器后，颊肌张力会导致其复发，临床可继续观察。若患者选择Ⅱ期正畸综合治疗，可一并解决。

治疗后曲面断层片示17、27牙萌出道近中倾斜（图2-10-10），需嘱患者3~6个月复诊一次，观察17、27牙萌出情况，若出现萌出障碍则需及时矫治。

（六）病例分析

1. 儿童乳牙早失早期矫治理论依据及治疗目的

本病例患者是一个单纯的乳牙早失造成的间隙管理问题：①55牙早失多由16牙异位萌出造成，73、83牙早失病因不详，但临床推断多由龋病造成；②由于下乳尖牙早失，下前牙远中及舌侧移动，下前牙直立并有间隙（∠FMIA 59.7°，正常值53.0°±6.0°）；③上下牙弓宽度稍小，因为乳尖牙缺失，下前牙远中移动直立，下颌前牙弓中段长度减小。面型及上下颌骨关系基本正常（∠FMA稍小，但面部后前面高比正常）。

治疗目的是恢复缺牙间隙，维护正常的乳恒牙替换，避免继发牙列拥挤、牙列不齐等错𬌗畸形。

2. 矫治时机选择、矫治计划设计依据

本病例患者为7岁女性，上中切牙萌出，下颌四个前牙萌出，处于替牙列早期（Hellman ⅢA），预测其替换恒牙15、33、43牙萌出时间为2~3年后，若不及时做管理将造成乳牙早失间隙的进一步丧失，引起继承恒牙萌出障碍、上下牙咬合及牙列排列异常等问题。

临床选择立即进行间隙管理，治疗方案以恢复缺牙间隙为主，辅以适当扩弓促进上下牙弓宽度和

长度的生长发育，获得恒牙替换间隙，维护正常乳恒牙替换，预防/阻断替牙障碍及牙弓大小不足造成的萌出错位/牙列拥挤等错殆畸形。

由于患者7岁，距离侧方牙群替换还有2–3年，选用疼痛度小、加力柔和、取戴方便的活动矫治器慢速扩弓的矫治方法。

3．矫治技术（矫治器）特点及矫治方式选择依据

矫治器设计：①上颌螺旋簧推磨牙向远中＋扩弓矫治器；②下颌活动螺旋扩弓矫治器。慢速扩弓，主动矫治10个月，保持3年。

上颌螺旋簧推磨牙向远中及扩弓矫治器在推磨牙向远中的同时扩大上牙弓。活动螺旋簧推磨牙向远中主要靠卡环卡抱于缺隙近中支抗牙提供支抗，卡环要选用固位力大的箭头卡，活动矫治器基托也能提供部分矫治力支抗。活动螺旋簧推磨牙向远中矫治器由于固位设计的特点，远中移动第一磨牙的作用力较小，对磨牙远中移动的矫治力精确程度控制有限，适用于磨牙近中倾斜且移动不大（≤3mm）的病例。另外，替牙列期利用活动螺旋簧推磨牙向远中时，对于作为上面放置固位卡环的支抗乳牙，要求牙根无明显吸收或仅少量吸收，乳牙稳定不松动（8–10个月内不替换），否则活动矫治器无法提供足够的支抗力。

儿童扩弓矫治的临床疗效包括牙性的扩弓和骨性的扩弓。临床矫治针对错殆畸形机制，希望得到更多的骨性扩弓疗效。选择适当的矫治时机，有效应用扩弓矫治器，临床能达到骨性扩弓的疗效。活动螺旋扩弓矫治器的在扩弓时螺旋簧打开的矫治力同时作用在侧方牙群及牙槽骨上，慢速扩弓螺旋每次打开90°所产生矫治力为100g左右。活动螺旋扩弓矫治器的分裂基托因紧贴腭组织的结构特点，可减少扩弓造成的牙性颊倾代偿效应，达到牙槽骨及腭骨扩弓的骨性效应。研究证明在替牙列早期采用活动螺旋扩弓矫治器慢速扩弓能达到与替牙列晚期（甚至恒牙列早期）采用固定支架式扩弓矫治器快速扩弓一样的骨性扩弓效果，但由于矫治力小，患者适应性更好。

四川大学华西口腔医院儿童口腔早期矫治专科的上颌扩弓治疗设计原则：在替牙列早期（7–10岁）采用矫治力小的活动螺旋扩弓矫治器慢速扩弓；而在替牙列晚期/恒牙列早期（10–12岁）采用矫治力大的固定支架式扩弓矫治器快速扩弓。

4．矫治疗效分析

该患者的间隙管理包括间隙扩展（推16牙向远中）及间隙创造（上下颌扩弓）两个部分。活动螺旋簧推16牙向远中、上颌扩弓后，恢复15牙萌出间隙，15牙正常萌出。扩大下牙弓后下牙弓获得间隙，下前牙牙列间隙扩大，由于乳尖牙早失、下前牙远中移动而失去的33、43牙萌出间隙恢复，33、43牙正常萌出，下前牙间隙关闭，下牙列基本排齐。

疗程包括主动矫治10个月，保持3年。间隙管理的Ⅰ期治疗后，上下颌为恒牙列早期，上下牙列基本排齐，上下中线齐，磨牙轻远中关系，前牙轻度深覆殆覆盖，下前牙直立。矫治前后面型未见明显改变。错殆畸形严重程度降低，早期矫治造成16、26牙颊倾，曲面断层片显示17、27牙萌出道近中倾斜，嘱患者定期复查，并择期进行Ⅱ期正畸综合治疗。

矫治概要

（1）基本情况：女，7岁。

（2）骨性及面型诊断：骨性Ⅰ类，平均生长型。

（3）错𬌗诊断：16牙异位萌出，55、73、83牙早失，上下牙弓发育不足。

（4）病因分析：先天性16牙异位萌出。

（5）矫治时机：替牙列早期。

（6）矫治目的：推16牙向远中，扩大下牙列间隙。

（7）疗效评价：16牙远中移动，上下牙弓发育，16、33、43牙萌出，恒牙列基本排齐。

【理论拓展】

儿童乳牙早失的间隙管理

由于口腔牙病及磨牙异位萌出造成的儿童乳牙早失，缺牙间隙近远中侧邻牙向缺隙移动，会继发替牙障碍/异常、牙列不齐/牙列拥挤、对𬌗牙伸长等多种错𬌗畸形，是造成儿童错𬌗畸形的常见环境因素。儿童间隙管理的临床治疗不涉及太多牙颌面异常的改变，临床治疗方法简单，疗程较短。准确的临床诊断、合适的矫治器选择，以及恰当的治疗时机选择，在牙颌面正常生长发育的情况下，能有效预防乳牙早失造成的继发错𬌗畸形，是儿童错𬌗𬌗畸形临床预防/阻断的重要手段之一。

一、乳牙早失、间隙丧失的特征和临床规律

乳牙早失会引起邻牙漂移，导致间隙丧失，因缺牙部位不同表现出不同的临床特征，临床处理缓急不同。

（1）间隙丧失随时间延长而增加，大部分的间隙丧失（96%）发生在乳牙缺失1年内，上牙列的间隙关闭发生率高于下牙列。间隙丧失可造成牙弓长度及宽度减小。

（2）上下第二乳磨牙早失、第一恒磨牙前移，是临床最常见间隙丧失，最易造成继承恒牙萌出障碍、拥挤等错𬌗畸形的乳牙早失问题，需要立即行间隙管理。

（3）下乳尖牙早失问题也很常见。下乳尖牙早失可造成下前牙内倾/远中移动、尖牙萌出间隙丧失、前牙深覆𬌗覆盖。单侧下乳尖牙早失可造成下中线偏斜，需要立即行间隙管理。对于上乳尖牙早失，上侧切牙远中倾斜、第一乳磨牙近中倾斜/移动，上中切牙间隙，可以先观察。

（4）对于上第一乳磨牙早失、第二乳磨牙及第一恒磨牙近中移动、乳尖牙远中移动、继承第一前磨牙萌出偏近中，需要及时行间隙管理。下第一乳磨牙早失后，乳尖牙向远中移动，但对牙弓长度及宽度的影响不明显，临床可以先观察。

（5）上乳前牙早失对牙弓大小影响小，可以不做间隙保持，考虑到美观及功能性因素，可以做局部义齿修复。

二、继承恒牙萌出的预测及间隙保持的临床必须性

临床根据继承恒牙牙根发育程度判断继承恒牙萌出的时间，选择是否间隙保持。双侧同名牙不对

称萌出时间差异超过6个月，可视为迟萌。

下第一磨牙和中切牙在萌出时牙根发育达到根长的1/2。大多数牙齿在临床萌出时牙根已形成了3/4，在牙槽骨中萌出时也可达到1/2。在正常牙齿萌出时，根尖孔未闭合，牙根长度大于正常长度的1/4。继承恒牙牙根发育不足1/2者，需要维持缺牙间隙，维护正常乳恒牙替换。

三、间隙管理的临床方法

临床间隙管理包括间隙保持、间隙扩展、间隙创造、间隙关闭四个基本方面。

（一）间隙保持

乳牙早失后，早期利用活动/固定（功能性/非功能性）间隙保持器，可避免邻牙漂移，维持乳牙早失间隙，维护正常牙弓长度及正常乳恒牙替换，预防错殆畸形的发生。先天缺牙（无继承恒牙）、需拔牙矫治的牙列拥挤、继承恒牙即将萌出（预判6个月内萌出）患者，临床不需间隙保持。

（二）间隙扩展

乳牙早失后若邻牙漂移致间隙丧失，临床需要利用活动/固定矫治器扩展闭合间隙，上下第二乳磨牙早失患者常常需要间隙扩展。

扩展间隙时，要注意支抗控制，远中移动乳牙或恒牙时要避免前牙唇倾造成侧貌变突。需拔牙矫治的拥挤患者不需做间隙扩展。

（三）间隙创造

间隙创造是当牙弓长度、宽度发育不足，经间隙分析发现牙列轻中度拥挤时，在儿童牙弓生长发育阶段，采用活动/固定矫治器早期扩弓及推磨牙向远中，以增加牙列间隙的治疗方法。间隙创造也可以看作（另类）间隙管理。间隙创造的重点在于患者的年龄和生长，牙弓需要具备生长发育潜力，在乳牙早失时治疗可一定程度降低牙列拥挤的发病率。

间隙创造的临床治疗要求全面的正畸临床诊断与预后判断，对临床医生的要求较高。

（四）间隙关闭

间隙关闭是一种间隙管理，用于减小或关闭干扰正常牙列发育和咬合关系的异常间隙。关闭间隙的目的同样是引导牙齿正常萌出，并促进咬合发展。

间隙关闭的一种情况是关闭牙列局部邻牙间间隙，如上第一乳磨牙早失，上乳尖牙远中移动后，上乳尖牙和侧切牙间间隙；或上第一乳磨牙早失，上第二乳磨牙近中移动后，第二乳磨牙与上第一恒磨牙间间隙。另外，牙弓过大、先天缺牙、小牙、系带附着异常等情况造成的牙列散在间隙，若过大，乳牙由于咬合功能异常造成位置异常，将会阻碍继承恒牙的正常萌出。

【病例十一】

多数乳磨牙早失导致的功能性前牙反殆畸形的早期矫治

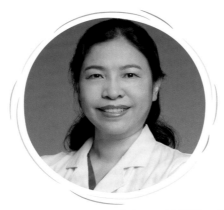

中山大学光华口腔医学院附属口腔医院　黄芳

（一）主诉/病史

患者李某，女，7岁，发现前牙反殆畸形1年。

现病史：患者口内多颗后牙因蛀牙有陆续拔除史；既往无前牙反殆畸形矫治史；否认全身疾病史及综合征，否认家族遗传史。

（二）临床检查

（1）牙列为替牙列早期，视诊发现舌低位习惯，问诊发现患者有咀嚼功能不良习惯（含饭）、前牙咬物习惯。

（2）面像及口内像检查。

①面像检查：患者面中份稍平，上下唇突，上下颌发育基本正常，放松状态下轻度开唇露齿，上下唇均位于E线前方，下唇位于上唇稍前方。（图2-11-1）

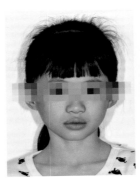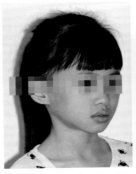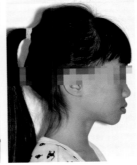

图2-11-1　初诊面像

②口内像检查：上颌11、12、16、21、22、26牙萌出，下颌31、32、36、41、42、43、46牙萌出（43牙早萌）；上颌53、54、55、63、64、65牙缺失，下颌73、74、75、84、85牙缺失。ICP位时前牙反覆𬌗反覆盖，反覆盖–2mm左右，反覆𬌗Ⅱ°。下前牙唇倾，上前牙直立。右侧安氏Ⅰ类磨牙关系（中性关系），左侧安氏Ⅲ类磨牙关系（近中关系）。上下中线不齐，ICP位时下中线稍右偏1.5mm。上中切牙间间隙1mm。（图2-11-2）

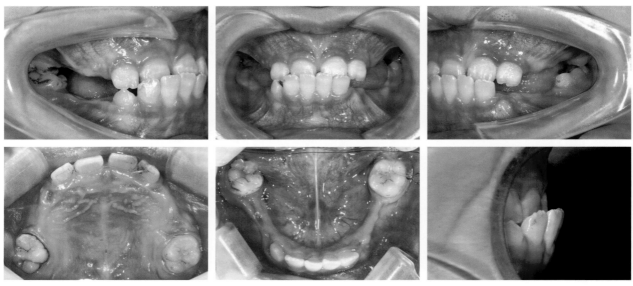

图2-11-2　初诊口内像

（3）口腔功能检查：下颌可后退至切对切，ICP位时下颌右偏。头颈姿势位轻微偏左，余未见明显异常。

（4）初诊X片检查：于ICP位拍摄头颅侧位片及曲面断层片，通过头颅侧位片检查上下颌骨发育情况及矢状向关系；通过曲面断层片了解上下牙列发育、乳恒牙替换、双侧髁突形态及上下颌骨形态大小等情况。（图2-11-3，图2-11-4）

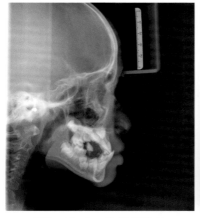

图2-11-3　头颅侧位片

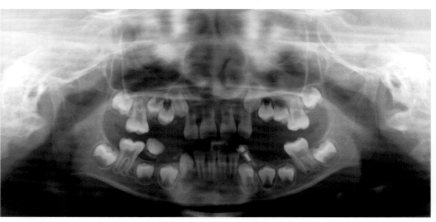

图2-11-4　曲面断层片

①头颅侧位片分析：上颌骨大小基本正常（∠SNA 82.4°，正常值83.0°±4.0°），下颌骨基本正常（∠SNB 82.3°，正常值80.0°±4.0°），∠ANB偏小（0.2°，正常值3.0°±2.0°），上下颌骨轻度不调，骨性Ⅲ类错殆畸形。上前牙角度基本正常（∠U1-SN 112.7°，正常值106.0°±6.0°），下前牙明显唇倾（∠IMPA 103.1°，正常值97.0°±6.0°）。下颌平面角基本正常。面部软组织侧貌稍凹，上下唇突，上下唇位于E线前方。（表2-11-1）

表2-11-1　治疗前头影测量分析

测量指标	测量值	正常值
颌骨关系分析		
∠SNA	82.4°	83.0°±4.0°
∠SNB	82.3°	80.0°±4.0°
∠ANB	0.2°	3.0°±2.0°
∠FMA（MP-FH）	22.1°	26.0°±4.0°
S-GO/N-Me	62.9%	64.0%±2.0%
Y-axis	56.3°	64.0°±2.0°
Wits	−0.1mm	0mm±2.0mm
牙齿位置与角度分析		
∠U1-SN	112.7°	106.0°±6.0°
U1-NA	2.7mm	5.0mm±2.0mm
∠U1-NA	30.2°	23.0°±5.0°
L1-NB	6.6mm	7.0mm±2.0mm
∠L1-NB	33.3°	30.0°±6.0°
∠IMPA（L1-MP）	103.1°	97.0°±6.0°
∠FMIA	54.8°	55.0°±2.0°
面部软组织形态分析		
UL-EP	0.9mm	−1.0mm±1.0mm
LL-EP	1.7mm	1.0mm±2.0mm

②曲面断层片示：上下恒牙胚发育正常（73、85牙因牙根吸收，初诊拍摄口内像时已被拔除），未见多生牙、先天缺牙齿等牙齿发育异常情况。双侧髁突形态未见异常、对称，双侧下颌骨体形态大小对称。（图2-11-4）

（三）临床诊断

根据患者前牙反殆畸形病史，视诊发现的舌低位习惯，问诊发现的咀嚼功能不良习惯（含饭）、前牙咬物习惯，患者及家长否认家族遗传史，结合面像、口内像及影像学检查结果，该前牙反殆畸形患者的临床诊断如下：

（1）咬合发育阶段ⅢA期。

（2）53、54、55、63、64、65、73、74、75、84、85牙早失，43牙早萌。

（3）功能性Ⅲ类（下颌功能性前伸）畸形，安氏Ⅲ类错殆畸形。

（4）平均生长型，侧貌为上下唇位于E线前方。

（5）前牙反覆盖−2mm左右，反覆殆Ⅱ°；磨牙右侧中性关系，左侧近中关系。

（6）上下中线不齐，ICP位时下中线稍右偏1.5mm。

（7）上前牙唇倾角度基本正常，下前牙唇倾。

（8）上中切牙间间隙1mm，未见牙列拥挤。

（9）下颌可后退至切对切，下颌功能性前伸。

（10）舌低位，咀嚼功能不良。

（11）未见明显颞下颌关节功能异常。

（四）治疗目标和计划

1. 治疗目标

恢复后牙咬合功能，纠正下颌功能性前伸，纠正前牙反殆畸形，并维持早失乳磨牙的间隙。

2. 治疗计划

（1）该患者由于多数乳磨牙早失，为行使咀嚼功能，下颌功能性前伸。因此，治疗的关键是重建后牙的正常咬合关系，纠正患者因咀嚼功能障碍而形成的前伸下颌的咀嚼习惯。选择上下颌活动义齿（间隙保持器）进行修复治疗，恢复后牙咬合功能。

咬合重建：训练患者下颌后退至切对切、上下中线对齐，在患者能稳定重复后，在切对切及中线对齐的位置记录上下颌咬合关系，进行咬合重建，并在重建咬合关系的基础上进行活动义齿的设计。

（2）对早失乳磨牙进行活动义齿修复治疗，维持缺失牙的间隙，同时恢复上下牙弓的垂直距离及后牙的咬合关系，以促进牙、牙槽骨及颌骨的正常发育。

（3）在上颌活动义齿上设计第一恒磨牙殆垫，通过升高后牙咬合及上下后牙活动义齿修复，恢复后牙垂直高度，解除下颌对上前牙的反覆殆锁结关系，以利于下颌功能性后退至正常位置。上后牙殆垫有一定的压低后牙的作用，拟在下颌重建矢状向咬合关系后，通过调磨第一恒磨牙殆垫高度及时去除对上下磨牙的压低作用。

（4）患者因龋导致乳磨牙早失，因此，整个治疗过程中注意对余留牙的龋病防治，同时进行口腔健康宣教，维护口腔健康。上下活动义齿修复后，纠正含饭习惯，同时进行舌肌训练，纠正舌低位习惯。

（五）治疗过程及结果

重建咬合关系，进行上下颌活动义齿修复：

（1）前牙后退至切对切，对齐上下中线，重建咬合关系，升高上颌活动义齿咬合高度并增加上第一恒磨牙殆垫，进行上下颌活动义齿修复治疗。活动义齿不仅可恢复咀嚼功能、维持乳磨牙早失

间隙，还可打开前牙反覆拾。为增加对上下牙槽骨的功能刺激，活动义齿选择无拾支托设计。（图2-11-5至图2-11-7）

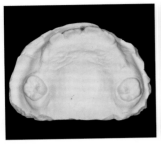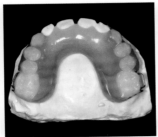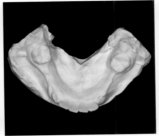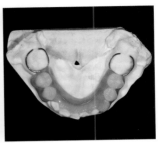

图2-11-5　上下颌无拾支托活动义齿设计

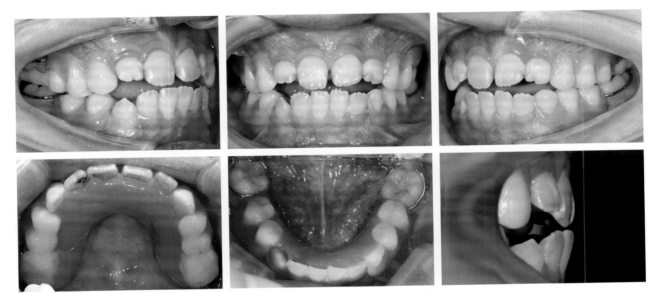

图2-11-6　试戴活动义齿后口内像

（2）佩戴活动义齿1个月后，11牙浅覆拾覆盖，上下中切牙轻度咬合接触，后牙开拾，上下中线对齐（图2-11-8，图2-11-9）。2个月后，前牙反拾畸形解除，11、21牙浅覆拾覆盖，前牙咬合接触，后牙开拾。14牙牙槽黏膜膨隆，24、33牙萌出、牙尖露龈，调磨乳磨牙义齿高度及上第一恒磨牙拾垫高度，使下磨牙升高，缓冲24、33牙萌出的相应基托组织面，避免阻碍24、33牙萌出。（图2-11-10）

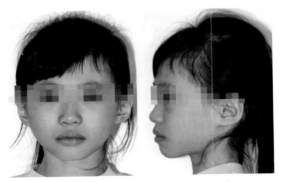

图2-11-7　试戴活动义齿后面像

（3）4个月后，中切牙覆拾覆盖加大，后牙开拾减小，继续调磨上第一恒磨牙拾垫及义齿高度，继续缓冲24、33牙萌出的相应基托组织面，方法同上，并保持义齿固位良好。（图2-11-11）

（4）继续佩戴活动义齿，治疗5个月后于ICP位拍摄头颅侧位片和曲面断层片，记录上下颌骨矢状

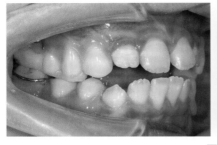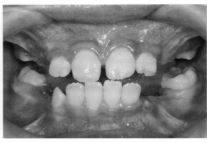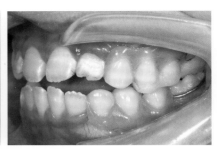

图2-11-8　佩戴活动义齿1个月后口内像

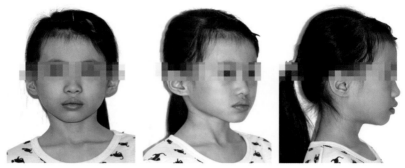

图2-11-9　佩戴活动义齿1个月后面像

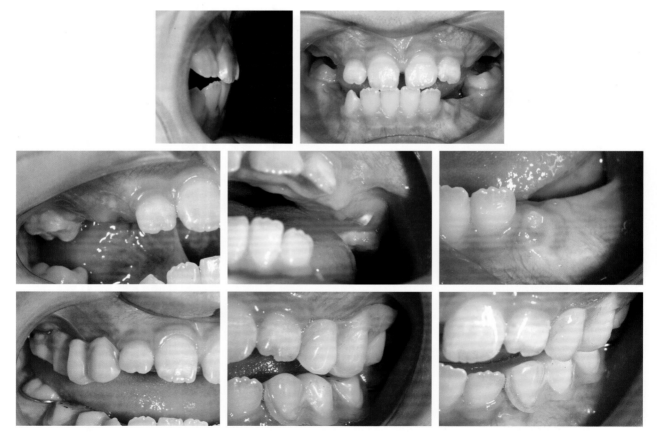

图2-11-10　佩戴活动义齿2个月后口内像

向关系及咬合发育情况。头颅侧位片示前牙反拾畸形纠正，上下颌矢状向关系轻度不调。曲面断层片示上下牙列恒牙胚发育基本正常。（图2-11-12、图2-11-13）

（5）佩戴活动义齿8个月后，复查发现33牙萌出建拾，14、25牙部分萌出，第一恒磨牙建拾（图2-11-14，图2-11-15）。拍摄头颅侧位片及曲面断层片，记

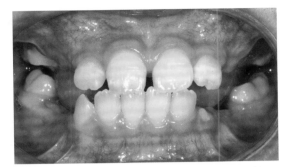

图2-11-11　佩戴活动义齿4个月后口内像

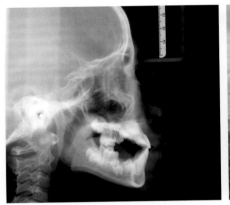

图2-11-12　佩戴活动义齿5个月后
头颅侧位片

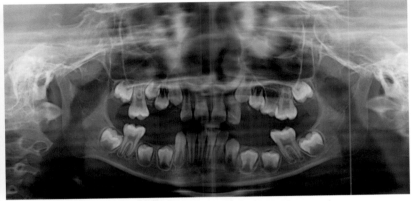

图2-11-13　佩戴活动义齿5个月后曲面断层片

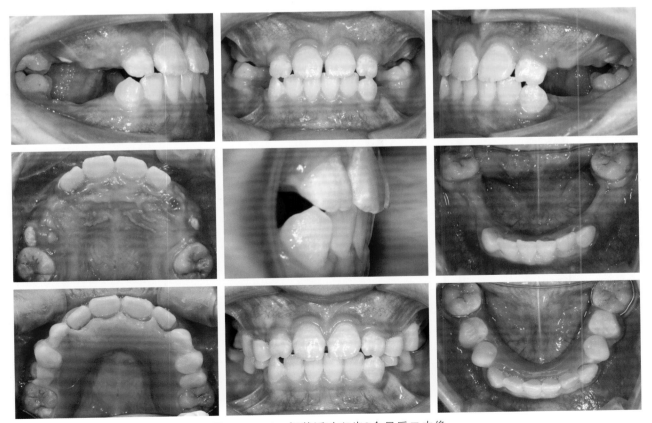

图2-11-14　佩戴活动义齿8个月后口内像

录上下颌骨矢状向关系及咬合发育情况（图2-11-16，图2-11-17）。

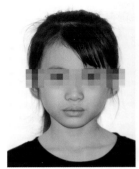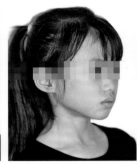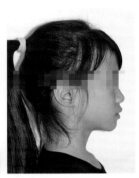

图2-11-15　佩戴活动义齿8个月后面像

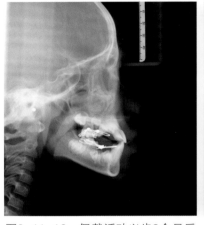

图2-11-16　佩戴活动义齿8个月后
头颅侧位片

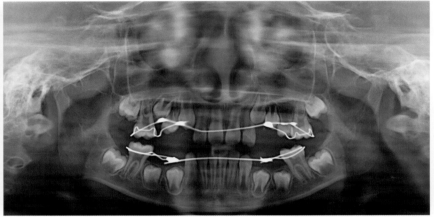

图2-11-17　佩戴活动义齿8个月后曲面断层片

（6）调磨14、25牙基托组织面，继续佩戴活动义齿，维持间隙。待14牙萌出后，活动义齿改换为上颌横腭杆、下颌舌弓，维持间隙。保持1年后，拍摄头颅侧位片及曲面断层片，记录、分析治疗前后上下颌骨矢状向关系及咬合发育情况。（图2-11-18，图2-11-19）

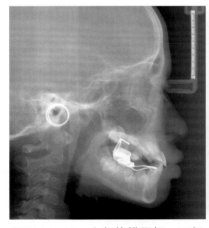

图2-11-18　上颌换横腭杆、下颌
换舌弓维持间隙1年后头颅侧位片

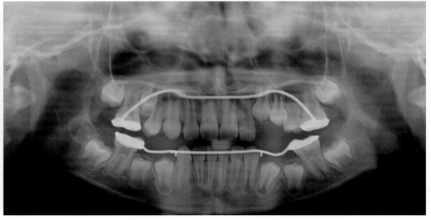

图2-11-19　上颌换横腭杆、下颌换舌弓维持间隙1年后曲面断层片

矫治后头影测量分析：治疗后∠ANB增加0.4°，∠FMA未变，上前牙唇倾度轻度增加（∠U1-SN轻度增加0.8°），下前牙更直立（∠IMPA减小10.3°），上前牙与NA间唇向距离增大，下前牙与NB间唇向距离减小。患者前牙反殆畸形纠正，有轻度的牙性代偿。（表2-11-2）

表2-11-2　治疗前后头影测量对比

测量指标	治疗前	治疗后	正常值
颌骨关系分析			
∠SNA	82.4°	83.5°	83.0°±4.0°
∠SNB	82.3°	82.9°	80.0°±4.0°
∠ANB	0.2°	0.6°	3.0°±2.0°
∠FMA（MP-FH）	22.1°	22.1°	26.0°±4.0°
S-GO/N-Me	62.9%	64.2%	64.0%±2.0%
Y-axis	56.3°	58.0°	64.0°±2.0°
Wits	−0.1mm	−0.9mm	0mm±2.0mm
牙齿位置与角度分析			
∠U1-SN	112.7°	113.5°	106.0°±6.0°
U1-NA	2.7mm	5.0mm	5.0mm±3.0mm
∠U1-NA	30.2°	30.0°	23.0°±5.0°
L1-NB	6.6mm	3.2mm	7.0mm±2.0mm
∠L1-NB	33.3°	26.1°	30.0°±6.0°
∠IMPA（L1-MP）	103.1°	92.8°	97.0°±6.0°
∠FMIA	54.8°	65.1°	55.0°±2.0°
面部软组织形态			
UL-EP	0.9mm	1.4mm	−1.0mm±1.0mm
LL-EP	1.7mm	3.2mm	1.0mm±2.0mm

（7）上颌换横腭杆、下颌换舌弓维持间隙1.5年后复查，上颌15、23牙未萌，下颌34、35、45牙未萌，上颌24牙、下颌44牙正萌。上颌15牙萌出间隙不足。上下前牙覆殆覆盖基本正常，上下中线对齐。（图2-11-20）

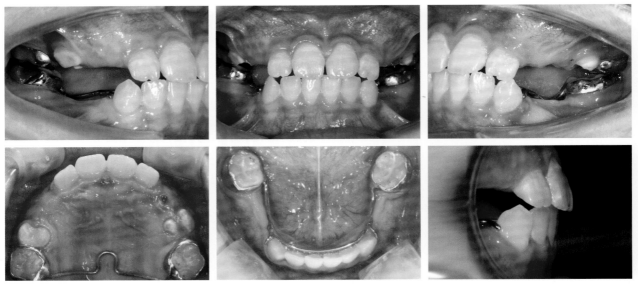

图2-11-20　上颌换横腭杆、下颌换舌弓维持间隙1.5年后口内像

（六）病例分析

1. 早期矫治理论依据

替牙列期反殆畸形病因中功能性因素占比较高，颌面部正常结构和功能对咬合、颌骨及颌面部的整体发育具有重要作用。当颌面部口周肌肉功能及口腔功能如咀嚼、吞咽、发音、呼吸等异常时，会对颌面部的结构关系及生长发育造成异常的刺激，从而引起上下颌骨关系异常，并造成错殆畸形。

多种不同的口腔功能异常均可引起儿童下颌前伸，导致功能性前牙反殆畸形，如：

（1）喂养姿势异常：用小奶瓶喂养或母乳喂养时，喂养姿势异常可引起患者下颌过度前伸，从而导致功能性反殆畸形。

（2）咀嚼功能异常：乳牙列期或替牙列期由于龋齿，较多乳磨牙早失，为了维持咀嚼功能，患者会主动前伸下颌用切牙进行咀嚼，下颌功能性前伸会导致功能性反殆畸形。

（3）呼吸功能异常：患者的扁桃体肥大可造成口咽部气道狭窄，为了维持正常呼吸，患者会习惯性主动前伸下颌，造成功能性反殆畸形。

（4）其他一些不良习惯：如主动伸舌，会引起下颌前伸、肌肉亢进；吮咬上唇或吮吸手指等，可引起上前牙舌倾、下前牙唇倾；舌系带附着过低，可导致低舌位；儿童爱撒娇，笑或哭时喜欢主动伸下颌向前等，均会造成功能性反殆畸形。

尽早纠正功能性反殆畸形，对于恢复儿童上下颌骨的正常生长发育具有重要意义。儿童生长发育期功能性反殆畸形早期矫治可避免前牙反殆畸形发展成骨性反殆畸形。

2. 诊断依据、矫治计划设计、矫治时机选择

（1）诊断依据。

患者初诊时，4颗第一恒磨牙虽已萌出，但乳磨牙早失造成第一恒磨牙萌出前后牙区咀嚼功能丧

失，并且家长诉患者习惯下颌前伸，用切牙咀嚼食物，临床检查还发现患者下颌可后退至前牙切对切位置，表明存在前伸下颌的功能性因素。头影测量分析示下前牙唇倾、∠ANB轻度不调，综合病史及临床检查结果，本病例为患者多数乳磨牙早失致下颌功能性前伸、上下颌骨矢状向轻度不调、下前牙唇倾的前牙反殆畸形。

（2）矫治计划设计。

对齐上下前牙中线，在切对切位置取咬合记录，上殆架后制作上下颌活动义齿，恢复垂直向高度和后牙咀嚼功能。上下颌活动义齿覆盖第一恒磨牙，升高乳磨牙义齿，打开前牙的锁结关系，纠正前牙反覆殆咬合干扰，有助于引导下颌回退至正常位置。同时在治疗过程中通过活动义齿维持缺牙间隙。每月定期复诊，不断调改活动义齿组织面，避免影响继承恒牙萌出，调磨后牙殆垫，降低咬合高度，以达到逐步引导继承恒牙正常萌出、前牙正常覆殆覆盖的目的。

（3）矫治时机选择。

对于Ⅲ类错殆畸形的矫治，原则上尽早开始治疗。尽早解除功能性前牙反殆畸形，可避免反殆畸形加重及向骨性反殆畸形发展。对于乳磨牙早失导致的功能性前牙反殆畸形，尽早在替牙列期干预，可恢复患者的咬合关系和咀嚼功能，引导上下颌正常生长发育。

3. 矫治技术（矫治器）特点及矫治方式选择依据

（1）矫治器特点。

本病例所设计上下颌活动义齿是从患者反殆畸形的病因学考虑，在引导纠正患者反殆畸形的同时，维持乳磨牙早失后牙弓的三维空间关系，并且引导继承恒牙正常萌出。该矫治器设计有以下三方面的作用：

①通过活动义齿恢复后牙咀嚼功能，避免患者前伸下颌用切牙咀嚼。

②通过咬合重建，解除前牙反殆锁结，有利于下颌后退至正常位置，便于反殆畸形的纠正。

③通过活动义齿修复在替牙列期可维持上下颌多数乳磨牙缺失后的牙弓间隙，维持后牙垂直向高度，防止第一恒磨牙近中移位和前牙远中移位而占据前磨牙的萌出间隙，引导继承恒牙正常萌出。

（2）矫治方式选择依据。

本病例患者处于咬合发育阶段ⅢA期，乳尖牙、乳磨牙早失，应该尽早进行牙弓间隙的管理。患者同时存在明显的功能性前牙反殆畸形，主要原因为下颌前伸的前牙咀嚼习惯。对于功能性反殆畸形，可选择Ⅲ型功能调节器，但是本病例双侧乳磨牙和乳尖牙均早失，Ⅲ型功能调节器无法恢复后牙咀嚼功能。

常规上颌活动双曲舌簧矫治器主要是唇倾上前牙纠正前牙反殆畸形，不具备引导下颌后退的功能作用；并且头影测量结果显示上前牙唇倾角度正常，下前牙明显唇倾，上颌活动双曲舌簧矫治器无法纠正下前牙唇倾，故常规的上颌活动双曲舌簧矫治器不适合本病例。

综上，选择上下颌活动义齿，保持后牙间隙，并通过咬合再定位及后牙殆垫，打开前牙咬合，解除前牙反殆锁结，在复诊时逐渐调低殆垫，引导纠正下颌前伸习惯，重建后牙咬合关系，最终纠正反殆畸形。活动义齿为临床合理的矫治方法选择。

4．矫治流程特色

该病例在明确为功能性前牙反𬌗畸形后，及时采取早期矫治进行干预。

首先训练患者至前牙切对切、咬合打开2~3mm下颌后退位置，对齐上下中线后重建咬合关系。根据咬合蜡𬌗记录，上𬌗架后设计制作上下颌活动义齿，上颌活动义齿通过16、26牙箭头卡、义齿和基托固位，下颌活动义齿通过36、46牙单臂卡环、义齿和基托固位。用简便的上下颌活动义齿恢复矢状向及垂直向颌间关系，恢复咀嚼功能，引导牙槽骨和颌骨至正常位置，纠正异常口腔功能，诱导上下颌骨正常生长发育。复诊时要注意调磨后牙𬌗垫，引导第一恒磨牙建𬌗。

同时，在患者长期佩戴活动义齿的过程中，定期监控乳磨牙早失区继承恒牙的萌出情况，根据牙槽骨的膨隆情况适时调改活动义齿的龈缘和组织面，以引导继承恒牙正常萌出。

5．矫治疗效总结

该患者为功能性前牙反𬌗畸形，早期矫治解除前牙反𬌗畸形，有利于解除对上颌发育的抑制，避免形成骨性Ⅲ类错𬌗畸形；早期纠正不良咀嚼习惯和舌习惯，有利于反𬌗畸形纠正后疗效的长期稳定。

在治疗过程中，注意监控患者𬌗位的变化。𬌗垫有压低后牙的作用，前牙反𬌗畸形解除后，每次复诊时应对活动义齿的咬合面进行调磨，逐渐减小后牙垂直向高度，引导后牙建𬌗。同时，由于患者处于生长发育阶段，应关注后续继承恒牙的萌出情况。对于乳磨牙早失，活动义齿可维持缺牙间隙并有一定阻萌作用，可抑制过早萌出的继承恒牙，在调改活动义齿组织面时，注意保证其在口内的固位。

患者咀嚼功能不良，有含饭的习惯。治疗前龋坏导致多数乳磨牙早失，龋易感性强，应加强口腔健康宣教，在复诊过程中定期清洁涂氟，对新萌出恒牙及时行窝沟封闭，预防龋齿。同时，患者口腔卫生欠佳，活动义齿佩戴时间长易增加其患龋风险，后牙建𬌗后尽早将活动义齿更换为对口腔健康影响较小的上颌横腭杆和下颌舌弓，继续维持缺牙间隙。

由于患者右上磨牙存在一定近中移位，Ⅰ期矫治结束后，X片示15牙萌出间隙不足，上颌右侧后牙段存在拥挤，需要Ⅱ期进行正畸综合矫治，推右侧磨牙向远中、恢复15牙萌出间隙、引导15牙萌出，排齐上下牙列。

矫 治 概 要

（1）基本情况：女，7岁。

（2）骨性及面型诊断：骨性Ⅰ类，平均生长型。

（3）错𬌗诊断：功能性前牙反𬌗畸形。

（4）病因分析：下颌前伸不良习惯。

（5）矫治时机：替牙列早期。

（6）矫治目的：重建后牙咬合关系，引导下颌后退，纠正前牙反𬌗畸形，维持后牙间隙。

（7）疗效评价：前牙反𬌗畸形纠正，上下颌间隙维持，继承恒牙萌出，15牙萌出间隙不足。

【理论拓展】

乳磨牙早失导致的功能性前牙反殆畸形的早期矫治

一、功能性前牙反殆畸形的临床检查

（一）面像检查

功能性前牙反殆畸形患者在PP位时面部形态无异常，ICP位时下颌前伸，表现为下颌前突的凹面型。伴有咬合干扰的前牙反殆畸形患者，除ICP位下颌前伸外，还可表现为ICP位时下颌偏斜，面部左右不对称。

（二）影像学检查

头颅侧位片是分析前牙反殆畸形患者上下牙列及颌骨矢状向（垂直向）关系的重要方法。一般功能性前牙反殆畸形患者的上下颌骨长度正常。上前牙唇倾角度正常或舌倾、下前牙唇倾角度正常或唇倾。对于功能性前牙反殆畸形患者，可加拍一张下颌后退至前牙切对切的头颅侧位片，进行对比分析。

（三）口内像检查

功能性前牙反殆畸形患者大多存在上前牙舌倾和下前牙唇倾，反覆殆较深，而反覆盖较浅，乳尖牙常呈现中性关系，第二乳磨牙末端平面通常为垂直型或偏近中关系。

（四）临床咬合运动功能检查

患者咬合运动的相关检查对功能性前牙反殆畸形的诊断尤为重要。

首先，检查开闭口运动。观察患者从PP位到ICP位是否存在水平向或矢状向的偏离、开闭口铰链轴的明显移动等，这些是功能性反殆畸形的重要指征。功能性前牙反殆畸形患者开闭口运动时，可能存在前牙早接触等引起的主动前伸咬合，从而形成前牙反殆畸形；同时替牙列期的反殆畸形也常伴随上颌水平向的宽度不足或乳尖牙的磨耗不足等问题，可造成下颌明显的水平向偏移，从而导致上下中线不齐或者后牙段宽度异常。

其次，检查患者在充分放松状态下，下颌是否可后退至前牙切对切的咬合位置，下颌明显后退，则说明存在功能性因素。也可让患者在放松状态下用卷舌后舔法来闭合下颌，或者医生采取一定手段辅助，检查患者下颌是否可后退至前牙切对切的咬合位置。

二、间隙保持器的分类及临床应用

间隙保持器分为三种类型：固定式间隙保持器、半固定式间隙保持器和活动式间隙保持器。

（一）固定式间隙保持器

固定式间隙保持器包括横腭杆、Nance弓和舌弓。横腭杆常用于上颌双侧乳磨牙早失，由粘接在双侧磨牙的带环和弯制Ω曲的钢丝构成，可维持上磨牙的横向宽度，但对于防止磨牙的近中倾斜和移动作用稍弱。Nance弓由横腭杆改良而来，在横腭杆的基础上增加了附着于腭穹隆的树脂基托，利用腭部

的支抗，对于防止磨牙的近中倾斜和移动在理论上有更强的支抗，但缺点是不易清洁，口腔卫生差。舌弓常用于下颌2颗及以上的乳磨牙缺失，既可防止切牙舌侧移动，维持牙弓长度，又可防止邻牙向缺隙移动。

（二）半固定式间隙保持器

半固定式间隙保持器主要包括带环丝圈式间隙保持器、全冠丝圈式间隙保持器、远中导板式间隙保持器及复合树脂高强纤维带间隙保持器。带环丝圈式间隙保持器主要用于单侧第一乳磨牙缺失、单侧第二乳磨牙缺失且第一恒磨牙萌出的患者，需要定期复查，注意粘接剂的溶解松脱，要及时重新粘接。全冠丝圈式间隙保持器适应证与带环丝圈式间隙保持器类似，区别在于全冠丝圈式间隙保持器适合第一乳磨牙缺失但第二乳磨牙大面积龋坏、带环难以固位的患者。远中导板式间隙保持器多用于第二乳磨牙早失而第一恒磨牙未萌出的患者，将第一乳磨牙作为基牙，借助导板防止第一恒磨牙近中移位。

（三）活动式间隙保持器

活动式间隙保持器通常是指活动义齿式间隙保持器，常用于多颗乳牙缺失、乳磨牙功能显著受影响的患者。活动式间隙保持器对于较多乳磨牙缺失的患者，可恢复后牙的垂直向距离和咬合功能，并可防止后牙区的吐舌习惯，减少下第一恒磨牙的舌倾，引导牙槽骨和咬合的正常发育。但要注意在使用时需根据患者的生长发育情况，及时进行调改，必要时需更换新的活动式间隙保持器。

【病例十二】

尖牙异位萌出的早期咬合管理

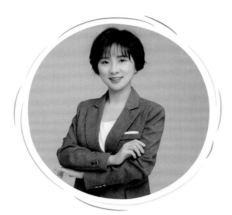

四川大学华西口腔医学院　彭怡然

（一）主诉/病史

患者吴某，男，7岁。

主诉：牙列不齐。

病史：替牙后发现牙列不齐。

既往病史：否认正畸治疗史。否认全身疾病史、传染病史。否认家族遗传史。

（二）临床检查

（1）患者替牙列早期，有吮颊、口呼吸习惯。

（2）面像及口内像检查。

①初诊面像检查（图2-12-1）：

正貌：均面型，左右不对称，右侧丰满，颏部偏右，下面高正常。

侧貌：微凸面型，鼻唇角正常，颏唇沟正常，颏部正常，唇位于E线前。

②初诊口内像检查（图2-12-2）：

替牙列期，11、21、12、32-42、16、26、36、46牙萌出，12牙为锥形牙，其余乳牙未替换。11、21牙唇倾，31、41牙舌倾，32、42牙唇向错位、近中扭转。

前牙浅覆殆深覆盖7mm，磨牙尖对尖远中关系。

上下牙弓狭窄，中度拥挤。

上下牙弓尖圆形，基本匹配。

（3）口腔功能检查：吮颊习惯。颞下颌关节功能未见明显异常，无弹响，无压痛，开口型，开口度正常。

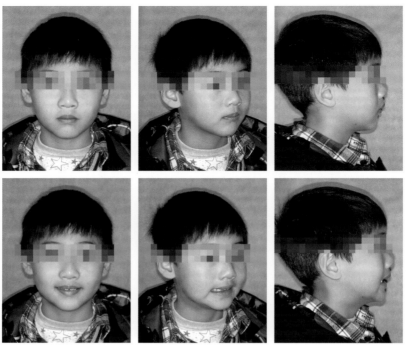

图2-12-1 初诊面像

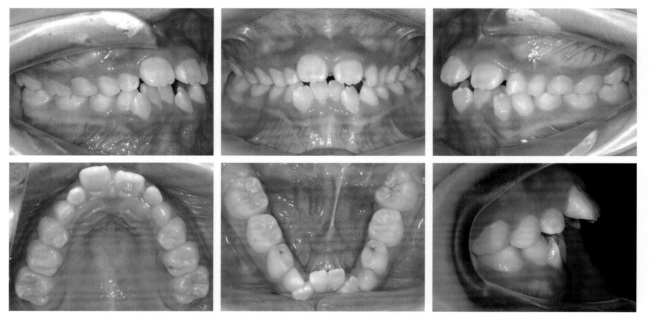

图2-12-2 初诊口内像

（4）X片检查：通过头颅侧位片、曲面断层片了解上下牙列发育、乳恒牙替换、双侧髁突形态、上下颌骨形态及位置关系等情况。通过CBCT了解阻生牙位置、角度、牙根发育、邻接等情况。

①初诊曲面断层片示：未见牙齿数目异常，未见多生牙、先天缺牙等牙齿发育异常情况。双侧髁突形态未见异常、对称，双侧下颌骨体形态大小基本对称。

12、22牙为锥形过小牙，13、23、33、43牙萌出近中倾斜，13牙与12牙重叠度为100%，23牙与22

牙重叠度为90%。（图2-12-3）

②通过ICP位拍摄的初诊头颅侧位片了解上下颌骨矢状向及垂直向关系，以及患者牙颌面生长发育时期。（图2-12-4）

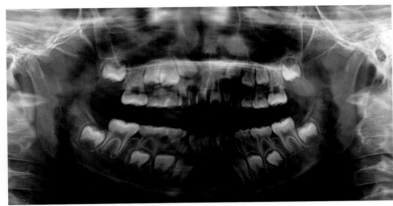

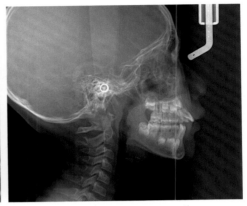

图2-12-3　初诊曲面断层片　　　　　　　　　　　　图2-12-4　初诊头颅侧位片

头影测量显示：上下颌骨矢状向关系基本协调，骨性Ⅰ类关系（∠ANB 3.2°）；上前牙唇倾度较大（∠U1-SN 109.5°，∠U1-NA 35.6°），下前牙唇倾度较小（∠L1-NB 22.5°，L1-NB 2.6mm）。下颌平面角大（∠FMA 34.1°），后前面高比偏小（S-Go/N-Me 59.8%），为垂直生长型。（表2-12-1）CVMS Ⅱ期。

表2-12-1　初诊头影测量分析

测量项目	测量值	标准值	标准差
骨测量			
∠SNA	73.9°	82.0°	3.0°
∠SNB	70.6°	78.0°	3.0°
∠ANB	3.2°	3.0°	2.0°
Ptm-A（上颌基骨长）	37.9mm	44.0mm	2.0mm
Ptm-S	16.0mm	18.0mm	2.0mm
∠PP-FH（上颌平面角）	0.7°	4.0°	4.0°
∠PP-GoGn（矢状角）	32.4°	22.0°	4.0°
∠OP-SN	23.6°	22.0°	4.0°
Go-Pog	62.7mm	68.0mm	4.0mm
Go-Co	43.6mm	52.0mm	4.0mm
Pcd-S	14.1mm	16.0mm	3.0mm
∠MP-SN	42.5°	35.0°	4.0°
∠FMA（FH-MP下颌平面角）	34.1°	28.0°	4.0°
∠SGn-FH（Y轴角）	67.3°	63.0°	4.0°
∠NBa-PtGn（面轴角）	83.8°	88.0°	4.0°

续表

测量项目	测量值	标准值	标准差
牙测量			
∠U1–L1（上下中切牙角）	118.7°	121.0°	8.0°
∠U1–SN	109.5°	104.8°	5.3°
U1–NA	6.3mm	4.0mm	2.0mm
∠U1–NA	35.6°	25.0°	5.0°
L1–NB	2.6mm	6.0mm	2.0mm
∠L1–NB	22.5°	30.0°	6.0°
∠FMIA（L1–FH）	56.5°	54.0°	6.0°
U1–APo（上中切牙突距）	8.1mm	7.0mm	2.0mm
L1–APo（下中切牙突距）	0.4mm	4.0mm	2.0mm
U6–Ptm（上第一磨牙位置）	12.4mm	12.0mm	2.0mm
U1–PP	26.5mm	27.0mm	2.0mm
U6–PP	20.8mm	19.0mm	2.0mm
L1–MP	33.5mm	38.0mm	2.0mm
L6–MP	26.7mm	31.0mm	2.0mm
软组织测量			
UL–EP（上唇位置）	2.2mm	3.0mm	2.0mm
LL–EP（下唇位置）	0.1mm	4.0mm	2.0mm
Z角	63.5°	67.0°	4.0°
∠FH–N'Pog'（软组织面角）	81.6°	87.0°	2.0°
∠N'–Sn–Pog'（软组织面突角）	161.0°	166.0°	5.0°
面高测量			
N–ANS（上面高）	46.0mm	51.0mm	3.0mm
ANS–Me（下面高）	59.1mm	58.0mm	4.0mm
S–Go（后面高）	61.2mm	71.0mm	4.0mm
S–Go/N–Me（FHI后前面高比）	59.8%	65.0%	4.0%
ANS–Me/N–Me（下前面高比）	56.3%	53.0%	2.0%

（三）临床诊断

（1）骨性Ⅰ类错殆畸形，垂直生长型。

（2）安氏Ⅱ类错殆畸形。

（3）前牙深覆盖Ⅱ度，浅覆殆，上下牙弓狭窄，牙列拥挤Ⅱ度。

（4）13、23牙异位萌出。

（5）侧貌凸面型。

（四）治疗计划

早期咬合管理：上下颌扩弓，局部固定矫治关闭间隙；密切观察13、23、33、43牙萌出情况，必要时拔除乳尖牙。

恒牙列期根据情况及患者要求行全口综合矫治。

（五）治疗过程及结果

（1）制作上下颌联合扩弓矫治器，扩大上下牙弓，开辟前牙萌出间隙，缓解尖牙异位。该矫治器基托延伸至下牙弓基骨舌侧，以利于下牙弓的扩大。上唇弓用于辅助固位，同时兼有少量内收前牙的作用。扩弓为慢速扩弓，每周调整1~2次，每次90°。（图2-12-5）

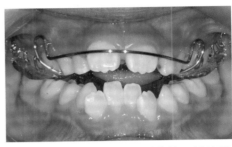

图2-12-5　佩戴上下颌联合扩弓矫治器

（2）扩弓3个月后22牙萌出，为锥形过小牙。扩弓10个月后，拍摄曲面断层片，显示13牙异位萌出有所改善，23牙异位萌出无改善，13、43牙萌出方向偏近中。（图2-12-6）

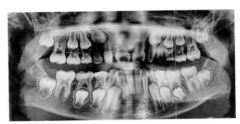

图2-12-6　矫治10个月后曲面断层片（13牙异位萌出有所改善，23牙与22牙重叠度为100%）

（3）因12、22、73、83牙存在侧方咬合干扰，并考虑到23、43牙有异位萌出倾向，拔除63、73、83牙，解除咬合干扰，引导23、33、43牙正常萌出。（图2-12-7）

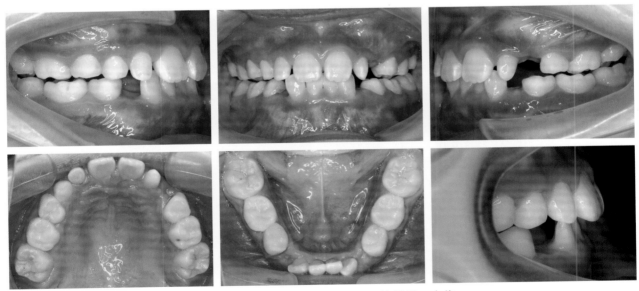

图2-12-7　拔除63、73、83牙及扩弓后口内像

（4）继续扩弓6个月后拍摄曲面断层片，23、43牙异位萌出有所改善，萌出方向直立。13牙萌出方向近中，拔除53牙（图2-12-8）。

（5）此时前牙存在散在间隙，患者自觉不美观，行局部固定多托槽2×4矫治，关闭前牙间

隙。局部固定矫治5个月后间隙关闭，拍摄曲面断层片，显示13、23、33、43牙萌出方向正常（图2-12-9）。

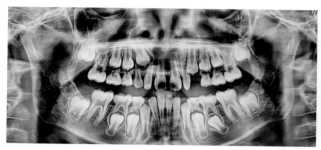

图2-12-8　矫治16个月后曲面断层片

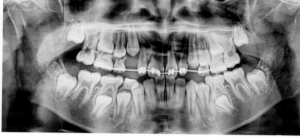

图2-12-9　局部固定多托槽2×4矫治5个月后曲面断层片

（6）局部固定多托槽2×4矫治6个月后拆除矫治器，结束Ⅰ期矫治。23牙偏唇向萌出，萌出方向直立，13牙牙龈处膨隆，覆盖正常，牙列轻度拥挤，凸面型改善。结束时拍摄面像、口内像。建议患者继续观察恒牙萌出情况，定期复查。后患者因学业未行后续诊疗。（图2-12-10，图2-12-11）

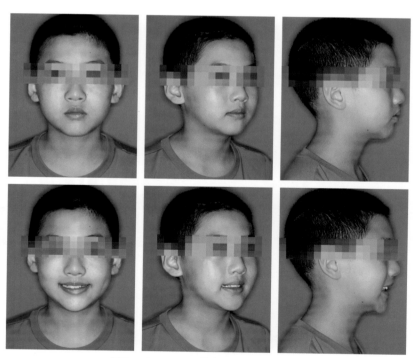

图2-12-10　Ⅰ期矫治结束时面像

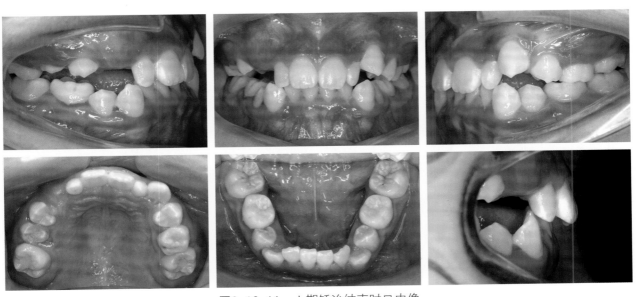

图2-12-11　I期矫治结束时口内像

（7）结束时拍摄曲面断层片及头颅侧位片。曲面断层片示：13、23牙萌出方向调整，萌出道基本正常（图2-12-12）。头颅侧位片示上前牙突度减小，前牙Ⅱ度深覆盖及浅覆殆有所改善（图2-12-13，表2-12-2）。

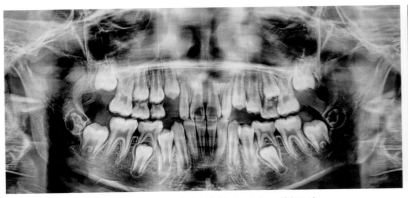

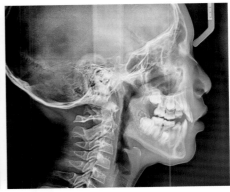

图2-12-12　I期矫治结束时曲面断层片　　　图2-12-13　I期矫治结束时头颅侧位片

表2-12-2　结束头影测量分析

测量项目	测量值	标准值	标准差
骨测量			
∠SNA	73.6°	82.0°	3.0°
∠SNB	71.4°	78.0°	3.0°
∠ANB	2.1°	3.0°	2.0°
Ptm-A（上颌基骨长）	39.8mm	44.0mm	2.0mm
Ptm-S	17.5mm	18.0mm	2.0mm
∠PP-FH（上颌平面角）	-1.3°	4.0°	4.0°

续表

测量项目	测量值	标准值	标准差
∠PP-GoGn（矢状角）	30.0°	22.0°	4.0°
∠OP-SN	27.0°	22.0°	4.0°
Go-Pog	66.5mm	68.0mm	4.0mm
Go-Co	52.7mm	52.0mm	4.0mm
Pcd-S	13.7mm	16.0mm	3.0mm
∠MP-SN	41.5°	35.0°	4.0°
∠FMA（FH-MP下颌平面角）	29.7°	28.0°	4.0°
∠SGn-FH（Y轴角）	64.5°	63.0°	4.0°
∠NBa-PtGn（面轴角）	83.3°	88.0°	4.0°
牙测量			
∠U1-L1（上下中切牙角）	154.4°	121.0°	8.0°
∠U1-SN	90.7°	104.8°	5.3°
U1-NA	3.7mm	4.0mm	2.0mm
∠U1-NA	17.2°	25.0°	5.0°
L1-NB	0.3mm	6.0mm	2.0mm
∠L1-NB	6.4°	30.0°	6.0°
∠FMIA（L1-FH）	76.8°	54.0°	6.0°
U1-APo（上中切牙突距）	4.9mm	7.0mm	2.0mm
L1-APo（下中切牙突距）	−1.5mm	4.0mm	2.0mm
U6-Ptm（上第一磨牙位置）	14.8mm	12.0mm	2.0mm
U1-PP	30.6mm	27.0mm	2.0mm
U6-PP	21.5mm	19.0mm	2.0mm
L1-MP	37.2mm	38.0mm	2.0mm
L6-MP	30.2mm	31.0mm	2.0mm
软组织测量			
UL-EP（上唇位置）	2.0mm	3.0mm	2.0mm
LL-EP（下唇位置）	2.3mm	4.0mm	2.0mm
Z角	62.6°	67.0°	4.0°
∠FH-N'Pog'（软组织面角）	85.5°	87.0°	2.0°
∠N'-Sn-Pog'（软组织面突角）	161.4°	166.0°	5.0°
面高测量			
N-ANS（上面高）	50.7mm	51.0mm	3.0mm
ANS-Me（下面高）	65.2mm	58.0mm	4.0mm
S-Go（后面高）	69.3mm	71.0mm	4.0mm
S-Go/N-Me（FHI后前面高比）	59.8%	65.0%	4.0%
ANS-Me/N-Me（下前面高比）	56.2%	53.0%	2.0%

（六）病例分析

1. 矫治理论依据

尖牙异位萌出是指尖牙偏离正常萌出道，从其他方向萌出的现象，如果萌出道受阻，则可能发生尖牙阻生。异位尖牙除了影响美观、造成错殆畸形，还可能对邻牙造成更严重的影响，如压迫邻牙移位，造成邻牙牙根吸收等。有研究显示牙列拥挤可能造成尖牙唇侧异位。此外，尖牙的萌出道可能受到侧切牙牙根的引导，当侧切牙为锥形牙、过小牙或侧切牙缺失时，40%~45%的患者可出现上尖牙异位，本病例便是此类情况。

尖牙异位的早期管理通常为在尖牙萌出早期即牙根发育1/2~2/3时拔除对应乳尖牙，引导尖牙向拔牙创萌出。一般拔除对应乳尖牙后1年左右尖牙萌出方向可改善至正常，期间需要定期复查，如6~12个月仍无明显改善，再考虑采取开窗牵引等更加主动的方法。

2. 诊断依据、矫治计划设计、矫治时机选择

（1）诊断依据。

患者初诊时口内像检查可知上下牙弓狭窄，12牙为锥形过小牙，深覆盖Ⅱ度，磨牙远中关系。通过辅助检查可发现22牙亦为锥形牙，同时13牙与12牙、23牙与22牙重叠度高，可判断13、23牙为异位萌出尖牙，需要早期干预。头颅侧位片头影测量显示上下颌骨矢状向关系基本协调（∠ANB 3.2°），下颌平面角大（∠FMA 34.1°），为均角，后前面高比偏小（S-Go/N-Me 59.8%），为垂直生长型。

（2）矫治计划设计。

患者7岁，处于替牙列早期，存在牙弓宽度狭窄、深覆盖错殆畸形及咬颊不良习惯，此时13、23牙牙根发育1/3，因此首先解决牙弓宽度问题，进行上下牙弓扩弓治疗，以缓解牙列的拥挤，促进梨状孔之间基骨宽度生长，为上尖牙萌出提供有利的空间。此外，需定期拍片复查尖牙萌出方向，在恰当时机拔除乳尖牙引导恒尖牙正常萌出。同时与家长充分沟通异位尖牙治疗可能的预后及未来可能使用的矫治手段。

（3）矫治时机选择。

患者7岁，处于替牙列早期，存在牙弓宽度狭窄、深覆盖错殆畸形，此时13、23牙牙根发育1/3，因此可针对牙弓宽度问题首先进行扩弓及内收上前牙。在牙弓宽度扩大至基本正常后，复查曲面断层片显示23牙与22牙重叠度100%，此时13、23牙牙根发育2/3，是拔除乳尖牙引导恒尖牙的恰当时机。

3. 矫治流程特色

儿童咬合发育的早期管理在替牙列期的主要任务为定期监控、早发现、早干预，尽量通过简单、保守的手段引导恒牙正常萌出，达到建立个别正常殆的目的。本病例首先通过扩弓矫治缓解牙列拥挤，通过定期复查拍片监控尖牙的萌出方向，在适当时机拔除乳尖牙，引导尖牙正常萌出。虽上尖牙萌出后稍有唇向错位，但拥挤度不大，后期如患者有进一步治疗诉求，通过简单排齐即可，大

大降低了异位尖牙的后期矫治难度。

4．矫治疗效总结

本病例通过对患者的错牙合畸形进行早期管理，达到引导恒尖牙正常萌出的目的：通过扩大牙弓扩展侧切牙及尖牙萌出间隙，定期复查监控尖牙萌出方向，适时拔除乳尖牙引导尖牙向正常方向萌出。该患者尖牙正常萌出后，虽稍有唇向错位，但拥挤度不大，后期如患者有进一步治疗诉求，通过简单排齐即可，大大降低了异位尖牙的后期矫治难度。通过早期干预，避免了尖牙异位萌出造成的对邻牙牙根的压迫，协调了上下颌弓形，促进了恒牙的正常萌出与建牙合。

矫 治 概 要

（1）基本情况：男，7岁。

（2）骨性及面型诊断：骨性Ⅰ类，垂直生长型。

（3）错牙合诊断：12、22牙为锥形牙，13、23牙异位萌出，安氏Ⅱ类，上下牙弓狭窄，牙列中度拥挤，浅覆牙合深覆盖，吮颊习惯。

（4）病因分析：不良唇颊习惯，先天性13、23牙异位萌出。

（5）矫治时机：生长发育高峰前期。

（6）矫治目的：扩大上下牙弓，内收唇倾上前牙；在恰当时间拔除乳尖牙，引导13、23牙萌出至正常位置。

（7）疗效评价：缓解牙列拥挤，协调上下牙弓宽度及形态，引导上尖牙正常萌出。

【理论拓展】

尖牙异位萌出的临床治疗

一、尖牙异位萌出的流行病学特点

尖牙异位/阻生发生率为1%~3%，女性是男性的3倍。其病因尚不明确，与遗传性因素、环境因素、先天性因素均有关。如存在可能导致萌出障碍的全身疾病（颅骨锁骨发育不全综合征）、乳尖牙根尖周炎、牙弓拥挤、侧方牙群间隙丧失等，均可能导致尖牙萌出障碍或异位萌出。也有研究显示，尖牙的萌出道可能受到侧切牙牙根的引导，当侧切牙为锥形牙、过小牙或侧切牙缺失时，40%~45%的患者可出现上尖牙异位。

尖牙异位可分为唇侧异位与腭侧异位。唇侧异位的尖牙多发于存在拥挤的牙列。在拥挤的牙列中，侧切牙的牙根更靠近腭侧，尖牙则往往唇向移动。腭侧阻生尖牙的病因机制相对复杂，其可能病因为没有侧切牙牙根的引导，尖牙萌出偏离正常轨道，如锥形侧切牙、侧切牙牙根长度不足、侧切牙牙根轴向异常或发育迟缓等均可导致尖牙腭侧阻生。有研究显示，12.5%的腭侧异位尖牙可能引起邻近切牙吸收，但因常常发生在根尖或根中的腭侧1/3，往往很难通过二维影像判断尖牙异位造成的切牙牙根吸收，因此实际发生率可能大于二维影像观察到的发生率。严重的尖牙异位甚至可导致中切牙的牙

根吸收，造成中切牙无法保留（图1）。

二、尖牙异位萌出/阻生严重程度的评估

（一）评估尖牙与中线的角度

在曲面断层片上评估尖牙与中线的角度（α），当α＞19.9°时，尖牙异位的概率增加。（图2）

（二）评估尖牙与侧切牙的重叠度

在曲面断层片上，将侧切牙通过牙根近远中面及侧切牙中轴线划分区域，其中Ⅰ区为尖牙未与侧切牙重叠；Ⅱ区为尖牙与侧切牙重叠度未及50%；Ⅲ区为尖牙与侧切牙重叠度超过50%，未及中切牙；Ⅳ区为阻生尖牙与中切牙重叠。有研究显示，正常尖牙及23%的腭侧尖牙位于Ⅰ区，而当尖牙位于Ⅱ区及以上时，则需要警惕尖牙异位/阻生。（图3）

三、尖牙异位萌出的早期干预时机与方法

针对儿童的发育特征，对儿童进行早期、定期的咬合发育监控，应在替牙列早期通过曲面断层片等影像学手段评估侧切牙与尖牙的角度与重叠度，以评估尖牙异位的可能性。如果尖牙与侧切牙的重叠度超过了1/3，就要警惕尖牙的异位。早期扩弓可缓解拥挤问题，同时可为尖牙提供萌出空间。在尖牙牙根发育1/2～2/3时（儿童10岁左右）可拔除乳尖牙，如果乳尖牙没有越过侧切牙的中线，拔除乳尖牙还是有很大概率刺激恒尖牙移动至正常萌出轨道，一般需要18个月。有研究表明，如果尖牙没有越过侧切牙牙根中线的长轴，拔除乳尖牙后恒尖牙改变萌出方向并正常萌出的概率为85%-90%，而如果尖牙与侧切牙的重叠度大于1/2，正常萌出概率则降至60%。如拔除乳尖牙观察6-12个月后仍无改善，则需要根据情况进行尖牙的开窗牵引。

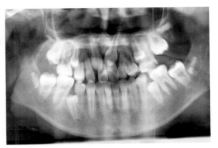

图1　严重尖牙异位造成中切牙牙根吸收

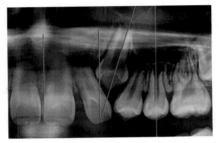

图2　尖牙与中线角度的测量

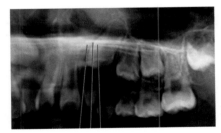

图3　尖牙与侧切牙的重叠度测量

【病例十三】

个别前牙反殆、轻中度牙列拥挤畸形的早期矫治

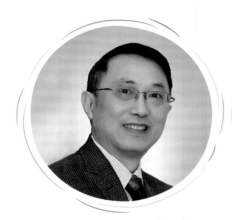
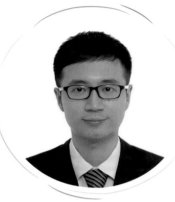
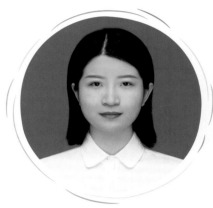

四川大学华西口腔医学院　李小兵　　　德阳市人民医院　徐舒豪　　　四川大学华西口腔医学院　贾淑娴

（一）主诉/病史

患者叶某，男，7岁，从外院转诊，求治牙列不齐。

（二）临床检查

1）患者替牙列早期，上下前牙牙列不齐，问诊及视诊发现患者无明显口腔不良习惯。

2）口内像及面像检查：患者牙齿萌出情况，11、21、31、32、41、42牙萌出，16、26、36、46牙萌出；Hellman咬合发育分期：ⅢA，替牙列早期。

上下殆关系检查：ICP位时21牙与31牙反咬合，31牙唇侧错位（咬合创伤）；双侧磨牙中性关系。上下牙列轻中度拥挤；11、21牙近中扭转，32、42牙远中扭转，上下前牙排列不齐。上颌腭盖较高拱，牙弓中段弧度不足（上下牙弓宽度不足）。下颌牙冠临床中心点（FA）与WALA嵴距离较大，上下后牙内倾直立明显。上牙弓前段长度不足。上中线稍不齐，下中线左偏1mm。

患者面部基本对称，均面型，颏部正常，侧貌直面型，鼻唇角偏大。（图2-13-1）

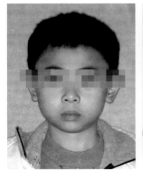
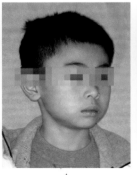
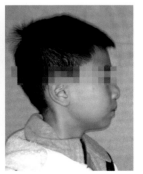

A

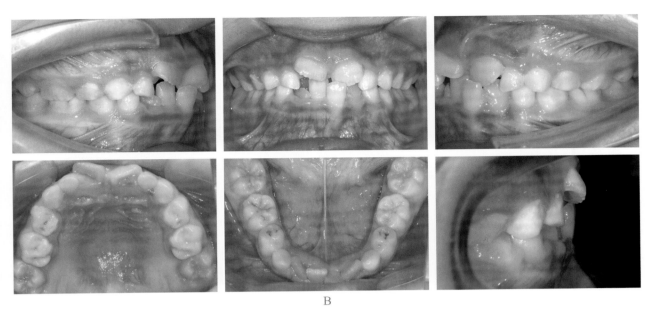

图2-13-1 初诊面像及口内像（替牙列早期，个别前牙反殆畸形、咬合创伤，上下牙弓宽度/长度不足，牙列轻
中度拥挤，面像未见明显异常）
A. 面像；B. 口内像

口腔健康检查：55、54、85牙深窝沟，有色素沉着；85牙殆面见可疑龋；84牙远中殆面、74牙远中殆面龋坏。

3）X片检查：于ICP位拍摄头颅侧位片，检查患者上下颌骨矢状向关系（图2-13-2）。

头颅侧位片分析：上颌骨相对颅底位置正常（∠SNA 80.0°，正常值82.3°±3.5°），下颌骨相对颅底位置正常（∠SNB 75.2°，正常值77.6°±2.9°），上下颌骨大小协调（∠ANB 4.8°，正常值4.7°±1.4°）；上中切牙相对前颅底平面舌倾（∠U1-SN 97.3°，正常值104.8°±5.3°），下中切牙倾斜度、突度正常（∠IMPA 97.9°，正常值99.5°±6.6°）；

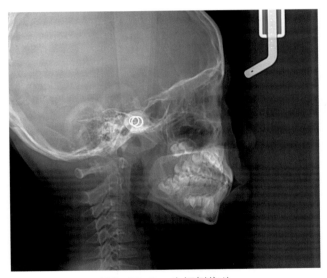

图2-13-2 头颅侧位片

下颌平面角基本正常（∠FMA 29.1°，正常值28.7°±5.3°），面型为平均生长型。面部软组织侧貌为凸面型，上下唇位于E线前（UL-EP 3.7mm，正常值3.0mm±2.0mm；LL-EP 6.5mm，正常值4.0mm±2.0mm），下唇位于上唇稍前方。（表2-13-1）CVMS I期。

表2-13-1 治疗前头影测量分析

测量项目	测量值	标准值	标准差	测量结果
骨测量				
∠SNA	80.0°	82.3°	3.5°	上颌骨相对颅底位置正常
∠SNB	75.2°	77.6°	2.9°	下颌骨相对颅底位置正常
∠ANB	4.8°	4.7°	1.4°	趋向于Ⅰ类错𬌗畸形
∠MP-SN	36.1°	35.0°	4.0°	下颌相对颅骨陡度正常
∠FMA（FH-MP下颌平面角）	29.1°	28.7°	5.3°	均角型，下颌平面陡度正常
牙测量				
U1-NA	2.1mm	3.1mm	1.6mm	上中切牙倾斜度、突度正常
L1-NB	6.2mm	6.0mm	1.5mm	下中切牙倾斜度、突度正常
∠U1-SN	97.3°	104.8°	5.3°	上中切牙相对前颅底平面舌倾
∠IMPA（L1-MP）	97.9°	99.5°	6.6°	下中切牙倾斜度、突度正常
软组织测量				
UL-EP（上唇位置）	3.7mm	3.0mm	2.0mm	上唇位置正常
LL-EP（下唇位置）	6.5mm	4.0mm	2.0mm	下唇前突

4）初诊模型分析：牙弓测量分析（Hellman ⅢA期）见表2-13-2。

表2-13-2 初诊模型分析：上下牙弓长度/宽度测量

测量项目	牙弓长度（mm）				牙弓宽度（mm）			
	上颌		下颌		上颌		下颌	
	测量值	参考值*（ⅢA）	测量值	参考值*（ⅢA）	测量值	参考值*（ⅢA）	测量值	参考值*（ⅢA）
前段	5.0	7.1±1.1	6.0	4.4±0.7	34.5	37.0±1.0	26.0	29.4±1.1
中段	12.5	13.1±1.2	11.0	10.5±1.3	37.0	44.4±0.8	32.0	37.7±1.0
后段	34.5	30.8±1.4	35.0	29.3±1.2	50.0	57.8±1.4	46.0	53.7±1.8

注：*，参考值，见"李小兵，成都地区替牙期及恒牙𬌗初期正常𬌗儿童牙弓发育情况分析（2016—2017）"。

（1）上下牙弓长度测量：①前段长度：中切牙近中触点—C/3牙尖连线的垂直距离；②中段长度：中切牙近中触点—D/4中央窝连线的垂直距离；③后段长度：中切牙近中触点—6远中面连线的垂直距离。

（2）上下牙弓宽度测量：①前段宽度：C/3的FA连线长度；②中段宽度：D/4的FA连线长度；③后段宽度：6的FA连线长度。

牙弓形态大小：上下牙弓尖圆形；上下牙弓宽度发育不足，上牙弓前段长度发育不足。

（3）Spee曲线深度：左侧3mm，右侧3mm。

（4）拥挤度测量：上颌4mm，下颌4mm；牙列轻中度拥挤。

（三）临床诊断

根据临床视诊、问诊、口内像检查、口腔功能检查及X片检查等结果，该患者的临床诊断如下：

（1）骨性Ⅰ类畸形，平均生长型，侧貌凸面型。

（2）安氏Ⅰ类错𬌗畸形。

（3）21、31个别前牙反𬌗畸形，31牙咬合创伤。

（4）上前牙直立。

（5）上下中线稍不齐，ICP位时下中线左偏1mm。

（6）上下牙列轻中度拥挤。

（7）上下牙弓宽度不足，上下牙弓弧度较平。

（8）上牙弓前段长度不足。

（9）84牙中龋；74牙深龋；85牙可疑龋；55、54、16、26、36、46牙深窝沟。

（10）口腔功能未见明显异常。

（四）治疗计划

1．儿童牙病防治计划

（1）口腔卫生宣教，预防性洁治。

（2）55、54、75牙及第一恒磨牙窝沟封闭。

（3）74牙护髓＋复合树脂充填修复，85牙预防性树脂充填，84牙复合树脂充填修复。

2．错𬌗畸形矫治计划

（1）矫治目标：纠正患者个别牙反𬌗畸形，去除21、31牙咬合创伤，纠正上下牙弓宽度不足，并恢复上牙弓长度生长发育，早期解除咬合创伤问题，并减轻牙弓宽度/长度不足导致的牙列轻中度拥挤问题。

（2）矫治器设计：上颌螺旋扩弓＋唇挡＋双曲舌簧活动矫治器。

螺旋扩弓簧扩大上牙弓，纠正牙弓狭窄；上唇挡去除唇肌张力，促进上牙弓前段向前生长，纠正轻度牙弓长度发育不足，通过宽度/长度的改变，提供上侧切牙萌出所需间隙，纠正上牙列轻中度拥挤。观察下牙弓宽度/长度发育情况，择期扩大下牙弓宽度。双曲舌簧解除21牙反𬌗畸形，改善11、21牙扭转。

（五）治疗过程及结果

1．儿童牙病防治过程

行55、54牙及第一恒磨牙窝沟封闭（图2-13-3），行75牙及第一恒磨牙窝沟封闭、74牙护髓＋复合树脂充填修复、85牙预防性树脂充填，以及84牙复合树脂充填修复（图2-13-4）。

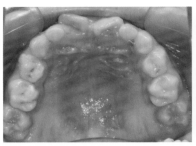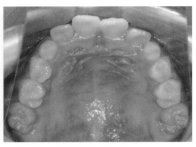

A   B

图2-13-3 55、54牙及第一恒磨牙窝沟封闭
A. 治疗前；B. 治疗后

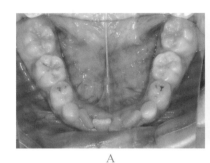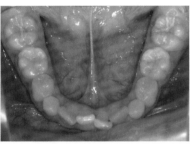

A   B

图2-13-4 75牙及第一恒磨牙窝沟封闭、74牙护髓＋复合树脂充填修复、
85牙预防性树脂充填、84牙复合树脂充填修复
A. 治疗前；B. 治疗后

2. 错殆畸形早期矫治过程

上颌螺旋扩弓＋双曲舌簧活动矫治器：利用该矫治器扩大上牙弓（图2-13-5），螺旋簧每次加力0.25mm，每周2次。双曲舌簧每次打开1-2mm，每周或每2周复诊加力一次。

矫治3个月，患者矫治器丢失，待复发1个月后重新制作上颌螺旋扩弓＋唇挡＋双曲舌簧活动矫治器（图2-13-6），继续上颌扩弓，改反殆矫治，唇挡促进上牙弓前段生长。

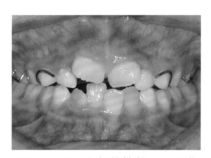

图2-13-5 上颌螺旋扩弓＋双曲
舌簧活动矫治器（解除个别前牙
反殆畸形，扩大上牙弓）

上颌螺旋扩弓＋唇挡＋双曲舌簧活动矫治器治疗9个月，上颌扩弓有效，22牙萌出，上下牙弓拥挤度约2mm（拥挤度减轻），前牙深覆殆覆盖基本正常。停止矫治器螺旋扩弓加力，继续佩戴矫治器，利用唇挡功能作用，促进上牙弓长度生长。（图2-13-7）

上颌螺旋扩弓＋唇挡＋双曲舌簧活动矫治器停止扩弓加力，继续佩戴3个月后，12牙萌出，上牙列轻度拥挤（Ⅰ度，拥挤度为1-2mm），上下牙列轻度排列不齐。（图2-13-8）

上颌螺旋扩弓＋唇挡＋双曲舌簧活动矫治器停止加力，继续佩戴11个月后，上牙列拥挤基本解除（21、22牙间有间隙，约1mm），牙列稍不齐。下牙列轻度拥挤（拥挤度约2mm），拥挤度减小，牙列轻度不齐。（图2-13-9）

234

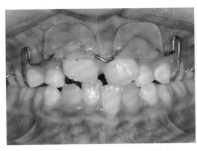
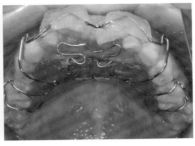

图2-13-6　上颌螺旋扩弓 + 唇挡 + 双曲舌簧活动矫治器
（继续纠正上牙弓宽度/长度不足，解除个别前牙反殆畸形与咬合创伤）

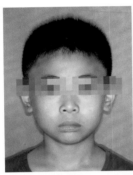
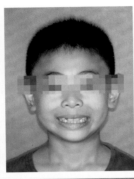
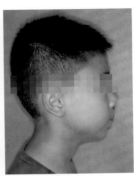

图2-13-7　上颌螺旋扩弓 + 唇挡 + 双曲舌簧活动矫治器治疗9个月面像及口内像

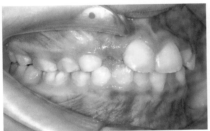
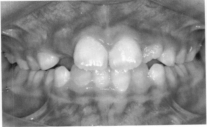
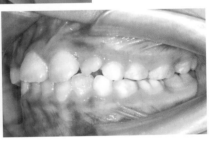

图2-13-8　矫治器停止扩弓加力，继续佩戴3个月后口内像

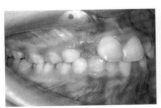
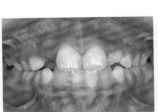
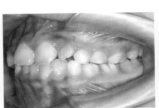
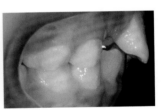

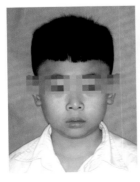
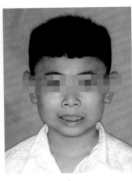
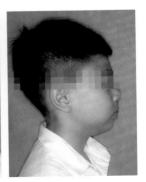

A

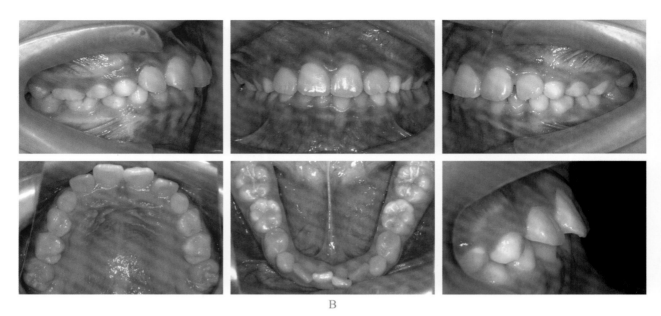

B

图2-13-9　上颌螺旋扩弓＋唇挡＋双曲舌簧矫治器停止加力，继续佩戴11个月后面像及口内像
A. 面像；B. 口内像

　　此时结束Ⅰ期早期矫治，嘱患者佩戴矫治器保持，半年复诊检查牙弓发育情况及矫治器清洁及保护情况，酌情更换为保持器。

　　下牙弓在上牙弓宽度/长度得到纠正的情况下有形态大小的恢复及生长。在上牙弓矫治结束时，下前牙仅余约2mm的拥挤及轻度牙列不齐，替牙列晚期侧方牙群替换时替牙间隙（Leeway Space）能提供下牙列排齐的足够间隙，故继续观察下牙弓形态大小恢复情况，暂不做主动矫治。

3. 早期矫治结果

　　（1）该患者应用上颌螺旋扩弓＋唇挡＋双曲舌簧活动矫治器纠正个别前牙反殆畸形及上牙弓宽度/长度不足，上颌主动扩弓9个月；应用双曲舌簧＋唇挡解除个别前牙反殆畸形6个月（矫治3个月时矫治器丢失2个月，扩弓复发1个月后重新佩戴新矫治器）；停止加力后，矫治器利用唇挡功能作用继续促进上牙弓长度生长11个月，总疗程20个月。

　　（2）矫治后个别前牙反殆畸形、咬合创伤解除。上颌扩弓及唇挡矫治后，上牙弓形态改善，上下牙弓长度及宽度增加。上牙列拥挤解除，牙排列基本整齐。下牙列拥挤改善，牙排列不齐改善。（图2-13-10，图2-13-11，表2-13-3，表2-13-4）

　　矫治后Spee曲线深度：左2mm，右3mm，左侧基本正常。前牙覆殆覆盖正常。（表2-13-5）

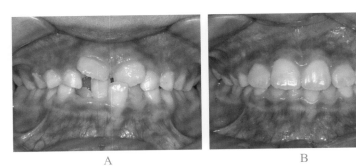

图2-13-10 治疗前后前牙排列及咬合改变情况
A. 治疗前；B. 治疗后

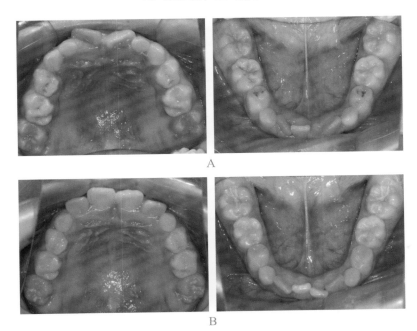

图2-13-11 治疗前后上下牙弓形态变化
A. 治疗前；B. 治疗后

表2-13-3 治疗后模型分析：牙弓宽度/长度测量（ⅢA期）

测量项目	牙弓长度（mm）				牙弓宽度（mm）			
	上颌		下颌		上颌		下颌	
	测量值	参考值*	测量值	参考值*	测量值	参考值*	测量值	参考值*
前段	9.0	7.1±1.1	5.0	4.4±0.7	38.5	37.0±1.0	28.0	29.4±1.1
中段	17.0	13.1±1.2	11.0	10.5±1.3	40.0	44.4±0.8	34.0	37.7±1.0
后段	40.0	30.8±1.4	36.0	29.3±1.2	52.5	57.8±1.4	47.0	53.7±1.8

注：*，参考值，见"李小兵，成都地区替牙期及恒牙殆初期正常殆儿童牙弓发育情况分析（2016—2017）"。

表2-13-4　治疗20个月后上下牙弓变化量

测量项目	牙弓长度（mm）		牙弓宽度（mm）	
	上颌	下颌	上颌	下颌
前段（乳尖牙）	4.0	-1.0	4.0	2.0
中段（第一乳磨牙）	4.5	0	3.0	2.0
后段（第一恒磨牙）	5.5	1.0	2.5	1.0

表2-13-5　治疗前后模型分析：拥挤度分析对比

测量项目	治疗前		治疗后		变化量	
牙弓形态	上颌尖圆形	下颌尖圆形	上颌卵圆形	下颌尖圆形		
Spee曲线	左侧3mm	右侧3mm	左侧2mm	右侧3mm	左侧-1mm	0mm
拥挤度	上颌4mm	下颌4mm	上颌0mm	下颌2mm	上颌-4mm	下颌-2mm

（3）治疗后常规拍摄曲面断层片和头颅侧位片，检查上下颌骨形态发育及矢状向关系。矫治后患者下颌平面角增加，但面型未见明显改变。上下前牙突度增加（稍大于正常值范围）。上前牙唇倾度增加，内倾直立得到纠正；下前牙直立。软组织突度减小。（图2-13-12至图2-13-14，表2-13-6）

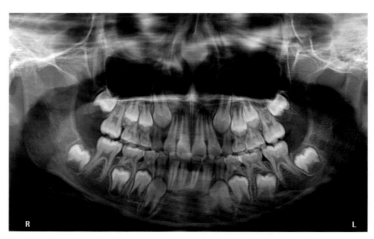

图2-13-12　治疗后曲面断层片

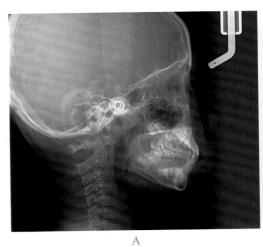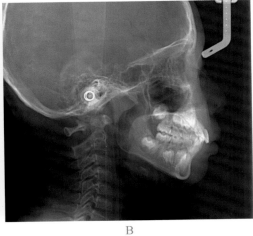

图2-13-13　治疗前后头颅侧位片
A. 治疗前；B. 治疗后

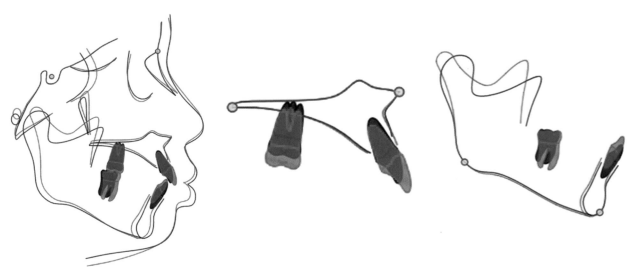

图2-13-14　治疗前后头影测量重叠图（黑色代表治疗前，红色代表治疗后）

表2-13-6　治疗前后头影测量分析对比

测量项目	治疗前	治疗后	标准值	标准差
骨测量				
∠SNA	80.0°	79.5°	82.3°	3.5°
∠SNB	75.2°	74.2°	77.6°	2.9°
∠ANB	4.8°	5.3°	4.7°	1.4°
∠MP-SN	36.1°	40.0°	35.0°	4.0°
∠FMA（FH-MP下颌平面角）	29.1°	29.4°	28.7°	5.3°
牙测量				
U1-NA	2.1mm	5.2mm	3.1mm	1.6mm

续表

测量项目	治疗前	治疗后	标准值	标准差
L1−NB	6.2mm	7.8mm	6.0mm	1.5mm
∠U1−SN	97.3°	102.5°	104.8°	5.3°
∠IMPA（L1−MP）	97.9°	96.2°	99.5°	6.6°
软组织测量				
UL−EP（上唇位置）	3.7mm	2.8mm	3.0mm	2.0mm
LL−EP（下唇位置）	6.5mm	3.6mm	4.0mm	2.0mm

（六）病例分析

1. 早期矫治理论依据及目的

（1）儿童个别前牙反殆畸形的危害：①破坏前牙正常咬合，造成咬合创伤。反咬合的下前牙在咬合力作用下唇倾、唇侧移动，异常咬合力造成咬合创伤，下前牙牙龈退缩、牙冠暴露过长、牙槽骨吸收，严重者甚至造成下前牙松动。②个别前牙反殆畸形引起咬合功能障碍，异常咬合接触可造成下颌偏斜，影响张闭口及咀嚼功能，严重者甚至影响面下1/3生长和对称。儿童个别前牙反殆畸形严重影响儿童口腔健康及口腔功能，是儿童错殆畸形的"急症"，需要口腔临床医生及时发现、及时纠正。

（2）儿童牙列拥挤的病理机制是牙量与骨量不调，容纳上下牙列的颌骨骨量小。牙列拥挤与遗传、人类进化及环境等因素有关。越来越多的临床观察发现，牙列拥挤与口腔健康、口腔习惯、全身健康（如口腔呼吸道阻塞）等环境因素有关，患者口腔异常环境因素造成的牙弓/牙槽骨弓形态大小异常也是儿童牙列拥挤的病理机制，在适当的时机纠正儿童牙弓/牙槽骨弓发育不足能阻断儿童轻中度牙列拥挤的形成。四川大学华西口腔医学院儿童早期矫治专科"基于牙弓/牙槽骨弓生长发育的塑形矫治"是环境因素造成的儿童轻中度牙列拥挤的早期矫治理论。

2. 诊断依据、矫治计划设计、矫治时机选择

（1）患者为21、31个别前牙反殆畸形，面部形态未见明显异常。口内像检查发现WALA嵴与牙冠临床中心点（FA）距离过大，上颌腭盖较高拱，判断为上下牙弓宽度发育不足，由模型分析知上牙弓前段长度发育不足，X片检查显示主要是平均生长型、上前牙直立。结合患者病史，临床诊断为上下牙弓宽度及上牙弓前段长度发育不足，病因多为环境因素。

（2）临床及时矫治21、31个别前牙反殆畸形，去除咬合障碍和咬合创伤。根据临床诊断，患者轻中度牙列拥挤与上下牙弓宽度/长度的发育不足有关，因此设计上下牙弓大小的早期矫治。按照上颌腭中缝发育规律，在7岁后开始进行早期上颌扩弓矫治，同时利用上唇挡进行功能矫治，促进上牙弓前段长度生长。在上牙弓恢复生长后，可观察下牙弓的生长，若有必要再开始下牙弓的扩弓治疗。

3. 矫治技术（矫治器）特点及矫治方式选择依据

患者初诊时7岁，替牙列早期（Hellman，ⅢA），12、22牙未萌，故选用上颌螺旋扩弓＋唇挡＋

双曲舌簧活动矫治器，纠正21、31个别前牙反殆畸形的同时慢速扩弓，利用唇挡功能促进上牙弓前段长度的生长。对于替牙列早期的儿童，四川大学华西口腔医院儿童早期矫治专科一般采用活动慢速扩弓矫治，其特点是加力缓慢，疼痛小，患者适应性较好。慢速扩弓矫治与快速扩弓矫治在骨性扩弓疗效上没有区别，比较适合年龄较小的早期矫治患者。另外，由于患者上前牙直立、前牙反覆盖不大，双曲舌簧矫治推反殆牙唇倾能纠正个别前牙反殆畸形，建立正常前牙覆殆覆盖，故设计在活动螺旋扩弓矫治器上加双曲舌簧，在扩弓的同时纠正个别前牙反殆畸形，由于反覆殆不深，故未设计后牙殆垫。

上下颌螺旋扩弓活动矫治器加唇挡是四川大学华西口腔医院儿童早期矫治专科李小兵教授的专利设计，特别针对牙弓前段长度发育不足进行临床功能矫治。唇挡前撑唇肌，训练唇肌功能，并重塑牙列前段间隙环境，有利于前牙唇倾/前移。唇挡也适当向黏膜转折处增加延伸，刺激前牙段牙槽骨增生改建，从而达到临床牙弓前段长度生长的目的。扩弓加唇挡活动矫治器适用于生长发育期儿童牙弓前段发育轻中度不足，前牙切殆或轻度反覆盖反覆殆的错殆畸形。

4.矫治流程特色

矫治基本分三个部分：①个别前牙反殆畸形的矫治；②上牙弓宽度不足的矫治；③上牙弓前段长度的功能矫治。下牙弓宽度不足及牙列拥挤的治疗策略是先观察，然后择期矫治。

病例矫治时间共20个月，个别前牙反殆畸形纠正后，继续上颌扩弓9个月，停止上颌扩弓后继续佩戴矫治器，利用唇挡促进上牙弓长度生长11个月。矫治结束后，前牙反殆畸形解除，覆殆覆盖正常，上牙弓拥挤解除，牙排列基本整齐，下牙弓宽度增加，下前牙拥挤减轻（2mm）。通过临床观察，下牙弓在上颌扩弓及长度生长后，有自行恢复生长的改变，其拥挤度从4mm减为2mm，替牙列后期乳后牙替换时替牙间隙能提供下前牙排齐的间隙，表明下牙弓错殆畸形的治疗策略是正确的，儿童生长发育潜力能在矫治干预下减轻错殆畸形的严重程度。这从另一个方面也说明利用儿童生长发育潜力进行错殆畸形早期矫治的合理性。

5.矫治疗效总结

患者主诉牙列不齐，但临床检查发现21、31个别前牙反殆畸形，下前牙唇侧移动，咬合创伤。临床治疗以纠正个别前牙反殆畸形为先。患者牙列拥挤严重程度诊断为轻中度，拥挤机制是牙弓大小发育不足，利用"基于牙弓/牙槽骨弓的牙槽骨塑形矫治"理论，临床在活动螺旋扩弓矫治器上加唇挡，纠正上牙弓宽度不足并促进上牙弓长度的生长，为牙列排齐提供"可利用间隙"。矫治解除21、31个别前牙反殆畸形，去除咬合创伤，维护了口腔功能与健康，矫治后上牙列基本排齐，下牙列拥挤有所改善，基本达到临床矫治目的。

本病例治疗过程表明：环境因素造成的牙弓发育不足是牙列拥挤的病理机制之一，早期矫治促进及恢复牙弓形态与大小的生长发育对儿童牙列拥挤的减轻及去除是切实有效的。对于造成咬合创伤/障碍的个别前牙反殆畸形，临床上必须早期发现、及时治疗，这已是儿童错殆畸形早期矫治的共识，口腔医生需要重视。

矫 治 概 要

（1）基本情况：男，7岁。

（2）骨性及面型诊断：骨性Ⅰ类，平均生长型。

（3）错猫诊断：安氏Ⅰ类，个别前牙反猫畸形，牙列轻中度拥挤，牙弓宽度发育不足。

（4）病因分析：局部因素。

（5）矫治时机：生长发育高峰前期。

（6）矫治目的：协调牙弓形态大小，解除个别前牙反猫畸形及咬合创伤。

（7）疗效评价：纠正牙弓狭窄及拥挤，解除前牙反猫畸形及咬合创伤。

【 理论拓展 】

儿童个别前牙反猫畸形伴咬合创伤的临床治疗

一、儿童前牙反猫畸形的危害及早期矫治的必要性

前牙反猫畸形是儿童生长发育过程中常见的一种错猫畸形，临床表现为个别牙或一组牙呈反咬合关系，按错猫机制分为牙源性前牙反猫畸形、功能性前牙反猫畸形和骨性前牙反猫畸形。儿童前牙反猫畸形中牙性前牙反猫畸形及功能性前牙反猫畸形更为常见，严重骨性前牙反猫畸形较少见。前牙反猫畸形常导致儿童面中份凹陷，影响美观，同时影响颌面部正常发育，也可对儿童发音及咀嚼功能造成影响。对于儿童牙性/功能性前牙反猫畸形，如不及时治疗，长期功能性前伸下颌，可引起下颌生长过大的骨性前牙反猫畸形，造成患者颜面不可逆性变化。骨性前牙反猫畸形也会增大后期治疗难度，影响儿童身心健康。因此，早期采用正确合理的方法矫治前牙反猫畸形，具有临床必要性和紧迫性。

儿童个别前牙反猫畸形常导致个别牙早接触/咬合障碍、下颌功能异常（下颌偏斜、前伸等）等问题。个别前牙反猫畸形引起的咬合早接触/咬合障碍及下颌功能异常，可进一步影响颞下颌关节功能，影响儿童颞下颌关节的健康和发育。

儿童个别前牙反猫畸形造成的咬合创伤，异常的咬合力可引起创伤性牙周炎症，导致反猫牙移位、牙龈萎缩、牙槽骨吸收。咬合创伤形成的异常猫力还可导致反猫牙牙髓炎、隐裂、牙折、根折。因此，当发现儿童前牙反猫畸形伴咬合创伤时，应及时矫治，以避免其造成牙体组织、牙周组织损伤等不良影响。

二、伴牙弓长度不足的儿童个别前牙反猫畸形的临床治疗方法

不合并明显骨性畸形的儿童个别前牙反猫畸形（伴牙弓长度不足）常采用上后牙猫垫式双曲舌簧＋唇挡矫治器进行矫治。矫治器的设计主要包括后牙猫垫、双曲舌簧、唇挡3个功能部件及固位体。上后牙猫垫常为非解剖式（有下颌前伸/偏斜）或解剖式（无下颌前伸/偏斜），主要作用为打开咬合、解除咬合干扰及前牙反咬合的锁结。双曲舌簧置于舌倾或直立的上前牙舌侧，通过双曲舌簧加力使牙齿唇向移动，解除反猫畸形。唇挡作为一种功能部件，可阻挡唇肌压力，使舌肌充分发挥向前的作用，重建牙列周围间隙，促使牙槽突和基骨向前发育。同时唇挡因伸展至前庭沟底下，使黏膜转折处软组

织受到牵张力，牵张牙槽骨骨膜，从而诱导牙槽骨膜内成骨，刺激牙槽骨向前发育。矫治器固位部件可使用箭头卡、邻间钩或直接采用全基托固位式设计。上颌后牙𬌗垫式双曲舌簧＋唇挡矫治器适用于替牙列期轻中度前牙反𬌗畸形，一般根据情况1-2周复诊1次，加力方法为双曲舌簧每次打开1-2mm，治疗周期通常为6-9个月。若合并牙弓宽度不足，还可以在矫治上加用螺旋扩弓器，分裂基托，在矫正前牙反𬌗畸形的同时扩大牙弓。替牙列期（10岁前）扩弓常采用慢速扩弓，螺旋扩弓簧每次加力0.25mm，每周2次。

【病例十四】

儿童弯根牙及磨牙异位萌出的早期矫治

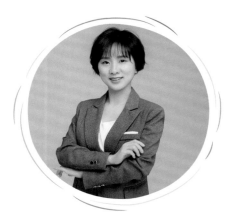

四川大学华西口腔医学院　彭怡然

（一）主诉/病史

患者夏某，女，7岁。

主诉：左上前牙未萌6个月求治。

病史：左上前牙未萌6个月；1年前曾因S-ECC行"全麻下牙病综合治疗"，拔除诊断为"慢性根尖周炎"的左上乳中切牙，6个月前右上前牙萌出，现左上前牙仍未萌出。

既往史：否认全身疾病史，否认传染病史。否认家族遗传史。

（二）临床检查

（1）患者替牙列早期，前牙切殆，存在吐舌吞咽习惯。

（2）面像及口内像检查。

①初诊面像检查（图2-14-1）：

侧貌：微凸面型，鼻唇角正常，颏唇沟较浅，唇位前，颏部正常。

正貌：均面型，左右对称，闭唇正常，颏肌略紧张，颏部居中，下面高正常。

②初诊口内像检查（图2-14-2）：替牙列早期，口内多颗乳牙已行金属预成冠修复。52牙松Ⅰ度。16、11、26、36、32、31、41、42、46牙萌出，乳牙52-55、63-65、73-75、83-85牙未替换。21牙未见，前庭沟牙龈处触及硬组织膨隆。16、36、46牙近中倾斜，阻萌于55、75、85牙远中牙颈部。上下双牙槽前突，上下前牙较为唇倾，11、41牙浅覆殆，53、83牙反殆，63、73牙切殆。乳磨牙终末平面右侧为近中阶梯关系，左侧平齐终末平面；第一恒磨牙为尖对尖远中关系。上牙弓较下牙弓狭窄，上下牙弓为中度拥挤。

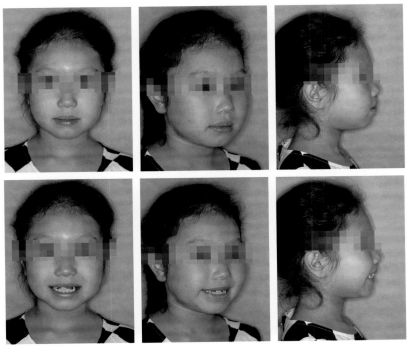

图2-14-1 初诊面像

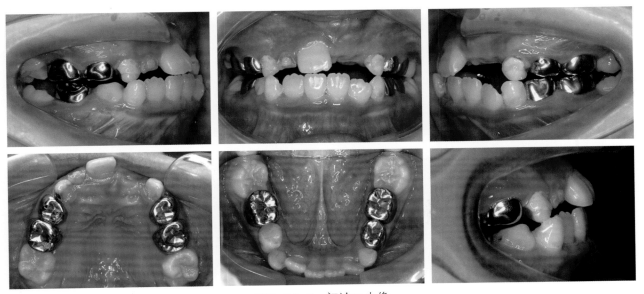

图2-14-2 初诊口内像

（3）口腔功能检查：存在吐舌吞咽习惯。关节未见明显异常，无弹响，无压痛，开口型、开口度正常。

（4）X片检查：通过头颅侧位片、曲面断层片了解上下牙列发育、乳恒牙替换、双侧髁突形态及上下颌骨形态及位置关系等情况。通过CBCT了解阻生牙位置、角度、牙根发育、邻接等情况。

①初诊曲面断层片示16、36、46牙近中异位萌出，21牙阻生。未见牙齿数目异常，未见多生牙、先天缺牙等牙齿发育异常情况。双侧髁突形态未见异常、对称，双侧下颌骨体形态大小基本对称。（图2-14-3）

②初诊头颅侧位片分析：患者为骨性Ⅰ类关系（∠ANB 3.6°，正常值3.0°±2.0°）；上前牙较前突（U1-APo 8.8mm，正常值7.0mm±2.0mm）；上前牙较唇倾（∠U1-SN 108.5°，正常值104.8°±5.3°）；下前牙前突（L1-APo 7.1mm，正常值3.0mm±2.0mm）；下前牙唇倾（∠FMIA 46.8°，正常值53.0°±6.0°）；均角（∠FMA 28.5°，正常值30.0°±4.0°）；平均生长型（S-Go/N-Me 59.4%，正常值64.0%±4.0%）。（图2-14-4，表2-14-1）CVMSⅡ期。

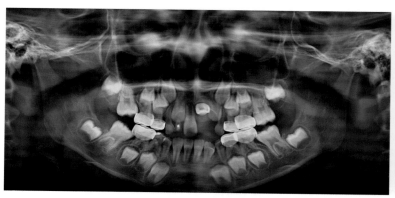

图2-14-3　初诊曲面断层片

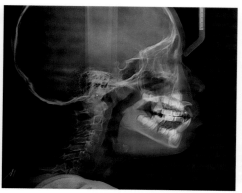

图2-14-4　初诊头颅侧位片

表2-14-1　初诊头影测量分析

测量项目	测量值	标准值	标准差
骨测量			
∠SNA	80.0°	82.0°	4.0°
∠SNB	76.4°	78.0°	4.0°
∠ANB	3.6°	3.0°	2.0°
Ptm-A（上颌基骨长）	39.2mm	42.0mm	3.0mm
Ptm-S	17.2mm	17.0mm	2.0mm
∠PP-FH（上颌平面角）	-0.3°	4.0°	3.0°
∠PP-GoGn（矢状角）	29.2°	23.0°	4.0°
∠OP-SN	25.0°	24.0°	4.0°
Go-Pog	60.2mm	68.0mm	4.0mm
Go-Co	43.3mm	51.0mm	5.0mm
Pcd-S	12.6mm	16.0mm	2.0mm
∠MP-SN	39.0°	35.0°	4.0°
∠FMA（FH-MP下颌平面角）	28.5°	30.0°	4.0°
∠SGn-FH（Y轴角）	62.9°	65.0°	3.0°
∠NBa-PtGn（面轴角）	89.2°	87.0°	3.0°
牙测量			
∠U1-L1（上下中切牙角）	108.0°	122.0°	8.0°
∠U1-SN	108.5°	104.8°	5.3°

续表

测量项目	测量值	标准值	标准差
U1-NA	4.8mm	4.0mm	2.0mm
∠U1-NA	28.4°	24.0°	5.0°
L1-NB	7.4mm	6.0mm	2.0mm
∠L1-NB	40.0°	30.0°	6.0°
∠FMIA（L1-FH）	46.8°	53.0°	6.0°
U1-APo（上中切牙突距）	8.8mm	7.0mm	2.0mm
L1-APo（下中切牙突距）	7.1mm	3.0mm	2.0mm
U6-Ptm（上第一磨牙位置）	16.2mm	11.0mm	3.0mm
U1-PP	24.7mm	26.0mm	2.0mm
U6-PP	13.3mm	19.0mm	2.0mm
L1-MP	33.1mm	38.0mm	2.0mm
L6-MP	22.3mm	30.0mm	2.0mm
软组织测量			
UL-EP（上唇位置）	3.5mm	3.0mm	2.0mm
LL-EP（下唇位置）	5.3mm	4.0mm	2.0mm
Z角	54.5°	67.0°	5.0°
∠FH-N'Pog'（软组织面角）	89.5°	87.0°	3.0°
∠N'-Sn-Pog'（软组织面突角）	157.8°	165.0°	4.0°
面高测量			
N-ANS（上面高）	46.1mm	50.0mm	3.0mm
ANS-Me（下面高）	53.4mm	57.0mm	3.0mm
S-Go（后面高）	59.1mm	69.0mm	6.0mm
S-Go/N-Me（FHI后前面高比）	59.4%	64.0%	4.0%
ANS-Me/N-Me（下前面高比）	53.6%	53.0%	2.0%

③初诊CBCT示：21牙弯根，水平阻生，牙根发育1/2（图2-14-5）。

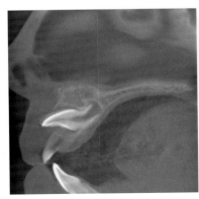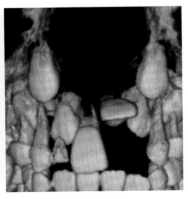

图2-14-5　初诊局部CBCT

（三）临床诊断

（1）骨性Ⅰ类，均角，平均生长型。

（2）牙列拥挤Ⅱ°，安氏Ⅱ类错殆畸形，双牙槽前突。

（3）16、36、46牙异位萌出。

（4）21牙为弯曲阻生牙。

（5）口腔不良吐舌吞咽习惯。

（四）治疗计划

（1）上颌四眼圈簧矫治器附牵引钩，扩大牙弓，牙槽外科辅助牙闭合式开窗牵引21牙；55牙及16牙远中牵引钩弹性远中牵引16牙。

（2）Halterman矫治器纠正36、46牙异位萌出。

（3）观察牙颌面生长发育情况，择期矫治双牙槽前突。

（4）唇舌肌功能训练，纠正口腔不良吐舌吞咽习惯。

（五）治疗过程及结果

（1）制作上颌四眼圈簧矫治器附牵引钩，扩大上牙弓，扩展21牙萌出间隙，16牙远中牵引钩间橡皮圈牵引异位萌出16牙远中移动，下颌使用Halterman矫治器牵引36、46牙向远中以解除第一恒磨牙近中边缘嵴在第二乳磨牙远中牙颈部的锁结。（图2-14-6）

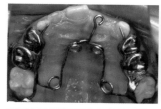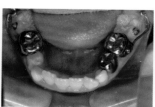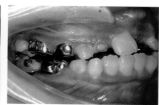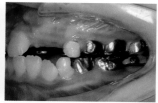

图2-14-6　上颌四眼圈簧矫治器附牵引钩＋下颌Halterman矫治器（上颌扩弓并矫治16、36、46牙异位萌出2个月）

（2）治疗3个月后，36、46牙异位萌出得到纠正。行闭合式开窗牵引21牙：21牙翻瓣开窗暴露阻生牙牙冠切端舌侧，使用光固化玻璃离子将带链的舌侧扣粘接于21牙舌侧切端，并用轻力弹力线将舌侧扣的金属链与四眼圈簧的牵引钩相连。（图2-14-7）

（3）牵引21牙基本出龈后，使用局部固定多托槽2×4矫治器将21牙逐渐排入牙弓。矫治期间强调舌肌功能训练。经过治疗，患者基本达到前牙浅覆殆覆盖状态。（图2-14-8）

（4）Ⅰ期矫治结束：前牙浅覆殆覆盖，16、36、46牙正常建殆，乳尖牙反殆畸形纠正，磨牙Ⅰ类关系，21牙牙龈形态尚可，前庭沟处可触及较突出的弯根根型。Ⅰ期矫治结束时拆除局部固定多托槽2×4矫治器，使用改良Hawley矫治器保持，继续舌肌功能训练，定期复查。（图2-14-9）

（5）Ⅰ期矫治结束时拍摄曲面断层片及头颅侧位片。曲面断层片显示：21牙牙根发育，根长短于11牙，牙根较为直立，平行度尚可；16、36、46牙直立，余牙萌出方向未见明显异常。头颅侧位片显

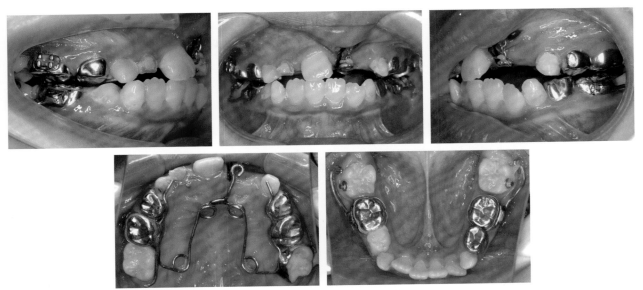

图2-14-7　21牙闭合式开窗牵引

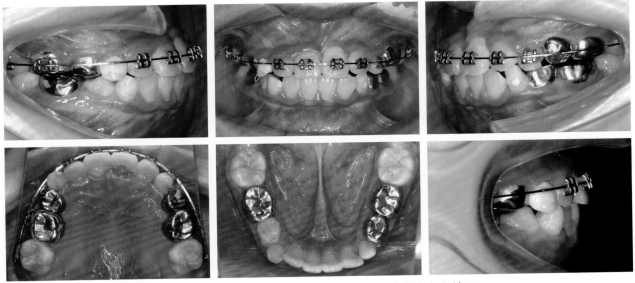

图2-14-8　上颌局部固定多托槽2×4矫治器排齐上前牙

示为骨性Ⅰ类关系，侧貌双牙槽前突较矫治前无较大变化。（图2-14-10）

（6）Ⅰ期矫治结束时拍摄前牙CBCT，检查21牙牙根发育情况。CBCT示21牙牙根弯曲，根尖1/3继续发育，有向正常牙根发育恢复的趋势。（图2-14-11）

（7）观察随访8个月，患者面型无明显变化，替牙列晚期上乳恒牙替换，13、23牙正萌，萌出间隙足够；下颌85牙未替换，44牙正萌，43牙未萌；前牙为浅覆殆覆盖，磨牙Ⅰ类关系，下牙列轻度拥挤。（图2-14-12，图2-14-13）

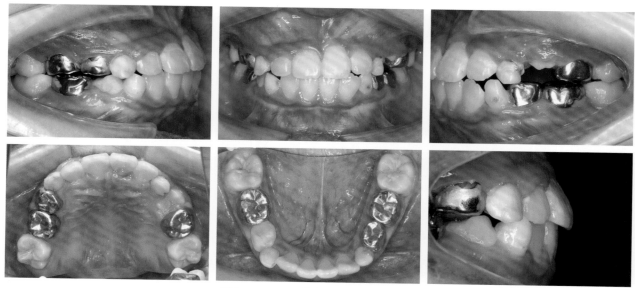

图2-14-9　Ⅰ期矫治结束时口内像

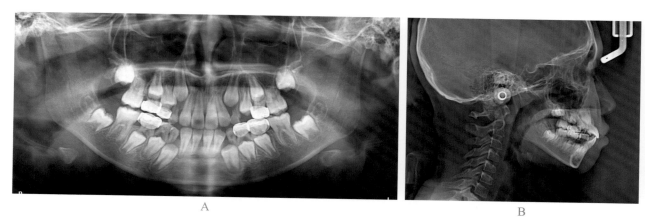

A

B

图2-14-10　Ⅰ期矫治结束时曲面断层片和头颅侧位片
A. 曲面断层片；B. 头颅侧位片

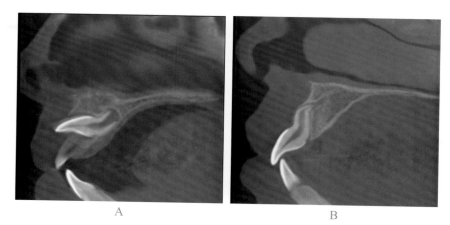

A

B

图2-14-11　Ⅰ期矫治前后CBCT
A. 治疗前；B. 治疗后

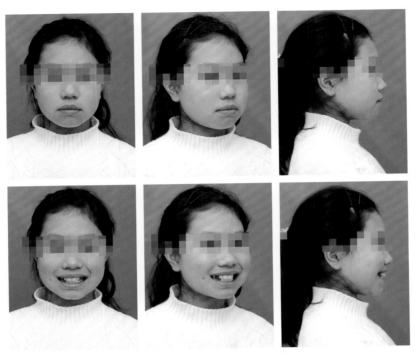

图2-14-12　随访8个月面像

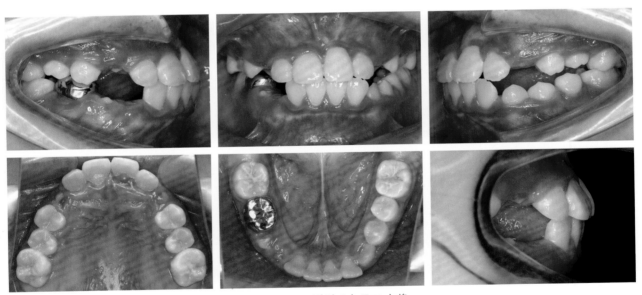

图2-14-13　随访8个月口内像

（六）病例分析

1. 矫治理论依据

（1）第一恒磨牙异位萌出的临床危害。

第一恒磨牙异位萌出是指多种因素导致的第一恒磨牙在萌出过程中偏离正常位置，嵌顿于相邻第二乳磨牙牙冠远中牙颈部之下而不能正常萌出的现象。若第一恒磨牙异位萌出未得到及时治疗，其与相邻的第二乳磨牙远中面形成的间隙易造成食物残渣及细菌堆积，从而导致第二乳磨牙患龋率上升；且由于第一恒磨牙异位萌出造成的第二乳磨牙冠根交界处远中牙根的病理性吸收，可能导致第二乳磨牙牙髓感染、牙齿松动甚至过早脱落。第一恒磨牙近中倾斜萌出，可使第二前磨牙萌出间隙丧失，导致其阻生或错位萌出，造成错殆畸形。已有研究发现第一恒磨牙异位萌出是牙弓狭窄和牙齿严重拥挤的危险因素。因此预防及早期干预第一恒磨牙的异位萌出，并避免其造成相邻的第二乳磨牙牙根吸收、牙齿早失、第一恒磨牙近中移动及更严重的错殆畸形尤为重要。第一恒磨牙异位萌出可分为可逆性异位萌出及不可逆性异位萌出，其中对于不可逆性异位萌出，可采用多种方法进行治疗，及时将近中倾斜的第一恒磨牙牵引直立，从而有效防止第一恒磨牙异位萌出导致的后续错殆畸形问题。

（2）弯根牙的临床治疗策略。

弯根牙是乳牙外伤等原因造成的牙齿发育性弯曲，可在牙冠处、牙冠与牙根处、牙根处弯曲。对于弯根牙的治疗，应及时去除病因，早期预防乳前牙、恒前牙外伤，拔除有问题的乳切牙、多生牙、牙瘤等，并在牙根发育早期尽早治疗，尽可能恢复弯根牙的正常萌出方向，促进后续牙根的正常发育。对于阻生牙的治疗，除了观察、拔除不能保留的阻生牙，常用的治疗方法为阻生牙牵引助萌，通过闭合式开窗牵引将阻生牙牵引至牙弓正常位置，并促进牙龈的恢复。

2. 诊断依据、矫治计划设计、矫治时机选择依据

（1）诊断依据。

①患者经过全麻下牙病综合治疗后定期进行口腔复查，7岁，X片检查发现16、36、46牙近中嵌顿于相邻第二乳磨牙颈部，观察3个月后仍未脱离锁结，因此诊断为16、36、46牙异位萌出，分型为不可逆性异位萌出。

②患者因"慢性根尖周炎"拔除61牙，及时去除了21牙阻生的病因及影响因素，但观察21牙6个月后其仍未萌出，X片检查发现水平向阻生，牙根弯曲，诊断21牙为弯曲阻生牙。

③患者头颅侧位片头影测量显示上下颌位置基本正常，上下颌相对关系基本正常，为骨性Ⅰ类关系（∠SNA 80.0°，∠SNB 76.4°，∠ANB 3.6°），∠FMA（28.5°）基本正常，为均角。而上下中切牙角较小（∠U1-L1 108.0°），下切牙唇倾角度较大（∠L1-NB 40.0°），结合患者凸面型，诊断为双牙槽前突。

（2）矫治计划设计。

对于16、36、46牙异位萌出，应设计矫治器牵引向远中；21牙弯曲角度未及90°，根据CBCT测

量，如牙冠恢复正常倾斜度后牙根可基本直立于牙槽骨内，可尝试牵引，并促进后续牙根继续发育，应尽快进行开窗牵引。上牙弓较狭窄，中度拥挤，需要扩展前牙排齐间隙，因此采用改良的四眼圈簧矫治器增加21牙萌出间隙及16牙远中牵引钩，在扩大上牙弓的同时尽快进行16、21牙的牵引。21牙采用闭合式开窗牵引，尽量恢复21牙的牙龈生物学宽度，以达到良好的前牙美学效果。下颌采用Halterman矫治器单独牵引36、46牙向远中。患者因存在吐舌吞咽习惯，因此需全程进行唇舌肌功能训练。由于患者及家长的主诉为矫治阻生牙，自觉面型良好，因此保持现在的微凸面型，当牙列替换完成，如患者有进一步需求再进行Ⅱ期正畸综合矫治。

（3）矫治时机选择依据。

①第一恒磨牙异位萌出的矫治时机：若第一恒磨牙异位萌出未得到及时治疗，其与相邻的第二乳磨牙远中面形成的间隙易造成食物残渣及细菌堆积，从而导致第二乳磨牙患龋率上升；且由于第一恒磨牙异位萌出造成的第二乳磨牙冠根交界处远中牙根的病理性吸收，可能导致第二乳磨牙牙髓感染、牙齿松动甚至过早脱落。第一恒磨牙近中倾斜萌出，可使第二前磨牙萌出间隙丧失，导致其阻生或错位萌出，造成错𬌗畸形。若第一恒磨牙异位萌出为不可逆性异位萌出，意味着恒磨牙无法自行调整至正常位置，为防止以上第一恒磨牙异位萌出导致的危害，应早发现、早治疗。

②弯根牙的矫治时机：弯根阻生牙经CBCT评估后，根据CBCT测量，如牙冠恢复正常倾斜度后牙根可基本直立于牙槽骨内，可尝试牵引，以促进后续牙根的继续发育。且21牙牙根已发育1/2，如不进行治疗，弯曲部分将继续弯曲生长，导致预后不良。经过尽早开窗牵引，后续发育的牙根恢复正常牙长轴方向，由于弯曲角度未及90°，牙根可基本位于牙槽骨内，预后较好。

3. 矫治流程特色

通过全面的口腔健康管理，早期发现第一恒磨牙异位萌出及前牙阻生，并使用改良的四眼圈簧矫治器、Halterman矫治器、局部固定多托槽2×4矫治器、唇舌肌功能训练等，对异位萌出的牙齿及阻生牙进行早期干预、早期治疗，解除前牙切𬌗，达到了前牙浅覆𬌗覆盖，咬合基本正常，磨牙关系Ⅰ类的个别正常𬌗。患者目前处于替牙列晚期，尖牙、前磨牙萌出空间足够，咬合稳定，21牙牙龈情况良好，可观察至恒牙列期，如为个别正常𬌗，且自觉面型良好，可不选择进行Ⅱ期正畸综合治疗。

4. 矫治疗效总结

本病例存在不可逆性第一恒磨牙异位萌出，应早发现，早诊断，适时干预。本病例存在21牙弯根阻生，在其牙根发育的早期即进行主动干预，不仅满足了患者美观需求，还促进了弯根牙的牙根发育，恢复了患者咀嚼、发音功能。因此，本病例通过口腔健康管理龋风险得到了控制，恢复了咀嚼功能，为生长发育过程中咀嚼功能、发音功能、颜面部美观和心理健康建立了良好的生理基础。早期识别和去除儿童常见口腔疾病的危险因素，并进行早期干预可使儿童牙颌面沿着正常轨迹生长发育，最终达到颅颌面功能完善与美观的协调。

矫 治 概 要

（1）基本情况：女，7岁。

（2）骨性及面型诊断：骨性Ⅰ类，平均生长型。

（3）错殆诊断：安氏Ⅱ类，21牙阻生、弯根牙，16、36、46牙异位萌出，牙列中度拥挤。

（4）病因分析：乳牙根尖周炎导致21牙阻生，乳牙外伤导致21牙弯根，上牙弓狭窄，中度拥挤。

（5）矫治时机：生长发育高峰前期。

（6）矫治目的：扩展21牙萌出间隙，牵引阻生牙及异位萌出第一恒磨牙，促进正常咬合关系的建立。

（7）疗效评价：21弯根阻生牙被牵引入牙弓并排齐，异位萌出第一恒磨牙直立有效，随访发现恒牙列排列基本整齐，个别正常殆。

【 理论拓展 】

弯根牙的临床治疗

一、弯根牙的病因及病理机制

弯根牙的主要病因为乳牙外伤。儿童期是牙外伤的高发期，乳牙外伤引起的牙嵌入、牙移位累及其下方正在发育的恒牙牙胚，使恒牙发育受损，形成釉质缺损或牙根弯曲。尤其损伤发生在恒牙牙冠完成、牙根开始发育阶段时，外伤可能使牙冠位置偏移，牙冠与牙根间成角，从而形成弯根牙。受累恒牙的牙根可能发育停止，形成短根牙，或牙根继续发育，出现弯根并与牙冠成角，形成弯根牙。弯根牙形成的病因还有遗传因素、某些先天疾病或综合征、先天牙胚发育异常、乳牙根尖周炎、牙瘤、医源性牙外伤等。乳牙慢性根尖周炎可能影响恒牙牙胚的发育位置，恒牙向唇侧或腭侧避让炎症组织，造成恒牙牙根贴近骨皮质发育，从而弯曲。偶尔可见多生牙及牙瘤造成邻近恒牙的弯曲畸形。医源性弯根牙常因多生牙拔除过程中手术用力不当造成恒牙牙胚损伤，尤其是在埋伏多生牙的拔除过程中形成的恒牙损伤，常导致牙齿弯曲。

二、弯根牙的处理原则及治疗时机

弯根牙的治疗应及时去除病因：早期预防乳前牙、恒前牙外伤，拔除有问题的乳切牙、多生牙、牙瘤等，并在牙根发育早期尽早治疗，尽可能恢复弯根阻生牙牙根的正常发育。当弯根牙牙根较为弯曲时，可根据CBCT评估预后，后期根据情况行根尖手术或截冠修复术。因牙根情况太差而不能保留的弯根牙，可选择在修复前或者正畸关闭间隙前拔除。也可在与患者充分沟通的情况下，牵引阻生牙促进牙槽骨生长，后期修复或正畸前拔除。

三、弯根阻生牙的治疗流程

弯根阻生牙的治疗流程如图1所示。

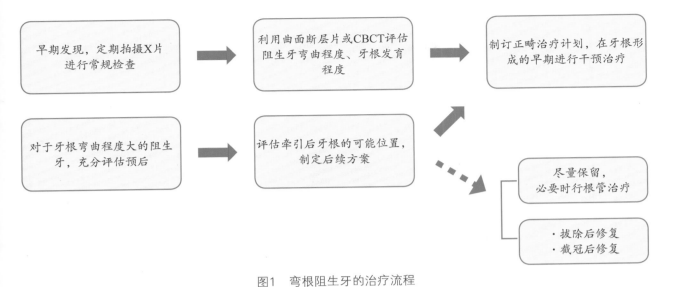

图1 弯根阻生牙的治疗流程

【病例十五】

儿童上颌轻度发育不足前牙反殆畸形的功能矫形治疗

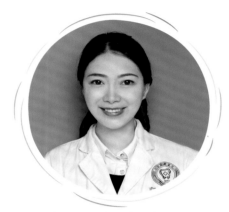

贵阳市口腔医院　彭菊香

（一）主诉/病史

患者陈某，男，8岁，发现前牙反殆畸形1年。

患者无前牙反殆畸形矫治史，否认全身疾病史及综合征，否认家族遗传史。

（二）临床检查

（1）患者替牙列早期前牙反殆畸形，问诊及视诊发现患者无明显口腔不良习惯。

（2）口内像及面像检查：上颌11、21牙萌出，下颌31、32、41、42牙萌出。ICP位时前牙反覆殆反覆盖，反覆盖−2mm左右。患者下前牙直立唇倾，上前牙倾斜度基本正常（偏直立）。下中切牙唇侧移动、牙龈稍退缩，上下前牙排列不齐，咬合创伤。26牙迟萌，双侧乳尖牙未替换，右侧磨牙为近中关系，双侧第二乳磨牙为近中阶梯关系（安氏Ⅲ类磨牙关系）。上下中线不齐，下中线右偏3mm，未见患者乳恒牙替换异常。11、21牙之间约2mm间隙，下前牙散在间隙2mm。

患者面中份稍平，上颌发育稍不足，下唇位于上唇稍前方。（图2-15-1）

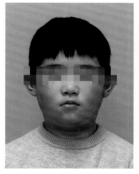 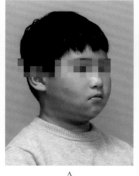 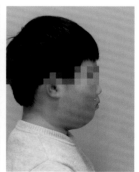

A

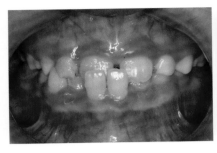
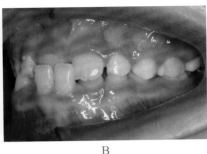
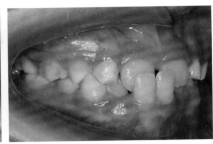

B

图2-15-1 初诊时面像及口内像
A. 面像；B. 口内像

（3）口腔功能检查：下颌可后退至切对切，舌体位置偏低位。头颈姿势未见明显异常。

（4）X片检查：于ICP位拍摄头颅侧位片，检查其上下颌骨关系及形态结构。拍摄曲面断层片，了解上下牙列发育、乳恒牙替换、双侧髁突形态及上下颌骨形态等情况。（图2-15-2，图2-15-3）

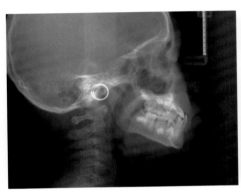

图2-15-2 初诊头颅侧位片

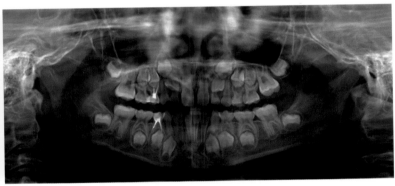

图2-15-3 初诊曲面断层片

①头颅侧位片分析：上颌骨轻微发育不足（∠SNA 79.85°，正常值82.00°±3.00°），下颌骨基本正常（∠SNB 80.74°，正常值78.00°±3.00°），上下颌骨矢状向不调，轻度骨性Ⅲ类关系（∠ANB -0.76°，正常值4.00°±2.00°）。上前牙唇倾度基本正常（∠U1—SN 105.00°，正常值107.00°±5.00°），下前牙直立（∠L1—NB 25.87°，正常值30.00°±6.00°）。下颌平面角（∠FMA 26.70°，正常值28.00°±4.00°），面型为平均生长型。

面部软组织侧貌为面中份轻微发育不足（Ptm-A 38.65mm，正常值44.00mm±2.00mm；∠N′-Sn-Pog′ 165.97°，正常值166.00°±5.00°），上下唇位于E线内。（图2-15-2，表2-15-1）

表2-15-1 头颅侧位片数据

测量项目	测量值	标准值	标准差
∠SNA	79.85°	82.00°	3.00°
∠SNB	80.74°	78.00°	3.00°
∠ANB	-0.76°	4.00°	2.00°
Ptm-A（上颌基骨长）	38.65mm	44.00mm	2.00mm

续表

测量项目	测量值	标准值	标准差
∠PP-FH（上颌平面角）	5.27°	4.00°	4.00°
∠PP-GoGn	20.66°	22.00°	4.00°
∠OP-SN	19.45°	22.00°	4.00°
Go-Pog	65.09mm	68.00mm	4.00mm
Go-Co	44.67mm	52.00mm	4.00mm
∠MP-SN	34.84°	35.00°	4.00°
∠FMA（FH-MP）（下颌平面角）	26.70°	28.00°	4.00°
∠SGn-FH（Y轴角）	58.40°	63.00°	4.00°
∠NBa-PtGn（面轴角）	88.58°	88.00°	4.00°
N-ANS（上面高）	46.24mm	51.00mm	3.00mm
S-Go（后面高）	60.92mm	71.00mm	4.00mm
S-Go/N-Me（后前面高比）	61.87%	65.00%	4.00%
ANS-Me/N-Me（下前面高比）	53.04%	53.00%	2.00%
∠U1-L1（上下中切牙角）	129.87°	121.00°	8.00°
∠U1-SN	105.00°	107.00°	5.00°
U1-NA	2.65mm	4.00mm	2.00mm
∠U1-NA	25.16°	25.00°	5.00°
L1-NB	4.60mm	6.00mm	2.00mm
∠L1-NB	25.87°	30.00°	6.00°
∠FMIA（L1-FH）	63.00°	54.00°	6.00°
U1-APo	2.21mm	7.00mm	2.00mm
L1-APo	5.25mm	4.00mm	2.00mm
U1-PP	22.87mm	27.00mm	2.00mm
U6-PP	17.92mm	19.00mm	2.00mm
L1-MP	34.59mm	28.00mm	2.00mm
L6-MP	25.21mm	31.00mm	2.00mm
Ptm-U6	15.90mm	12.00mm	2.00mm
UL-EP（上唇位置）	1.49mm	3.00mm	2.00mm
LL-EP（下唇位置）	2.69mm	4.00mm	2.00mm
Z角	74.87°	67.00°	4.00°
∠FH-N'Pog'（软组织面角）	92.40°	87.00°	2.00°
∠N'-Sn-Pog'（软组织面突角）	165.97°	166.00°	5.00°
Wits	−7.08mm	0mm	2.00mm

②曲面断层片示：上下牙列发育正常，26牙迟萌。未见多生牙、先天缺牙等牙齿发育异常情况。双侧髁突形态未见异常、对称，双侧下颌骨体形态大小对称。（图2-15-3）

（三）临床诊断

根据儿童前牙反殆畸形病史，视诊及问诊发现无明显口腔不良习惯，患者及家长否认家族遗传史，判断患者前牙反殆畸形为先天性前牙反殆畸形。

根据临床视诊、问诊、口内像检查、功能检查及X片检查等结果，该前牙反殆畸形患者的临床诊断如下：

（1）轻中度骨性Ⅲ类错殆畸形，安氏Ⅲ类错殆畸形。

（2）平均生长型，面中份稍平，上下唇位于E线内。

（3）前牙中度反殆，反覆盖–1mm左右。

（4）上前牙唇倾度基本正常，下前牙直立。

（5）上中切牙间间隙约2mm，下前牙散在间隙1mm，未见牙列拥挤；下牙列不齐。

（6）上下中线不齐，下中线右偏3mm。

（7）下中切牙咬合创伤，牙冠唇侧移动，牙龈退缩。

（8）下颌可后退至切对切，下颌功能性前伸。

（9）舌体位置偏低位。

（10）未见明显颞下颌关节功能异常。

（11）口腔健康状况良好，26牙迟萌。

（四）治疗计划

因患者Ptm–A为38.65mm（正常值为44.00mm ± 2.00mm），上颌骨轻微发育不足，而且患者下颌可以退至切对切，考虑其前牙反殆畸形有下颌前伸的功能性因素存在，且舌体位置偏低位，故治疗计划如下。

1. Ⅰ期

上下颌骨功能矫形治疗，使用FR Ⅲ型功能调节器，配合口周肌功能训练及舌体位置训练，调节上下颌骨生长发育的不调，纠正前牙反殆畸形。

2. Ⅱ期

根据Ⅰ期治疗结束后具体情况收集临床资料，分析诊断后再拟定治疗方案，择期治疗。虽然患者目前下颌骨发育基本正常，也无家族遗传史，但患者处于生长发育高峰前期，青春期下颌骨矢状向生长发育还未完成，其生长量的预判较难，不能排除患者在青春生长发育结束后前牙反殆畸形复发，所以Ⅱ期需在青春生长发育结束后再行正畸综合矫治，甚至不排除成年后的正颌–正畸联合治疗的可能性。

（五）治疗过程及结果

1. 治疗过程

（1）初戴FRⅢ型功能调节器。

初戴FRⅢ型功能调节器时应首先调整矫治器结构，调整矫治器压迫黏膜的位置，特别是需过度延伸以刺激黏膜下牙槽骨生长的颊屏、唇挡等。

①在制作FRⅢ型功能调节器颊屏时，为抑制下颌的发育，颊屏与下牙/牙槽是直接接触的，因此一定要避免颊屏压迫下牙龈，避免软组织创伤和溃疡。为此，初戴矫治器时须适当地缓冲（或磨除）倒凹区，以免摘戴时擦伤黏膜组织。

②初戴矫治器时需有患者适应的过程，从每天佩戴2小时起缓慢增加佩戴时间至每天至少12小时。初戴矫治器时，嘱患者进行口周肌功能训练，练习封闭口唇和舌肌上抬，以建立良好的口周肌动力平衡。应嘱患者除了睡觉佩戴矫治器，还应增加白天佩戴时间。

③佩戴矫治器1~2周后可复诊检查颞下颌关节是否有压痛、不适，咬肌、颞肌是否有压痛，口腔黏膜及牙龈是否有压痛等，如有疼痛应及时进行调磨修改。（图2-15-4）

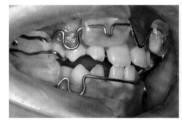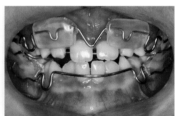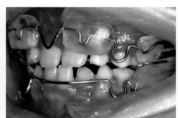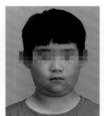

图2-15-4　佩戴FRⅢ型功能调节器第1个月口内像及面像

（2）复诊。

每1~2月复诊1次。复诊时，内收矫治器唇弓，关闭下前牙间隙。每次复诊时可微调矫治器上唇挡、腭弓及横腭杆加力。（图2-15-5，图2-15-6）每次复诊应检查患者矫治器佩戴及有无损坏变形情况，检查黏膜是否受压，如有压痛，应适当调磨基托部分，检查患者牙列咬合关系及面型改善情况，询问患者是否坚持肌功能训练，并给予一定行为管理。

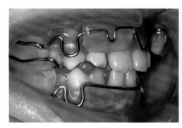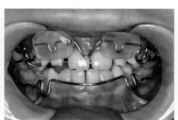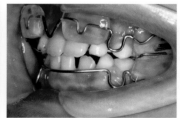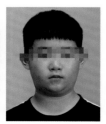

图2-15-5　佩戴FRⅢ型功能调节器第3个月口内像及面像

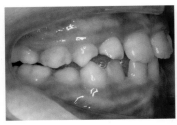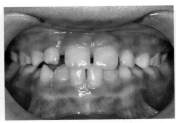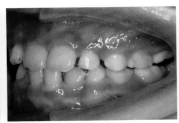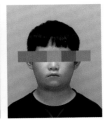

图2-15-6　佩戴FRⅢ型功能调节器第4个月口内像及面像

2．治疗结果

（1）FRⅢ型功能调节器矫治疗程8个月，矫治后患者的咬合关系及侧貌发生了明显的变化，前牙反覆殆反覆盖解除，侧貌改善，面中份平改善。上前牙唇倾，下前牙直立内倾，上下牙列间隙，上下前牙不齐。上下中线不齐，下中线右偏3mm。下前牙牙龈退缩的咬合创伤恢复。（图2-15-7）

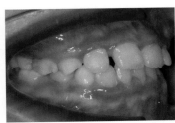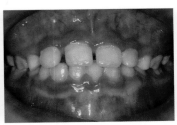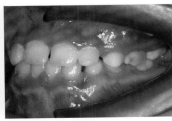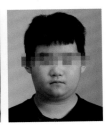

图2-15-7　佩戴FRⅢ型功能调节器8个月后口内像及面像

（2）前牙反殆畸形解除后，继续佩戴FRⅢ型功能调节器调整上下颌骨生长，维持矫治疗效。1年后复诊，面型未见明显异常变化，口内继承恒牙萌出（替牙列晚期），上下前牙间隙基本关闭。前牙覆殆覆盖正常，上前牙唇倾、下前牙直立。

（3）上下中线不齐，下中线从右偏3mm变为右偏2mm，多因FRⅢ型功能调节器协调上下牙弓宽度，对上下牙弓形态大小因素造成的咬合干扰有所改善。（图2-15-8，图2-15-9）

（4）头颅侧位片对比分析治疗前、治疗8个月时及保持1年后上下颌骨关系变化及面型变化情况（图2-15-10）。

头影测量分析矫治前、治疗8个月时及保持1年后，上下颌骨关系及面型变化。头影测量示：下颌骨继续生长（∠SNB从80.74°到81.97°，再到82.49°），在上颌发育变化不大的情况下，∠ANB从-0.76°到-1.17°，再发展到-1.79°，表明上下颌骨矢状向关系不调变严重。矫治后上颌基骨生长，长度增加（Ptm-A增加2.99mm）；矫治后下颌长度生长，增加更多（Go-Pog增加5.06mm）。下颌平面角未发生明显改变，矫治后生长型仍为平均生长型。矫治后上前牙唇倾代偿（∠U1-SN增加10.67°），下前牙舌倾代偿（∠L1-NB减小10.62°）。面突角正常，上下唇后缩。（表2-15-2）

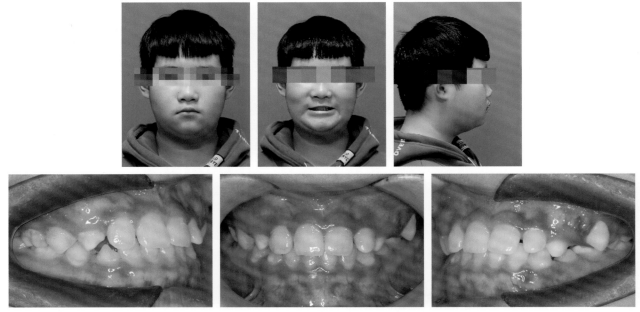

图2-15-8 佩戴FRⅢ型功能调节器保持矫治疗效1年后面像及口内像

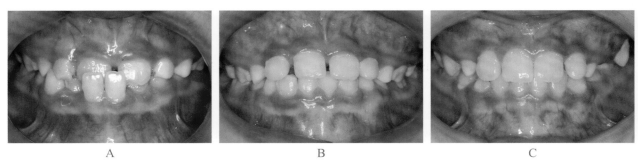

图2-15-9 治疗前、治疗8个月时及保持1年后口内正面像对比（上前牙反覆殆纠正）
A. 治疗前；B. 治疗8个月时；C. 保持1年后

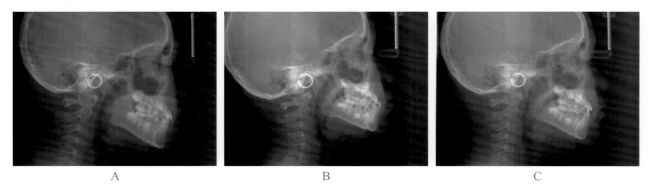

图2-15-10 治疗前、治疗8个月时及保持1年后头颅侧位片对比
A. 治疗前；B. 治疗8个月时；C. 保持1年后

表2-15-2　治疗前、治疗8个月时及保持1年后头影测量分析（华西分析法）

测量项目	治疗前	治疗8个月时	保持1年后	标准值	标准差
∠SNA	79.85°	80.80°	80.70°	82.00°	3.00°
∠SNB	80.74°	81.97°	82.49°	78.00°	3.00°
∠ANB	−0.76°	−1.17°	−1.79°	4.00°	2.00°
Ptm-A（上颌基骨长）	38.65mm	40.92mm	41.64mm	44.00mm	2.00mm
∠PP-FH（上颌平面角）	5.27°	3.96°	2.75°	4.00°	4.00°
∠PP-GoGn	20.66°	20.65°	20.50°	22.00°	4.00°
∠OP-SN	19.45°	15.11°	15.79°	22.00°	4.00°
Go-Pog	65.09mm	71.01mm	70.15mm	68.00mm	4.00mm
Go-Co	44.67mm	49.39mm	51.50mm	52.00mm	4.00mm
∠MP-SN	34.84°	32.88°	31.31°	35.00°	4.00°
∠FMA（FH-MP）（下颌平面角）	26.70°	25.79°	24.75°	28.00°	4.00°
∠SGn-FH（Y轴角）	58.40°	58.22°	57.64°	63.00°	4.00°
∠NBa-PtGn（面轴角）	88.58°	90.61°	91.64°	88.00°	4.00°
N-ANS（上面高）	46.24mm	48.76mm	48.18mm	51.00mm	3.00mm
S-Go（后面高）	60.92mm	67.58mm	69.08mm	71.00mm	4.00mm
S-Go/N-Me（后前面高比）	61.87%	63.51%	65.29%	65.00%	4.00%
ANS-Me/N-Me（下前面高比）	53.04%	54.18%	54.46%	53.00%	2.00%
∠U1-L1（上下中切牙角）	129.87°	128.55°	131.56°	121.00°	8.00°
∠U1-SN	105.00°	116.90°	115.67°	107.00°	5.00°
U1-NA	2.65mm	6.39mm	7.27mm	4.00mm	2.00mm
∠U1-NA	25.16°	36.10°	34.98°	25.00°	5.00°
L1-NB	4.60mm	1.44mm	1.24mm	6.00mm	2.00mm
∠L1-NB	25.87°	16.52°	15.25°	30.00°	6.00°
∠FMIA（L1-FH）	63.00°	72.54°	73.79°	54.00°	6.00°
U1-APo	2.21mm	5.52mm	5.72mm	7.00mm	2.00mm
L1-APo	5.25mm	2.08mm	2.09mm	4.00mm	2.00mm
U1-PP	22.87mm	22.95mm	23.94mm	27.00mm	2.00mm
U6-PP	17.92mm	19.22mm	18.51mm	19.00mm	2.00mm
L1-MP	34.59mm	36.99mm	36.53mm	28.00mm	2.00mm
L6-MP	25.21mm	28.23mm	27.63mm	31.00mm	2.00mm
Ptm-U6	15.90mm	17.05mm	15.69mm	12.00mm	2.00mm
UL-EP（上唇位置）	1.49mm	1.00mm	−0.86mm	3.00mm	2.00mm
LL-EP（下唇位置）	2.69mm	1.86mm	−2.42mm	4.00mm	4.00mm
∠FH-N'Pog'（软组织面角）	92.40°	94.65°	95.06°	87.00°	2.00°
∠N'-Sn-Pog'（软组织面突角）	165.97°	165.19°	166.02°	166.00°	5.00°
Wits	−7.08mm	−5.66mm	−6.90mm	0mm	2.00mm

（六）病例分析

1．矫治理论依据

在替牙列期，对于上颌发育稍不足，下颌轻度发育过度的骨性Ⅲ类错殆畸形，可以选择上颌前牵引面具式矫治器，或FRⅢ型功能调节器刺激上颌的生长。临床治疗结果证实，早期功能矫形治疗对轻度骨性Ⅲ类错殆畸形的矫治是有效的。

（1）FRⅢ型功能调节器上唇挡的作用：①解除上唇对上颌发育不足的抑制作用；②牵张上颌前庭沟区的骨膜组织，刺激基骨的生长；③将上唇肌力通过唇挡传至下唇弓，对下颌引发负反馈信息，促使下颌后退。

（2）FRⅢ型功能调节器颊屏的作用：使支抗就位于下颌，通过颊屏的牵张促使上颌横向生长，弥补上颌宽度的不足，同时抑制下颌的发育。

2．诊断依据、矫治计划设计、矫治时机选择依据

上颌骨轻微发育不足（∠SNA 79.85°，正常值82.00°±3.00°），下颌骨基本正常（∠SNB 80.74°，正常值78.00°±3.00°）。上下颌骨轻度矢状向不调，骨性Ⅲ类畸形（∠ANB −0.76°，正常值4.00°±2.00°）；上前牙唇倾度基本正常（∠U1−SN 105.00°，正常值107.00°±5.00°），下前牙直立（∠L1−NB 25.87°，正常值30.00°±6.00°）；下颌平面角为均角型（∠FMA 26.70°，正常值28.00°±4.00°），面型为平均生长型。而且患者可以退至切对切，舌体位置偏低位，考虑其前牙反殆畸形有功能性因素的存在，Ⅰ期治疗时选择功能矫形治疗，使用FRⅢ型功能调节器，配合口周肌功能训练及舌体位置训练。根据Ⅰ期治疗结束后，在恒牙列期（青春生长发育结束后）收集临床资料，视具体情况拟定Ⅱ期正畸综合治疗方案。虽患者初诊时上颌发育稍不足而下颌发育基本正常，但患者处于青春生长发育高峰前期，在青春发育高峰期时下颌骨有差异性生长，其生长量预判较难，故不能排除成年后正颌–正畸联合治疗的可能性。

3．矫治技术（矫治器）特点及矫治方式选择依据

（1）FRⅢ型功能调节器的特点。

FRⅢ型功能调节器是一种应用于儿童安氏Ⅲ类前牙反殆畸形的功能矫治器，通过改变颌面部肌肉环境来促进和协调上下颌骨生长，常应用于乳牙列期、替牙列期功能性或轻度上颌发育不足的骨性Ⅲ类前牙反殆畸形患者。该矫治器的主要作用部位在口腔前庭，通过颊屏、唇挡阻挡唇颊肌的力量，使得牙弓、颌骨在三维方向上能最大限度发育，同时可通过下前牙唇弓控制下颌前伸/生长。矫治器唇挡及腭弓有轻度唇倾上前牙作用，下唇弓加力也能内收下前牙。上磨牙向前萌出时，位于下磨牙上的殆支托可防止下磨牙伸长，纠正前牙反殆畸形的同时改善磨牙关系。由于该矫治器的矫治作用力及固位不直接作用于牙齿，可用于乳牙列期及替牙列早期前牙即将替换或正在替换的患者。

（2）矫治方式选择依据。

FRⅢ型功能调节器的最佳适应证为牙列无明显拥挤、前牙反覆殆深反覆盖浅、磨牙为近中关系或

近中尖对尖关系，下颌具有功能性移位的儿童前牙反殆畸形。FRⅢ型功能调节器主要提供口周肌功能的调节，协调上下颌骨的生长，其矫形作用的特殊性决定了其在临床病例的诊断及选择上具有较高要求。

FRⅢ型功能调节器的适应证：

①儿童肌功能性（功能性）的安氏Ⅲ类错殆畸形。

②儿童上颌骨后缩、发育不足，下颌骨基本正常或轻度前突，无牙量、骨量不调或轻度牙列拥挤，上牙弓大小轻度不调的骨性Ⅲ类错殆畸形。

③儿童安氏Ⅲ类错殆畸形伴有轻度开殆倾向的患者。本病例患者轻度骨性Ⅲ类前牙反殆畸形的机制是轻度上颌发育不足、下颌轻度发育过大，其上前牙唇倾角度基本正常，前牙反覆盖−1mm左右，前牙能退到切对切，舌体位置低，考虑FRⅢ型功能调节器可通过咬合重建打开咬合，适当顺时针旋转下颌，在解除前牙反咬合的锁结关系的情况下，通过上颌基骨长度的增加及上前牙唇倾和下前牙舌倾，达到矫治轻度骨性/功能性前牙反殆畸形的目的，功能矫形治疗过程中，结合口周肌训练及舌体位置训练，矫治后能建立前牙正常咬合关系和相关肌肉的功能性平衡，故选择FRⅢ型功能调节器进行Ⅰ期功能矫形治疗。

（3）矫治流程特色。

①矫治器的制作：印模与殆重建是制作FRⅢ型功能调节器的重要步骤，印模要准确反映前庭的外形，并包括上颌结节。一般下前牙打开2−3mm，如患者有下颌功能性偏斜，应尽力纠正，按照FRⅢ型功能调节器的标准制作唇挡、颊屏、上腭弓及上前牙舌弓和下唇弓。上唇挡应离开牙槽骨唇侧2.5mm，上缘至黏膜转折处。

②初戴1周检查有无压痛及不适，绝大多数患者能适应新的咬殆位置。除进食、剧烈运动、语言训练课程外，最初的2周每天戴用时间可以控制在2小时左右，之后逐渐增加戴用时间，每天戴用时间须大于12小时。矫治器佩戴以晚上为主，佩戴时间越长，矫治越快越好。每1−2月复诊1次，前牙反殆畸形解除后磨除上颌殆支托，由于肌肉、骨骼的改建要晚于牙齿改建，所以即使在前牙反殆畸形已经解除3个月后，还需要继续戴用矫治器0.5−2.0年以完成口周肌肉、颌骨的改建适应。

③保持：骨性Ⅲ类前牙反殆畸形纠正后，由于患者青春期颅面生长发育的影响，特别是青春期下颌差异性生长的特点，临床常规需要继续佩戴FRⅢ型功能调节器到颅面生长发育结束，巩固疗效和维持肌功能平衡，为口周肌功能恢复及改变创造条件。

4．矫治疗效总结

患者经FRⅢ型功能调节器矫治及保持后，咬合关系及侧貌发生了明显的变化，前牙反覆殆反覆盖解除，侧貌改善。头影测量显示∠SNA增加0.85°，∠SNB增加1.75°。但由于青春期下颌骨生长大于上颌骨生长，∠ANB减小1.03°，上下颌骨矢状向Ⅲ类关系加重。矫治及保持后，后面高增加，∠MP-SN、∠FMA稍有减小，面部平均生长型基本未变。矫治及保持后前牙的唇倾度增加，∠U1-SN显著增大，∠L1-NB显著减小，表明上前牙唇倾和下前牙舌倾代偿明显，考虑为上下前牙代偿掩饰随上下颌骨生长发育矢状向不调加重的变化。矫治及保持后上下颌骨Ⅲ类骨性关系未改变，上下前牙代偿，前牙覆殆覆盖正常，上下咬合关系稳定。

矫治概要

（1）基本情况：男，8岁。

（2）骨性及面型诊断：轻度骨性Ⅲ类，平均生长型，面中份平。

（3）错殆诊断：轻度前牙反殆畸形，上下中线不齐，下前牙咬合创伤，下颌前伸，舌体位置低。

（4）病因分析：遗传因素及环境因素。

（5）矫治时机：生长发育高峰前期。

（6）矫治目的：纠正前牙反殆畸形，纠正咬合创伤，促进上下颌骨矢状向协调生长，纠正下颌前伸，改变舌位低平。

（7）疗效评价：前牙反覆殆反覆盖解除，咬合创伤解除，侧貌改善；矫治未改变上下颌骨矢状向关系不调。

【理论拓展】

儿童替牙列期上颌发育不足，下颌发育稍大的功能矫治

一、功能调节器

（一）FR功能调节器的适用范围

Fränkel认为FR功能调节器的矫治时机最好是在5-14岁。此时儿童口腔软硬组织正在进行调整，适应变化很大，矫治容易获得成功，疗程也会缩短。基于生长发育的观点，我国的临床矫治专家认为FR功能调节器最好在青春快速生长期前1-2年开始使用，在9-13岁，从咬合发育方面考虑，其主要适用对象为替牙列期患者。

（二）FR功能调节器对上下颌骨生长发育的影响

FR功能调节器的主要作用部位是口腔前庭区，矫治器用唇挡、颊屏遮挡住唇、颊肌肉，使发育中的牙列免受异常的口周肌的功能影响，从而开创了一个使牙弓、颌骨在长、宽、高三个方向能协调发育的环境。Fränkel认为颊屏和唇挡消除了口周肌向内的机械压力，加上舌在牙弓内向外的推力，使牙弓和基骨得以向外扩展，增大了矢状向和横向的空间。临床研究证实，在颊屏的影响下，颊侧骨板骨质沉积活跃，而舌侧骨板出现骨质吸收，后牙发生整体颊侧移动，牙槽骨也随之向外扩展。研究证明，FR功能调节器颊屏可以刺激腭中缝的生长、下颌骨颊面的骨沉积，特别是生长快速期腭中缝生长更明显。唇挡、颊屏可以牵拉前庭沟处的骨膜，刺激该部位的齿槽生长。

FRⅢ型功能调节器的功能是抑制下颌生长，维持殆重建，使下颌尽量后退。限于髁突关节的解剖条件，安氏Ⅲ类错殆畸形下颌最大后退就是前牙的切对切位。Grabe证明FRⅢ型功能调节器对于功能性上颌发育不足的安氏Ⅲ类错殆畸形患者疗效显著，因为这类患者上唇肌一般都较紧张，肌张力也比较大，限制了上颌的发育，矫治器的唇挡可消除上唇的异常肌力，刺激骨膜的生长，改善上颌骨骼的生

长不足。Slindenan等通过临床应用对FRⅢ型功能调节器给予了公正的评价，尽管其在抑制下颌骨的生长量上没有达到令人满意的效果，但是在没有更好的矫治器出现之前，FRⅢ型功能调节器仍然是临床上不可缺少的功能调节器。

（三）FR功能调节器对髁突生长发育及位置的影响

FR功能调节器对于髁突生长发育及位置的影响，在正畸界一直是有争议的。国内外很多学者认为FR功能调节器引起了下颌的生长，其主要是由于髁突软骨的生长与关节窝的改建生长。赵美英等观察FR功能调节器作用下髁突位置的变化，发现治疗前后髁突位置基本一致，由此认为矢状向的改善来源于髁突向后的生长。动物研究发现功能矫治后，髁突软骨细胞多种生长因子与髁突软骨的增生改建、细胞外基质的合成有关。有人也强调翼外肌在髁突功能改建中的作用：在正常情况下髁突软骨中的成骨细胞大量增殖，还能部分分化成前成软骨细胞；而在翼外肌切除的动物中，成骨细胞不再分化成前成软骨细胞，致使成骨细胞所占比例增加而前成软骨细胞比例降低，髁突的生长率明显降低，推断其原因可能为来自翼外肌的血液供应中断，造成营养缺乏，影响了髁突软骨的改建。临床肌电图研究证实，使用FR功能调节器后，下颌前伸，使翼外肌的收缩活动显著增强，对髁突软骨的生长有刺激作用。大量的临床和动物实验证明了髁突的生长与改建和时间、颞下颌关节代谢、牙齿、骨骼、神经肌肉等生物动力学因素息息相关。在矫治中不能忽视时间的重要性，要想使颅面软硬组织改建达到更好的稳定性，需要有足够的保持时间，过早地取下矫治器，就得不到理想的矫治效果。

（四）FR功能调节器作用对口周肌功能的影响

FR功能调节器本身不产生力，其矫治力来自被牵拉的口周肌产生的一系列的适应性反应。Freeland在使用FR功能调节器的对比研究中发现，给患者戴上矫治器后，通过肌电图来描记上下口轮匝肌、咬肌、舌骨上肌群的变化，发现Ⅲ类错殆畸形和Ⅱ类错殆畸形的肌肉活动都发生了很大的改变，但是改变方式有所不同，在Ⅱ类错殆畸形中上述肌肉活动总体上都呈下降趋势，使牙弓的宽度得到了扩展，因而对牙弓和骨骼的变化起重要的作用。而Ⅲ类错殆畸形中肌肉则呈现出活动增强明显，但是对骨骼影响很小。Mcnamara等通过猴子的下颌前移术发现，肌肉在生理限度内被拉伸会产生新的适应性变化，从而建立了稳定的生长型。FR功能调节器有时也用于矫正不良习惯，是早期治疗上下颌骨矢状向、垂直向不调的重要手段。许多学者通过基础实验和临床研究从不同角度对FR功能调节器的作用、疗效等做出评价，但得出的结论不尽相同。尤其在对颌骨、肌肉的功能改变及治疗后的稳定性方面，临床上仍然存在很多分歧和争议，还有待于进一步研究。

（五）FR功能调节器对气道的影响

文献表明，上颌发育不足引起鼻咽、软腭处气道狭窄，气道阻力增大，可导致睡眠呼吸紊乱症或OSAS。有学者提出，前牵引矫治器等促进生长发育期患者上颌骨发育的功能调节器，也可以有效扩大气道腔隙，降低睡眠呼吸紊乱症或OSAS发生风险。功能矫治对骨性Ⅲ类气道的影响的研究主要针对促进上颌骨发育的作用。功能矫治给予上颌骨向前的力刺激，促进上颌骨发育，可以明显增大上气道矢状径；促使软腭前移位，扩大腭咽气道间隙。此外，上颌骨前移位可以增大鼻咽气道容积。

二、儿童替牙列期上颌发育不足，下颌发育稍大的早期矫治

（一）安氏Ⅲ类错殆畸形的临床分类

安氏Ⅲ类错殆畸形是指磨牙关系近中、前牙反殆或对刃殆的一类错殆畸形，是临床上比较常见的错殆畸形。安氏Ⅲ类错殆畸形前牙反殆的病理机制可分牙性、功能性和骨性三类。功能性Ⅲ类错殆畸形多有咬合干扰、咬合早接触、口腔不良习惯、不正确的哺乳方式、扁桃体肥大等原因，可引起下颌骨异常前伸，从而导致前牙反殆畸形。功能性前牙反殆畸形磨牙为Ⅲ类咬合关系，上下颌骨大小基本正常，下颌骨功能性前移。临床上可采用FRⅢ型功能调节器矫治乳牙列期、替牙列期或恒牙列早期的功能性前牙反殆畸形，其最佳适应证是牙列无明显拥挤、前牙反覆殆深反覆盖浅，磨牙为近中关系的前牙反殆畸形。

（二）轻度骨性/功能性前牙反殆畸形的矫治时机

轻度骨性/功能性前牙反殆畸形的矫治时机多选在替牙列期（和乳牙列期），通过刺激上颌骨周围骨缝生长、增加颌骨表面骨质增生，以及抑制下颌向前下生长，纠正骨性上下颌骨矢状向不调。对于轻度骨性Ⅲ类错殆畸形，可以早期利用患者的生长发育潜力，促使发育不足的上颌向前发育，抑制下颌向前生长，治疗轻度的颌骨畸形，减轻颌骨的骨性不调的严重程度。

（三）轻度骨性/功能性前牙反殆畸形的临床治疗方法

1. 上颌面具式前牵引矫治器

这类矫治器包括口内矫治器及口外面具两部分。口内矫治器可以是活动式后牙殆垫式矫治器：腭侧Nance托附尖牙颊侧牵引钩，也可以是支架式矫治器附尖牙颊侧牵引钩。其适应证是生长发育期儿童轻中度上颌发育不足的骨性Ⅲ类错殆畸形。矫治采用弹性橡皮圈重力牵引（每侧250-450g），每天12-14小时，夜间佩戴。矫治有顺时针旋转下颌的作用，不适用于垂直生长的高角病例。一般在儿童7岁前开始矫治，以获得最大的骨性矫治效应。

2. FRⅢ型功能调节器

FRⅢ型功能调节器的矫治原理是重建上下牙列的内外肌功能平衡，利用上唇挡屏蔽上唇肌张力，使上颌前段向前生长；矫治肌肉牵张抑制下颌前伸。由于从理论上避免了矫治力直接作用在牙冠上，避免了上前牙受力前倾，前牙反殆畸形的纠正理论上通过上颌骨向前的生长达到。笔者认为FRⅢ型功能调节器的疗效比前牵引矫治器更佳。FRⅢ型功能调节器的临床治疗甚至可以提前到乳牙列期（4-6岁）。

3. 前牙区局部固定多托槽矫治技术（2×4矫治技术）

在上下前牙萌出后，局部固定多托槽矫治技术可以纠正轻度骨性及功能性前牙反殆畸形。

另外，针对长期存在下颌前伸习惯的患者，可以同时使用头帽颏兜控制下颌前伸，辅助轻度骨性/功能性前牙反殆畸形的治疗。

【病例十六】

替牙列期右上前牙含牙囊肿早期矫治

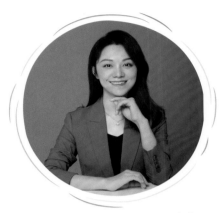

四川大学华西口腔医学院　苏晓霞

（一）主诉/病史

患者王某，男，8岁。

主诉：右上前牙未萌2年，要求矫治。

病史：患者1年前曾于外院行"上颌骨囊肿摘除及多生牙拔除术"，否认家族遗传史，否认鼻炎史、全身疾病史及综合征。

（二）临床检查

1）颜面检查：均面型，左右基本对称；侧貌直面型，鼻唇角正常，颏唇沟略深，颏部靠后，上下唇位置正常。

2）口内像检查：替牙列早期，未见明显继发龋坏。21牙、4颗下切牙及4颗第一磨牙已萌，11牙未见，12牙近中切角及22牙切缘破龈正萌，54牙早失。前牙覆殆基本正常、Ⅰ度深覆盖；下前牙较直立，上前牙略唇倾；双侧磨牙远中末端平齐；上下中线不齐，ICP位时下中线与面中线一致，上中线右偏2mm。上牙列中度拥挤，下牙列基本无拥挤。上牙弓乳尖牙间宽度相比下颌稍不足。

3）功能检查：张口度、张口型正常，双侧关节区无弹响及压痛；未查及明显口腔不良习惯。

4）扁桃体检查：双侧扁桃体Ⅰ度肥大。（图2-16-1）

5）影像学检查。

（1）在"上颌骨囊肿摘除及多生牙拔除术"后，早期矫治初诊时于ICP位拍摄头颅侧位片（图2-16-2），进行头影测量分析，检查患者上下颌骨关系。

头颅侧位片分析：上颌骨大小基本正常（∠SNA 81.1°，正常值83.0°±4.0°），下颌骨发育不足（∠SNB 76.3°，正常值80.0°±4.0°），上下颌骨矢状向轻度大小不调（∠ANB 4.8°，正常值

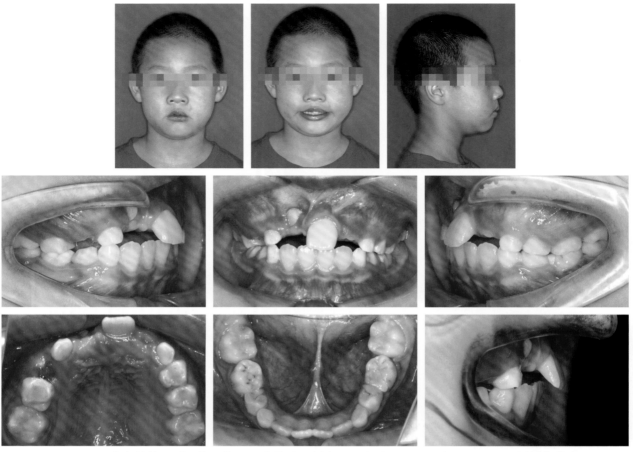

图2-16-1　治疗前替牙列早期面像及口内像（双侧磨牙远中关系，11牙未见，12牙唇侧错位萌出）

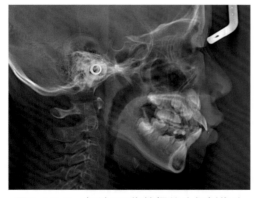

图2-16-2　初诊ICP位拍摄的头颅侧位片

3.0°±2.0°），骨性Ⅱ类关系；上前牙唇倾（∠U1-SN 114.3°，正常值106.0°±6.0°），下前牙直立（∠IMPA 92.9°，正常值97.0°±6.0°）；下颌平面角大（∠FMA 35.7°，正常值26.0°±4.0°），后前面高比小（S-Go/N-Me 58.6%，正常值64.0%±2.0%），面部垂直生长型。面部软组织侧貌稍凸面型，下颌后缩（Z角56.4°，正常值75.0°±5.0°）。上下唇位于E线上。（图2-16-2，表2-16-1）

表2-16-1　初诊调整FH平面后头影测量分析结果

测量项目	初始值	标准值	标准差
∠SNA	81.1°	83.0°	4.0°
∠SNB	76.3°	80.0°	4.0°
∠ANB	4.8°	3.0°	2.0°
∠FMA	35.7°	26.0°	4.0°

续表

测量项目	初始值	标准值	标准差
∠FMIA	51.4°	55.0°	2.0°
∠IMPA	92.9°	97.0°	6.0°
∠U1-L1	111.1°	121.0°	9.0°
∠U1-SN	114.3°	106.0°	6.0°
∠U1-NA	32.2°	23.0°	5.0°
U1-NA	4.2mm	5.0mm	2.0mm
∠L1-NB	29.9°	30.0°	6.0°
L1-NB	8.3mm	7.0mm	2.0mm
S-Go/N-Me（后前面高比）	58.6%	64.0%	2.0%
Jarabak poly-gon（总角）	402.0°	396.0°	6.0°
Z角	56.4°	75.0°	5.0°

（2）在"上颌骨囊肿摘除及多生牙拔除术"后半年及1年（早期矫治前）分别拍摄曲面断层片，对比了解上下牙列发育、右上阻生牙萌出、乳恒牙替换情况，以及了解双侧髁突形态及上下颌骨形态。

①术后半年曲面断层片示：11牙远中移位阻生、牙胚位于12牙牙冠下方；12牙近中水平位阻生；13牙牙胚冠部抵于12牙根方；21牙牙冠近中倾斜。74、75、84牙牙根暗影、根吸收至牙根中1/3；可见17、27、37、47牙牙胚；双侧髁突基本对称，双侧下颌骨体形态大小对称。（图2-16-3）

②术后1年，早期矫治前曲面断层片示：11牙远中移位阻生，12牙水平阻生，21牙牙冠近中倾斜。相比半年前曲面断层片，11、12牙牙根继续发育并向殆方有所萌出，但相互萌出道关系异常，11、12牙有萌出受阻趋势。（图2-16-4）

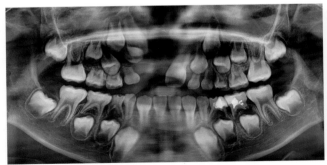

图2-16-3 "上颌骨囊肿摘除及多生牙拔除术"后半年曲面断层片

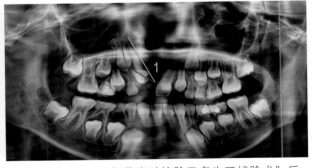

图2-16-4 "上颌骨囊肿摘除及多生牙拔除术"后1年曲面断层片（黄线1：11牙长轴；蓝线2：12牙长轴；红线3：13牙长轴）

（3）对比"上颌骨囊肿摘除及多生牙拔除术"前后CBCT，了解术后牙槽骨恢复情况及右上阻生前牙间空间关系改变、阻生前牙与牙槽骨的位置关系改变等情况。

术前CBCT示：51、52牙牙根尖区颌骨囊肿，边界清楚，内有一埋伏倒置多生牙，囊肿上界至鼻底，前外侧面及腭侧骨壁较薄，压迫11牙唇向移位、12牙腭向移位；11、12牙牙根发育不足1/3。于外院行"上颌骨囊肿摘除及多生牙拔除术"后1年后CBCT检查示：上前牙区原囊肿区域骨密度较术前增高，牙槽骨骨组织恢复良好。术后11牙牙胚位于12牙牙冠龈方，12牙腭侧错位、牙冠近中倾斜、远中扭转，11、12牙牙根发育近1/2。（图2-16-5）

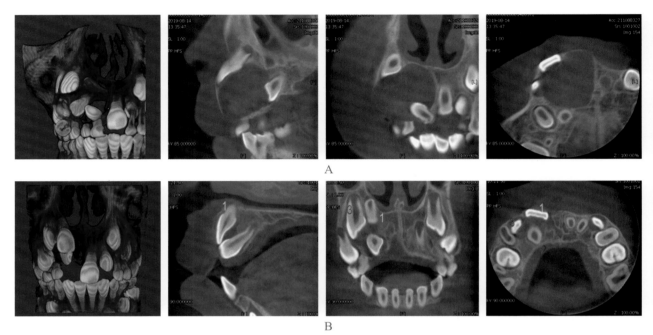

图2-16-5　"上颌骨囊肿摘除及多生牙拔除术"前后（早期矫治前）CBCT对比（1：11牙；2：12牙；3：13牙）
A. 术前；B. 术后1年，早期矫治前

6）模型检查。模型分析：上颌拥挤度4mm（牙量纳入未萌出的11、12），下颌基本无拥挤；上牙弓尖牙间宽度相比下颌稍不足。

（三）临床诊断

根据患者"上颌骨囊肿摘除及多生牙拔除术"后1年的病史及"右上前牙未萌2年"主诉，判断患者右上前牙未萌的病因为多生牙囊肿挤压造成的恒牙胚错位，当囊肿摘除后随着颌骨骨组织重建，恒牙胚在骨组织内牙根继续发育进而萌出，但萌出道间相互干扰致上前牙未萌。根据病史、视诊、问诊、口内像检查、功能检查及X片检查等结果，临床诊断如下：

（1）轻度骨性Ⅱ类，垂直生长型；

（2）安氏Ⅱ类，前牙Ⅰ度深覆盖，上前牙唇倾，下前牙直立；

（3）11牙远中错位阻生，12牙腭侧错位、牙冠近中倾斜、远中扭转阻生；

（4）上牙列拥挤Ⅱ度；

（5）上下牙弓前段宽度不调，上牙弓乳尖牙间宽度略小；

（6）上下中线不齐，21牙右侧倾斜/移动，上中线右偏2mm；

（7）微凸面型，上下唇位于E线上；

（8）双侧扁桃体Ⅰ度肥大。

（四）治疗计划

双期矫治，Ⅰ期行右上阻生前牙牵引＋替牙列期间隙管理。Ⅱ期待恒牙列期，行正畸综合矫治，精细调节前后牙咬合关系。

（1）由于11牙萌出道抵于12牙牙冠下方而阻生，而12牙为近中倾斜阻生，因此先行设计上颌活动殆垫式＋阻生牙牵引矫治器，打开前牙咬合，牵引12牙向远中殆方萌出；当错位12牙位置得到纠正、11牙牙冠方阻力释放后，观察11牙萌出情况，分析、选择牵引/纠正11牙萌出及异常位置。

（2）待11、21牙萌出、牵引入牙列后，行"2×4"局部固定多托槽矫治，进一步排齐调整前牙咬合关系，纠正21牙近中倾斜/移动，初步纠正上下中线不齐。

（3）恒牙列期，收集资料，择期行正畸综合矫治，纠正上牙列中度拥挤，纠正上下中线不齐，精细调节前后牙咬合关系。

（五）治疗过程及结果

（1）12牙远中萌出牵引及纠正扭转，11牙萌出牵引矫治。

为解除11牙萌出冠方阻力，临床首先牵引、调改12牙向远中、殆方萌出，并同时纠正12牙牙冠的远中扭转。

设计上颌活动殆垫式＋阻生牙牵引矫治器：后牙殆垫打开前牙咬合1mm，设计牵引力方向于殆垫腭侧基托内，预置牵引钩；在12牙近中邻面、唇面及腭侧粘接3个舌侧扣。利用橡皮圈在12牙上舌侧扣与基托内牵引钩上弹性牵引，设计合理的牵引力合力方向及旋转力矩，根据牵引距离选择橡皮圈型号，轻力牵引（各牵引力约60g）。（图2-16-6）

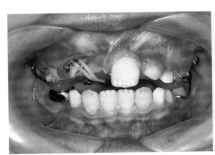 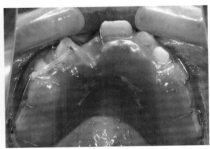

图2-16-6　上颌活动殆垫式＋阻生牙牵引矫治器

（2）12牙阻生牵引＋改牙冠远中扭转，11牙萌出牵引复诊。

每月复诊1次，向殆方远中牵引移动12牙并改牙冠远中扭转，为11牙创造萌出间隙，解除萌出障碍。每天更换橡皮圈，并保持口腔及矫治器卫生。

观察11牙萌出情况，必要时拍摄CBCT观察牙胚间关系及牙根发育情况。12牙远中移动，11牙萌出间隙扩大后，11牙顺利萌出但萌出高度不足，牙冠呈近中扭转状态，贴近12牙。此时在11牙牙冠唇侧粘接舌侧扣，弹力线向左侧与基托牵引钩结扎，近中殆方牵引11牙入牙列。（图2-16-7）

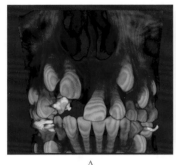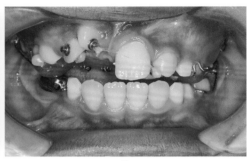

A   B

图2-16-7　12牙远中殆向移动后，11牙逐步萌出
A．CBCT检查11、12牙空间关系；B．弹力线近中殆方牵引11牙入牙列

（3）待11牙牙冠完全萌出后，CBCT检查11、12牙牙根发育情况。CBCT示11、12牙牙根发育超2/3，根尖稍弯曲，根尖孔未闭。粘接上颌"2×4"局部固定多托槽矫治器，利用细丝轻力进一步排齐上前牙，远中移动21牙，初步改善上中线右偏。（图2-16-8）

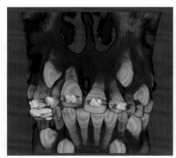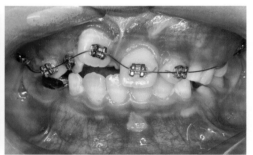

图2-16-8　上颌"2×4"局部固定多托槽矫治器

（4）11、12牙牵引萌出，初步排齐，11牙直立内倾，53、54牙早失，上中线右偏改善，上牙列中度拥挤，结束Ⅰ期牵引及"2×4"局部固定多托槽矫治，Hawley保持器保持至恒牙列期，择期进行常规正畸综合矫治。（图2-16-9）

"2×4"局部固定多托槽矫治结束时，11牙牙冠直立、长轴内倾、牙根紧靠唇侧牙槽骨（唇侧牙槽骨骨皮质较薄）；12牙长轴稍唇倾、牙根位于11、13牙腭侧。（图2-16-10）

在第一阶段的局部固定矫治中，初步排齐11、12牙的生物学基础是有保证牙移动的足够的牙根周围牙槽骨组织，且矫治力不能过大而影响11、12牙牙根继续发育，矫治的牙齿移动不造成咬合干扰。考虑到右上前牙区囊肿摘除区域牙槽骨尚在骨塑建修复中，此时对于11、12牙唇腭向倾斜角度异常不宜施加过多控根转矩力；为避免干扰13牙萌出，12牙牙根亦不可施加过多根唇向转矩。右上前牙冠根位置的进一步精调可以在患者恒牙列期第二阶段常规正畸治疗过程中进行。（图2-16-11）

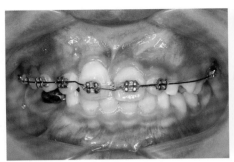
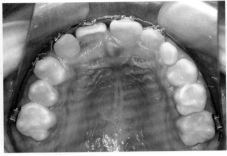

图2-16-9 "2×4"局部固定多托槽矫治结束时口内像
（11、12牙牵引，初步排齐，11牙直立内倾，53牙早失，上中线右偏改善）

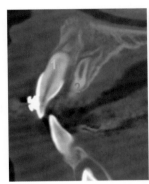
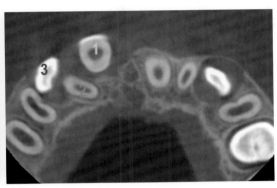

图2-16-10 "2×4"局部固定多托槽矫治结束时CBCT
（检查牙槽骨情况及牙齿根骨关系，1：11牙牙根；2：12牙牙根；3：13牙牙冠）

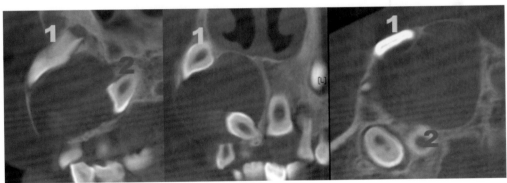

A

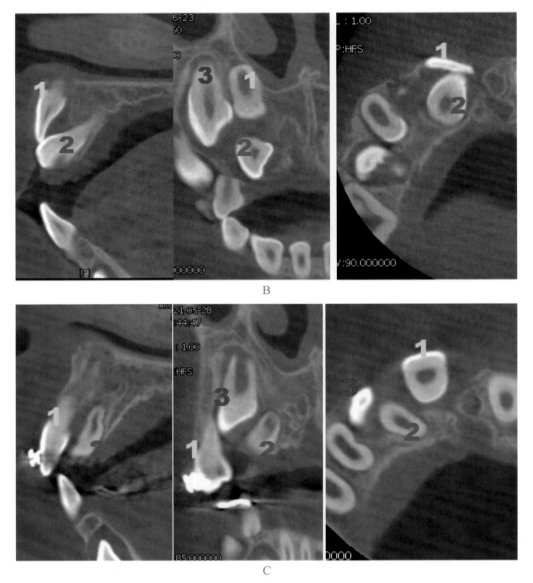

图2-16-11 上颌骨囊肿摘除及多生牙拔除术前、早期矫治前、早期矫治后CBCT
（比较11、12、13牙的位置关系变化，1：11牙；2：12牙；3：13牙）
A. 术前；B. 早期矫治前（术后1年）；C. 早期矫治后

（六）病例分析

1. 矫治理论依据

早发现、早诊断、早治疗是替牙列期含牙囊肿合并埋伏牙矫治的基本原则。通常替牙列早期、中期患者的颌骨生长代谢活跃、骨修复再生能力强，囊肿经开窗减压术后，受累恒牙会自行或借助牙根发育动力调整萌出。

囊肿挤压恒牙移位后，受累恒牙能否自行萌出受到患者年龄、阻生牙深度、错位牙长轴倾斜角度、含牙囊肿类型及术后减压方式的影响。而牙根发育程度与萌出间隙的大小是否也会影响受累的异位恒牙的萌出目前存在争议。在矫治过程中，把握好牵引的力量，初始时给埋伏牙施加轻力（30-

60g）一般不会引起牙齿的脱位。同时适当的牵引力可刺激牙根周围骨质的增生，有利于牙齿萌出后的稳定和牙根的继续发育；而牙齿的萌出，亦有助于消除囊腔，进一步促进牙槽骨的生成。

2．诊断依据、矫治计划设计、矫治时机选择

（1）针对含牙囊肿内牙根未发育完成的埋伏阻生牙，最好选择在埋伏牙牙根发育达1/2以上时进行正畸牵引，此时牙根周围有足够的牙槽骨为埋伏阻生牙的牙根发育提供生长空间，且牙根周围牙槽骨可在埋伏阻生牙的移动过程中进行骨塑建。本病例在含牙囊肿及多生牙摘除时，受累恒牙的牙根发育约1/3，故我们采取随访观察的方式，待牙根发育1/2及囊肿摘除术累及区牙槽骨骨改建后再行正畸牵引治疗。

（2）对于弯根阻生牙，早期治疗可以调整牙根与唇腭侧皮质骨之间的位置关系，为牙根的发育提供空间，使牙根可以在松质骨中继续发育。而牙根发育完全的埋伏阻生牙，萌出骨阻力更大，牵引难度增加，即使牵引到位，出现牙根短小、弯根和牙根吸收的概率也大大增高，从而影响埋伏牙的远期疗效。临床提倡对弯根阻生牙及时牵引，增加阻生牙牵引的成功率。

（3）囊肿累及阻生牙的早期牵引矫治过程中，要特别注意牵引方式及步骤的设计，避免在多个阻生牙牵引过程中对阻生牙及囊肿邻牙的医源性碰撞，造成阻生牙及邻牙的医源性吸收。在本病例中，12牙腭侧水平近中向阻生，11牙抵于12牙牙冠下方，所以本病例正畸治疗的重点和难点在于要先竖直12牙，调整12牙萌出方向，去除11牙萌出冠方阻力并拓展11牙萌出间隙。同时避免矫治过程中11、12、13牙牙根相互碰撞而发生吸收。所以通过分阶段粘接舌侧扣进行11、12牙不同方向的牵引移动，尽量利用萌出动力促进阻生牙萌出，若阻生牙能顺势自主调整，就可简化牵引复杂程度，最大限度地降低牙根吸收的风险。

（4）对于正畸牵引导萌含牙囊肿累及的阻生牙对其牙根发育、牙髓状况及牙槽骨的影响，仍需进一步临床研究和探讨。

矫治概要

（1）基本情况：男，8岁。

（2）骨性及面型诊断：轻度骨性Ⅱ类关系，垂直生长型。

（3）错殆诊断：右上颌骨含牙囊肿摘除及多生牙拔除术后，11、12、13牙错位阻生，21牙右偏，上中线右偏，上牙列中度拥挤。

（4）病因分析：先天因素，右上前牙区含牙囊肿。

（5）矫治时机：替牙列早期。

（6）矫治目的：囊肿及多生牙摘除术后，及时牵引阻生牙。

（7）治疗理论与方法：利用活动矫治器及局部固定多托槽矫治技术牵引阻生牙，利用牙齿萌出动力，双期治疗。

（8）疗效评价：11、12牙牵引萌出、初步排齐，上中线右偏改善，53牙早失，上牙列中度拥挤，面部形态未纠正。

【理论拓展】

颌骨囊肿致恒牙阻生的临床治疗

一、颌骨囊肿分类及发病率

颌骨囊肿是上下颌骨常见的良性病变，可发生在任何年龄及颌骨任何部位。根据WHO于2017年发布的第四版颌骨囊肿定义，颌骨囊肿根据病因，分为炎症性颌骨囊肿与发育性颌骨囊肿；根据组织来源和发病部位，分为牙源性颌骨囊肿和非牙源性颌骨囊肿；根据囊肿直径大小，又分为小型（0.5-1.0cm）颌骨囊肿、中型（1-4cm）颌骨囊肿、大型（>4cm）颌骨囊肿。炎症性颌骨囊肿发病率高于发育性颌骨囊肿，而牙源性颌骨囊肿发病率远高于非牙源性颌骨囊肿，占所有颌骨囊肿的95%以上。颌骨囊肿的发生存在性别差异，男性多于女性；而10-19岁为含牙囊肿高发年龄段，占含牙囊肿的60%以上。颌骨囊肿绝大部分为单发性病损，多发性病损较少；同时上颌骨多于下颌骨，上前牙区及下第三磨牙区为含牙囊肿、阻生牙、埋伏牙、多生牙的好发部位。

二、不同种类颌骨囊肿的基本手术治疗方式、复发率

颌骨囊肿具有性别差异和部位差异，且病理类型多样，临床表现多样，使用不同的治疗方法预后有差异。颌骨囊肿的治疗方法很多，临床常用的常规方法有颌骨囊肿刮治术、开窗减压术及颌骨部分切除术。病理类型、部位、大小、手术方式、患者接受配合度等均会影响复发率。刮治术对一般根尖囊肿效果较好，而对于大型根尖囊肿常采取开窗减压术结合刮治术。对于含牙囊肿，可采取囊肿刮治术及患牙拔除术，若囊肿较大或波及神经、上颌窦及继承恒牙牙胚等重要结构，可结合开窗减压术与刮治术或颌骨部分切除术。颌骨囊肿开窗减压术可保留大量完整骨膜和骨壁，有利于促进新骨形成，从而使囊腔逐渐变小至消失。对于因囊腔压迫，周围骨质吸收的牙齿，随着开窗减压术后时间延长会逐渐形成新的骨质，从而使牙髓活力得以保留，避免根管治疗。但牙根长期暴露于囊腔内的牙齿，其牙髓活力通常较差，一般会在术中一并拔除。由于传统刮治术范围大，常会导致面部畸形，而青少年颌骨发育尚未完成，无法行截骨术及骨切除术，因此颌骨囊性病变微创开窗减压术逐渐成为临床治疗首选方法，且效果良好，术后并发症及复发率较低。

三、颌骨囊肿对咬合发育的影响

颌骨囊肿的临床表现根据类型、病变位置、范围大小的不同而有所差异，如面部畸形、肿胀疼痛、牙齿松动脱落、出血流脓甚至骨折等。大型颌骨囊肿会导致周围邻近解剖结构改变及神经性症状，且多数存在不同程度的骨缺损并伴有严重的颌面部畸形与咬合错乱。囊肿缺乏自限性，常挤压多个恒牙胚，影响恒牙萌出，是造成错颌畸形的常见原因，对于牙弓、颅面形态、咬合功能、颞下颌关节的健康及美观有很大影响。临床上对于囊肿波及的牙齿，传统治疗中多建议通过刮治术去除囊肿及其累及牙胚，但手术极易造成术后恒牙胚损伤、恒牙缺失和错颌畸形。

四、颌骨囊肿致恒牙阻生的临床治疗基本原则：诊断、治疗时机、手术方法、牵引矫治技术

青少年颌骨囊肿内常含有未萌出的恒牙胚，颌骨囊肿可造成临近囊腔内及周围临近恒牙胚移位、

牙长轴偏斜，导致牙齿萌出位置改变及萌出困难而阻生。有研究提出发育早期的恒牙胚抗损伤与自我修复的能力较强，但如果恒牙胚的完整性受到切割等破坏，这种损伤是不可逆的。开窗减压术不仅避免了因刮治而对恒牙胚造成的创伤，更保留了恒牙胚的完整性。但并不是所有的受累牙胚均能正常萌出，因此开窗减压术后配合正畸牵引治疗更有利于受累埋伏牙的萌出。

开窗减压术后埋伏牙萌出与否与其牙根的发育程度、阻生牙深度、患者的年龄、牙体倾斜角度和含牙囊肿的类型有关。多数研究认为应在埋伏恒牙牙根发育完成时行开窗减压术，同时可沿萌出通道进行正畸导萌。受累阻生恒牙能否自行萌出与其在颌骨中的深浅有关，当埋伏深度小于9mm时，牙齿可能在开窗减压后自行复位至接近正常位置。即使未能自行萌出，后期配合正畸牵引或外科辅助正畸牵引仍可获得较满意的临床效果。患者超过10岁时，其囊肿累及的阻生恒牙自发萌出的概率较小，需配合正畸治疗牵引或外科拔除，可能是因年龄越小，囊腔面积缩小速度越快，骨改建能力越强。阻生恒牙在牙槽骨中倾斜角度越小，萌出概率越大；同时开窗减压会伴随囊腔内压力的释放，可促进周围骨质形成，从而能够改变阻生牙的长轴角度。而相比于中央型含牙囊肿，侧方型含牙囊肿累及的埋伏牙在开窗减压术后自行萌出的可能性较小；通常侧方型含牙囊肿患者开窗减压术后均需正畸牵引治疗才能成功进行埋伏牙导萌。

青少年患者开窗减压术后阻生恒牙自然萌出率为31%-89%。通常颌骨囊肿开窗减压术后3个月，可明显观察到阻生恒牙开始自发性萌出，因此术后这一时期是决定是否拔除或正畸牵引阻生牙的关键时期，应对患者进行紧密随访，慎行刮治术。

对于术后3个月无萌出迹象者，予以牵引导萌。拍摄曲面断层片和CBCT，根据X片的术前、术后表现，动态分析埋伏牙的发育情况、萌出方向、与邻牙及周围组织的关系，以便制订后续正畸治疗计划。对于需要配合正畸牵引导萌的阻生恒牙，通常选择闭合式开窗导萌术及后期的活动或固定式矫治器装置牵引囊肿累及埋伏牙，同时需配合间隙拓展，提供足够萌出空间。术后3个月、6个月、12个月、24个月拍摄曲面断层片及CBCT，观察和分析囊肿的直径变化、囊肿周围骨质骨化过程、牵引牙牙周、牙槽骨恢复情况和牙根长度、根尖发育情况，必要时可检测牙髓活力。

对于颌骨囊肿所致恒牙阻生行牵引矫治时需注意：①术前完善相关检查，拍摄CBCT及三维重建，对埋伏牙导萌间隙不足者，进行间隙拓展；囊肿内含多颗牙时，根据方案，确定是否拔牙。②开窗减压过程中尽量少去除唇侧、颊侧骨质，根据正畸牵引方向，去除骨壁及囊壁，在尽量小的范围暴露可以粘接正畸附件的部位；保护埋伏牙的牙周组织，并尽可能引导从牙槽嵴顶附近附着龈处萌出，以达到萌出后良好的微观美学形态。③术中减少出血，采用电凝配合含肾上腺素生理盐水纱布局部压迫止血，反复冲洗、吹干牙面，做好隔湿处理。粘接正畸牵引装置，需牢固可靠，如牵引装置脱落，须通过再次手术，重新放置。④若需同时拔除滞留乳牙，在暴露埋伏牙唇侧切端部分牙冠后，应尽量保留冠方骨质，将牵引橡皮链穿过乳牙拔牙窝，向殆面牵引，使牙接近自然萌出。

对于儿童及青少年颌骨囊肿致恒牙阻生，行闭合式开窗导萌术联合正畸牵引治疗是较为复杂的过程，常见的并发症包括导萌失败、埋伏牙脱落、牙根吸收、牙槽骨吸收、牙周愈合不良等。因此术前应和患者（监护人）充分沟通，正畸医生做好治疗设计及术前准备；颌面外科医生做的手术与整体诊断及治疗设计相符，才能通过外科-正畸联合治疗顺利解决患者功能及外观问题。

【 参 考 文 献 】

1. Aliakbar Bahreman. 儿童口腔早期矫治[M]. 戴红卫，卫光曦，主译. 北京：人民卫生出版社，2020.

2. Aoki N, Ise K, Inoue A, et al. Multidisciplinary approach for treatment of a dentigerous cyst-marsupialization, orthodontic treatment, and implant placement: a case report[J]. Journal of Medical Case Reports, 2018, 12 (1): 305.

3. Dalessandri D，Parrini S，Rubiano R，et al. Impacted and transmigrant mandibular canines incidence，aetiology，and treatment：a systematic review[J]. European Journal of Orthodontics, 2017, 39(2): 161−169.

4. Dean JA, Avery DR, McDonald R. McDonald and Avery's dentistry for the child and adolescent[M]. 10th ed. Missouri: Mosby Elesevier, 2016.

5. Ghandour L, Bahmad HF, Bou-Assi S. Conservative treatment of dentigerous cyst by marsupialization in a young female patient: a case report and review of the literature[J]. Case Reports in Dentistry, 2018, 2018: 7621363.

6. Graber TM，Rakosi T，Petrovic AG. 口腔正畸功能矫形治疗学[M]. 2版. 徐芸，白玉兴，宋一平，主译. 北京：人民卫生出版社，2004.

7. Grisar K, Luyten J, Preda F, et al. Interventions for impacted maxillary canines: a systematic review of the relationship between initial canine position and treatment outcome[J]. Orthodontics & Craniofacial Research, 2020, 24(2): 180-193.

8. Hardy D, Cubas Y, Orellana M. Prevalence of angle class Ⅲ malocclusion: a systematic review and meta-analysis[J]. Open Journal of Epidemiology, 2012, 2(4): 75-82.

9. Kapur A, Chawla H, Utreja A, et al. Early class Ⅲ occlusal tendency in children and its selective management[J]. Journal of the Indian Society of Pedodontics and Preventive Dentistry, 2008, 26(3): 107.

10. Lione R, Paoloni V, Agrestini C, et al. Management of a large dentigerous cyst in the mixed dentition[J]. Journal of Clinical Orthodontics, 2020, 54 (11): 1-10.

11. Littlewood SJ, Tait AG, Mandall NA, et al. Orthodontics: the role of removable appliances in contemporary orthodontics[J]. British Dental Journal, 2001, 191(6): 304-306, 309.

12. Maltoni I, Maltoni M, Santucci G, et al. Marsupialization of a dentigerous cyst followed by orthodontic traction of two retained teeth: a case report[J]. International Orthodontics, 2019, 17 (2): 365-374.

13. Manjushree R, Prasad K. Application of cone-beam computed tomography in the management of dilacerated maxillary central incisor associated with radicular cyst and external root resorption: a case report[J]. Journal of Conservative Dentistry, 2021, 24(4): 399-403.

14. Matsuoka T, Sobue S, Ooshima T. Crown dilaceration of a first premolar caused by extraction of its deciduous predecessor: a case report[J]. Endodontics and Dental Traumatology, 2000, 16(2): 91-94.

15. McKinney SL, Lukes SM. Dentigerous cyst in a young child: a case report[J]. Canadian Journal of Dental Hygiene, 2021, 55 (3): 177-181.

16. Nagani NI, Ahmed I, Rizwan S, et al. Frequency and association of maxillary ectopic canine with incisor root resorption and dental agenesis[J]. Journal of the Pakistan Medical Association, 2021, 71(2): 277-280.

17. Nallanchakrava S, Mettu S, Reddy NG, et al. Multidisciplinary approach for the management of dilacerated permanent maxillary incisor: a case report[J]. International Journal of Clinical Pediatric Dentistry, 2020, 13(6): 725-728.

18. Northway WM, Wainright RL, Demirjian A. Effects of premature loss of deciduous molars[J]. The Angle Orthodontist, 1984, 54(4): 295-329.

19. Olive RJ. Orthodontic considerations for impacted and ectopic teeth[J]. Australian Orthodontic Journal, 2017(Spec): 99-104.

20. Park GW, Kim DG, Park CJ, et al. A literature review on trauma from occlusion[J]. Journal of Dental Rehabilitation and Applied Science, 2011, 27(4): 423-436.

21. Proffit WR, Fields HW, Sarver DM. Contemporary orthodontics[M]. 5th ed. Saint Louis: Mosby, 2012.

22. Rabie A, Gu Y. Diagnostic criteria for pseudo–class Ⅲ malocclusion [J]. American Journal of Orthodontics and Dentofacial Orthopedics, 2000, 117(1): 1-9.

23. Rabie ABM, She TT, Urban H. Functional appliance therapy accelerates and enhances condylar growth[J]. American Journal of Orthodontics and Dentofacial Orthopedics, 2003, 123 (1): 40-48.

24. Sant'Anna EF, Azevedo DGR, de Lima RL, et al. Orthodontic eruption of an impacted and dilacerated maxillary central incisor[J]. Journal of Clinical Orthodontics, 2020, 54(12): 11-13.

25. Souki BQ, Nieri M, Pavoni C, et al. Development and validation of a prediction model for long-term unsuccess of early treatment of class Ⅲ malocclusion[J]. European Journal of Orthodontics, 2020, 42(2): 200-205.

26. Tanaka E, Hasegawa T, Hanaoka K, et al. Severe crowding and a dilacerated maxillary central incisor in an adolescent[J]. The Angle Orthodontist, 2006, 76(3): 510-518.

27. Woon SC, Thiruvenkatachari B. Early orthodontic treatment for class Ⅲ malocclusion: a systematic review and meta-analysis[J]. American Journal of Orthodontics and Dentofacial Orthopedics, 2017, 151(1): 28-52.

28. Yan BX, Wang XD, Zhou YH. Treatment effectiveness of the Fränkel function regulator on class Ⅲ malocclusion[J]. American Journal of Orthodontics and Dentofacial Orthopedics, 2015, 147(1): 9.

29. Yang X, Li C, Ding B, et al. Treatment effectiveness of Fränkel function regulator on the class Ⅲ malocclusion: a systematic review and meta-analysis[J]. American Journal of Orthodontics and Dentofacial Orthopedics, 2014, 146(2): 143-154.

30. 陈莉莉，段银钟. 上颌快速扩弓保持与复发的研究进展[J]. 国外医学口腔医学分册，2004，31（4）：323-325.

31. 陈扬熙.《口腔正畸学》——基础、技术与临床[J]. 实用口腔医学杂志，2013，29（2）：175.

32. 陈扬熙. 口腔正畸学：基础、技术与临床[M]. 北京：人民卫生出版社，2012.

33. 杜雅晶，黄诗言，饶南荃，等. Fränkel Ⅲ型矫治器早期矫治儿童骨性Ⅲ类错殆的临床疗效研究[J]. 中华口腔医学杂志，2016，51（5）：257-262.

34. 葛立宏. 儿童口腔医学[M]. 5版. 北京：人民卫生出版社，2020.

35. 惠泽明，杜祥，周志斐，等. 前牙反殆畸形早期矫治的研究进展[J]. 实用口腔医学杂志，2019，35（1）：141-145.

36. 姜婷. 颞下颌关节紊乱病和咬合异常的关系——从历史到现状[J]. 中华口腔医学杂志，2021，56（8）：734-739.

37. 李小兵，叶全富，贺红，等. 中国儿童错殆畸形早期矫治专家共识[J]. 华西口腔医学杂志，2021，39（4）：369-376.

38. 李小兵. 当代儿童正畸矫治经典应用[M]. 成都：四川大学出版社，2021.

39. 李小兵. 儿童错殆畸形早期矫治的必要性和方法[J]. 中国实用口腔科杂志，2013，6（12）：709-717.

40. 李小兵. 弯根牙的临床综合治疗及正畸早期矫治的可能性[J]. 中国实用口腔科杂志，2016，9（9）：523-527.

41. 赵志河. 口腔正畸学[M]. 7版. 北京：人民卫生出版社，2020.

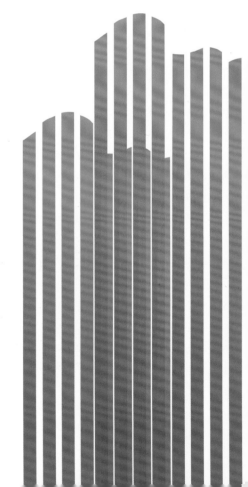

【病例十七】

儿童重度内倾型深覆殆的早期矫治

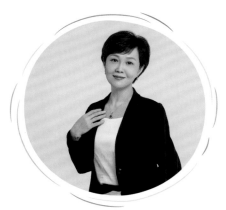

中山大学附属第三医院　艾虹

（一）主诉/病史

患者女，9岁，中美混血，面突伴牙列不齐数年，否认家族遗传史。

既往无矫治史，否认全身疾病史及综合征。

（二）临床检查

（1）口内像及面像检查：替牙列晚期，55、65、85牙未脱落，15、25、45、17、27、47牙未萌出。上下牙列轻度拥挤。

矢状向：突面型，下颌后缩；双侧尖牙、磨牙远中尖对尖，上前牙舌倾。

水平向：上下牙弓狭窄，不规则尖圆形；下后牙舌倾，26、36牙反殆畸形。

垂直向：内倾型深覆殆（Ⅲ度），偏高角。

中线：上中线右偏1mm，下中线左偏1mm。（图2-17-1）

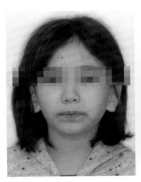
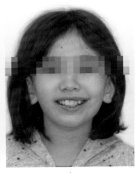
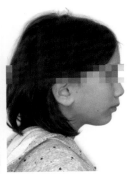

A

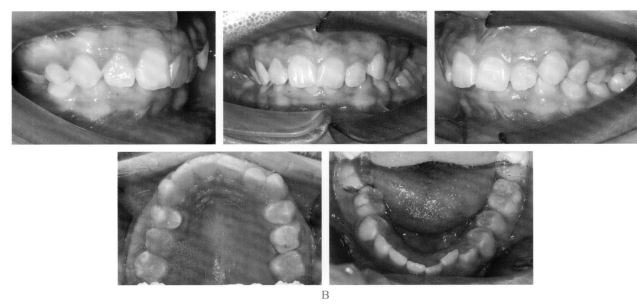

B

图2-17-1 治疗前面像及口内像

A. 面像；B. 口内像

（2）口腔功能检查：张口呼吸、不良舌习惯及吞咽习惯。

气道检查：扁桃体肥大。

颞下颌关节检查：关节区无明显弹响及压痛。

（3）X片检查：

①曲面断层片示：替牙列，上下牙列发育正常，55、65、85牙未脱落，15、25、45、17、27、47牙未萌出，未见多生牙、先天缺牙等牙齿发育异常情况，双侧髁突未见明显异常，下颌骨形态基本对称。（图2-17-2）

②头颅侧位片示：上前牙舌倾、下前牙唇倾，下颌后缩，高角，生长发育高峰前期，腺样体、扁桃体肥大。（图2-17-3，表2-17-1）

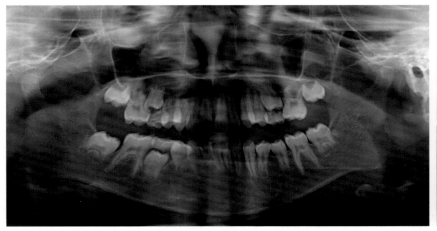

图2-17-2 治疗前曲面断层片

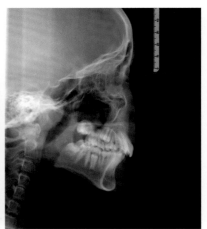

图2-17-3 治疗前头颅侧位片

表2-17-1　治疗前头影测量分析

测量项目	治疗前	正常值
∠SNA	75.8°	82.2°±4.0°
∠SNB	69.4°	80.1°±3.9°
∠ANB	6.4°	2.7°±2.0°
∠MP-SN	37.1°	32.5°±5.2°
∠U1-SN	97.4°	105.7°±6.3°
∠U1-L1	118.6°	124.2°±8.2°
∠L1-MP	107.6°	92.6°±7.0°

（4）上下颌宽度分析：利用CBCT分析治疗前上下颌基骨宽度和牙弓宽度，上颌基骨宽度为57.3mm，下颌基骨宽度为54.5mm，上颌基骨宽度狭窄2.8mm；上牙弓宽度为40.9mm，下牙弓宽度为43.9mm，上牙弓宽度狭窄3mm。（图2-17-4）

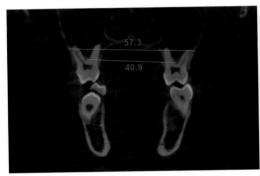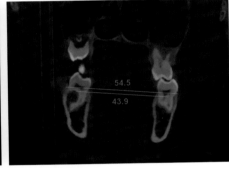

图2-17-4　治疗前上下颌宽度分析

（5）耳鼻喉科会诊：患者腺样体肥大，鼻炎。睡眠监测诊断为轻度阻塞性睡眠呼吸暂停；中度睡眠低氧；睡眠结构紊乱，觉醒稍多。

（三）临床诊断

（1）替牙列晚期，安氏Ⅱ类2分类；

（2）骨性Ⅱ类，上颌位置尚可，下颌后缩；

（3）高角突面型，露龈笑；

（4）内倾型深覆殆（Ⅲ度），上前牙舌倾，下前牙唇倾，下后牙舌倾，15、25、45、17、27、47牙未萌出，26、36牙反殆畸形；

（5）上下牙弓狭窄；

（6）上下牙列轻度拥挤；

（7）上中线右偏1mm，下中线左偏1mm；

（8）张口呼吸、不良舌习惯及吞咽习惯；

（9）扁桃体及腺样体肥大，鼻炎，轻度阻塞性睡眠呼吸暂停。

（四）治疗计划

（1）耳鼻喉科会诊，切除扁桃体及腺样体，使气道通畅。

（2）错𬌗畸形早期矫治：

①Ⅰ期上颌扩弓，解决宽度不调；肌功能训练，纠正口腔不良习惯。

②Ⅱ期无托槽隐形矫治：排齐整平牙列，打开咬合；调整上下前牙转矩；建立中性咬合关系及正常覆𬌗覆盖；前、后牙区垂直向控制，实现下颌骨逆时针旋转，改善面型及颏部形态。

（五）治疗过程及结果

1.Ⅰ期治疗过程

Ⅰ期上颌快速扩弓，每次1/4圈，2次/天，疗程半个月。（图2-17-5）

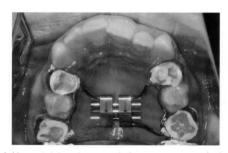

图2-17-5　上颌快速扩弓（纠正上牙弓狭窄及后牙区反𬌗畸形，2019年2月1日）

快速扩弓结束，维持3个月，下前牙舌侧粘结舌刺，纠正不良舌习惯。

CBCT分析扩弓后上下颌基骨宽度和牙弓宽度，上颌基骨宽度为60.3mm，下颌基骨宽度为54.6mm，上颌基骨宽度扩大使上下颌基骨宽度更协调；上牙弓宽度扩大为43.8mm，下牙弓宽度变为43.8mm，上下牙弓宽度协调。上颌快速扩弓后，上中切牙间间隙4mm。（图2-17-6，图2-17-7）

拆除快速扩弓矫治器，上下牙列保持器保持Ⅰ期矫治疗效。（图2-17-8）

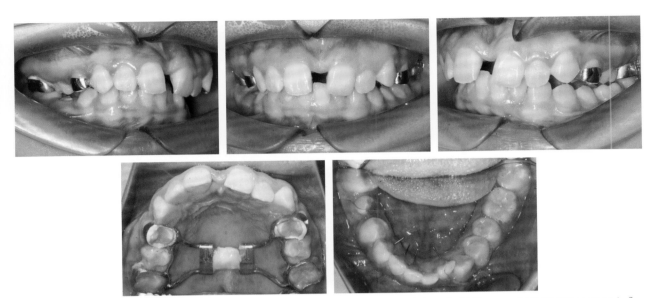

图2-17-6　上颌快速扩弓后口内像［上后牙区反殆畸形基本纠正，上中切牙间间隙4mm（2019年2月18日）］

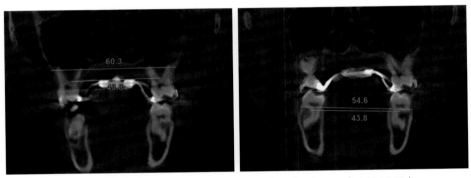

图2-17-7　上颌快速扩弓后上下颌宽度分析（2019年2月18日）

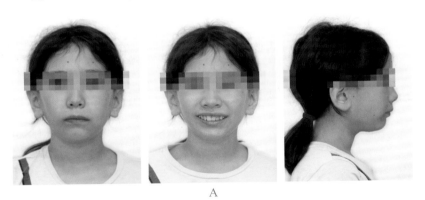

A

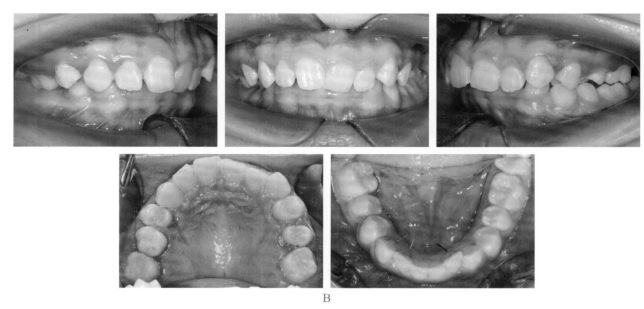

图2-17-8 上下牙列保持器保持面像及口内像

［上下牙弓较扩弓前协调，25、45牙已萌出，上中切牙间间隙关闭，舌习惯改善（2019年5月21日）］

A. 面像；B. 口内像

2. Ⅰ期治疗结果

Ⅰ期上颌快速扩弓后，上牙弓宽度增加，上下牙弓形态改善，上下牙列拥挤度改善。利用下前牙舌刺纠正不良舌习惯。上下牙列除55牙外均已替换。（图2-17-9）

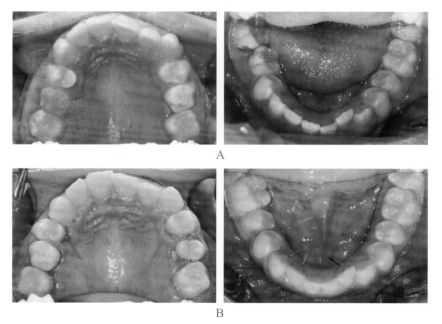

图2-17-9 扩弓前后口内像对比

A. 扩弓前；B. 扩弓后

头颅侧位片示下颌后缩减轻，扁桃体及腺样体摘除后，气道阻塞解除。（图2-17-10）

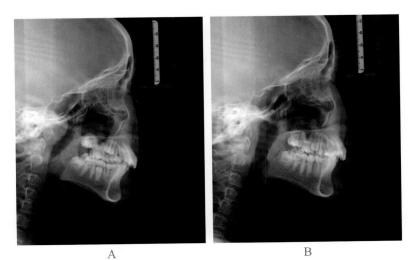

图2-17-10　扩弓前后头颅侧位片对比
A. 扩弓前；B. 扩弓后

3. Ⅱ期治疗过程

（1）Ⅰ期快速扩弓保持3个月后（2019年8月9日），开始Ⅱ期无托槽隐形矫治。ClinCheck方案设计：精细调整上下前后牙咬合关系，纠正上下牙列中线不齐，纠正下颌后缩，控制垂直向，使下颌逆时针旋转，改善面部形态及颏部。（图2-17-11，图2-17-12）

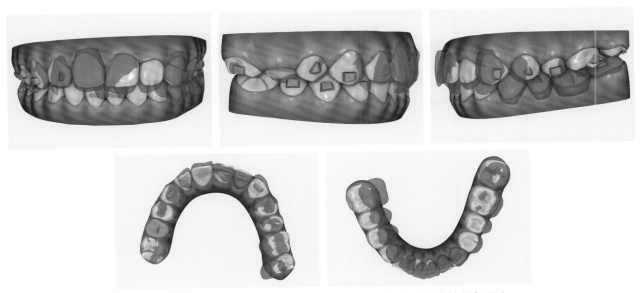

图2-17-11　Ⅱ期无托槽隐形矫治ClinCheck方案（牙移动叠加图）

上颌 / 下颌		1.8	1.7	1.6	1.5	1.4	1.3	1.2	1.1	2.1	2.2	2.3	2.4	2.5	2.6	2.7	2.8	最后一步 / 爱齐公司
伸长(E)/压低(I), mm				0	0.4 I	0.1 E	0.1 E	0.6 I	1.3 I	1.4 I	1.4 I	0.5 I	0.7 I	1.2 I	0.2 I	0.1 I		医生
整体移动(B)/舌侧(L), mm				0	0.7 B	1.1 B	0.5 B	0.3 L	0.9 L	0.7 B	1.3 B	1.1 L	0.4 B	0.2 B	1.6 B	3.8 B		差异
整体移动 近中(M)/远中(D), mm				0.2 D	0.7 D	0.9 D	0.7 D	0.4 D	0.9 D	0.1 M	0.6 D	1.1 D	0.2 M	0.4 M	0.4 M	1.8 M		牙齿基底部
扭转(M)/远中(D)				6.1°D	3.9°M	5.2°M	6.3°M	9.6°M	1.5°M	15.9°M	4.6°D	2.5°M	11.1°M	17.0°M	10.8°D	**7.9°M**		冠
轴倾度(M)/远中(D)				1.8°D	1.3°M	1.7°M	5.9°M	7.1°M	1.1°D	7.8°D	6.6°M	7.1°M	4.0°M	4.1°D		**1.8°M**		牙根
倾斜度 唇侧(B)/舌侧(L)				5.3°L	11.6°B	8.9°B	2.7°L	2.6°L	7.1°B	16.6°B	10.3°B	0.5°B	7.5°B	5.9°B	4.0°B	**7.5°L**		

上颌 / 下颌		4.8	4.7	4.6	4.5	4.4	4.3	4.2	4.1	3.1	3.2	3.3	3.4	3.5	3.6	3.7	3.8	最后一步 / 爱齐公司
伸长(E)/压低(I), mm				0.9 I	0.5 I	0.8 I	2.0 I	3.9 I	3.7 I	3.1 I	3.4 I	2.0 I	0.4 E	0.7 E	0.6 E	0.6 I		医生
整体移动(B)/舌侧(L), mm				4.5 B	4.4 B	4.2 B	2.8 B	2.5 B	0.8 B	0.7 B	2.0 B	0.6 B	1.0 L	1.3 L	1.9 L	1.1 L		差异
整体移动 近中(M)/远中(D), mm				0.2 M	0.2 D	0.2 D	1.2 D	1.9 D	1.6 D	1.3 M	1.0 M	1.4 M	0.3 M	0.2 M	0.3 D	0.6 D		牙齿基底部
扭转(M)/远中(D)				4.8°D	13.7°M	1.3°D	9.7°M	21.1°M	6.0°M	15.6°M	24.3°M	1.2°D	2.1°D	5.1°D	11.5°D			冠
轴倾度(M)/远中(D)				0.2°M	3.9°D	9.9°M	**12.7°M**	5.2°M	3.8°M	2.3°M	7.3°M	14.8°M	7.6°M	3.0°D	0.8°D	4.2°D		牙根
倾斜度 唇侧(B)/舌侧(L)				15.5°B	28.8°B	24.6°B	7.8°B	8.5°B	3.4°B	5.3°B	6.0°B	2.9°B	14.4°B	12.5°B	1.3°L	7.1°L		

图2-17-12　Ⅱ期无托槽隐形矫治ClinCheck方案（上下牙列移动量）

佩戴无托槽隐形矫治器，整平排齐上下牙列，纠正上前牙转矩及前牙深覆殆，纠正上下中线不齐，纠正后牙远中关系。（图2-17-13至图2-17-15）

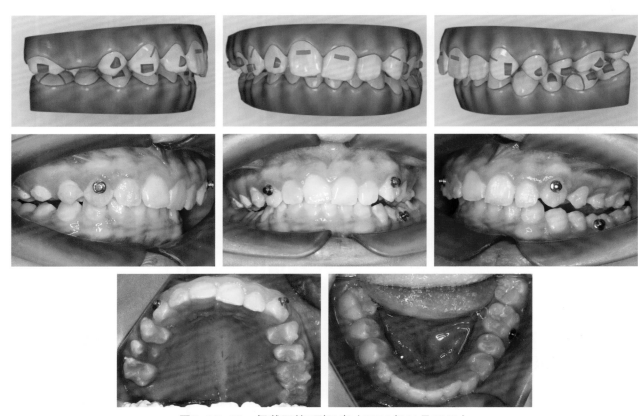

图2-17-13　佩戴至第9副牙套（2019年11月19日）

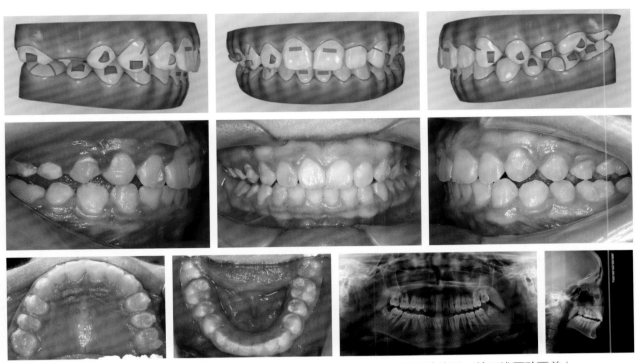

图2-17-14 佩戴至第20副牙套（上下牙列基本排齐，后牙区开殆畸形，前牙浅覆殆覆盖）

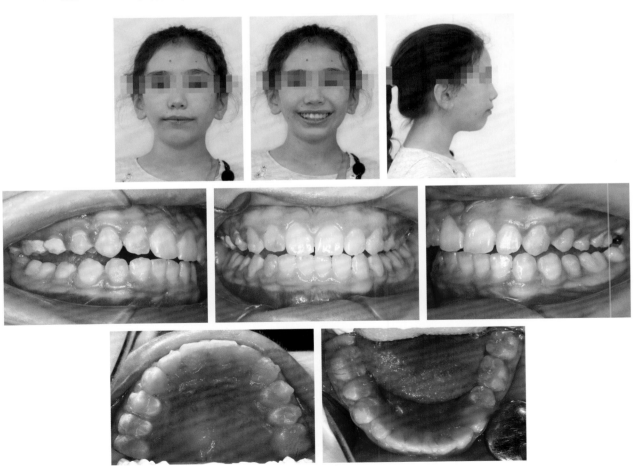

图2-17-15 佩戴至第30副牙套（17、47牙萌出，牙套未包裹，形成支点，后牙区开殆畸形加重，前牙浅覆殆覆
盖，下颌顺时针旋转，面下1/3增加，2020年5月25日）

至2020年3月18日，左侧近中关系，右侧远中关系，中线稍偏。

（2）患者治疗9个半月后，上下第二磨牙萌出，追加无托槽隐形矫治器，压低第二磨牙，纠正开殆畸形，精细调整上下牙咬合关系。（图2-17-16至图2-17-18）

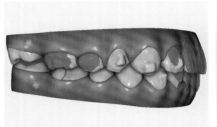
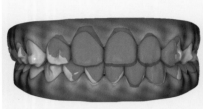
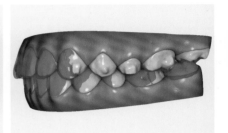

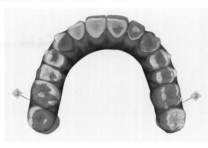
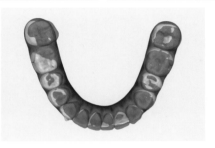

图2-17-16　无托槽隐形矫治附加矫治器ClinCheck方案（牙移动叠加图）

上颌　下颌		1.8	1.7	1.6	1.5	1.4	1.3	1.2	1.1	2.1	2.2	2.3	2.4	2.5	2.6	2.7	2.8	最后一步
伸长(E)/压低(L), mm			1.4 I	0.1 I	0.3 E	0.1 E	0.5 E	0.4 E	0.7 I	1.0 I	0.1 E	0	0.1 E	0	0.4 I	0.5 E		整齐公司
整体移动(B)/舌侧(L), mm			2.1 B	0.2 L	0.5 L	0.4 B	0.7 B	0.3 L	0.7 L	0.5 L	0.2 L	0.2 B	0.6 B	1.1 B	0.9 B	1.1 B		医生
整体移动 近中(M)/远中(D), mm			0.9 M	0.4 M	0.5 M	0.2 D	0.4 D	0.5 D	0.3 D	0.1 M	0.1 D	0.2 D	0.2 D	0.2 D	0.2 D	0.3 M		差异
扭转(M)/远中(D)			3.7°M	3.6°D	0.1°D	0.5°D	2.7°M	1.1°D	0.5°D	2.3°M	0.2°D	3.8°M	3.8°M	5.9°M	1.6°M	0.1°D		牙齿基底部
轴倾度(M)/远中(D)			0.1°M	2.7°D	0.8°M	4.9°M	3.0°M	3.1°M	1.7°D	0.8°M	4.7°M	1.1°M	3.5°M	1.7°D	4.6°D	5.7°M		冠
倾斜度 唇侧(B)/舌侧(L)			2.3°L	1.1°B	2.2°L	2.2°L	1.4°L	2.0°B	2.3°B	3.3°B	3.9°B	2.2°B	1.3°L	0.9°L	0.9°B	7.7°L		牙根

上颌　下颌		4.8	4.7	4.6	4.5	4.4	4.3	4.2	4.1	3.1	3.2	3.3	3.4	3.5	3.6	3.7	3.8	最后一步
伸长(E)/压低(L), mm			1.9 I	0.1 E	0.3 E	0.2 E	0.2 I	0.8 I	1.0 I	1.0 I	1.3 I	1.2 I	0.6 I	0	0.4 I	0.4 I		整齐公司
整体移动(B)/舌侧(L), mm			1.1 B	0.1 B	0.6 B	0.8 B	1.2 B	0.1 B	0.1 L	0.1 L	0.6 L	0.1 B	0.1 B	0	0.1 L	0.8 L		医生
整体移动 近中(M)/远中(D), mm			0.1 D	0	0	0	0.2 D	0.3 D	0.3 D	0	0.3 D	0.4 D	0.5 D	0.6 D	0.5 D	0.5 D		牙齿基底部
扭转(M)/远中(D)			23.2°D	2.5°D	1.4°M	3.8°M	1.8°M	0.5°D	5.2°M	0.6°M	3.2°M	1.0°D	1.1°M	1.0°D	9.4°D			冠
轴倾度(M)/远中(D)			5.5°D	6.2°D	4.3°D	6.5°M	7.0°M	7.0°M	4.7°M	4.0°M	2.1°M	3.2°M	5.7°M	2.8°D	0.4°M	1.6°D		牙根
倾斜度 唇侧(B)/舌侧(L)			8.0°B	4.8°L	4.5°M	2.1°L	4.5°L	2.9°L	1.0°D	0.7°B	4.8°L	3.8°L	0.1°L					

图2-17-17　Ⅱ期无托槽隐形矫治附加矫治器ClinCheck方案（上下牙列移动量）

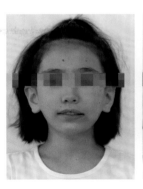
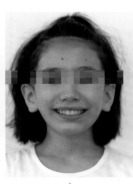
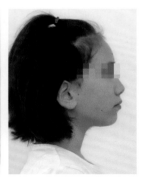

A

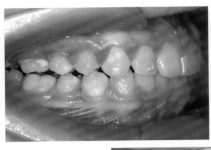
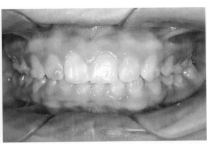
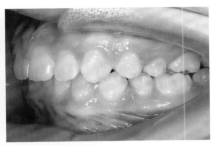

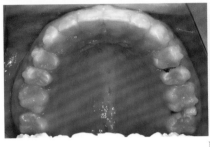
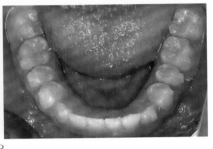

B

图2-17-18　Ⅱ期无托槽隐形矫治附加矫治器佩戴至第6副牙套
（后牙区开殆畸形解除，咬合紧密，下中线略左偏，2020年8月20日）
A. 面像；B. 口内像

4. Ⅱ期治疗结果

无托槽隐形矫治附加矫治器矫治12个月后，结束无托槽隐形矫治器治疗。治疗后上下牙列整平排齐，上下牙列中线齐，前牙覆殆覆盖正常，后牙关系正常，开殆畸形解除。面部形态协调。（图2-17-19）利用CBCT分析治疗后上下颌基骨宽度和牙弓宽度，上颌基骨宽度为60.9mm，下颌基骨宽度为55.5mm，上下颌基骨宽度协调；上牙弓宽度为44.4mm，下牙弓宽度为44.4mm，上下牙弓宽度协调。（图2-17-20）

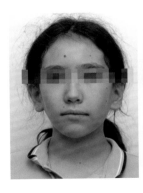
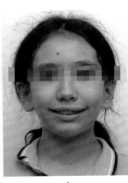
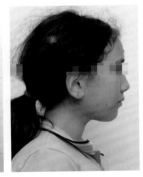

A

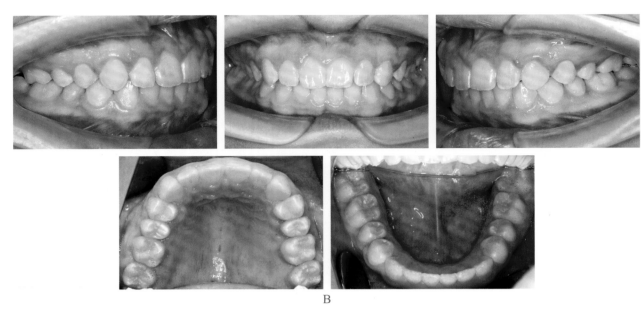

图2-17-19　Ⅱ期无托槽隐形矫治附加矫治器矫治结束后面像及口内像（2021年6月29日）
A. 面像；B. 口内像

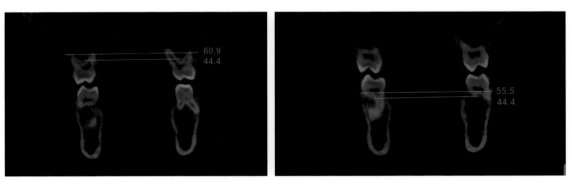

图2-17-20　Ⅱ期无托槽隐形矫治附加矫治器矫治结束后上下颌宽度分析（2021年6月29日）

　　Ⅱ期无托槽隐形矫治附加矫治器矫治结束后，拍摄曲面断层片及头颅侧位片，利用头影测量分析、头影测量重叠图分析矫治疗效。矫治后下颌骨矢状向及垂直向生长，上前牙唇倾度正常（∠U1-SN 101.0°，正常值101.3°±5.5°），下前牙唇倾度改善（∠L1-MP 102.0°，正常值95.0°±7.0°），下颌平面稍有逆时针旋转（∠MP-SN 36.6°，正常值33.0°±6.0°）。（图2-17-21至图2-17-23，表2-17-2）

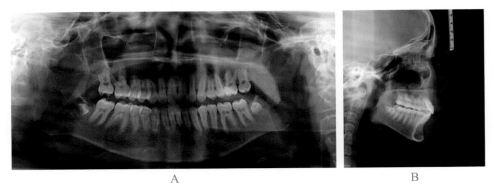

图2-17-21 Ⅱ期无托槽隐形矫治附加矫治器矫治结束后X片检查（2021年6月29日）
A. 曲面断层片；B. 头颅侧位片

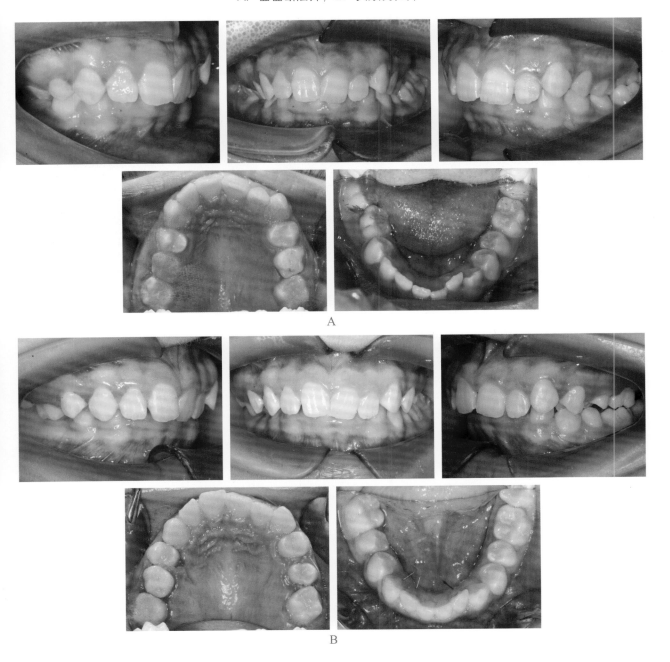

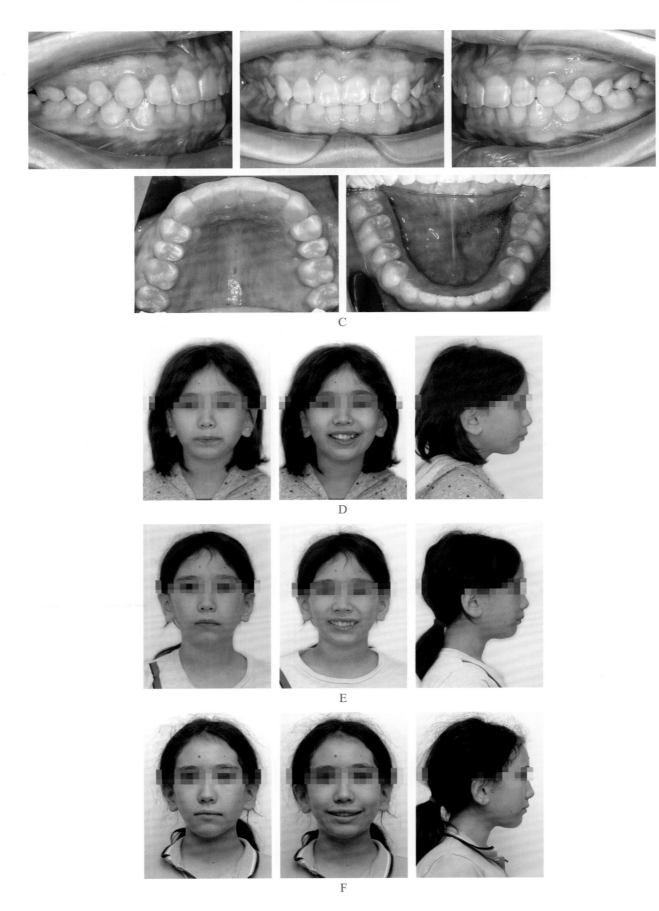

C

D

E

F

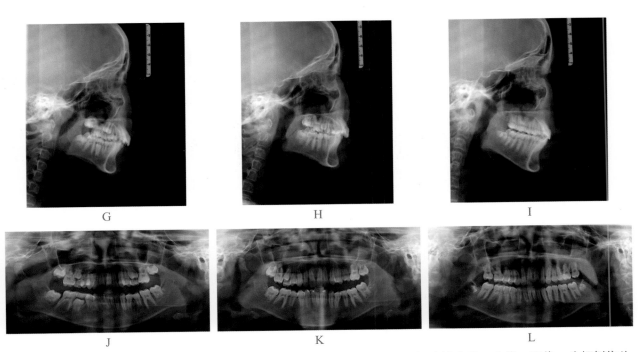

图2-17-22　治疗前、Ⅰ期扩弓结束后、Ⅱ期无托槽隐形矫治附加矫治器矫治结束后口内像、面像、头颅侧位片和曲面断层片

A. 治疗前口内像；B. Ⅰ期扩弓结束后口内像；C. Ⅱ期无托槽隐形矫治附加矫治器矫治结束后口内像；
D. 治疗前面像；E. Ⅰ期扩弓结束后面像；F. Ⅱ期无托槽隐形矫治附加矫治器矫治结束后面像；
G. 治疗前头颅侧位片；H. Ⅰ期扩弓结束后头颅侧位片；I. Ⅱ期无托槽隐形矫治附加矫治器矫治结束后头颅侧位片；J. 治疗前曲面断层片；K. Ⅰ期扩弓结束后曲面断层片；L. Ⅱ期无托槽隐形矫治附加矫治器矫治结束后曲面断层片

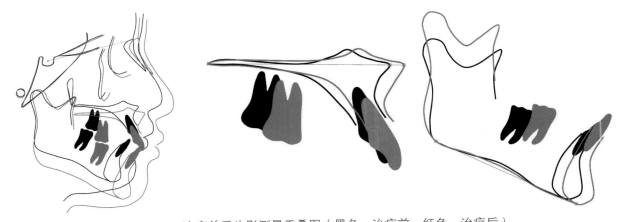

图2-17-23　治疗前后头影测量重叠图（黑色：治疗前；红色：治疗后）

表2-17-2　治疗前后头影测量分析对比

测量项目	治疗前	治疗后	正常值
∠SNA	75.8°	75.5°	82.0°±3.5°
∠SNB	69.4°	71.7°	80.9°±3.4°
∠ANB	6.4°	3.9°	1.6°±1.5°
∠MP-SN	37.1°	36.6°	33.0°±6.0°

续表

测量项目	治疗前	治疗后	正常值
∠U1-SN	97.4°	101.0°	101.3°±5.5°
∠L1-MP	107.6°	102.0°	95.0°±7.0°
∠U1-L1	118.6°	119.5°	130.0°±6.0°

（六）病例分析

1．儿童上呼吸道因素与错殆畸形早期矫治

对于儿童及青少年的错殆畸形病例，我们应该时刻关注气道，尽早疏通，尽早干预。扁桃体及腺样体肥大、鼻炎等引起的气道阻塞导致的口周肌功能异常，可能引起上牙弓狭窄、腭盖高拱、下颌骨后缩，进而引起颜面颌骨畸形。严重的气道阻塞可致睡眠时呼吸暂停，导致注意力不集中、多动、目光呆滞，甚至影响神经认知和生长发育。本病例通过头颅侧位片及口内像检查发现腺样体和扁桃体肥大，通过询问病史发现患者夜间睡觉时易惊醒和翻滚多动，提示可能存在气道阻塞和呼吸暂停，进而请耳鼻喉科会诊，切除扁桃体及腺样体，去除气道阻塞病因，使气道通畅，利于口腔内外肌平衡的建立，为上下颌骨生长提供有利环境。

2．口腔内外肌平衡与错殆畸形早期矫治

从肌功能角度分析，患者存在严重不良舌习惯及吞咽习惯，同时伴张口呼吸。一般情况下，唇舌等口周肌施加在牙弓内外的力是平衡的，如果有不良习惯破坏了这个平衡，牙齿就会错位，上下牙弓及颌骨的发育也会受到影响，所以对于儿童及青少年口腔不良习惯的纠正应贯穿正畸矫治的始终。在矫治中配合常态化的肌功能训练，充分发挥肌肉的潜力，改良颌骨生长方向，减小矫治难度，减少将来拔牙的可能。本病例患者由于不良舌习惯及吞咽习惯，上下牙弓狭窄、后牙反殆畸形、内倾型Ⅲ度深覆殆，矫治过程中采用舌刺配合肌功能训练，去除舌体及唇颊肌对上下牙弓及颌骨的不良影响，使矫治过程更高效。

3．颌骨生长发育及错殆畸形最佳矫治时期

从生长发育的角度分析，本病例属于安氏Ⅱ类2分类内倾型深覆殆，内倾的上前牙及狭窄的上牙弓严重限制下颌骨的生长发育，如果错过早期干预的最佳时机，可能发展为严重的骨性错殆畸形，使以后的矫治难度大大增加。所以该病例在生长发育高峰前期开始进行早期矫治，横向扩弓上颌骨，并利用扩弓间隙调整上前牙角度，为下颌骨生长发育提供良好的构架。从扩弓后的结果来看，当获得了足够的生长空间后，下颌骨确实发生了一定的矢状向生长。

4．矫治设计

通过面型、口内咬合及X线头影测量分析，本病例的错颌畸形表现在长、宽、高三个维度的不调，

即上牙弓狭窄（横向不调）、下颌后缩（矢状向不调）、高角及露龈笑等（垂直向不调），三维方向相互影响。矫治策略为优先解除宽度不调，给矢状向和垂直向调整空间，然后设计矢状向尖牙、磨牙关系的纠正，以及垂直向面下1/3的纠正。对于内倾型深覆殆伴牙弓狭窄的病例，下颌骨的位置经常被狭窄的上颌骨限制。因此本病例优先进行上颌快速扩弓，调整上颌弓形，释放下颌骨生长潜力，进而通过无托槽隐形矫治技术，数字化设计牙齿三维方向的移动：①矢状向，上颌少量推磨牙向远中与下颌建立磨牙中性咬合关系，上前牙通过加大量根舌向转矩实现根向舌侧压入，调整前牙唇倾度；②垂直向，上前牙压低纠正露龈笑，上后牙腭尖压低、下前牙压低整平Spee曲线，纠正垂直向不调，实现下颌骨逆时针旋转，减小下颌平面角，改善颏部突度及形态，协调面下1/3高度。

5. 无托槽隐形矫治复诊监控

在替牙列期和恒牙列早期的无托槽隐形矫治复诊监控中，我们应观察新萌出的恒牙是否影响牙套贴合度，以及是否会导致咬合干扰。通过本病例我们发现，当患者下第二磨牙新萌出后，由于牙套未覆盖，47牙高于殆平面造成前后牙区大范围开殆，在矫治过程中及时分析、发现开殆出现的原因，通过附加矫治设计新的无托槽隐形矫治方案，将伸长的磨牙压低，逐步解除开殆，可达到良好的前牙覆殆覆盖及颏部形态。

治疗中对于左侧中性关系、右侧远中关系，采取不对称牵引（右侧Ⅱ牵引），逐步达到上下中线对齐，双侧尖牙、磨牙中性关系。

6. 矫治疗效总结

儿童及青少年错殆畸形的发生常与牙齿、牙弓、颌骨、肌肉、气道等多方面因素有关，矫治周期长且较为繁杂，所以，应分析追溯导致错殆畸形发生的病因，明确诊断，在矫治中多管齐下，阶段性地逐一击破，最终构建一个协调的牙–殆–颌–面平衡的口腔美观及功能完善系统。

矫治概要

（1）基本情况：女，9岁。

（2）骨性及面型诊断：骨性Ⅱ类，上颌微突，下颌后缩，高角。

（3）错殆诊断：前牙内倾型Ⅲ度深覆殆，上前牙舌倾，下前牙唇倾；上下牙弓狭窄，上下牙列轻度拥挤；上下中线不齐。

（4）病因分析：遗传因素，局部因素：扁桃体及腺样体肥大、不良吞咽习惯、不良舌习惯。

（5）矫治时机：生长发育高峰前期，尽早发现，尽早干预；乳牙列期、替牙列早期、恒牙早期。

（6）矫治目的：尽早解决扁桃体及腺样体问题，疏通气道；及时去除口腔不良习惯，防止影响颜面部发育；Ⅰ期扩弓，早期解决横向不调，为矢状向和垂直向提供生长发育环境；Ⅱ期排齐整平牙列，协调上下颌骨，建立中性咬合关系和正常覆殆覆盖。

（7）疗效评价：建立牙齿、牙弓及颌骨三维方向协调系统；实现美观、功能完善、健康、稳定的矫治目标。

【理论拓展】

上下牙弓横向不调的诊断及临床治疗

上下牙弓横向不调，主要表现为上下颌牙间宽度的不调，可见于乳牙列期、替牙列期或恒牙列期，可以为单颗牙、多颗牙反𬌗畸形或者锁𬌗畸形。牙、颌、面是一个整体，其在矢状向、垂直向、水平向三维空间上的生长发育相互联系、相互制约，只有三维方向真正协调，才能获得口颌系统的健康、协调、美观。因此，错𬌗畸形的早期矫治应基于三维方向，首先以宽度优先，协调上下颌骨宽度，给垂直向和矢状向提供空间，以提高疗效并保证矫治效果长期稳定，创造一个适合颌骨生长及咬合平衡的协调环境。

一、上下牙弓横向不调的诊断

（一）上下牙弓横向不调的临床表现

上下牙弓横向不调在后牙区表现为反𬌗畸形或锁𬌗畸形。如果一侧或双侧后牙反𬌗畸形，但后牙颊舌向倾斜度正常，一般是存在骨性不调；如果上后牙牙冠过度舌倾，则是牙性问题引起的后牙反𬌗畸形。但临床上也常见到上后牙颊倾而掩饰了上颌骨的骨性横向发育不足，对这种情况需认真进行诊断分析。上后牙颊倾代偿上颌骨的骨性横向发育不足患者，一般会出现上颌横𬌗曲线过大、后牙腭尖下垂、侧方𬌗干扰等，这类患者即使未表现出后牙反𬌗畸形，也应进行扩弓，协调匹配上下宽度。

（二）Andrews牙弓宽度与基骨弓宽度协调性分析

Andrews侧貌𬌗面协调六要素理论Ⅲ中提示：在牙弓满足正常𬌗排列时，上颌基骨宽度与下颌相

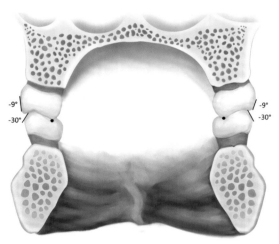

图1　Andrews侧貌𬌗面协调六要素理论的
上下基骨宽度分析法

匹配。具体测量方法为：用WALA嵴代表下颌基骨宽度，并以此为标准测量分析上颌基骨宽度，使上牙弓与下牙弓匹配，设计矫治方案。在模型上确定牙性标志点，包括上下第一恒磨牙临床冠中心点（FA点）、上第一恒磨牙近中腭尖点（P点）、下第一恒磨牙中央窝点（CF点）。先测量出待分析模型的下第一恒磨牙FA点到WALA嵴的水平距离（参考标准：FA6到WALA嵴的距离正常值为2mm），测量值与正常值之差为代偿值A（代偿值A正常值为0；当下第一恒牙舌倾时，测量值增大，代偿值A为正值，反之为负值）。再测量出下第一恒磨牙CF点间的距离，为下颌宽度B。最后测量上第一恒磨牙P点间的距离C，若$C=B+A$，即上下宽度协调；若$C>B+A$，即上颌偏

宽；若$C<B+A$，即上颌狭窄。（图1）

（三）牙弓宽度的CBCT诊断方法

随着口腔医学数字化技术的迅速发展，应用CBCT进行横向测量分析，可获得更加简便精确的结果。上颌骨标志点沿用上颌骨颧突下缘与牙槽突交界点Mx，下颌骨标志点为第一恒磨牙最颊侧部位切线与皮质骨交点MGJ。在第一恒磨牙牙根分叉处的冠状面截图中寻找上下颌骨标志点，在标志点水平做横断面截图，上下颌基骨宽度即为Mx-Mx和MGJ-MGJ距离。（图2）故在设计方案时应注意牙齿移动的边界，超出限度的牙弓扩大，可能造成骨开窗、开裂等医源性风险。

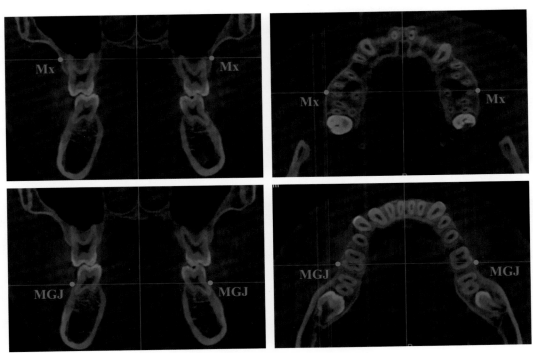

图2　应用CBCT进行基骨宽度分析法

二、儿童牙弓宽度不调的临床治疗方法

目前的正畸临床专家共识对于横向不调的意见是应当进行早期矫治，刺激上下颌骨宽度及矢状向的发育，尽早并最大程度地减小上下颌骨之间的不调。对于骨性Ⅲ类患者，主要是对上颌进行扩弓及前牵引；对于骨性Ⅱ类患者，主要是对上颌进行扩弓并实现下颌咬合跳跃。扩弓矫治器可以为固定支架式扩弓矫治器或可摘式扩弓矫治器，扩弓方式可选择快速扩弓或慢速扩弓。临床选择取决于病例类型、患者年龄及依从性等因素。

（一）Hyras扩弓矫治器

Hyras扩弓矫治器是一种固定快速扩弓矫治器，优点是容易清洁，矫治器周围保持干净（图3）。一般来说，

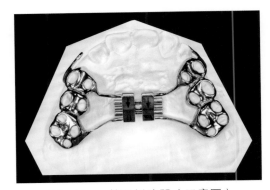

图3　Hyras扩弓矫治器（示意图）

对于生长高峰期的儿童，建议每天将螺旋开大0.5-1.0mm，每次旋转1/4圈，2次/天，连续2-3周，具体打开量需要到医院复诊确定。

（二）粘接式扩弓矫治器

粘结式扩弓矫治器是由Hyras扩弓矫治器和覆盖于牙弓颊段的两块丙烯酸树脂基托组成（图4），每天将螺旋开大0.5-1.0mm，每次1/4圈，2次/天，连续2-3周。对于伴有开殆畸形趋势和垂直向问题的患者使用扩弓矫治器时，可选用此种扩弓矫治器。

（三）可摘式扩弓矫治器

可摘式扩弓矫治器适用于上下颌扩弓，属于一种慢速扩弓矫治器，通常应用在牙性或牙槽骨性牙弓狭窄的扩张。慢速扩弓时，螺旋器每3-5天打开一次，扩弓4-6个月。需保证扩弓矫治器在固位良好的前提下进行扩开。

可摘式扩弓矫治器根据螺旋器的安放位置不同，可分为非对称扩弓、对称扩弓或三向扩弓等。（图5）

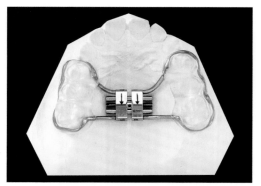

图4　粘接式扩弓矫治器（示意图）

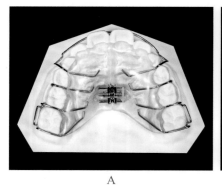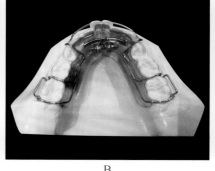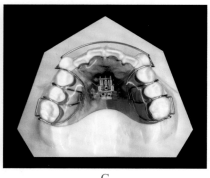

| A | B | C |

图5　各类可摘式扩弓矫治器
A. 上颌Schwartz扩弓矫治器；B. 下颌Schwartz扩弓矫治器；C. 上颌三向扩弓矫治器

（四）种植钉辅助支抗骨性扩弓矫治器（Maxillary skeletal expander，MSE）

种植钉辅助支抗骨性扩弓矫治器是通过4颗支抗钉打穿上颌腭骨双侧骨皮质固定，扩弓力直接传达到颌骨上，力量可达5.9kg。无年龄界限，对腭中缝未闭合的扩弓成功率近100%，对已闭合的扩弓成功率约85%。（图6）种植钉辅助支抗骨性扩弓矫治器针对10-15岁儿童的扩弓"力度"分为两型：①1型扩弓：扩弓矫治器每次转1/4圈，3次/周（约0.6mm）；②2型扩弓：扩弓矫治器每次转1/4圈，6次/周（约0.8mm）。

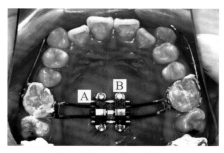

图6　种植钉辅助支抗骨性扩弓矫治器
（A. 固定支架式扩弓矫治器；B. 辅助支抗用种植钉）

三、小结

上下颌横向宽度不调可以表现为牙性宽度不调、牙槽性宽度不调、骨性宽度不调或功能性宽度不调；也可以是单侧或双侧发生，通常不能自行纠正，延迟治疗会对颜面部生长发育，咀嚼肌、颞下颌关节、颌骨生长造成不良影响。建议早发现、早治疗，最佳矫正时间为乳牙列期（3-5岁，纠正乳后牙反拾）、替牙列早期（7-9岁）及恒牙列早期，根据具体情况选择慢速扩弓或快速扩弓，矫治器可以设计为固定式或可摘式矫治器。扩弓结束的标准为后牙宽度基本正常（牙根位于基骨中央），一般建议扩弓后至少维持3个月，但需注意对于患者生长发育或不良习惯导致的复发，则需进行多次扩弓，以协调上下颌骨宽度，必要时配合前牵引刺激上颌矢状向生长，或配合咬合跳跃刺激下颌矢状向生长，最终促进儿童及青少年建立和谐健康的牙颌面三维关系。

【病例十八】

替牙列期前后牙反殆伴下颌偏斜畸形的早期矫治

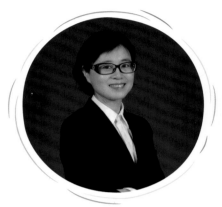 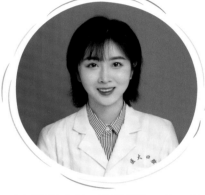 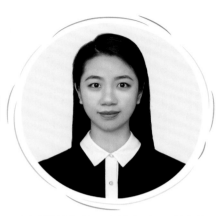

中国医科大学口腔医学院　田玉楼　　中国医科大学口腔医学院　黄天娇　　中国医科大学口腔医学院　孙诗琪

（一）主诉/病史

患者谭某某，男，9岁。

主诉：脸左偏。

病史：家长诉患者因"兜齿"在外院进行"前牵引矫治"约1年，近来发现脸越来越偏。否认家族遗传史、全身疾病史及综合征。

（二）临床检查

1．一般临床检查

患者为替牙列期偏殆、反殆畸形，双侧颜面不对称，问诊发现无明显口腔不良习惯。视诊发现患者存在不良舌姿势低位，舌体挤在上下前牙间，下颌习惯性前伸，左偏。

2．口内像及面像检查

上中切牙及双侧第一磨牙完全萌出，21牙唇向低位、切端高度明显不一致（21牙切缘低于11牙切缘）；52牙脱落，11牙右偏/移位，间隙丧失，12牙萌出间隙不足；下中切牙、侧切牙及双侧第一磨牙完全萌出，下前牙拥挤，42牙错位萌出、牙冠远中扭转接近45°；左侧牙列从62牙开始至26牙与对颌牙呈反咬合状态；殆平面偏斜，呈左高右低；上下中线不齐，上中线右偏，下中线左偏约5mm；右侧第一磨牙为近中关系，左侧第一磨牙为远中关系（下颌左偏造成）。

正面观面部左右不对称，左右下颌长度及高度不一致，颏部左偏（图2-18-1）。

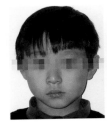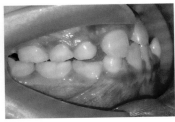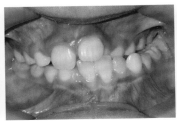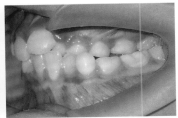

图2-18-1　初诊面像及口内像

3．功能检查

PP位时下颌向左偏斜程度及上下牙列中线不齐情况有所改善；左侧颞下颌关节开口末弹响。

4．模型分析

上牙弓尖圆形，双侧形态稍不对称；下牙弓卵圆形，双侧基本对称。应用牙槽嵴中心分析法（centre of the alveolar crest analysis，CAC法）进行上下牙弓宽度测量及协调性分析，结果表明上下牙弓宽度不调，与上下牙弓宽度理想差值相比存在5.2mm的不调量，表明上牙弓偏小。（图2-18-2，表2-18-1）

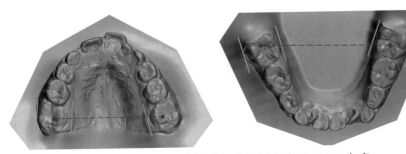

图2-18-2　矫治前在模型上应用CAC法测量牙弓宽度

表2-18-1　矫治前用CAC法分析牙弓宽度测量结果

测量项目	测量值
上牙弓宽度	45.5mm
下牙弓宽度	45.7mm
上下牙弓宽度差值	−0.2mm
上下牙弓宽度理想差值	5.0mm
上下牙弓宽度不调量	5.2mm

5．影像学检查

ICP位拍摄X线头颅正位片、侧位片及曲面断层片。利用头颅正位片、侧位片检查上下颌骨关系、上下颌骨形态特征、上下颌骨左右对称性。利用曲面断层片了解上下牙列发育、乳恒牙替换、下颌骨左右对称及髁突形态和颞下颌关节等情况。

（1）头颅正位片分析。双侧下颌体形态不对称，下颌左偏，颏部偏移约6.5mm。

应用Ricketts分析法进行上下颌骨宽度测量，测得有效上颌骨宽度为59.4mm、有效下颌骨宽度为78.3mm，上下颌骨宽度差值为18.9mm，比9岁儿童上下颌骨宽度理想差值（参考值为14.0mm）大4.9mm，说明上下颌骨横向关系不调，上颌骨宽度相对下颌骨宽度不足。

再应用Sassouni分析法测量眶侧点（Lo）与上颌基点（Mx）的连线与上第一恒磨牙颊侧最突点距离，右侧测量值为–1.8mm（正常值为0mm）（Lo–Mx连线位于第一磨牙颊侧最突点外，为负值）、左侧测量值为–5.4mm（正常值为0mm），说明上牙弓相对于上颌基骨的宽度发育不足，而且双侧不对称。（图2–18–3）

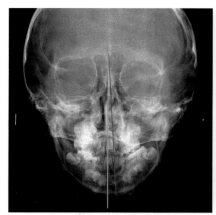
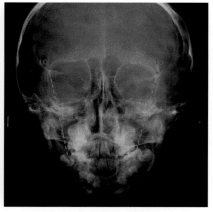

图2–18–3　初诊头颅正位片（面部对称性分析及上颌骨宽度测量分析）

（2）头颅侧位片分析。上下颌骨矢状向轻度发育不调（∠ANB 1.9°，正常值4.7°±1.4°；Wits –5.2mm，正常值–1.4mm±2.6mm），可能与1年的前牵引有关；上下颌骨生长趋势较好，无明显骨性Ⅲ类倾向（∠APDI 83.7°，正常值81.1°±4.0°）。上下颌骨垂直向有轻度高角倾向（∠GoGn–SN 40.5°，正常值36.4°±4.3°）。上下前牙轻度代偿（∠U1–SN 108.2°，正常值104.8°±5.3°；∠L1–MP 88.6°，正常值94.7°±5.2°）。前牙覆𬌗覆盖较小（覆𬌗1.3mm，正常值2.0mm±1.0mm；覆盖0.9mm，正常值2.0mm±1.0mm）。

软组织侧貌为微凸面型（SNV–Ulip 6.0mm，正常值4.0mm±1.0mm；SNV–Llip 2.0mm，正常值1.0mm±1.0mm），颏部位置基本正常（SNV–Chin –3.0mm，正常值–2.0mm±2.0mm）。（图2–18–4，表2–18–2）

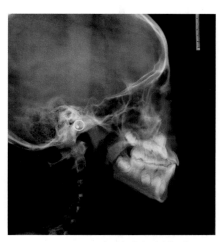

图2–18–4　初诊头颅侧位片

表2-18-2 初诊头影测量分析

测量项目	初诊值	标准值	标准差
∠SNA	77.7°	82.3°	3.5°
∠SNB	75.8°	77.6°	2.9°
∠ANB	1.9°	4.7°	1.4°
Wits	−5.2mm	−1.4mm	2.6mm
∠APDI	83.7°	81.1°	4.0°
∠GoGn−SN	40.5°	36.4°	4.3°
∠U1−SN	108.2°	104.8°	5.3°
∠L1−MP	88.6°	94.7°	5.2°
覆盖	0.9mm	2.0mm	1.0mm
覆殆	1.3mm	2.0mm	1.0mm
SNV−Ulip	6.0mm	4.0mm	1.0mm
SNV−Llip	2.0mm	1.0mm	1.0mm
SNV−Chin	−3.0mm	−2.0mm	2.0mm

（3）曲面断层片显示：11牙牙冠向远中倾斜/移位，12牙萌出间隙明显不足，未见多生牙、先天缺牙等牙齿发育异常情况；双侧髁突形态不对称，左侧髁突短小不规则；双侧髁突高度不一致，左侧较右侧低。（图2-18-5）

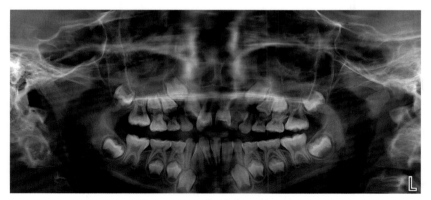

图2-18-5 初诊曲面断层片

（三）临床诊断

由于患者及家长否认家族遗传史，根据病史、临床检查分析，判断患者初次到外院就诊时为"替牙列期前牙反殆畸形伴左侧后牙反殆"，治疗只设计上下颌矢状向不调所致的前牙反殆畸形的矫治（"前牵引矫治"），而没有先行纠正或同期矫治上下颌水平向不调引起的后牙反殆畸形，导致偏颌加重。

综合分析认为患者属于骨性因素和功能性因素混合的偏殆畸形：偏殆、反殆畸形主要由上颌骨相对下颌骨宽度不足、上牙弓宽度不足造成。因此，根据临床视诊、问诊、口内像检查、模型及X片检查测量分析等结果，该患者的临床诊断如下：

（1）替牙列期骨性下颌偏殆（下颌左偏）畸形；

（2）毛氏分类：$Ⅲ^2 + Ⅱ^1 + Ⅰ^1$；

（3）上下牙弓宽度不调，上牙弓狭窄；

（4）上下中线不齐，咬合干扰，ICP位时下中线左偏约5mm；

（5）前牙浅覆殆覆盖关系，左侧前后牙反殆畸形；

（6）52牙早失，11牙右偏/移位，上下前牙排列不齐，上下牙列中度拥挤；

（7）殆平面偏斜，呈左高右低；

（8）PP位时下颌左偏有所改善，存在功能性颌位因素；

（9）不良舌姿势低位；

（10）颞下颌关节异常，左侧关节开口末弹响；

（11）左侧髁突形态异常，双侧髁突高度不对称（左侧较低）；

（12）面下1/3偏斜。

（四）治疗计划

（1）扩大上颌骨及上牙弓宽度，纠正上下牙弓宽度不调。

应用上颌螺旋扩弓分裂基托活动矫治器，扩大上牙弓宽度，协调上下颌水平向关系，解除左侧前后牙反咬合关系。

（2）去除咬合干扰，纠正下颌功能性左偏。

分析检查上下咬合干扰，分次调殆，去除咬合干扰。下颌磨耗不足的乳尖牙是咬合干扰主要部位，分次调磨，尽早去除咬合障碍造成的功能性因素。适时拔除乳尖牙。

（3）纠正舌低位，平衡牙弓内外肌力。

上颌扩弓矫治器上附加改良舌栅，一方面纠正舌体低位的不良习惯，另一方面利用舌肌的力量促进上颌矢状向和水平向的生长发育。同时宣教主动做舌体上抬功能训练，纠正舌异常功能。

（4）纠正下颌前伸不良习惯。

配合头帽颏兜中位向后牵引，控制下颌前伸不良习惯及过度生长。

（5）前后牙反殆畸形纠正后，选择局部固定多托槽矫治技术，初步排齐上前牙。

应用局部固定多托槽矫治技术初步排齐上中切牙，纠正11牙右偏/移位，初步纠正上中线右偏。

（6）观察殆平面倾斜情况，择期治疗。

佩戴上后牙殆垫式扩弓矫治器，其扩弓对牙槽骨高度的改变、后牙殆垫高度的临床调整有平整下颌殆平面的作用。临床观察上颌扩弓后殆平面倾斜角度改善情况，择期矫治。

（7）保持观察到恒牙列期，收集资料，进一步行正畸综合矫治，矫治上下牙列中度拥挤，精细调整前后牙咬合关系。

（8）不排除成人后正畸-正颌联合治疗的可能性。

（五）治疗过程及结果

1. 治疗过程

（1）设计制作附加改良舌栅的上颌螺旋扩弓分裂基托活动矫治器（图2-18-6），试戴调整改良舌栅成合适的弧度。嘱隔日打开螺旋扩弓器90°行慢速扩弓，半个月复诊1次。

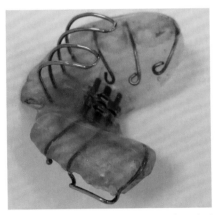

图2-18-6　上颌螺旋扩弓分裂基托 + 改良舌栅活动矫治器

（2）复诊，调整矫治器固位，调整舌栅角度，保证舌低位的纠正训练效果。

（3）扩弓1.5个月时，矫治器丢失，检查见上中切牙间间隙变大，21牙继续萌出，左侧后牙反殆畸形减轻（图2-18-7），重做无附加改良舌栅的上颌螺旋扩弓分裂基托活动矫治器（图2-18-8），嘱加强主动舌体上抬功能训练。

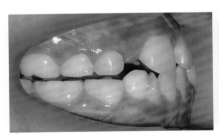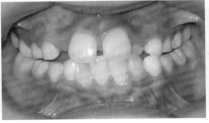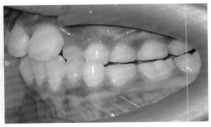

图2-18-7　扩弓1.5个月时口内像

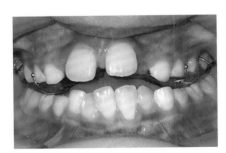

图2-18-8　改用无附加改良舌栅的上颌螺旋扩弓分裂基托活动矫治器口内像

（4）上颌扩弓基本解除左侧后牙反殆畸形，改善下颌功能左偏后，继续佩戴矫治器保持扩弓疗效。应用局部固定矫治技术，粘接11、21牙托槽，使用片段弓技术排齐中切牙，关闭中切牙间间隙，初步纠正上中线右偏。（图2-18-9）

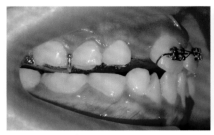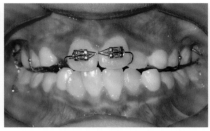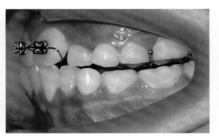

图2-18-9　扩弓保持阶段口内像

（5）半年后，上中切牙排齐、间隙关闭。左侧后牙反殆畸形解除，殆平面偏斜程度减轻，前牙覆殆覆盖尚可，上下中线轻微不齐；正面观示双侧颜面基本对称，下颌左偏改善，矫治效果良好，去除上中切牙托槽，检查发现上下乳尖牙咬合仍有早接触，拔除上下牙列4颗乳尖牙，预防/阻断乳尖牙咬合干扰，防止咬合障碍再次导致下颌闭合路径偏斜，Ⅰ期矫治结束。（图2-18-10）

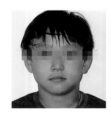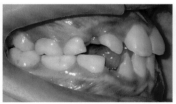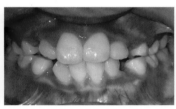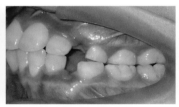

图2-18-10　Ⅰ期矫治结束时面像和口内像（面部基本对称，双侧后牙咬合关系基本一致，殆平面改善良好，前牙浅覆殆覆盖，下中线轻微左偏，拔除上下牙列4颗乳尖牙）

2. 矫治结果

（1）Ⅰ期矫治后模型分析：扩弓后上牙弓形态变为卵圆形，双侧基本对称；在数字化模型上将第一磨牙去除，利用CAC法进行宽度测量，结果显示上牙弓宽度增加5mm，上下牙弓宽度基本协调，与理想差值仅差0.4mm。（图2-18-11，表2-18-3）

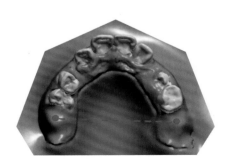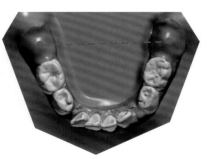

图2-18-11　Ⅰ期矫治结束后在三维数字化模型上用CAC法测量牙弓宽度

表2-18-3 Ⅰ期矫治结束后牙弓宽度变化情况

测量项目	扩弓前	扩弓后
上牙弓宽度	45.5mm	50.5mm
下牙弓宽度	45.7mm	45.9mm
上下牙弓宽度差值	−0.2mm	4.6mm
上下牙弓宽度理想差值	5.0mm	5.0mm
上下牙弓宽度不调量	5.2mm	0.4mm

（2）头颅正位片分析：双侧下颌体不对称情况有所改善，下颌左偏程度减轻，颏部偏移量减小至2mm（治疗前颏部偏移约6.5mm）。（图2-18-12）

应用Ricketts分析法进行上下颌骨宽度测量分析，扩弓后有效上颌骨宽度为67.5mm、有效下颌骨宽度为80.7mm，上下颌骨宽度均有增加，上颌骨宽度增加是扩弓和颌骨生长的共同作用结果，下颌骨宽度增加以生长为主。治疗后上下颌骨宽度差值为13.2mm（治疗前上下颌骨宽度差为18.9mm），治疗后差值接近10岁儿童上下颌骨宽度理想差值（参考值为14.8mm），比参考值小1.6mm，说明上下颌水平向关系不调得到有效改善。治疗后上下颌骨宽度差值比参考值更小，表明上牙弓宽度得到有效扩大。

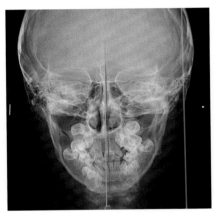

图2-18-12 Ⅰ期矫治结束时
头颅正位片

再应用Sassouni分析法，右侧测量值为2.3mm（右侧上第一恒磨牙颊侧最突点位于Lo-Mx连线内，正常值0mm）、左侧为−0.2mm（左侧上第一恒磨牙牙冠最突点位于Lo-Mx连线外，正常值0mm），表明上牙弓宽度基本纠正到正常范围内。

（3）头颅侧位片分析。扩弓后，上下颌骨矢状向关系也有所改善（∠ANB增加到2.3°，正常值4.7°±1.4°；Wits 0.5mm，正常值−1.4mm±2.6mm，恢复到正常范围），矢状向生长趋于良好（∠APDI 75.8°，正常值81.1°±4.0°）；颏部位置有所改善（SNV–Chin −1.8mm，增加1.2mm，正常值−2.0mm±2.0mm）；垂直向生长有所改善（∠GoGn–SN 38.5°，正常值36.4°±4.3°）；上下前牙代偿改善（∠U1–SN 98.2°，正常值104.8°±5.3°，减小6.0°；∠L1–MP 92.7°，正常值94.7°±5.2°，增加4.1°）；前牙覆殆覆盖基本正常（覆殆2.9mm，正常值2.0mm±1.0mm；覆盖2.9mm，正常值2.0mm±1.0mm）。（图2-18-13，表2-18-4）

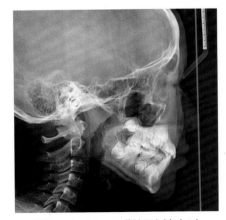

图2-18-13 Ⅰ期矫治结束时
头颅侧位片

表2-18-4 Ⅰ期矫治前后头影测量分析

测量项目	初诊值	扩弓后测量值	标准值	标准差
∠SNA	77.7°	77.3°	82.3°	3.5°
∠SNB	75.8°	75.0°	77.6°	2.9°
∠ANB	1.9°	2.3°	4.7°	1.4°
Wits	−5.2mm	0.5mm	−1.4mm	2.6mm
∠APDI	83.7°	75.8°	81.1°	4.0°
∠GoGn−SN	40.5°	38.5°	36.4°	4.3°
∠U1−SN	108.2°	98.2°	104.8°	5.3°
∠L1−MP	88.6°	92.7°	94.7°	5.2°
覆盖	0.9mm	2.9mm	2.0mm	1.0mm
覆𬌗	1.3mm	2.9mm	2.0mm	1.0mm
SNV−Ulip	6.0mm	5.0mm	4.0mm	1.0mm
SNV−Llip	2.0mm	3.0mm	1.0mm	1.0mm
SNV−Chin	−3.0mm	−1.8mm	−2.0mm	2.0mm

（4）局部固定矫治排齐上牙列后，拍摄曲面断层片检查颌骨发育、上下牙萌出及对称性等情况。曲面断层片示左侧髁突形态有所改善，双侧髁突高度不一致程度减轻，未见牙根吸收等异常（图2-18-14）。

3. Ⅰ期矫治结束后复查，重启上颌活动扩弓，阻断后牙反𬌗畸形复发

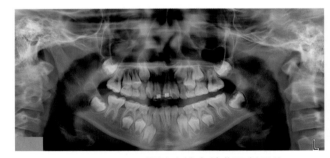

图2-18-14 Ⅰ期矫治结束前曲面断层片

（1）Ⅰ期矫治结束半年后复查，正面观示双侧面部基本对称，口内像示左侧后牙覆盖有所减小，有左侧后牙反𬌗畸形复发趋势（图2-18-15），决定进行二次上颌活动扩弓矫治。

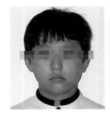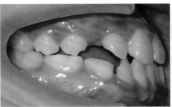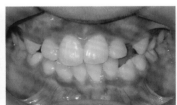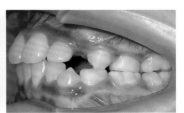

图2-18-15 Ⅰ期矫治结束半年后随访复查面像和口内像

（2）制作佩戴上颌记忆型螺旋扩弓活动矫治器，行快速扩弓，每天打开螺旋2次，早晚各1次，每次90°。

（3）上颌记忆型螺旋扩弓活动矫治器矫治2周后检查，上牙弓形态左右对称，上中切牙间间隙1mm，左侧后牙覆盖增加，上下中线基本对齐，完成二次上颌扩弓矫治，继续佩戴上颌记忆型螺旋扩

弓活动矫治器，保持扩弓疗效。（图2-18-16）

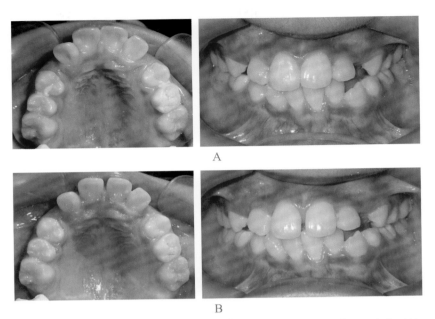

图2-18-16　二次上颌记忆型螺旋扩弓活动矫治器扩弓2周前后口内像对比
A. 二次扩弓前；B. 二次扩弓后

4．二次上颌扩弓后复查

（1）二次上颌扩弓矫治结束半年后随访复查，患者面部正面观示左右稍不对称，颏部稍左偏。双侧后牙无反咬合，前牙浅覆殆覆盖，但下中线不齐，下中线左偏，下颌左偏稍有复发（图2-18-17），继续观察，等待上下牙列剩余乳恒牙替牙完成。

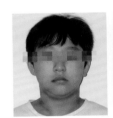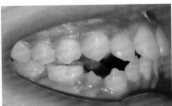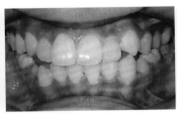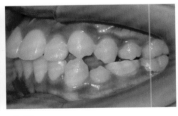

图2-18-17　二次上颌扩弓矫治结束半年后复查面像和口内像

（2）二次上颌扩弓矫治结束一年半后复查，正面观左右仍有不对称表现，下颌颏部左偏有一定程度的复发，但掩饰效果尚可。口内检查，替牙已完成，右侧第一磨牙轻度近中关系，左侧第一磨牙基本中性关系。前牙浅覆殆覆盖，上下牙列中线基本对齐；上下前牙轻度拥挤不齐；双侧后牙咬合关系良好，覆殆覆盖基本正常（图2-18-18）。继续观察患儿生长发育情况，择期进行Ⅱ期综合矫治，进一步排齐整平上下牙列，精细调整咬合关系。

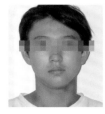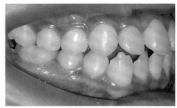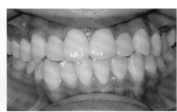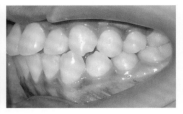

图2-18-18　二次上颌扩弓矫治结束一年半后复查面像和口内像

（六）病例分析

1. 矫治基本总结

（1）临床诊断分析。

该患者1年前因"兜齿"于外院行"前牵引矫治"，前牙反𬌗畸形有一定改善，但家长发现"脸偏"越来越重，遂来就诊。主要表现为左侧前后牙反𬌗畸形及面部左偏。分析后诊断为上颌骨及牙弓宽度发育不足所致上下牙弓横向不调，以及双侧髁突发育不对称造成的下颌骨性及功能性左偏斜。

（2）临床治疗目标。

患者就诊时已经表现出下颌骨骨性（髁突及升支）不对称发育，常规正畸治疗中无论是早期矫治还是综合治疗都无法完全矫正。但替牙列早期协调上下牙弓宽度及去除咬合功能障碍，消除加重面部不对称生长的异常功能因素，有利于促进面部的对称发育，有望减轻患者面部偏斜的严重程度。

因此本病例应用上颌螺旋扩弓分裂基托活动矫治器扩大上颌骨及牙弓，协调上下颌骨及牙弓宽度，在纠正左侧后牙反𬌗畸形、消除咬合干扰及下颌功能性偏斜的前提下，为上下颌骨的协调生长创造了良好条件，从而利用患者生长发育潜力，使面部偏斜的不对称生长得到有效的控制，患者脸偏问题得到有效改善，这种矫治非常有利于患者身心健康发育。

（3）面部偏斜、后牙反𬌗畸形早期矫治疗效保持。

对于本病例，在替牙列期矫治纠正后牙反𬌗畸形、改善面部偏斜后，不能急于开始Ⅱ期正畸综合矫治。男性生长发育过程较长，而下颌的不对称发育还需进一步观察，如果在未来生长发育过程中仍有加重趋势则需等待成年后行正颌-正畸联合治疗，彻底纠正颌骨偏斜。

此病例提示临床医生，对于前后牙都有反𬌗畸形，尤其单侧后牙反𬌗畸形，应重视上下颌骨水平向宽度的测量分析，优先纠正后牙反𬌗畸形，防止上下颌骨及牙弓宽度不调造成后牙反𬌗畸形及偏𬌗畸形。伴上下牙弓宽度不调的偏𬌗会加重错𬌗畸形严重程度，影响生长发育阶段儿童青少年的颜面美观和心理健康。

2. 矫治理论依据

（1）单侧后牙反𬌗畸形的矫治原则。

单侧后牙反𬌗畸形常见于乳牙列期或替牙列期，定义为一侧尖牙、前磨牙及磨牙区的反咬合，常引起下颌骨偏斜。一方面，上颌基骨横向发育不足造成上下颌骨宽度不调时，为追求最佳咬合接触关系，下颌习惯性偏向一侧；另一方面，单侧后牙反𬌗畸形使得下颌骨为跨越咬合障碍而在水平向上发生偏移，软组织面型上表现为面部偏斜。

临床上单纯的单侧后牙反殆畸形并不多见，往往与前牙反殆畸形同时存在。结合家长的主诉"矫正'兜齿'一年，脸越来越偏"，推测患者首次就诊时应该是前牙反殆畸形伴左侧后牙反殆畸形，其病因机制为上下颌骨/牙弓既存在矢状向不调也存在横向不调，对于此类病例，应该遵循"横向优先"的矫治原则。

我们通过大量临床矫治病例验证了通过扩大上牙弓纠正后牙反殆畸形的同时前牙反殆畸形往往也随之有很大改善，甚至得到纠正。已有研究表明，横向扩大上牙弓，松解或分离上颌骨周围的骨缝，会促进上颌向前生长发育，上牙槽座点（A点）前移，有助于矫治前牙反殆畸形。患者就诊前曾戴用前牵引矫治器，中切牙反咬合基本得到了纠正，但是左侧后牙反咬合没有减轻甚至加重，进而下颌偏斜加重。如果先扩大上牙弓，纠正左侧后牙反殆畸形再行前牵引，或者在前牵引的口内矫治装置上附加螺旋扩弓簧，同时矫治上下颌矢状向和横向不调，可能结果会比较理想。

（2）上牙弓扩大的矫治机制。

扩大上牙弓是解决上下颌骨/牙弓横向不调的常规矫治方法，其解剖学结构基础是上颌骨腭中缝，通过打开腭中缝增加上颌基骨宽度，从而纠正上颌骨/牙弓横向不调。患者年龄越小（7岁后），腭中缝越容易扩开，骨缝扩张后增生改建反应与细胞代谢活性越强，扩弓疗效越稳定。

该患者左侧后牙反咬合及下颌左偏，上牙弓无明显不对称，分析后认为其上颌横向宽度不足。就诊时患者9岁，处于替牙列早期，腭中缝尚未闭合，我们选择上颌螺旋扩弓分裂基托活动矫治器慢速扩大上牙弓，取得了良好的扩弓效果，纠正了左侧后牙反殆畸形，消除了下颌功能性偏斜，减轻了下颌骨左偏程度，有效掩饰了颜面不对称。

（3）单侧后牙反殆畸形殆平面倾斜的扩弓矫治作用。

单侧后牙反殆畸形的咬合代偿在上颌牙槽区形成了压力差，偏斜侧的上颌牙槽骨因为受到的咀嚼力大而被压低，磨牙萌出高度也相对低；非偏斜侧的上颌牙槽骨因为废用而悬垂，导致殆平面发生偏斜。下颌骨循此种落差发生转动，加重了偏斜趋势。扩大上牙弓，解除单侧后牙反咬合，去除上颌牙槽骨的咬合代偿，在改善后牙反殆畸形的同时，也促进了倾斜殆平面的纠正。同时，后牙反殆纠正、下颌偏斜减轻、殆平面倾斜改善，使双侧髁突所受咬合力达到平衡，髁突重新定位，髁突头、颈改建重塑，进一步减轻下颌骨偏斜程度，恢复下颌对称生长发育，达到纠正下颌骨生长不对称造成的骨性颜面不对称的目的。

3. 诊断依据、矫治计划设计、矫治时机选择依据

（1）诊断依据。

单侧后牙反殆畸形的诊断关键是依据临床检查、模型分析及影像学结果对横向关系进行分析和评价。临床检查发现本病例患者以左侧后牙反咬合及下颌左偏为主要症状，功能检查发现PP位时下颌向左偏斜及中线不齐的情况有所改善；模型分析见上下牙弓形态无明显不对称（上牙弓形态稍不对称），上牙弓尖圆形、下牙弓卵圆形，上下牙弓形态不调；应用CAC法进行宽度测量得出上下牙弓宽度存在5.2mm的不调量（上牙弓宽度不足）；曲面断层片显示双侧髁突形态不对称，左侧髁突短小不规则，双

侧髁突高度不一致，左侧较右侧低；头颅正位片分析示双侧下颌体形态不对称，下颌左偏，应用Ricketts分析法得出上下颌骨宽度差值相比参考值大4.9mm，用Sassouni分析法确定上颌骨宽度发育不足。

综合分析认为患者既存在骨性不调的下颌骨偏斜，也存在上下颌横向关系不调所致的功能性偏斜。

（2）矫治计划设计。

遵循"横向优先"的矫治原则，扩大上牙弓是本病例主要的矫治方法。矫治设计包括：①由于牙弓形态无明显不对称，因此应用上颌螺旋扩弓分裂基托活动矫治器对称扩大上牙弓，解除左侧后牙反咬合；②由于患者存在舌体低位，矫治器上附加改良舌栅，同时宣教主动做舌体上抬功能训练，提高矫治效率，并进一步促进矢状向关系的改善；③辅助头帽颏兜中位向后牵引控制下颌前伸不良习惯及生长；④第一次扩弓保持阶段应用片段弓矫治技术排齐上中切牙；⑤矫治过程中随时检查咬合干扰情况，分次进行调殆，消除咬合障碍，择期考虑适时拔除乳尖牙；⑥回访复诊，及时发现反殆畸形矫治后复发情况，行二次上颌记忆型螺旋扩弓活动矫治器快速扩弓；⑦两次扩弓后保持至恒牙列早期，观察下颌骨生长发育情况，择期进行正畸综合矫治；⑧不排除成人后正畸–正颌联合治疗的可能性。

（3）矫治时机选择依据。

该患者偏殆、反殆畸形的主要机制是上牙弓宽度不足导致上下牙弓横向关系不调，下颌为躲避咬合干扰而主动侧方移位，造成下颌闭合路径左移，左侧后牙反咬合，进而形成功能性的下颌偏斜，由于未及时采取扩弓矫治致使下颌骨长时间的侧方移位而产生不对称的应力负荷，引起髁突及下颌骨、牙槽骨代偿性生长，造成双侧髁突形态、高度及下颌体长度不一致、殆平面倾斜，最终发展成骨性下颌偏斜，脸歪加重。

因此，单侧后牙反殆畸形应遵循早期干预矫治的原则：尽早扩弓，可以说其初诊之时即是矫治的最佳时机，不论是乳牙列期还是替牙列期，一旦发现，应及时阻断，防止单侧后牙反殆畸形的加重。

上颌扩弓的时机：7岁前，上颌扩弓会造成鼻底及鼻形态的改变。若无后牙反殆畸形，临床中上颌扩弓一般是在7岁后（替牙列早期），腭中缝未闭合时，扩弓所得骨性效应越多，疗效越稳定，复发越少。应用活动矫治器慢速扩弓，力量柔和，患者容易配合，可以达到比较理想的扩弓效果。

4. 矫治器特点及矫治方式选择依据

（1）矫治器特点。

螺旋扩弓分裂基托活动矫治器具有设计制作简单、可自行摘戴、方便加力和口腔卫生维护、后牙殆垫能打开反锁结并防止腭尖下垂、可附加前牵引/舌簧/舌刺等其他辅助装置提高矫治效率等优点，适用于乳牙列期或替牙列早期腭中缝尚未闭合时的上颌扩弓。

①后牙反殆畸形扩弓矫治的螺旋扩弓簧位置：矢状向应放置于第一磨牙和第二乳磨牙之间；垂直向应尽量与腭部形态相适应，接近腭盖顶，与黏膜之间保留2mm缓冲即可。常用的是不锈钢材质的螺旋簧，不同厂家型号有5–12mm不等，具体型号根据扩弓需求量及腭顶形态进行选择。扩弓簧本身的质量和放置的位置对于扩弓效果有很大影响。

②上颌扩弓螺旋加力方式：一般采取隔日旋转90°的慢速扩弓方式，患者容易接受，效果也比较好。也有一种内置NiTi推簧的记忆型螺旋扩弓簧，其弹性和形状记忆功能良好，可以提供更持续而柔和的矫

治力，适合每天旋转2～4次的快速扩弓方式，其打开腭中缝的骨性效率更高，其型号只有5mm一种。

③临床上比较常用的是对称性扩弓，适合上颌宽度发育不足但牙弓对称性较好的病例；也有少数上牙弓不对称者可进行不对称性扩弓，使用单向螺旋器或将双向螺旋器偏向扩弓侧放置，也有在传统的扩弓器上非扩弓侧加解剖式𬌗垫的方法。

④矫治器的固位能力和患者依从性也是保证扩弓效果的关键因素，一般要求24小时戴用，仅刷牙和加力时可以摘下。上颌活动矫治器也有一些不足之处，比如初戴时会有不同程度的不适感和吞咽进食困难，但2～3天即可适应；另外，扩弓过程中会不可避免地产生一些后牙颊倾的牙性代偿效应，但在保持阶段会颊倾的后牙有一定的复发，即恢复牙齿原有的颊舌向倾斜角度而消除部分牙性代偿效应。

（2）矫治方式选择依据。

本病例扩弓需求量较大，先用了8mm长的螺旋扩弓簧进行慢速扩弓。结束半年后随访，有复发趋势，进行了第二次扩弓，考虑扩弓需求量不大，为了达到更有效的骨性扩弓效应，选择了5mm的记忆型螺旋扩弓活动矫治器进行快速扩弓，在保证患者舒适度的前提下快速达到扩弓效果。

本病例虽然是单侧后牙反𬌗畸形，但上牙弓无明显不对称，因此采用对称性扩弓，螺旋扩弓簧置于腭中缝处。多数单侧后牙反𬌗畸形是上牙弓狭窄造成的，所以一般要进行对称性扩弓。

5．矫治流程特色

（1）上颌扩弓纠正功能性下颌偏斜，掩饰骨性下颌偏斜。

治疗主要应用螺旋扩弓分裂基托活动矫治器横向扩大上牙弓，矫治左侧后牙反咬合，进而纠正功能性/颌位性偏斜，掩饰部分骨性偏斜，减轻颜面不对称。

（2）关注舌不正确姿势位对反𬌗的不利影响。

针对该患者有舌体低位的不良习惯，辅助应用了改良舌栅。舌体的生理姿势位应轻贴于上腭，以利于建立口腔内外肌力平衡，维持上牙弓的横向和矢状向生长发育。但如果舌体位于口底，下牙弓会受到舌肌不正常的向前、向下的作用力，持续的作用力会使下牙列、下牙弓，甚至下颌骨发育过度；而上牙弓失去了舌肌的支撑，使横向和矢状向有发育不足的可能，这也是发生反𬌗的因素之一。针对有舌不良姿势位的反𬌗畸形患者，应用改良舌栅＋上颌扩弓，取得了良好的矫治效果：改良舌栅一方面纠正舌体低位的不良习惯；另一方面，通过弯制合适弧度的栅栏使舌体前部置于其中，充分发挥舌肌的功能力量促进上颌横向和矢状向的生长发育，有利于矫治结果的稳定。

（3）注意消除咬合干扰。

反𬌗畸形患者的乳尖牙牙尖缺乏生理性磨耗，经常过长而成为解除反𬌗畸形过程中的障碍，分次调磨乳尖牙牙尖尤其是下乳尖牙，一般作为临床上的常规操作。本病例分次调磨乳尖牙并最终拔除乳尖牙，也对矫治结果的稳定有一定作用。

（4）灵活应用固定多托槽片段弓技术。

由于上颌2颗中切牙矢状向和垂直向都有排列不齐的表现，在扩弓保持阶段粘接上中切牙托槽，使用片段弓丝轻力排齐上中切牙，纠正上中线偏斜，提高了前牙美观度及功能。

（5）及时进行二次扩弓。

第一次扩弓不可避免地产生后牙颊倾，牙性扩弓及代偿的后牙容易复发。结束半年后随访复查发现左侧后牙覆盖有所减小，有复发趋势，决定进行二次扩弓，选择记忆型螺旋扩弓活动矫治器行上颌快速扩弓以获得更有效的骨性扩弓效应，恢复后牙良好覆盖关系，提高矫治效率和矫治结果的稳定性。

6．矫治疗效总结

Ⅰ期早期矫治后，患者左侧后牙反殆畸形解除，上下颌宽度不调改善，双侧后牙覆殆覆盖基本一致，前牙反殆畸形改善，前牙浅覆殆覆盖，尖牙、磨牙关系改善，上切牙排齐，上下中线基本一致，上下牙列轻度拥挤，殆平面倾斜改善，面部左偏改善。上下牙弓宽度不调的纠正，很好地掩饰了颜面偏斜，为上下颌骨协调生长创造了有利条件，左侧髁突形态及高度异常改善，早期矫治同时更有助于患者的身心健康发育。

Ⅰ期矫治后，患者下颌骨的骨性不对称仍然无法完全纠正，另外患者生长发育期长，长期稳定性和预后有一定不确定性，必须观察长期的面部生长发育。建议每半年复诊，随时监控，在恒牙列期生长发育基本完成后再选择适当时机进行正畸综合矫治。如果生长高峰期后仍表现出明显的颜面偏斜，也不排除成年后行正颌-正畸联合治疗的可能。

矫 治 概 要

（1）基本情况：男，9岁。

（2）骨性及面型诊断：颜面骨性不对称畸形，下颌骨左偏，上颌横向发育不足；平均生长型。

（3）错殆诊断：毛氏分类：$Ⅲ^2 + Ⅱ^1 + Ⅰ^1$，左侧前后牙反殆畸形。

（4）病因分析：环境因素。

（5）矫治时机：尽早开始。

（6）矫治目的：协调上下牙弓宽度，去除咬合干扰等功能性因素，解除左侧牙列反咬合，改善骨性面部偏斜。

（7）疗效评价：左侧后牙反殆畸形解除，尖牙、磨牙关系、前牙覆殆覆盖关系及中线不齐等都得到改善，下颌偏斜减轻，骨性面部偏斜得到良好改善。

【理论拓展】

上下颌横向不调的单侧后牙反殆畸形的临床矫治

诊断单侧后牙反殆畸形要从三维方向进行全面分析，其中最为关键的是对上下颌骨/牙弓的横向关系进行准确的测量和评估，临床上一般需要从临床检查、模型分析及影像学检查三个方面进行。

一、临床检查

（1）口内检查：检查牙齿有无位置异常、上下后牙有无过度颊舌向倾斜、殆平面有无偏斜以及反殆部位及程度。

（2）面部检查：正面观察颜面不对称及下颌偏斜情况。

（3）功能检查：检查咬合过程中下颌闭合轨道有无偏斜、PP位时下颌偏斜程度有无减轻、有无咬合干扰。

通过口内检查、面部检查及功能检查，可以初步评估单侧后牙反殆畸形可能存在的牙性因素、功能性因素和骨性因素。对于个别复杂病例，可能需要借助殆架进行辅助诊断，在明确髁突位置的前提下，更准确地判断殆平面的偏斜程度与咬合干扰点的位置。

二、模型分析

检查分析牙弓左右对称性、上下牙弓是否协调，以及横殆曲线曲度，重点是测量分析上下牙弓宽度是否协调及不调的严重程度。

在模型上进行牙弓宽度分析一般应用CAC法，分别测量上下第一磨牙处上下颌牙槽基骨宽度，并以上下牙弓宽度理想差值5mm为参照标准，评估是否存在宽度不调。具体方法如下：

（1）定位上下牙弓宽度测量的矢状向标记点，上颌定义第一磨牙近中腭尖为上牙弓宽度测量矢状向标记点，下颌定义第一磨牙中央窝处为下牙弓宽度测量矢状向标记点。

（2）分别定位上下颌牙槽嵴中心，在矢状向标记点处的水平面上做一条垂直于牙弓弧线的辅助参考线。

（3）辅助参考线与颊侧、腭侧牙槽嵴交点形成的线段中点即为牙槽嵴中心。

（4）测量所得双侧牙槽嵴中心间距离分别代表上下牙弓宽度。（图1）

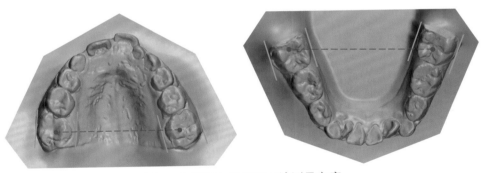

图1　在模型上应用CAC法测量宽度

如果应用数字化模型，可以直接拔除第一磨牙，去除牙齿图像干扰，方便寻找牙槽嵴中心。（图2）

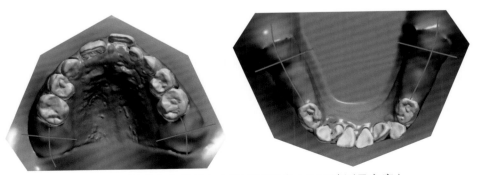

图2　在三维数字化模型上去除磨牙图像（CAC法测量宽度）

CAC法最大的优势是针对牙槽基骨的测量方法，排除了牙齿倾斜、扭转等牙性问题对基骨宽度判断的影响，方法简单且重复性高，牙弓颊面的测量变化较小。

三、上下颌骨/牙弓宽度的X线影像学检查

（1）应用X线头颅正位片进行宽度分析：头颅正位片作为正畸学中经典的影像学检查资料，可以从冠状面直视颅颌面骨骼形态，是临床中辅助判断上下颌骨是否存在宽度不调的一种方式。有Ricketts分析法和Sassouni分析法两种方法（图3）。

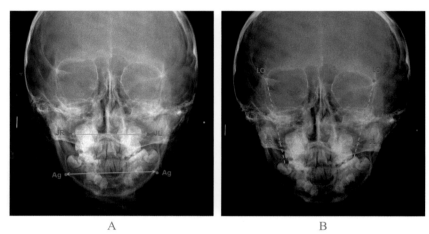

图3 两种应用头颅正位片测量上下颌骨宽度协调性的方法
A. Ricketts分析法；B. Sassouni分析法

Ricketts根据生长发育曲线表得出生长发育阶段不同年龄人群上下颌骨理想宽度，记录上下颌骨宽度的理想差值（表1）。Ricketts使用颧牙槽嵴点（Mx点），即颧突下缘与牙槽突交接点，也称上颌基点（J点），将双侧上颌基点间距作为上颌骨宽度，双侧下颌角前切迹点（Ag点）间距作为下颌骨宽度，计算出上下颌骨宽度的差值，与标准参考值比较即可评估上下颌骨宽度不调量。

表1 不同年龄上下颌骨宽度差参考值

年龄	上下颌骨宽度差参考值
9岁	14.0mm
10岁	14.8mm
11岁	15.6mm
12岁	16.4mm
13岁	17.2mm
14岁	18.0mm
15岁	18.8mm
16岁及以上	19.6mm

Sassouni分析法是分别连接左右侧眶侧点（Lo，眼眶外缘与眼窝斜线的交界点）与上颌基点（Mx或J点）并延长至上第一磨牙殆平面水平，该线正常范围接近上第一恒磨牙表面切线，测量其与第一

恒磨牙颊侧最突点的距离，线在第一磨牙颊侧最突点内侧为正值，表明上牙弓宽度足够；在外侧为负值，提示上牙弓宽度不足，测量值在-2-0mm时，提示为牙性倾斜；小于-2mm时，表明是骨性宽度发育不足。

（2）应用CBCT进行宽度分析：应用头颅正位片进行上下颌骨/牙弓宽度分析，对片子拍摄的头位要求高，解剖结构异常对结果的影响也比较大。随着CBCT在口腔临床医学中的广泛应用，对于上下颌骨/牙弓宽度分析有了更加客观准确的方法。Ricketts分析法和Sassouni分析法也适用于CBCT的冠状面截图。

临床上较多应用宾夕法尼亚大学的研究方法：Penn CBCT宽度分析法（图4），上颌延用了Ricketts分析法的标志点Mx，定位清楚，没有骨性标志物影响，也不会因为第一磨牙的角度倾斜而出现测量误差；下颌骨性标志点则是选取位于下第一磨牙阻抗中心（相当于根分叉水平）的WALA嵴。WALA嵴上方的牙槽骨会伴随牙齿移动而出现改建，而WALA嵴处的牙槽骨在牙齿移动过程中会处于稳定状态，因此可以作为确定下牙弓宽度的骨性标志点。

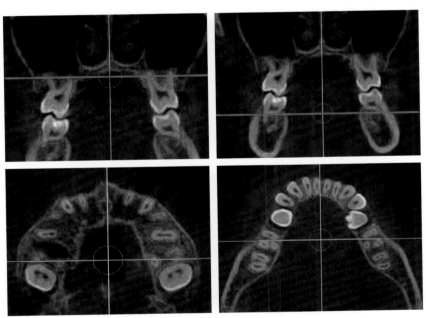

图4　宾夕法尼亚大学Penn CBCT宽度分析法

在冠状面上找到标志点，然后在横断面视图中测量标志点对应的内层骨皮质间距，上颌为J-J，下颌为MGJ-MGJ，二者理想差值为5mm。

四、单侧后牙反殆畸形的矫治方法

无论何种性质的单侧后牙反殆畸形，一般都是上颌骨横向宽度不足引起的，矫治后牙反殆畸形最常用的方法就是扩大上牙弓，临床中，针对乳牙列期、替牙列期患者常规可以使用的矫治器包括殆垫式螺旋簧分裂基托活动矫治器、Hyrax扩弓矫治器、Hass扩弓矫治器、四眼圈簧等，其中殆垫式螺旋簧分裂基托活动矫治器比较常用。

（一）扩弓时机

牙弓三维方向的生长发育中，横向生长最先完成，其中包括牙槽骨和颌骨基骨的发育。儿童颌骨基骨宽度在10岁左右基本确定，牙弓宽度在青春发育高峰期后即确定，因此，扩弓矫治上颌横向宽度发育不足应在青春发育高峰期前进行。腭中缝是扩大上牙弓的解剖学基础，年龄越小，腭中缝越容易扩开，扩弓引发的骨性增生改建反应与细胞代谢活性越强，扩开的腭中缝的骨性修复能力越强。腭中缝尚未闭合的替牙阶段是扩弓比较好的时机，一般认为7-9岁为最佳年龄；乳牙列期如果出现单侧后牙反𬌗畸形，只要患者配合度良好，也应作为扩弓的指征，但需要谨慎，不能使用重力快速扩弓，以防止冠状面上鼻上颌复合体因下部腭中缝扩开产生的楔形扩展使鼻底形态发生改变而影响美观。

另外，上下牙弓横向宽度不调往往会加重矢状向或垂直向不调，甚至有些情况下是上下颌骨矢状向或垂直向不调的始动因素，如果不及时矫治会对上下颌三维方向的协调生长造成不利影响，尤其是单侧后牙反𬌗畸形会导致下颌骨发生代偿性生长而出现真性骨性偏𬌗畸形，影响儿童口腔功能、颜面美观和心理健康，因此针对横向宽度不调主张尽早进行扩弓治疗。

（二）扩弓的疗效评估

（1）上牙弓扩大的临床疗效包括腭中缝横向扩开、牙槽骨颊向改建、支抗牙颊向整体移动、支抗牙颊向倾斜移动等。有研究认为，一般情况下，6-7岁时扩弓会达到70%的骨性效应，而10岁时扩弓只有50%的骨性效应，因此替牙列期扩弓越早进行骨性效果越好。

早期扩弓通常行慢速扩弓即可获得较好的结果，临床疗效与以下因素有关：①第二乳磨牙牙根吸收情况及第一磨牙牙冠高度发挥固位作用情况；②矫治器质量、患者依从性对扩弓效果有很大影响。

（2）扩弓复诊时必须做好监控，必要时需要回调以保证扩弓矫治器有最好的贴合度和固位能力，之后再继续进行扩弓。也有专家认为扩缩交替进行的松解，对于最终的扩弓效果更有利。

对于扩弓复诊，建议慢速扩弓2-3周复诊一次，快速扩弓复诊一次不要超过2周，都不要间隔太长时间，以便及时发现问题，并及时向家长解释中切牙间出现间隙是好的反应。

（3）无论哪种形式的扩弓都容易出现一定程度的复发，所以一方面要做出1-2mm的过矫治，使后牙覆盖偏大，防止复发或给复发留有余地；另一方面，强调保持的重要性，停止扩弓后要继续认真戴用保持4-6个月，使软硬组织发生良好改建。

（4）无论哪种形式的扩弓都会不可避免地产生后牙颊倾的副作用，一般在扩弓后保持阶段会有逐渐回复的倾向，支抗牙牙轴颊倾的复发是期望发生的。有一些扩弓需求量大、牙轴颊倾严重的病例在治疗结束后需要定期复查扩弓是否稳定，有扩弓复发时可进行必要的二次扩弓。牙弓扩大（特别是扩大量大的病例）时要注意支抗牙的牙周健康保护，防范牙龈退缩，预防扩弓致骨开窗/开裂的风险。对于替牙列期严重的骨性后牙反𬌗畸形难以通过单纯的螺旋扩弓矫治器达到矫治目标者，需要通过外科手术或种植体辅助支抗的上颌快速腭中缝扩展进行矫治。

【病例十九】

乳恒牙重度釉质发育不全、轻度前牙骨性开殆畸形的无托槽隐形早期矫治

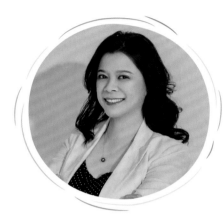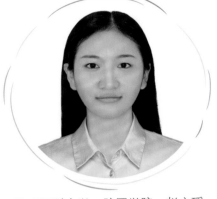

昆明医科大学口腔医学院　胡江天　　昆明医科大学口腔医学院　赵立瑶

（一）主诉/病史

患者李某，女，9岁，前牙无法咬合3年余，否认家族遗传史。

现病史：患者家长代诉患者前牙自换牙一直无法咬合，约3年，未做治疗。1周前曾经到儿童口腔科行牙釉质发育不全治疗，行上下第一恒磨牙金属预成冠修复。

全身病史：肾小管酸中毒病史。

（二）临床检查

（1）患者替牙列早期前牙开殆畸形，问诊及视诊发现患者有吞咽吐舌及口呼吸不良习惯。

（2）口内像及面像检查：全口替牙列上下前牙及第一恒磨牙萌出，双侧磨牙轻度远中关系；腭盖高拱，上牙弓狭窄，上前牙唇倾，前牙开殆畸形，垂直向开殆3mm，覆盖4.5mm。上下牙列不齐、中度拥挤。上下中线居中；双侧第一恒磨牙、第一乳磨牙、第二乳磨牙牙冠短小，双侧下第一恒磨牙牙冠缺损近龈端，后牙殆间高度严重不足。

全口釉质发育不全（重度）。

患者双侧面部基本对称，面下1/3稍长，凸面型，下颌后缩，颏部发育不足。（图2-19-1）

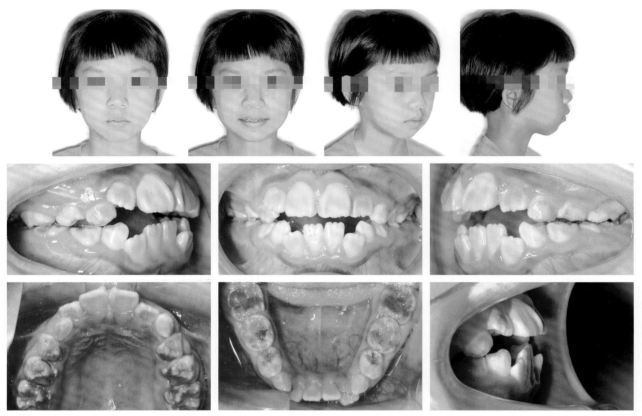

图2-19-1　初诊面像及口内像

　　上下颌双侧第一、二乳磨牙为重度釉质发育不全，行树脂充填术，上下颌双侧第一恒磨牙金属预成冠暂时恢复磨牙正常牙冠高度，此时前牙垂直向开𬌗增加至4.5mm。（图2-19-2）

　　（3）功能检查：唇肌力量不足。

　　（4）X片检查：于正中关系位拍摄头颅侧位片，检查患者上下颌骨关系及功能形态变化等情况（图2-19-3）。拍摄曲面断层片及CBCT，了解上下牙列发育、全牙列区牙槽骨与前牙关系、乳恒牙替换、上下颌骨形态等情况（图2-19-4，图2-19-5）。

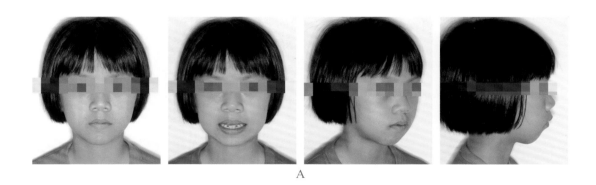

A

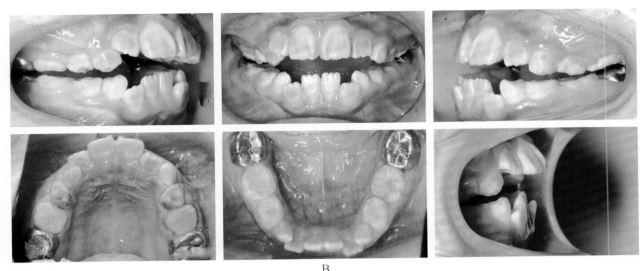

B

图2-19-2　树脂充填及金属预成冠修复后面像及口内像
A. 面像；B. 口内像

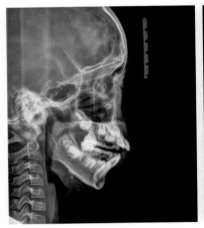

图2-19-3　治疗前头颅侧位片
（了解上下颌骨关系及气道情况）

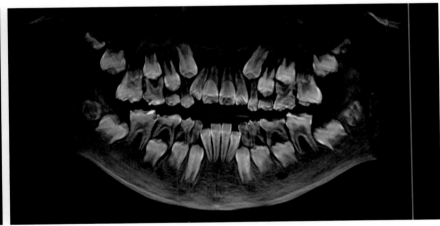

图2-19-4　治疗前曲面断层片
（了解上下颌骨、上下牙列牙槽骨、牙根及恒牙胚情况）

①头颅侧位片分析：上颌骨大小基本正常（∠SNA 82.0°，正常值82.3°±3.5°），下颌骨发育不足（∠SNB 74.0°，正常值77.6°±2.9°），上下颌骨矢状向不调，上下颌骨矢状向骨性Ⅱ类关系（∠ANB 8.0°，正常值4.7°±1.4°）；上前牙唇倾（∠U1-SN 112.0°，正常值104.8°±5.3°），下前牙基本直立；下颌平面角偏大（∠FMA 41.0°，正常值28.9°±5.7°），后面高偏小（Ar-Go 30.1mm，正常值40.4mm±2.7mm），后前面高比偏小（S-Go/N-Me 59.5%，正常值65.9%±3.8%），下全面高比稍大（ANS-Me/N-Me 56.8%，正常值55.0%±1.5%；∠ODI 69.20°，∠APDI 72.50°），面型为垂直生长型，下颌骨顺时针旋转生长，表现为高角前牙开𬌗倾向。

面部软组织侧貌为凸面型。（表2-19-1）

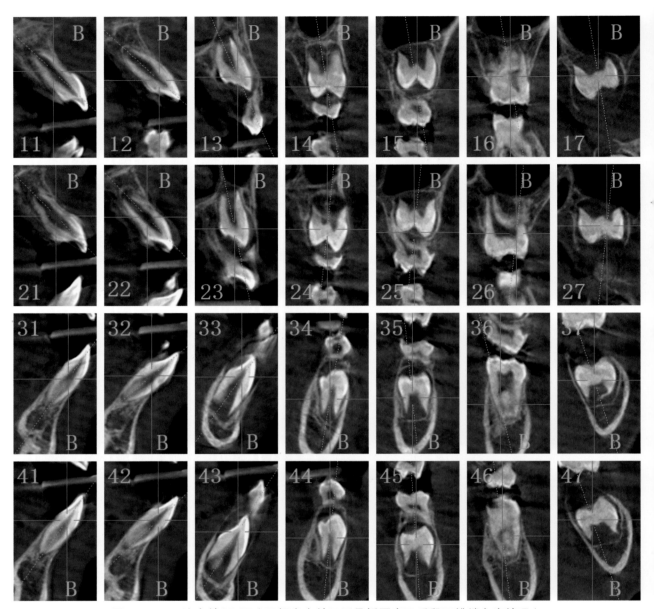

图2-19-5 治疗前CBCT（了解患者前牙区骨板厚度及后段牙槽嵴宽度情况）

表2-19-1 治疗前头影测量分析

测量项目	测量值	正常值
颌骨关系分析		
∠SNA	82.0°	82.3°±3.5°
∠SNB	74.0°	77.6°±2.9°
∠ANB	8.0°	4.7°±1.4°
∠FMA（MP-FH）	41.0°	28.9°±5.7°
Y-axis（SGn-SN）	72.0°	65.5°±2.9°
Wits	3.2mm	0mm±2.0mm
S-Go/N-Me	59.5%	65.9%±3.8%

续表

测量项目	测量值	正常值
∠N–S–Ar	111.5°	124.7°±5.3°
∠S–Ar–Go	164.3°	148.0°±6.5°
∠Ar–Go–Me	128.7°	127.3°±4.5°
Ar–Go	30.1mm	40.4mm±2.7mm
Go–Pog	49.7mm	66.5mm±3.3mm
S–N	59.6mm	75.3mm±3.0mm
ANS–Me/N–Me	56.8%	55.0%±1.5%
∠ODI	69.20°	>72.83°，前牙深覆殆倾向
∠APDI	72.50°	>81.10°，磨牙具Ⅲ类倾向
牙齿位置与角度分析		
∠U1–SN	112.0°	104.8°±5.3°
U1–NA	6.6mm	4.1mm±2.3mm
∠U1–NA	31.2°	21.5°±5.9°
∠L1–MP	90.0°	95.0°±7.0°
L1–NB	8.1mm	5.7mm±2.1mm
∠L1–NB	27.6°	28.1°±5.6°
面部软组织形态分析		
Ls–E	6.7mm	3.0mm±2.0mm
Li–E	7.3mm	4.0mm±2.0mm
Cm–SN–UL	134.0°	102.0°±8.0°

②曲面断层片示：上下牙列发育正常，未见多生牙、先天缺牙等牙齿发育异常情况，下颌骨体形态大小对称（图2-19-4）。

③CBCT示：患者上前牙区唇骨板较薄，下前牙区唇侧、舌侧骨板较薄，前磨牙及磨牙区颊舌侧骨板厚度正常，全口牙未见骨开窗、骨开裂（图2-19-5）。

（三）临床诊断

患者口腔内表现为前牙开殆畸形，上下前牙唇倾，上牙弓狭窄，下颌后缩；面型上表现为下颌顺时针旋转，面下1/3稍长。根据儿童前牙开殆畸形的病史，视诊及问诊发现患者家长、近亲属面型及口腔无类似前牙开殆畸形表现，结合患者吞咽吐舌及口呼吸不良习惯，初步诊断患者为轻度骨性开殆畸形合并口腔不良习惯。

头颅侧位片显示该患者前颅底长度、升支长度、下颌体长度均发育不足，关节角偏大，后前面高比偏小，下颌平面偏大，∠ODI值小，均表明患者为垂直生长型，主要表现为一个开张型侧貌。患者下颌骨发育不足，颏部后缩，表现为Ⅱ类骨面型。

因此，根据临床视诊、问诊、口内像检查、功能检查及X片检查等结果，该前牙开殆畸形患者的临床诊断如下：

（1）轻度骨性开殆畸形，轻度骨性Ⅱ类错殆畸形，安氏Ⅱ类错殆畸形；

（2）垂直生长型，侧貌凸面型，上下唇位于E线前；

（3）颏部发育不足；

（4）前牙开殆畸形，垂直向开殆4.5mm（乳磨牙树脂修复及第一恒磨牙牙冠修复后），覆盖4.5mm；

（5）上下牙弓大小不调，上牙弓宽度稍小；

（6）上下牙列中度拥挤；

（7）上前牙唇倾，下前牙轴倾度基本正常；

（8）下颌Spee曲线陡斜；

（9）吞咽吐舌习惯，口呼吸不良习惯；

（10）乳恒牙重度釉质发育不全（缺损型）。

（四）治疗计划

1. 治疗目标

解除前牙开殆畸形；进行垂直向控制，促使下颌骨逆时针旋转生长，前导下颌，促进下颌升支生长及颌骨矢状向生长，改善面型；纠正吐舌吞咽及口呼吸不良习惯；解除上牙弓狭窄，为恒牙萌出创造间隙；矫治牙列拥挤，排齐上下前牙。

2. 治疗计划

采用隐适美无托槽隐形矫治器First技术，早期矫治患者骨性Ⅱ类开殆畸形。

（1）非拔牙矫治。

（2）横向：上下颌扩弓，匹配终末位上下弓形。

（3）矢状向：上前牙以11牙为基准内收1.5mm，下前牙以41牙为基准唇倾1mm，设计前导下颌1.5mm（必要时行Ⅱ类弹性牵引），建立正常前牙覆殆覆盖。

（4）垂直向：压低上下磨牙各2mm，逆时针旋转下颌骨，伸长上前牙，解除开殆畸形。

（5）间隙获得方法：上下颌扩弓＋乳磨牙近远中邻面去釉。

（五）治疗过程及结果

1）上下颌采用隐适美无托槽隐形矫治器（Invisalign First系列），设计数字化矫治方案，并制作矫治牙套。（图2-19-6，图2-19-7）

（1）每副矫治器牙套佩戴10天，每天佩戴20-22小时。建议患者佩戴进食，加强磨牙区咬胶，以实现良好的后牙压低及扩弓。

（2）矫治器佩戴中，强调咬胶时间，每天3-4次，每次5-10分钟，后牙分配较多时间。对于金属冠粘接附件，可通过适当打磨金属冠表面配合强力釉质粘接剂增强附件粘接强度（图2-19-8）。

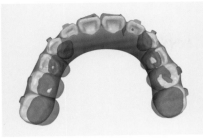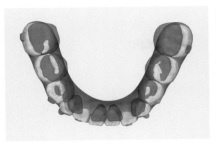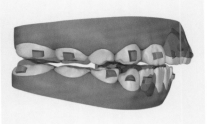

图2-19-6　ClinCheck方案设计要点：上下颌扩弓，上下磨牙压低，上下前牙伸长
（蓝色为治疗前，白色为治疗后）

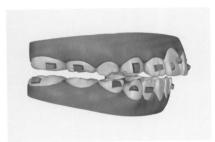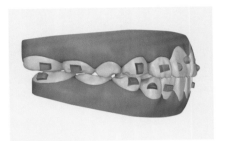

图2-19-7　ClinCheck方案设计要点：设计垂直向、矢状向跳跃

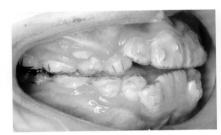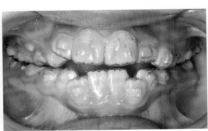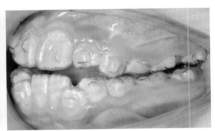

图2-19-8　矫治器佩戴中口内像（强调延长后牙咬胶时间）

2）教会患者纠正不良舌习惯训练方法，强调正确舌姿势位训练的频率和时间，每天3~4次，每次训练20~30次，纠正异常吞咽吐舌习惯，并于每次复诊时检查舌习惯纠正情况（图2-19-9）。嘱患者闭口鼻呼吸，纠正不良口呼吸习惯。

3）矫治17个月，前牙开𬌗畸形纠正，面型改善，尖牙前磨牙顺利萌出（图2-19-10）。

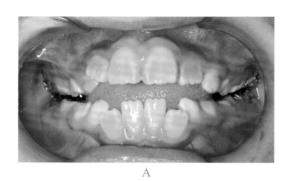

A

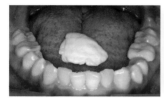 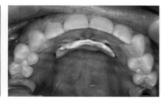 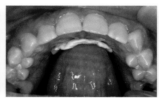 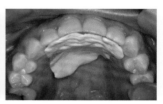

B

图2-19-9　舌习惯纠正示意图
A．弹舌训练：练习发音"d""t""n""l"；B．舌上抬吞咽训练

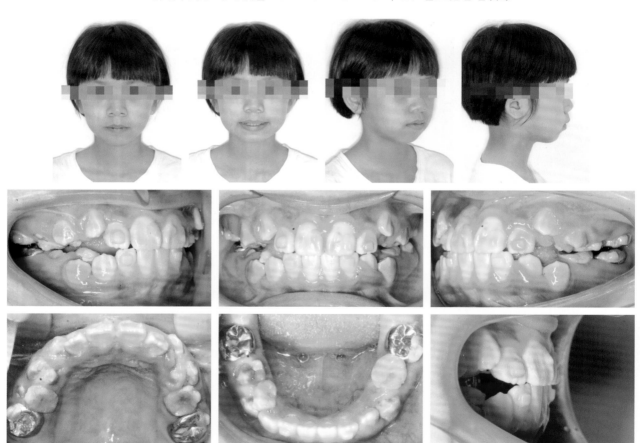

图2-19-10　矫治结束时面像及口内像

4）要求患者夜间佩戴透明压膜保持器，保持半年后，口内前牙覆殆覆盖维持良好，扩弓弓形基本维持。面下1/3侧貌对比，下颌颏部形态改善。上下牙列替换顺利。此次复诊重新更换上下透明压膜保持器。（图2-19-11，图2-19-12）

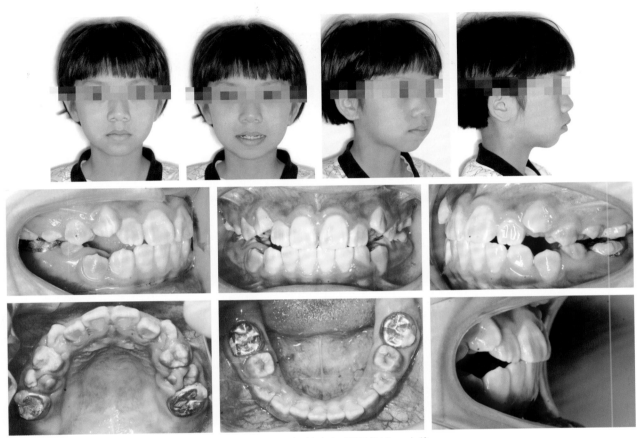

图2-19-11　保持半年后面像及口内像

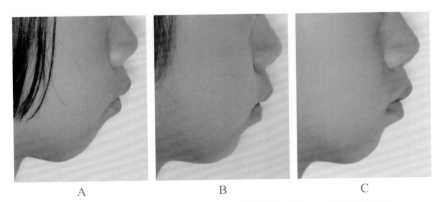

图2-19-12　治疗前、治疗后及保持半年后面下1/3侧貌对比
A. 治疗前；B. 治疗后；C. 保持半年后

5）保持半年后，拍摄头颅侧位片，分析治疗前、治疗后及保持半年后上下颌骨矢状向及垂直向关系（图2-19-13）。

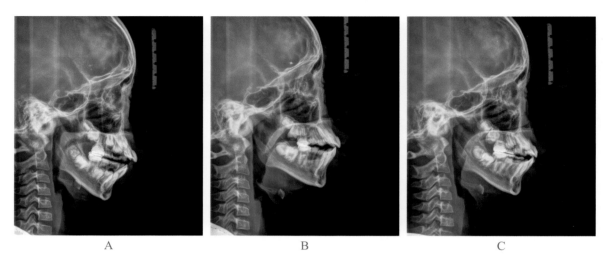

图2-19-13　治疗前、治疗后及保持半年后头颅侧位片
A. 治疗前；B. 治疗后；C. 保持半年后

（1）矫治后头颅侧位片分析：矫治后下颌骨相对颅骨向前发育（∠SNB增加3.0°），上下颌骨矢状向不调减小（∠ANB减少3.0°）；上前牙唇倾减小（∠U1-SN减少3.0°），下颌平面角减小（∠FMA减少8.0°），后面高增大（Ar-Go增加1.9mm），后前面高比增大（S-Go/N-Me增加3.2%），下全面高比增大（ANS-Me/N-Me减少1.2%，∠ODI增加1.10°，∠APDI增加0.59°），表明下颌骨逆时针旋转生长，高角前牙开殆畸形倾向改善。（表2-19-2）

表2-19-2　治疗前、治疗后及保持半年后头影测量分析

测量项目	治疗前	治疗后	保持半年后	正常值
颌骨关系分析				
∠SNA	82.0°	82.0°	82.0°	82.3°±3.5°
∠SNB	74.0°	77.0°	76.5°	77.6°±2.9°
∠ANB	8.0°	5.0°	5.5°	4.7°±1.4°
∠FMA（MP-FH）	41.0°	33.0°	34.0°	28.9°±5.7°
Y-axis（SGn-SN）	72.0°	62.0°	63.8°	65.5°±2.9°
Wits	3.2mm	1.1mm	1.9mm	0mm±2.0mm
S-Go/N-Me	59.5%	62.7%	62.1%	65.9%±3.8%
∠N-S-Ar	111.5°	109.0°	110.0°	124.7°±5.3°
∠S-Ar-Go	164.3°	166.0°	166.0°	148.0°±6.5°
∠Ar-Go-Me	128.7°	123.8°	126.7°	127.3°±4.5°
Ar-Go	30.1mm	32.0mm	34.0mm	40.4mm±2.7mm
Go-Pog	49.7mm	52.7mm	53.2mm	66.5mm±3.3mm

续表

测量项目	治疗前	治疗后	保持半年后	正常值
S-N	59.6mm	61.3mm	61.6mm	75.3mm±3.0mm
ANS-Me/N-Me	56.8%	55.6%	55.7%	55.0%±1.5%
∠ODI	69.20°	70.30°	69.90°	>72.83°，前牙深覆殆倾向
∠APDI	72.50°	73.09°	72.80°	>81.10°，磨牙具Ⅲ类倾向
牙齿位置与角度分析				
∠U1-SN	112.0°	109.0°	109.0°	104.8°±5.3°
U1-NA	6.6mm	5.4mm	5.4mm	4.1mm±2.3mm
∠U1-NA	31.2°	23.4°	23.4°	21.5°±5.9°
∠L1-MP	90.0°	92.0°	93.0°	95.0°±7.0°
L1-NB	8.1mm	8.9mm	8.9mm	5.7mm±2.1mm
∠L1-NB	27.6°	27.9°	27.9°	28.1°±5.6°
面部软组织形态分析				
Ls-E	6.7mm	5.7mm	5.2mm	3.0mm±2.0mm
Li-E	7.3mm	7.2mm	7.2mm	4.0mm±2.0mm
Cm-SN-UL	134.0°	147.0°	143.0°	102.0°±8.0°

矫治后患者面部高度比例明显改善，硬组织矢状向及垂直向指标的有效变化，带动了面部软组织侧貌明显改善，颏部形态改善，面部美观度明显改善。

（2）保持半年后测量指标基本稳定。（表2-19-2）

（六）病例分析

1. 矫治理论依据

（1）前牙开殆畸形是牙-牙槽或颌骨垂直向发育异常，是正畸临床中较为常见的一类复杂且危害严重的错殆畸形。其临床表现为在正中颌位及下颌功能运动时前牙无咬合接触，或前牙及部分后牙无咬合接触。前牙开殆畸形导致患者咀嚼功能下降、下颌功能紊乱、发音障碍等牙颌面结构及功能异常，影响患者颜面的美观，甚至造成心理障碍。对于前牙开殆畸形，在临床上通常建议在替牙列期实施早期干预，防止前牙开殆畸形加重，获得更好、更稳定的生长改良，同时也降低前牙开殆畸形对患者恒牙列期咬合造成的不良影响，降低其在恒牙列期错殆畸形的治疗难度。

（2）前牙开殆畸形的常见病因主要包括：①牙颌面的生长发育异常，包括牙、牙槽骨及颌骨的垂直向及水平向生长发育异常。②异常口腔功能及口腔不良习惯（约占前牙开殆畸形总病因的68.7%），包括吐舌、吮指、咬物、口呼吸等不良习惯及舌体大小位置异常等。③全身疾病及遗传因素：例如内分泌疾病、佝偻病、颞下颌关节疾病等均可能导致前牙开殆畸形。与遗传相关的生长型异常也可能导致开殆畸形，特别是高角型骨性开殆患者。高角生长型既可能与先天因素有关，也与后天环境因素有关。

（3）对于儿童前牙骨性开𬌗畸形的病因诊断，第一，要明确有无口腔不良习惯。第二，要明确患者的面部生长型有无异常及有无家族特征。若儿童前牙开𬌗畸形表现为上颌骨前份呈向上旋转，下颌骨呈向下旋转的离散生长型，则可能与遗传因素有关。第三，要明确前牙开𬌗畸形患者是否合并矢状向问题：如是否伴有Ⅱ类或Ⅲ类上下颌骨异常关系。第四，根据病因及前牙开𬌗畸形的严重程度，选择是否进行早期正畸干预治疗。

2．诊断依据、矫治计划设计、矫治时机选择依据

1）诊断依据。

通过临床表现、头颅侧位片分析等判断儿童前牙开𬌗畸形的性质，诊断牙性前牙开𬌗畸形或骨性前牙开𬌗畸形。牙性前牙开𬌗畸形治疗以纠正前牙开𬌗为主，骨性前牙开𬌗畸形除纠正前牙开𬌗外，早期矫治目的为纠正上下颌骨发育异常，以利于改善骨性垂直向不调。

（1）牙性前牙开𬌗畸形：主要为牙及牙槽骨的问题，即前牙萌出不足，前牙牙槽骨发育不足和（或）后牙萌出过长、后牙牙槽骨发育过度。伴口腔不良习惯时，常有上下前牙唇倾。牙性前牙开𬌗畸形的上下牙弓宽度协调，无明显牙弓狭窄与腭盖高拱情况，正面比例无明显畸形，颌骨发育基本正常。可伴有吐舌、咬物、吮指等不良习惯。

（2）骨性前牙开𬌗畸形：骨性前牙开𬌗畸形患者除牙及牙槽骨的问题外，主要表现为下颌骨发育异常：下颌支短，下颌角大，下颌平面角大，腭平面（PP）、𬌗平面（OP）、下颌平面（MP）离散度大，Y轴角大，下颌顺时针旋转，后前面高比（S-Go/N-Me）小于62.0%，面下1/3过长，严重者呈长面综合征表现。骨性前牙开𬌗畸形还可能伴有：①上下前牙及牙槽骨代偿性生长；②上下牙弓宽度不调，上牙弓狭窄与腭盖高拱；③上下颌骨矢状向骨性Ⅱ类或Ⅲ类关系；④可伴有舌体或腺样体肥大、口呼吸等。绝大多数情况下，牙性前牙开𬌗畸形和骨性前牙开𬌗畸形临床上区分并不十分清晰，因为前牙开𬌗畸形患者通常同时存在牙性不调和骨性不调的问题。

（3）本病例前牙开𬌗畸形的病因机制主要包括两部分：一是患者因长期吞咽吐舌及口呼吸不良习惯，前牙牙槽骨发育不足、后牙牙槽骨发育过度、上前牙唇倾，引发前牙无咬合接触而开𬌗。二是下颌骨生长发育异常，下颌支短，下颌角大，下颌平面陡，下颌平面角大，Y轴角大，下颌呈顺时针旋转生长型，后前面高比（S-Go/N-Me）小于62%，面下1/3过长，∠ODI值小，呈现一个骨性开𬌗生长型特征。

2）矫治计划设计。

前牙开𬌗畸形早期矫治的总体原则是去除病因，根据前牙开𬌗畸形形成的机制、患者的生理年龄，采用合适的矫治方法，压低后牙及后牙槽骨和（或）伸长前牙及前牙槽骨，达到解除或改善开𬌗畸形目的。具体包括：①纠正口腔不良习惯；②改良颌骨生长，进行面部垂直向生长控制；③必要时进行肥大扁桃体、腺样体切除，改善上呼吸通气情况，纠正口呼吸不良习惯。

本病例选择隐适美无托槽隐形矫治器（Invisalign First序列），非拔牙进行早期生长改良矫治，同期配合口腔不良习惯纠正。

（1）矫治方案设计：利用数字化三维设计优势，进行牙、牙弓、颌骨空间三维同步移动设计：

①横向：上下颌扩弓，匹配终末位上下弓形；

②矢状向：上前牙内收同时下前牙唇展，在设计时预留下颌前导空间，治疗中临床监控，必要时行Ⅱ类弹性牵引，前导下颌，建立正常前牙覆殆覆盖关系；

③垂直向：压低上下磨牙，逆时针旋转下颌骨，伸长上前牙，解除开殆畸形。

间隙获得方法：上下颌扩弓＋可提供替牙间隙的乳磨牙近远中邻面去釉。

（2）矫治器戴用要求：每副佩戴10天，每天佩戴20~22小时，建议患者最好佩戴进食，加强磨牙区咬胶，以实现良好的后牙压低及扩弓。

（3）同期口腔不良习惯纠正：教会患者纠正不良舌习惯训练方法，强调训练的频率和时间，并于每次复诊时检查舌不良习惯纠正情况，纠正口呼吸不良习惯。

3）矫治时机选择依据。

目前对于前牙开殆畸形的早期矫治时间存在争议，争议点主要在于部分研究表明颌面部垂直生长型随年龄增加仍然保持垂直生长或垂直生长加重。因此部分学者认为骨性前牙开殆畸形早期矫治意义不大，但另一部分学者则认为在替牙列期矫治前牙开殆畸形，可以利用生长发育潜力（部分）改变垂直向生长，改善颌骨垂直向不调，降低其恒牙列期开殆畸形的治疗难度。因此对于骨性开殆畸形，学者们建议在生长发育高峰期进行矫治。而对于口腔不良习惯引起的开殆畸形，学者们普遍认同早期矫治的意义，并建议应在6岁前（或恒中切牙萌出前）阻断口腔不良习惯。

本病例患者早期矫治前牙开殆畸形有利于引导颌骨垂直向向正常方向生长，前牙正常覆殆覆盖的建立有利于舌习惯及异常舌体位置的纠正。通过早期矫治，很好地实现了上下颌骨垂直向、矢状向及水平向的生长改良，避免了可能因为长期口腔不良习惯导致颌骨性畸形的进一步加重。保持期间面型持续改善也印证了患者生长良性环境对颅面生长发育的重要作用。患者上颌弓形扩宽后，更促进了下颌自动前导调整。通过磨牙压低设计实现了下颌骨一定程度的逆时针旋转，患者侧貌在矢状向和垂直向均明显改善。扩弓及下颌前移后气道打开，利于口呼吸的纠正；同时扩弓增加了牙槽骨骨量，为继承恒牙的萌出增加了空间，减少了错殆畸形Ⅱ期治疗的复杂性。

3．矫治技术（矫治器）特点及矫治方式选择依据

研究表明无托槽隐形矫治器对于成人牙性前牙开殆畸形有明确疗效，通过上下切牙的伸长和上下磨牙的压低，以及下颌轻微的逆时针旋转，实现前牙开殆畸形的有效治疗。但对于儿童早期前牙开殆畸形的矫治尚在临床应用总结阶段。

基于前牙开殆畸形的早期矫治原则及方法，笔者运用无托槽隐形矫治系统进行多例前牙开殆畸形的治疗，临床效果明显。无托槽隐形矫治较为舒适、美观、高效，患者配合度高于对传统矫治器的配合度；在早期矫治的同时，可以通过无托槽隐形矫治技术设计扩弓及内收前牙，无托槽隐形矫治器的殆垫效应可实现上下后牙的压低，逆时针旋转下颌骨，综合纠正儿童前牙开殆畸形。根据笔者的临床治疗总结，无托槽隐形矫治技术不适用于重度骨性开殆畸形患者。

本病例患者选择无托槽隐形矫治技术进行治疗，通过双颌扩弓获取间隙、内收上前牙、整平排齐

下前牙、去除颌间干扰，使下颌的生长能够更多地向前而不是在垂直向生长。下颌的向前生长有助于前牙开殆畸形的关闭。压低后牙的"楔形效应"和内收前牙的"钟摆效应"，加之配合高强度的肌功能训练纠正口腔不良习惯，是前牙开殆畸形高效矫治的关键。

4．矫治流程特色

（1）进行牙、牙弓、颌骨空间三维协同移动数字化设计，同期纠正口腔不良习惯，矫治流程流畅、高效。

（2）患者重度缺损第一恒磨牙的处理。该患者全口釉质发育不全，第一恒磨牙正常牙冠形态缺损严重，导致牙冠高度不足及咀嚼功能部分丧失。恢复牙冠高度意味着前牙开殆畸形加重，但考虑到第一恒磨牙在建殆过程中的关键作用，暂时恢复第一恒磨牙正常高度及外形，能保证第一恒磨牙充分发挥其咀嚼功能。权衡利弊后，我们采取先牙冠修复恢复第一恒磨牙正常高度再压低的思路，利用无托槽隐形矫治器殆垫效应进行垂直向控制，实现后牙的压低，待Ⅱ期矫治时，结合面型及Ⅱ期目标再进行第一恒磨牙是否保留的考量。

5．矫治疗效总结

该患者通过无托槽隐形矫治器进行治疗并观察半年后，前牙开殆畸形矫治效果肯定。矫治后上下前牙排列整齐，中线对齐，前牙覆殆覆盖正常，继承恒牙萌出间隙增加。下颌骨在矢状向和垂直向均有生长，牙齿及颌骨垂直向位置获得良好控制，前牙开殆畸形高角生长倾向减少，面下1/3高度减小，下颌骨发生逆时针旋转生长，下颌后缩改善明显，颏肌紧张状态缓解。颌骨骨性组织在矢状向及垂直向指标的有效变化，带动了面部软组织侧貌明显改善、颏部形态改善、面部美观度明显改善。保持半年后面部形态及颌骨骨性测量指标基本稳定。

前牙开殆畸形是一类发病机理错综复杂、临床表现类型多样，诊断治疗及保持较为困难的一类错殆畸形。临床上儿童前牙开殆畸形按机制分为牙性前牙开殆畸形及骨性前牙开殆畸形，按病因分为遗传性前牙开殆畸形和后天前牙开殆畸形，按严重程度分为轻度前牙开殆畸形、中度前牙开殆畸形和重度前牙开殆畸形。我们主张对于前牙开殆畸形应尽可能早期治疗，及时阻断口腔不良习惯，防止病情向严重的骨性前牙开殆畸形方向发展。矫治策略中根据前牙开殆畸形的病因、机制、严重程度和患者生长发育阶段而选择不同治疗方法。对病史的完整采集、正确的诊断、合适治疗方法的选择是进行前牙开殆畸形早期矫治的前提。通过患者的良好配合及治疗后针对病因配合口腔功能训练来防止复发是治疗成功且稳定的保证。

儿童前牙开殆畸形的临床治疗应该是全面的、完整的治疗，而整体的方案设计需基于医生对儿童颅颌面生长发育理论的整体理解、病因的全面分析与错殆畸形矫治技术的熟练掌握。

矫 治 概 要

（1）基本情况：女，9岁。

（2）骨性及面型诊断：轻度骨性开殆畸形，轻度骨性Ⅱ类错殆畸形；垂直生长型。

（3）错殆诊断：安氏Ⅱ类错殆畸形，前牙开殆畸形，垂直向开殆4.5mm、覆盖4.5mm。

（4）病因分析：环境因素。

（5）矫治时机：替牙列期，CVMSⅢ期。

（6）矫治目的：双期，解除前牙开殆畸形；进行垂直向控制，进行生长改良；纠正口腔不良习惯；解除拥挤。

（7）疗效评价：前牙开殆畸形疗效肯定，口腔不良习惯纠正，替牙正常，疗效保持好，垂直生长型改善。

【理论拓展】

儿童前牙开殆畸形的早期临床矫治

一、儿童青少年前牙开殆畸形的病因机制

研究表明，前牙开殆畸形在乳牙列期和替牙列期相对常见，前牙开殆畸形在2-16岁青少年中总患病率约为16.52%，目前研究认为青少年前牙开殆畸形主要与不良习惯和面部生长型有关。其中，乳牙列期的前牙开殆畸形主要与不良习惯有关，故而早期不良习惯的阻断至关重要。此外，开殆畸形相关基础研究已经证实，若前牙开殆畸形贯穿整个颅颌面生长发育期，则很难出现前牙开殆畸形的自我调整改善；严重骨性垂直向不调的前牙开殆畸形患者的颌面生长模式异常通常在生长发育高峰期前就有明显表现，且随着发育生长型维持或不断加重。从这个角度来说，早期的前牙开殆畸形干预可防止牙性前牙开殆畸形向骨性前牙开殆畸形发展。去除不良生长环境也有利于颌骨生长调整，避免轻中度骨性前牙开殆畸形向更严重方向发展。对于生长发育期就已经表现出严重骨性前牙开殆畸形、长面综合征患者，应待生长发育完成后行正颌-正畸联合治疗。

二、儿童青少年前牙开殆畸形的早期矫治

目前关于儿童青少年前牙开殆畸形早期矫治的方法多样，根据原理主要分为四大类：①各种口腔不良习惯阻断类矫治器，如舌刺、腭屏等；②压低后牙和后牙槽骨高度的矫治器，如后牙殆垫式矫治器、弹簧型磨牙压低矫治器等；③肌功能调节类矫治器，如矫治前牙开殆畸形的生物调节器（FRⅣ型功能调节器）等；④抑制颌骨垂直向发育的矫治器，如高位头帽牵引、垂直牵引颏兜等。

（1）研究表明，舌刺可以纠正不良习惯，改善舌姿势，使腭平面向下旋转，促进前牙开殆畸形的整体矫正，从长期来看，消除口腔不良习惯可以使舌功能正常化，有利于改善矢状向和垂直向的面部生长，改善垂直向骨骼关系。

（2）殆垫式矫治器可有效治疗前牙开殆畸形。关于咬合重建时殆垫高度对前牙开殆畸形的后牙压低疗效的作用，临床发现殆垫高度5mm与10mm对矫治效果的影响无明显差异。若后牙殆垫式矫治器联合垂直颏兜牵引，则3-4mm的殆垫也可产生降低上颌腭平面与改善下颌平面离散度生长的效应。关于殆垫的最佳高度值尚待进一步论证研究。相较被动式殆垫矫治器，主动施力式殆垫矫治器（如磁力式殆垫矫治器、弹簧加力式殆垫矫治器）在牙性和骨性治疗效果方面并没有明显优势。

（3）肌功能调节类矫治器的相关研究表明，FR Ⅳ型功能调节器可以有效治疗前牙开殆畸形，控制下颌平面角度，且长期稳定性好，但对于其对上颌腭平面角度的影响目前研究未达成共识，且目前关于其应用的研究较少。

（4）矫治前牙开殆畸形的生物调节器改良设计也可有效解除前牙开殆畸形，降低上颌腭平面与下颌平面的离散度，但其与上颌腭平面、下颌平面的单独改变没有显著相关性。此外，生物调节器联合高位牵引的牙性效应及骨性效应与单纯使用生物调节器无明显差异，高位牵引并未产生额外的垂直向影响。

（5）高位头帽牵引可使上下颌骨离散度减小，下颌骨逆时针旋转，下面高减小，同时抑制上颌向前生长来矫正Ⅱ类关系，因而可用于Ⅱ类前牙开殆畸形患者的治疗。垂直颏兜牵引有利于减小下颌平面倾斜度，但临床单独应用较少。上颌扩弓矫治器联合垂直颏兜牵引可以改善前牙开殆畸形，但对于垂直向牙性效应及骨性效应有限，且对长期稳定性尚无明确证据。

对于各类前牙开殆畸形矫治器，目前都没有科学明确的循证医学证据证明其有效性，对于治疗结果应当审慎对待。

三、无托槽隐形矫治器矫治前牙开殆畸形的机制

研究表明无托槽隐形矫治器治疗恒牙列期牙性前牙开殆畸形主要通过上下前牙伸长，前牙内收，以及磨牙压低引起一定程度的下颌骨逆时针旋转，实现治疗目标，但对于无托槽隐形矫治技术早期矫治前牙开殆畸形的有效性尚待进一步探索研究。

四、其他

前牙开殆畸形患者上下前牙牙根长度相较正常覆殆患者均较短。下中切牙牙根长度会随着前牙开殆畸形程度的增加而缩短，前牙覆殆与前牙牙根长度具有正相关关系。临床治疗应注意前牙开殆畸形牙根较短对矫治稳定性的影响。

另外，前牙开殆畸形的正畸治疗中应注意舌习惯及口呼吸的尽快纠正，在治疗中更加注意正畸力大小、方向的控制，应相应缩短正畸矫治疗程。

【病例二十】

儿童替牙列期前牙反殆畸形的局部固定多托槽2×4矫治

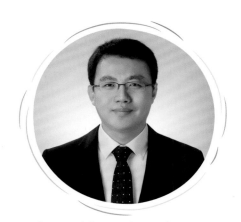

中国医科大学口腔医学院　赵阳

（一）主诉/病史

患者翟某，女，9岁。

主诉：发现"地包天"1年。

现病史：家长诉患者"地包天"，未经矫治。

否认家族遗传史、全身疾病史及综合征。

（二）临床检查

（1）患者为替牙列期，双侧颜面不对称，问诊发现无明显口腔不良习惯，视诊发现患者舌低位。

（2）口内像及面像检查。口内像检查：上颌16牙未萌出，11、12、21、22、26牙萌出，12牙萌出高度不足，22牙腭侧异位萌出，62牙滞留，上牙弓呈方圆形；下颌31、32、41、42牙及双侧第一恒磨牙完全萌出，下牙弓呈尖圆形；上颌11、12、21、22牙与对颌牙呈反咬合关系；上下牙列排列不齐；上下前牙直立，下颌Spee曲线过深，上颌反补偿曲线；上下中线不齐，上中线相对面中线右偏，下中线与面中线相对一致；乳尖牙为近中关系，左侧磨牙基本中性关系，右侧第二乳磨牙末端平面呈近中关系。

面部形态检查：双侧颜面基本对称，侧貌凹面型，下颌过大，下唇前突。

口腔卫生状况较差，多数乳磨牙龋坏。（图2-20-1）

（3）功能检查：下颌可功能性后退，但前牙反殆畸形不能完全解除，头颈姿势未见明显异常。

（4）影像学检查：ICP位拍摄头颅侧位片及曲面断层片，检查上下颌骨矢状向关系及形态对称性，了解上下牙列发育、乳恒牙替换、双侧髁突形态等情况。（图2-20-2，图2-20-3）

①头颅侧位片分析：上颌骨大小基本正常（∠SNA 79.1°，正常值82.3°±3.5°），下颌骨稍

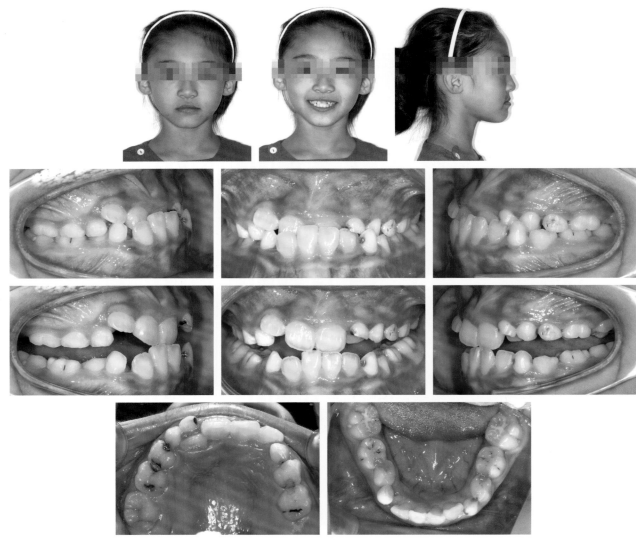

图2-20-1　初诊面像及口内像

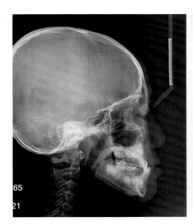

图2-20-2　治疗前头颅侧位片

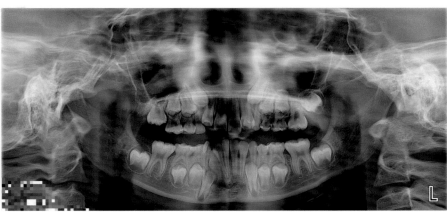

图2-20-3　治疗前曲面断层片

大（∠SNB 75.8°，正常值77.6°±2.9°），上下颌骨矢状向发育轻中度不调（∠ANB −1.2°，正常值4.7°±1.4°；反覆盖−1.8mm，正常值2.0mm±1.0mm），上前牙舌倾（∠U1−SN 92.9°，正常值104.8°±5.3°），下前牙直立内倾（∠L1−MP 85.3°，正常值为94.7°±5.2°）；下颌平面角基本正常（∠MP−FH 35.4°，正常值31.8°±4.4°），面型为平均生长型（有轻度高角倾向）。（图2−20−2，表2−20−1）

表2−20−1　治疗前头影测量分析

测量项目	初诊值	标准值	标准差
∠SNA	79.1°	82.3°	3.5°
∠SNB	75.8°	77.6°	2.9°
∠ANB	−1.2°	4.7°	1.4°
∠MP−FH	35.4°	31.8°	4.4°
∠NP−FH	85.9°	83.1°	3.0°
∠U1−L1	151.4°	122.0°	6.0°
∠U1−SN	92.9°	104.8°	5.3°
∠L1−MP	85.3°	94.7°	5.2°
覆盖	−1.8mm	2.0mm	1.0mm
覆拾	−4.8mm	2.0mm	1.0mm

②曲面断层片示：上下颌牙列发育正常，未见多生牙、先天缺牙等牙齿发育异常情况。双侧髁突形态不对称，双侧下颌升支长度不一致，右侧较左侧低。（图2−20−3）

（三）临床诊断

通过患者的临床检查，否认家族遗传史，患者ICP位虽看似中度反拾畸形，通过下颌可后退却可看出其也存在功能性下颌骨前伸，其上下颌骨矢状向不调并不如头颅侧位片显示的那么严重，故判断患者前牙反拾畸形的病因为替牙障碍、舌不良姿势位及上下颌骨矢状向位置不调等混合因素。

因此，根据临床视诊、问诊、口内像检查、功能检查及X片检查等结果，该前牙反拾畸形患者的临床诊断如下：

（1）轻中度骨性Ⅲ类畸形（上颌基本正常，下颌过大），安氏Ⅲ类错拾畸形；

（2）平均生长型，侧貌凹面型；

（3）前牙中度反咬合，乳磨牙终末平面近中关系；

（4）上下牙列排列不齐；

（5）上下前牙直立；

（6）上下牙列弓形不调，下颌Spee曲线深，上颌反补偿曲线；

（7）上下中线不齐，上中线右偏；

（8）16牙迟萌，62牙迟脱；

（9）下颌功能性前伸；

（10）舌低位；

（11）双侧髁突形态不对称，双侧下颌升支长度不一致，右侧较左侧低；

（12）口腔卫生较差，口内可见多颗乳牙龋坏。

（四）治疗计划

（1）拔除滞留62牙。

（2）早期正畸治疗，纠正患者错殆畸形，维护口腔健康。

应用上下颌局部固定多托槽"2×4"矫治技术矫治患者错殆畸形，矫治目标包括：

①排齐上下前牙。

②利用NiTi螺旋推簧配合局部固定多托槽矫治器调整恒牙萌出间隙，增加牙弓长度。

③下前牙粘接咬合分离垫，打开咬合，去除咬合干扰，实现咬合跳跃。

④利用上下颌弓丝协调匹配上下颌弓形，调整上下牙咬合关系。

⑤解除前牙反殆畸形，建立前牙正常覆殆覆盖。

（3）舌肌功能训练：嘱患者主动做舌体上抬功能训练，纠正舌不良姿势位。

（4）口腔健康维护：嘱患者口内治疗多颗乳牙龋坏，维护口腔健康。

（五）治疗过程及结果

1. 治疗过程

（1）利用局部固定多托槽"2×4"矫治技术，上前牙粘接自锁托槽，下前牙粘接咬合分离垫NiTi细丝，轻力排齐整平牙列，NiTi螺旋推簧扩展13-15牙、23-25牙的萌出间隙（图2-20-4，图2-20-5）。

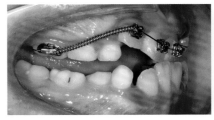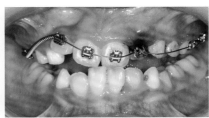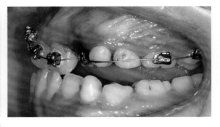
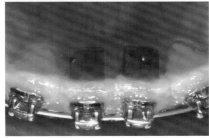

图2-20-4　上前牙粘接自锁托槽、下前牙粘接咬合分离垫NiTi细丝

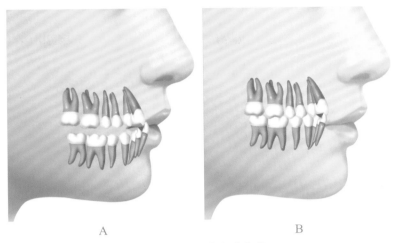

图2-20-5　咬合分离垫
A. 前牙反殆畸形，下前牙舌侧粘接咬合分离垫；B. 咬合分离垫协助纠正前牙反殆畸形

　　下前牙粘接咬合分离垫（图2-20-5），打开咬合，减轻前牙反覆殆反覆盖。粘接上颌局部固定多托槽"2×4"矫治器，不锈钢圆丝排齐上前牙、纠正上前牙内倾直立，协助矫治前牙反殆畸形，实现咬合跳跃。矫治10周后，前牙切殆，上颌NiTi螺旋推簧继续扩展13-15牙、23-25牙萌出间隙。（图2-20-6）

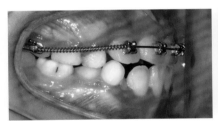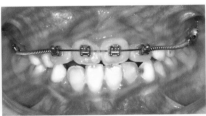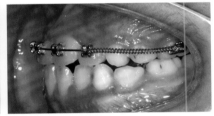

图2-20-6　上颌局部固定多托槽"2×4"矫治器治疗10周后口内像

　　（2）粘接下颌局部固定多托槽"2×4"矫治器，上下颌圆丝继续排齐整平牙列，协调上下颌弓形，调整前后牙关系，增加前牙覆盖，纠正前牙切殆。（图2-20-7）

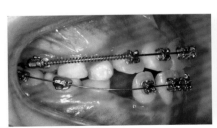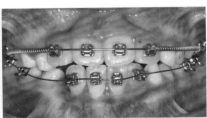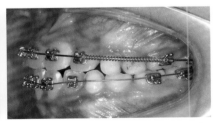

图2-20-7　上颌局部固定多托槽"2×4"矫治器治疗10周后，粘接下颌局部固定多托槽"2×4"矫治器口内像

　　（3）患者上下颌局部固定多托槽"2×4"矫治器矫治9个月后，上下前牙反殆畸形纠正，上下前

牙基本排齐。上下中线基本对齐，13-15牙、23-25牙萌出间隙扩展足够后，结束Ⅰ期矫治，去除上下颌托槽，Hawley保持器保持。Ⅰ期前牙反𬌗畸形矫治结束，被限制的上颌发育限制被去除，下颌功能性后退，下颌颌位改变，上下颌矢状向关系正常，达到Ⅰ期矫治目的。（图2-20-8）

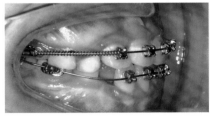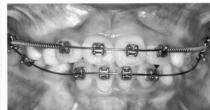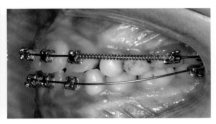

图2-20-8　Ⅰ期前牙反𬌗畸形矫治结束时口内像

Ⅰ期矫治疗效保持到恒牙列期，再根据患者咬合情况，收集资料，拟订Ⅱ期正畸综合矫治计划，精细调节前后牙关系，完成正畸综合矫治。

2．治疗结果

（1）Ⅰ期矫治结束时，16牙萌出，前牙反𬌗畸形纠正，前牙覆𬌗覆盖正常，22牙腭侧错位纠正，上下前牙基本排齐，上下中线基本对齐（图2-20-9）。

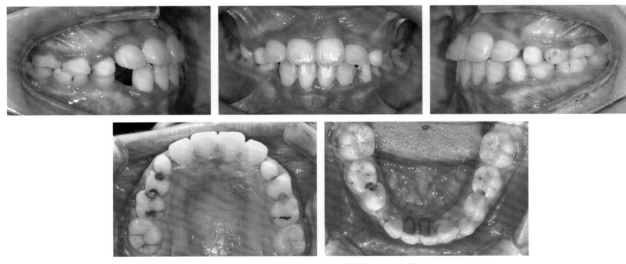

图2-20-9　Ⅰ期矫治结束时口内像

（2）Ⅰ期矫治结束保持3个月后，复诊检查上下牙咬合情况，未见明显复发。去除下前牙粘接的咬合分离垫，继续观察（图2-20-10）。

（3）Ⅰ期矫治结束保持3个月后，拍摄头颅侧位片，分析矫治后上下颌骨矢状向关系（图2-20-11）。

（4）Ⅰ期矫治结束保持3个月后，头影测量分析示：上颌继续发育，A点前移（∠SNA 82.8°，

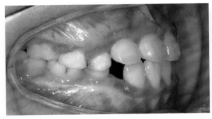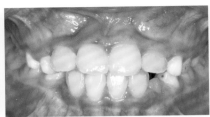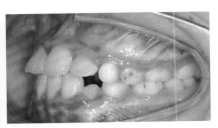

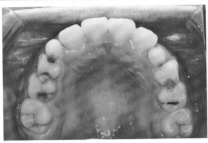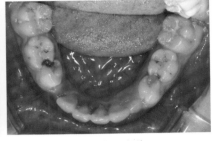

图2-20-10　I期矫治结束保持3个月后复诊口内像

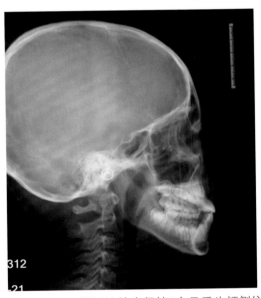

图2-20-11　I期矫治结束保持3个月后头颅侧位片

增加3.7°）；上前牙唇倾（∠U1-SN 113.7°，正常值104.8±5.3°），下前牙舌倾代偿（∠L1-MP 82.8°，正常值94.7°±5.2°），上下前牙代偿掩饰上下颌骨矢状向轻度不调；下颌平面角增大（∠MP-FH 36.9°，正常值31.8°±4.4°），下颌骨后下旋转，轻度骨性Ⅲ类不调得到下颌旋转代偿改善；覆殆为1.8mm（增加6.6mm），覆盖为2.8mm（增加4.6mm），前牙反殆畸形解除。（表2-20-2，图2-20-12）

表2-20-2　治疗结束保持3个月后头影测量分析

测量项目	初诊值	结束值	标准值	标准差
∠SNA	79.1°	82.8°	82.3°	3.5°
∠SNB	75.8°	82.6°	77.6°	2.9°

续表

测量项目	初诊值	结束值	标准值	标准差
∠ANB	−1.2°	0.3°	4.7°	1.4°
∠MP−FH	35.4°	36.9°	31.8°	4.4°
∠NP−FH	85.9°	86.1°	83.1°	3.0°
∠U1−L1	151.4°	123.2°	122.0°	6.0°
∠U1−SN	92.9°	113.7°	104.8°	5.3°
∠L1−MP	85.3°	82.8°	94.7°	5.2°
覆盖	−1.8mm	2.8mm	2.0mm	1.0mm
覆𬌗	−4.8mm	1.8mm	2.0mm	1.0mm

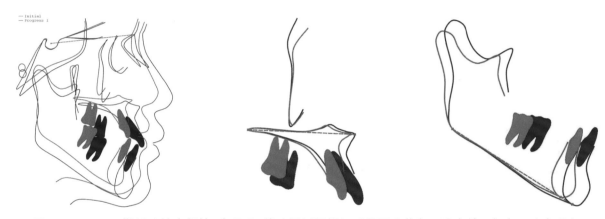

图2-20-12　Ⅰ期矫治结束保持3个月后X线头影测量描记重叠图（蓝色：治疗前；红色：治疗后）

（5）Ⅰ期矫治前后面下1/3侧貌及头颅侧位片对比示：下颌前突面像纠正，下唇前突纠正，直面型（图2-20-13）。

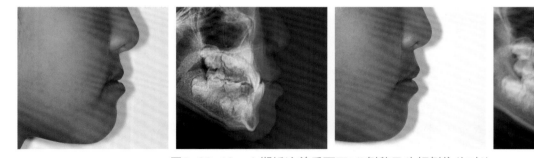

图2-20-13　Ⅰ期矫治前后面下1/3侧貌及头颅侧位片对比

（六）病例分析

1. 矫治理论依据

前牙反殆畸形是安氏Ⅲ类错殆畸形的主要症状之一，可表现为个别前牙反殆畸形和多数前牙反殆畸形。根据其形成机制，前牙反殆畸形又可分为骨性前牙反殆畸形、功能性前牙反殆畸形和牙性前牙反殆畸形。受到遗传因素和环境因素的双重影响，早期矫治能利用患者的生长发育潜力，纠正前牙反殆畸形，促进上颌骨的生长，消除前牙咬合创伤，避免长期前牙反殆畸形对患者造成的下颌过度生长及患者因面部形态异常产生的心理负担。

替牙列期前牙反殆畸形患者大多数有乳牙列期反殆畸形史，临床常发现替牙列期前牙反殆畸形多为功能性和轻度骨性的混合性前牙反殆畸形。而且替牙列期，患者颅面生长发育旺盛，齿槽骨骨质血运丰富，牙周组织对外力刺激的反应活跃，应用较轻矫治力在短时期内即可引起组织细胞的生长改建，是错殆畸形早期阻断性矫治的有利时机。

局部固定多托槽"2×4"矫治技术适用于上前牙舌倾和（或）下切牙唇倾的替牙列期或恒牙列早期牙性前牙反殆畸形、功能性前牙反殆畸形，以及轻度骨性前牙反殆畸形。在替牙列中期，牙性前牙反殆畸形、功能性前牙反殆畸形、轻度骨性前牙反殆畸形患者，其第一磨牙、中切牙及侧切牙均已萌出完全，反覆殆Ⅰ度至Ⅲ度，反覆盖不超过Ⅰ度，上下牙列拥挤度不超过3mm，下颌可后退或部分后退至切对切，磨牙关系为基本中性关系或轻度近中关系，软组织侧貌为直面型或轻度凹面型。这类前牙反殆畸形通常还伴有明显的牙体扭转和前牙拥挤等错殆畸形表现，临床可检查发现咬合功能干扰。局部固定多托槽"2×4"矫治技术对上下颌进行反殆纠正的同时排齐牙列，去除咬合干扰，早期矫治前牙反殆畸形，可避免或简化Ⅱ期正畸综合矫治。

2. 诊断依据、矫治计划设计、矫治时机选择依据

（1）诊断依据。

替牙列期反殆畸形的诊断关键是依据临床检查、咬合功能检查及X片检查等结果对矢状向和垂直向关系进行分析和评价。通过患者的临床检查，若无家族遗传史，患者前牙反殆畸形的病因诊断则更倾向于替牙障碍、舌不良姿势位及上下颌骨矢状向位置不调等环境因素。

本病例患者于ICP位虽看似中度前牙反殆畸形，但通过功能检查发现，其下颌可后退，其存在功能性下颌骨前伸问题，其上下颌骨矢状向不调并不完全是骨性异常；并且通过头颅侧位片分析，除上下颌骨矢状向不调外，其上下前牙直立内倾，所以临床诊断该患者为骨性、功能性及牙性的混合性前牙反殆畸形。

（2）矫治计划设计。

①过去对于替牙列期中重度骨性前牙反殆畸形，临床上通常将上颌前牵引矫治器或头帽颏兜矫治器作为固定多托槽矫治器的辅助装置，在正畸固定综合矫治中，促使颅面结构发生变化，纠正替牙列期骨性前牙反殆畸形。

前牵引矫治器和头帽颏兜矫治器是通过额部和颏部的交互支抗作用，促进上颌向前下生长，抑制

下颌向前生长，适度使下颌骨向下、向后顺时针旋转，改变下颌骨的生长型，改善Ⅲ类骨面型，代偿矫形治疗骨性Ⅲ类错殆畸形。前牵引矫治器和头帽颏兜矫治器的矫形治疗，由于会导致下颌的顺时针旋转，增加面下1/3高度，拉长面型，比较适用于前下面高短的低角型患者，不适合高角型骨性Ⅲ类错殆畸形患者。

②本病例主要的矫治方法是局部固定多托槽"2×4"矫治器＋下前牙粘接咬合分离垫法。

对于替牙列期轻度骨性前牙反殆畸形，局部固定多托槽"2×4"矫治器排齐牙列，去除咬合干扰，下前牙咬合分离垫解除前牙反殆锁结，可快速纠正前牙反咬合关系。局部固定多托槽"2×4"矫治器再配合适宜的Ⅲ类弹性颌间牵引，可促使上颌向前发育，阻止下颌前伸并促使功能性前伸的下颌后退。当下颌骨受Ⅲ类牵引力，向下、向后的矫治力传达到颞下颌关节时，颞下颌关节发生适应性改变，髁突位置后移，从而建立正常的咬合关系，面型也可得以改善。因此局部固定多托槽"2×4"矫治器联合咬合分离垫，打开咬合，实现咬合跳跃，适当配以Ⅲ类弹性颌间牵引，临床在合适的适应证下（如轻中度平均生长型的前牙反殆畸形），可快速高效解决替牙列期前牙反殆畸形。临床应用局部固定多托槽"2×4"矫治器加咬合分离垫会使下颌颌位改变，有利于颌位异常的前牙反殆畸形的快速纠正，从而减轻甚至抑制骨性Ⅲ类错殆畸形的发展。但咬合分离垫也会造成下颌的旋转代偿，对于一些明显高角骨性Ⅲ类的病例要慎用。

（3）矫治时机选择依据。

错殆畸形的早期阻断治疗应是正畸临床矫治的趋势。乳牙列期的患者由于年龄过于偏小，临床依从性差，某些错殆畸形无法在早期得到治疗。而替牙列期的患者依从性增高，临床应抓住替牙列期牙殆关系的重建和颌骨的改变比恒牙列期更容易、牙颌面生长发育潜力较大的特点，进行错殆畸形的早期阻断治疗。

把恒牙列期固定多托槽矫治技术采用的某些方法变通应用到替牙列期局部固定多托槽"2×4"矫治技术中，可以扩大错殆畸形的矫治范围，也可以起到对错殆畸形早期阻断的作用，特别是牙齿排列障碍引起的下颌后缩的早期矫治及轻度骨性前牙反殆畸形的早期矫治。

局部固定多托槽"2×4"矫治技术对于不同畸形采用的保持方法、保持时间有所区别，早期矫治结束后要求随访至乳恒牙全部替换为止。局部固定多托槽"2×4"矫治技术主要针对临床局部咬合功能异常的错殆畸形进行阻断矫治，若错殆畸形严重程度小、错殆畸形影响范围不大，患者可能可避免Ⅱ期治疗。

3. 矫治器特点及选择依据

（1）矫治器特点。

应用局部固定多托槽"2×4"矫治技术纠正前牙反殆畸形的优势是局部固定多托槽"2×4"矫治器属于一种局部固定矫治器，只需在第一磨牙上粘接颊面管（或粘接成品带环），以及在切牙上粘接托槽。该装置操作简单，矫治用弓丝作用力持久，不影响患者的咀嚼、发音等功能，不阻碍牙颌面系统的发育，不依赖患者的配合，疗程短，疗效肯定。

局部固定多托槽"2×4"矫治技术是"细丝"与"轻力"原则在固定多托槽矫治器中最充分的体

现。由于替牙列期恒牙牙根发育尚不完全，矫治时需要较轻、较柔和的力量，而且替牙列期患者处于牙颌面生长发育的旺盛时期，牙周组织对外力的刺激反应活跃，只需施以较轻的矫治力就可以在短时间内引起牙周组织的明显改变。

另外，仅在切牙区粘贴托槽使前牙托槽与带环之间有一段弓丝跨度，犹如悬梁结构，这种特殊结构决定了该技术弹性增加、刚性减小的作用力的独特性。在磨牙带环颊面管（带环）近中弯制停止曲，有利于上前牙唇侧倾斜/移动。若前牙反殆畸形矫治后，前牙咬合较浅，可在弓丝颊面管（带环）前设计前倾曲，增加前牙唇侧倾斜/移动，以利于改善前牙浅覆殆覆盖关系。

在局部固定多托槽"2×4"矫治技术纠正前牙反殆畸形需要控制上前牙唇倾度时，可在排齐整平上牙列时，使用不锈钢方丝，产生更多的切牙整体前移，避免上前牙的过度唇倾，以利于解除前牙反殆畸形后上前牙唇倾度维持在基本正常的范围内。

（2）选择依据。

本病例为替牙列期前牙反殆畸形伴拥挤和后牙萌出高度不足患者，其上下颌骨矢状向轻度不调，存在骨性、功能性及牙性的问题，上下颌弓形不匹配，需要通过排齐上下前牙、匹配上下颌弓形、解除前牙反殆畸形、改变前伸颌位、促进A点前移来解决前牙反殆畸形。局部固定多托槽"2×4"矫治器联合咬合分离垫的应用可快速打开前牙咬合，纠正下颌前伸，实现颌位调整及咬合跳跃，纠正牙排列异常，协调上下牙弓形态，改善上下颌骨骨性不调，达到纠正替牙列早期前牙反殆畸形的目的，临床治疗效果满意。

4. 矫治流程特色

（1）局部固定多托槽（自锁托槽）"2×4"矫治技术特色。

自锁托槽的优点是无须结扎，摩擦力小，为轻力矫治创造条件，弓丝形变释放柔和轻力，持续轻力符合生理性骨改建要求。

（2）关注舌不良姿势位对前牙反殆畸形的不利影响。

针对该患者有舌体低位的不良习惯，宣教患者进行舌体上抬功能训练。舌体的生理姿势位应位于上腭，以利于建立口腔内外肌平衡，维持上牙弓的横向和矢状向生长发育。治疗过程中，除了进行舌肌功能训练，在下前牙舌侧粘接咬合分离垫也可以起到固定舌刺的作用，促进舌体位置正常。

（3）注意消除咬合干扰。

前牙反殆畸形患者的乳尖牙牙尖缺乏生理性磨耗，经常过长而成为解除前牙反殆畸形过程中的障碍；上下前牙反覆殆、牙列不齐，存在咬合干扰，需要抬高咬合解除反殆畸形。针对这类错殆畸形，采用咬合分离垫打开咬合，实现咬合跳跃。

（4）注意上下颌弓形的匹配。

由于乳牙滞留，22牙腭侧异位萌出，且存在功能性下颌前伸，上下颌弓形不匹配，可以通过局部固定多托槽"2×4"矫治技术匹配上下颌弓形，为建立正常的咬合关系提供良好的条件。

5．矫治疗效总结

（1）磨牙颊舌向转矩控制。

局部固定多托槽"2×4"矫治技术系统中的作用力是三维的，本病例在整个矫治过程中仅使用不锈钢圆丝早期纠正错殆畸形。不锈钢圆丝在颊面管中弓丝会转动，产生的伸长力在磨牙阻抗中心颊侧，于是产生了磨牙牙冠舌向转矩，此变化对于该患者的磨牙产生舌向转矩和控根的作用。

（2）上颌生长的功能矫形作用。

从治疗前后∠SNA的变化看，矫治后的A点向前移位，说明此项技术不是单一地使切牙唇倾，同时也使牙根颊向移动，这一特点明显强于传统的活动矫治器。

（3）前后牙垂直向高度的调整。

局部固定多托槽"2×4"矫治技术对上切牙的垂直向调位方法：利用咬合分离垫解除咬合障碍，在弓丝的作用下整平牙列曲线，压低前牙、升高后牙，实现前后牙垂直向高度的调整。

6．优点及注意事项

局部固定多托槽"2×4"矫治器与传统活动矫治器相比，矫正装置小巧，异物感小，不易引起患者不适；患者不能自行摘戴矫正装置，因此不会由于患者的不配合而导致治疗失败。

本技术的临床注意事项：固定矫正装置容易引起菌斑堆积，造成牙齿的脱矿及龋坏，治疗中需时刻关注口腔卫生，加强口腔卫生宣教及定期涂氟保护；保证固定矫正装置的粘接强度，避免托槽脱落及弓丝移位而引起口内软组织损伤；治疗中需合理施加矫治力度，避免矫治力过大导致的牙周及牙根损伤。

矫 治 概 要

（1）基本情况：女，9岁。

（2）骨性及面型诊断：骨性Ⅲ类关系，平均生长型。

（3）错殆诊断：安氏Ⅲ类亚类，前牙反殆畸形。

（4）病因分析：乳牙滞留；舌不良姿势位；上下颌骨矢状向不调。

（5）矫治时机：发现即是最佳治疗时机。

（6）矫治目的：解除上下颌骨矢状向不调，解除前牙反殆畸形。

（7）疗效评价：上下颌骨矢状向不调得到改善，前牙反殆畸形解除，上下颌弓形匹配。

【理论拓展】

前牙咬合分离垫的临床应用

一、正畸矫治辅助殆垫发展史

目前可查的最早的咬合分离装置，可以追溯至1771年，Hunter医生设计了一种殆面导板，该导板是放置在下前牙区的，患者可自行摘戴。至于后牙区的殆面导板，最早则由Fox医生使用。这类活动型殆面导板，多使用丙烯酸材料，可以成功打开咬合，但仍存在一些缺点。首先，这类活动型殆面导板的治疗效果极大地依赖患者的依从性，如果患者佩戴情况较差，则很难获得理想的矫治效果；其次，丙烯酸材料对于部分患者的口腔黏膜有一定的刺激性；最后，这类活动型殆面导板上的基托和金属丝可能会阻碍牙齿的移动，因此需要频繁地复诊调整。为了解决患者依从性问题，历史上也有人尝试使用带环固定性的殆面导板，但该类型存在的问题是，上前牙受到来自下颌的殆力，如果该力较大，则会造成后牙带环的运动，而这可能会造成佩戴该带环的牙齿牙周组织损伤。

二、咬合分离垫的设计与结构

为了解决以上问题，1997年Mayes医生发表了一种不锈钢金属制的咬合分离垫"bite turbo"，上前牙区咬合分离垫的设计属于舌侧托槽的改型，而后牙区咬合分离垫的设计则与不锈钢金属预成冠相似。之所以将这种装置称为"bite turbo"，即为形容该装置对于咬合打开作用之迅速，犹如汽车发动机的涡轮增压装置一样高效。当然，在英文文献中，它也有其他称呼，例如"bite ramp"（咬合斜面）、"bite prop"（咬合支撑），但最常用的还是"bite turbo"。鉴于其良好的耐用性、易于清洁等原因，这种金属制作的咬合分离垫问世后，很大程度上取代了传统丙烯酸制作的殆面导板。

然而，随着医生们对于这种金属制作的咬合分离垫的使用，他们发现它也并不是完美无缺的。首先，这种装置需要像金属托槽一样单独从牙科器材公司购买，这给本来面对的医疗装备耗材就繁杂的正畸医生造成了困扰。其次，由于不同病例前牙的覆盖距离不同，这种装置长度并不能满足所有的临床情况。由于这种装置是金属材质，一旦粘接，医生无法根据患者实际情况对其进行口内调节。最后，还有一些医生抱怨，上切牙舌侧解剖形态变异大，这种装置并不能完全贴合。幸运的是，随着可粘接树脂材料的普及，为了使装置更加个性化及便于临床操作，近年来临床上很多医生开始使用可粘接树脂或者其他可粘接材料来替代金属制作的咬合分离垫。因为舌侧操作困难，一些厂家设计和生产了更适合操作的模具和手柄，以利于树脂型咬合分离垫的整体粘接。这些模具可以很方便地将树脂塑造成L形或者三角形的外形，也有一些医生将10mm直径的针管斜纵向切开，自制不同长度、不同角度的模具。

1）咬合分离垫临床适应证及禁忌证。

（1）上前牙咬合分离垫适用于安氏Ⅰ类前牙深覆殆病例或者安氏Ⅱ类前牙深覆殆病例，尤其是正常粘接托槽时，上前牙会咬在下切牙托槽的情况；此外，还适用于前牙区个别牙齿反殆畸形的纠正。

对于安氏Ⅱ类病例，有两点需要强调：

①上前牙咬合分离垫对于安氏Ⅱ类均角和低角病例均适用，但是对于安氏Ⅱ类高角病例需要谨慎选择，因为磨牙和前磨牙的升高会造成面下1/3高度的增加，会让患者觉得脸部形态尤其面下1/3更加狭长。

②对于安氏Ⅱ类2分类的病例，从生物力学角度分析，有医生认为，在上中切牙转矩没有纠正前，就使用上前牙咬合分离垫，会加重上中切牙的舌倾。这是由于施力点与施力方向位于上中切牙阻抗中心舌侧。

另外，对于下切牙患有牙周病的患者，或者有既往牙周病史，下切牙冠根比不良的病例，也需要谨慎使用。有白天紧咬牙习惯或夜磨牙习惯的患者需要谨慎选择。

（2）下前牙咬合分离垫适用于安氏Ⅰ类个别前牙反殆畸形病例，以及安氏Ⅲ类前牙反殆畸形病例。下前牙咬合分离垫协助解除前牙反覆殆，有利于快速解除前牙反殆畸形。

考虑到材料学性质，需要注意：由于树脂材料中填充物的种类和含量不同，其耐磨性能也不同，临床上需要结合产品说明使用。耐磨强度高的树脂材料，可能会损伤下切牙托槽，尤其是陶瓷材质或者其他美学托槽。因此，医生在定期复诊时，需要检查牙齿和矫治装置的磨耗情况。

2）咬合分离垫临床作用机制。

（1）上颌咬合分离垫临床作用机制。非咀嚼情况下上下牙列绝大多数时间是无接触的，下颌处于休息位。在没有紧咬牙或夜磨牙的情况下，正常人一天上下牙列接触的时间在几分钟至十几分钟。而在前牙深覆殆的病例中，仅仅十几分钟时间，就可以造成上切牙咬合使下切牙托槽脱落的情况。上前牙咬合分离垫是目前较为理想的解决该问题的装置。上前牙咬合分离垫放置后可以即刻打开咬合，避免前牙深咬合的咬合干扰，方便下前牙粘接托槽后尽快开始错殆畸形的矫治。此外，前牙深覆殆患者往往伴有较深的下颌Spee曲线，使用上颌咬合分离垫，前磨牙区和磨牙区处于开殆状态，结合弓丝的弹性，下前磨牙和磨牙会较快地萌出，进而协助整平下颌Spee曲线。在纠正深下颌Spee曲线的问题上，上前牙咬合分离垫结合弓丝的方法比单纯在弓丝上弯制反Spee曲线方法更加高效。

至于上颌咬合分离垫是否会引起殆创伤，以致下前牙牙根吸收，至今未见直接报道。Mayes医生认为并不需要担心该问题，因为当患者咬合突然遇到殆面障碍物时，他们的反应往往是限制下颌的运动，这是人类本就存在的一种保护机制，即当下切牙接触到咬合分离垫时，患者并不会咬紧牙齿。虽然如此，但笔者还是建议，对于神经紧张、白天有紧咬习惯或有夜磨牙习惯的深覆殆患者，仍要谨慎对待，因为他们对于咬合的神经反射可能与正常人不同。

（2）下颌咬合分离垫临床作用机制。前牙反殆畸形患者由于存在上颌发育不足和（或）下颌发育过度的问题，除了患者主诉的矢状向前牙反覆盖，其垂直向的反覆殆和横向的下颌偏斜都会造成前牙反殆畸形的复杂化，影响临床有效地纠正前牙反殆畸形。下颌咬合分离垫分开上下咬合接触，有助于下颌异常的矢状向、横向及垂直向颌位的纠正。

下颌咬合分离垫打开前牙反覆殆脱离锁结或轻度反覆殆，适合平均生长型和水平生长型患者。重度高角前牙反殆畸形患者慎用。

3）咬合分离在正畸矫治中的辅助作用。

咬合分离可以分为前牙咬合分离和后牙咬合分离，都有打开咬合，并辅助颌位调整或咬合跳跃的作用，但是临床应用略有不同。后牙咬合分离，有压低后牙的倾向，更适合后牙萌出过高、前牙开殆的患者。而前牙咬合分离，更有利于辅助后牙萌出建殆，更适合均角或低角的前牙深覆殆患者。

（1）下前牙的殆垫从力学上可抑制下前牙的过度萌出，促进后牙建殆，有利于下颌Spee曲线的整平，更适合替牙列期前牙反殆畸形的早期矫治。另外，下颌咬合分离垫粘接在下前牙的舌侧，往往在下切牙的阻抗中心舌侧，咬合力会给下前牙一个冠向舌侧的力矩，反覆盖越大，对下切牙的冠舌向力矩越大。舌侧内倾直立有助于前牙反殆畸形的纠正。

（2）下前牙的固定式殆垫在前牙反殆畸形纠正完成，咬合打开后，不像后牙殆垫，无需立即去除。下颌咬合分离垫不影响上下牙新咬合的建立。

（3）咀嚼肌的肌纤维方向都是向前的，其咀嚼收缩张力对整个下颌骨有向前牵引作用。而前牙咬合分离垫会通过本体感受器传导，保护并减弱咀嚼肌的肌力，使咀嚼力不会导致前牙殆创伤，同时减弱咀嚼肌向前牵引下颌的力量，有利于正畸矫治前牙反殆畸形后使髁突回到中正关系，辅助纠正前牙反殆畸形的功能性前伸因素，有助于前牙反殆畸形的纠正。

（4）使用下前牙固定式平导时，建议同时粘接上下颌托槽，从第一根弓丝开始，配合约70g的0.25英寸（0.63mm）橡皮筋Ⅲ类牵引，有助于快随解除前牙反殆畸形。

总之，下颌咬合分离垫能打开前牙反咬合，辅助下颌颌位调整及咬合跳跃、直立下前牙、减轻咀嚼肌张力、平整下颌Spee曲线，辅助局部固定多托槽"2×4"矫治器快速纠正前牙反殆畸形。其临床应用方便，不影响后牙建殆，在正确选择临床适应证的情况下，是值得临床推荐的辅助正畸矫治装置。

【病例二十一】

替牙列期凸面型、重度前牙深覆殆覆盖错殆畸形的早期矫治

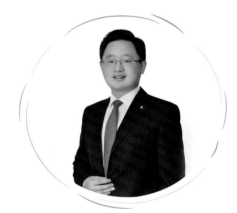

无锡口腔医院　柯正建

（一）主诉/病史

患者林某，女，9岁，发现门牙前突1年。

患者否认家族遗传史，有口呼吸不良习惯。

既往无门牙前突畸形矫治史，否认全身疾病史及综合征等。

（二）临床检查

1. 口内像及面像检查

（1）口内像检查。

替牙列期，上颌11、12、13、14、21、22、24牙及第一磨牙萌出，下颌31、32、34、41、42、43、44牙及第一磨牙萌出，ICP位时前牙深覆殆Ⅲ度，深覆盖Ⅲ度，覆盖10mm。上前牙唇倾，Spee曲线深度4mm，磨牙远中尖对尖，腭顶稍高拱，上牙弓狭窄，上中线与面中线基本一致，下中线左偏1.5mm。（图2-21-1）

（2）面像检查。

正面观，开唇露齿，上唇短、松弛；侧面观，凸面型，鼻唇角小，下颌发育不足，颏唇沟深。

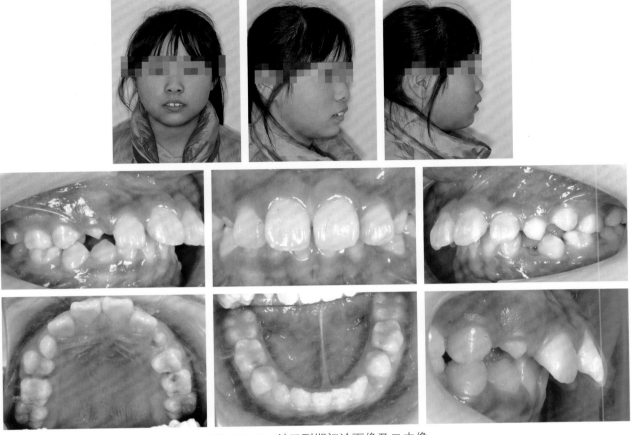

图2-21-1　替牙列期初诊面像及口内像

2．功能检查

开唇露齿，口呼吸不良习惯，未见明显颞下颌关节问题。

3．X片检查

于ICP位拍摄头颅侧位片及曲面断层片，通过头颅侧位片检查上下颌骨发育情况及矢状向关系，通过曲面断层片了解上下牙列发育、乳恒牙替换、双侧髁突形态及上下颌骨形态等情况（图2-21-2）。

（1）头颅侧位片分析：上颌骨大小基本正常（∠SNA 81.4°，正常值82.0°±4.0°），下颌骨稍小（∠SNB 75.2°，正常值78.0°±4.0°），上下颌骨矢状向大小位置不调（∠ANB 6.2°，正常值3.0°±2.0°）。上前牙稍唇倾（∠U1-SN 109.0°，正常值104.8°±5.3°），下前牙基本正常（∠IMPA 94.7°，正常值94.7°±5.2°）。下颌平面角大（∠MP-SN 38.0°，正常值35.0°±4.0°），后前面高比稍小（S-Go/N-Me 62.4%，正常值64.0%±4.0%），面部生长型有高角倾向。面部软组织侧貌为凸面型，上下唇位于E线前（Ls-E 6.5mm，正常值3.0mm±2.0mm；Li-E 5.9mm，正常值4.0mm±2.0mm）（表2-21-1）。颈椎骨龄为CVMSⅡ期。

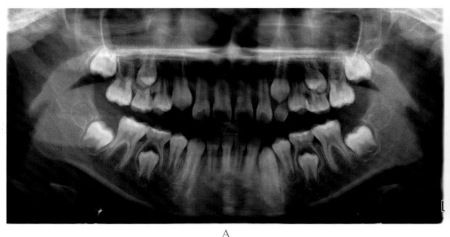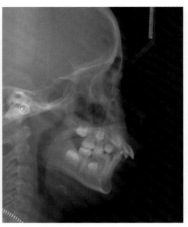

A   B

图2-21-2 初诊X片检查
A. 曲面断层片；B. 头颅侧位片

表2-21-1 治疗前头影测量分析

测量项目	初诊值	正常值
颌骨关系分析		
∠SNA	81.4°	82.0°±4.0°
∠SNB	75.2°	78.0±4.0°
∠ANB	6.2°	3.0±2.0°
∠MP-SN	38.0°	35.0°±4.0°
S-Go/N-Me	62.4%	64.0%±4.0%
Y-axis（SGn-SN）	63.0°	65.0°±3.0°
Wits	3.9mm	0mm±2.0mm
牙齿位置与角度分析		
∠U1-SN	109.0°	104.8°±5.3°
U1-NA	9.1mm	4.0mm±2.0mm
∠U1-NA	27.7°	24.0°±5.0°
L1-NB	7.9mm	6.0mm±2.0mm
∠L1-NB	27.8°	30.0°±6.0°
∠IMPA（L1-MP）	94.7°	94.7°±5.2°
∠FMIA	56.8°	53.0°±6.0°
面部软组织形态分析		
Ls-E	6.5mm	3.0mm±2.0mm
Li-E	5.9mm	4.0mm±2.0mm

（2）曲面断层片示：上下牙列发育正常，未见多生牙、先天缺牙等牙齿发育异常情况。双侧髁突形态未见异常、对称，双侧下颌骨体形态大小对称。

（三）临床诊断

根据临床视诊、问诊、口内像检查、功能检查及X片检查等结果，该患者的临床诊断如下：

（1）轻中度骨性Ⅱ类（上颌基本正常，下颌后缩）畸形，安氏Ⅱ类错殆畸形。

（2）面部生长型有高角倾向，侧貌凸面型，上下唇位于E线前。

（3）前牙深覆殆Ⅲ度，深覆盖10mm；尖牙、磨牙远中关系。

（4）上牙弓宽度发育稍不足。

（5）上前牙稍唇倾，下前牙唇倾度基本正常。

（6）开唇露齿，口呼吸习惯。

（7）口腔健康状况良好，未见乳恒牙替换异常。

（8）未见明显颞下颌关节异常。

（四）治疗计划及矫治器设计

1. 治疗计划

（1）由于该患者下颌后缩，治疗上应先功能性前导下颌，同时配合上颌扩弓，匹配上下颌骨宽度及位置，去除下颌前导时上颌宽度不足导致的咬合障碍。功能性前导下颌时，控制下颌骨顺时针旋转，控制患者高角生长倾向。

（2）上颌扩弓，开放气道，配合口周肌功能训练（闭唇训练），有助于口呼吸习惯的纠正。

（3）前导下颌纠正前牙重度深覆殆覆盖，内收唇倾上前牙，纠正上唇前突。

（4）唇肌闭合训练，纠正前牙开唇露齿。

2. 矫治器设计

矫治器设计为螺旋扩弓＋改良头帽肌激动器，矫治患者骨性Ⅱ类前牙深覆殆覆盖。

（1）肌激动器功能性前导下颌，促进下颌生长；螺旋扩弓器扩大上牙弓，解除下颌前导时的咬合障碍。

（2）由于该患者下前牙唇倾度基本正常，为防止前导过程中下前牙唇倾，在矫治器上增加下前牙切牙帽。

（3）由于该患者上颌发育基本正常，且为高角生长型，为防止面型恶化，在前导下颌的同时配合高位头帽牵引，抑制上颌发育，同时可防止下颌骨发生顺时针旋转。

（五）治疗过程及结果

1. 治疗过程

（1）佩戴上颌螺旋扩弓＋改良头帽肌激动器。螺旋扩弓器每次打开0.5圈，每天1次，每周3天加力一次。夜间佩戴头帽。（图2-21-3）

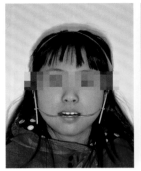
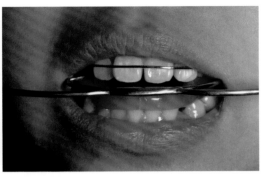

图2-21-3　佩戴上颌螺旋扩弓＋改良头帽肌激动器

　　头帽牵引抑制上颌骨前部向下生长趋势，防止下颌骨顺时针旋转。头帽施予上颌骨向后上的矫形力（每侧400~600g），12~14小时/天。

　　（2）复诊，1次/月，6个月后停止螺旋扩弓器加力（图2-21-4）。继续夜间戴用上颌螺旋扩弓＋改良头帽肌激动器至替牙列期结束，以期控制上颌生长，纠正上颌前突。

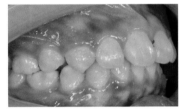
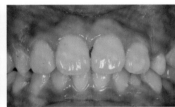
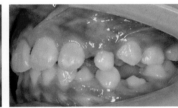
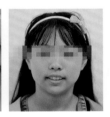

图2-21-4　前牙深覆殆覆盖矫治后，下颌前导6个月后口内像及面像

2．治疗结果

　　（1）利用上颌螺旋扩弓＋改良头帽肌激动器矫治至替牙列期结束，纠正深覆殆覆盖，建立尖牙及磨牙中性关系，拟行Ⅱ期固定矫治排齐牙列，纠正中线不齐（图2-21-5）。

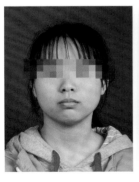
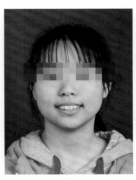
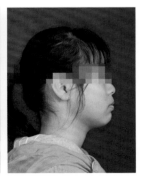

A

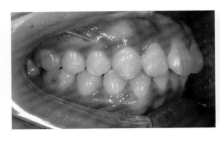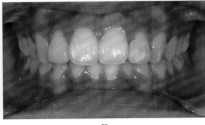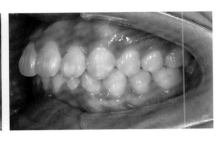

B

图2-21-5　上下恒牙列早期面像及口内像（尖牙、磨牙中性关系）
A. 面像；B. 口内像

（2）上颌螺旋扩弓＋改良头帽肌激动器矫治结束后，于ICP位拍摄头颅侧位片，分析矫治后颅面形态关系变化情况（图2-21-6）。

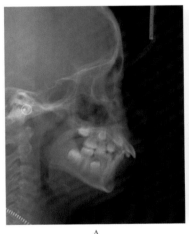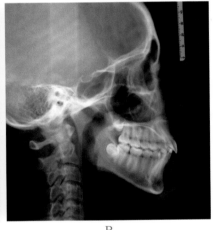

A　　　　　　　　　　　B

图2-21-6　治疗前后头颅侧位片
A. 治疗前；B. 治疗后

　　头影测量分析结果示：矫治后∠SNA增大1.2°（治疗前81.4°，治疗后82.6°），∠SNB增大3.4°（治疗前75.2°，治疗后78.6°），∠ANB减小2.2°（治疗前6.2°，治疗后4.0°），上下颌骨矢状向关系基本正常。矫治后上下前牙唇倾度基本正常。后前面高比变大1.3%（S-Go/N-Me，治疗前62.4%，治疗后63.7%），高角生长倾向得到控制。

　　治疗后面部软组织侧貌改善，上下唇前突明显改善（Ls-E治疗前6.5mm，治疗后1.7mm；Li-E治疗前5.9mm，治疗后1.8mm）。（表2-21-2，图2-21-7）

表2-21-2　治疗前后头影测量分析对比

测量项目	初诊值	结束值	变化值	正常值
颌骨关系分析				
∠SNA	81.4°	82.6°	1.2°	82.0°±4.0°
∠SNB	75.2°	78.6°	3.4°	78.0°±4.0°
∠ANB	6.2°	4.0°	−2.2°	3.0°±2.0°

续表

测量项目	初诊值	结束值	变化值	正常值
∠MP–SN	38.0°	37.8°	−0.2°	35.0°±4.0°
S–Go/N–Me	62.4%	63.7%	1.3%	64.0%±4.0%
Y–axis（SGn–SN）	63.0°	61.8°	−1.2°	65.0°±3.0°
Wits	3.9mm	−1.2mm	−5.1mm	0mm±2.0mm
牙齿位置与角度分析				
∠U1–SN	109.0°	102.3°	−6.7°	104.8°±5.3°
U1–NA	9.1mm	6.5mm	−2.6mm	4.0mm±2.0mm
∠U1–NA	27.7°	19.7°	−8.0°	24.0°±5.0°
L1–NB	7.9mm	7.4mm	−0.5mm	6.0mm±2.0mm
∠L1–NB	27.8°	29.5°	1.7°	30.0°±6.0°
∠IMPA（L1–MP）	94.7°	93.2°	−1.5°	94.7°±5.2°
∠FMIA	56.8°	58.4°	1.6°	53.0°±6.0°
面部软组织形态分析				
Ls–E	6.5mm	1.7mm	−4.8mm	3.0mm±2.0mm
Li–E	5.9mm	1.8mm	−4.1mm	4.0mm±2.0mm

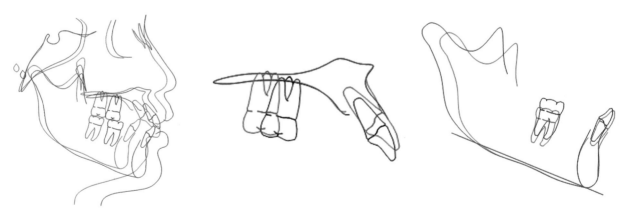

图2-21-7　治疗前后头影测量描记重叠图（绿色：治疗前，黑色：治疗后）

（六）病例分析

1. 早期矫治理论依据

（1）Ⅱ类功能性/骨性错殆畸形功能矫治的意义。

功能矫治器是利用患者生长发育潜力，通过改变神经肌功能，为颅面、颌骨和咬合发育提供有利的环境，从而改善上下颌骨的形态及位置关系异常，矫治错殆畸形。儿童上下颌骨生长发育阶段及个体的生长发育潜力，对于正畸治疗计划的确定、实施和治疗效果预测有重要意义，在儿童生长发育高峰（前）期进行正畸矫形治疗，可以早期纠正上下颌骨矢状向的不调，取得良好的骨性治疗效果，降低恒牙列期正畸综合矫治的难度，也可在一定程度上降低正畸综合矫治拔牙病例的比例。

（2）儿童上下颌骨生长发育与Ⅱ类错殆畸形的关系。

①有学者研究发现随着年龄的增长，未经治疗的安氏Ⅱ类错殆畸形下颌骨的"追赶"效应，使上下颌骨骨性不调有所改善，而这种情况在低角患者中较为明显，同时伴有下切牙的舌倾，而高角患者下切牙则更加唇倾。

②对乳牙列期至替牙列期未经治疗的安氏Ⅱ类错殆畸形的生长变化进行研究，发现乳牙列期即表现为明显Ⅱ类错殆畸形颅面形态的患者，随着生长发育，并不会发生自我调整，并且覆盖呈现逐渐增大的趋势。

③乳牙列期伴有上牙弓宽度不足的Ⅱ类错殆畸形，随着年龄增长，上牙弓宽度不足表现更加严重，表明宽度不调也是安氏Ⅱ类早期矫治计划的重要部分。

④与正常殆相比，安氏Ⅱ类错殆畸形在发育过程中，上颌骨的生长量更大，下颌骨总长度和下颌骨体长度增长量小。且替牙列期即表现为磨牙或乳磨牙Ⅱ类关系的患者在恒牙列期均发展为Ⅱ类磨牙关系。

2．诊断依据、矫治时机选择

（1）诊断。

该患者为骨性Ⅱ类，高角型；安氏Ⅱ类，Ⅲ度前牙深覆殆覆盖。

（2）诊断依据。

该患者正面观示上前牙唇倾，上唇较短，表现为开唇露齿，侧面观示上下唇位于E线前，表现为软组织侧貌凸面型，结合影像学检查结果，诊断为骨性Ⅱ类错殆畸形（∠ANB 6.2°），上颌发育正常（∠SNA 81.4°），下颌发育略不足（∠SNB 75.2°），表现为下颌后缩，高角生长趋势（∠MP-SN 38.0°）。口内像检查结果示，磨牙为远中关系，前牙重度深覆殆覆盖。

（3）矫治时机选择。

患者处于替牙列晚期，生长发育高峰期，上下颌骨仍有一定生长发育潜力，此时是功能矫治器导下颌向前的最佳时机，故选择在此阶段行Ⅰ期功能矫治，导下颌向前，并一定程度上抑制上颌过度发育，以期建立良好上下颌骨矢状向关系及磨牙中性关系，视功能矫治后的覆殆覆盖情况及面型决定Ⅱ期是否行拔牙固定矫治或排齐精细调整。有效的功能矫形治疗，可充分利用患者上下颌骨生长发育潜力，引导下颌骨发育，改善下颌后缩，避免部分前突病例的拔牙矫治。

3．矫治计划设计

该患者诊断为混合性Ⅱ类错殆畸形，上颌发育基本正常，下颌后缩，表现为重度前牙深覆殆覆盖。由于患者处于替牙列期，仍有一定生长发育潜力，首先考虑功能性前导下颌，视治疗效果及替牙后咬合情况考虑是否行Ⅱ期固定矫治，以及是否需要拔牙矫治。

（1）功能矫形治疗：骨性Ⅱ类高角型错殆畸形的矫治目的通常是减小上下前牙牙槽高度、减小下颌平面角、增加腭平面角，并通过下颌骨逆时针旋转来增加下后面高和降低下前面高，以实现下颌骨逆时针旋转。对处于生长发育高峰期的骨性Ⅱ类高角型错殆畸形患者，应不急于选择掩饰治疗解决面型和咬合关系问题，可采用功能矫形方法抑制上颌骨过度生育，并促进下颌骨生长及下颌骨前上旋转。

（2）螺旋扩弓+改良头帽肌激动器的应用：改良头帽肌激动器由头帽口外弓、上前牙区的双曲唇弓、上下颌基托（盖过最后一个磨牙，越过所有后牙殆面包裹牙齿，边缘到达牙齿颊侧龈缘下3mm左右）、下前牙区的"切牙帽"（即基托越过下前牙切缘，止于唇面切1/3的位置，形成"切牙帽"）、下颌舌侧基托构成。上下颌基托在后牙殆面处连接成整体。将改良头帽肌激动器戴入患者的上颌就位，嘱前伸下颌，完全就位后，下前牙切1/3嵌入"切牙帽"内，嘱戴用时闭唇。每天夜间戴用12h，口外弓牵引，250~400g/侧，每4周复诊1次。每次复诊时，视情况对下后牙殆面及颊面的基托进行调磨。

该患者在运用改良头帽肌激动器配合口外弓高位牵引进行治疗时，一方面，利用肌激动器前导下颌，刺激下颌髁突的生长，调整上下颌骨位置，减小覆盖；另一方面，运用高位牵引的口外弓限制上颌骨向前生长，避免下颌骨发生顺时针旋转加重高角面型，同时对上颌骨和下颌骨的生长型进行改良，尽可能协调Ⅱ类患者上下颌骨生长量的差异。另外，上颌骨横向发育不足患者进行下颌前导时，可能限制下颌前下生长的移动空间。在进行颌骨矫形治疗的同时配合上颌螺旋扩弓器，扩大上牙弓，激活骨缝，有利于前导下颌时骨改建的形成。同时运用上颌螺旋扩弓器，在功能性前导下颌的同时，适当扩展上牙弓宽度，从而协调和匹配上下牙弓宽度，适应未来颌骨生长发育的趋势。

（3）唇肌功能训练：患者自然状态下上唇闭合不全，一方面是由于上前牙唇倾，另一方面是由于上唇较短，唇肌张力不足。需进行唇肌功能训练，指导患者进行抿唇、牵拉上唇等训练，帮助改善唇闭合不全。

4．矫治流程特色

本病例选择功能矫治和固定多托槽正畸综合矫治的双期治疗。

（1）功能矫治选择上颌螺旋扩弓+改良头帽肌激动器。上颌螺旋扩弓器扩大上牙弓宽度，去除下颌前导功能障碍。头帽牵引抑制上颌骨前部向下生长趋势，防止下颌骨顺时针旋转，尽量控制上颌骨矢状向生长。上颌螺旋扩弓器扩弓6个月停止加力后，继续夜间戴用上颌螺旋扩弓+改良头帽肌激动器至替牙列期结束，以期维持上颌扩弓治疗效果，并继续控制上颌生长至青春生长发育高峰期结束，Ⅰ期治疗疗程约2年。

（2）Ⅱ期拟做固定矫治，精细调整前后牙咬合关系：患者在功能矫治结束后，牙齿替换完全，基本达到磨牙、尖牙Ⅰ类关系，但仍存在个别牙齿不齐及中线不调，可行Ⅱ期固定矫治精细调整。

5．矫治疗效总结

患者治疗前为骨性Ⅱ类关系：上颌发育基本正常，下颌后缩，前牙重度深覆殆覆盖，通过Ⅰ期功能矫治器（上颌螺旋扩弓+改良头帽肌激动器）矫治，纠正了牙颌面矢状向的关系异常：①面型从侧貌凸面型纠正为直面型；②前牙Ⅲ度深覆殆覆盖纠正为正常覆殆覆盖；③上中切牙唇倾度改善；

④牙列整齐度改善；⑤唇闭合不全纠正；⑥面部唇颊肌紧张等软组织不调消除。患者及家长对矫治结果满意。

患者矫治疗效包括以下几个方面：

（1）在替牙列期利用颌骨生长发育潜力进行扩弓，打开腭中缝，增加了上颌骨性牙弓宽度，为下颌的前伸及上前牙的内收创造了空间。

（2）头帽口外弓配合改良肌激动器，在前伸下颌的同时一定程度上抑制了上颌的过度发育，同时下颌前导，解决了上下颌矢状向的不调，纠正了前牙重度深覆𬌗覆盖，改善了侧貌。

（3）在下颌前导到位，建立正常覆盖之后，继续佩戴上颌螺旋扩弓＋改良头帽肌激动器直至替牙列期结束，维持了治疗效果的稳定性，有助于颌骨神经肌肉与牙齿排列关系的协调稳定。

（4）在功能矫治器佩戴期间，要重视口周肌功能训练：配合进行抿唇、牵拉上唇等口腔肌功能训练，以纠正上唇过短、唇闭合不全等口周肌功能问题。

（5）Ⅰ期功能矫治器治疗后建立了前牙正常覆𬌗覆盖及尖牙、磨牙中性关系，拟Ⅱ期应用固定矫治器进一步精细调整前后牙咬合关系，排齐牙列，纠正上下中线不齐。

矫治概要

（1）基本情况：女，9岁。

（2）骨性及面型诊断：骨性Ⅱ类，上颌基本正常，下颌后缩；高角倾向。

（3）错𬌗诊断：重度前牙深覆𬌗覆盖，上牙弓宽度不足，上前牙唇倾，开唇露齿。

（4）病因分析：口呼吸、唇闭合不全。

（5）矫治时机：生长发育高峰期，替牙列晚期。

（6）矫治目的：双期治疗，控制上颌前突，前导下颌，扩弓上颌，精细调整咬合关系。

（7）疗效评价：下颌前导，面突度减小，上前牙唇倾改善，覆𬌗覆盖正常。

【理论拓展】

替牙列期骨性Ⅱ类错𬌗畸形的早期矫治

一、替牙列期骨性Ⅱ类错𬌗畸形病因和机制

骨性Ⅱ类错𬌗畸形的病因分为遗传因素和环境因素两方面。环境病因诊断要重点分析患者有无口呼吸、咬下唇、吮指等口腔不良习惯，若有明显不良习惯，在正畸治疗的同时要纠正不良习惯。值得注意的是，对表现为口呼吸的患者要进一步检查是否伴有腺样体和（或）扁桃体肥大，若为腺样体和（或）扁桃体肥大造成的病理性口呼吸，还需多学科联合诊疗。若患者的下颌后缩生长型有明显的遗传倾向，则要以其家长面型的严重程度预判患者面部生长异常的程度，选择功能矫形、牙代偿掩饰、颏成形术或正颌-正畸手术治疗等不同临床诊疗方案。

二、替牙列期骨性Ⅱ类错殆畸形的临床检查

（一）面像检查

骨性Ⅱ类错殆畸形患者的面部形态多表现为上颌前突、下颌发育不足或两者兼有，临床上以下颌后缩较为常见。其侧貌表现为：颏部发育正常或不足、软组织侧貌凸面型，伴口呼吸的患者还可伴有上牙弓狭窄、腭盖高拱、下颌平面高角。

（二）口内像检查

骨性Ⅱ类关系患者的口内像表现多为前牙深覆殆覆盖，磨牙远中关系。合并高角生长倾向的严重骨性Ⅱ类错殆畸形患者有前牙开殆倾向。

（三）影像学检查

X线头颅侧位片分析诊断是儿童骨性Ⅱ类错殆畸形患者上下颌骨大小及位置关系诊断的关键，同时可以分析诊断上下前牙唇/舌向倾斜度，以及软组织侧貌特征，对临床治疗设计有重要的参考价值。若有咬合功能性问题，需分别拍摄PP位和ICP位两张头颅侧位片，以鉴别诊断功能性Ⅱ类错殆畸形。

骨性Ⅱ类关系患者的X线头影测量表现为：$\angle$SNA正常或偏大，$\angle$SNB偏小，$\angle$ANB>5.2°。另外，根据下颌平面角的大小及后前面高比，面部生长型可分为平均生长型、垂直生长型、水平生长型三种。

三、替牙列期骨性Ⅱ类错殆畸形的临床诊断

骨性Ⅱ类错殆畸形的临床诊断标准：上颌前突和（或）下颌后缩（$\angle$ANB>5.2°），尖牙、磨牙远中关系，软组织侧貌为凸面型，上下前牙唇倾度多异常，前牙深覆殆覆盖。

四、替牙列期骨性Ⅱ类错殆畸形的临床治疗

错殆畸形治疗方案是根据错殆畸形病因机制、错殆畸形的严重程度、患者年龄等因素综合判断而设计的，最佳矫治方案是针对病理机制的正畸治疗方案。

（一）早期阻断性矫治策略

（1）尽早去除病因，破除口腔不良习惯，治疗引起气道阻塞的鼻咽部疾病。

（2）上牙弓宽度不足的拓展：使用上颌螺旋扩弓器扩大上牙弓宽度，解除下颌向前下生长的功能限制。

（3）协调上下颌骨矢状向及垂直向的不调，尽量促进发育不足的牙弓生长，抑制发育过度的牙弓生长。

（二）上下颌骨生长的控制

对于上下颌骨关系不调的安氏Ⅱ类1分类患者，临床普遍认为在儿童颅面生长发育期间进行矫形治疗可以改善颌骨的生长不调。

1. 上下颌骨矢状向不调的控制

（1）促进下颌向前生长的功能矫治：骨性Ⅱ类错殆畸形的病理机制大部分是下颌后缩造成的。许多骨性Ⅱ类错殆畸形患者将下颌前伸至前牙正常覆盖关系时，侧貌会有明显的改善。对这类患者，前

导下颌是矫正前牙深覆盖、磨牙远中关系和增进面部高度、协调侧貌的有效方法。

下颌骨是人体所有骨骼中生长持续时间最长的骨骼，男性可以到23岁、女性可以到20岁。从替牙列期到恒牙列早期，下颌经历了快速生长期，下颌总长度（Ar-Pg）和下颌相对于颅底的突度（∠SNB）均有明显的增大。在此阶段宜采用功能矫治器如肌激动器、生物调节器、双板矫治器、Ⅲ型功能调节器等刺激、促进下颌向前生长，其对许多Ⅱ类错殆畸形都能起到很好的矫治作用。恒牙列完全建殆之后，下颌的生长量大部分完成，但下颌仍保留一定的生长发育潜力，下颌长度与相对于颅底的突度仍有小量的增大，这是恒牙列早期病例治疗中可以利用的。

（2）抑制上颌向前生长的功能矫治：若骨性Ⅱ类错殆畸形是上颌骨过度生长或位置靠前引起的，理论上讲应当使用矫形力向后上移动上颌并控制上颌向前下生长。临床控制上颌骨向前下生长或向后上移动的难度很大，即使使用口外弓并有患者很好的配合，上颌相对于颅底的突度（∠SNA）的减小也极其有限。临床上早期功能矫治控制上颌生长尚未有明确的结论，正畸综合治疗远中移动上颌骨的疗效也不好。对于严重的上颌骨过大的骨性Ⅱ类错殆畸形，正颌-正畸联合治疗才是纠正其骨性不调的最佳方法。

（3）口外弓抑制上颌向前生长的临床治疗效果评价：对于上颌骨（上牙弓）前突的Ⅱ类错殆畸形，在生长发育早期可选择口外弓（口外牵引）限制上颌（上牙弓）向前发育，并利用下颌差异性生长发育潜力，弥补上下颌矢状向不调，最终建立基本正常的上下颌矢状向关系。

口外弓（口外牵引）可能不能减小∠SNA，但控制其大小不变也可以相对减轻上下颌间关系的不调。另外，口外弓（口外牵引）能控制功能矫治中上下颌骨垂直向的生长，对于高角的Ⅱ类骨性错殆畸形功能矫治是必须的。以本病例为例，患者虽以下颌后缩为主，但患者面型凸，并有垂直生长倾向，矫治使用口外弓＋上颌扩弓＋下颌前导，治疗完成后上颌虽继续向前生长（∠SNA增加1.2°），但还在正常范围内；下颌平面角由38.0°减小到37.8°，下颌顺时针旋转得到控制。

2. 后牙牙-齿槽高度的控制

除颌骨矢状向关系不调外，骨性Ⅱ类错殆畸形常常伴有牙槽骨高度的不调。骨性Ⅱ类错殆畸形增加后牙牙-齿槽高度，下颌将向后下旋转，下颌平面角增大，颏点位置后移，这对低角病例的治疗有利而不利于高角病例侧貌的改善。相反，减小后牙牙-齿槽高度，下颌将向前上旋转，下颌平面角减小，颏点位置前移，这对高角病例的治疗有利。

对于后牙牙-齿槽高度的控制，可以选择口外弓（口外牵引）。不同口外弓（口外牵引）牵引方向对上颌后牙牙-齿槽高度的控制不同，高角病例使用高位牵引，低角病例使用颈带牵引，平均生长型病例使用向后上的牵引。

功能矫治器（如肌激动器）治疗中后牙牙-齿槽高度增加、下颌平面角增大的情况常常发生。因此对以下颌后缩为主、下颌平面角较大的Ⅱ类高角病例，临床上常常需高位牵引口外弓与功能矫治器（如肌激动器）联合矫治。

3. 上下牙弓宽度的协调

大多数Ⅱ类错殆畸形患者存在上下牙弓宽度不调、下颌前伸功能障碍，表现为下颌前伸时尖牙间、前磨牙间存在咬合干扰。因此，Ⅱ类错殆畸形的治疗前需要做咬合功能检查，如有上牙弓狭窄的情况，需要首先扩宽上牙弓。

（三）Ⅱ类错殆畸形早期矫治的功能矫治器选择

尽管Ⅱ类错殆畸形功能矫治器的基本原理相同，临床治疗程序也相似，但由于不同功能矫治器设计原理的差异，其临床适应证有所不同。

（1）可摘式功能矫治器体积较大，矫治力由牙-齿槽共同承担，其优点在于：下切牙唇倾的副作用相对较小，磨牙垂直高度易于控制；缺点是戴用时间受限，疗程较长，见效较慢，一般需要1年以上。可摘式功能矫治器多用于替牙列期和恒牙列早期的儿童。临床常用一般肌激动器、带口外弓的肌激动器、双板矫治器等。一般肌激动器主要用于替牙列期Ⅱ类低角或平均生长型患者，患者的下切牙舌倾或直立。高位牵引口外弓肌激动器主要用于Ⅱ类高角患者，或合并上颌（上牙弓）前突的Ⅱ类患者。颈带牵引口外弓肌激动器可用于低角患者。双板矫治器因可以24小时戴用，适用于进入生长快速期的恒牙列早期患者。

（2）固定式功能矫治器包括Herbst、Jasper Jumper、Forsus等矫治器。由于矫治器粘接在牙齿上，患者24小时戴用，因而作用强、见效快，6个月左右即可见效。然而由于矫治力由牙列承担，易造成下切牙唇倾，对磨牙垂直控制也较差。固定式功能矫治器可用于年龄较大的恒牙列期Ⅱ类错殆畸形患者。

（四）骨性Ⅱ类错殆畸形双期矫治疗效评价

双期矫治是指在患者牙颌面生长发育的较早阶段，采用功能矫治器进行颌骨生长的调控，早期解决颌骨（牙弓）之间的矢状向、垂直向及宽度不调，然后在恒牙列期进行Ⅱ期正畸综合矫治的临床治疗方法。

目前，对骨性Ⅱ类错殆畸形双期矫治存在以下不同的观点：

动物实验提供了功能矫治促进实验动物髁突生长改型的确切证据，并且许多临床矫治结果分析也得出肯定的早期矫治促进下颌生长的结论。但是，2007年Brien等发表的一篇为期10年的多中心、随机、对照试验文章表明：骨性Ⅱ类错殆畸形的双期矫治在对患者颜面骨骼形态、Ⅱ期矫治拔牙率和患者心理影响等方面，与非双期治疗的结果间没有差异。与青春期非双期治疗组相比，接受早期治疗的患者复诊率更高，接受治疗的时间更长，花费的费用更多，他们的最终牙齿咬合关系也很差。这与临床治疗中对Ⅱ类错殆畸形进行双期矫治的普遍认识不大相同。

目前大多数正畸医生对下述观点表示认同：早期矫治虽然很难改变患者的生长型，但却可以减轻颌骨骨性畸形的严重程度，使后续治疗难度相对减小。临床中的确可以见到，一些原本需要在恒牙列期拔牙的病例在早期功能矫治之后可以采用不拔牙矫治完成矫治。甚至有的可能需要正颌手术的患者，经过早期功能矫治之后在恒牙列期可以用正畸掩饰治疗完成矫治。

本病例治疗前前牙覆盖达到10mm，其生长发育处于青春快速生长发育高峰期，通过早期矫治，患者前突面型改善，严重的前牙深覆殆覆盖纠正，Ⅱ期在恒牙列期可选择非拔牙矫治的方式完成正畸综合治疗，双期治疗有效。

所以，笔者认为骨性Ⅱ类错殆畸形早期矫治有显著益处，包括阻断错殆畸形的发展，利用骨骼生长发育潜力引导骨骼正常的生长发育，在Ⅱ期矫治中可缩短治疗时间、简化治疗过程、降低拔牙或正颌手术概率并降低创伤性牙齿损伤的概率、提升患者的自我认同及社会认同。

五、替牙列期骨性Ⅱ类错殆畸形功能矫治后的保持方案

功能矫治骨性Ⅱ类错殆畸形后复发原因：①功能调整下颌位置后，口周肌力平衡尚未完全建立；②儿童处于生长发育高峰期，上下颌骨可能受遗传的影响继续生长；③咬合的平衡尚未完全建立。

骨性Ⅱ类错殆畸形早期功能矫治后保持的方法有：

（1）继续佩戴原有功能矫治器直至生长发育结束，可以仅在夜间佩戴。有复发倾向者，可白天清醒状态下佩戴2~3小时。

（2）适度的过矫治可有效防止骨性Ⅱ类错殆畸形的复发，一般下颌过矫治1~2mm，形成浅覆殆覆盖。

（3）上颌前突的骨性Ⅱ类错殆畸形患者，在佩戴原有功能矫治器基础上，可以在夜间佩戴口外弓，抑制上颌骨的发育，维持矫治效果。

六、小结

对于儿童骨性Ⅱ类错殆畸形的治疗，应从病因学、颅面生长发育、骨性Ⅱ类错殆畸形类型、面部生长型、口内咬合情况等多方面进行考虑。对于功能性原因引起的功能性Ⅱ类错殆畸形及轻中度骨性Ⅱ类错殆畸形，可以进行早期干预，以期获得良好的疗效。对于骨性Ⅱ类错殆畸形的早期介入，通常在青春生长发育高峰（前）期开始，并持续至高峰期生长发育后。应根据骨性Ⅱ类错殆畸形的机制选择不同的矫治器进行治疗。骨性Ⅱ类错殆畸形的矫治，应该是颌骨三维方向的全面完整的治疗，矫治后应有简单高效的保持方案。

【病例二十二】

替牙列中期上第一恒磨牙异位萌出的序列矫治

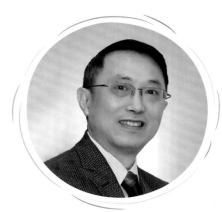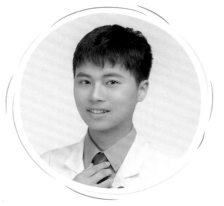

四川大学华西口腔医学院　李小兵　　四川大学华西口腔医学院　杨一凡

（一）主诉/病史

患者代某某，男，9岁，发现上后牙萌出障碍1年半，否认家族遗传史。

患者就诊前1个月有65牙拔除史，既往无牙列不齐错𬌗畸形矫治史，否认全身疾病史及综合征。

（二）临床检查

1．问诊及视诊

患者无明显口腔不良习惯。

2．口内像及面像检查

（1）牙齿萌出情况。上颌11、21、22牙及第一恒磨牙萌出，上第一恒磨异位萌出、牙冠近中倾斜，55牙Ⅱ度松动，下颌31、32、36、41、42、46牙萌出。52牙脱落，12牙未萌，26牙萌出，65牙缺失、间隙。

（2）牙列情况。16、26牙近中移动，上牙弓长度减小。ICP位时覆𬌗覆盖基本正常。21、22牙牙冠远中轻度扭转、稍不齐。双侧尖牙中关系，双侧磨牙远中关系（安氏Ⅱ类磨牙关系）。

（3）牙弓形态。上牙弓尖圆形，下牙弓方圆形，上下牙弓形态不匹配。上牙弓尖牙间宽度较下颌相对不足。

（4）中线。上下中线不齐，ICP位时上中线右偏1mm，下中线居中。

（5）发育阶段。Hellman分期：ⅢB期，替牙列中期。

（6）面型。患者上下颌发育基本正常，侧貌直面型，平均生长型。（图2-22-1）

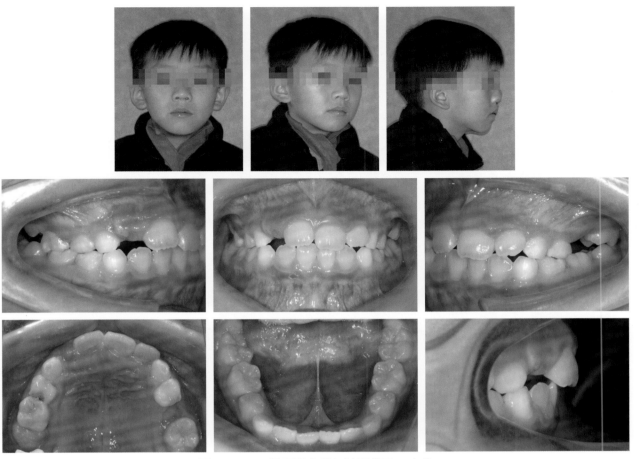

图2-22-1　替牙列中期初诊面像及口内像

（7）功能检查。开闭口未见下颌明显偏斜。头颈姿势未见明显异常。

（8）口腔健康状况检查。54牙远中邻面龋。

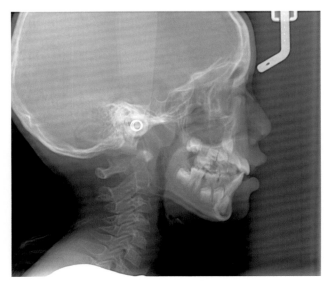

图2-22-2　初诊头颅侧位片

3．X片检查

于ICP位拍摄头颅侧位片，检查患者上下颌骨关系及功能形态变化（图2-22-2）；拍摄曲面断层片，了解上下牙列发育、乳恒牙替换、双侧髁突形态及上下颌骨形态等情况（图2-22-3）。

（1）头颅侧位片分析：

①骨性测量：上下颌骨 I 类关系（∠ANB 3.4°，正常值3.0±2.0°），上颌逆时针旋转（∠PP-FH -5.4°，正常值4.0°±4.0°），下颌平面角基本正常（∠FMA 26.6°，正常值28.0°±4.0°）。后前面

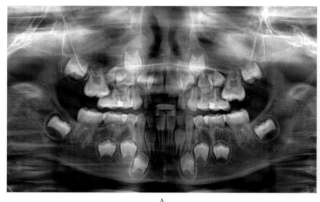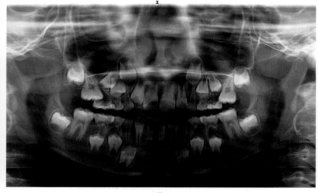

A   B

图2-22-3 初诊1年前（2015年5月24日）及初诊1个月前（2016年11月25日）曲面断层片
A. 初诊1年前；B. 初诊1个月前

高比基本正常（S-Go/N-Me 62.5%，正常值65.0%±4.0%），患者为平均生长型。

②牙测量：上第一恒磨牙近中移动（U6-Ptm 15.2mm，正常值12.0mm±2.0mm），上中切牙唇倾（∠U1-NA 30.4°，正常值25.0°±5.0°），下中切牙舌侧直立（L1-APo -3.2mm，正常值4.0mm±2.0mm）。

③软组织测量：面部软组织侧貌为直面型，上唇位置正常，下唇位于E线前（LL-EP 1.2mm，正常值4.0mm±2.0mm），上唇位于下唇稍前方，鼻唇角大小正常。（表2-22-1）

④生长发育分析：颈椎发育处于CVMSⅡ期。

表2-22-1 治疗前头影测量分析

测量项目	测量值	标准值	标准差	测量结果
骨测量				
∠SNA	74.0°	82.0°	3.0°	上颌相对颅底位置靠后
∠SNB	70.6°	78.0°	3.0°	下颌相对颅底位置靠后
∠ANB	3.4°	3.0°	2.0°	趋向于Ⅰ类错𬌗畸形
Ptm-A（上颌基骨长）	36.6mm	44.0mm	2.0mm	上颌基骨长度较短
Ptm-S	15.4mm	18.0mm	2.0mm	上颌相对颅骨位置靠后
∠PP-FH（上颌平面角）	-5.4°	4.0°	4.0°	腭平面陡度较小，上颌逆时针旋转
∠PP-GoGn（矢状角）	29.5°	22.0°	4.0°	上下颌骨相对旋转、成角较大，有开𬌗趋势
∠OP-SN	21.1°	22.0°	4.0°	𬌗平面斜度正常
Go-Pog	54.9mm	68.0mm	4.0mm	下颌体长度较小
Go-Co	46.2mm	52.0mm	4.0mm	下颌支长度较小
Pcd-S	14.4mm	16.0mm	3.0mm	髁突位置正常
∠MP-SN	38.4°	35.0°	4.0°	下颌平面陡度正常
∠FMA（FH-MP下颌平面角）	26.6°	28.0°	4.0°	均角型，下颌平面陡度正常
∠SGn-FH（Y轴角）	62.9°	63.0°	4.0°	生长方向正常，颏部位置关系正常
∠NBa-PtGn（面轴角）	85.9°	88.0°	4.0°	下颌生长正常，颏部正常，面高正常

续表

测量项目	测量值	标准值	标准差	测量结果
牙测量				
∠U1–L1（上下中切牙角）	119.9°	121.0°	8.0°	上下中切牙角正常
∠U1–SN	104.4°	104.8°	5.3°	上中切牙相对前颅底平面倾斜度正常
U1–NA	4.8mm	4.0mm	2.0mm	上中切牙突度正常
∠U1–NA	30.4°	25.0°	5.0°	上中切牙唇倾
L1–NB	5.1mm	6.0mm	2.0mm	下中切牙突度正常
∠L1–NB	26.4°	30.0°	6.0°	下中切牙倾斜度正常
∠FMIA（L1–FH）	56.0°	54.0°	6.0°	下中切牙相对FH倾斜度、突度正常
U1–APo（上中切牙突距）	6.7mm	7.0mm	2.0mm	上中切牙突度正常
L1–APo（下中切牙突距）	−3.2mm	4.0mm	2.0mm	下中切牙后缩
U6–Ptm（上第一磨牙位置）	15.2mm	12.0mm	2.0mm	上第一磨牙位置靠前
U1–PP	24.2mm	27.0mm	2.0mm	上前牙槽高度偏小
U6–PP	17.0mm	19.0mm	2.0mm	上后牙槽高度正常
L1–MP	34.3mm	38.0mm	2.0mm	下前牙槽高度偏小
L6–MP	25.5mm	31.0mm	2.0mm	下后牙槽高度偏小
软组织测量				
UL–EP（上唇位置）	2.4mm	3.0mm	2.0mm	上唇位置正常
LL–EP（下唇位置）	1.2mm	4.0mm	2.0mm	下唇后缩（E线前为正值，E线后为负值）
Z角	64.5°	67.0°	4.0°	唇突度正常，侧貌协调
∠FH–N'Pog'（软组织面角）	86.7°	87.0°	2.0°	软组织额部正常
∠N'–Sn–Pog'（软组织面突角）	166.4°	166.0°	5.0°	趋向于Ⅰ类面型/直面型
面高测量				
N–ANS（上面高）	41.8mm	51.0mm	3.0mm	上面高较小
ANS–Me（下面高）	54.7mm	58.0mm	4.0mm	下面高正常
S–Go（后面高）	60.3mm	71.0mm	4.0mm	后面高较小
S–Go/N–Me（FHI后前面高比）	62.5%	65.0%	4.0%	平均生长型
ANS–Me/N–Me（下前面高比）	56.7%	53.0%	2.0%	下面高与全面高比值较大

（2）治疗前1个月曲面断层片示：上下牙列恒牙胚发育未见明显异常，16、26牙近中异位萌出，55、65牙远中牙根吸收（累及髓腔，严重程度为Ⅳ级）。双侧髁突形态未见明显异常，双侧形态基本对称。双侧下颌骨支体形态大小基本对称。

（三）临床诊断

根据患者病史，第一恒磨牙异位萌出的病因为先天性因素，结合临床口内像检查、功能检查及影像学检查等结果，该患者错拾畸形临床诊断如下：

（1）替牙列中期，Hellman分期为ⅢB期。

（2）骨性Ⅰ类错殆畸形，安氏Ⅱ类错殆畸形，侧貌直面型；平均生长型。

（3）前牙覆殆覆盖正常，尖牙中性关系，磨牙远中关系。

（4）上颌16牙萌出障碍（近中异位萌出），55牙远中牙根吸收（严重程度为Ⅳ级）、Ⅱ度松动；上颌65牙早失、26牙近中移动，间隙丧失。

（5）11、21、22牙稍不齐，牙冠轻度远中扭转，12牙未萌。

（6）上下牙弓大小不调，上牙弓尖牙间宽度稍小；16、26牙近中倾斜/移动，牙弓长度减小。

（7）上下中线不齐，ICP位时上中线右偏1mm，下中线居中。

（8）上前牙唇倾，下前牙舌侧直立。

（9）颞下颌关节功能未见明显异常。

（10）口腔健康状况一般，54牙远中邻面龋。

（四）治疗计划

（1）由于患者的55牙牙根吸收、Ⅱ度松动，65牙早失，16、26牙近中倾斜/移动，拔除55牙后，临床远中移动双侧上第一恒磨牙，恢复15、25牙萌出间隙，临床观察15、25牙萌出情况。

（2）由于上牙弓尖牙间宽度稍小，12、22牙牙冠轻度远中扭转，观察牙弓发育情况，择期矫治。

（3）恒牙列早期检查上下牙咬合情况，择期行Ⅱ期正畸综合矫治。

（五）治疗过程及结果

1. 治疗方法

（1）拔除Ⅱ度松动的55牙，设计上颌活动双曲纵簧＋弹性牵引矫治器，通过该活动矫治器远中拉钩与牵引扣间弹性橡皮圈牵引，拉16牙向远中移动/竖直，双侧第二乳磨牙间隙处双曲纵簧推16、26牙向远中移动。（图2-22-4）

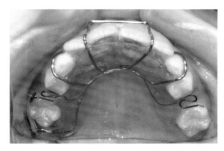

图2-22-4　上颌活动双曲纵簧＋弹性牵引矫治器

（2）该活动矫治器向远中弹性牵拉16牙，以及双曲纵簧推16、26牙向远中12个月后，16牙牙冠远中旋转改善，16、26牙远中移动不明显（矫治器丢失，患者配合度较差）。此时14、25牙萌出替换，14牙萌出占据部分55牙早失后间隙，停止活动矫治器治疗，改用固定支架式摆式推磨牙向后矫治器继续推16牙向远中，提供15牙萌出间隙。该固定矫治器同时控制26牙矢状向位置。（图2-22-5、图2-22-6）

（3）16牙远中移动恢复15牙萌出间隙后，观察乳恒牙替换情况，于恒牙列期决定是否行Ⅱ期正畸综合矫治。

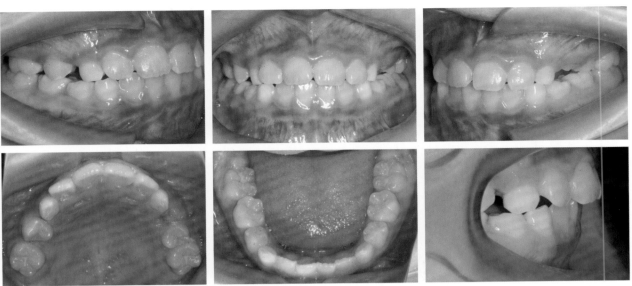

图2-22-5　上颌活动双曲纵簧+弹性牵引矫治器治疗12个月后复诊口内像［16、26牙远中移动不明显（矫治器丢失），14、25牙萌出，14牙萌出占据55牙早失后间隙，需要进一步进行推磨牙向后治疗］

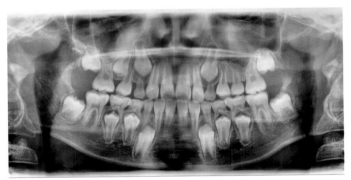

图2-22-6　上颌活动双曲纵簧+弹性牵引矫治器治疗12个月后曲面断层片（14牙萌出，15牙萌出间隙不足，需要进一步推磨牙向后

2．治疗过程

（1）拔除Ⅱ度松动的55牙，设计上颌活动双曲纵簧+拉钩矫治器推拉16、26牙向远中。该活动矫治器除吃饭时全天佩戴。双曲纵簧加力方式：每次打开双曲1mm，2-4周复诊1次。橡皮圈弹性牵引方式：选用0.125英寸（3.18mm）橡皮圈，牵引力约90g，橡皮圈每天更换。

（2）该活动矫治器加力矫治12个月后，16、26牙远中移动不明显（矫治器丢失，患者配合度较差），14、25牙萌出，55牙早失间隙变窄。停止活动矫治器推磨牙向后及弹性牵引矫治，改用固定支架式摆式推磨牙向后矫治器，继续远中移动16牙，控制26牙矢状向位置。

（3）固定支架式摆式推磨牙向后矫治器加力方法：加力臂远中打开插入带环腭管里，力值约90g，每月复诊1次。治疗12个月后，间隙扩大，停止加力，观察15牙萌出情况。（图2-22-7，图2-22-8）

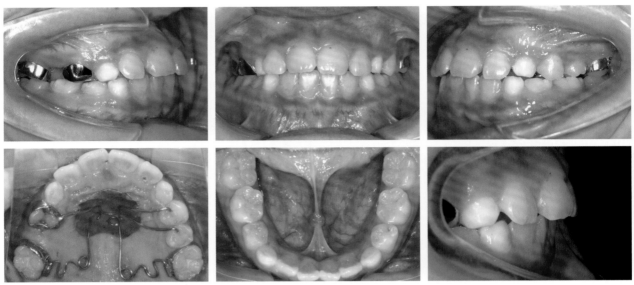

图2-22-7　固定支架式摆式推磨牙向后矫治器推16牙向远中移动6个月后口内像
（为15牙萌出提供萌出间隙）

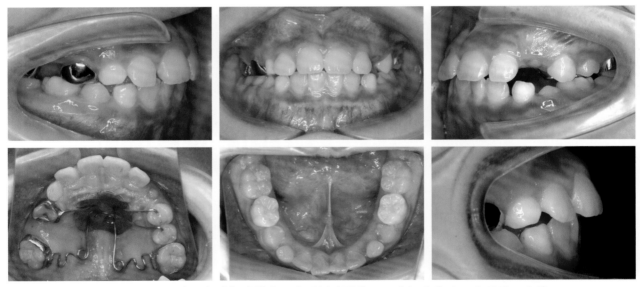

图2-22-8　固定支架式摆式推磨牙向后矫治器推16牙向远中移动12个月后口内像
（15牙萌出间隙足够，停止加力）

（4）固定支架式摆式推磨牙向后矫治器治疗12个月停止加力后，拍摄头颅侧位片及曲面断层片，检查全牙列情况及上下颌关系，头影测量分析结果显示上前牙未见明显唇倾（图2-22-9，图2-22-10，表2-22-2）。

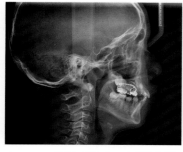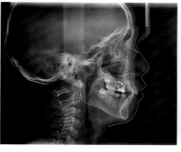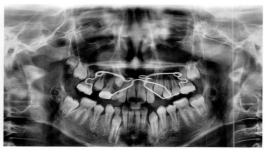

图2-22-9 固定支架式摆式推磨牙向后矫治器
治疗12个月停止加力后头颅侧位片（上第一恒磨牙远中移动，前
牙唇倾角度基本正常

图2-22-10 固定支架式摆式推磨牙向后矫治
器治疗12个月停止加力后曲面断层片（15牙间
隙逐渐恢复

表2-22-2 固定支架式摆式推磨牙向后矫治器治疗12个月停止加力后头影测量分析

测量项目	测量值	标准值	标准差	测量结果
骨测量				
∠SNA	75.8°	82.0°	3.0°	上颌相对颅底位置靠后
∠SNB	74.2°	78.0°	3.0°	下颌相对颅底位置靠后
∠ANB	1.6°	3.0°	2.0°	趋向于Ⅰ类错殆畸形
Ptm-A（上颌基骨长）	40.4mm	44.0mm	2.0mm	上颌基骨长度较短
Ptm-S	17.9mm	18.0mm	2.0mm	上颌相对颅骨位置关系正常
∠PP-FH（上颌平面角）	-2.4°	4.0°	4.0°	腭平面陡度较小，上颌逆时针旋转
∠PP-GoGn（矢状角）	27.0°	22.0°	4.0°	上下颌骨相对旋转、成角较大，有开殆趋势
∠OP-SN	22.2°	22.0°	4.0°	殆平面斜度正常
Go-Pog	63.7mm	68.0mm	4.0mm	下颌体长度较小
Go-Co	54.3mm	52.0mm	4.0mm	下颌支长度正常
Pcd-S	17.3mm	16.0mm	3.0mm	髁突位置正常
∠MP-SN	35.9°	35.0°	4.0°	下颌平面陡度正常
∠FMA（FH-MP下颌平面角）	26.1°	28.0°	4.0°	均角型，下颌平面陡度正常
∠SGn-FH（Y轴角）	62.7°	63.0°	4.0°	生长方向正常，颏部位置关系正常
∠NBa-PtGn（面轴角）	87.0°	88.0°	4.0°	下颌生长正常，颏部正常，面高正常
牙测量				
∠U1-L1（上下中切牙角）	124.1°	121.0°	8.0°	上下中切牙角正常
∠U1-SN	103.2°	104.8°	5.3°	上中切牙相对前颅底平面倾斜度正常
U1-NA	7.7mm	4.0mm	2.0mm	上中切牙前突
∠U1-NA	27.5°	25.0°	5.0°	上中切牙倾斜度正常
L1-NB	6.1mm	6.0mm	2.0mm	下中切牙突度正常
∠L1-NB	26.9°	30.0°	6.0°	下中切牙倾斜度正常
∠FMIA（L1-FH）	57.2°	54.0°	6.0°	下中切牙相对FH倾斜度、突度正常
U1-APo（上中切牙突距）	8.8mm	7.0mm	2.0mm	上中切牙突度正常
L1-APo（下中切牙突距）	-5.0mm	4.0mm	2.0mm	下中切牙后缩

续表

测量项目	测量值	标准值	标准差	测量结果
U6-Ptm（上第一磨牙位置）	14.4mm	12.0mm	2.0mm	上第一磨牙位置靠前
U1-PP	28.4mm	27.0mm	2.0mm	上前牙槽高度正常
U6-PP	18.8mm	19.0mm	2.0mm	上后牙槽高度正常
L1-MP	38.5mm	38.0mm	2.0mm	下前牙槽高度正常
L6-MP	30.3mm	31.0mm	2.0mm	下后牙槽高度正常
软组织测量				
UL-EP（上唇位置）	3.0mm	3.0mm	2.0mm	上唇位置正常
LL-EP（下唇位置）	2.6mm	4.0mm	2.0mm	下唇位置正常
Z角	62.0°	67.0°	4.0°	唇前突，下颌后缩
FH-N'Pog'（软组织面角）	87.3°	87.0°	2.0°	软组织颏部正常
N'-Sn-Pog'（软组织面突角）	160.9°	166.0°	5.0°	趋向于Ⅱ类面型/凸面型
面高测量				
N-ANS（上面高）	49.2mm	51.0mm	3.0mm	上面高正常
ANS-Me（下面高）	62.8mm	58.0mm	4.0mm	下面高较大
S-Go（后面高）	72.1mm	71.0mm	4.0mm	后面高正常
S-Go/N-Me（FHI后前面高比）	64.4%	65.0%	4.0%	平均生长型
ANS-Me/N-Me（下前面高比）	56.1%	53.0%	2.0%	下面高与全面高比值较大

（5）活动矫治器及固定矫治器推磨牙向至后间隙恢复后，停止加力，观察16个月，恒牙列早期，下第二恒磨牙萌出，上下牙列稍不齐，上下中线齐，前牙覆殆覆盖基本正常，面部形态未见明显异常，择期行Ⅱ期正畸精细调节。（图2-22-11，图2-22-12）

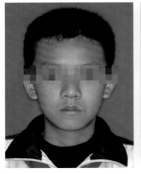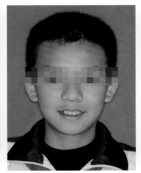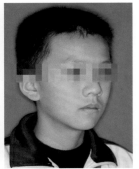

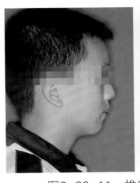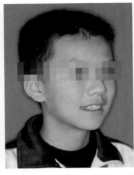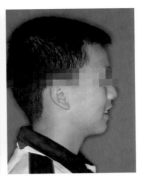

图2-22-11　推磨牙向后早期矫治结束保持16个月后面像

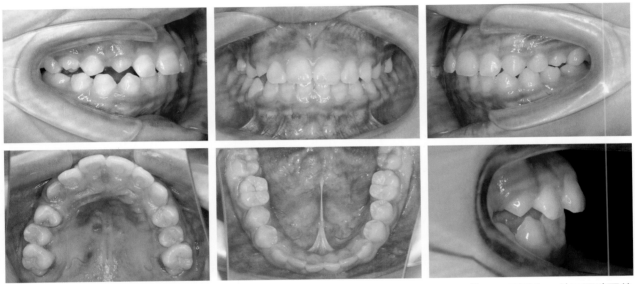

图2-22-12　推磨牙向后早期矫治结束保持16个月后口内像（恒牙列早期，13牙正萌，15牙不齐，前牙覆拾覆盖基本正常，上下中线齐，磨牙关系、尖牙关系均为中性）

　　活动矫治器和固定矫治器推磨牙向后早期矫治结束保持16个月后，拍摄头颅侧位片与曲面断层片，检查上下颌关系、前牙唇倾角度及牙列发育情况等（图2-22-13，图2-22-14）。头颅侧位片示前牙唇倾度未见明显异常，侧貌直（表2-22-3）。曲面断层片示恒牙列早期，下第二恒磨牙萌出，上第二恒磨牙未萌，14、15、16牙牙根平行度稍差，牙冠远中倾斜。

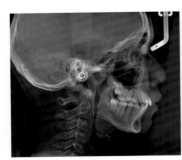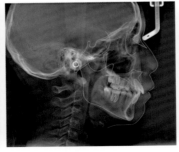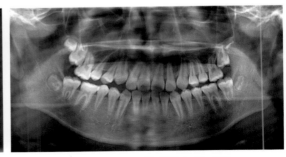

图2-22-13　推磨牙向后早期矫治结束保持16个月后头颅侧位片

图2-22-14　推磨牙向后早期矫治结束保持16个月后曲面断层片

表2-22-3　推磨牙向后早期矫治结束保持16个月后头影测量分析

测量项目	测量值	标准值	标准差	测量结果
骨测量				
∠SNA	76.7°	82.0°	3.0	上颌相对颅底位置靠后
∠SNB	74.3°	78.0°	3.0°	下颌相对颅底位置靠后
∠ANB	2.4°	3.0°	2.0°	趋向于Ⅰ类错𬌗畸形
Ptm-A（上颌基骨长）	43.7mm	44.0mm	2.0mm	上颌基骨长度正常
Ptm-S	17.5mm	18.0mm	2.0mm	上颌相对颅骨位置关系正常
∠PP-FH（上颌平面角）	-3.7°	4.0°	4.0°	腭平面陡度较小，上颌逆时针旋转
∠PP-GoGn（矢状角）	28.3°	22.0°	4.0°	上下颌骨相对旋转、成角较大，有开𬌗趋势
∠OP-SN	21.6°	22.0°	4.0°	𬌗平面斜度正常
Go-Pog	67.8mm	68.0mm	4.0mm	下颌体长度正常
Go-Co	59.5mm	52.0mm	4.0mm	下颌支长度较大
Pcd-S	19.1mm	16.0mm	3.0mm	髁突位置偏后
∠MP-SN	36.5°	35.0°	4.0°	下颌平面陡度正常
∠FMA（FH-MP下颌平面角）	25.9°	28.0°	4.0°	均角型，下颌平面陡度正常
∠SGn-FH（Y轴角）	63.7°	63.0°	4.0°	生长方向正常，颏部位置关系正常
∠NBa-PtGn（面轴角）	86.2°	88.0°	4.0°	下颌生长正常，颏部正常，面高正常
牙测量				
∠U1-L1（上下中切牙角）	121.5°	121.0°	8.0°	上下中切牙角正常
∠U1-SN	105.4°	104.8°	5.3°	上中切牙相对前颅底平面倾斜度正常
U1-NA	6.6mm	4.0mm	2.0mm	上中切牙前突
∠U1-NA	28.7°	25.0°	5.0°	上中切牙倾斜度正常
L1-NB	5.8mm	6.0mm	2.0mm	下中切牙突度正常
∠L1-NB	27.5°	30.0°	6.0°	下中切牙倾斜度正常
∠FMIA（L1-FH）	57.4°	54.0°	6.0°	下中切牙相对FH倾斜度、突度正常
U1-APo（上中切牙突距）	8.8mm	7.0mm	2.0mm	上中切牙突度正常
L1-APo（下中切牙突距）	4.4mm	4.0mm	2.0mm	下中切牙突度正常
U6-Ptm（上第一磨牙位置）	14.0mm	12.0mm	2.0mm	上第一磨牙位置正常
U1-PP	30.3mm	27.0mm	2.0mm	上前牙槽高度偏大
U6-PP	19.4mm	19.0mm	2.0mm	上后牙槽高度正常
L1-MP	41.1mm	38.0mm	2.0mm	下前牙槽高度偏大
L6-MP	31.5mm	31.0mm	2.0mm	下后牙槽高度正常
软组织测量				
UL-EP（上唇位置）	2.5mm	3.0mm	2.0mm	上唇位置正常
LL-EP（下唇位置）	1.5mm	4.0mm	2.0mm	下唇后缩（E线前为正值，E线后为负值）
Z角	66.7°	67.0°	4.0°	唇突度正常，侧貌协调
∠FH-N'Pog'（软组织面角）	89.3°	87.0°	2.0°	软组织颏部前突

续表

测量项目	测量值	标准值	标准差	测量结果
∠N′–Sn–Pog′（软组织面突角）	160.3°	166.0°	5.0°	趋向于Ⅱ类面型/凸面型
面高测量				
N–ANS（上面高）	52.5mm	51.0mm	3.0mm	上面高正常
ANS–Me（下面高）	66.3mm	58.0mm	4.0mm	下面高较大
S–Go（后面高）	76.5mm	71.0mm	4.0mm	后面高较大
S–Go/N–Me（FHI后前面高比）	64.4%	65.0%	4.0%	平均生长型
ANS–Me/N–Me（下前面高比）	55.8%	53.0%	2.0%	下面高与全面高比值较大

3. 早期矫治结果

患者早期矫治总疗程45个月，纠正了16牙近中异位萌出，55牙间隙扩大，65牙间隙维持，15、25牙正常萌出。恒牙列早期，上下牙列基本排齐，上下中线齐，上前牙未见唇倾，面部生长型未见明显改变，患者侧貌直（图2-22-15至图2-22-17）。治疗前后头影测量分析对比示：上下颌骨向前下生长，上下前牙唇倾角度基本正常，面部形态协调（表2-22-4）。通过患者初诊与早期推磨牙向远中46个月后头影测量轮廓重叠图可见上后牙明显向远中移动，相比初诊时，46个月后上前牙轻度唇倾（唇倾角度基本正常），面部生长型未见明显改变（图2-22-18）。

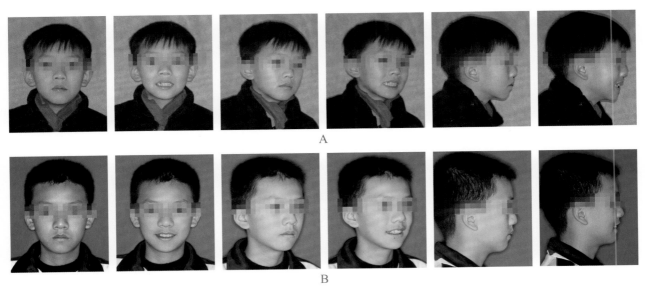

A

B

图2-22-15　治疗前和治疗结束保持16个月后面像
A. 治疗前；B. 治疗结束保持16个月后

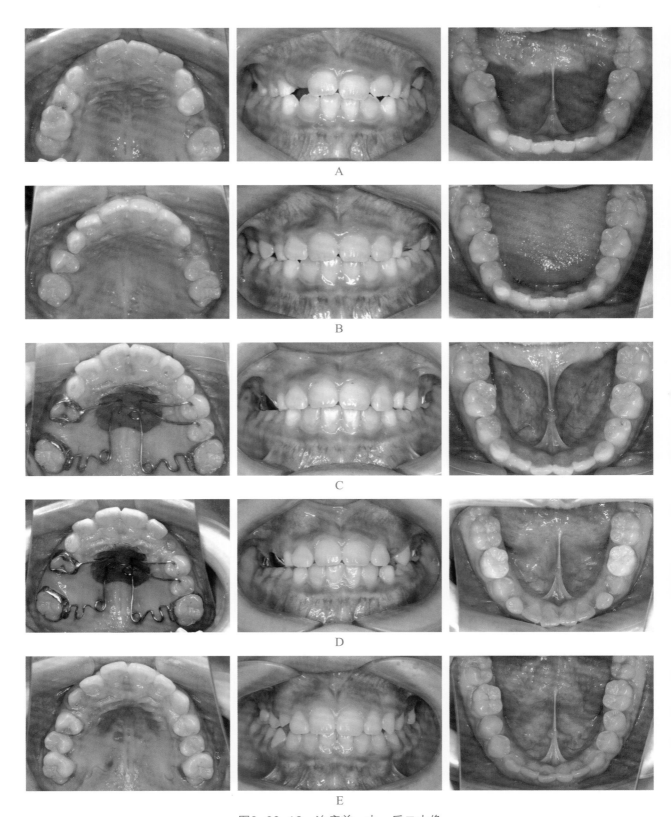

图2-22-16　治疗前、中、后口内像

A. 治疗前；B. 活动矫治器治疗12个月后；C. 固定矫治器治疗6个月后；D. 固定矫治器治疗12个月后；E. 固定矫治器治疗结束保持16个月后

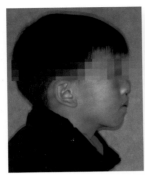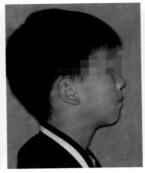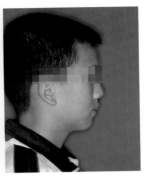

图2-22-17　治疗前、中、后侧貌

表2-22-4　治疗前及治疗结束保持16个月后头影测量分析对比

测量项目	测量值			标准值	标准差
	初始值	最终值	变化值		
骨测量					
∠SNA	74.0°	76.7°	↑2.7°	82.0°	3.0°
∠SNB	70.6°	74.3°	↑3.7°	78.0°	3.0°
∠ANB	3.4°	2.4°	↓1.0°	3.0°	2.0°
Ptm-A（上颌基骨长）	36.6mm	43.7mm	↑7.1mm	44.0mm	2.0mm
Ptm-S	15.4mm	17.5mm	↑2.1mm	18.0mm	2.0mm
∠PP-FH（上颌平面角）	-5.4°	-3.7°	↑1.7°	4.0°	4.0°
∠PP-GoGn（矢状角）	29.5°	28.3°	↓1.2°	22.0°	4.0°
∠OP-SN	21.1°	21.6°	↑0.5°	22.0°	4.0°
Go-Pog	54.9mm	67.8mm	↑12.9mm	68.0mm	4.0mm
Go-Co	46.2mm	59.5mm	↑13.3mm	52.0mm	4.0mm
Pcd-S	14.4mm	19.1mm	↑4.7mm	16.0mm	3.0mm
∠MP-SN	38.4°	36.5°	↓1.9°	35.0°	4.0°
∠FMA（FH-MP下颌平面角）	26.6°	25.9°	↓0.7°	28.0°	4.0°
∠SGn-FH（Y轴角）	62.9°	63.7°	↑0.8°	63.0°	4.0°
∠NBa-PtGn（面轴角）	85.9°	86.2°	↑0.3°	88.0°	4.0°
牙测量					
∠U1-L1（上下中切牙角）	119.9°	121.5°	↑1.6°	121.0°	8.0°
∠U1-SN	104.4°	105.4°	↑1.0°	104.8°	5.3°
U1-NA	4.8mm	6.6mm	↑1.8mm	4.0mm	2.0mm
∠U1-NA	30.4°	28.7°	↓1.7°	25.0°	5.0°
L1-NB	5.1mm	5.8mm	↑0.7mm	6.0mm	2.0mm
∠L1-NB	26.4°	27.5°	↑1.1°	30.0°	6.0°
∠FMIA（L1-FH）	56.0°	57.4°	↑1.4°	54.0°	6.0°
U1-APo（上中切牙突距）	6.7mm	8.8mm	↑2.1mm	7.0mm	2.0mm
L1-APo（下中切牙突距）	-3.2mm	4.4mm	↑7.6mm	4.0mm	2.0mm

续表

测量项目	测量值			标准值	标准差
	初始值	最终值	变化值		
U6-Ptm（上第一磨牙位置）	15.2mm	14.0mm	↓1.2mm	12.0mm	2.0mm
U1-PP	24.2mm	30.3mm	↑6.1mm	27.0mm	2.0mm
U6-PP	17.0mm	19.4mm	↑2.4mm	19.0mm	2.0mm
L1-MP	34.3mm	41.1mm	↑6.8mm	38.0mm	2.0mm
L6-MP	25.5mm	31.5mm	↑6.0mm	31.0mm	2.0mm
软组织测量					
UL-EP（上唇位置）	2.4mm	2.5mm	↑0.1mm	3.0mm	2.0mm
LL-EP（下唇位置）	1.2mm	1.5mm	↑0.3mm	4.0mm	2.0mm
Z角	64.5°	66.7°	↑2.2°	67.0°	4.0°
∠FH-N'Pog'（软组织面角）	86.7°	89.3°	↑2.6°	87.0°	2.0°
∠N'-Sn-Pog'（软组织面突角）	166.4°	160.3°	↓6.1°	166.0°	5.0°
面高测量					
N-ANS（上面高）	41.8mm	52.5mm	↑10.7mm	51.0mm	3.0mm
ANS-Me（下面高）	54.7mm	66.3mm	↑11.6mm	58.0mm	4.0mm
S-Go（后面高）	60.3mm	76.5mm	↑16.2mm	71.0mm	4.0mm
S-Go/N-Me（FHI后前面高比）	62.5%	64.4%	↑1.9%	65.0%	4.0%
ANS-Me/N-Me（下前面高比）	56.7%	55.8%	↓0.9%	53.0%	2.0%

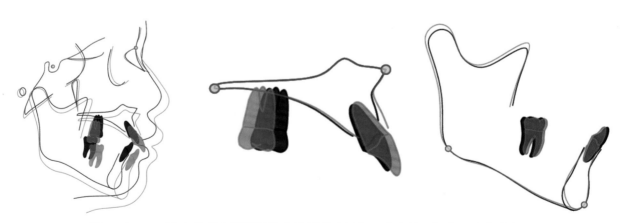

图2-22-18　治疗前后头影测量轮廓重叠图（黑色：治疗前；红色：治疗后）

（六）病例分析

1. 早期矫治理论依据及目的

第一恒磨牙异位萌出的临床发病率为0.75%-6.00%，第一恒磨牙异位萌出常造成相邻第二乳磨牙远中冠根交界处吸收、牙齿松动，第一恒磨牙近中移动，牙弓长度变短等错殆畸形潜在问题，易造成继承恒牙萌出障碍、萌出异位，以及牙列拥挤等错殆畸形问题，是儿童间隙管理的重要内容。同时近中倾斜的第一恒磨牙也会造成上下磨牙咬合关系的异常，临床上也需要纠正。

临床上在发现第一恒磨牙异位萌出时，应及时处理异位萌出及其造成的第二乳磨牙早失的间隙问题，要保持早失第二乳磨牙间隙、扩展第一恒磨牙近中移动造成的第二乳磨牙间隙丧生，并纠正第一恒磨牙近中倾斜，恢复正常上下磨牙咬合关系。

2．临床矫治时机选择及矫治计划设计

本病例患者初诊前1年的曲面断层片示16、26牙异位萌出，累及16、26牙远中冠根吸收，就诊前1个月拔除65牙。临床问题主要为16牙近中倾斜/移动的异位萌出（55牙Ⅱ度松动），65牙拔除后出现牙列间隙，临床需要及时进行65牙缺失后间隙保持并纠正16牙异位萌出。

患者9岁，22牙萌出，12牙迟萌（牙根形成不到1/2），替牙列中期，Hellman分期为ⅢB。侧方牙群正常替换是10岁后（Hellman分期ⅢC），65牙缺失后距25牙萌出至少还有1年，应做间隙保持。16牙近中倾斜/移动，造成55牙远中冠根吸收，累及髓腔（上第一恒磨牙异位萌出分级为Ⅳ级），55牙Ⅱ度松动，影响咀嚼功能，临床应及时拔除55牙，并远中移动并竖直16牙，恢复15牙萌出间隙，维护乳恒牙的正常替换，预防继发错殆畸形的发生。

矫治计划：①拔除55牙，远中移动竖直16牙，扩展16牙近中移动造成的第二乳磨牙间隙减小；②保持65牙拔除后间隙。

3．矫治技术（矫治器）特点及选择依据

（1）考虑患者年龄及16、26牙近中移动量不大，矫治器首选上颌活动双曲纵簧＋弹性牵引矫治器。双曲纵簧置于16、26牙近中55、65牙间隙内，双曲纵簧尽量贴紧16、26牙近中颈部，可在推磨牙向后的同时起竖直磨牙的作用。双曲纵簧靠近16、26牙近中颈部倒凹可增加活动矫治器固位。考虑16牙牙冠近中扭转/移动，在矫治器右侧基托远中增加拉钩（0.9mm不锈钢丝弯制），16牙牙冠颊侧粘接牵引扣，利用弹性牵引，远中移动16牙，同时纠正16牙牙冠近中扭转。

（2）活动矫治器治疗1年后，矫治器丢失，16牙近中移动问题未解决，在14牙萌出后，变小的55牙间隙无法满足双曲纵簧设计要求，故改用固定支架式摆式推磨牙向后矫治器，远中移动16牙，恢复15牙萌出间隙。此时，25牙于正常位置萌出，双曲纵簧对65牙间隙的维持有效。固定支架式摆式矫治器推16牙向远中12个月后，15牙间隙恢复。固定支架式摆式推磨牙向后矫治器不拆，保持16个月后，14、15牙正常萌出，13牙正萌，患者为恒牙列早期。

4．不同固位方式的推磨牙向后矫治的临床应用

活动双曲纵簧＋弹性牵引矫治器是双曲纵簧产生作用力，卡环固位，其矫治力及支抗较弱，适用于第一恒磨牙轻度近中移动、牙冠近中倾斜的病例。而固定支架式摆式推磨牙向后矫治器利用萌出的第一前磨牙带环或粘接殆支托固位，可提供更大的矫治支抗，矫治力较大，适用于第一恒磨牙近中移

动明显的病例。

另外，通过第一前磨牙带环固位的固定支架式摆式推磨牙向后矫治器，是替牙列晚期的矫治设计，而活动双曲纵簧＋弹性牵引矫治器可以在替牙列早期及中期使用。

5. 矫治疗效评价

本病例早期矫治的目的是右侧推/拉第一恒磨牙向远中，左侧维持65牙拔除后间隙。通过矫治，16牙远中移动、牙长轴直立，55牙间隙恢复；26牙矢状向位置被控制，65牙间隙维持。恒牙列早期，双侧侧方牙群正常萌出，牙列未出现明显拥挤情况，前牙未唇倾、面型未改变。早期间隙管理避免了上第一恒磨牙异位萌出造成的牙列拥挤、牙弓长度及宽度异常等错殆畸形问题，上下中线基本对齐，错殆畸形严重程度变小，达到了早期矫治的目的，可择期决定是否进行Ⅱ期正畸综合治疗。

矫 治 概 要

（1）基本情况：男，9岁。

（2）骨性及面型诊断：骨性Ⅰ类，平均生长型。

（3）错殆诊断：16、26牙异位萌出（16牙近中移动/倾斜），55牙Ⅱ度松动，65牙拔除。

（4）病因分析：先天性上第一恒磨牙异位萌出。

（5）矫治时机：替牙列中期。

（6）矫治目的：纠正16牙异位萌出（近中移动/倾斜），恢复15牙萌出间隙、保持65牙拔除后间隙。

（7）疗效评价：纠正了上第一恒磨牙异位萌出，间隙扩展/保持，维护了乳恒牙正常替换，减轻了错殆畸形严重程度。

【理论拓展】

上第一恒磨牙异位萌出的临床治疗

一、上第一恒磨牙异位萌出影像学分级

上第一恒磨牙异位萌出患者通常是以口腔其他问题作为主诉前来就诊，临床上也常在拍摄咬翼片或曲面断层片时发现萌出方向异常的第一恒磨牙。曲面断层片检查是诊断上第一恒磨牙异位萌出的必要手段，可检查上第一恒磨牙近中倾斜阻生的程度及第二乳磨牙牙冠、牙根吸收及牙髓受累的程度。

根据影像学检查结果显示的第二乳磨牙牙根吸收程度，上第一恒磨牙异位萌出可分为4级（图1）：Ⅰ级：仅牙骨质或少量牙本质吸收；Ⅱ级：牙本质吸收，未累及牙髓；Ⅲ级：远中根吸收并累及牙髓；Ⅳ级：吸收超出远中根，累及除远中牙根以外的牙根或髓腔。

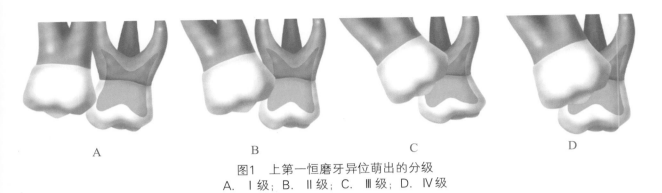

图1　上第一恒磨牙异位萌出的分级
A. Ⅰ级；B. Ⅱ级；C. Ⅲ级；D. Ⅳ级

二、上第一恒磨牙异位萌出分型

根据是否可自动脱离嵌顿，上第一恒磨牙异位萌出分为可逆性上第一恒磨牙异位萌出和不可逆性上第一恒磨牙异位萌出。可逆性上第一恒磨牙异位萌出伴随着患者颌骨的生长发育，异位萌出的磨牙可以自行调整其位置而正常萌出，未明显累及第二乳磨牙冠根完整性，第二乳磨牙保持于原有位置。一般情况下，一旦萌出方向异常改正，第二乳磨牙牙根吸收会自行停止，第二乳磨牙仍保持于正常位置。可逆性上第一恒磨牙异位萌出的患者多数可在7岁左右解除萌出异位。

不可逆性上第一恒磨牙异位萌出是指异位的第一恒磨牙不能自行脱离嵌顿，与其相邻的第二乳磨牙牙根颈部接触紧密。对这一类的异位萌出进行早期干预治疗可避免嵌顿加重以后牙弓长度的减小和错殆畸形的发生。

约有1/3的上第一恒磨牙异位萌出患者，9岁后由于第一乳磨牙脱落导致第二乳磨牙近中移动而解除异位锁结，但这种异位解除仍有可能导致牙弓长度的减小，这一类解除了异位锁结的异位萌出并不是真正的可逆性异位萌出。

三、上第一恒磨牙异位萌出的治疗原则及管理流程

（一）上第一恒磨牙异位萌出的治疗原则

上第一恒磨牙异位萌出应遵循早发现、早诊断、早治疗的原则，促进第一恒磨牙的正常咬合关系的建立，避免第二乳磨牙早失、间隙丧失及咀嚼效能的下降。

（二）上第一恒磨牙异位萌出的管理流程

根据临床研究，我们建议上第一恒磨牙异位萌出的早期管理按图2所示流程进行：

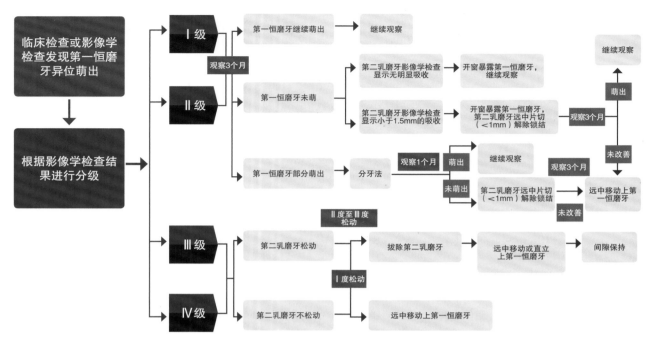

图2　上第一恒磨牙异位萌出管理流程图

【病例二十三】

异常吞咽、口呼吸、牙弓形态不调伴前牙多生牙深覆盖的早期矫治

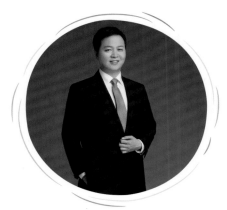

"中国儿童早期诊疗规范化项目组"副秘书长 程辉

（一）主诉/病史

患者赵某某，男，初诊9岁，家长发现患者上中切牙唇倾，且上中切牙之间"多长一颗牙齿"，遂来求诊。求诊时已经外院拔除多生牙。

患者无既往畸形矫治史，否认家族遗传史、全身疾病史及其他综合征。

（二）临床检查

1. 问诊

问诊时家长反映患者存在口呼吸表现，常出现喝水呛咳的表现。视诊时可见吞咽时口轮匝肌收缩明显，未见其他明显异常。

2. 口内像及面像检查

（1）口内像检查：替牙列早期，上颌11、12、16、21、22、26牙均已萌出，下颌31、32、36、41、42、46牙均已萌出。

上中切牙间可见多生牙拔除后牙槽窝，中切牙间间隙8mm。11牙唇侧倾斜移位。21牙唇倾，12牙牙冠近中扭转约有45°，11、12牙间间隙0.5mm，12、53牙间间隙1.5mm；22、63牙间间隙1mm。上下前牙覆牙合3.4mm，中、重度深覆盖（前牙覆盖7.3mm），下前牙直立。磨牙为安氏Ⅰ类关系。下中线与面中线对齐，上下牙列无拥挤。上牙弓形态近似尖圆形，腭盖高拱，下牙弓形态大小基本正常。未见其他乳恒牙替换异常。

口腔卫生状态差，54牙远中有明显龋坏，55、65牙颊侧面均有龋坏，釉质破损。75、85牙近中殆面树脂修复，36、46磨牙殆面存在窝沟封闭。

（2）面像检查：正面观示面部对称，侧面观示上唇突、下颌稍后缩。（图2-23-1）

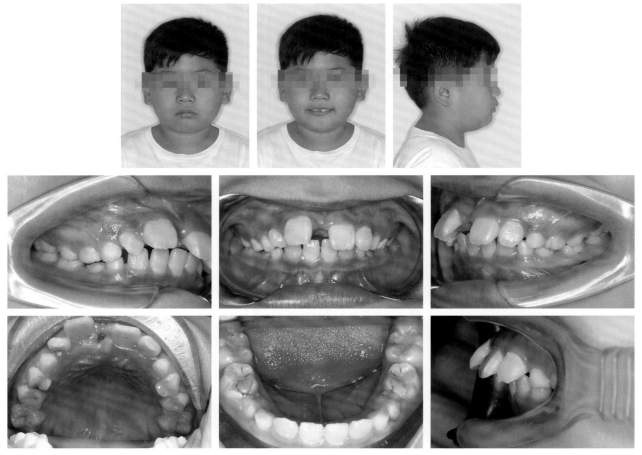

图2-23-1　多生牙拔除后，治疗前面像及口内像

3．功能检查

有口周肌异常收缩辅助吞咽的异常吞咽和口呼吸表现，头颈轻度前倾。

4．X片检查

于ICP位拍摄头颅侧位片，检查患者上下颌骨矢状向关系（图2-23-2）；拍摄曲面断层片，了解上下牙列发育、乳恒牙替换、双侧髁突形态及上下颌骨形态等情况（图2-23-3）。

（1）初诊头颅侧位片分析：∠SNA和∠SNB均在正常值范围内，但∠ANB 5.8°（正常值3.0°±2.0°），上下颌骨矢状向轻度骨性Ⅱ类不调。

下颌平面角测量数据均大于正常值上限（∠FMA 32.9°，正常值26.0°±4.0°；∠SN-MP 39.9°，正常值30.0°±6.0°；∠GoGn-SN 38.4°，正常值31.2°±3.6°）；下颌角上半角基本正常（∠Ar-

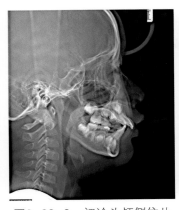

图2-23-2 初诊头颅侧位片

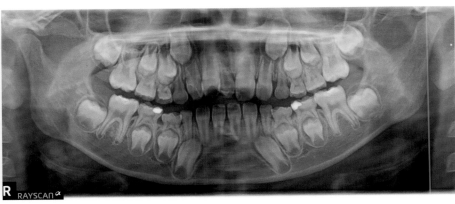

图2-23-3 初诊曲面断层片

Go-N 50.7°，正常值53.0°±2.0°），下半角大（∠Na-Go-Me 76.9°，正常值72.0°±2.0°）；后前面高比小（FHI 60.2%，正常值63.0%±2.0%）；Z角小（Z角 66.9°，正常值77.0°±5.0°）；下颌骨体及软组织侧貌有一定程度顺时针旋转，面部生长型为高角倾向。

下中切牙直立（∠IMPA 98.0°，正常值97.0°±6.0°；∠FMIA 49.1°，正常值55.0°±2.0°）；下前牙前突（L1-NPo 7.5mm，正常值4.0mm±2.0mm），说明下中切牙相对下颌骨体直立，而下颌骨体的顺时针旋转造成了∠FMIA过小，L1-NPo过大。

上中切牙前突（A-NPo 6.9mm，正常值2.0mm±2.0mm；U1-APo 10.2mm，正常值7.0mm±2.0mm；U1-NPo 14.3mm，正常值5.0mm±2.0mm）；相对于上下牙槽骨，上前牙唇倾明显（∠U1-APo 41.5°，正常值28.0°±4.0°）。

下颌骨体顺时针旋转，影响患者上颌骨及上下前牙相对垂直向关系。具体表现为：①∠SNA在正常值范围内，而A-NPo过大；②上中切牙∠U1-SN正常（108.4°，正常值106.0°±6.0°），而∠U1-APo增大、U1-APo距离增大，以及U1-NPo增大。从头影测量分析看，上中切牙相对颅底角度是可以接受的，但相对于牙槽骨则是前突的。

面部软组织形态分析：上唇厚（Upper lip thickness 19.4mm，正常值14.0mm±2.0mm）、前突（UL-EP 3.1mm，正常值-1.0mm±1.0mm），口呼吸患者往往有此类表现；下唇位置基本正常（LL-EP 0.9mm，正常值1.0mm±2.0mm），前牙中、重度深覆盖，下唇外翻。（表2-23-1）

表2-23-1 初诊头影测量分析

测量项目	初诊测量值	标准值	标准差
∠SNA	82.7°	83.0°	4.0°
∠SNB	76.9°	80.0°	4.0°
∠ANB	5.8°	3.0°	2.0°
∠FMA（FH-MP）	32.9°	26.0°	4.0°
∠SN-MP	39.9°	30.0°	6.0°
∠GoGn-SN	38.4°	31.2°	3.6°
∠Ar-Go-N	50.7°	53.0°	2.0°

续表

测量项目	初诊测量值	标准值	标准差
∠Na-Go-Me	76.9°	72.0°	2.0°
FHI	60.2%	63.0%	2.0%
Z角	66.9°	77.0°	5.0°
∠IMPA（L1-MP）	98.0°	97.0°	6.0°
∠FMIA（L1-FH）	49.1°	55.0°	2.0°
L1-NPo	7.5mm	4.0mm	2.0mm
A-NPo	6.9mm	2.0mm	2.0mm
∠U1-SN	108.4°	106.0°	6.0°
∠U1-APo	41.5°	28.0°	4.0°
U1-APo	10.2mm	7.0mm	2.0mm
U1-NPo	14.3mm	5.0mm	2.0mm
∠U1-L1	113.7°	124.0°	8.0°
UL-EP	3.1mm	−1.0mm	1.0mm
LL-EP	0.9mm	1.0mm	2.0mm
Upper lip thickness	19.4mm	14.0mm	2.0mm
Superious sulcus depth	7.3mm	2.0mm	1.0mm

（2）曲面断层片示：上中切牙间发现1颗多生牙（就诊时已拔除）。所有第一磨牙均已萌出，牙根发育接近完成。所有第二磨牙牙胚均可见，未见第三磨牙牙胚。所有尖牙和前磨牙发育状态可接受。

双侧髁突形态未见异常、对称，双侧下颌骨体形态大小对称。

（三）临床诊断

根据临床视诊、问诊、口内像检查、功能检查及X片检查等结果，该患者错殆畸形的临床诊断如下：

（1）轻度骨性Ⅱ类、安氏Ⅰ类错殆畸形，垂直生长型倾向。

（2）上中切牙之间有1颗多生牙（就诊时已拔除）。

（3）前牙中、重度深覆盖，轻度深覆殆。

（4）上唇突，下颌稍后缩。

（5）右上中切牙唇侧倾斜/移位，上中切牙间间隙8mm。

（6）上前牙唇倾，下前牙直立。

（7）上牙弓近似尖圆形，腭盖高拱，下牙弓形态基本正常，上下牙弓形态不调。

（8）异常吞咽、口呼吸。

（9）未见乳恒牙替换异常

（10）未见明显颞下颌关节异常。

（11）口腔健康状况差，可见大量软垢，多颗乳牙龋坏。

（四）治疗计划

1. 维护口腔健康

患者口腔卫生状态差，牙齿颊侧面可见大量软垢及乳牙龋坏。进行口腔软垢洁治、乳牙龋坏治疗；进行口腔相关保健知识培训，嘱患者提高口腔卫生保健意识。

2. 处理上中切牙间多生牙

上中切牙间多生牙就诊时已被拔除，利于预防阻断类矫治器改善上中切牙间间隙及右上中切牙唇倾、唇侧移位。

3. 处理上下牙弓形态异常

纠正上牙弓狭窄及形态异常，协调上下牙弓形态，纠正功能性下颌前伸障碍，改善前牙中重度深覆盖。

使用弹性功能矫治器（图2-23-4），通过唇颊舌肌的张力再平衡，改善上牙弓宽度、内收唇倾、唇侧移位上中切牙，前导下颌，解除中、重度前牙深覆盖和轻度深覆殆。

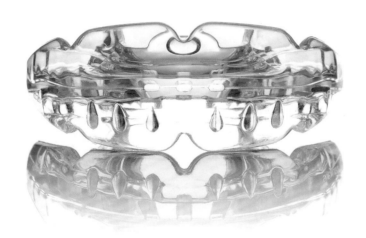

图2-23-4　弹性功能矫治器（示意图）

4. 纠正异常吞咽及口呼吸不良习惯

应用吞咽辅助训练器，纠正患者异常吞咽习惯；进行呼吸训练，纠正患者口呼吸不良习惯。

5. 纠正患者不良站姿，促进颅面协调生长

由于患者存在轻度头颈前倾的现象，训练患者站姿，使用功能足垫，增强腹式呼吸模式。

（五）治疗过程及结果

1．治疗过程

1）就诊前已拔除上中切牙间多生牙。

2）弹性功能矫治器治疗阶段：

（1）初诊后佩戴弹性功能矫治器，通过协调唇颊肌张力平衡，去除颊肌张力，改善舌肌异常位置，利用舌肌张力，轻度扩弓上牙弓，协调上下牙弓形态。弹性功能矫治器前导下颌，内收上中切牙、关闭上前切牙间隙。

矫治器睡前每天戴用0.5小时，夜间被动戴用。每月复诊1次。

（2）治疗10周后，上中切牙间间隙关闭5mm（上中切牙间剩余间隙3mm），上牙弓形态改善，上下牙弓形态协调性改善，前牙深覆殆覆盖明显改善（图2-23-5）。继续佩戴弹性功能矫治器。由于患者依从性较差，嘱加强矫治配合。患者进行靠墙站姿"W"手臂上举训练，纠正头颈前倾问题。

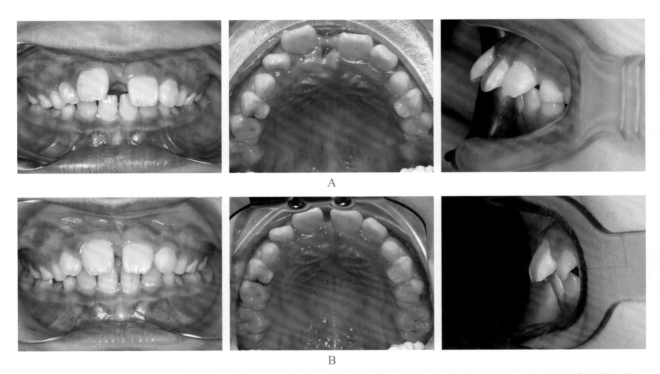

图2-23-5　弹性功能矫治器治疗前、治疗10周后复诊口内像（上前牙内收，间隙关闭明显，前牙深覆殆覆盖改善）
A．治疗前；B．治疗10周后

（3）治疗4个月后，上中切牙间间隙关闭，上下牙弓形态协调，上下中线一致，上下前牙覆殆覆盖基本正常。此时患者牙列问题基本解决，仅剩12牙轻度扭转问题，因此弹性功能矫治器此后改为夜间被动佩戴保持。（图2-23-6）

（4）弹性功能矫治器被动戴用保持3个月后复诊，上下牙弓形态协调，上下前牙覆殆覆盖基本正常，牙列基本排齐。结束弹性功能矫治器的使用（总疗程7个月）。（图2-23-7）

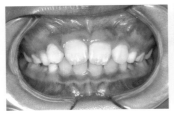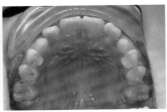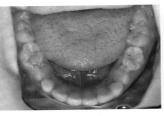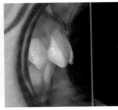

图2-23-6　弹性功能矫治器治疗4个月后口内像

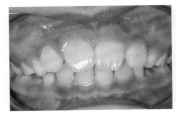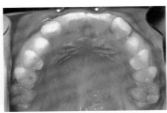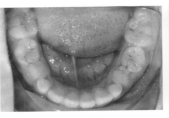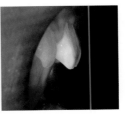

图2-23-7　弹性功能矫治器保持3个月后口内像

3）口腔功能治疗阶段：

弹性功能矫治器保持结束时，患者的口呼吸和异常吞咽习惯没有改变，轻度唇闭合不全，对患者口腔功能进行进一步管理。

（1）使用环形唇贴夜间睡眠时戴用纠正口呼吸习惯；同时嘱患者采取鳄鱼呼吸法、腹部哑铃呼吸法改善呼吸模式，每天分别训练10分钟。

（2）使用吞咽辅助训练器纠正异常吞咽习惯。吞咽辅助训练器每天佩戴1次，每次20分钟，标准坐姿且头颅处于自然头位时戴用。（图2-23-8）

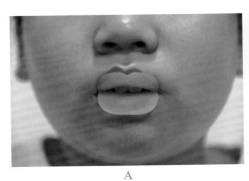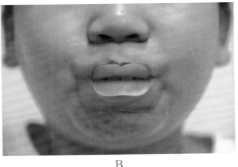

A　　　　　　　　　　　　　　　　B

图2-23-8　吞咽辅助训练器纠正异常吞咽习惯
A. 松弛状态；B. 吞咽状态（可见口周肌异常收缩辅助的异常吞咽情况）

（3）佩戴吞咽辅助训练器3个月，患者异常吞咽习惯纠正，唇闭合不全纠正，口呼吸习惯纠正（图2-23-9）。与患者与家长商量后，结束口腔功能治疗。

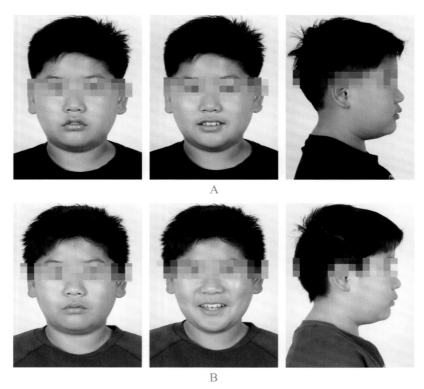

图2-23-9　使用吞咽辅助训练器3个月前后面像
A. 使用前；B. 使用3个月后

2．治疗结果

口腔功能（佩戴吞咽辅助训练器）治疗结束3个月后回访，患者口腔不良习惯纠正，面部形态协调，口内像检查发现上下牙列基本排齐，前牙覆殆覆盖正常，上下牙弓形态协调，上下中线齐（图2-23-10）。

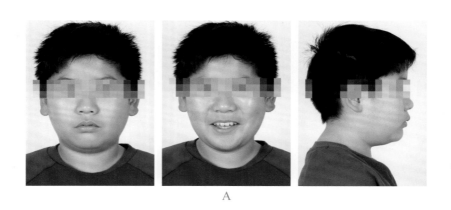

A

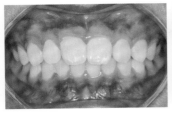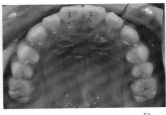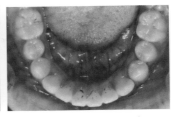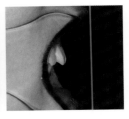

B

图2-23-10　治疗结束3个月后面像及口内像
A. 面像；B. 口内像

3．治疗结束后追踪回访及疗效分析

1）治疗结束1年半后追踪回访。

面部形态协调美观，左右对称，侧貌示上唇稍突，颏部正常，唇闭合正常（图2-23-11）。口内像检查：恒牙列期，上下第二恒磨牙萌出。上下牙列排列基本整齐，上下牙咬合稳定，前后牙关系正常，口周肌功能协调，上下牙弓形态协调，仅上前牙稍许散在间隙。（图2-23-12）

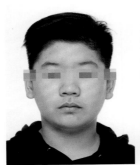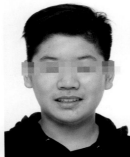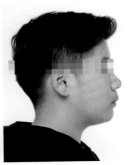

图2-23-11　治疗结束1年半后追踪回访面像

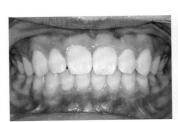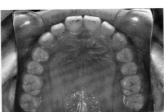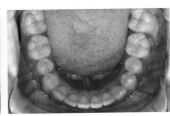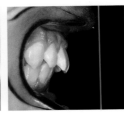

图2-23-12　治疗结束1年半后追踪回访口内像

2）治疗结束2年后追踪回访。

治疗结束2年后，回访复诊，拍摄曲面断层片和头颅侧位片，治疗效果稳定，上前牙间散在间隙关闭，面像及口内像检查未见明显异常，曲面断层片示上下牙列牙根平行状态与根尖发育良好，双侧下颌骨、双侧颏突形态对称（图2-23-13至图2-23-16）。

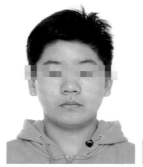
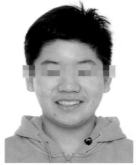
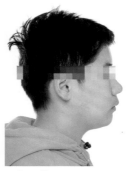

图2-23-13　治疗结束2年后追踪回访面像

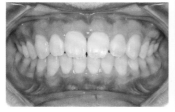
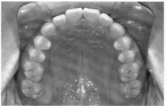
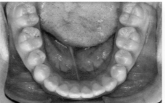
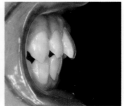

图2-23-14　治疗结束2年后追踪回访口内像

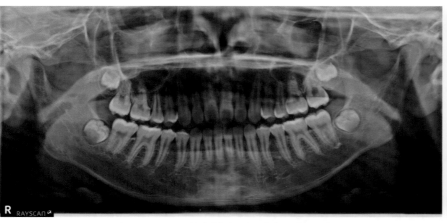
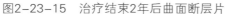

图2-23-15　治疗结束2年后曲面断层片

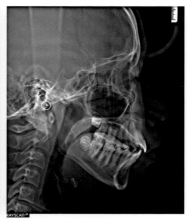

图2-23-16　治疗结束2年后
头颅侧位片

治疗前后X线头颅侧位片分析比较示：

（1）治疗后∠SNA和∠SNB均有所增加，仍在正常值范围内，但∠ANB进一步增加，从5.8°增加到7.8°。

下颌平面的相关数据，也均有所增加：①∠FMA从32.9°增加到36.6°；②∠SN-MP从39.9°增加到44.1°；③∠GoGn-SN自38.4°增加到42.6°。

下颌角上半角变化不大，仅减小了1.1°，而下颌角下半角大幅度变大，增大了5.6°。后前面高比减少0.9%，软组织Z角从66.9°减小至63.8°。

头影测量对比分析说明在整个治疗过程中，下颌骨体的顺时针旋转有加重的表现，矫治未改变患者骨性Ⅱ类关系及垂直生长型。

（2）与牙齿相关的数据改善：∠U1-SN从108.4°减小至97.3°；∠U1-APo从41.5°减小至31.1°，

U1-APo从10.2mm减小至7.7mm；∠U1-L1从113.7°增大至122.2°，说明弹性功能矫治及口腔辅助功能训练纠正了牙性异常。

由于下颌骨体的顺时针旋转，L1-NPo与A-NPo也相应增加。（表2-23-2，图2-23-17）

表2-23-2　治疗前、治疗结束2年后头影测量对比分析

测量项目	初诊测量值	治疗结束2年后测量值	标准值	标准差
∠SNA	82.7°	84.9°	83.0°	4.0°
∠SNB	76.9°	77.1°	80.0°	4.0°
∠ANB	5.8°	7.8°	3.0°	2.0°
∠FMA（FH-MP）	32.9°	36.6°	26.0°	4.0°
∠SN-MP	39.9°	44.1°	30.0°	6.0°
∠GoGn-SN	38.4°	42.6°	31.2°	3.6°
∠Ar-Go-N	50.7°	49.6°	53.0°	2.0°
∠Na-Go-Me	76.9°	82.5°	72.0°	2.0°
FHI	60.2%	59.3%	63.0%	2.0%
Z角	66.9°	63.8°	77.0°	5.0°
∠IMPA（L1-MP）	98.0°	96.5°	97.0°	6.0°
∠FMIA（L1-FH）	49.1°	47.0°	55.0°	2.0°
L1-NPo	7.5mm	9.9mm	4.0mm	2.0mm
A-NPo	6.9mm	9.4mm	2.0mm	2.0mm
∠U1-SN	108.4°	97.3°	106.0°	6.0°
∠U1-APo	41.5°	31.1°	28.0°	4.0°
U1-APo	10.2mm	7.7mm	7.0mm	2.0mm
U1-NPo	14.3mm	13.2mm	5.0mm	2.0mm
∠U1-L1	113.7°	122.2°	124.0°	8.0°
UL-EP	3.1mm	3.0mm	−1.0mm	1.0mm
LL-EP	0.9mm	1.3mm	1.0mm	2.0mm
Upper lip thickness	19.4mm	19.5mm	14.0mm	2.0mm
Superious sulcus depth	7.3mm	6.3mm	2.0mm	1.0mm

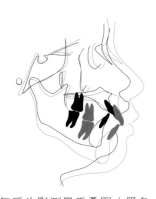

图2-23-17　治疗前、治疗结束2年后头影测量重叠图（黑色：治疗前，红色：治疗结束2年后）

（六）病例分析

1. 患者错𬌗畸形表现与口周肌功能平衡

牙列处于口腔内，口腔内外的肌群是其发育环境。牙弓外侧口周肌群，主要分为前方的以口轮匝肌为主的唇侧肌群及以牙弓外左右双侧颊肌为主的颊侧肌群；牙弓内侧肌则主要由舌肌组成。牙弓内外侧肌群共同作用，在三维方向引导牙齿萌出到正常位置，并在内外肌平衡区形成牙弓形态，这也与口腔修复学里中性区的概念相对应。因此早期矫治的目标除了关注牙齿排列，还需要关注牙列的发育环境，即口腔内外的肌功能状况。在该病例中，我们秉持这一理念，除了纠正牙齿排列问题，充分关注患者的口周肌训练和口腔功能管理。

在该病例中，上中切牙间多生牙的存在导致切牙明显唇倾、移位，需要优先拔除多生牙。初诊时上唇肌力薄弱，所以在拔除多生牙之后，还需要加强唇肌的训练，这将有利于中切牙间间隙的关闭及切牙唇倾的改善。考虑到此时切牙覆盖大且上下切牙间无接触，因此选择使用肌功能矫治的方法回收切牙和关闭间隙。弹性功能矫治器在训练口周肌功能、内收直立上前牙、协调上下颌骨矢状向关系的同时，也进一步协调上下牙弓形态。矫治后，患者前牙深覆𬌗覆盖及下颌后缩的问题得到纠正，治疗后上下牙弓形态协调，右侧切牙的扭转也得到了一定程度的缓解。矫治结果表明，弹性功能矫治器的弹性变量可以改变轻中度前牙唇侧倾斜/移位、轻中度牙齿扭转。当然，目前对于应用弹性功能矫治器的早期治疗，学术界还有争论，这需要临床不断总结、科学分析、厘清事实，不断规范这类矫治器的临床应用。

在弹性功能矫治器治疗结束后，对患者的呼吸和吞咽问题进行纠正，以维持牙列良好的发育环境。2年后随访发现早期矫治结果稳定，且在正常的口腔肌功能下，牙列问题得到了进一步的改善。

早期矫治基本解决了患者及家长的主诉，若患者及家长无进一步的矫治需求，接受矫治结果，就避免了Ⅱ期正畸综合矫治，节约了患者及家长的经济、社会成本。

2. 早期矫治与异常吞咽的纠正

异常吞咽时，患者会出现口轮匝肌的收缩和一定程度的舌前伸，会造成前牙唇倾、前突，不利于维持牙列稳定的发育环境。

本病例患者日常喝水呛咳，提示异常吞咽。检查吞咽时，发现有口周肌收缩辅助吞咽的现象。弹性功能矫治器治疗结束后，仍有异常吞咽问题，为避免复发，需要对异常吞咽进行纠正。该病例使用了吞咽辅助训练器进行干预，其治疗结果理想，异常吞咽情况改善，利于中切牙唇倾矫治的稳定。

3. 呼吸训练在早期矫治中对牙弓形态的作用

异常吞咽的患者常伴有日常张口习惯或者口呼吸习惯。本病例家长反映患者存在口呼吸的表现。初诊检查发现上腭盖高拱及初诊头影测量分析示下颌骨体顺时针旋转，因此该病例也是1例轻度骨性Ⅱ类、安氏Ⅰ类高角伴有口呼吸的病例。但X片检查示无明显腺样体肥大，因此选择环形唇贴纠正口呼吸习惯，同时采用鳄鱼呼吸法、腹部哑铃呼吸法改善呼吸模式。这是一个需要患者与家长共同配合的过程，其治疗效果极大地依赖于患者的依从性。良好的呼吸方式有助于患者牙颌面的正常发育及早期矫治疗效的维持。

矫 治 概 要

（1）基本情况：男，9岁。

（2）骨性及面型诊断：骨性Ⅱ类，垂直生长型。

（3）错殆诊断：安氏Ⅰ类，上中切牙间间隙，11牙唇侧倾斜/移位，上中切牙间多生牙，前牙中重度深覆盖、轻度深覆殆，上牙弓狭窄，上唇突，下颌稍后缩，异常吞咽及口呼吸习惯。

（4）病因分析：异常吞咽及口呼吸，环境因素。

（5）矫治时机：替牙列早期，青春生长高峰前期。

（6）矫治目的：关闭上中切牙间间隙，扩大上牙弓，协调上下牙弓形态，内收上前牙，前导下颌，纠正异常吞咽及口呼吸习惯。

（7）治疗理论与方法：功能性前导下颌，促进下颌生长；扩弓，促进上牙弓宽度增加；口腔功能训练，协调咬合的软硬组织关系。

（8）疗效评价：前牙中重度深覆盖、轻度深覆殆纠正；上前牙内收，上中切牙间间隙关闭，下颌前导，口腔不良习惯纠正，面部形态协调。

【理论拓展】

儿童早期前牙多生牙及口腔功能异常早期矫治的临床要点

一、早期矫治中多生牙的诊断与处理

（一）上中切牙间多生牙与错殆畸形表现

临床最常出现多生牙的部位是上前牙段和上下第三磨牙后段。上中切牙间多生牙临床常见，可有1颗或1颗以上多生牙的情况。本病例中上中切牙间有1颗多生牙，早期矫治需要关注，及时发现，尽早治疗。上中切牙间多生牙由于挤占了本是上中切牙的位置，造成相邻中切牙远中移位、牙冠倾斜、唇侧倾斜/移位、上下前牙咬合异常、上中线偏斜等问题。随着前牙不断萌出，上中切牙间间隙会不断变大，甚至有些病例的间隙可达10mm之多。如果不尽早处理上中切牙间多生牙问题，不仅会影响患者的口腔牙殆的功能与美观，而且会给后期正畸矫治增加麻烦。

（二）前牙多生牙的临床诊疗

（1）对于儿童早期前牙多生牙问题，应定期做儿童牙科检查，一旦发现，应当尽早拔除。需强调的是，关于上恒前牙开始萌出的时间，统计学上数据一般为6.5~8.0岁，而上恒中切牙牙冠牙釉质完成一般在4~5岁。所以5岁以内发现多生牙，需要结合影像学来综合判断，多数情况下需要进一步观察，以确保多生牙拔除不会影响到恒中切牙釉质的发育。本病例患者就诊时已接近9岁且中切牙与侧切牙均已萌出，多生牙也已经萌出，所以及时行牙槽外科手术拔除了多生牙。

（2）上中切牙间多生牙拔除时机的选择：如果中切牙间多生牙的生长方向与相邻的上前牙生长方向一致，且X片检查显示多生牙牙冠已经临近或者穿破骨面，则可以切开黏膜拔除，也可以短期观察，待其萌出一定长度后再拔除，以减少对于恒牙的损伤和手术难度。如果多生牙生长方向与上前牙生长方向相反（即倒置生长），则推荐在不损伤相邻恒前牙的前提下，尽早手术拔除多生牙。

（三）替牙列期上中切牙间间隙诊断与鉴别诊断

上中切牙间间隙不仅仅只有多生牙可以产生，关于替牙列期上中切牙间间隙，需要临床做诊断与鉴别诊断。

（1）正常情况下，替牙列期中切牙可以存在2mm左右的间隙，而这种间隙往往会随着上恒尖牙的萌出而自动关闭。

（2）上中切牙间的唇系带过粗或附着过低也可以造成中切牙间出现间隙。临床检查可查见唇系带附着位置不当、中切牙间的系带粗大及形态异常，间隙往往在5mm左右。临床需要行牙槽外科手术对唇系带进行修整。

（3）当上中切牙间间隙达到7mm甚至更大时，则要检查排除是否有上中切牙间多生牙的问题。除了多生牙的诊断，医生还需要排除源于多生牙的含牙囊肿，以及上颌骨内其他性质的囊肿问题，例如鼻腭管囊肿、角化囊肿等。如果发现这样的问题，则需要到口腔外科进行相关手术治疗，然后进行早期矫治。

二、口周肌功能训练在早期矫治中对牙弓形态的作用

一般来说，牙弓形态可以分为尖圆形、卵圆形及方圆形。不同形态的形成与牙齿的萌出、牙弓外侧口周肌群张力、牙弓内侧舌相关肌群张力及上下牙齿咬合状态、口腔功能状态（呼吸、吞咽）等因素相关。此外，也有文献报道，儿童异常站姿（"弯腰驼背"）及不良的头位身姿与牙弓形态有一定的关联。临床应该综合检查诊断，全面拟订治疗计划，必须重视口周肌功能对牙弓形态的影响，并积极采取矫治措施进行早期矫治。

三、儿童早期矫治中异常吞咽的诊断

异常吞咽的临床检查并不复杂，可以考虑观察患者饮水吞咽的方法，即患者取坐位或站位，保持头颅中立，平视前方，自然状态，饮入少量小口水后吞咽，观察吞咽时是否有口周肌群辅助。如果吞咽需要口周肌群的协助，部分患者由于口周肌的异常收缩出现类似"伴有丰富的表情"的情况，结合口内咬合状况，即可以初步判断存在异常吞咽。临床对儿童异常吞咽进行进一步检查的方式包括影像学的动态检查方法（例如超声、视频荧光摄影）、纤维内窥镜检查。

异常吞咽严重影响儿童口腔功能及咬合发育，是早期矫治必须及时发现并纠正的临床问题，需要早期矫治医生高度重视。

【病例二十四】

儿童前牙阻生的早期矫治

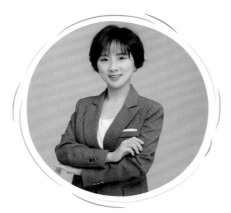

四川大学华西口腔医学院　彭怡然

（一）主诉/病史

患者孔某某，男，9岁。

主诉：发现右上前牙未萌1年，要求矫治。

现病史：替牙后1年发现右上前牙未萌，外院检查诊断为"11牙阻生"。

既往史：否认全身疾病史，否认传染病史。否认家族遗传史。

（二）临床检查

（1）患者替牙列期，口腔卫生状态差，64、84、85牙龋坏。

（2）面像及口内像检查。

①初诊面像：侧貌，直面型，鼻唇角正常，颏唇沟正常，唇部正常，颏部正常。

正貌，均面型，左右对称，闭唇正常，颏部居中，下面高正常。（图2-24-1）

②初诊口内像：

替牙列期，64、65、84、85牙龋坏。口内可见12、53、14-16、21、22、63-65、26、31-34、75、36、41、42/43、84、85、46牙，42、43牙为融合牙，15、33、34牙出龈，15牙萌出间隙不足。11牙未见，21、12牙间间隙6mm。

前牙咬合：深覆殆覆盖Ⅰ度。

磨牙关系：左侧磨牙中性关系，右侧磨牙远中尖对尖关系。

上牙列拥挤量为4.5mm，下牙列拥挤量为0mm。（图2-24-2）

（3）功能检查：未见明显口腔不良习惯，关节未见明显异常，无弹响，无压痛，开口型、开口度正常。

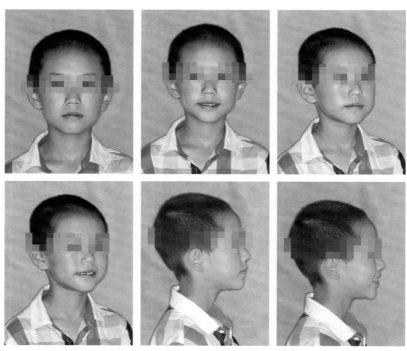

图2-24-1 初诊面像

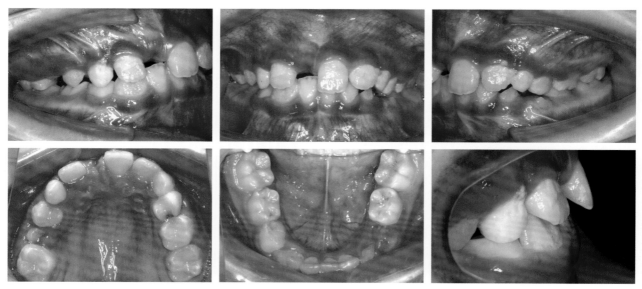

图2-24-2 初诊口内像

（4）X片检查：通过头颅侧位片、曲面断层片（患者自带）了解上下牙列发育、乳恒牙替换、双侧髁突形态及上下颌骨形态及位置关系等情况。曲面断层片示11牙垂直阻生，头颅侧位片示上下颌骨矢状向Ⅱ类关系。

（5）拍摄CBCT了解阻生牙位置、角度、牙根发育、邻接等情况。CBCT示11牙垂直阻生，根尖孔基本闭合，牙冠腭侧见一直径0.5mm高密度影像，疑为"脱落牙周组织异常钙化点"（图2-24-3）。

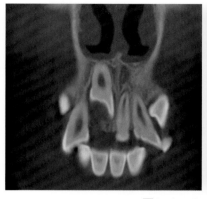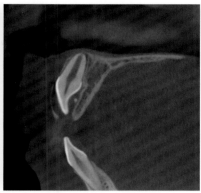

图2-24-3　初诊CBCT

（三）临床诊断

（1）骨性Ⅰ类，安氏Ⅱ类亚类错𬌗畸形；

（2）前牙深覆𬌗覆盖Ⅰ度；

（3）11牙垂直阻生，腭侧疑似钙化点；

（4）42、43牙为融合牙，前牙Bolton比不调；

（5）上牙列Ⅱ度拥挤；

（6）64、65、84、85牙龋坏。

（四）治疗计划

（1）龋病综合治疗。

（2）扩大上牙弓，局部固定多托槽矫治技术排齐上前牙、拓展11牙萌出间隙，适当推15牙向远中，排齐上牙列。

（3）牙槽外科辅助开窗去除11牙腭侧高密度影像，闭合式牵引11牙。

（4）保持至恒牙列期，可接受患者个别正常𬌗。

（五）治疗过程及结果

（1）制作上颌活动扩弓矫治器，扩大上牙弓3个月，每周2次，每次扩开0.25mm（90°），全天佩戴，一共打开扩弓器6mm。

（2）粘接局部固定多托槽矫治器，0.014~0.016英寸（0.36~0.41mm）CuNiTi丝排齐后，使用0.018英寸（0.46mm）澳丝弯制随形弓，NiTi推簧推15牙向远中，排齐上牙列，预备牵引11牙。

（3）牙槽外科闭合式开窗11牙，缝合创口，在牵引扣及弓丝间弹性加力，牵引11牙萌出。（图2-24-4）

（4）局部固定多托槽矫治器治疗结束，保持至恒牙列早期。口内像检查示：11牙排入牙弓，牙龈形态良好；前牙正常覆𬌗覆盖，双侧磨牙中性关系；下颌右侧融合牙与第一前磨牙间间隙0.5mm；下颌双侧第二前磨牙位置不正（轻度远中扭转及舌倾），患者恒牙列为个别正常𬌗。（图2-24-5，图2-24-6）

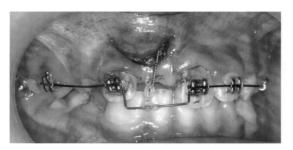

图2-24-4　11牙牙槽外科闭合式开窗牵引（缝合前）

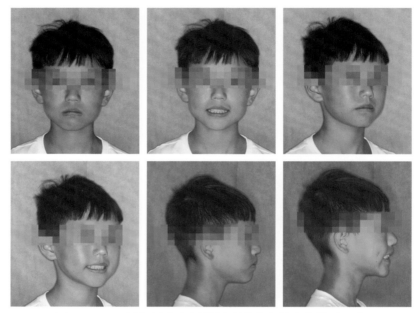

图2-24-5　局部固定多托槽矫治器治疗结束保持后面像

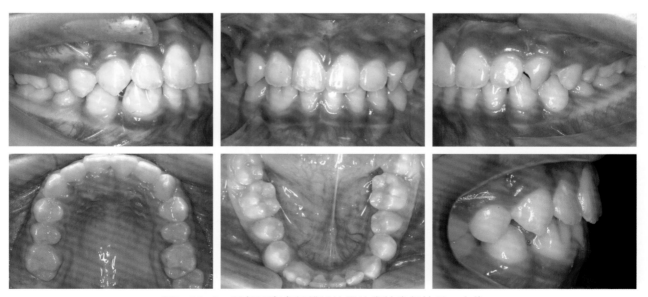

图2-24-6　局部固定多托槽矫治器治疗结束保持后口内像

（5）局部固定多托槽矫治器治疗结束时，拍摄11牙根尖片。根尖片示：11牙牙根直立，根尖孔闭合，根长较对侧略短，冠根比基本正常。（图2-24-7）

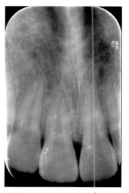

图2-24-7　局部固定多托槽矫治器治疗结束时11牙牙根尖片

（六）病例分析

1. 矫治理论依据

前牙阻生是一类多因素引起的牙齿萌出障碍，严重影响儿童的美观及功能。根据阻生位置，前牙阻生可分为前牙垂直阻生、前牙倾斜阻生、前牙水平阻生、前牙倒置阻生等。对于阻生牙的治疗，除了观察、拔除不能保留的阻生牙，常用的治疗方法为阻生牙牵引助萌，通过闭合式开窗牵引将阻生牙牵引至牙列正常位置，并促进牙龈的恢复。

2. 诊断依据、矫治计划设计、矫治时机选择

（1）诊断依据。

患者因51牙脱落1年，继承恒牙未萌求治，其余前牙已萌出，且11牙萌出间隙缩小，外院就诊时拍摄的曲面断层片示"11牙阻生"。于四川大学华西口腔医院就诊时，CBCT示11牙未萌，牙根发育达到Nolla 9期，无萌出动力，诊断为11阻生牙。推测11牙牙冠腭侧高密度钙化影像及11牙萌出间隙不足阻碍了11牙的正常萌出。

患者15牙部分萌出，15牙萌出间隙缩小，推测存在55牙早失、间隙减小的情况，加上64牙龋坏、11牙萌出间隙缩小，其上牙列拥挤度为Ⅱ度。下颌42、43牙为融合牙，上下前牙Bolton比不调。

（2）矫治计划设计。

根据患者诊断及问题制订相应计划：11牙萌出间隙不足，需要拓展间隙，上牙弓可通过少量扩弓获得间隙，15牙可通过局部固定矫治少量推磨牙向远中获得萌出间隙。42、43牙为融合牙，Bolton比不调，因此允许右侧下后牙在乳恒牙萌替过程中前移达到磨牙中性关系，前牙咬合结束时允许稍大的覆盖。

阻生11牙虽为垂直阻生，但根尖孔基本闭合，无自行萌出动力，因此需要拓展11牙萌出间隙后开窗牵引11牙。选择11牙闭合式开窗牵引，以保证角化龈的附着及牙龈形态的美观。

（3）矫治时机选择。

患者9岁，12、21、22牙均已萌出，且21、11牙根尖孔基本闭合，11牙丧失自行萌出动力且萌出间隙丧失，如患者能早就诊、早发现11牙垂直阻生，早期去除其阻萌因素、拓展11牙萌出间隙，也许可让11牙自行萌出或获得更良好的牙根长度。对于该患者来说，发现阻生牙时已错过最佳治疗时机，因此建议患者立即进行治疗。

3．治疗流程

通过口腔健康管理，进行乳牙龋坏的综合治疗，降低其龋风险，避免上颌左侧牙弓长度的缩短。通过上牙弓扩大获得11牙萌出间隙，并通过局部固定多托槽矫治器辅助11牙闭合式开窗牵引，11牙被牵引出龈后排入牙弓。患者治疗结束时为恒牙列早期，上下牙列排列基本整齐，前牙覆殆覆盖正常，右侧下颌融合牙与第一前磨牙间间隙0.5mm，后牙咬合良好（个别后牙位置稍差），为恒牙列期个别正常殆，可不进行Ⅱ期正畸综合矫治。

4．矫治疗效总结

早期干预阻生牙，不仅可恢复其牙根的正常发育、前牙的美观、发音功能，还可防止前牙长期缺失，双侧恒牙向缺隙侧倾斜，进一步加重错殆畸形。本病例通过对阻生前牙的早期干预，满足了患者的美观、功能需求，牵引后的阻生牙牙根根尖孔闭合，长度虽较正常牙略短，但冠根比小于1∶1，可行使正常功能。因此本病例通过早期综合干预，达到恒牙列期个别正常殆的目的，患者不需要进一步行Ⅱ期矫治，节约了社会医疗资源。

矫治概要

（1）基本情况：男，9岁。

（2）骨性及面型诊断：骨性Ⅰ类，平均生长型。

（3）错殆诊断：42、43牙为融合牙，安氏Ⅱ类，11牙阻生，轻度拥挤。

（4）病因分析：乳牙根尖周炎导致11牙阻生；上牙弓略狭窄，并因乳磨牙早失、磨牙前移，牙列拥挤。

（5）矫治时机：生长发育高峰前期。

（6）矫治目的：扩展11牙萌出间隙，牵引阻生牙，促进正常咬合关系的建立。

（7）疗效评价：11牙牵引治疗12个月后成功纠正11牙阻生，前牙排齐，牙列拥挤纠正。随访，恒牙列期牙列排列整齐，个别正常殆。

【理论拓展】

阻生牙的临床治疗

一、阻生牙的病因

阻生牙病因很多，可分为遗传因素、环境因素和医源性因素，环境因素又可分为全身因素和局部因素。

研究表明阻生牙有遗传倾向，尖牙阻生有明显的家族聚集性。全身因素包括全身系统性疾病或损伤，如内分泌失调、佝偻病、感染、早产等，均可导致牙齿阻生，先天性综合征如颅骨锁骨发育不全综合征也表现为多颗牙齿萌出障碍及阻生。局部因素为临床上最常见的病因，包括乳牙早失或乳牙滞留而导致的萌出位置不足，牙龈、骨质过厚导致的萌出障碍，乳牙外伤、乳牙根尖周炎导致的继承恒牙胚异位或阻生，多生牙、牙瘤导致的前牙阻生，牙列拥挤、牙根弯曲等造成的牙齿阻萌等。

二、阻生牙的流行病学特征

阻生牙高发于第三磨牙，也常高发于上前牙，多为乳牙外伤、根尖周炎或多生牙所致，也可能由遗传因素、全身疾病、牙列重度拥挤等导致。尖牙阻生发病率为1%–3%，下尖牙较少见，约为0.35%。关于中切牙发病率，国外报道为0.06%–0.20%，国内报道为1.50%–4.22%。

三、阻生牙的诊断

阻生牙可通过X片进行检查，并通过CBCT进一步确定具体诊断。CBCT有助于了解埋伏阻生牙在颌骨中的真实形态、邻接关系，如阻生牙牙冠位于唇侧或舌腭侧，方向为牙轴方向、水平、倾斜或倒置；判断阻生牙与邻牙、邻牙根尖之间的关系；阻生牙表面软硬组织的覆盖情况等。同时，CBCT还有助于判断阻生牙与上颌窦、下牙槽神经管、切牙孔等重要结构之间的关系，观察阻生牙牙冠位置、牙根发育程度、表面骨组织厚度、与邻牙牙根之间的距离等，以便确定预后、切口设计与正畸治疗的牵引方向。

四、阻生牙的处理原则及时机

阻生前牙牙胚向唇侧或腭侧异位后，牙根抵住上牙槽骨唇舌侧骨板，在后续发育中可能形成弯曲牙根，大大增大阻生牙治疗的难度，预后较差。早期牵引阻生牙不仅可改善儿童前牙美观度与功能，也能促进后续牙根的正常发育。

（1）及时去除病因：拔除多生牙、牙瘤等。

（2）应尽早治疗，最好在牙根发育早期阶段进行牵引。

（3）制订远期治疗计划时要充分考虑患者后续矫治、修复方案。

（4）患者条件允许及患者、家长能够接受的情况下，对未来不能保留的弯根牙也可以以保存牙槽骨为目的进行牵引。

（5）设计方案时应充分考虑支抗、生物力学以及错拾畸形类型。

五、阻生牙的治疗方法

阻生牙通常伴发不同类型的错拾畸形，因此医生应根据患者的具体情况综合分析，提出具体的治疗方案。根据阻生牙的不同情况可有以下多种选择：

（一）观察

拔除多生牙、牙瘤、慢性根尖炎乳牙后，可观察3个月后根据阻生牙是否有所改善决定进一步治疗计划。

（二）开窗助萌

去除阻生牙表面较厚的牙龈组织，观察其自行萌出情况。该方法适用于萌出阻力主要来自周围软组织，存在足够萌出间隙及萌出动力（如根尖孔呈喇叭口状），且为正位直立的阻生中切牙。

（三）牙槽外科手术暴露联合正畸牵引术

1. 闭合式开窗牵引术

闭合式开窗牵引术是在局部麻醉下翻开黏骨膜瓣、暴露牙冠后，即刻在牙冠表面粘接牵引装置，如牵引钩或舌侧扣，同时将结扎丝固定于牵引装置，并将加力部分伸出创面，最后原位缝合黏骨膜瓣的术式，术后可即刻加轻力进行牵引。其优点为有利于阻生牙牙周的恢复，确保附着龈的宽度；缺点为术中出血，渗液易导致视野不清楚，隔湿较为困难，容易影响牵引装置的粘接，若出现牵引装置的脱落，则可能需二次手术。

2. 开放式开窗牵引术

开放式开窗牵引术是通过外科手术去除阻生牙表面牙槽骨、黏骨膜及周围的牙囊，暴露牙冠，使创口处于开放状态后粘接牵引装置牵引的术式。其创口通过表面形成上皮达到创面二期愈合。该方法的适应证为位置较殆方且覆盖角化龈的阻生牙，如直立位置浅表的中切牙、磨牙等。其优点为可以有效降低出血、渗液及术中视野不清晰对操作的影响；缺点为可能造成附着龈宽度降低，龈缘过高，因此使用开放式开窗牵引术时应尽量选取角化龈较厚、较多的部位开窗。

（四）拔除

拔除的适应证为牙根发育完全、无法牵引的严重弯根牙，无法保留的严重短根牙，因正畸治疗方案需要拔除的无法保留的阻生牙。拔除时机通常为正畸或修复前，以免牙槽骨长期缺牙而萎缩。因阻生牙处通常骨质缺损较大，即便阻生牙因严重弯根或短根未来需要拔除，为促进儿童牙槽骨继续生长，仍建议有条件时尽量将阻生牙牵引出龈并保留牙根于骨内，尽量延长患牙于骨内的留存时间，为后期种植或正畸关闭间隙提供较好的骨质条件。

六、阻生牙的治疗流程

（1）去除病因：拔除牙瘤、多生牙、慢性根尖周炎乳牙等。

（2）观察至少3个月，如无明显萌出或方向改善，纳入治疗。

（3）最早牵引时间为Nolla 5-6期，早期牙根发育时。

（4）综合考虑正畸治疗方案。

（5）拓展阻生牙萌出间隙。

（6）开窗牵引阻生牙，1周后拆线，定期复查。

（7）局部固定矫治，排入牙弓。

（8）保持。

【病例二十五】

骨性上颌前突/下颌后缩、重度前牙深覆殆覆盖的非拔牙矫形治疗

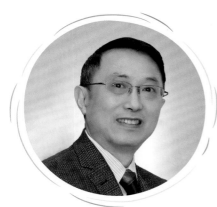
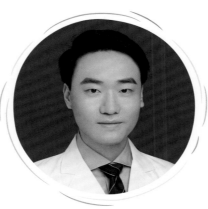
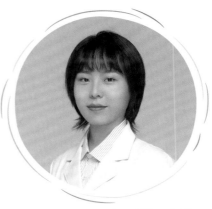

四川大学华西口腔医学院　李小兵　　　四川大学华西口腔医学院　张凡柯　　　四川大学华西口腔医学院　王艺

（一）主诉/病史

患者任某某，女，9岁，发现"龅牙"2年。

患者家族遗传史无特殊，否认全身疾病史及药物过敏史。

（二）临床检查

（1）患者替牙列早期前牙前突畸形，视诊发现患者开唇露齿、唇闭合困难。

（2）面像及口内像检查：上颌11、12、21、22牙及第一恒磨牙萌出，下颌31、32、41、42牙及第一恒磨牙萌出。ICP位时前牙深覆殆Ⅲ度、深覆盖Ⅲ度（11mm）。磨牙远中关系，第二乳磨牙远中阶梯关系。11、21牙近中扭转，上中切牙间间隙1mm，下牙列轻度拥挤。下前牙直立，上前牙唇倾。上下中线不齐，ICP位时下中线左偏1.5mm。双侧Spee曲线深度为3.5mm。上牙弓狭窄，腭盖高拱。上下牙弓卵圆形。

正面观：开唇露齿，唇闭合不全，露龈微笑。侧面观：凸面型，鼻唇角小，颏唇沟较深，颏部靠后，颏发育不足。上下唇位于E线前。（图2-25-1）

（3）功能检查：下颌后缩，颞下颌关节功能未见明显异常。头颈姿势未见明显异常。

（4）初诊X片检查：于ICP位拍摄头颅侧位片，检查患者上下颌骨关系；拍摄曲面断层片，了解上下牙列发育、乳恒牙替换、双侧髁突形态及上下颌骨形态等情况。（图2-25-2，图2-25-3）

①头颅侧位片分析：上颌骨位置、大小在正常值范围内，上颌骨有前突倾向，下颌骨位置靠后（∠SNA 84.1°，正常值83.1°±3.6°；∠SNB 75.7°，正常值79.7°±3.2°）。上下颌骨相对颅底矢状向关系不调，骨性Ⅱ类错殆畸形（∠ANB 8.4°，正常值3.5°±1.7°）。上前牙唇倾（∠U1-SN 63.9°，正常值75.4°±6.0°）；下前牙倾斜度基本正常（∠IMPA 91.5°，正常值95.0°±7.0°）。下

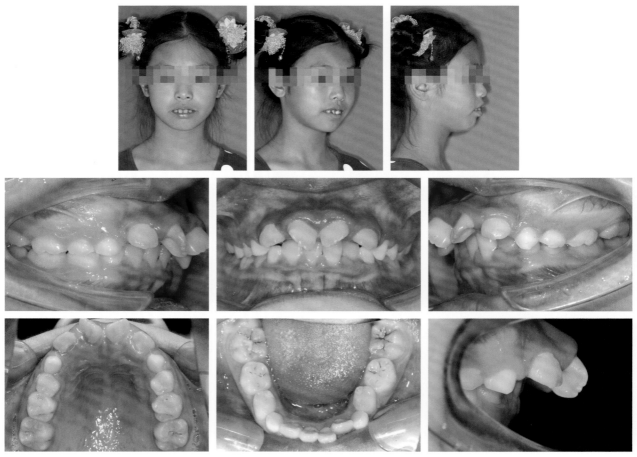

图2-25-1　替牙列早期前牙前突初诊面像及口内像

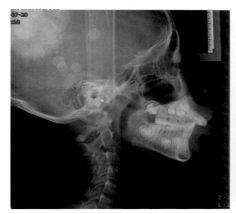

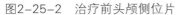

图2-25-2　治疗前头颅侧位片

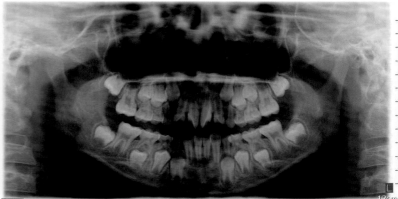

图2-25-3　治疗前曲面断层片

颌平面角正常（∠FMA 27.1°，正常值26.0°±4.5°），后前面高比正常（S-Go/N-Me 63.7%，正常值65.9%±3.8%），患者为均角，平均生长型。（表2-25-1）

表2-25-1 治疗前头影测量分析

测量项目	测量值	正常值
颌骨关系分析		
∠SNA	84.1°	83.1°±3.6°
∠SNB	75.7°	79.7°±3.2°
∠ANB	8.4°	3.5°±1.7°
∠FMA（MP-FH）	27.1°	26.0°±4.5°
S-Go/N-Me	63.7%	65.9%±3.8%
Y-axis（SGn-SN）	66.9°	63.5°±3.2°
ANS-Me/Na-Me	56.4%	53.2%±1.8%
牙齿位置与角度分析		
∠U1-SN	63.9°	75.4°±6.0°
∠U1-L1	118.6°	127.0°±8.5°
U1-NA	5.3mm	4.1mm±2.3mm
∠U1-NA	29.3°	21.5°±5.9°
L1-NB	6.4mm	5.7mm±2.1mm
∠L1-NB	25.3°	28.1°±5.6°
∠IMPA（L1-MP）	91.5°	95.0°±7.0°
∠FMIA	61.4°	57.0°±6.8°
面部软组织形态分析		
Ls-E	7.2mm	1.8mm±1.9mm
Li-E	7.3mm	2.7mm±2.2mm

面部软组织侧貌为凸面型，唇前突，鼻唇角小，颏唇沟深。上唇位于E线前7.2mm，下唇位于E线前7.3mm。腺样体、扁桃体未见明显异常。（图2-25-2）

CVMS Ⅱ期，下颌生长发育高峰期在此期1年内。

②曲面断层片示：上下牙列发育正常，未见多生牙、先天缺牙等牙齿发育异常情况。双侧髁突形态稍不对称，双侧下颌骨体形态大小未见明显异常。（图2-25-3）

（三）临床诊断

根据儿童"龅牙"病史，视诊发现口呼吸习惯，家族遗传史无特殊，判断患者"龅牙"的病因为先天性功能性下颌骨发育不足、口腔不良习惯导致的上前牙及上牙槽骨前突畸形。

头颅侧位片检查发现，患者为骨性Ⅱ类错殆畸形，下颌骨发育不足，下颌后缩；后前面高比、下颌平面角及Y轴值均正常，表明该患者为均角，平均生长型。上前牙前突、唇倾，上下唇前突。

因此，根据临床视诊、问诊、口内像检查、功能检查及X片检查等结果，该前牙前突畸形患者的临床诊断如下：

（1）骨性Ⅱ类（下颌骨发育不足）畸形，平均生长型。

（2）安氏Ⅱ类错殆畸形。

（3）前牙深覆殆Ⅲ度、深覆盖Ⅲ度。

（4）11、21牙唇倾，近中扭转。

（5）上中切牙间间隙1mm，下牙列轻度拥挤。

（6）上下中线不齐，下中线左偏1.5mm。

（7）上牙弓狭窄，腭盖高拱，上下牙弓大小形态不匹配。

（8）侧貌凸面型，上下唇位于E线前。

（9）唇闭合不全，露龈微笑。

（10）咬合障碍，下颌功能性后缩。

（四）治疗计划

该患者处于生长发育高峰前期，咬合障碍致下颌后缩，可进行功能矫形＋正畸综合矫治双期矫治，治疗前建议于颞下颌关节科就诊，检查关节。

Ⅰ期：替牙列期，去除咬合障碍，导下颌向前。选用局部固定多托槽"2×4"矫治技术排齐上前牙＋斜面导板导下颌向前。导下颌向前的同时进行肌功能训练，纠正口呼吸、唇闭合不全等口腔不良习惯。

Ⅱ期：恒牙列期固定多托槽正畸综合矫治，协调上下牙弓形态，J钩内收上前牙，纠正前牙深覆殆覆盖并抑制上颌骨向前生长。

1. Ⅰ期：替牙列期，局部固定多托槽"2×4"矫治技术＋功能矫形治疗

（1）该患者上前牙近中扭转、唇倾，上下咬合障碍（下颌前伸受限），并且上前牙前突、唇倾、深覆殆覆盖的外伤风险极大，故首先采用局部固定多托槽"2×4"矫治技术，排齐、内收上前牙，减小前牙覆殆覆盖，去除前牙咬合障碍。

（2）功能矫形治疗：佩戴上颌斜面导板，导下颌向前，促进下颌骨生长。

（3）改正口呼吸及唇闭合不全等，进行唇肌、舌肌训练，矫正异常肌功能，恢复口周肌的平衡。

2. Ⅱ期：恒牙列期，固定多托槽正畸综合矫治＋抑制上颌功能矫形治疗

（1）固定多托槽正畸综合矫治，协调上下牙弓形态，调整前后牙咬合关系。

（2）J钩内收上前牙，纠正前牙深覆殆覆盖。利用头颅绝对支抗，J钩抑制上颌骨/上前牙槽骨过度生长，J钩垂直向压低上前牙槽骨，纠正前牙露龈微笑。

（五）治疗过程及结果

1. Ⅰ期：替牙列期，局部固定多托槽"2×4"矫治技术＋功能矫形治疗过程及结果

利用局部固定多托槽"2×4"矫治技术矫治11、21牙近中扭转，去除上前牙扭转造成的咬合障碍后，利用上颌活动斜面导板导下颌向前。Ⅰ期矫治结束后，拍摄头颅侧位片，做头影测量分析，疗程14个月。保持足够的时间（1年）直到恒牙列早期。（图2-25-4至图2-25-6）

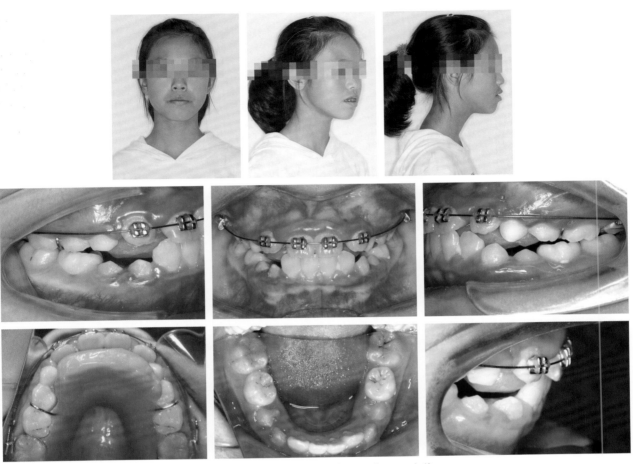

图2-25-4　Ⅰ期矫治结束后面像及口内像

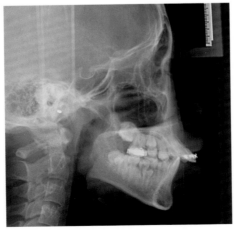

图2-25-5　Ⅰ期矫治结束后头颅侧位片

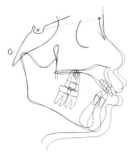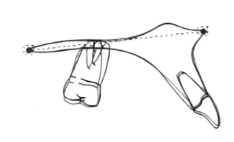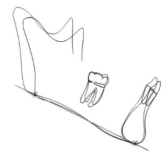

图2-25-6　Ⅰ期矫治结束后头影测量重叠图（黑色：治疗前；红色：治疗后）

Ⅰ期局部固定多托槽"2×4"矫治技术矫治上中切牙扭转、上颌活动斜面导板导下颌向前后，∠ANB减小1.6°，患者上下颌骨矢状向位置不调改善。上前牙轻度内收（∠U1-NA减小1.6°），唇倾角度减小（∠U1-SN增加1.2°）。（表2-25-2）

表2-25-2　Ⅰ期局部固定多托槽"2×4"矫治技术＋功能矫形治疗前后头影测量分析

测量项目	Ⅰ期治疗前测量值	Ⅰ期治疗后测量值	变化值	正常值
颌骨关系分析				
∠SNA	84.1°	86.8°	2.7°	83.1°±3.6°
∠SNB	75.7°	80.0°	4.3°	79.7°±3.2°
∠ANB	8.4°	6.8°	−1.6°	3.5°±1.7°
∠FMA（MP-FH）	27.1°	26.9°	−0.2°	26.0°±4.5°
S-Go/N-Me	63.7%	63.5%	−0.2%	65.9%±3.8%
Y-axis（SGn-SN）	66.9°	67.1°	0.2°	63.5°±3.2°
ANS-Me/Na-Me	56.4%	57.8%	1.4%	53.2%±1.8%
牙齿位置与角度分析				
∠U1-SN	63.9°	65.1°	1.2°	75.4°±6.0°
∠U1-L1	118.6°	117.4°	−1.2°	127.0°±8.5°
U1-NA	5.3mm	4.8mm	−0.5mm	4.1mm±2.3mm
∠U1-NA	29.3°	27.7°	−1.6°	21.5°±5.9°
L1-NB	6.4mm	5.9mm	−0.5mm	5.7mm±2.1mm
∠L1-NB	25.3°	26.5°	1.2°	28.1°±5.6°
∠IMPA（L1-MP）	91.5°	90.5°	−1.0°	95.0°±7.0°
∠FMIA	61.4°	62.6°	1.2°	57.0°±6.8°
面部软组织形态分析				
Ls-E	7.2mm	5.5mm	−1.7mm	1.8mm±1.9mm
Li-E	7.3mm	6.4mm	−0.9mm	2.7mm±2.2mm

2. Ⅱ期：恒牙列期，固定多托槽正畸综合矫治＋J钩内收上前牙并抑制上颌矢状向生长

（1）非拔牙矫治，J钩内收上前牙，纠正前牙深覆𬌗覆盖，抑制上颌前突。

固定多托槽矫治器排齐整平上下牙列，用0.019英寸×0.025英寸（0.48mm×0.64mm）不锈钢方丝，尖牙近中附拉钩，J钩利用头颅支持的绝对支抗内收并压低上前牙，抑制上颌前突，纠正上前牙槽骨前突。精细调整咬合关系。J钩通过橡皮圈与头帽弹性连接，内收上前牙时每侧加力120g。

Ⅱ期矫治后，上下牙列排齐整平、上下中线齐、前后牙关系正常，覆殆覆盖正常；面部形态改善，鼻唇角增大，侧貌直，侧貌面型改善；上下唇内收，凸度正常，唇闭合不全纠正，露龈微笑纠正；颏肌紧张，颏唇沟正常。疗程18个月，矫治结束后用Hawley保持器保持2年。（图2-25-7至图2-25-11）

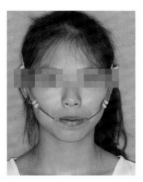

图2-25-7　Ⅱ期固定多托槽正畸综合矫治+J钩内收上前牙（纠正前牙深覆殆覆盖）

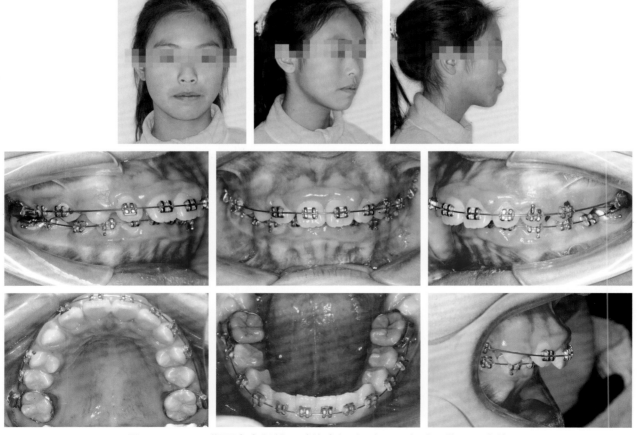

图2-25-8　Ⅱ期固定多托槽正畸综合矫治2个月后复诊面像及口内像

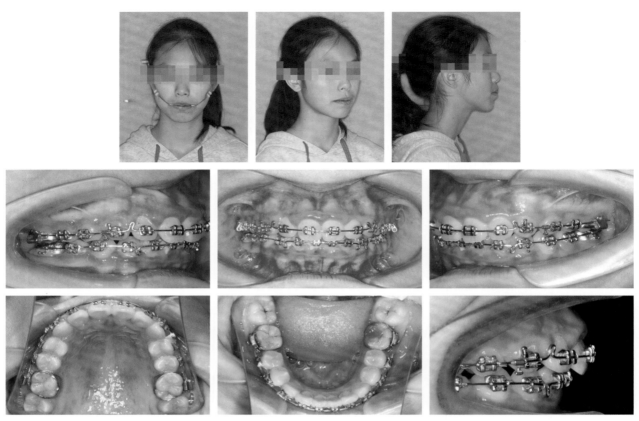

图2-25-9　J钩利用头颅支持的绝对支抗内收上前牙（固定矫治7个月后面像及口内像）

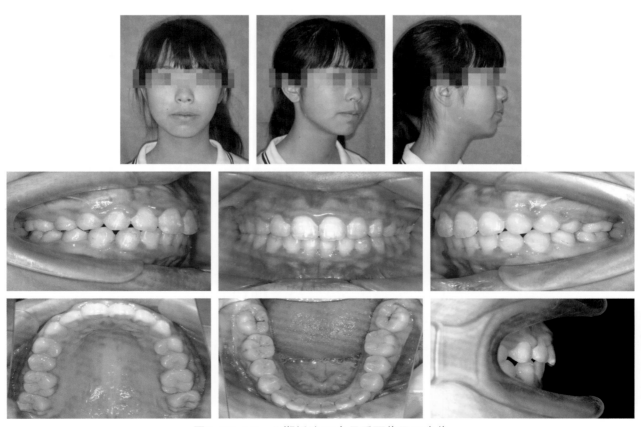

图2-25-10　Ⅱ期矫治18个月后面像及口内像

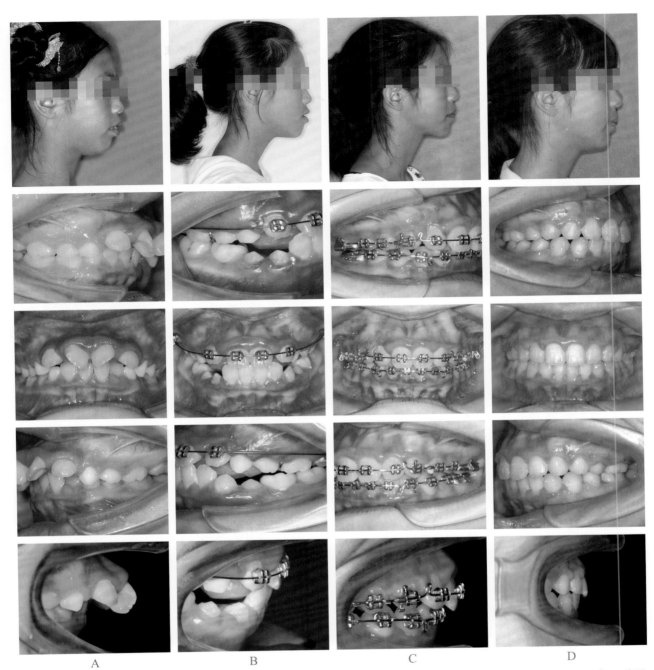

图2-25-11　初诊、Ⅰ期矫治结束时、J钩头颅绝对支抗内收上前牙（固定矫治7个月后）、Ⅱ期矫治18个月后面像及口内像

A. 初诊；B. Ⅰ期矫治结束时；C. J钩头颅绝对支抗内收上前牙（固定矫治7个月后）；D. Ⅱ期矫治18个月后

（2）Ⅱ期矫治结束后，拍摄X片，检查全牙列排列及上下颌骨关系等情况。（图2-25-12，图2-25-13）

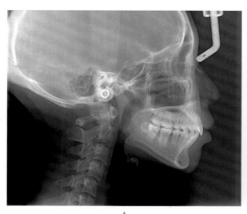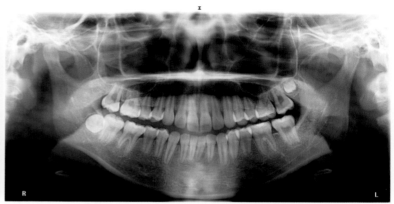

A   B

图2-25-12　Ⅱ期治疗后头颅侧位片及曲面断层片
A. 头颅侧位片；B. 曲面断层片

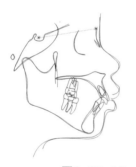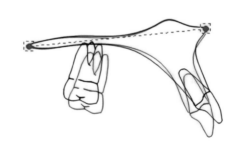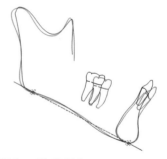

图2-25-13　Ⅱ期治疗前后头影测量重叠图（黑色：治疗前；红色：治疗后）

　　头影测量分析结果显示，∠ANB减小1.5°，上下颌骨矢状向关系为基本Ⅰ类，下颌骨向前生长，颏部发育。J钩抑制上颌骨发育效果较好。上前牙内收，上前牙唇倾改善（∠U1-SN 80.4°，基本正常），下前牙有唇倾代偿（∠IMPA 101.8°）。上下唇与E线关系正常（Ls-E 1.9mm，正常值1.8mm±1.9mm；Li-E 3.4mm，正常值2.7mm±2.2mm），侧貌协调。下颌平面角稍减小，后前面高比变正常，矫治未导致患者面部生长型改变。（表2-25-3）

表2-25-3　Ⅱ期治疗前后头影测量分析

测量项目	Ⅱ期治疗前测量值	Ⅱ期治疗后测量值	变化值	正常值
颌骨关系分析				
∠SNA	86.8°	84.0°	−2.8°	83.1°±3.6°
∠SNB	80.0°	77.8°	−2.2°	79.7°±3.2°
∠ANB	6.8°	5.3°	−1.5°	3.5°±1.7°
∠FMA（MP-FH）	26.9°	26.0°	−0.9°	26.0°±4.5°
S-Go/N-Me	63.5%	65.0%	1.5%	65.9%±3.8%

续表

测量项目	Ⅱ期治疗前测量值	Ⅱ期治疗后测量值	变化值	正常值
Y-axis（SGn-SN）	67.1°	69.2°	2.1°	63.5°±3.2°
ANS-Me/Na-Me	57.8%	59.3%	1.5%	53.2%±1.8%
牙齿位置与角度分析				
∠U1-SN	65.1°	80.4°	15.3°	75.4°±6.0°
∠U1-L1	117.4°	122.6°	5.2°	127.0°±8.5°
U1-NA	4.8mm	2.9mm	-1.9mm	4.1mm±2.3mm
∠U1-NA	27.7°	15.5°	-12.2°	21.5°±5.9°
L1-NB	5.9mm	8.7mm	2.8mm	5.7mm±2.1mm
∠L1-NB	26.5°	35.6°	9.1°	28.1°±5.6°
∠IMPA（L1-MP）	90.5°	101.8°	11.3°	95.0°±7.0°
∠FMIA	62.6°	52.1°	-10.5°	57.0°±6.8°
面部软组织形态分析				
Ls-E	5.5mm	1.9mm	-3.6mm	1.8mm±1.9mm
Li-E	6.4mm	3.4mm	-3.0mm	2.7mm±2.2mm

3. Ⅱ期矫治结束后保持

Ⅱ期矫治结束8个月后，复诊检查。患者治疗效果稳定，上下牙咬合关系良好，牙排列及牙弓形态大小保持良好。患者面部肌肉协调，唇闭合自然，露龈微笑纠正，颏肌紧张度改善，侧貌协调。（图2-25-14）

双期功能＋固定多托槽非拔牙矫治骨性Ⅱ类、严重前牙深覆殆覆盖系列疗效良好。

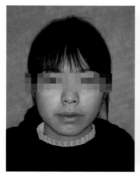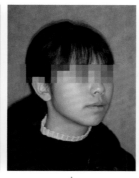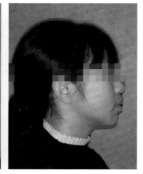

A

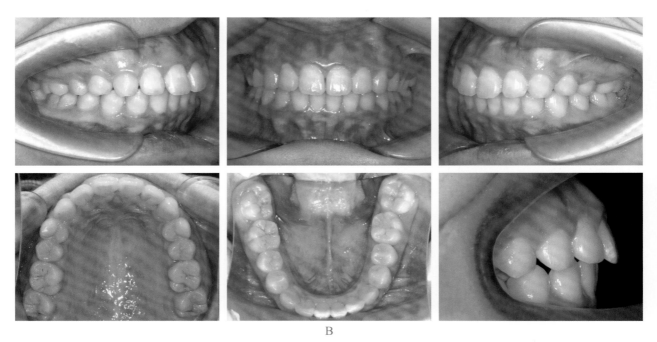

B

图2-25-14　Ⅱ期矫治结束8个月后复诊面像及口内像
A. 面像；B. 口内像

（六）病例分析

1. "儿童上颌前突、重度前牙深覆殆覆盖错殆畸形"早期矫治理论依据及目的

患者为9岁女性，面部为突面型，前牙重度深覆殆覆盖，上中切牙扭转造成下颌后缩，为混合骨性及功能性的Ⅱ类错殆畸形。其早期矫治是在青春生长发育高峰（前）期，去除咬合障碍，引导下颌前伸，恢复和刺激下颌生长后，在恒牙列期继续固定多托槽正畸综合矫治，非拔牙纠正其Ⅱ类错殆畸形。

功能性前导下颌刺激下颌生长的矫形治疗效果：

（1）对于骨性下颌后缩的Ⅱ类错殆畸形，早期引导下颌向前是正畸临床早期矫形治疗的最常见方法，其目的是应用功能矫治器刺激下颌及髁突的生长，弥补下颌发育及位置的不足，纠正上下颌骨矢状向关系的不调。大量的临床治疗实践表明，导下颌向前的功能矫形治疗效果良好，患者的前牙深覆殆覆盖有明显改善，下颌后缩的面型在导下颌向前后也有明显改善。但目前国内外对下颌后缩的前导矫形治疗的临床前瞻性研究尚未提供明确证据证实功能性前导下颌刺激了下颌生长。关于青春生长发育高峰（前）期功能性前导下颌能否刺激下颌生长，临床目前争议较大。

（2）从牙颌面生长发育的角度看，对于咬合障碍导致的下颌前伸受限，临床上应及时去除影响下颌前伸的咬合障碍，理论上应该能恢复下颌的正常矢状向生长，从而避免生长发育期患者的下颌矢状向生长受限而导致的骨性下颌大小及位置的后缩。虽然临床前瞻性研究无法证明前导下颌的矫形治疗刺激了下颌的生长，但如果不及时去除咬合障碍造成的下颌前伸受限，下颌的发育也必然受限而不足，最后在恒牙列期或成年后下颌会出现由于生长发育不足而形成的上下颌骨骨性矢状向不调。所以，青春生长发育高峰（前）期的功能矫形治疗，可以看作"恢复"下颌向前生长的治疗，大量临床治疗实践中深覆殆覆盖的纠正及面型的明显改变，也增强了临床医生仍然坚持早期功能性前导下颌的信心："治疗至少维护了儿童牙颌面矢状向的正常生长！"

（3）本病例患者前牙Ⅲ度深覆殆覆盖，上前牙唇倾、前突明显，早期矫治减小前牙深覆殆覆盖能预防前牙深覆殆覆盖造成的前牙外伤风险。这是从口腔健康角度早期矫治的理由。

2. 矫治计划设计及矫治时机选择依据

患者面型前突、下颌后缩，开唇露齿、前牙Ⅲ度深覆殆覆盖，上中切牙扭转、咬合障碍，诊断为骨性＋功能性的混合性Ⅱ类错殆畸形。

（1）治疗计划中首先考虑去除上中切牙扭转造成的咬合障碍，利用患者生长发育潜力，于青春生长发育高峰（前）期导下颌向前。待恒牙列期，下颌恢复正常位置后，再考虑是否拔牙矫治，纠正上颌骨的前突。

（2）患者Ⅰ期局部固定多托槽"2×4"技术矫治后，下颌后缩有所改善，上前牙稍内收。佩戴上颌斜面导板后，面部前突面型有所改善，面型较直，故预判非拔牙矫治内收上前牙后能纠正其骨性前突面型，同时Ⅱ期固定多托槽矫治应用Ⅱ类弹性牵引维持下颌前伸位置，可进一步调整纠正上下颌矢状向不调。

（3）本病例是面型前突、前牙Ⅲ度深覆殆覆盖的非拔牙矫治，在前导下颌解除部分面型前突不调的情况下，继续用J钩纠正前牙深覆殆覆盖及面型前突。矫治后要保持适当的面部突度。

对于前突面型的临床正畸治疗，在恒牙列期进行拔牙掩饰是常见的临床方案，拔牙病案比非拔牙病案面部突度变平2mm左右，过平的面部会影响患者的面部生动性。本病例利用双期矫治，早期导下颌向前后，Ⅱ期利用J钩，调整上下颌弓形，控制上颌发育。选择不拔牙矫治，目的是纠正面部前突后，保持适当的面部突度，维护患者的面部生动性。

3. 矫治技术（矫治器）特点及矫治方式选择依据

（1）本病例为双期矫治，Ⅰ期矫治选择的是局部固定多托槽"2×4"矫治器＋上颌活动斜面导板矫治器。

局部固定多托槽"2×4"矫治器精准纠正上中切牙扭转，去除下颌后缩的咬合障碍。上颌活动斜面导板可配合局部固定多托槽矫治，在局部固定多托槽矫治纠正上中切牙扭转的同时前导下颌，提高了临床治疗的效率。上颌活动斜面导板导下颌向前能改变下颌矢状向位置，但对于垂直向控制不足。由于患者面部生长型为平均生长型，牙颌面生长发育时期是青春发育高峰（前）期，下颌有垂直向生长发育潜力，故斜面导板前导下颌未造成下颌的顺时针旋转，治疗前后面部生长型未发生不良的旋转改变。

（2）Ⅱ期矫治选用固定多托槽矫治器，J钩内收上前牙，纠正前牙唇倾及前牙深覆殆覆盖。J钩对上颌向前的生长也有控制作用。

J钩特点是利用头颅支持的绝对支抗，控制上前牙的唇倾角度，最大量地内收上前牙。J钩的斜向后上方的牵引力也能有效控制上前牙垂直向高度，避免内收上前牙时上殆平面顺时针旋转，避免内收上前牙造成的上前牙内倾、殆方伸长的"钟摆效应"。这也有利于下颌的前伸及下颌平面倾斜角度的控制。

4. 矫治流程特色

（1）Ⅰ期局部固定＋斜面导板矫治，疗程14个月。在上中切牙扭转纠正后，6个月后用上颌活动斜面导板前导下颌，固定托槽不去除，保证上中切牙扭转矫正后的效果。由于前牙为单根牙，扭转矫正后容易复发，临床应保持足够的时间（1年），越峰牙龈纤维切断术有助于扭转牙矫正后保持。

Ⅰ期前导下颌刺激下颌生长并纠正下颌位置后缩，上颌活动斜面导板持续佩戴直到恒牙列早期。功能性前导下颌的同时进行患者闭唇等口周肌功能训练。

（2）恒牙列早期，行Ⅱ期固定多托槽正畸综合矫治器＋J钩内收上前牙功能矫形治疗，疗程18个月。Ⅱ期矫治在排齐整平牙列后，J钩在0.019英寸×0.025英寸（0.48mm×0.64mm）不锈钢方丝上内收上前牙，纠正前牙唇倾及前牙深覆殆覆盖。J钩向后上牵引控制上颌向前下生长。继续闭唇进行口周肌训练。

（3）正畸双期治疗结束后，嘱患者保持2年。

5. 矫治疗效总结

对于患者骨性上颌前突/下颌后缩、重度前牙深覆殆覆盖，通过Ⅰ期局部固定多托槽＋上颌活动斜面导板和Ⅱ期固定多托槽＋J钩综合矫治的双期治疗后，牙颌面异常纠正：面型从侧貌凸面型变为直面型；前牙Ⅲ度深覆殆覆盖变为正常覆殆覆盖；上中切牙扭转纠正，牙列排齐整平；开唇露齿纠正；面部颏肌紧张等软组织不调消除。患者及家长对矫治结果满意。

患者矫治疗效包括以下几个方面：

（1）早期纠正了上中切牙扭转，并功能性前导下颌，下颌矢状向后缩纠正，下颌矢状向生长恢复，垂直向生长正常。

（2）J钩直立内收上前牙（唇倾矫正），上前牙前突纠正，上前牙直立，避免了内收上前牙时上前牙内倾、殆方伸长的"钟摆效应"。下前牙稍唇倾。前牙Ⅲ度深覆殆覆盖纠正，露龈微笑纠正。

（3）利用J钩头颅支抗内收上前牙后，面部生长型未改变，患者面部形态协调美观。J钩同时有控制上颌向前发育的矫形治疗功能。

（4）双期治疗中进行闭唇训练等，纠正唇闭合不全等口周肌功能问题。

（5）矫治方案是正畸双期治疗非拔牙设计，保持了患者适当的面突度，对面部的生动性有益。非拔牙矫治同时保持了上下牙列的完整性，对咬合力的生理传导有利，治疗结束时上下第二磨牙均正常萌出，排列稍不齐。第二磨牙咬合关系未见异常，非拔牙矫治方案未造成牙列后段咬合异常。

矫 治 概 要

（1）基本情况：女，9岁。

（2）骨性及面型诊断：骨性Ⅱ类（上颌过大，下颌后缩），平均生长型。

（3）错殆诊断：Ⅲ度前牙深覆殆覆盖，上中切牙扭转。

（4）病因分析：环境因素。

（5）矫治时机：青春生长发育高峰（前）期。

（6）矫治目的：早期前导下颌，Ⅱ期控制上颌向前生长，双期非拔牙治疗。

（7）疗效评价：Ⅰ期治疗14个月，保持1年；Ⅱ期治疗18个月；面部前突、下颌后缩纠正，错殆畸形矫正。

【理论拓展】

儿童错殆畸形矫治的非拔牙理念

非拔牙矫治理念最早由Angle医生于20世纪初提出，他出于对拔牙治疗后美观和功能的考虑而提出了非拔牙矫治的治疗策略。Angle认为只要建立功能殆，基骨可以自发生长以适应扩大的牙弓，其常利用矫治器进行机械性扩弓，并在第二磨牙萌出后开始进行矫治。后来，正畸治疗的天平一直偏向于无节制扩弓的非拔牙矫治，但扩弓的高复发率让正畸学界重新转向拔牙治疗（80%的拔牙病例）。随着正畸医生对矫治时机的认识发生根本的变化——学界普遍认为最大限度地利用患者的生长发育潜力，确实可以改善基骨不调，因此一些可以改变生长发育趋势的功能矫治器和口外力矫治器如头帽开始出现并得到越来越多的支持，以非拔牙矫治为主的正畸治疗又重新回到了人们的视线中。

以保存患者自然牙列为核心目标，以尽量不拔除恒牙为矫治策略的双期矫治也应运而生，其目的是创造远期稳定的上下颌骨关系，维护正常面部形态的生长发育，保持良好的牙弓/牙槽骨关系，维护咬合的软硬组织生理协调，同时在替牙列期向早期恒牙列期过渡过程中控制好剩余间隙，提供牙齿排列间隙，减少了拔牙矫治的比例。

因而提倡早期矫治的正畸治疗临床策略要在治疗的第一阶段早期解决牙量与骨量的不调问题，协调上下颌位置关系，以便在第二阶段正畸综合矫治中非拔牙纠正牙列排列不齐。

一、错殆畸形非拔牙矫治CAD理论

当今的非拔牙矫治理念和技术由Cetlin和Greenfield提出并发展而来。Greenfield提出了建立在牙弓协调发育（coordinated arch development，CAD）基础上的非拔牙矫治理论。CAD理论是要利用牙弓的生长发育潜力治疗上下颌基骨不调，其非常重视错殆畸形治疗中口颌面肌肉训练，正畸治疗要直立后牙并远移牙弓后段，控制殆平面的旋转，最终得到协调和功能健康的咬合关系。CAD治疗的目的是在生长发育的最佳时期，联合使用矫形/正畸的方法获得牙弓/牙槽骨的良好关系，以期非拔牙矫治错殆畸形，并获得长期稳定的矫治效果。

基于牙弓协调发育的非拔牙矫治理念主要内容为：①纳入并参考生长发育峰值速度，以解决根尖基骨不调问题；②利用均等轻力同步直立和远移后牙，以恢复牙齿在牙弓的自然位置；③使牙齿定位于骨松质内；④重新定位牙齿位置使咬合力沿牙长轴传递，以促进长期的牙周健康，达到最佳的咬合功能和稳定性；⑤维持和（或）控制殆平面；⑥进行有效的口周肌训练；⑦将牙齿置于牙列肌肉张力的"中性区"；⑧采取必要措施避免拔除恒牙，保存自然牙列的完整性；⑨建立合适的弓形以获得最

大牙尖交错殆和最佳功能；⑩创造理想的牙颌面美观度。

CAD理论认为牙弓周围包绕的软组织需进行重塑以适应个体牙弓形态学的变化，持续变化的软组织环境会对牙齿位置产生影响。Thilander曾指出："如果错殆畸形由肌肉或其他软组织功能异常引起，而正畸治疗仅纠正了形态学异常而未做肌功能调整，这将难以获得稳定的术后疗效。"此外，非拔牙矫治通过保存完整的牙齿数量并排齐牙列以利于口颌功能的行使，加强了咬合的稳定性。在患者结束矫治后的时日里，通过完整的牙列来分散殆力，能延长牙齿的寿命。第一磨牙为殆的关键，它们在牙弓中的正常位置不应受到干扰，试图将磨牙移动到牙弓较窄的位置（如拔牙后前移第一磨牙关闭间隙）或将导致并发症，如牙周支持组织的丧失、拔牙间隙难以愈合等。另外，对于不同的个体，不存在唯一的正常牙弓形态，通过非拔牙矫治，患者将会得到更接近个性化的正常牙弓形态。

二、基于牙弓生长发育的牙槽骨塑形矫治理论

错殆畸形是遗传因素、环境因素及特殊因素共同作用导致的牙颌面系统关系的异常。针对牙弓/牙槽骨弓形态大小异常造成的错殆畸形，四川大学华西口腔医院儿童早期矫治专科主任李小兵教授在大量的临床实践中，总结牙弓/牙槽骨弓发育的特点与规律，提出"牙弓/牙槽骨弓发育不良的塑形矫治"理论，并提出维护牙弓长度与宽度的非拔牙矫治理念。

（1）儿童早期牙弓/牙槽骨弓发育不良的塑形矫治的基本概念：在儿童生长发育过程中，去除影响上下牙弓/牙槽骨弓发育病因中的环境因素，恢复正常的牙弓/牙槽骨弓的生长发育，并通过建立良好的口腔功能及口面颌肌功能环境，及早阻断上下牙弓/牙槽骨弓异常的生长，促进与恢复上下牙弓/牙槽骨弓的正常生长（及协调的形态），达到协调稳定的上下牙弓形态及咬合关系，矫正错殆畸形。牙弓关系异常的牙弓/牙槽骨弓的早期塑形矫治，能起到减轻错殆畸形发生的严重程度、简化错殆畸形的复杂程度的作用，从而在恒牙列期的正畸综合矫治中减少拔牙比例及成年后的正颌手术比例。

（2）牙弓/牙槽骨弓发育不良可分为以下几类：①牙弓弓形异常；②牙弓宽度不足或过大；③牙弓长度不足或过大；④牙弓高度不足或过大；⑤上下牙弓形态不调。

牙弓/牙槽骨弓发育不良可导致多种错殆畸形，例如：①牙弓宽度发育不足导致牙弓周长变小、牙列拥挤畸形；②上牙弓前段长度发育不足导致前牙反殆畸形；③牙弓宽度、长度不足导致全牙弓反殆畸形；④牙弓形态的异常导致咬合关系错乱（如锁殆）；⑤上牙弓狭窄造成下颌后缩、前牙深覆盖、磨牙Ⅱ类错殆畸形；⑥后牙宽度不调导致后牙反殆、咬合干扰及下颌偏斜；⑦牙弓高度发育不足可导致前牙深覆殆等。

（3）早期牙槽骨塑形理论认为：正常的颅面形态配合正常的牙弓/牙槽骨弓生长，可得到正常的咬合关系。异常的牙弓/牙槽骨弓生长会导致错殆畸形。早期进行牙弓/牙槽骨弓生长的引导和矫治，可降低错殆畸形发生率，减轻错殆畸形严重程度，从而在正常的颅面形态结构基础上，在恒牙列期正畸综合矫治时可选择非拔牙治疗。

需要强调的是，非拔牙矫治并不能治疗所有的错殆畸形，非拔牙矫治与拔牙矫治的临床疗效评价也存在较多争论。临床应根据不同错殆畸形机制、不同错殆畸形严重程度、不同矫治时机、不同矫治目标、牙颌面矫治美学的不同评价角度等进行多维度分析判断，不能一概而论。首先，拔牙矫治是错殆畸形（特别是严重的错殆畸形）不可避免的选择之一。其次，选择拔牙或非拔牙治疗错殆畸形不仅

与医生的矫治策略相关，也与患者及家长的选择有关。临床提倡非拔牙矫治，应该是从强调维护生长发育、维护正常咬合生理功能、维护良好协调面型出发，并提示拔牙方案并不是唯一的方案。

拔牙与非拔牙，任何绝对的选择都是不合理的。临床医生应该减少拔牙正畸比例，重视生长发育对牙颌面的影响，更严格地控制拔牙矫治的诊断标准，维护患者牙颌面的功能、美观、协调和稳定。

【病例二十六】

上颌发育不足的骨性Ⅲ类前牵引矫治

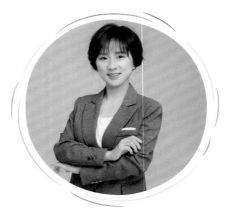

四川大学华西口腔医学院　彭怡然

（一）主诉/病史

患者杨某，女，9岁。

主诉：发现"地包天"1年。

现病史：换牙后发现前牙反𬌗1年。

既往史：否认全身疾病史，否认传染病史。自述爷爷有类似反𬌗畸形。

（二）临床检查

（1）患者替牙列晚期，前牙反𬌗畸形，检查发现存在吐舌吞咽习惯。

（2）面像及口内像检查。

①初诊面像。正貌观：均面型，左右对称，下面高正常，唇齿位正常，颏部居中，微笑露下牙。

侧貌观：凹面型，鼻唇角小，下唇位于E线前，颏唇沟浅，颏部前，下颌角正常。（图2-26-1）

②初诊口内像。替牙列晚期，53牙滞留，13牙萌出，余恒牙均已替换。上下前牙唇倾，15、25牙偏颊向萌出。ICP位时前牙反覆𬌗反覆盖，反覆盖约-4mm。

上中线与面中线一致，下中线左偏2mm。上牙弓尖圆形，下牙弓卵圆形，上下牙弓不匹配。上颌轻度拥挤，下颌无拥挤度，Spee曲线3mm。切牙关系：反𬌗，下颌可部分后退。磨牙关系：左侧近中关系，右侧近中关系。（图2-26-2）

（3）功能检查：下颌可部分后退，无法后退至切对切咬合。头颈姿势为颈前倾。

（4）X片检查：拍摄头颅侧位片、曲面断层片，了解上下牙列发育、乳恒牙替换、双侧髁突形态及上下颌骨形态及位置关系等情况（图2-26-3，图2-26-4）。

①曲面断层片示：牙齿数目未见异常，未见多生牙、先天缺牙等牙齿发育异常情况。双侧髁突形

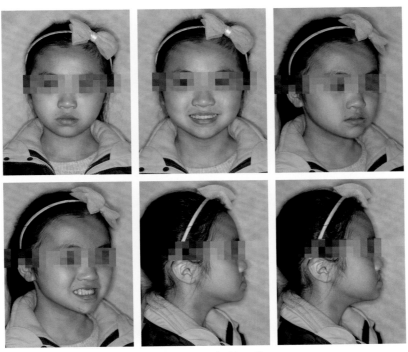

图2-26-1 初诊面像

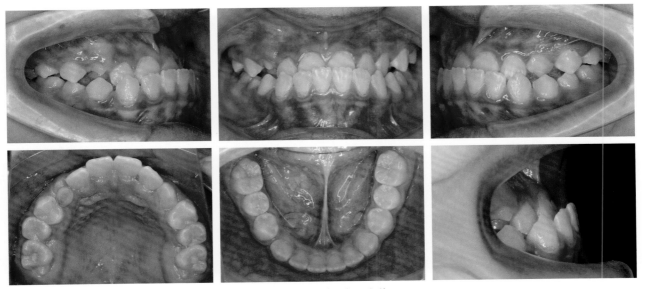

图2-26-2 初诊口内像

态未见异常、对称，双侧下颌骨体形态大小基本对称。13、14、15、23、24、25、33、34、

44、45牙牙根未发育完全，根尖口呈喇叭口状，Nolla 8期。

②头颅侧位片分析。

头影测量显示：上颌骨发育不足（∠SNA 75.8°，正常值82.0°±4.0°），下颌骨大小基本正常（∠SNB 80.9°，正常值78.0°±4.0°），上下颌骨矢状向位置不调，骨性Ⅲ类关系（∠ANB −5.1°，正常值3.0°±2.0°）；上前牙唇倾度较大（∠U1-NA 32.3°，正常值24.0°±5.0°；U1-NA 7.3mm，正常值4.0mm±2.0mm），下前牙角度基本正常。下颌平面角偏小（∠FMA 22.4°，正常值

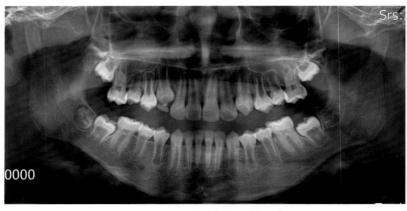

图2-26-3　初诊曲面断层片

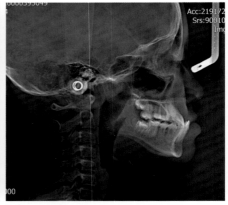

图2-26-4　初诊头颅侧位片

30.0°±4.0°），为水平生长型。上唇位于E线后（UL-EP −1.5mm，正常值3.0mm±2.0mm）。（表2-26-1）CVMSⅢ期。

表2-26-1　矫治前头影测量分析

测量项目	测量值	标准值	标准差
骨测量			
∠SNA	75.8°	82.0°	4.0°
∠SNB	80.9°	78.0°	4.0°
∠ANB	−5.1°	3.0°	2.0°
Ptm-A（上颌基骨长）	38.6mm	42.0mm	3.0mm
Ptm-S	17.7mm	17.0mm	2.0mm
∠PP-FH（上颌平面角）	4.0°	4.0°	3.0°
∠PP-GoGn（矢状角）	17.8°	23.0°	4.0°
∠OP-SN	14.8°	24.0°	4.0°
Go-Pog	67.2mm	68.0mm	4.0mm
Go-Co	48.6mm	51.0mm	5.0mm
Pcd-S	11.3mm	16.0mm	2.0mm
∠MP-SN	31.2°	35.0°	4.0°
∠FMA（FH-MP下颌平面角）	22.4°	30.0°	4.0°
∠SGn-FH（Y轴角）	56.2°	65.0°	3.0°
∠NBa-PtGn（面轴角）	101.1°	87.0°	3.0°
牙测量			
∠U1-L1（上下中切牙角）	127.6°	122.0°	8.0°
∠U1-SN	108.1°	104.8°	5.3°
U1-NA	7.3mm	4.0mm	2.0mm
∠U1-NA	32.3°	24.0°	5.0°
L1-NB	5.5mm	6.0mm	2.0mm

续表

测量项目	测量值	标准值	标准差
∠L1–NB	25.3°	30.0°	6.0°
∠FMIA（L1–FH）	64.4°	53.0°	6.0°
U1–APo（上中切牙突距）	3.9mm	7.0mm	2.0mm
L1–APo（下中切牙突距）	8.8mm	3.0mm	2.0mm
U6–Ptm（上第一磨牙位置）	21.1mm	11.0mm	3.0mm
U1–PP	21.7mm	26.0mm	2.0mm
U6–PP	18.0mm	19.0mm	2.0mm
L1–MP	34.4mm	38.0mm	2.0mm
L6–MP	23.7mm	30.0mm	2.0mm
软组织测量			
UL–EP（上唇位置）	−1.5mm	3.0mm	2.0mm
LL–EP（下唇位置）	1.8mm	4.0mm	2.0mm
Z角	72.0°	67.0°	5.0°
∠FH–N'Pog'（软组织面角）	92.1°	87.0°	3.0°
∠N'–Sn–Pog'（软组织面突角）	179.7°	165.0°	4.0°
面高测量			
N–ANS（上面高）	47.8mm	50.0mm	3.0mm
ANS–Me（下面高）	50.1mm	57.0mm	3.0mm
S–Go（后面高）	62.4mm	69.0mm	6.0mm
S–Go/N–Me（FHI后前面高比）	63.8%	64.0%	4.0%
ANS–Me/N–Me（下前面高比）	51.2%	53.0%	2.0%

（三）临床诊断

（1）骨性Ⅲ类伴功能前伸，上颌发育不足，下颌骨大小基本正常；

（2）凹面型，水平生长型；

（3）前牙重度反殆畸形，安氏Ⅲ类错殆畸形；

（4）上下牙弓形态不调；

（5）上颌轻度拥挤；

（6）53牙滞留；

（7）口腔吐舌吞咽不良习惯。

（四）治疗计划

（1）功能矫形治疗：上颌前牵引促进上颌生长，纠正前牙重度反殆畸形；

（2）舌肌功能训练，破除不良舌习惯；

（3）局部固定多托槽"2×4"矫治技术排齐上牙列，协调上下牙弓形态，去除咬合干扰；

（4）前牙反殆畸形矫正后保持，长期观察下颌发育情况，择期矫治前牙反殆畸形的复发。

（五）治疗过程及结果

（1）制作上颌活动殆垫式前牵引扩弓矫治器，利用殆垫打开咬合，使用前牵引面具加力促进上颌向前生长发育。加力方式：橡皮圈前牵引，每侧300-500g，方向与殆平面成前下37°，每天佩戴12-14小时。（图2-26-5）

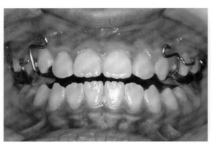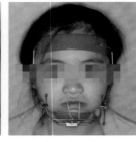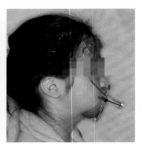

图2-26-5　佩戴上颌活动殆垫式前牵引扩弓矫治器

（2）前牵引6个月后达到前牙浅覆殆覆盖，侧貌凹面型改善。临床检查发现上前牙不齐、轻度拥挤，上下中线不齐（下中线左偏2mm），上下前牙咬合关系不稳定，前牙存在咬合干扰，前牙早接触，后牙开殆，患者（咀嚼时）前伸咬合至反殆状态。（图2-26-6）

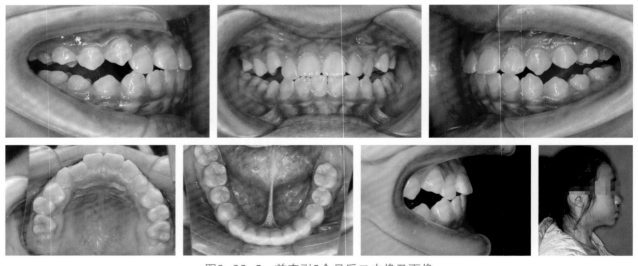

图2-26-6　前牵引6个月后口内像及面像

（3）继续前牵引并稳定反殆畸形矫治疗效3个月后，上颌粘接局部固定多托槽"2×4"矫治器，排齐上牙列，解除前牙咬合干扰，增加前牙覆殆覆盖，稳定前牙咬合关系。（图2-26-7）

（4）上颌局部固定多托槽"2×4"矫治器矫治2个月后，上牙弓形态纠正及上前牙基本排齐，前牙覆殆覆盖正常，前牙咬合干扰去除，患者前伸咬合习惯纠正，下颌位置稳定，后牙逐渐开始建殆

（图2-26-8）。

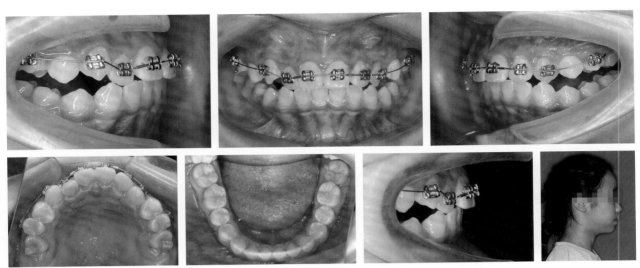

图2-26-7 上颌局部固定多托槽"2×4"矫治器矫治口内像及面像

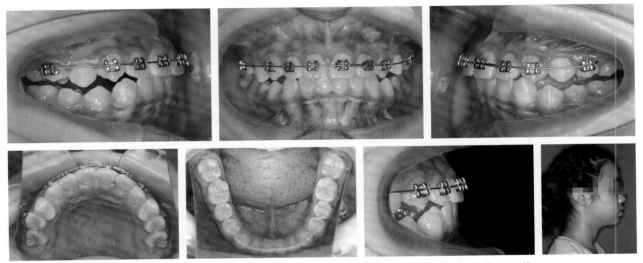

图2-26-8 上颌局部固定多托槽"2×4"矫治器矫治2个月后口内像及面像

（5）粘接上下牙列全口托槽，平整较深下颌Spee曲线，促进后牙建殆（图2-26-9）。

（6）矫治结束后，患者上下牙列排平排齐，前牙覆殆覆盖正常，磨牙中性关系，上下中线稍不齐，侧貌直面型（图2-26-10，图2-26-11）。

（7）拍摄头颅侧位片及曲面断层片，比较分析矫治前后牙颌面关系改变情况（图2-26-12）。

头颅侧位片分析：上下颌骨矢状向有骨性Ⅲ类趋势（∠ANB 0.7°，正常值3.0°±2.0°）；低角（∠FMA 23.2°，正常值30.0°±4.0°），水平生长型。矫治后上前牙稍唇倾代偿（∠U1-SN 115.0°，正常值104.8°±5.3°）；上前牙前突（U1-NA 7.5mm，正常值4.0mm±2.0mm）；下前牙稍直立（∠FMIA 60.8°，正常值53.0°±6.0°）；上唇位于E线前（UL-EP 2.3mm，正常值3.0mm±2.0mm），下唇位于E线前（LL-EP 3.9mm，正常值4.0mm±2.0mm），上唇后缩纠正，面

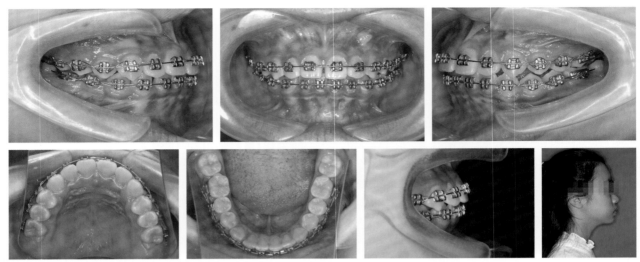

图2-26-9　粘接上下牙列全口托槽口内像及面像

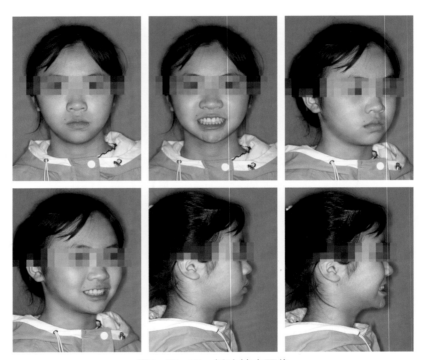

图2-26-10　矫治结束面像

中份凹陷改善，侧貌直立。（表2-26-2）

通过前牵引及固定多托槽综合矫治，下颌轻度顺时针旋转代偿、上颌A点前移及上下前牙代偿，上下颌矢状向骨性Ⅲ类关系改善，且前牙反𬌗畸形纠正（图2-26-12，图2-26-13）。

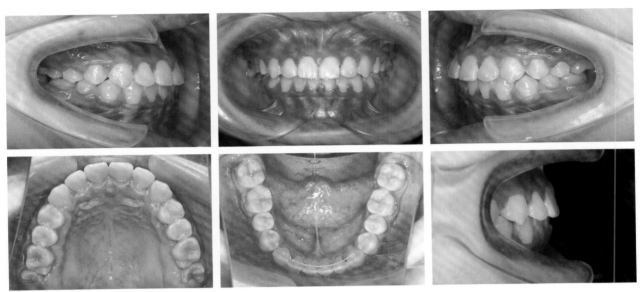

图2-26-11 矫治结束口内像

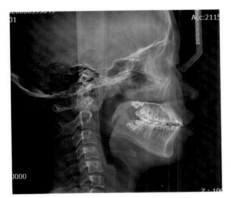

图2-26-12 矫治结束头颅侧位片

表2-26-2 矫治后头影测量分析

测量项目	测量值	标准值	标准差
骨测量			
∠SNA	82.2°	82.0°	4.0°
∠SNB	81.5°	78.0°	4.0°
∠ANB	0.7°	3.0°	2.0°
Ptm-A（上颌基骨长）	43.1mm	42.0mm	3.0mm
Ptm-S	21.9mm	17.0mm	2.0mm
∠PP-FH（上颌平面角）	1.6°	4.0°	3.0°
∠PP-GoGn（矢状角）	20.4°	23.0°	4.0°
∠OP-SN	15.9°	24.0°	4.0°
Go-Pog	68.7mm	68.0mm	4.0mm
Go-Co	52.5mm	51.0mm	5.0mm
Pcd-S	11.3mm	16.0mm	2.0mm

续表

测量项目	测量值	标准值	标准差
∠MP-SN	33.1°	35.0°	4.0°
∠FMA（FH-MP下颌平面角）	23.2°	30.0°	4.0°
∠SGn-FH（Y轴角）	55.7°	65.0°	3.0°
∠NBa-PtGn（面轴角）	99.5°	87.0°	3.0°
牙测量			
∠U1-L1（上下中切牙角）	116.1°	122.0°	8.0°
∠U1-SN	115.0°	104.8°	5.3°
U1-NA	7.5mm	4.0mm	2.0mm
∠U1-NA	32.8°	24.0°	5.0°
L1-NB	5.7mm	6.0mm	2.0mm
∠L1-NB	30.5°	30.0°	6.0°
∠FMIA（L1-FH）	60.8°	53.0°	6.0°
U1-APo（上中切牙突距）	8.5mm	7.0mm	2.0mm
L1-APo（下中切牙突距）	5.7mm	3.0mm	2.0mm
U6-Ptm（上第一磨牙位置）	22.8mm	11.0mm	3.0mm
U1-PP	23.2mm	26.0mm	2.0mm
U6-PP	20.3mm	19.0mm	2.0mm
L1-MP	34.6mm	38.0mm	2.0mm
L6-MP	26.4mm	30.0mm	2.0mm
软组织测量			
UL-EP（上唇位置）	2.3mm	3.0mm	2.0mm
LL-EP（下唇位置）	3.9mm	4.0mm	2.0mm
Z角	66.1°	67.0°	5.0°
∠FH-N'Pog'（软组织面角）	93.8°	87.0°	3.0°
∠N'-Sn-Pog'（软组织面突角）	169.1°	165.0°	4.0°
面高测量			
N-ANS（上面高）	48.9mm	50.0mm	3.0mm
ANS-Me（下面高）	55.4mm	57.0mm	3.0mm
S-Go（后面高）	65.9mm	69.0mm	6.0mm
S-Go/N-Me（FHI后前面高比）	63.2%	64.0%	4.0%
ANS-Me/N-Me（下前面高比）	53.1%	53.0%	2.0%

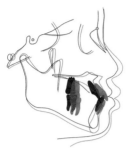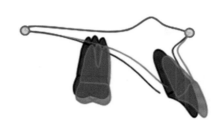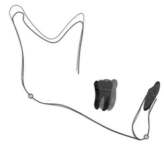

图2-26-13　矫治前后头影测量描记重叠图（黑色：矫治前；红色：矫治后）

矫治结束后曲面断层片示：上下恒牙列期，上下牙列牙根基本平行，未见牙根明显吸收；上下牙槽骨未见明显吸收，双侧髁突形态对称（图2-26-14）。

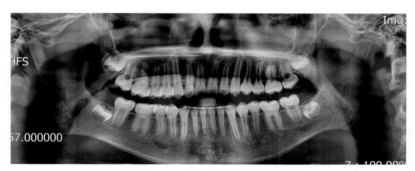

图2-26-14　矫治结束曲面断层片

（8）上颌前牵引及固定多托槽矫治后，为进一步协调口周肌功能，阻断不良舌习惯，采用FRⅢ型功能调节器＋舌刺进行保持（图2-26-15）。保持1年后复查：下颌虽有继续生长，磨牙关系复发为Ⅲ类关系，面中份稍凹，但前牙覆殆覆盖仍保持正常，侧面型也较为稳定，仍在可接受的直面型范围内（图2-26-16）。

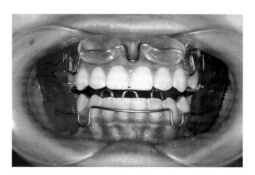

图2-26-15　FRⅢ型功能调节器＋舌刺

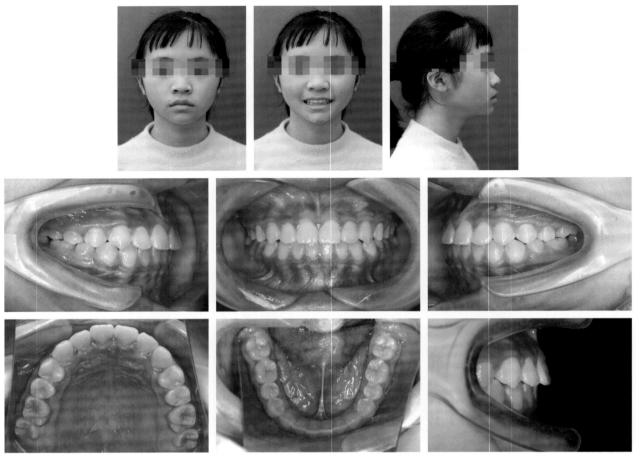

图2-26-16　FRⅢ型功能调节器＋舌刺保持1年后复查面像及口内像

（六）病例分析

1. 矫治理论依据

骨性Ⅲ类错𬌗畸形上颌发育不足患者，可在生长发育期使用面具式前牵引矫治器，通过口外矫形牵引力打开上颌骨与颅面骨之间的骨缝，刺激骨缝内成骨，从而刺激上颌骨向前下生长，纠正上颌发育不足的骨性Ⅲ类错𬌗畸形。面具式前牵引适用于有生长发育潜力、上颌发育不足的轻中度骨性/混合性Ⅲ类错𬌗畸形患者。

本病例患者同时存在部分功能性因素，为骨性Ⅲ类为主兼具功能性Ⅲ类因素的混合性Ⅲ类错𬌗畸形，伴吐舌吞咽习惯，因此术后采用FRⅢ型功能调节器配合舌刺协调肌功能，阻断舌习惯，取得了良好的保持效果。

2. 诊断依据、矫治计划设计、矫治时机选择依据

（1）诊断依据。

患者治疗前前牙反𬌗，磨牙Ⅲ类关系，凹面型，有遗传因素。头影测量示∠SNA 75.8°、∠SNB 80.9°、∠ANB −5.1°，为上颌发育不足的骨性Ⅲ类错𬌗畸形。患者同时存在肌功能异常，下颌

可部分后退，因此为功能性＋骨性的混合性Ⅲ类错殆畸形。下颌平面角偏小（∠FMA 22.4°），为水平生长型。患者初诊时9岁，但颈椎发育已为CVMSⅢ期，生长发育高峰期即将到来，此时为功能矫形治疗的理想时机。

（2）矫治计划设计。

根据诊断及发育时机，选择功能矫形治疗，通过矫形力刺激上颌骨向前下生长，并需要去除肌功能干扰因素、协调肌功能和阻断舌习惯，因此矫治计划设计为：上颌活动殆垫式前牵引扩弓矫治器，促进上颌向前下生长发育，允许下颌有一定的后下旋转；进行肌功能训练，利用局部固定多托槽"2×4"矫治器排齐牙列，协调牙弓形态，并去除咬合干扰，固定多托槽矫治器完成前后牙排列及咬合精细调整，最后使用FRⅢ型功能调节器加舌刺协调肌功能，进一步阻断舌习惯，进行保持。

由于患者存在遗传因素，需要长期观察下颌发育情况，建议保持持续到青春期后（18岁）。

（3）矫治时机选择依据。

患者初诊时9岁，但颈椎发育已为CVMSⅢ期，为青春生长发育高峰期，此时为功能矫形治疗的理想时机。

3. 矫治流程特色

使用上颌活动殆垫式前牵引扩弓矫治器促进上颌向前生长发育，利用弹力橡皮圈给上颌施加向前下的矫形力（每侧300-500g），每天佩戴12-14小时。功能性前牵引后，应用局部固定多托槽"2×4"矫治器及上牙列固定多托槽矫治器完成排牙及咬合调整的系列矫治。治疗期间，患者配合良好，治疗结束时前牙覆殆覆盖正常，双侧尖牙、磨牙中性关系，侧貌凹面型明显改善。治疗结束后定期随访，保持1年后，患者下颌继续发育，磨牙关系复发为近中关系，但前牙覆殆覆盖维持正常，患者面部基本保持直面型。由于患者继承恒牙替换完成后，通过固定多托槽矫治器矫治，上下牙列基本排列整齐（上下第二恒磨牙未纳入治疗），双侧尖牙、磨牙关系调整为基本中性关系，侧貌良好，与患者及家长沟通后，该患者及家长同意结束Ⅱ期正畸综合治疗。

4. 矫治疗效总结

本病例为上颌发育不足的混合性Ⅲ类错殆畸形，既有骨性上颌发育不足，也有殆干扰因素令患者下颌前伸，在治疗上针对其问题进行上颌前牵引，刺激上颌生长，同时通过殆垫、局部固定多托槽"2×4"矫治器及固定多托槽矫治器综合矫治去除功能性因素，促进上颌生长，轻度前牙代偿纠正骨性反殆畸形。

采用上颌活动殆垫式前牵引扩弓矫治器扩大上牙弓，同时用橡皮圈行前牵引；之后采用局部固定多托槽"2×4"矫治器纠正骨性Ⅲ类关系及前牙反殆畸形；采用固定多托槽矫治器排齐整平上下牙列，精细调整咬合关系，结束正畸治疗。矫治结束后用FRⅢ型功能调节器加舌刺保持前牵引矫治效果。

患者经前牵引功能矫形治疗10个月后，上颌骨生长，上下颌骨关系基本协调，侧貌改善，前牙呈浅覆殆覆盖，后牙开殆3mm，上下牙咬合关系不稳定。接着应用局部固定多托槽"2×4"矫治器及固定多托槽矫治器矫治10个月余，配合Ⅲ类牵引，达到增加前牙覆𬌗覆盖、排齐整平上下牙列、解除咬合干扰、稳定上下咬合关系的正畸治疗目的。正畸综合矫治结束时，前牙正常覆𬌗覆盖，后牙咬合关系正常，磨牙关系基本Ⅰ类，侧貌改善。结束时影像学检查结果示：∠SNA 82.2°，∠SNB 81.5°，∠ANB 0.7°，∠FMA 23.2°，∠U1–SN 115.0°。正畸综合矫治结束后，因吐舌吞咽习惯改善不佳，采用FRⅢ型功能调节器＋舌刺对矫治效果进行保持，同时起到继续纠正不良舌习惯的作用。1年后复查，该病例下颌骨继续生长，后牙关系复发为近中关系，但前牙覆𬌗覆盖维持正常，患者侧貌基本维持正常，嘱患者及家长继续保持，追踪观察直至青春生长发育结束。

矫 治 概 要

（1）基本情况：女，9岁。

（2）骨性及面型诊断：骨性Ⅲ类，水平生长型。

（3）错𬌗诊断：安氏Ⅲ类，前牙反𬌗畸形。

（4）病因分析：上颌发育不足，下颌偏大，下颌位置相对于颅底靠前；下颌可部分后退，提示同时有功能干扰因素存在。

（5）矫治时机：生长发育高峰前期，替牙列期。

（6）矫治目的：促进上颌向前生长发育，解除功能性干扰，促进正常咬合关系的建立。双期。

（7）治疗理论与方法：双期治疗通过口外矫形牵引力，打开上颌骨与颅骨之间的骨缝，刺激骨缝内成骨，从而刺激上颌骨向前下生长。通过固定矫治协调牙弓形态，去除咬合干扰，促进正常咬合关系的建立。

（8）疗效评价：成功纠正骨性Ⅲ类错𬌗畸形，解除前牙反𬌗，侧貌良好。通过固定矫治协调双期治疗，去除合干扰，疗效稳定。

【 理论拓展 】

上颌发育不足的骨性Ⅲ类错𬌗畸形的临床治疗

一、上颌发育不足的骨性Ⅲ类错𬌗畸形的机制及临床表现

儿童牙颌面Ⅲ类错𬌗畸形为一类复杂的牙、牙弓、颌骨的矢状向关系不调，其病因与机制多样，是遗传因素、先天因素、环境因素等多种因素共同作用的结果。它既可能是上下颌骨、牙弓及咬合关系矢状向的不调（前牙反𬌗畸形），也可能合并上下颌骨、牙弓及咬合关系横向的不调（后牙反𬌗畸形）。其中，有32%–63%的骨性Ⅲ类错𬌗畸形的病因为上颌骨发育不足伴下颌骨发育正常，或上颌骨发育不足伴下颌骨发育过度。

儿童上颌发育不足的骨性Ⅲ类错𬌗畸形临床上多表现为前牙反𬌗畸形、磨牙Ⅲ类关系，上下前牙可有不同程度代偿。头影测量上可表现为∠SNB增大、∠ANB减小，下颌体过长、鞍角减小等。上颌骨可表现为上颌骨长度减小或位置靠后，头影测量上可表现为∠SNA减小、ANS–PNS长度减小、Ptm–S长度减小（Ptm点靠后）、A点靠后等。牙槽骨方面常表现为上牙弓狭窄和（或）下牙弓宽大。

二、上颌发育不足的骨性Ⅲ类错殆畸形的矫治时机

何时进行前牵引治疗可获得最大、最稳定的治疗效果，多年来一直有较大的争议。目前，多数学者认为上颌前牵引矫治骨性Ⅲ类错殆畸形应该在青春生长迸发期的前期（7-9岁）进行，在上颌骨骨缝连接未完全闭合时（CVMSⅡ期左右）牵引为佳，此时可获得更高的骨效应。如果乳牙列期存在明显的上颌发育不足、前牙反殆畸形，也可进行短时间的前牵引治疗。同时，上颌前牵引治疗后的保持和长期稳定性问题也存在许多争议，目前普遍认为不同时期的前牵引均具有短期的矫治效应，但尚无讨论远期效果的大样本研究，因此学者们普遍认为进行上颌前牵引后应至少进行半年的保持，并给予患者一定过矫治以抵抗复发。

三、上颌前牵引矫治的适应证、机制与原理

（一）上颌前牵引矫治的适应证

前牵引矫治器通过口外矫形牵引力打开上颌骨与颅面骨间的骨缝，刺激骨缝内成骨，从而刺激上颌骨向前下生长，纠正骨性前牙反殆畸形，适用于上颌发育不良的轻中度骨性Ⅲ类错殆畸形及混合性Ⅲ类错殆畸形，且有生长发育潜力的患者。

（二）上颌前牵引矫治的机制与原理

上颌骨的骨缝连接纤维是张力型纤维组织，受张力牵张可促进新骨形成，而骨性Ⅲ类错殆畸形中42%-63%的患者存在上颌发育不足，因此在儿童生长发育时期，面具式前牵引给予一定的口外牵引力，打开骨缝，促进骨缝内增生成骨，将促进上颌骨的生长发育，可纠正上颌发育不足的骨性Ⅲ类错殆畸形。上颌前牵引的时机目前尚有争议，乳牙列期、替牙列期、恒牙列早期进行上颌前牵引均可获得较好的面型改善效果，但其具体骨效应与远期稳定性尚无大样本研究论证。面具式前牵引矫治器是将合适的矫形力作用于上颌骨周围骨缝，刺激骨缝生长区的新骨形成，使得上颌骨得到改建。前牵引方向取决于上颌复合体的阻力中心点，需要上颌复合体水平前移时，牵引方向为前下30°-40°，而水平牵引为上颌复合体的前上旋转。因上颌发育不足患者，其上颌复合体阻力中心点较正常人靠前，因此以前下40°为宜，但临床操作中很难达到这样的角度，一般采用前下20°-30°的牵引方向。牵引点最好靠前，一般位于上尖牙近中，如牵引点靠近磨牙则会发生上颌更大的逆时针旋转。

上颌前牵引的矫治效应为上颌骨前移，上磨牙区升高，上前牙受力前移，下颌骨向后下旋转，从而达到解除反殆畸形的目的。因此高角患者使用上颌前牵引矫治预后较差，可能加重下颌的进一步顺时针旋转。

【病例二十七】

儿童前牙重度深覆殆覆盖的早期矫治

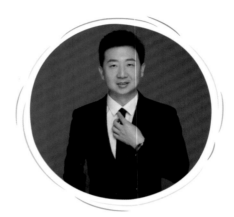

多乐儿童齿科　卫光曦

（一）主诉/病史

患者曹某，男，9岁，发现前牙"龅牙"1–2年，长期夜晚睡眠时有口呼吸习惯，无"龅牙"畸形矫治史，否认家族遗传史。

就诊前1个月于耳鼻喉科检查诊断为腺样体1度增生，药物保守治疗。

既往史：无特殊；否认全身疾病史及综合征。

（二）临床检查

（1）患者替牙列中期，上前牙唇倾，开唇露齿。问诊及视诊发现患者日常生活中长期有口呼吸习惯及咬下唇习惯，前牙前突随年龄增加（6–8岁）而增大。

（2）口内像及面像检查：上颌11、12、21、22牙及双侧第一恒磨牙萌出，下颌31、32、41、42牙及第一恒磨牙萌出。此时口内乳牙、恒牙各12颗，无乳牙松动，为替牙列中期。ICP位时前牙深覆殆覆盖，覆殆Ⅲ度，覆盖Ⅲ度，覆盖12mm。上前牙唇倾明显，下前牙基本直立伴轻度内倾。双侧第一恒磨牙远中关系，第二乳磨牙末端为远中阶梯关系。上牙弓尖牙间宽度相比下颌稍不足（主要是上乳尖牙内倾），上下牙弓形态不调。ICP位时上下中线基本一致。上中切牙间散在间隙2.5mm，下前牙列基本排齐、轻度拥挤。未见乳恒牙替换异常。

面部形态检查：侧貌为上颌前突、下颌后缩，凸面型。（图2-27-1）

（3）功能检查：自然状态下开唇露齿，无法完成自然闭唇，唇闭合不全。闭唇时颏部软组织紧张明显，下唇完全位于上唇后方。

PP位时第二乳磨牙为轻度远中关系，ICP位时下颌继续后退，远中关系加重。坐立及站立时头颈均有少许前倾。

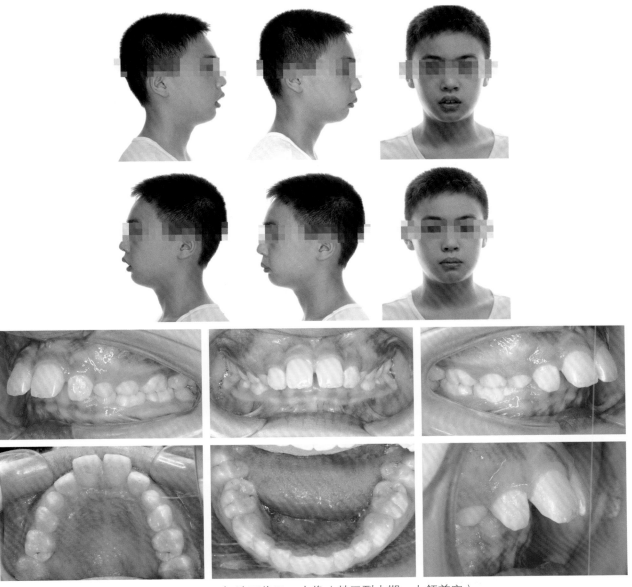

图2-27-1 初诊面像及口内像（替牙列中期，上颌前突）

（4）X片检查：于ICP位拍摄头颅侧位片，了解上下颌骨矢状向关系及生长发育状态；拍摄曲面断层片，了解上下牙列发育、乳恒牙替换、双侧髁突形态及上下颌骨形态等情况（图2-27-2，图2-27-3）。

①头颅侧位片分析。骨测量：上颌骨位置接近正常（∠SNA 77.8°，正常值82.8°±3.6°），下颌骨相对颅底位置靠后（∠SNB 72.4°，正常值80.1°±3.9°），趋向骨性Ⅱ类（Wits 4.8mm，正常值-1.5mm±2.1mm）；水平生长型（∠FMA 19.5°，正常值27.3°±6.1°）。

牙测量：上前牙唇倾明显（∠U1-SN 111.0°，正常值104.7°±5.3°），下中切牙相对下颌平面倾斜度正常（∠IMPA 96.3°，正常值91.6°±7.0°）。

面部软组织侧貌为凸面型，上唇前突（UL-EP 4.8mm，正常值2.0mm±2.0mm），超过E线。下唇位于上唇稍后方。颏唇沟深。（表2-27-1）

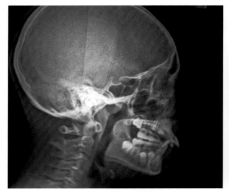

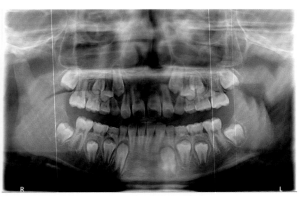

图2-27-2　初诊头颅侧位片　　　　图2-27-3　初诊曲面断层片

表2-27-1　治疗前头影测量分析

测量项目	测量值	标准值	标准差
骨测量			
∠SNA	77.8°	82.8°	3.6°
∠SNB	72.4°	80.1°	3.9°
∠ANB	5.4°	2.7°	2.0°
Wits（AO-BO）	4.8mm	−1.5mm	2.1mm
∠FMA（FH-MP下颌平面角）	19.5°	27.3°	6.1°
∠SGn-FH（Y轴角）	64.9°	66.3°	7.1°
牙测量			
∠U1-SN	111.0°	104.7°	5.3°
∠U1-PP（上中切牙-腭平面角）	121.1°	112.5°	2.5°
U1-APo（上中切牙突距）	12.4mm	7.2mm	2.2mm
∠IMPA（L1-MP）	96.3°	91.6°	7.0°
L1-APo（下中切牙突距）	0.9mm	5.6mm	1.6mm
软组织测量			
鼻唇角	103.2°	95.0°	10.0°
上唇基部厚度	13.1mm	12.0mm	1.2mm
FA-UL'（上唇紧张度）	12.1mm	11.6mm	1.5mm
Si-H（颏唇沟深度）	5.5mm	3.6mm	1.6mm
Pog'-TVL（颏突度）	−14.0mm	−5.4mm	2.9mm
Pog-Pog'（软组织颏部厚度）	10.8mm	11.8mm	1.8mm
Ls-TVL（上唇突度）	−3.9mm	3.1mm	1.6mm
Li-TVL（下唇突度）	−2.0mm	−0.2mm	2.4mm
∠G-Ls-Pog'（侧面型）	145.4°	180.0°	5.0°
UL-EP（上唇位置）	4.8mm	2.0mm	2.0mm
LL-EP（下唇位置）	3.8mm	3.0mm	2.0mm

二维气道分析：腺样体轻度肥大。

CVMS Ⅱ期。

②曲面断层片示：上下牙列发育正常，未见多生牙、先天缺牙等牙齿发育异常情况。此时，口内乳牙12颗、恒牙12颗，下乳尖牙正常替换预计在1年后，故将此时段定位在替牙列中期。双侧髁突形态未见异常、对称，双侧下颌骨体形态大小对称。

（三）临床诊断

根据患者不同时期面型变化发现，患者前突面型异常改变主要发生在前牙萌出阶段，同时伴有长期口呼吸、咬下唇等不良习惯，而患者父母颜面均发育正常，否认家族遗传史，故判断患者"龅牙"的病因为后天口呼吸，伴咬下唇习惯。

头颅侧位片检查和功能检查发现，患者下颌体部发育良好，从PP位到ICP位时出现少许下颌后缩，所以患者ICP位看似严重的骨性Ⅱ类关系（∠ANB 5.4°），实际是轻度的骨性Ⅱ类关系，其前牙Ⅲ度矢状向Ⅱ类关系为轻度骨性及功能性的混合性Ⅱ类错殆畸形。患者生长型为水平生长型，低角（∠FMA 19.5°）。

因此，根据临床视诊、问诊、口内检查、功能检查及X片检查等结果，该前牙"龅牙"畸形患者的临床诊断如下：

（1）轻度骨性Ⅱ类（上下颌骨基本正常，下颌功能性后缩）1分类错殆畸形。

（2）替牙列中期Ⅱ类错殆畸形。

（3）水平生长型，侧貌凸面型，上下唇均超越E线。

（4）上前牙唇倾，前牙Ⅲ度深覆盖（覆盖12mm）；尖牙、磨牙远中关系；第二乳磨牙终末平面为远中阶梯关系。

（5）上下牙弓大小不调，上牙弓宽度稍小。

（6）上中切牙间间隙2.5mm，下前牙轻度拥挤。

（7）未见明显颞下颌关节异常。

（8）下颌功能性后缩。

（9）唇闭合不全，口呼吸、咬下唇不良习惯。

（10）口腔健康状况良好，未见乳恒牙替换异常。

（四）治疗计划

双期矫治以早期Twin-Block双殆板矫治器矫治为主，Ⅱ期行固定多托槽矫治器正畸综合矫治。

（1）协调上下牙弓形态，解除咬合干扰，引导下颌前伸，同时内收上前牙，纠正前牙重度深覆殆覆盖。上前牙的唇倾远大于正常值，而唇倾的上前牙更多是牙性唇倾前突，同时上牙弓尖牙区轻度狭窄，因此下颌ICP位时有功能性后缩。因此，选择上颌扩弓＋唇弓内收上前牙，释放下颌前伸空间并前导下颌。

（2）促进颌骨垂直向生长，改善颌骨水平生长型。由于患者面下1/3垂直向高度稍短（低角，水平生长型），利用功能矫治器上下颌殆垫斜面引导下颌前伸的同时，调磨上后牙殆垫高度还可以增加后牙萌出高度，增加侧貌垂直向高度。

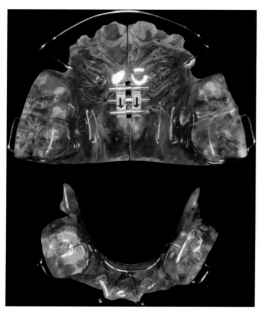

图2-27-4　Twin-Block双殆板＋上颌螺旋扩弓＋上前牙双曲唇弓矫治器（上前牙3-3双曲唇弓）

（3）在Ⅰ期功能矫治前牙深覆殆覆盖、前导下颌、升高颌骨垂直向高度后，用临床弹性功能矫治器进行上下颌矢状向保持，同时对上下牙弓侧方牙群导萌。

（4）在恒牙列早期利用固定多托槽矫治器进行正畸综合矫治，精细调整上下前后牙咬合关系，继续纠正前牙深覆殆覆盖，正畸综合矫治后保持1~2年。

（五）治疗过程及结果

Twin-Block双殆板＋上颌螺旋扩弓＋上前牙双曲唇弓矫治器（图2-27-4），功能矫治下颌后缩及上下牙根宽度不调。

矫治器每天佩戴12小时。2~3个月复诊1次，调磨后牙殆垫，引导伸长下后牙，同时调磨上前牙舌侧基托，为前牙内收预留空间。每周螺旋扩弓加力1次。

（1）Twin-Block双殆板＋上颌螺旋扩弓＋上前牙双曲唇弓矫治器矫治3个月后口内牙列及面型的改变：上前牙唇倾度改善，前牙重度深覆殆覆盖改善，上中切牙间间隙变小，后牙咬合升高，前牙咬合打开，上唇内收明显。下颌前导，侧貌后缩改善（图2-27-5）。

（2）Twin-Block双殆板＋上颌螺旋扩弓＋上前牙双曲唇弓矫治器矫治8个月后口内牙列及面型的改变：上前牙基本直立，下前牙轻度舌倾，前牙覆殆覆盖进一步改善，上中切牙间间隙关闭。第一恒磨牙萌出引导后，垂直向建立咬合关系，此时侧面上下唇形及颏形均改善明显（图2-27-6）。

（3）Twin-Block双殆板＋上螺旋扩弓＋上前牙双曲唇弓矫治器功能矫治结束，佩戴弹性功能矫治器矢状向保持矫治疗效6个月后口内牙列及面型的改变：上下前牙基本直立，前牙覆殆覆盖基本正常，侧方牙群开始萌出并与对颌牙开始建立咬合关系。（图2-27-7）

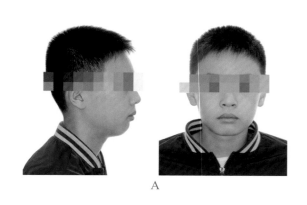

A

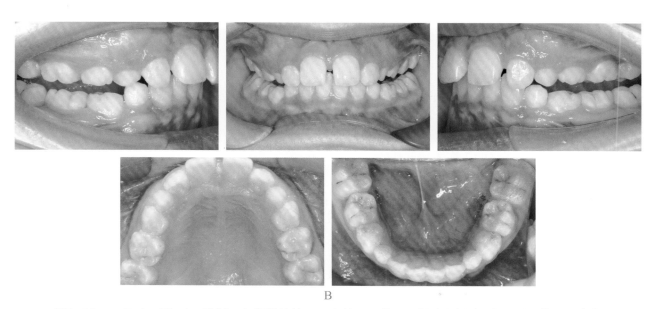

图2-27-5 Twin-Block双殆板＋上颌螺旋扩弓＋上前牙双曲唇弓矫治器矫治3个月后面像及口内像
A. 面像；B. 口内像

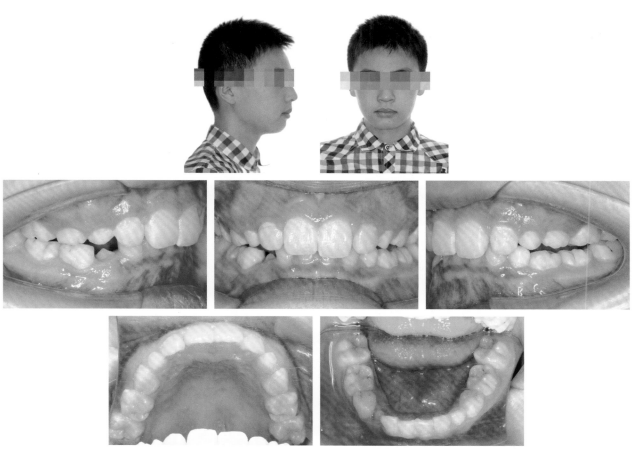

图2-27-6 Twin-Block双殆板＋上颌螺旋扩弓＋上前牙双曲唇弓矫治器矫治8个月后面像及口内像

（4）Twin-Block双殆板＋上颌螺旋扩弓＋上前牙双曲唇弓矫治器矫治疗程8个月，保持6个月。

（5）恒牙列早期，采用固定多托槽矫治器进行上下咬合关系的精细调节。固定多托槽矫治器精细

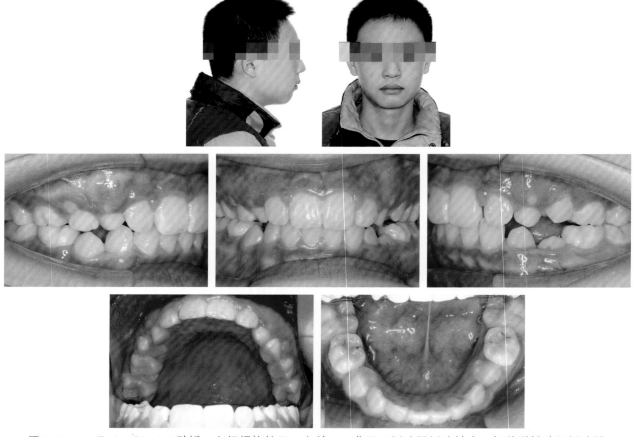

图2-27-7　Twin-Block双殆板＋上颌螺旋扩弓＋上前牙双曲唇弓矫治器矫治结束，佩戴弹性功能矫治器
保持矫治疗效6个月后面像及口内像

调整前后牙咬合关系5个月后结束Ⅱ期治疗，口内像及面像示：右侧尖牙为中性关系，左侧尖牙为轻远中关系，双侧磨牙均为Ⅰ类关系，前牙覆殆覆盖基本正常，上下中线基本对齐（下中线稍左偏）。面部形态协调，水平生长型改善，侧貌直面型。（图2-27-8）

　　（6）固定多托槽矫治器综合矫治结束后，拍摄曲面断层片及头颅侧位片，分析矫治疗效。

　　①治疗后曲面断层片示：上下牙列萌出正常，牙根平行。颞下颌关节形态对称。（图2-27-9）

　　②治疗后头影测量分析示：下颌前导，∠SNB 76.5°，增加4.1°，接近正常值。∠ANB 1.4°，基本正常；Wits 2.2mm，减小2.6mm，上下颌矢状向不调明显改善。上前牙唇倾纠正（∠U1-SN 105.2°，正常值104.7°±5.3°）。面下1/3侧貌后缩纠正（Si-H 3.9mm，正常值3.6mm±1.6mm）。（图2-27-10，表2-27-2，图2-27-11）

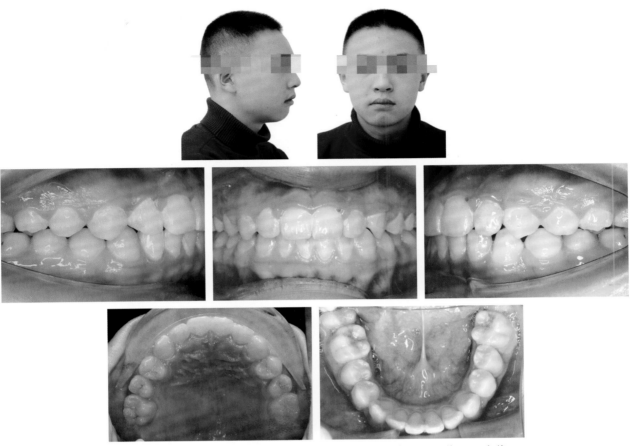

图2-27-8 恒牙列早期固定多托槽矫治器矫治5个月后面像及口内像

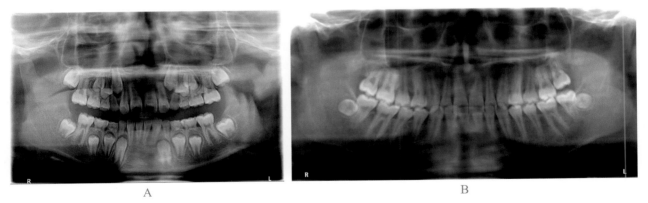

A   B

图2-27-9 治疗前后曲面断层片对比
A. 治疗前；B. 治疗后

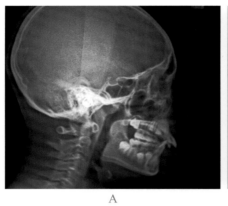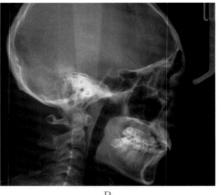

图2-27-10 治疗前后头颅侧位片对比
A. 治疗前；B. 治疗后

表2-27-2 治疗前后头影测量对比分析

测量项目	治疗前	治疗后	标准值	标准差
骨测量				
∠SNA	77.8°	77.9°	82.8°	3.6°
∠SNB	72.4°	76.5°	80.1°	3.9°
∠ANB	5.4°	1.4°	2.7°	2.0°
Wits（AO-BO）	4.8mm	2.2mm	−1.5mm	2.1mm
∠FMA（FH-MP下颌平面角）	19.5°	23.6°	27.3°	6.1°
∠SGn-FH（Y轴角）	64.9°	66.2°	66.3°	7.1°
牙测量				
∠U1-SN	111.0°	105.2°	104.7°	5.3°
∠U1-PP（上中切牙-腭平面角）	121.1°	114.1°	112.5°	2.5°
U1-APo（上中切牙突距）	12.4mm	6.9mm	7.2mm	2.2mm
∠IMPA（L1-MP）	96.3°	97.5°	91.6°	7.0°
L1-APo（下中切牙突距）	0.9mm	3.4mm	5.6mm	1.6mm
软组织测量				
鼻唇角	103.2°	100.3°	95.0°	10.0°
上唇基部厚度	13.1mm	14.1mm	12.0mm	1.2mm
FA-UL'（上唇紧张度）	12.1mm	12.8mm	11.6mm	1.5mm
Si-H（颏唇沟深度）	5.5mm	3.9mm	3.6mm	1.6mm
Pog'-TVL（颏突度）	−14.0mm	−13.7mm	−5.4mm	2.9mm
Pog-Pog'（软组织颏部厚度）	10.8mm	13.3mm	11.8mm	1.8mm
Ls-TVL（上唇突度）	−3.9mm	−2.5mm	3.1mm	1.6mm
Li-TVL（下唇突度）	−2.0mm	−2.0mm	−0.2mm	2.4mm
∠G-Ls-Pog'（侧面型）	145.4°	152.0°	180.0°	5.0°
UL-EP（上唇位置）	4.8mm	1.1mm	2.0mm	2.0mm
LL-EP（下唇位置）	3.8mm	1.1mm	3.0mm	2.0mm

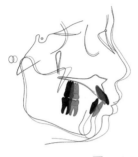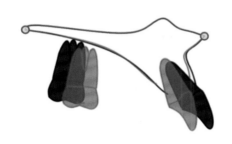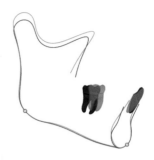

图2-27-11　治疗前后头影重叠图（黑色：治疗前；红色：治疗后）

（六）病例分析

1. 矫治理论依据

（1）患者前突面型及前牙深覆殆覆盖错殆畸形的病因及机制。

该患者主要是由上下牙根形态不调、功能性下颌后缩、口呼吸、咬下唇引发的前突面型及前牙深覆殆覆盖。患者上前牙唇倾、上牙弓狭窄，同时伴有下颌后缩，进而形成了上颌牙性前突、下颌后缩的面部前突表现。其为环境环境因素导致的牙颌面错殆畸形。在侧貌上，患者也相应出现了上唇前突、鼻唇角变小、下巴短小、面下1/3发育不足（矢状向和垂直向）、开唇露齿等特征。针对这种颅颌面处于生长发育阶段的儿童，要针对临床问题及病因同时进行治疗，在改变错殆畸形的同时也要促进患者呼吸、吞咽、闭唇等功能的正常建立。

（2）功能矫治器的临床治疗机制。

功能矫治器的主要特点就是改变口颌面部肌功能，从而促进正常咬合关系的改建，引导颌骨正常发育。其中，Twin-Block双殆板＋上颌螺旋扩弓＋上前牙双曲唇弓矫治器的上前牙唇弓可以内收患者唇倾的前牙（纠正牙性前牙唇倾），上颌扩弓解除上下牙弓形态不调的前伸障碍及利用咬合肌群的主动收缩力引导下颌前伸，从而改善患者侧貌凸面型，以利于唇闭合，纠正口腔不良习惯。

2. 诊断依据、矫治计划设计、矫治时机选择

（1）诊断依据。

通过问诊了解到患者6岁以前面容较好，随着长期睡眠、学习时口呼吸，嘴型逐渐前突明显（6-8岁），耳鼻喉科会诊诊断为"腺样体有轻度肥大"，椅旁观察发现患者口唇放松状态下无法闭合，用力闭唇后会明显出现颏部紧张，同时发现上前牙散在间隙明显，问诊时患者承认自己近半年有咬下唇习惯，故诊断患者有口呼吸、唇闭合不全、咬下唇的不良习惯（环境因素）。

口内像检查，ICP位时前牙Ⅲ度深覆殆覆盖，覆盖有12mm。患者下前牙基本直立伴有轻度内倾，上前牙唇倾明显。第一恒磨牙远中关系，第二乳磨牙末端为远中阶梯关系。椅旁功能检查发现患者从PP位到ICP位下颌少许后缩。头颅侧位片显示上前牙唇倾明显，下颌后缩，低角，但是上颌基骨位置基本正常。故诊断为轻度骨性Ⅱ类1分类错殆畸形，低角生长型，下颌伴有功能性后退。

曲面断层片显示上下牙列发育正常，未见多生牙、先天缺牙等牙齿发育异常情况。此时，口内乳

牙12颗、恒牙12颗，预判下乳尖牙正常替换还需要1年，故将此时段定位为替牙列中期。

（2）矫治计划设计。

进行以早期Twin-Block双殆板矫治器矫治为主的双期矫治。由于上前牙的唇倾明显，而唇倾的上前牙更多的是牙性前突，同时上牙弓尖牙区轻度狭窄，同时下颌ICP时有功能性后退，因此选择在Twin-Block双殆板矫治器上增加上颌螺旋扩弓＋上颌唇弓结构，扩大上牙弓，内收上前牙，释放下颌前伸空间。此外，由于患者面下1/3垂直向高度稍短（低角生长型），利用上下颌殆垫斜面引导下颌前伸的同时，调磨上后牙殆垫的高度还可以引导后牙萌出，对侧貌进行垂直向高度的改良。在Ⅰ期治疗后，患者进入替牙列后期。利用弹性功能矫治器进行上下颌矢状向矫治疗效的保持，同时对上下牙弓侧方牙群导萌。在恒牙列早期进行固定多托槽矫治器矫治，精细调整前后牙咬合关系，固定多托槽矫治器矫治结束后保持1~2年。

（3）矫治时机选择。

下颌升支（包含髁突）的适应性改建对该病例矫治后长期效果的稳定有着至关重要的作用。恰当的功能矫治时机有助于产生较为理想的上下颌骨生长改良。Kopecky认为，在下颌骨生长发育高峰（前）期进行早期功能矫治，能够获得最理想的治疗效果和上下颌骨生长改良。Baccetti等学者通过头影测量分析，得出结论：针对非拔牙Ⅱ类患者的综合矫治中，如果在生长发育高峰前期就开始矫治，能够对下颌骨（主要是下颌升支）产生更好的生长改良。此外，除了颌骨发育因素，越早的干预，越可以及早帮助患者建立唇闭合，前导下颌后获得更为通畅的咽部气道结构，更符合牙颌面的正常生理咀嚼及吞咽功能要求。考虑到整个上下颌骨、牙槽骨、颞下颌关节、口周肌都是围绕着呼吸、吞咽、咀嚼这几个重要口腔功能生长发育的，所以早期干预也会帮助患者建立更健康的口腔功能习惯。考虑到上述两个方面，本病例选择在替牙列中期开始早期功能矫治。

3. 矫治技术（矫治器）特点和矫治方式选择依据

（1）Twin-Block双殆板矫治器具有以下特点：①矫治器分上下两个部分，佩戴时可以进行咀嚼，可以刺激上下颌骨协调生长；②矫治器可以单独对上下牙弓进行扩弓，解决上下牙弓宽度不调带来的咬合干扰问题；③上下颌殆垫引导面70°，可以通过咬合时斜面引导下颌向前；④上颌殆垫高度调磨降低可以引导下第一恒磨牙向对殆伸长，从而抬高后牙咬合、增加颌面部垂直向高度；⑤配合上颌双曲唇弓可以限制前牙唇倾，并内收上前牙。

（2）由于本病例患者的临床主要特征是上前牙牙性唇倾，同时上牙弓尖牙区轻度狭窄，下颌ICP位时有功能性后缩，因此选择设计Twin-Block双殆板＋上颌螺旋扩弓＋上前牙双曲唇弓矫治器，前导下颌的同时内收上前牙，上颌扩弓，释放下颌前伸空间。侧貌上由于患者面下1/3垂直向、矢状向均发育不足，从而利用Twin-Block上下颌殆垫斜面（70°）引导下颌前伸，同时还可以调磨上颌殆垫对侧貌进行垂直向的改良。所以，本病例早期用改良设计的Twin-Block双殆板矫治器是非常合适的选择。

（3）Ⅰ期功能矫治后，由于患者主要问题得到很好的解决，前后牙咬合关系、侧貌面型基本达到矫治的预期目的，同时，Ⅰ期治疗结束时患者咬合发育处于替牙列后期，侧方牙群开始替换，其保持的主要目的就是维持下颌前导、前牙内收的治疗效果，引导后牙正常替换。而选择弹性功能矫治器维持，仅需要患者在夜晚睡眠时佩戴，患者依从性好。保持持续到全口恒牙时期，然后进行正畸综合矫治，精细调整前后牙咬合关系即可。

4．矫治流程特色

由于患者是以上前牙唇倾前突、功能性下颌后缩为主要特征的错殆畸形，并不存在多生牙、高角、长面型等其他常见问题，患者处于生长发育期，适宜针对病因、问题进行联合治疗，所以，该病例较为适合选择以早期功能矫治为主、后期固定多托槽矫治为辅的双期治疗。此外，Ⅰ期矫治后采用弹性功能矫治器进行保持，起到了引导恒牙萌出替换的过渡作用。所以，该治疗流程可以被看作改良型双期矫治。

5．疗效总结

（1）早期矫治的优点。

①在儿童替牙列期（中期）尽早地针对错殆畸形问题和病因进行干预，可以帮助儿童更早地建立正常口腔功能、实现更好的咬合发育。患者建立更为理想的呼吸、吞咽、咀嚼等口腔功能习惯，能促进儿童颜面的正常发育。

②早期错殆畸形及颜面不调的改善，可以极大促进处于身心快速成长发育期的儿童的心理健康发育。

③Ⅱ类1分类错殆畸形前牙深覆殆覆盖及前突面型的早期改善，可以有效降低恒前牙外伤风险。

④处于生长发育阶段的儿童通过咬合重建，实现更为协调的上下牙列矢状向咬合关系、下颌支及周围神经肌肉适应性改建，使矫治效果比较稳定，后期未见下颌后缩等的复发。早期功能前导纠正下颌发育不足/后缩，也降低了恒牙列期拔牙矫治的比例。

⑤以活动矫治器为主的早期矫治对患者日常口腔卫生、饮食、学习、休息影响小。

（2）早期矫治的不足。

Ⅰ期矫治用弹性功能矫治器保持的过程中，有下前牙唇倾的副作用出现，深覆殆覆盖得到明显改善的同时面下1/3垂直向高度增加，故该方法不适合高角患者。面下1/3垂直向高度的增加可导致颏部轻度紧张，最终影响面型侧貌美观度，临床治疗选择中要注意避免此类情况。

矫 治 概 要

（1）基本情况：男，9岁。

（2）骨性及面型诊断：Ⅱ类1分类，低角生长型。

（3）错殆诊断：上前牙明显牙性唇倾，功能性下颌后缩，口腔不良习惯，上下牙弓宽度不调。

（4）病因分析：环境因素，口呼吸，局部咬下唇习惯。

（5）矫治时机：上颌骨生长发育高峰期基本已过，下颌骨生长发育高峰前期。

（6）矫治目的：早期前导下颌，纠正异常口颌面功能，纠正侧貌后缩。

（7）疗效评价：双期矫治，早期恢复患者牙颌面美观及功能，纠正牙颌面前突，降低Ⅱ期拔牙矫治比例。

【理论拓展】

儿童牙颌面生长发育的环境因素

一、口腔功能与颌面生长发育的关系

（1）孩子的脸型与父母相似，颌面形态的生长型是由遗传因素决定的。但儿童面部形态的生长发育又与口腔功能紧密相关，环境因素也促进或恶化儿童面部的生长发育。遗传因素决定面部基本形态结构，环境因素影响口腔功能，进而影响面部形态结构，两者相互影响。以上是牙颌面错殆畸形发生发展的两个重要机制。同时，口腔功能在保持身体姿势位置中也有着至关重要的作用。在整个生长发育期，面部形态的重塑需要硬组织结构与口腔功能相互适应。形态、功能和姿势位置互相影响，对持续的正常咬合和面部平衡起重要作用。外部力量对牙列和咬合的影响取决于作用力的类型、频率、持续时间、力的大小及环境因素。良好咬合平衡的保持依赖于正常的颌骨形态、正常的口腔功能和正常的上下颌骨相互位置。这些因素互相影响，进而维持了良好的颌面部的协调。

（2）面部结构行使正常的生理功能，对其形态的正常发育有着直接的促进作用。尤其在儿童生长发育期，形态和功能的互相影响表现得更为突出。颅面复合体是一个非常复杂的多功能区域，根据Moss的功能机制理论，上下颌骨的生长发育是对口腔、鼻咽腔等腔隙功能重要的适应。在胎儿出生后的生长发育中，功能腔隙周围的肌肉活动参与调节腔隙的大小和形态，并影响硬组织结构的形态发育。因此，口周肌功能异常、口周腔隙功能异常常常会诱导牙颌面发育畸形。

二、错殆畸形与口呼吸

（一）口呼吸的发生率

口呼吸是儿童常见的口腔不良习惯，由于涉及的年龄组、诊断方法不同，研究显示口呼吸发生率为3.4%~56.8%。Felcar在文献中称6~9岁这个年龄段的学龄儿童口呼吸的发生率为56.8%；Abreu等的研究显示，3~9岁儿童的口呼吸发生率达55%左右；Kristina等的研究显示：5~7岁儿童的口呼吸发生率为10.1%；Bollero的研究显示：7~15岁儿童的口呼吸发生率为23.2%。而在不同国家不同地区，口呼吸的发生率也有所不同。

（二）口呼吸形成的原因

正常的呼吸功能的建立和维持，需要鼻腔通气道的通畅，唇闭合无异常，以及舌位正确地位于"N点"。一旦这三个条件中的任何一个出现问题，呼吸功能随之就会发生异常，从正常的鼻呼吸转变为口呼吸。

Slim在1987年将口呼吸分为3类：阻塞性口呼吸、解剖性口呼吸、习惯性口呼吸。口呼吸的病理因素很复杂并受多种因素影响，有局部的病因，也有系统性的病因。很大程度上口呼吸是局部鼻咽部呼吸道堵塞导致的功能适应性改变。

1. 阻塞性口呼吸

上气道各段都可能发生阻塞，按阻塞位置不同，阻塞性口呼吸可以分为鼻阻塞性口呼吸和咽阻塞性口呼吸。由鼻腔阻塞导致的鼻阻塞性口呼吸中，最常见的病因是过敏性鼻炎，主要是因为空气质量及外界环境的变化导致儿童变态反应性疾病增加。其他病因包括鼻甲肥大、鼻中隔偏曲、鼻息肉、先天性鼻咽腔狭窄等解剖结构异常等。咽部气道又分为鼻咽腔和口咽腔，鼻咽腔是由骨组织包绕，宽度受到周围硬组织的限制。鼻咽腔阻塞最主要的病因是腺样体肥大。腺样体位于鼻咽顶部，其健康状态和体积大小直接影响到鼻咽腔的空间。口咽腔阻塞则是由于腭扁桃体或咽扁桃体肥大导致咽腔变得狭窄，从而使鼻呼吸通道受阻，患者被迫形成口呼吸习惯。

腺样体作为淋巴组织，在人出生后6个月就可以观察到，到2、3岁时逐渐增大，体积约占鼻咽腔的1/2。有学者通过侧位片的纵向研究发现，腺样体组织厚度在5~6岁时达到顶峰，随后到10岁左右逐渐出现生理性萎缩，使鼻咽腔逐渐增大。扁桃体位于咽腭弓和舌腭弓之间的隐窝内，左右各一，其大小因免疫状态的不同而有所不同。随着年龄增长，一般在14岁左右扁桃体的免疫功能被身体其他免疫组织替代。

鼻炎被认为是鼻黏膜的炎症反应，主要临床症状是鼻塞、流鼻涕、打喷嚏和鼻子痒，一般在学龄前儿童中非常常见，有高达40%的人群受影响。而鼻塞是鼻炎最常见的临床表现。通常过敏性鼻炎与腺样体肥大相关，大大加重了呼吸道症状。中度偏重度的长期过敏性鼻炎容易导致睡眠紊乱，引起夜间呼吸障碍、白天嗜睡等症状。

2. 习惯性口呼吸

习惯性口呼吸是各种原因导致的口周肌力量不足、唇闭合不全及舌位下沉而引起的口呼吸习惯。有文献报道，乳牙列期唇闭合不全发生率约占口腔不良习惯的29%，替牙列期唇闭合不全约占口腔不良习惯的41%。Albinita同时认为，口呼吸常常伴随着其他口腔不良习惯，包括吮指习惯或长期使用安抚奶嘴、吮咬下唇、吐舌吞咽等。其他口腔不良习惯导致的上颌前突、开唇露齿等颌面形态改变，也是引起习惯性口呼吸的重要原因之一。

（三）口呼吸在不同时间点对牙颌面生长发育的影响

呼吸方式的改变会导致颌骨、舌位和头位的改变。

1. 口呼吸与上腭的生长发育

口呼吸可使舌肌与咀嚼肌、颊肌之间的平衡被打破，这种适应性变化会影响正常的上腭的生长发育。口呼吸对7~12岁儿童的颌面发育的影响最为明显。在口呼吸状态下，舌体常常向后向下移位，上腭失去舌肌力量的支撑，导致腭盖高拱。为了增加口咽腔的通气量，口呼吸患者出现头位前倾姿势，下颌发育不足并向后下旋转，最终导致磨牙远中关系，形成深覆盖。外侧颊肌力量可导致上颌狭窄，形成"V形"牙弓。

2. 口呼吸与颌面的生长发育

口呼吸患者会发生一系列的口内外形态结构的改变。长期口呼吸会引起颌面骨骼形态和功能的改变，导致颌面生长发育异常。在矢状向，口呼吸患者下颌骨相对于上颌骨位置更靠后方，表现为前牙覆盖增大、∠SNB减小、下唇到E线的距离增大，因此很多口呼吸儿童都会表现出"长面综合征"：唇肌松弛，上唇肌过短，开唇露齿，前牙开骀，下颌骨后倾和下颌平面顺时针旋转等。

三、咬下唇习惯与咬合发育

咬唇是一种口腔不良习惯。研究表明，心理压力会导致儿童不自觉地咬唇。不良的口腔习惯如口呼吸、吮指等也可能导致继发性吮唇和咬唇。咬下唇不良习惯的强度和频率会影响上切牙唇倾的程度、牙间间隙的大小、上唇突度和下切牙舌倾的程度。长期咬下唇会使上唇过短或唇肌功能不足，上前牙受到的唇侧压力减少，进而导致上颌前突，上前牙前突又会进一步加重咬下唇习惯。

咬唇出现的频率并不低，日本一项针对0~6岁儿童的研究显示，咬唇或者吮唇发生率在2.2%~4.8%。真性的咬唇习惯以唇周的慢性损伤为标志，例如红唇边缘以下的红肿、发炎和皲裂。但事实上很多咬唇习惯都是假性的，这种习惯是基于已有的错骀畸形或者某些异常吞咽导致的继发性唇习惯异常。

咬唇习惯在临床检查中相对容易被忽视，但其造成的后果并不轻，咬唇对牙列的发育有一定的影响。Moffatt等认为，咬唇持续时间够长会导致错骀畸形的发生。咬上唇时容易导致上切牙舌倾，咬下唇时容易导致上切牙唇倾、下切牙舌倾。乳牙列期到替牙列期持续的咬下唇可能会导致面型改变：①严重的上前牙唇倾和上前牙间出现间隙；②下前牙区舌倾和牙槽骨扁平；③前牙深覆骀；④上牙弓狭窄；⑤下颌骨后缩；⑥上嘴唇突出，继发口呼吸习惯；⑦上唇短、外翻；⑧口面部肌肉不调。

【病例二十八】

儿童前牙阻生弯根牙的早期矫治

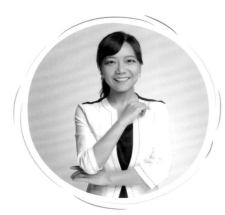
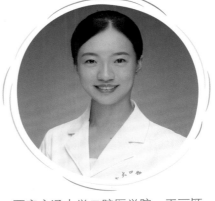

西安交通大学口腔医学院　邹蕊　　　西安交通大学口腔医学院　王丽颖

（一）主诉/病史

患者张某，女，10岁，发现右侧门牙未萌3年，否认家族遗传史。

患者既往无错殆畸形矫治史，否认全身疾病史及综合征。

（二）临床检查

（1）患者替牙列期右侧中切牙未见、53牙迟脱，问诊及视诊发现患者无明显口腔不良习惯。

（2）口内像及面像检查：牙列式16-14、53、12、21-26、37-47，53牙滞留，27牙正萌。12、42牙切殆，32牙唇侧错位，22、32牙反殆；11牙未见，12、21牙近中移动，占据11牙萌出间隙；上下中线不齐，上中线右偏2.5mm；双侧尖牙、磨牙Ⅰ类关系，前牙浅覆殆覆盖；上下颌宽度较窄，上牙列重度拥挤（11牙纳入牙量计算），下牙列中度拥挤；下后牙舌倾。

患者面型，正面观对称协调，侧面观为直面型，上下唇轻度凹陷。（图2-28-1）

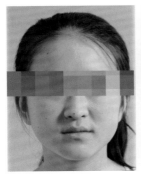
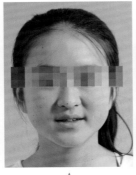
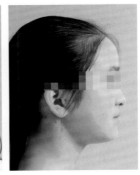

A

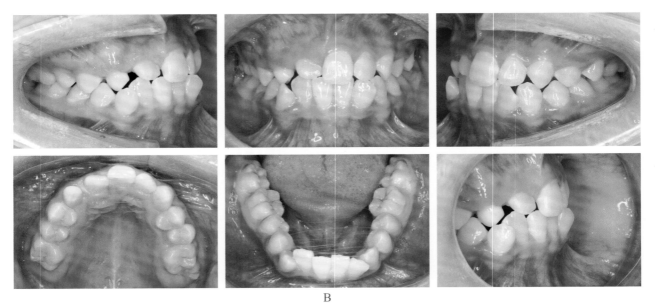

B

图2-28-1　治疗前面像及口内像（恒牙列期，右上中切牙缺失）
A. 面像；B. 口内像

（3）功能检查：未见明显口腔功能异常，颞下颌关节功能未见明显异常，头颈姿势未见明显异常。

（4）X片检查：于ICP位拍摄头颅侧位片，检查患者上下颌骨关系及功能形态变化（图2-28-2）；拍摄曲面断层片，了解上下牙列发育、乳恒牙替换、双侧髁突形态及上下颌骨形态等情况（图2-28-3）；拍摄CBCT，检查阻生牙位置及牙根情况（图2-28-4）。

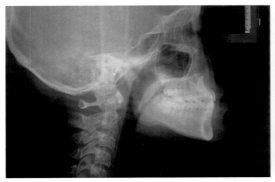

图2-28-2　治疗前头颅侧位片

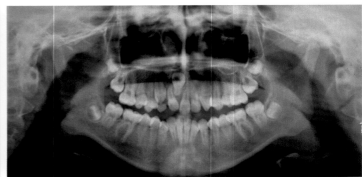

图2-28-3　治疗前曲面断层片

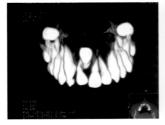
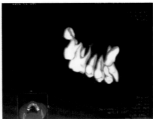
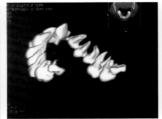
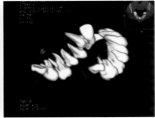

图2-28-4　治疗前CBCT（显示11牙三维位置和牙齿形态）

①头颅侧位片分析：上下颌骨均较小（∠SNA 77.1°，正常值82.8°±4.0°；∠SNB 75.0°，正常值80.1°±3.9°），上下颌骨大小基本协调（∠ANB 2.1°，正常值2.7°±2.0°）；上下前牙唇倾角度基本正常（∠U1-NA 21.3°，正常值22.8°±5.7°；∠L1-NB 24.6°，正常值30.3°±5.8°）；下颌平面角略大（∠FMA 35.0°，正常值31.3°±5.0°），面型为平均生长型（高角倾向）。

面部软组织侧貌为直面型（稍凹），上唇位于E线后（UL-EP -0.6mm，正常值-1.0mm±1.0mm），下唇位置基本正常（LL-EP 1.5mm，正常值1.0mm±2.0mm），上唇位于下唇稍后方。（图2-28-2，表2-28-1）

CVMS Ⅳ期，患者处于生长发育高峰后期。

头颅侧位片示11牙倒置阻生。

表2-28-1　治疗前头影测量分析

测量项目	治疗前	正常值
∠SNA	77.1°	82.8°±4.0°
∠SNB	75.0°	80.1°±3.9°
∠ANB	2.1°	2.7°±2.0°
∠SND	74.2°	77.3°±3.8°
∠U1-NA	21.3°	22.8°±5.7°
∠L1-NB	24.6°	30.3°±5.8°
∠U1-L1	132.0°	124.2°±8.2°
U1-NA	2.0mm	5.1mm±2.4mm
L1-NB	1.0mm	6.7mm±2.1mm
∠FMA	35.0°	31.3°±5.0°
∠FMIA	57.0°	54.9°±6.1°
∠IMPA	88.0°	93.9°±6.2°
LL-EP	1.5mm	1.0mm±2.0mm
UL-EP	-0.6mm	-1.0mm±1.0mm
∠FH-N′PG′	85.3°	85.0°±3.0°
∠N′-SN-Pg′	168.6°	168.6°±4.0°

②曲面断层片示：上下牙列发育正常，双侧髁突对称、形态未见异常，双侧下颌骨体形态大小对称。11牙倒置阻生，12牙近中倾斜，11牙萌出间隙不足。（图2-28-3）

③CBCT示：11牙倒置阻生、弯根（根中1/3处弯曲）；11牙牙根发育完成，根长约为冠长1/2。（图2-28-4）

（三）临床诊断

根据患者口内像、影像学检查结果判断，11牙倒置阻生、弯根，根长约为冠长1/2，11牙萌出位置不足，需要预备萌出间隙。

因此，根据临床视诊、问诊、口内像检查、功能检查及X片检查等结果，该患者的临床诊断如下：

（1）安氏Ⅰ类错殆畸形，骨性Ⅰ类错殆畸形；

（2）平均生长型；

（3）上牙列重度拥挤，下牙列中度拥挤；

（4）直面型（稍凹）；

（5）前牙浅覆殆覆盖；

（6）53牙滞留，12、42牙切殆，22、32牙反殆；

（7）11牙倒置阻生，弯根（根中1/3处弯曲），牙根发育完成，根长较短；

（8）上中线右偏2.5mm；

（9）上下牙弓狭窄；

（10）下磨牙舌倾。

（四）治疗计划

非拔牙矫治，利用固定矫治技术扩展11牙萌出间隙，牵引导萌11牙入牙列，排齐整平上下牙列，精细调节前后牙咬合关系。

（1）该患者11牙牙根根尖孔已闭合，牙根发育完成，行11牙开窗直接牵引导萌。由于11牙倒置阻生，弯根（根中1/3处弯曲），牙根较短，故告知患者导萌过程中存在11牙无法移动、松动或牙根暴露的风险。导萌过程中采用轻力，观察11牙牵引萌出后状态，如有无松动、弯根有无暴露等不良反应。

（2）由于阻生11牙的邻牙近中移动/倾斜，11牙萌出间隙不足，故矫治需首先扩展11牙萌出间隙。由于本病例上牙弓较狭窄，矫治中选择上颌快速扩弓的方式扩大上牙弓宽度，并扩展获得11牙萌出间隙。上颌快速扩弓后观察，利用固定矫治技术扩大下牙弓宽度，协调上下牙弓形态，排齐整平上下牙列。

（3）该患者处于生长发育高峰后期，面型为直面型，上下唇略靠后，所以选择非拔牙矫治，维护面部侧貌美观。

（五）治疗过程及结果

1. 治疗过程

（1）采用上颌支架式螺旋扩弓矫治器进行上颌扩弓（图2-28-5），每天1/4圈，连续扩弓2周。扩弓后，粘接托槽进行固定矫治。

（2）上颌快速扩弓2周后，利用上下颌固定矫治技术，排齐整平上下牙列，上下颌更换0.017英寸×0.025英寸（0.43mm×0.63mm）不锈钢方丝，用NiTi螺旋推簧继续扩大11牙间隙，外科手术

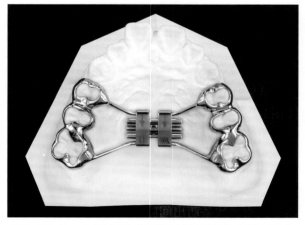

图2-28-5　上颌支架式螺旋扩弓矫治器（示意图）

开窗，粘接牵引钩，缝合龈瓣，用0.014英寸（0.36mm）NiTi辅弓轻力（50g）垂直向下方弹性牵引11牙萌出（图2-28-6）。

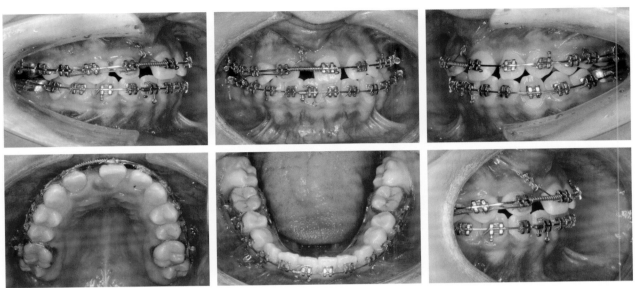

图2-28-6　上颌快速扩弓结束后利用上下颌固定矫治技术矫治口内像

（3）11牙牙冠萌出、间隙扩展充分后，上颌0.019英寸×0.025英寸（0.48mm×0.63mm）不锈钢弓丝于11牙处截断为双侧稳定片段弓，41牙近远中放置牵引钩，橡皮圈弹性牵引11牙入牙列（图2-28-7）。

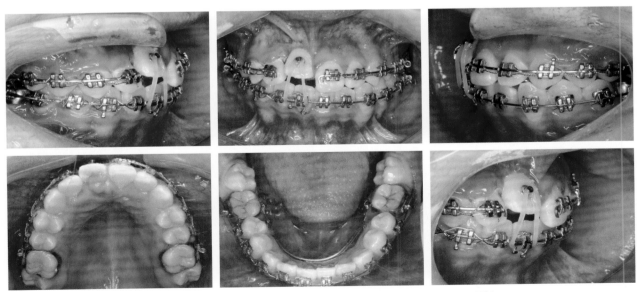

图2-28-7　矫治9个月后口内像（橡皮圈弹性牵引11牙入牙列）

2．治疗结果

口内像对比显示：治疗后牙列排列整齐，尖牙、磨牙关系及覆殆覆盖正常，11、12牙形态基本对称。面像显示：治疗后面型基本维持。（图2-28-8，图2-28-9）

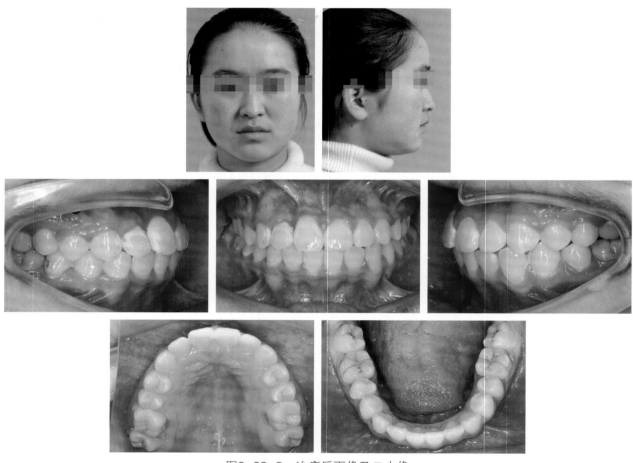

图2-28-8　治疗后面像及口内像

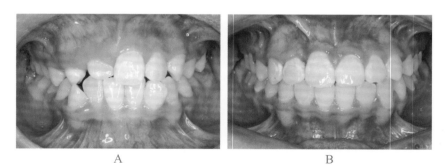

A　　　　　　　　　　　　　　　　B

图2-28-9　治疗前后口内像对比
A. 治疗前；B. 治疗后

头影测量对比显示：上下颌骨及前牙角度维持，在正常范围内，软组织面型维持（图2-28-10，表2-28-2）。

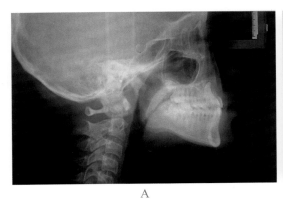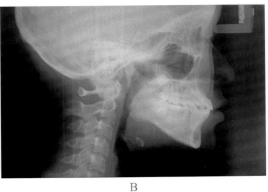

图2-28-10　治疗前后头颅侧位片
A. 治疗前；B. 治疗后

表2-28-2　治疗前后头影测量分析对比

测量项目	治疗前	治疗后	正常值
∠SNA	77.1°	77.7°	82.8°±4.0°
∠SNB	75.0°	75.7°	80.1°±3.9°
∠ANB	2.1°	2.0°	2.7°±2.0°
∠SND	74.2°	74.1°	77.3°±3.8°
∠U1-NA	21.3°	21.0°	22.8°±5.7°
∠L1-NB	24.6°	25.6°	30.3°±5.8°
∠U1-L1	132.0°	130.0°	124.2°±8.2°
U1-NA	2.0mm	2.5mm	5.1mm±2.4mm
L1-NB	1.0mm	1.5mm	6.7mm±2.1mm
∠FMA	35.0°	35.0°	31.3°±5.0°
∠FMIA	57.0°	55.5°	54.9°±6.1°
∠IMPA	88.0°	89.5°	93.9°±6.2°
LL-EP	1.5mm	2.7mm	1.0mm±2.0mm
UL-EP	−0.6mm	−0.5mm	−1.0mm±1.0mm
∠FH-N′PG′	85.3°	69.4°	85.0°±3.0°
∠N′-SN-Pg′	168.6°	167.3°	168.6°±4.0°

治疗后曲面断层片显示：11牙纳入牙弓，牙根及牙槽骨未发现进一步吸收（图2-28-11）。

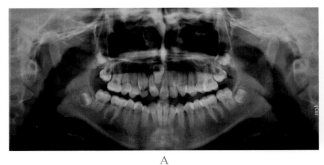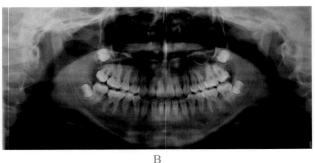

图2-28-11　治疗前后曲面断层片
A. 治疗前；B. 治疗后

（六）病例分析

1. 矫治的理论依据

（1）阻生牙矫治的原则。

去除萌出障碍，开辟足够的萌出间隙，手术开窗配合牵引助萌，轻力牵引阻生牙至正确位置。

（2）诊断依据。

上中切牙应在6-8岁萌出，若对侧同名牙萌出超过6个月其还未见萌出，即可诊断为阻生牙或迟萌。临床常以口内像检查结合X片（根尖片、曲面断层片、小视野CBCT等）检查，判断阻生中切牙情况：包括阻生牙位置、阻生牙形态、阻生牙与邻牙关系等。

2. 矫治时机选择

一般来说，阻生前牙牵引的时机是在牙根发育2/3左右时，此时就可以去除萌出的软硬组织障碍，若阻生牙萌出位置正常则观察半年左右待其自然萌出，否则应用活动或固定矫治技术牵引阻生牙萌出。对于牙根发育2/3以上的阻生前牙，临床直接开窗导萌。目前临床研究认为，对于弯根的阻生前牙，越早导萌对弯根弯曲程度及牙根长度发育的矫治效果越佳。

本例患者为恒牙列期，11牙倒置，萌出位置异常，牙根发育完成，根尖孔已经闭合（无萌出动力），CBCT示牙根较短，临床应用固定矫治技术轻力牵引，并纠正阻生11牙的倒置。

3. 矫治技术特点及矫治方式选择依据

阻生牙牵引导萌的成功离不开萌出道的精确设计和预备，首先需要扩展获得阻生牙的萌出间隙，然后再进一步根据阻生牙的位置设计萌出道。本病例中，首先通过支架式螺旋扩弓矫治器快速扩弓，获得11牙萌出间隙，再在固定矫治器上，配合NiTi螺旋推簧扩展11牙间隙，确保足够萌出位置，创造通畅的11牙萌出道。由于本病例中11牙为倒置阻生，故首先使用NiTi圆丝轻力牵引使其翻转180°，再应用橡皮圈弹性牵引至牙弓相应位置。

为了获得更好的牙龈形态，本病例选择了闭合式牵引导萌法。一般认为，闭合式牵引导萌法可模仿牙齿自然萌出而产生最佳的牙龈外观。

有研究表明：倒置阻生的中切牙牵引萌出后，在长期随访过程中，牙槽骨高度没有显著变化，总体预后良好。本病例由于牙根过短且弯曲，矫治过程中一直采用轻力牵引，虽然在牵引矫治过程中存在Ⅰ度至Ⅱ度松动，主动矫治结束后，利用0.017英寸×0.025英寸（0.43mm×0.63mm）不锈钢方丝被动保持6个月，拆除固定矫治器后，11牙松动消失。术后保持采用舌侧麻花丝，随访2年发现11牙无松动及牙槽骨吸收。

4. 矫治流程特色

上颌快速扩弓获得11牙萌出间隙；精确设计11牙萌出道；牙槽外科辅助导萌；固定矫治技术正畸矫治倒置并牵引；固定舌侧麻花丝保持，维护11牙稳定及牙槽骨高度。

5. 矫治疗效总结

患者矫治后11牙入牙弓、稳定，牙槽骨高度正常；11牙牙龈形态良好，牙列排齐整平，上下前后牙咬合关系良好，上下前牙中线齐；面部形态对称，侧貌直。非拔牙矫治维护了患者面部形态的协调、美观。矫治后牙颌面美观、功能均得到极大改善。

矫治概要

（1）基本情况：女，10岁。

（2）骨性及面型诊断：骨性Ⅰ类，平均生长型。

（3）错殆诊断：安氏Ⅰ类错殆畸形，骨性Ⅰ类错殆畸形；个别前牙反殆；上中线右偏；上下牙弓较窄；上牙列重度拥挤，下牙列中度拥挤，11牙倒置阻生、弯根、牙根较短。

（4）病因分析：先天性11牙倒置阻生，环境因素，上下牙弓狭窄。

（5）矫治时机：生长发育高峰后期。

（6）矫治目的：扩大上下牙弓，牵引导萌阻生11牙，排齐整平上下牙列，恢复牙列美观和功能。

（7）疗效评价：上下牙弓扩大，阻生牙导萌成功，拥挤解除，牙颌面功能及面型改善。

【理论拓展】

儿童上前牙阻生的早期矫治

一、儿童上前牙阻生的病因和机制

儿童上前牙阻生的病因可分为局部因素和全身因素。局部因素包括物理性萌出障碍和病理性萌出障碍。物理性萌出障碍包括邻牙错位、局部黏膜致密和乳牙外伤等。病理性萌出障碍包括囊肿、牙瘤和多生牙等。全身因素包括遗传疾病、小儿先天性疾病和唇腭裂等。目前，上前牙埋伏阻生最常见的病因是牙根弯曲，其次是多生牙和牙胚错位。

二、儿童上前牙阻生的临床检查

（一）口内像检查

临床口内像检查可见阻生牙区域正常牙位恒牙缺失，可伴有乳牙滞留、多生牙、邻牙倾斜、萌出间隙不足等，表浅的阻生牙可见局部黏膜隆起。

（二）影像学检查

（1）曲面断层片：能提供包括上颌骨、下颌骨、牙槽突、牙弓和鼻腔的影像，是发现阻生牙的最基本手段。如果存在阻生牙，曲面断层片会显示阻生牙的位置、阻生的方向、阻生牙与邻牙的关系、是否合并异位、邻牙是否存在牙根受压吸收等。然而，曲面断层片也存在一些局限性，某些结构的变形和重叠使得定位阻生牙不够准确，而且不能够真实地反映尖牙的倾斜情况。

（2）头颅侧位片：可以显示阻生牙的前后向和垂直向位置，以及尖牙与鼻腔的前后向和垂直向关系。

（3）根尖片：通过从不同角度对同一部位拍摄2张或多张根尖片，同时保证每一张根尖片平行，正畸医生可对阻生牙进行定位。应用Clark原理：如果三个物体沿中央射线排列，则它们的影像重叠在片子上，如果投射球管移向侧方但仍对准三个物体，每个物体的影像都会出现在片子上，离片子最近的物体与投射球管移动方向一致。正畸医生可以通过根尖片确定牙齿是颊侧阻生还是腭侧阻生。在没有CBCT的情况下这是个非常好的方法，对选择牙槽外科手术开窗的路径非常重要。此外根尖片对阻生牙冠根比例的检查更准确。

（4）咬合片：咬合片不太适合低龄患者，因为低龄患者腭部发育未完成，宽度不足，难以拍摄咬合片。咬合片是对其他X片检查的有益补充，可以从水平面上评估上颌阻生前牙牙根弯曲程度及在牙槽骨中的位置。

（5）CBCT检查：CBCT是一种检查埋伏阻生牙的重要手段，可以对牙齿进行三维方向的准确定位、评估和诊断。例如：评估上颌埋伏阻生前牙冠根的相对位置、根长及发育程度、弯根与牙冠间的角度、阻生牙与邻牙关系等。准确的CBCT分析的目的：①设计最佳的牵引方向，以确保阻生牙顺利牵引萌出。②确保牵引不造成邻牙挤压吸收。③了解阻生前牙弯根情况，分析预判牵引后牙冠和牙根是否能够保持于牙槽骨中。

CBCT能够准确展示阻生牙与邻牙的位置关系，并可进行角度和线距的测量，有助于牵引阻生牙时有效减少与其他牙齿接触的风险，这在阻生位置较高病例的治疗设计与临床操作中尤为重要。

三、儿童上前牙阻生的临床诊断

结合临床口内像检查及X片辅助检查不难诊断儿童上前牙阻生，其中X片辅助检查更重要，尤其是CBCT的使用，对儿童上前牙阻生的诊断具有重要意义。

四、儿童上前牙阻生的治疗计划

儿童上前牙阻生的治疗计划包括：①去除前牙萌出障碍物，如多生牙、牙瘤和滞留乳牙等；②扩展间隙，以提供前牙足够的萌出空间；③牙槽外科手术助萌，以去除萌出阻力；④牙槽外科开窗术后配合正畸牵引，助萌；⑤对于水平、倒置等位置异常的阻生前牙，应在牵引过程中先纠正位置的异常，再牵引至牙列；⑥拔除阻生前牙为治疗计划的最后选择手段，综合分析牙列拥挤情况、面型情况后，需要拔牙矫治的病例可考虑拔除阻生前牙，利用拔牙间隙排平排齐牙列或纠正前突面型；⑦阻生前牙牙根粘连无法牵引时，则需直接拔除阻生前牙，修复或正畸关闭间隙。

牵引阻生前牙后，继续完成正畸综合治疗，精细调整前后牙咬合关系，如进行复杂的牙齿移动，包括旋转、竖直和控制转矩，建立平衡稳定的咬合关系。

五、儿童上前牙阻生牵引的临床治疗要点

（一）间隙扩展及获得

间隙扩展及获得是指在间隙不足的牙弓上扩展牙弓或者推磨牙向后，以提供足够恒牙萌出的空间。在替牙列期可选择利用"2×4"固定矫治器弓丝、Hass等上颌快速扩弓矫治器扩弓获得间隙。阻生前牙的邻牙倾斜或移动占据萌出间隙时，可在邻牙间置入NiTi螺旋推簧以集中和保持间隙。若使用固定多托槽矫治技术推磨牙向后获得间隙，后牙区应做支抗预备，种植钉增强支抗，口外支抗控制前牙唇倾。

（二）牙槽外科手术暴露助萌的术式

当获得牙弓间隙、萌出间隙足够，埋伏阻生牙仍未能自行萌出时，则需采取牙槽外科手术助萌。牙槽外科手术暴露阻生牙助萌的术式共有3种类型——牙龈环切术、根尖向黏骨膜瓣暴露术和封闭式导萌术，前两者为开放式导萌法。牙龈环切术是直接将阻生前牙牙冠的黏膜进行环形切除，适用于位置较高、位于膜龈联合冠方的阻生前牙。由于该术式术后并不会产生附着龈，不适用于牙冠垂直向位于膜龈联合龈方的阻生前牙。根尖向黏骨膜瓣暴露术适用于牙冠位于膜龈联合水平或根方、牙龈总量不足的阻生前牙和牙冠位于邻牙牙根近中龈方且难以移动的阻生前牙。封闭式导萌术适用于水平生长、弯根且牙根弯曲角度大于90°、牙冠位于膜龈联合水平及根方以上的阻生前牙，同时适用于阻生位置较深，需去除较多骨质以减少萌出阻力的阻生牙。

（三）牙槽外科手术助萌+正畸牵引术

应用牙槽外科手术开窗后，正畸牵引阻生前牙时需注意矫治支抗、牵引力方向和牵引力大小（60-90g）。

（四）拔除阻生前牙

（1）阻生前牙位于极难萌出的位置如鼻底，为阻生前牙的拔除适应证。另外，当冠根严重弯曲时，牵引难度较大，牵引后牙根暴露，此时通常选择拔除阻生前牙。

（2）阻生前牙正畸牵引失败后也需拔除阻生前牙。牵引失败通常是由于阻生前牙出现病理性改变、根内外吸收、牙根骨粘连。正畸牵引移动无效拔除阻生前牙后，应再做正畸分析，选择正畸关闭间隙或修复治疗。

（3）在综合分析拥挤度、上下颌骨及生长型、阻生前牙位置关系等后，条件许可时，临床可拔除阻生前牙，调整咬合关系，排齐整平牙列，纠正上下颌骨矢状向不调，降低前牙阻生治疗的难度。

（4）对于多生牙阻挡造成的阻生前牙，若多生牙已萌出到牙列且牙根形态基本正常，而阻生前牙

难以牵引，可拔除阻生前牙，用多生牙代替拔除的阻生前牙，对多生牙常需行牙冠改形和（或）冠修复术。

六、儿童上前牙阻生牵引的预后

儿童上颌阻生前牙最终是否能够牵引萌出、排齐及预后稳定，取决于阻生前牙牙根形成的长度、牙根的弯曲程度、萌出前牙的位置。儿童上颌阻生前牙早期牵引萌出治疗的总体预后良好，但仍需要长期随访。此外，发育完全的短根埋伏牙正畸治疗后的稳定性较差；对于弯根埋伏牙，需要较长的时间才能成功排齐，预后较障碍物阻挡导致的埋伏牙差。弯曲根倾斜角度越小、离牙槽嵴越近及根发育越不完全，牵引萌出的预后效果越好；而弯曲位置越靠近牙颈部的牙，预后越差。有研究表明，对于牙根已经发生弯曲的阻生牙，如果能早期矫治牵引至正常位置，牙根弯曲程度会有很大的改善。

七、小结

准确地诊断和设计治疗方案，选择适当的开窗术和合适的牵引力是儿童上前牙阻生牵引萌出成功的关键。在决定矫正治疗阻生牙时，正畸医生和患者家长必须考虑与治疗效果相关的所有因素，如牵引萌出成功率、治疗的预期疗程、阻生前牙萌出潜力、阻生前牙发育程度及患者依从性等。牵引阻生上前牙萌出，尽可能保证牙列的完整性，维护良好的上下牙咬合关系是临床矫治上前牙阻生的最佳选择。

【病例二十九】

前突面型、上前牙唇倾深覆殆覆盖的早期矫治

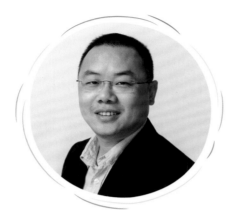

武汉大学口腔医学院　熊晖

（一）主诉/病史

患者王某某，女，10岁。

主诉：牙列不齐、前突，影响美观数年。

患者既往无错殆矫治史，存在咬下唇习惯，否认全身疾病及综合征史。

（二）临床检查

1. 面像检查

面部左右不对称，左侧丰满，颏部左偏，面下1/3偏短。

凸面型，上唇突，鼻唇角小；下颌发育不足，颏唇沟深，颏部肌肉紧张。（图2-29-1）

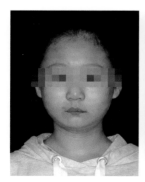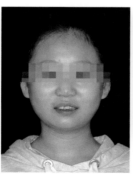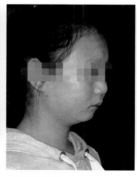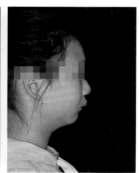

图2-29-1　初诊面像

2．口内像检查

替牙列期，口内牙替换情况（牙列式）：

6	V	Ⅳ	Ⅲ		1	1	2	Ⅲ	Ⅳ	V	6
7	6	V	Ⅳ	3 2 1		1	2	3	Ⅳ	V	6 7

12牙未见，11、21牙唇倾，上前牙段散在间隙，上中切牙间间隙2-3mm。33牙唇侧错位萌出，下牙列前段、中段拥挤。上中线右偏2mm，下中线稍左偏。前牙Ⅲ度深覆殆、Ⅲ度深覆盖。上下牙弓狭窄，双侧磨牙远中关系，右侧尖牙远中关系，Spee曲线深度为4mm。上唇系带附着低。（图2-29-2）

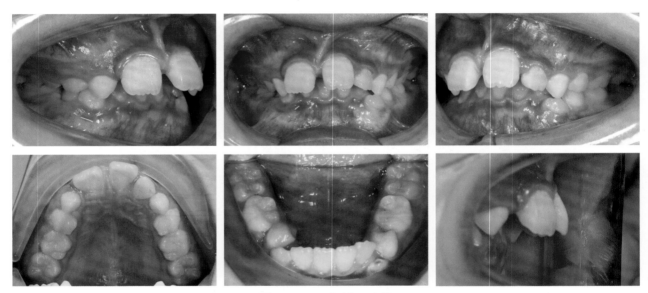

图2-29-2 初诊口内像

3．功能检查

双侧颞下颌关节区无明显弹响及压痛，开口度及开口型无明显异常。

4．口腔健康情况

口腔卫生状况一般，可见较多软垢。

5．X片检查

于ICP位拍摄头颅侧位片，了解上下颌骨矢状向关系及生长发育状态；拍摄CBCT重建曲面断层片，了解上下牙列发育、乳恒牙替换、双侧髁突形态及上下颌骨形态等情况。（图2-29-3，图2-29-4）

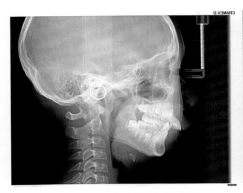

图2-29-3　初诊头颅侧位片

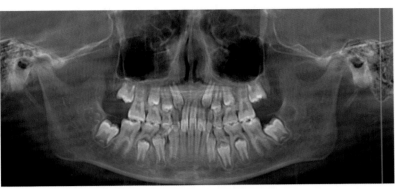

图2-29-4　初诊CBCT重建曲面断层片

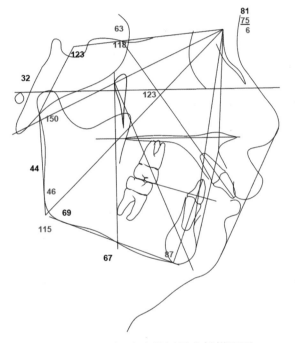

图2-29-5　初诊头影测量分析描记图

（1）头颅侧位片分析：上颌骨位置接近正常（∠SNA 81.1°，正常值82.0°±3.5°），下颌骨相对颅底位置靠后（∠SNB 75.0°，正常值80.9°±3.4°），上下颌骨矢状向轻度骨性Ⅱ类关系（∠ANB 6.1°，正常值1.6°±1.5°）；水平生长型趋势（∠MP-SN 28.1°，正常值33.0°±6.0°）。

上前牙唇倾明显（∠U1-SN 117.7°，正常值102.3°±5.5°），下中切牙内倾直立（∠FMIA 70.2°，正常值63.4°±8.5°）。

面部软组织侧貌为凸面型，上唇前突（UL-EP 2.8mm，正常值-2.9mm±2.0mm），超过E线。下唇位于上唇后方（LL-EP -0.7mm，正常值-2.0mm±2.0mm）。颏唇沟深。（图2-29-5，表2-29-1）

CVMSⅡ期。（图2-29-3）

表2-29-1　患者初诊头影测量数据

测量项目	测量值	标准值	标准差	DevNorm
颅底				
∠SN-Ar（鞍角）	123.3°	124.0°	5.0°	-0.1°
SN（前颅底长）	63.2mm	72.2mm	3.0mm	-3.0mm
S-Ar（后颅底长）	32.5mm	31.9mm	4.0mm	0.2mm
下颌骨				
∠Ar-Go-Me（下颌角）	114.8°	126.2°	6.7°	-1.7°
Go-Gn（下颌骨体长）	66.6mm	67.8mm	4.4mm	-0.3mm
∠Ar-Go-Na（下颌角上半角）	46.1°	56.7°	7.0°	-1.5°
∠Na-Go-Me（下颌角下半角）	68.7°	70.1°	6.0°	-0.2°

续表

测量项目	测量值	标准值	标准差	DevNorm
Ar-Go（下颌骨升支长）	44.4mm	41.5mm	4.5mm	0.6mm
矢状向关系				
∠SNA	81.1°	82.0°	3.5°	−0.3°
∠SNB	75.0°	80.9°	3.4°	−1.7°
∠ANB	6.1°	1.6°	1.5°	3.0°
∠NA-APo（颌凸角）	10.4°	8.6°	3.0°	0.6°
颅底/下颌骨				
关节角	150.0°	143.8°	6.0°	1.0°
总角	388.1°	396.9°	6.0°	−1.5°
前牙比	94.9%	97.7%	4.0%	−0.7%
∠MP-SN	28.1°	33.0°	6.0°	−0.8°
鼻-下颌角点长	108.1mm	117.5mm	4.0mm	−2.4mm
Y-axis长（mm）	109.8mm	117.0mm	6.0mm	−1.2mm
∠SN-NPog	76.4°	78.2°	4.0°	−0.4°
S-Go（后面高）	74.4mm	70.8mm	5.0mm	0.7mm
N-Me（前面高）	103.9mm	110.8mm	5.0mm	−1.4mm
S-Go/N-Me（后前面高比）	71.5%	65.0%	4.0%	1.6%
Y-axis（SGn-SN）	69.6°	67.0°	5.5°	0.5°
骨骼/牙齿				
∠IMPA（L1-MP）	87.4°	95.0°	7.0°	−1.1°
∠FMIA（L1-FH）	70.2°	63.4°	8.5°	0.8°
L1-NPo	−0.7mm	2.2mm	2.0mm	−1.5mm
U1-NPo	13.2mm	5.0mm	2.0mm	4.1mm
∠U1-SN	117.7°	102.3°	5.5°	2.8°
Mand Plane to Occ Plane	15.0°	15.5°	5.0°	−0.1°
牙齿				
∠U1-L1（上下中切牙角）	126.7°	130.0°	6.0°	−0.5°
软组织				
LL-EP	−0.7mm	−2.0mm	2.0mm	0.6mm
UL-EP	2.8mm	−2.9mm	2.0mm	2.8mm

（2）曲面断层片分析：可见17、15、14、13、23、24、25、27、37、35、34、33、44、45、47牙胚，12牙先天缺失。（图2-29-4）

（三）临床诊断

根据临床口内像检查、功能检查及X片检查等结果，该面型前突患者的临床诊断如下：

（1）轻度骨性Ⅱ类错殆畸形（上颌发育正常，下颌发育不足），安氏Ⅱ类错殆畸形。

（2）水平生长型趋势，面下1/3短。

（3）侧貌凸面型，上唇位于E线前，下唇位于E线后。

（4）面部左右不对称，左侧丰满，颏部左偏。

（5）前牙Ⅲ度深覆𬌗、Ⅲ度深覆盖，磨牙远中关系。

（6）上下牙弓狭窄、不调。

（7）上下中线不齐，上中线右偏2mm，下中线稍左偏。

（8）上中切牙间间隙2-3mm，上唇系带过低。

（9）12牙先天缺失，上前牙段散在间隙。

（10）下牙列中度拥挤。

（11）前牙深覆盖，下唇内卷，未见明显颞下颌关节异常。

（12）口腔卫生状况一般，口内软垢较多。

（四）治疗计划

双期矫治。

1. Ⅰ期：功能矫形纠正患者骨性Ⅱ类关系及前突面型

（1）功能矫形治疗前，利用牙槽外科修正上唇系带过低。

（2）应用Ⅱ型功能调节器（Functional RegulatorⅡ，FRⅡ）前导下颌，内收唇倾上前牙，纠正前牙Ⅲ度深覆𬌗覆盖，协调上下牙弓形态，纠正下唇内卷不良习惯。

2. Ⅱ期：正畸综合矫治

功能矫形治疗后，利用功能矫治器保持下颌前导疗效，待恒牙列早期乳恒牙替换结束，开始Ⅱ期正畸综合矫治，排齐整平上下牙列，会诊处理12牙缺失后牙列间隙问题，精细调整前后牙关系。

（五）治疗过程及结果

1. 治疗过程

（1）制作佩戴Ⅱ型功能调节器：①咬合重建，前导下颌至前牙浅覆𬌗覆盖；②下颌颏部对齐面中线。试戴Ⅱ型功能调节器，嘱每天佩戴矫治器12-14小时。（图2-29-6）

（2）Ⅱ型功能调节器治疗后复诊：佩戴Ⅱ型功能调节器1个月后（2017年10月27日）复诊，调磨双侧下后牙颊屏软组织压迫，嘱继续佩戴矫治器。

（3）Ⅱ型功能调节器矫形治疗7个月后（2018年5月

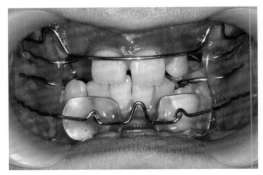

图2-29-6　试戴Ⅱ型功能调节器
（2017年9月29日）

8日），牙列式：

6	V	Ⅳ	4	3	1	1	2			4	V	6	
7	6	5	Ⅳ	3	2	1	1	2	3	Ⅳ	V	6	7

口内像检查示：11、21牙间间隙变小，唇倾程度明显减小。前牙Ⅱ度深覆殆，前牙覆盖明显减少。上中线右偏，双侧磨牙中性关系。（图2-29-7）

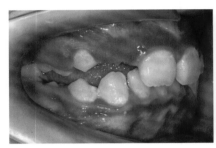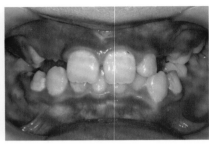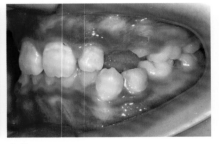

图2-29-7　Ⅱ型功能调节器矫治7个月后口内像

2．治疗结果

（1）Ⅱ型功能调节器功能矫治及功能矫治器保持14个月后（2018年12月10日），患者继承恒牙（除55、65牙外）萌出，结束Ⅰ期功能治疗。

牙列式：

7	6	V	4	3		1	1	2	3	4	V	6	7
7	6	5	4	3	2	1	1	2	3	4	5	6	7

13牙萌出后11、21牙间间隙基本关闭，上中线右偏2mm。下前牙区拥挤改善（33牙唇侧错位，轻中度拥挤）。上前牙内收直立，下前牙直立。上下牙弓狭窄改善。前牙Ⅱ度深覆殆，覆盖正常。双侧磨牙远中关系。（图2-29-8）

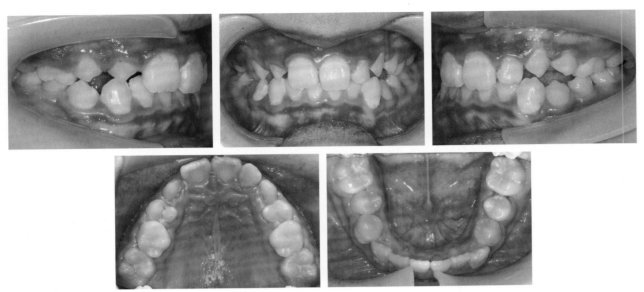

图2-29-8　Ⅰ期功能矫治结束后口内像

（2）Ⅰ期功能矫治结束后，继续保持（8个月），拍摄X线头颅侧位片，利用头影测量分析矫治疗效（图2-29-9，图2-29-10）。

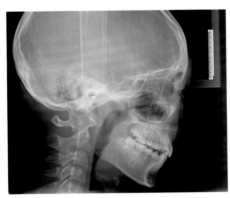

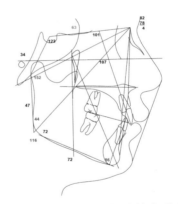

图2-29-9　Ⅰ期功能矫治结束后头颅　　图2-29-10　Ⅰ期功能矫治结束后头影
　　　　　侧位片　　　　　　　　　　　　　　　测量描记图

①治疗后头影测量分析：患者功能前导下颌后，下颌升支长度增加2.6mm，下颌骨体长度增加5.7mm，∠ANB减小2.5°。功能矫治后患者下颌发育不足及位置后缩问题得到纠正。矫治后下颌平面角（∠MP-SN）增加2.1°，下颌水平生长型改善。

功能矫治后上下前牙内收直立：∠U1-SN（101.5°，正常值102.5°±5.5°），减小16.2°；∠FMIA（69.4°，正常值64.0°±8.5°），减小0.8°。（表2-29-2，表2-29-3）

表2-29-2　I期功能矫治结束后头影测量数据表

测量项目	测量值	标准值	标准差	DevNorm
颅底				
∠SN-Ar（鞍角）	122.3°	124.0°	5.0°	−0.3°
SN（前颅底长）	63.3mm	73.5mm	3.0mm	−3.4mm
S-Ar（后颅底长）	34.1mm	33.2mm	4.0mm	0.2mm
下颌骨				
∠Ar-Go-Me（下颌角）	116.2°	124.8°	6.7°	−1.3°
Go-Gn（下颌骨体长）	72.3mm	71.0mm	4.4mm	0.3mm
∠Ar-Go-Na（下颌角上半角）	44.3°	54.7°	7.0°	−1.5°
∠Na-Go-Me（下颌角下半角）	71.9°	70.6°	6.0°	0.2°
Ar-Go（下颌骨升支长）	47.0mm	44.5mm	4.5mm	0.6mm
矢状向关系				
∠SNA	81.7°	82.0°	3.5°	−0.1°
∠SNB	78.2°	80.9°	3.4°	−0.8°
∠ANB	3.6°	1.6°	1.5°	1.3°
∠NA-APo（颌凸角）	6.2°	7.0°	3.0°	−0.3°
颅底/下颌骨				
关节角	151.6°	142.3°	6.0°	1.6°
总角	390.2°	392.5°	6.0°	−0.4°
前牙比	87.5%	95.7%	4.0%	−2.0%
∠MP-SN	30.2°	33.0°	6.0°	−0.5°
鼻-下颌角点长	111.3mm	121.9mm	4.0mm	−2.7mm
Y-axis长（mm）	119.3mm	123.0mm	6.0mm	−0.6mm
∠SN-NPog	78.8°	79.2°	4.0°	−0.1°
S-Go（后面高）	78.7mm	75.8mm	5.0mm	0.6mm
N-Me（前面高）	112.1mm	119.2mm	5.0mm	−1.4mm
S-Go/N-Me（后前面高比）	70.2%	65.0%	4.0%	1.3%
Y-axis（SGn-SN）	69.9°	67.0°	5.5°	0.5°
骨骼/牙齿				
∠IMPA（L1-MP）	86.2°	95.0°	7.0°	−1.3°
∠FMIA（L1-FH）	69.4°	64.0°	8.5°	0.6°
L1-NPo	2.8mm	1.9mm	2.0mm	0.4mm
U1-NPo	6.6mm	5.0mm	2.0mm	0.8mm
∠U1-SN	101.5°	102.5°	5.5°	−0.2°
Mand Plane to Occ Plane	10.7°	16.3°	5.0°	−1.1°
牙齿				
∠U1-L1（上下中切牙角）	142.2°	130.0°	6.0°	2.0°

续表

测量项目	测量值	标准值	标准差	DevNorm
软组织				
LL-EP	-2.9mm	-2.0mm	2.0mm	-0.5mm
UL-EP	-1.1mm	-4.3mm	2.0mm	1.6mm

表2-29-3 Ⅰ期功能治疗前后头影测量数据对比

测量项目	治疗前	治疗后	变化量
Go-Gn（下颌骨体长）	66.6mm	72.3mm	+5.7mm
Ar-Go（下颌骨升支长）	44.4mm	47.0mm	+2.6mm
∠MP-SN	28.1°	30.2°	+2.1°
∠ANB	6.1°	3.6°	-2.5°
∠SNB	75.0°	78.2°	+3.2°
Y-axis（SGn-SN）	69.6°	69.9°	+0.3°
∠U1-SN	117.7°	101.5°	-16.2°
∠FMIA（L1-FH）	70.2°	69.4°	-0.8°

治疗后头影测量重叠图示：下颌顺时针生长，升支高度及下颌平面角增大；上前牙明显内收（图2-29-11）。

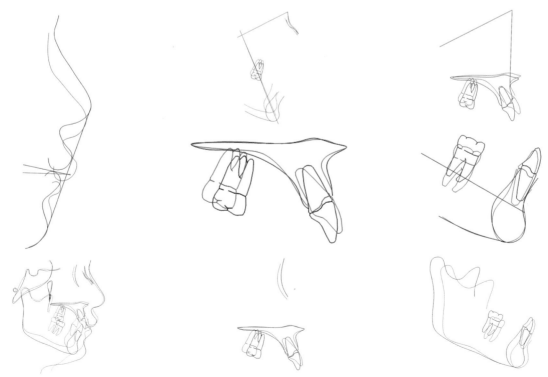

图2-29-11 Ⅰ期功能矫治前后头影测量重叠图（绿色：治疗前；黑色：治疗后）

②Ⅰ期功能矫治结束保持8个月后CBCT重建曲面断层片示：12牙间隙基本关闭，上下牙萌出情况未见异常，上下颌骨及下颌髁突形态未见明显异常（图2-29-12）。

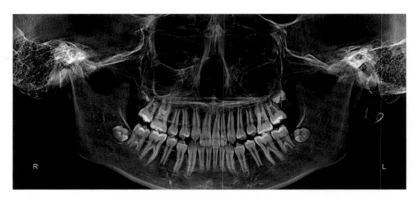

图2-29-12　Ⅰ期功能矫治结束保持8个月后CBCT重建曲面断层片

（3）功能矫治前后面像及口内像对比示：正面观，面部上、中、下三等分，左右对称；侧貌直，下颌后缩的前突面像纠正，前牙Ⅲ度深覆𬌗覆盖纠正；上中线稍右偏；下牙列轻、中度拥挤，上下前牙直立。（图2-29-13，图2-29-14）

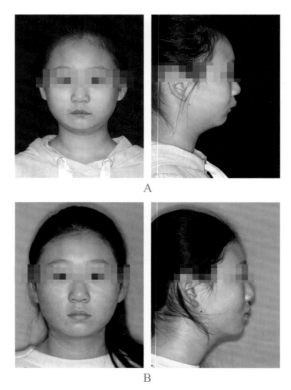

图2-29-13　Ⅰ期功能矫治前后面部正面观及侧面观对比
A. 治疗前；B. 治疗后

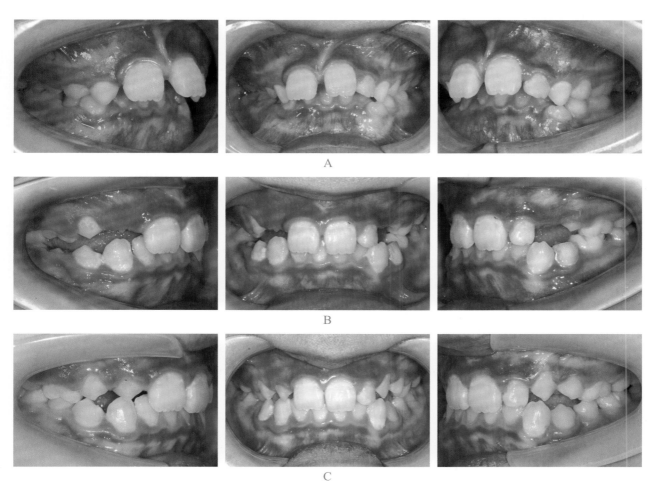

图2-29-14　Ⅰ期功能矫治前、中、后口内像对比
A. 治疗前；B. 治疗中；C. 治疗后

（六）病例分析

1. 矫治理论依据

安氏Ⅱ类1分类患者中以下颌发育不足多见，因此其早期矫治应力求在其颅面生长发育高峰（前）期，前导下颌，促进下颌骨生长，协调与上颌骨矢状向的生长，同时还应控制前牙唇倾角度和牙槽骨的正常生长，另外，还要矫正异常的口周肌功能。Ⅱ型功能调节器能满足本病例生长发育时期的临床矫治目的和治疗原则要求。Fränkel认为功能调节器有利于阻挡唇颊肌异常张力，从而调节上下颌骨及牙列口周肌的肌力平衡，帮助建立正常的口腔功能间隙。同时功能调节器颊屏及唇挡能够促进上下颌骨基骨的扩大，激活前伸肌群并维持下颌前伸位，对Ⅱ类错殆畸形的早期矫治有较好的效果。

2. 诊断依据、矫治计划设计、矫治时机选择依据

本病例是替牙列中晚期的安氏Ⅱ类1分类患者，下颌发育不足，同时从头颅侧位片可以看出，该患者正处于CVMSⅡ期，提示下颌生长高峰在此期1年以内，因此此时选择先佩戴Ⅱ型功能调节器，解除

Ⅱ类错殆畸形口周异常肌功能对颌骨发育的影响，前导并刺激下颌骨生长，尽量解除Ⅱ类关系，为Ⅱ期治疗提供条件。

3. 矫治技术（矫治器）特点及矫治方式选择依据

Ⅱ型功能调节器大部分结构都位于口腔前庭，最大的特点是颊屏和唇挡与牙弓分离，抵挡唇颊肌的压力而使牙弓扩大，同时延伸至前庭沟底的颊屏及唇挡边缘还能刺激骨膜下骨质增生，使牙槽骨基骨扩大。本病例为安氏Ⅱ类1分类错殆畸形：前牙深覆殆覆盖，下颌后缩；唇闭合不全，颏唇沟深，下唇外翻。患者颏肌功能亢进对下前牙和下颌骨向前的发育会产生抑制作用。Ⅱ型功能调节器在引导前伸下颌、刺激下颌生长和解除Ⅱ类关系的同时还能够很好地调节口周肌力平衡，如平衡颌骨及牙弓内外肌张力，松弛颏肌紧张，因此本病例选择Ⅱ型功能调节器进行Ⅰ期矫治。

4. 矫治流程特色

功能调节器的特点是佩戴相对舒适，对于乳牙列期或替牙列期的患者来说，该矫治器对固位力的要求不高，佩戴后患者自身面部美观改善的感受良好，也相对有利于提高患者对于治疗的依从性。

5. 矫治疗效总结

本病例在佩戴Ⅱ型功能调节器矫治7个月后，下颌后缩、唇闭合不全等问题明显改善，磨牙变为Ⅰ类关系，上前牙唇倾程度减小，前牙覆殆覆盖变浅，临床效果明显。矫治后利用Ⅱ型功能调节器保持到恒牙列期，收集资料，分析矫治结果后发现达到矫治目标。

矫 治 概 要

（1）基本情况：女，10岁。

（2）骨性及面型诊断：安氏Ⅱ类1分类，水平生长型趋势。

（3）错殆诊断：下颌后缩，上前牙严重唇倾，12牙先天缺失，面部左偏。

（4）病因分析：口腔不良习惯。

（5）矫治时机：CVMS Ⅱ期，青春生长发育高峰期。

（6）矫治目的：刺激下颌骨矢状向生长，调节口周肌平衡以解除深覆盖及下颌后缩；双期治疗。

（7）疗效评价：前导下颌，解除磨牙Ⅱ类关系；内收上前牙，改善较深的前牙覆殆覆盖；凸面型改善，达到了矫治目的。

【理论拓展】

Ⅱ型功能调节器的临床矫治

一、Ⅱ型功能调节器的咬合重建方式

有关Ⅱ型功能调节器的设计和使用，Fränkel在1989年的文章中比较了两种不同设计，即直接设计

为前牙切对切咬合和逐步增加下颌前伸量的疗效优劣，最终得到后者对上下颌骨矢状向不调的改善更加明显，同时不会改变髁突位置。另外，佩戴Ⅱ型功能调节器的同时，也可以配合唇封闭训练等，以达到更好的治疗效果。

二、Ⅱ型功能调节器的临床疗效

从本病例中我们可以看到Ⅱ型功能调节器在纠正磨牙关系和前牙深覆𬌗覆盖方面效果明显，治疗后患者的∠ANB减小，下颌后缩改善，下面部高度增加。近年来，有关Ⅱ型功能调节器的研究争议主要围绕其能否真正对下颌骨矢状向生长产生影响。

（1）Perillo等的一篇Meta分析发现Ⅱ型功能调节器治疗与下颌骨体长度、下颌总长和下颌升支高度增加有关，但发现各项研究所纳入的年龄、生长发育阶段和治疗时间等方面不甚相同，因此，这几个方面也可能对Ⅱ型功能调节器刺激下颌骨生长的作用效果产生影响。

（2）有研究发现对于青春期前的Ⅱ类错𬌗畸形患者，Ⅱ型功能调节器主要通过改善磨牙关系和切牙倾斜度发挥作用，对于下颌骨生长并无促进作用。对于Ⅱ类错𬌗畸形患者的早期矫治，充分利用生长发育高峰期颌骨的生长发育潜力，或许才能真正改善下颌骨发育不足导致的上下颌骨矢状向不调。

（3）有研究表明，Ⅱ型功能调节器治疗所刺激的下颌骨生长并不会影响患者本身的生长发育潜力。Perillo等研究观察了Ⅱ型功能调节器治疗后5年左右的下颌骨生长变化情况，发现患者下颌骨的生长在功能矫治后的几年中，生长速度并没有出现代偿性的下降，而是与相应年龄和性别对应的正常值一致。Angelieri等也得出了类似的结论。

【病例三十】

儿童上颌轻中度发育不足的功能矫形治疗

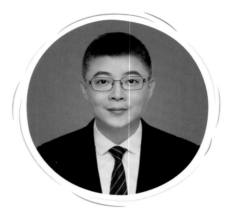

贵阳市口腔医院　郑之峻

（一）主诉/病史

患者杨某某，女，10岁，发现"地包天"5年求治，否认家族遗传史。

既往体健，无前牙反殆畸形矫治史，否认全身疾病史、遗传病史、传染病史及综合征，无食物、药物、金属、乳胶等过敏史。

（二）临床检查

替牙列晚期前牙反殆，问诊及视诊发现患者无明显口腔不良习惯。

替牙列期：上颌16、14、13、12、11、21、22、23、24、25、26牙萌出，55、15牙未见；下颌36、34、33、32、31、41、42、43、44、46牙萌出，75、85牙存在；上下中线基本一致，前牙反覆殆、反覆盖（约–2mm），下前牙直立，上前牙稍唇倾。双侧尖牙近中关系，右侧磨牙远中关系（15牙埋伏阻生），左侧磨牙中性关系（75牙未替换成35牙）。上下牙弓呈尖圆形，腭盖高拱，上牙弓相对于下牙弓宽度稍不足，上牙列散在间隙，下牙列无拥挤，舌体处于低位。口腔卫生可，牙龈无红肿，黏膜、扁桃体、唇颊舌系带、软腭未见异常。（图2–30–1）

面像分析：正面基本对称，闭唇紧张，颏部居中，均面型；侧貌为凹面型，面中1/3发育不足，下唇位于上唇稍前方，下唇外翻，颏唇沟稍深，鼻部及眶部发育可。

功能检查：下颌不可后退至切对切，开闭口型及张口度正常，双侧颞下颌关节未扪及弹响及摩擦音，双侧关节区无压痛，头颈姿势未见明显异常。

头颅侧位片分析：上颌骨发育不足（∠SNA 74.5°，正常值82.3°±3.5°），下颌骨大小基本正常（∠SNB 78.3°，正常值78.0°±2.9°），上下颌骨轻度不调（∠ANB –3.8°，正常值3.2°±1.4°）；上前牙唇倾（∠U1–SN 112.9°，正常值104.0°±5.3°），下前牙直立（∠IMPA98.1°，正常值

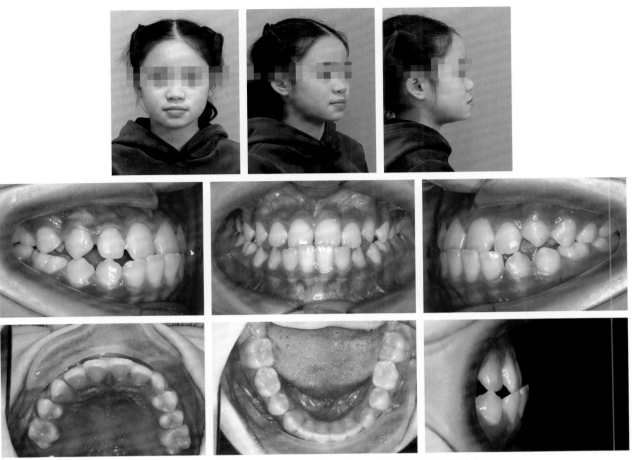

图2-30-1　治疗前面像及口内像（儿童替牙列期前牙反殆）

95.0°±7.0°）；下颌平面角基本正常（∠FMA 22.1°，正常值26.0°±4.5°），后前面高比基本正常（S-Go/N-Me 61.3%，正常值65.0%±4.0%），面型基本为平均生长型，颏部稍靠前，下前牙牙槽高度偏小，下后牙牙槽高度偏小，面部软组织侧貌为凹面型。颈椎骨龄分析处于CVMSⅢ期，腺样体、扁桃体未见明显肥大。（图2-30-2，表2-30-1）

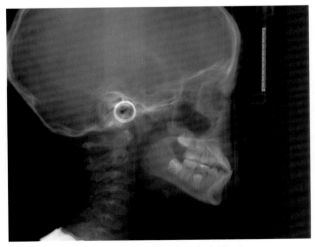

图2-30-2　治疗前头颅侧位片

表2-30-1　治疗前头影测量分析

测量项目	治疗前ICP位值	正常值
颌骨关系分析		
∠SNA	74.5°	82.3°±3.5°
∠SNB	78.3°	78.0°±2.9°
∠ANB	−3.8°	3.2°±1.4°
∠FMA（MP-FH）	22.1°	26.0°±4.5°
S−Go/N−Me	61.3%	65.0%±4.0%
Y−axis（SGn−SN）	66.5°	66.0°±3.0°
Wits	−9.8mm	−1.0mm±1.0mm
牙齿位置与角度分析		
∠U1−SN	112.9°	104.0°±5.3°
U1−NA	8.5mm	5.1mm±2.7mm
∠U1−NA	38.4°	22.8°±5.7°
L1−NB	6.0mm	6.5mm±1.8mm
∠L1−NB	30.8°	25.3°±6.0°
∠IMPA（L1−MP）	98.1°	95.0°±7.0°
∠FMIA	59.7°	63.0°±8.5°
面部软组织形态分析		
Ls−E	0.8mm	−2.9mm±2.0mm
Li−E	4.3mm	−2.0mm±2.0mm
Cm−Sn−UL	114.2°	102.0°±8.0°

　　曲面断层片示：35、45牙牙胚位于75、85牙根分叉区，15牙萌出空间不足，牙胚位于14牙根方；上下牙列未见多生牙、先天缺牙等牙齿发育异常情况。双侧下颌升支高度基本一致，双侧髁突形态未见异常、大小基本对称。（图2-30-3）

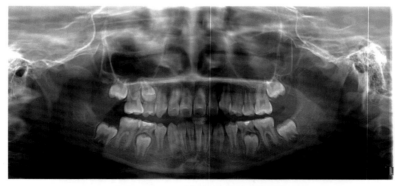

图2-30-3　治疗前曲面断层片

（三）临床诊断

根据临床视诊、问诊、口内像检查、功能检查及X片检查等结果，临床诊断如下：

（1）轻中度骨性Ⅲ类错殆畸形（上颌发育不足，下颌基本正常）。

（2）安氏Ⅱ类1分类亚类；双侧尖牙近中关系，右侧磨牙远中关系（15牙埋伏阻生），左侧磨牙中性关系（75牙未替换成35牙）。

（3）平均生长型。

（4）凹面型。

（5）前牙反覆殆、反覆盖。

（6）上牙弓狭窄。

（7）上前牙唇倾。

（四）治疗计划

Ⅰ期：上颌固定扩弓＋面具式前牵引，刺激上颌骨生长，匹配上下颌弓形，解除下前牙对上颌骨发育的抑制作用，改善面型及咬合关系，保持。

Ⅱ期：视Ⅰ期矫治疗效及患者生长发育情况进一步制订矫治计划。

（五）治疗过程及结果

前牵引促进上颌骨发育，每侧矫治力为300~500g，每天佩戴12~14小时；上颌快速扩弓，扩弓器每天旋转2次，每次1/4圈，当上下颌弓形匹配后，扩弓与缩弓交替进行，每周交换1次，疗程11个月。（图2-30-4至图2-30-7，表2-30-2）

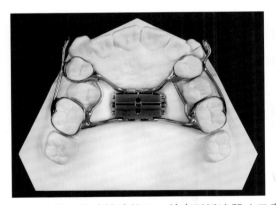

图2-30-4　上颌支架式快速扩弓＋前牵引矫治器（示意图）

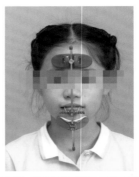

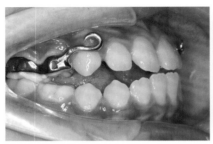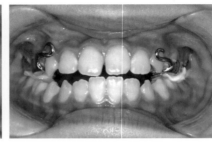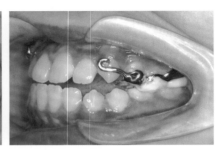

图2-30-5　上颌固定扩弓+面具式前牵引（促进上颌生长）6个月面像及口内像

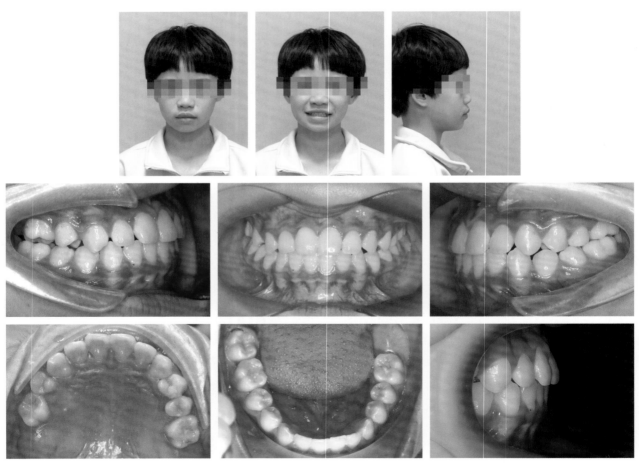

图2-30-6　面具式前牵引（促进上颌生长）结束时面像及口内像（恒牙列期，双侧尖牙及左侧磨牙中性关系、右侧磨牙远中关系，上下中线齐，面型可）

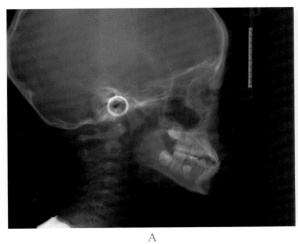
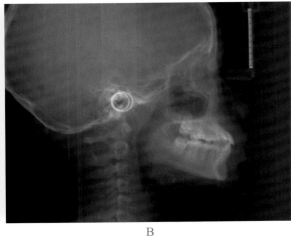

图2-30-7　治疗前后头颅侧位片
A. 治疗前；B. 治疗后

表2-30-2　治疗前、Ⅰ期结束时头影测量分析对比

测量项目	治疗前ICP位值	Ⅰ期结束时ICP位值	正常值
颌骨关系分析			
∠SNA	74.5°	80.2°	82.3°±3.5°
∠SNB	78.3°	78.8°	78.0°±2.9°
∠ANB	−3.8°	1.4°	3.2°±1.4°
∠FMA（MP-FH）	22.1°	21.5°	26.0°±4.5°
S-Go/N-Me	61.3%	61.7%	65.0%±4.0%
Y-axis（SGn-SN）	66.5°	67.5°	66.0°±3.3°
Wits	−9.8mm	−4.9mm	−1.0mm±1.0mm
牙齿位置与角度分析			
∠U1-SN	112.9°	114.5°	104.0°±5.3°
U1-NA	8.5mm	5.1mm	5.1mm±2.7mm
∠U1-NA	38.4°	33.4°	22.8°±5.7°
L1-NB	6.0mm	3.9mm	6.5mm±1.8mm
∠L1-NB	30.8°	24.0°	25.3°±6.0°
∠IMPA（L1-MP）	98.1°	94.3°	95.0°±7.0°
∠FMIA	59.7°	63.0°	63.0°±8.5°
面部软组织形态分析			
Ls-E	0.8mm	2.6mm	−2.9mm±2.0mm
Li-E	4.3mm	3.8mm	−2.0mm±2.0mm
Cm-Sn-UL	114.2°	102.4°	102.0°±8.0°

（六）病例分析

1. 矫治理论依据

针对上颌骨发育不足为主，伴横向不调的骨性Ⅲ类错殆畸形，早期干预需要解决颌骨的矢状向和横向问题。前牵引作为治疗替牙列期上颌骨发育不足为主的骨性Ⅲ类错殆畸形的重要手段，通过对上颌骨周围骨缝施加矫形力促进上颌向前生长，而扩弓则可以改善上颌骨的宽度不足并在一定程度上增强牵引上颌骨向前生长的疗效，可早期解除下前牙对上颌骨发育的抑制作用，改善面型及咬合关系。视治疗效果及患者生长发育情况，降低Ⅱ期矫治难度或避免成年后行正颌-正畸联合治疗。

2. 诊断依据、矫治计划设计、矫治时机选择依据

（1）诊断依据。

头颅侧位片分析示∠SNA 74.5°（正常值82.3°±3.5°），∠SNB 78.3°（正常值78.0°±2.9°），∠ANB −3.8°（正常值3.2°±1.4°），提示为骨性Ⅲ类（上颌骨发育不足，下颌发育正常）；∠U1-SN 112.9°（正常值104.0°±5.3°）、∠IMPA 98.1°（正常值95.0°±7.0°），提示上前牙唇倾，下前牙唇倾度基本正常，双侧尖牙近中关系，右侧磨牙远中关系（15牙埋伏阻生），左侧磨牙中性关系（75牙未替换成35牙），提示安氏Ⅱ类1分类亚类；∠FMA 22.1°（正常值26.0°±4.5°），S-Go/N-Me 61.3%（正常值65.0%±4.0%），提示面型基本为平均生长型；上唇位于E线后，下唇位于E线前，前牙反覆殆、反覆盖，侧貌凹面型。

（2）矫治计划设计。

Ⅰ期矫治计划为上颌固定扩弓＋面具式前牵引矫治器矫治骨性Ⅲ类前牙反殆畸形。该患者骨性Ⅲ类前牙反殆畸形的形成机制是上颌骨发育不足，下颌发育正常，所以促进上颌骨发育是治疗的关键。此外，上牙弓狭窄、腭盖高拱，故选择上颌固定扩弓＋前牵引矫治器，解决横向及矢状向问题，解除前牙锁结，促进上颌骨发育。

（3）矫治时机选择依据。

颌骨矫形治疗的最佳矫治时机为从儿童生长发育高峰前期开始，8-11岁，在上颌骨骨缝未完全闭合时（CVMSⅡ期左右），此时开始牵引为佳，可充分利用颌骨的生长发育潜力达到最大的骨性矫治效应。该患者颈椎骨龄分期为CVMSⅢ期，生长发育高峰期，在此期应充分利用生长发育潜力进行前牵引刺激上颌骨生长，解除前牙反殆畸形。

3. 矫治技术（矫治器）特点及矫治方式选择依据

面具式前牵引矫治器包括口内矫治器（固位卡环、基托、连接体及牵引钩）及口外面具两部分，根据患者口内情况及临床需要，可添加螺旋扩弓簧、舌刺，设计后牙区殆垫打开咬合锁结等。对于上牙弓狭窄者，在前牵引的同时扩弓可以打开骨缝，纠正牙弓宽度不足，解决横向问题；而对于上牙弓宽度足够者，反复扩缩上牙弓及腭中缝，有利于松解上颌骨与颅底连接的骨缝，增强牵引上颌骨的骨性矫形效果。矫治力为每侧300−500g，初戴时先逐步适应，从每天3-4小时起缓慢增加佩戴时间至每

天至少14小时。每4～8周复诊1次，检查患者咬合关系及面型改善情况，根据不同需要，调整矫治器固位及扩弓辅助装置。反殆畸形解除后可逐步调磨殆垫，以利于后牙建殆。

前牵引的方向：重力作用下，上颌骨的移动方向与前牵引的方向及施点有关，当力线通过上颌复合体的阻力中心时，上颌骨接近水平前移。临床上牵引力的方向一般为前下30°～40°，为使上颌复合体水平前移，牵引点应靠前，一般位于尖牙近中，若牵引点靠后，则会使上颌发生更大的逆时针旋转。矫治效应为上颌骨前移，上磨牙区升高，上前牙受力唇倾，下颌骨向后旋转，从而达到解除前牙反殆畸形的目的。因此高角患者使用上颌前牵引矫治器矫治预后较差，可能加重下颌的顺时针旋转，对面型改善不利。上颌前牵引的适应证为上颌发育不足且具有生长发育潜力的轻中度骨性、混合性Ⅲ类错殆畸形患者，以水平生长型或平均生长型为佳，垂直生长型患者需谨慎使用。

4．矫治流程特色

（1）由于该患者上颌骨发育不足，上牙弓狭窄、腭盖高拱，因此，选择上颌固定扩弓＋面具式前牵引矫治器，扩宽上牙弓及促进上颌骨发育，解决横向及矢状向问题，解除前牙锁结，促进上颌骨发育。

（2）设计后牙区殆垫解除前牙咬合锁结，固定扩弓扩宽上牙弓，去除咬合干扰。

（3）在前牵引的同时开始上颌快速扩弓，当横向牙弓宽度协调后，快速扩弓与缩弓交替进行，激活骨缝内的细胞反应，从而增加前牵引的治疗效果，缩短治疗时间。

5．矫治疗效总结

该患者上颌轻中度发育不足，通过前牵引及扩弓解除前牙区锁结、匹配上下颌弓形，解除限制上颌发育的干扰因素后上颌骨将继续生长。治疗后前牙反殆畸形纠正，正常覆殆覆盖建立，面型可。口内恒牙列期，双侧尖牙及左侧磨牙中性关系、右侧磨牙远中关系，上下中线齐。早期干预改善面型及咬合功能有益于患者的身心健康，达到此期矫治目标。

解除该患者前牙反殆畸形的关键是促进上颌骨发育，矫治过程中在16、14、24、26牙位上安装带环作为支抗前牵引上颌骨，矫形力在促进上颌骨发育的同时会使上前牙唇倾，治疗前∠U1-SN 112.9°，Ⅰ期治疗后∠U1-SN 114.5°，上前牙唇倾度比术前稍增大；治疗前∠SNA 74.5°，治疗后∠SNA 80.2°，在前牵引力的刺激下上颌骨发生了明显生长。该患者基本为平均生长型，下颌未发生逆时针旋转，加重Ⅲ类骨面型，且从结束时头颅侧位片颈椎骨龄判断患者处于生长发育减速期；反殆畸形纠正后面型较好，口内为恒牙列期，可考虑进入Ⅱ期矫治排齐牙列，进一步纠正咬合关系。

矫治概要

（1）基本情况：女，10岁。

（2）骨性及面型诊断：轻度骨性Ⅲ类，平均生长型。

（3）错殆诊断：安氏Ⅱ类1分类亚类，前牙Ⅲ度反覆殆覆盖，上牙弓狭窄，上前牙唇倾，15牙阻生。

（4）病因分析：环境因素。

（5）矫治时机：青春生长发育高峰期。

（6）矫治目的：促进上颌发育，纠正前牙反殆覆盖。

（7）疗效评价：前牙反殆畸形纠正，上颌发育，凹面型改善，上前牙代偿唇倾，生长型未见明显改变。

【理论拓展】

骨性Ⅲ类上颌发育不足的前牵引矫治

一、牵引力的大小

关于前牵引力量的选择，不同参考书及不同研究的报道有所差异，每侧300～1000g不等。邹敏等通过在上尖牙近中牙槽骨处加载与水平面呈向下30°的3~8N的前牵引力，分析颅上颌复合体的位移变化和内部应力分布，结果发现随着力值的增加，上颌骨在前牵引力的作用下颅上颌复合体向前上方移位，上颌骨表现出明显的逆时针旋转趋势及上牙弓缩窄，当牵引力大于每侧5N时，其位移及应力更显著。前牵引治疗Ⅲ类错殆畸形时，上颌骨前移位和下颌后下旋转使面下1/3高度增加，有利于上颌发育不足、上颌后缩伴下颌平面角低患者面型的改善，但垂直生长型的患者面下1/3高度的增加对于面型的改善不利。此外，上颌骨的逆时针旋转可能造成开殆趋势，所以高角患者慎用，对较大牵引力的选择应谨慎，特别是大于每侧5N的牵引力。

总的来说，牵引力大小的选择应根据治疗的需要和患者的具体情况来决定。若患者年龄较小，距生长停滞期有较长时间，骨缝未完全闭合，为避免力值过大对颅上颌复合体可能造成的损害，应选择每侧5N的力；若患者年龄较大，生长发育潜能有限，骨缝逐渐开始闭合，为尽快达到治疗目标应选择较大的牵引力，但在临床工作中应根据患者对施力后的反应做相应调整。

二、扩弓的考量

骨性Ⅲ类错殆畸形常表现为上颌骨发育不足，有的患者同时伴有上颌骨的横向不调。因此，骨性Ⅲ类错殆畸形的早期干预需要解决颌骨的矢状向和横向问题。上颌前牵引是一种有效的早期治疗上颌发育不足为主的骨性Ⅲ类错殆畸形的矫治方法。有研究报道，上颌快速扩弓可以松解和激活上颌骨周围骨缝以利于牵引上颌骨向前。在此基础上有学者提出，上颌前牵引配合上颌交替快速扩弓与缩弓更有利于上颌骨周围骨缝的松解，相比单次扩弓结合前牵引可获得更多的上颌前移量，这可能与反复扩弓回缩后，上颌周围骨缝被较大限度的松解和扩大有关。在获得更多的上颌前移量的同时，下颌顺时针旋转不明显，也缩短了治疗时间，覆殆纠正更多源于骨效应，牙性代偿的副作用相对较小，但其有效性和长期稳定性还需要进一步观察。以往的研究大多是在快速扩弓后进行上颌前牵引。一些研究表明，扩弓持续时间可能会影响前牵引的疗效。较长时间的扩弓、缩弓配合前牵引刺激上颌骨的生长效果显著提高，有效改善Ⅲ类错殆畸形患者面部骨骼和软组织的不调。前牵引治疗也影响邻近的面部骨骼，在上颌骨、牙齿和软组织发生明显变化的同时，鼻骨和颧骨也发生明显前移，但不影响下颌骨的生长，提示在临床工作中，采用前牵引刺激上颌骨生长的同时，前牵引力对邻近面部骨骼的影响不容忽视。

三、前牵引对气道的影响

随着正畸医生对上气道和颅面部结构之间关系的认识越来越深入，功能矫形与气道的关系备受关注。近年来有学者提出颅面矫形治疗，特别是上颌骨扩弓或上下颌骨矢状向生长刺激，可有效降低腺样体或扁桃体正常儿童阻塞性睡眠呼吸暂停低通气综合征发生的风险。骨性Ⅲ类错殆畸形常表现为上颌骨发育不足，上颌骨发育不足可能会造成鼻腔和上气道缩窄，成为引起鼾症或阻塞性睡眠呼吸暂停低通气综合征的结构性致病因素。前牵引配合上颌扩弓在解决牙弓矢状向、横向不调问题的同时，对气道也有一定影响。姜卫等通过Meta分析，评估骨性Ⅲ类错殆畸形伴上颌骨发育不足患者经快速扩弓加前牵引治疗前后上气道的变化，发现上颌快速扩弓联合前牵引可以增加该类患者的鼻咽部容积及矢状径，在促进上颌骨生长的同时，可增加上气道间隙，降低上颌骨发育不足患者发生阻塞性睡眠呼吸暂停低通气综合征的风险，改善上颌骨发育不良患者的呼吸功能。上颌快速扩弓联合前牵引比单纯扩弓或单纯前牵引对鼻咽部气道容积及矢状径的增加效应更显著，这可能与上颌快速扩弓松解了上颌骨周围骨缝，横向扩宽了固有口腔，舌位置向前上伸展，鼻咽气道随之扩大有关。此外，有研究报道，在前牵引刺激上颌骨向前生长时，上牙弓宽度有缩小趋势，因此临床上无论是否伴牙弓狭窄均建议适当扩弓。以上研究均提示，对于具有生长发育潜力的上颌骨发育不足的骨性Ⅲ类错殆畸形患者，在前牵引时无论是否伴有上牙弓狭窄均建议扩弓，前牵引配合上颌快速扩弓不仅协调了上下颌弓形，增强了上颌骨前牵引的疗效，也有助于鼻咽部气道容积的改善。

四、前牵引的稳定性

Ⅲ类错殆畸形的发病率在不同种族之间差异性显著。骨性Ⅲ类错殆畸形是正畸治疗中具有挑战性的病种之一，受上下颌骨生长模式的差异性影响，治疗后复发率高。尽管早期干预取得了较好的疗效，但复发的可能性不容忽视，决定长期疗效稳定性的主要因素是下颌骨的生长量和生长方向。有文献报道，早期开始上颌前牵引能取得更好的疗效，减少下颌骨的顺时针旋转量，可能有利于治疗结果的长期稳定，但由于下颌骨生长发育潜力增大，复发的可能性也更大。在中期随访发现，前牵引治疗Ⅲ类错殆畸形的中期效果是稳定的，任何类型的复发都归因于下颌骨不可抑制的生长。此外，Inoue Y等报道，性别、治疗前年龄、前后功能改变与Ⅲ类错殆畸形患者治疗后的稳定性无关。但有研究报道，年龄与前牵引治疗引起的面部垂直向变化有显著相关性，性别与治疗结果无关，前牵引矫形治疗导致的垂直向变化与治疗开始时骨性Ⅲ类错殆畸形的严重程度、下颌平面角的大小及治疗和保持期间上颌骨向前的生长量有显著相关性。此外，一些与下颌骨相关的头影测量指标与稳定性有关，如Ar-Me、SN-Rm、下颌角、∠IMPA、∠FMIA及Wits，当∠FMIA正常、SN-Rm偏小、下颌角偏大时，治疗效果可能是不稳定的。虽然早期干预后由于生长的不可预测性，前牙反殆畸形仍存在复发可能，但总的来说，对于牙性、功能性、轻中度骨性Ⅲ类错殆畸形患者，需要早期治疗，最大限度地促进上颌骨的生长，解除下前牙对上颌骨发育的抑制作用，改善面型及咬合关系。早期合理的治疗会使原本复杂的病例在Ⅱ期治疗时变得相对简单。

【病例三十一】

替牙列期轻度骨性Ⅲ类的早期矫治

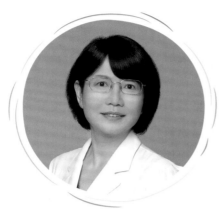
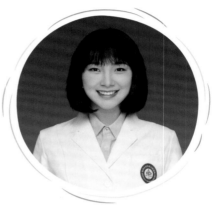

四川大学华西口腔医学院　邹淑娟　　　四川大学华西口腔医学院　尹星

（一）主诉/病史

患者陈某，男，10岁，发现前牙反殆畸形1年，否认家族遗传史。

患者既往无前牙反殆畸形矫治史，否认全身疾病史及综合征。

（二）临床检查

（1）患者替牙列期，前牙反殆畸形，问诊及视诊发现患者无明显口腔不良习惯。

（2）口内像及面像检查：上颌16、14、12、11、21、22、24、25、26牙已萌出，下颌36、32、31、41、42、46牙已萌出，13、23、34、33、43牙正在萌出中。ICP位时前牙反覆殆反覆盖，反覆盖-2mm左右。患者上下前牙倾斜度基本正常，双侧磨牙近中关系。上下中线与面中线基本一致，上下牙列基本无拥挤，55、84牙未见，继承恒牙萌出间隙基本足够。未见患者乳恒牙替换异常。

正面观：均面型，面部左右基本对称，颏部居中。侧面观：面型稍凹，下唇位于上唇稍前方。（图2-31-1）

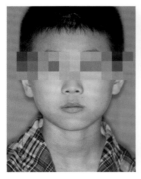
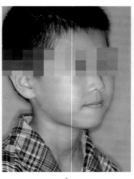
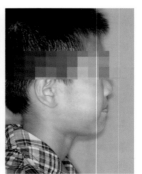

A

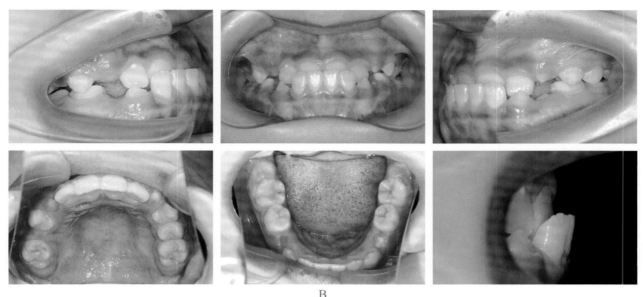

B

图2-31-1　初诊面像及口内像
A. 面像；B. 口内像

（3）功能检查：下颌可后退至切对切。头颈姿势未见明显异常。

（4）X片检查：于ICP位拍摄头颅侧位片、曲面断层片，了解上下牙列发育、乳恒牙替换、双侧髁突形态及上下颌骨形态及位置关系等情况。（图2-31-2，图2-31-3）

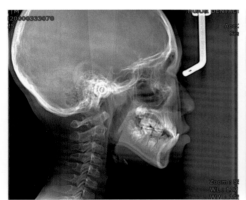
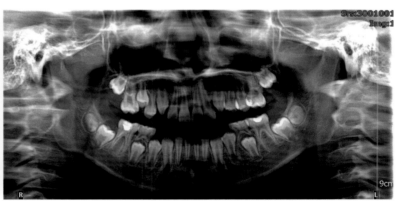

图2-31-2　头颅侧位片　　　　　　　　　　图2-31-3　曲面断层片

①头颅侧位片分析：上颌骨大小基本正常（∠SNA 79.0°，正常值82.3°±3.5°），下颌骨大小基本正常（∠SNB 81.1°，正常值79.7°±3.2°），上下颌骨矢状向位置大小不调，骨性Ⅲ类关系（∠ANB -2.1°，正常值3.5°±1.7°；Wits -8.9mm，正常值-1.4mm±2.8mm）；上前牙倾斜度基本正常（∠U1-SN 108.6°，正常值104.6°±6.0°），下前牙倾斜度基本正常（稍偏唇倾）（∠IMPA 101.2°，正常值95.0°±7.0°）；下颌平面角基本正常（∠FMA 29.6°，正常值26.0°±4.5°），后前面高比基本正常（S-Go/N-Me 66.9%，正常值65.9%±3.8%），面型为平均生长型。

面部软组织侧貌为凹面型，上下唇位于E线前（UL-EP1.3mm，正常值-2.0mm±2.0mm；LL-

EP 3.9mm，正常值4.0mm±2.0mm），下唇位于上唇稍前方。（表2-31-1）CVMS Ⅱ期。

表2-31-1 治疗前头影测量分析

测量项目	测量值	正常值
颌骨关系分析		
∠SNA	79.0°	82.3°±3.5°
∠SNB	81.1°	79.7°±3.2°
∠ANB	−2.1°	3.5°±1.7°
∠FMA（MP-FH）	29.6°	26.0°±4.5°
S-Go/N-Me	66.9%	65.9%±3.8%
Y-axis（SGn-SN）	64.0°	63.5°±3.2°
Wits	−8.9mm	−1.4mm±2.8mm
牙齿位置与角度分析		
∠U1-SN	108.6°	104.6°±6.0°
U1-NA	7.2mm	4.3mm±2.7mm
∠U1-NA	29.6°	22.8°±5.7°
L1-NB	8.1mm	5.7mm±2.1mm
∠L1-NB	31.9°	28.1°±5.6°
∠IMPA（L1-MP）	101.2°	95.0°±7.0°
∠FMIA	52.9°	57.0°±6.8°
面部软组织形态分析		
UL-EP	1.3mm	−2.0mm±2.0mm
LL-EP	3.9mm	4.0mm±2.0mm
Cm-Sn-UL	96.9°	102.0°±8.0°

②曲面断层片示：上下牙列发育正常，未见多生牙、先天缺牙等牙齿发育异常情况。双侧髁突形态未见异常、对称，双侧下颌骨体形态大小对称。（图2-31-3）

（三）临床诊断

根据患者前牙反殆畸形病史，视诊及问诊发现无明显口腔不良习惯，患者及家长否认家族遗传史，判断患者前牙反殆畸形的病因为先天因素。

头颅侧位片检查发现，∠ANB为−2.1°，Wits−8.9mm，轻度骨性Ⅲ类关系。患者后前面高比（66.9%）及下颌平面角（29.6°）都基本正常，表明该患者为平均生长型。

因此，根据临床视诊、问诊、口内像检查、功能检查及X片检查等结果，该前牙反殆畸形患者的临床诊断如下：

（1）安氏Ⅲ类错殆畸形。

（2）骨性Ⅲ类错殆畸形。

（3）平均生长型，侧貌凹面型，上下唇位于E线前。

（4）前牙反殆，前牙反覆殆覆盖（-2mm）；磨牙近中关系。

（四）治疗计划

上颌口内铸造固定支架＋面具式前牵引矫治器＋下颌后牙殆垫矫治患者骨性Ⅲ类畸形。

（1）由于该患者上颌发育不足，使用上颌口内铸造固定支架式矫治器＋前牵引面具促进上颌向前生长发育，矫正前牙反殆畸形。

（2）利用下后牙殆垫解除上下前牙反咬合锁结。

（3）观察15、44牙萌出情况，追踪回访至恒牙列期，沟通选择进行正畸综合矫治，精细调节前后牙咬合关系。

（五）治疗过程及结果

1. 治疗过程

（1）制作上颌口内前牵引铸造支架，粘接支架；制作下后牙殆垫，试戴调试，打开前牙反咬合；试戴前牵引面具，调整加力。（图2-31-4）

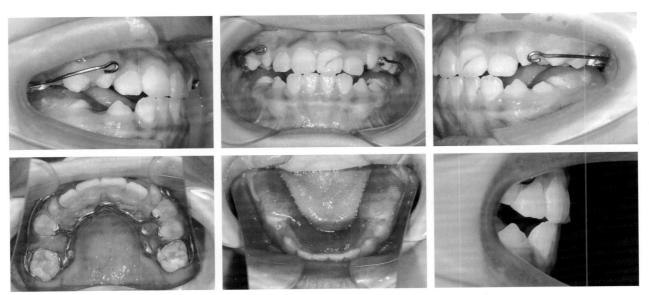

图2-31-4　佩戴上颌口内铸造固定支架＋下后牙殆垫口内像

（2）面具式前牵引矫治器加力：上颌面具式前牵引矫治器促进上颌向前生长发育，使用弹力橡皮圈给上颌施加向前矫形力（每侧300-500g），每天佩戴12-14小时；下颌佩戴后牙殆垫，解除上下前牙反咬合锁结。总疗程5个月。（图2-31-5）

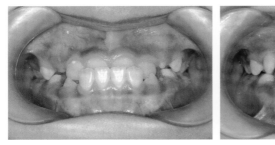
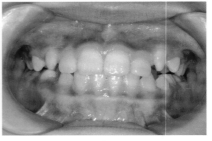

图2-31-5　面具式前牵引矫治前牙反殆畸形5个月后正面咬合对比
A. 矫治前；B. 矫治后

（3）治疗结束时前牙覆殆覆盖正常，双侧尖牙、磨牙轻远中关系，直面型（图2-31-6）。

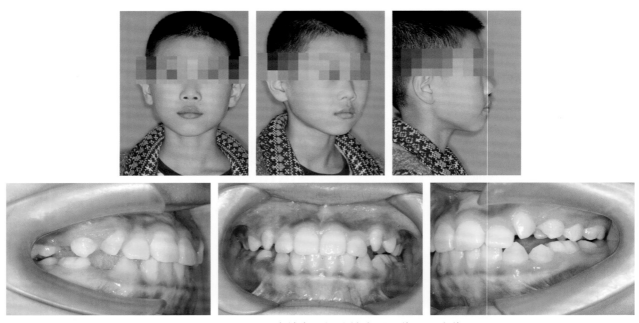

图2-31-6　面具式前牵引矫治结束后面像及口内像

2．治疗结果

（1）面具式前牵引结束后，拆除矫治器，自保持32个月后回访复查，恒牙列早期正侧貌良好，尖牙、磨牙基本中性关系，上下中线稍不齐，上下牙列轻度拥挤（图2-31-7）。患者未选择进行Ⅱ期正畸综合治疗。

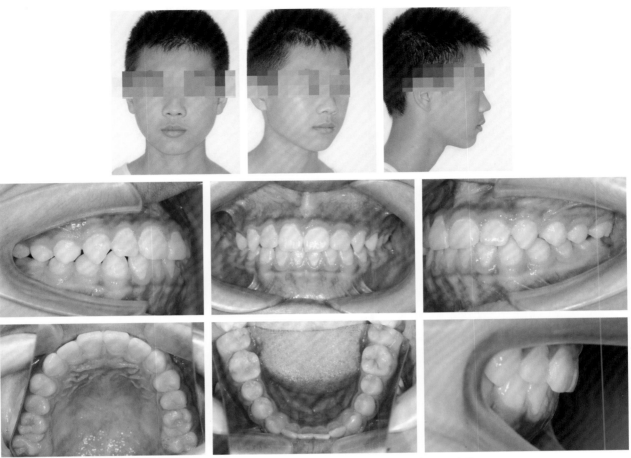

图2-31-7　面具式前牵引结束32个月后复诊面像及口内像

（2）于面具式前牵引结束、32个月后回访时拍摄头颅侧位片，了解上下颌骨矢状向、垂直向关系，经头影测量分析矫治效果（图2-31-8，图2-31-9）。

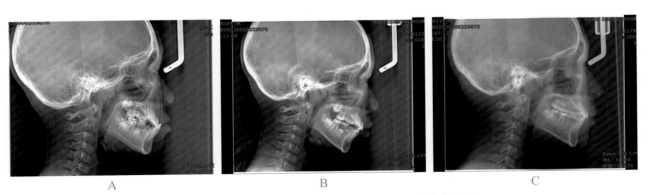

图2-31-8　治疗前、矫治结束时及32个月后头颅侧位片
A. 治疗前；B. 矫治结束时；C. 32个月后

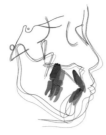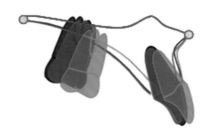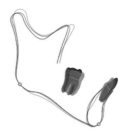

图2-31-9　治疗前、矫治结束时及32个月后头影测量描记重叠图（黑：治疗前；绿：矫治结束时；红：32个月后）

治疗前、矫治结束时及32个月后回访的头影测量对比分析示：

上颌骨∠SNA增大（∠SNA治疗前79.0°，治疗后增大至82.1°，32个月后回访时增加至85.7°，正常值82.3°±3.5°）；下颌骨∠SNB在治疗前与32个月后回访时基本未变（∠SNB治疗前81.1°，治疗后78.6°，32个月后回访时81.0°，正常值79.7°±3.2°）；上下颌骨Ⅲ类关系纠正（∠ANB治疗前-2.1°，治疗后3.5°，32个月后回访时4.7°，正常值3.5°±1.7°；Wits治疗前-8.9mm，治疗后-2.9mm，32个月后回访时-0.7mm，正常值-1.4mm±2.8mm）。

矫治后上前牙突度减小（U1-NA治疗前7.2mm，治疗后4.8mm，32个月后回访时3.1mm，正常值4.3mm±2.7mm），下前牙直立（∠IMPA治疗前101.2°，治疗后89.9°，32个月后回访时88.2°，正常值95.0°±7.0°），下颌平面角正常（∠FMA治疗前29.6°，治疗后31.1°，32个月后回访时27.1°，正常值26.0°±4.5°），平均生长型未变。

矫治后面部软组织侧貌为直面型，32个月后回访时上下唇位于E线前（UL-EP为0.6mm，正常值-2.0mm±2.0mm；LL-EP为1.1mm，正常值4.0mm±2.0mm），下唇位于上唇稍前方。（表2-31-2）

表2-31-2　治疗前、治疗结束时及32个月后回访时头影测量分析对比

测量项目	治疗前测量值	治疗结束时测量值	回访时测量值	正常值
颌骨关系分析				
∠SNA	79.0°	82.1°	85.7°	82.3°±3.5°
∠SNB	81.1°	78.6°	81.0°	79.7°±3.2°
∠ANB	-2.1°	3.5°	4.7°	3.5°±1.7°
∠FMA（MP-FH）	29.6°	31.1°	27.1°	26.0°±4.5°
S-Go/N-Me	66.9%	64.8%	66.9%	65.9%±3.8%
Y-axis（SGn-SN）	64.0°	65.2°	62.9°	63.5°±3.2°
Wits	-8.9mm	-2.9mm	-0.7mm	-1.4mm±2.8mm
牙齿位置与角度分析				
∠U1-SN	108.6°	106.8°	106.9°	104.6°±6.0°
U1-NA	7.2mm	4.8mm	3.1mm	4.3mm±2.7mm
∠U1-NA	29.6°	24.8°	21.1°	22.8°±5.7°
L1-NB	8.1mm	5.7mm	6.1mm	5.7mm±2.1mm
∠L1-NB	31.9°	25.5°	23.0°	28.1°±5.6°

续表

测量项目	治疗前测量值	治疗结束时测量值	回访时测量值	正常值
∠IMPA（L1-MP）	101.2°	89.9°	88.2°	95.0°±7.0°
∠FMIA	52.9°	59.1°	64.9°	57.0°±6.8°
面部软组织形态分析				
UL-EP	1.3mm	2.8mm	0.6mm	-2.0mm±2.0mm
LL-EP	3.9mm	4.2mm	1.1mm	4.0mm±2.0mm
Cm-Sn-UL	96.9°	101.3°	99.5°	102.0°±8.0°

（六）病例分析

1. 矫治理论依据

骨性Ⅲ类错殆畸形、上颌发育不足患者，可在生长发育时期使用面具式前牵引矫治器，通过口外矫形牵引力，打开上颌骨与颅骨之间的骨缝，刺激骨缝内成骨，从而刺激上颌骨向前下生长，纠正上颌发育不足的骨性Ⅲ类错殆畸形。面具式前牵引适用于有生长发育潜力、上颌发育不足的轻中度骨性/混合性Ⅲ类错殆畸形患者。

2. 诊断依据、矫治计划设计、矫治时机选择依据

该患者治疗前∠SNA 79.0°、∠SNB 81.1°、∠ANB°-2.1°、Wits -8.9mm，为轻度骨性Ⅲ类关系，上颌稍后缩。后前面高比（66.9%）及下颌平面角（29.6°）都基本正常，平均生长型。前牙反覆盖约-2mm，双侧磨牙近中关系。患者初诊时10岁，颈椎发育为CVMSⅡ期，生长发育高峰期即将到来，此期为功能矫形的理想时机。因此，可通过矫形力刺激上颌骨向前下生长，纠正骨性Ⅲ类错殆畸形。矫治方案设计为：上颌口内铸造固定支架＋面具式前牵引矫治器＋下后牙殆垫，促进上颌向前生长发育，下颌佩戴后牙殆垫解除上下前牙反咬合锁结。

3. 矫治技术（矫治器）特点及矫治方式选择依据

该患者选择上颌口内铸造固定支架＋面具式前牵引矫治器促进上颌向前生长发育。该口内固定支架于上磨牙设计铸造带环、前磨牙设计腭侧固位支托，双侧磨牙及前磨牙由铸造支架连接成整体，并与尖牙唇侧牵引钩相连。该矫治器粘接于牙冠上，固位良好，前牵引时不易发生脱位。下颌佩戴后牙殆垫，解除上下前牙反咬合锁结，便于牵引。

4. 矫治流程特色

使用上颌口内铸造固定支架＋面具式前牵引矫治器促进上颌向前生长发育，使用弹力橡皮圈给上颌施加向前矫形力（每侧300-500g），每天佩戴12-14小时；下颌佩戴后牙殆垫解除上下前牙反咬合锁结。患者配合良好，总疗程5个月，治疗结束时前牙覆殆覆盖正常，双侧尖牙、磨牙轻远中关系，直面

型。治疗结束后拆除矫治器，定期随访。由于患者替牙间隙足够，上下牙列继承恒牙替换完成后，上下牙列基本排列整齐，双侧尖牙、磨牙关系调整为基本中性关系，侧貌良好，与患者及家长沟通后，该患者暂未选择进行Ⅱ期正畸综合治疗。

5．矫治疗效总结

该患者在生长发育高峰期，通过5个月的上颌前牵引治疗，成功纠正了轻度骨性Ⅲ类错殆畸形。矫治结束时患者上颌向前发育，下颌位置大小基本未变，上前牙轻度内收，下前牙直立，前牙覆殆覆盖正常，双侧磨牙轻远中关系，直面型，面部生长型良好。患者依从性良好，治疗结束后定期随访。牙列替换完成后，上下牙列基本排列整齐，双侧尖牙、磨牙关系调整为基本中性关系，侧貌良好。

矫 治 概 要

（1）基本情况：男，10岁。

（2）骨性及面型诊断：轻度骨性Ⅲ类，平均生长型。

（3）错殆诊断：安氏Ⅲ类，前牙反殆畸形。

（4）病因分析：上颌轻度发育不足，下颌大小及位置正常。

（5）矫治时机：生长发育高峰前期。

（6）矫治目的：促进上颌向前生长发育。

（7）疗效评价：上颌前牵引纠正轻度骨性Ⅲ类错殆畸形，解除前牙反殆畸形，侧貌良好，疗效稳定，未进行Ⅱ期正畸综合治疗。

【理论拓展】

替牙列期轻度骨性Ⅲ类的早期矫治

一、上颌骨的生长发育

鼻上颌复合体的生长方式包括被动生长与主动生长。随着大脑体积增大及颅底软骨生长，上颌骨被颅底生长推动向前移位，即被动生长。上颌骨主动生长为上颌骨表面生长改建和上颌骨周围骨缝内成骨，生长方向均为向前向下。上颌骨主动生长包括：①上颌结节后段沉积新骨，使上颌长度及牙弓长度增加；②上颌窦扩大，眼眶和鼻腔生长，使上颌骨长度、宽度、高度增加；③额颌缝、颧颌缝、颧颞缝、翼腭缝的生长使上颌骨向下生长；④腭中缝生长及腭盖下降，上颌宽度增加；⑤牙槽骨向下向颊侧生长，上颌基骨及牙弓宽度、高度增加；⑥上颌骨表面增生改建。

二、上颌前牵引治疗的生物力学机制

上颌骨与颅骨相邻的骨缝间连接纤维是张力型纤维组织，受张力牵张时生长改建，促进新骨形成。骨性Ⅲ类错殆畸形中上颌发育不足者，可在生长发育时期使用面具式前牵引矫治器，通过口外矫形牵引力，打开上颌骨与颅骨之间的骨缝（颧颌缝、颧颞缝、额颌缝及翼颌缝），刺激骨缝内成骨，

从而刺激上颌骨向前下生长，纠正骨性Ⅲ类错殆畸形。该方法适用于有生长发育潜力的轻中度骨性、混合性上颌发育不足Ⅲ类错殆畸形患者的早期矫治。

三、上颌前牵引治疗的矫治效应

上颌前牵引治疗的矫治效应包括上颌骨前移、上前牙唇倾、上磨牙伸长、下颌顺时针旋转，达到解除骨性Ⅲ类前牙反殆畸形的目的。应注意的是，研究表明上颌前牵引治疗的骨前移效应并不十分理想，反殆畸形的解除通常与上前牙唇倾及下颌顺时针旋转有关。因此，上颌前牵引仅适用于轻中度骨性Ⅲ类错殆畸形，且以水平生长型或平均生长型为佳。

四、上颌前牵引的治疗时机选择

关于上颌前牵引最佳治疗时机，目前仍然存在争议，乳牙列期、替牙列期、恒牙列早期进行上颌前牵引均可获得较好的面型改善效果，但关于其具体骨效应与长期稳定性，尚无大样本研究论证。一般认为在上颌骨骨缝未完全闭合时（CVMS Ⅱ期左右）牵引最佳，此时可获得更多的骨效应。

五、上颌前牵引的施力方向

鼻上颌复合体阻力中心位于正中矢状面上，位于梨状孔下缘，前后位于第二前磨牙与第一磨牙之间。前牵引方向为水平向前时，鼻上颌复合体逆时针旋转，若需要鼻上颌复合体水平前移，则牵引方向应为前下30°~40°。上颌发育不足患者的鼻上颌复合体阻力中心通常较正常人更靠前，因此牵引方向以向前下40°为宜。牵引点应靠前，一般位于上尖牙近中。研究表明，牵引点靠近磨牙会导致上颌发生更大的逆时针旋转。

六、上颌前牵引治疗的适应证与非适应证

上颌前牵引治疗适用于上颌发育不足且具有生长发育潜力的骨性Ⅲ类错殆畸形患者，以水平生长型或平均生长型为佳，垂直生长型患者需谨慎使用。另外，对于下颌发育过度的患者，应与患者及家长充分沟通，说明生长发育高峰期下颌会进一步生长，可能出现矫治后前牙覆盖减小、面型恶化，甚至出现反殆畸形再次复发的情况。

【病例三十二】

前牙内倾深覆殆、下颌后缩的前突面型的早期矫治

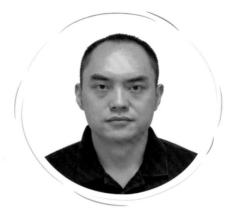

四川大学华西口腔医学院　谭理军

（一）主诉/病史

患者刘某，女，10岁，因"龅牙"求治。

家族遗传史：有家族遗传史，述其父亲为"面下1/3过短面型，前牙内倾深覆殆"。

既往史：无特殊。

现病史：换牙后逐渐出现下颌后缩，有吮吸上唇习惯。

（二）临床检查

1．面型检查

面部左右基本对称，侧貌面下1/3偏小，下颌后缩，颏唇沟深。

2．口内检查

替牙列期，16、12、11、21、22、26、36、33、32、31、41、42、43、46牙萌出。上下前牙内倾，上下牙弓方圆形，上下牙列轻度拥挤，前牙Ⅱ度深覆殆，下颌Spee曲线深，第一恒磨牙中性关系。口腔卫生差。（图2-32-1）

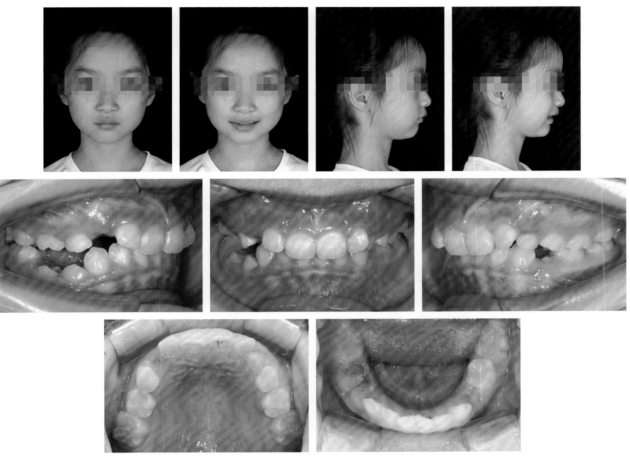

图2-32-1 治疗前面像及口内像

3．功能检查

舌位低平，未见其他明显口腔功能异常。头颈姿势未见明显异常。

4．X片检查

于ICP位拍摄头颅侧位片，检查患者上下颌骨关系；拍摄曲面断层片，了解上下牙列发育、乳恒牙替换、双侧髁突形态及上下颌骨形态等情况（图2-32-2，图2-32-3）。

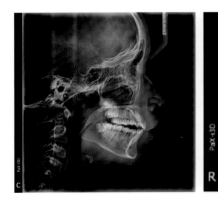

图2-32-2 初诊头颅侧位片

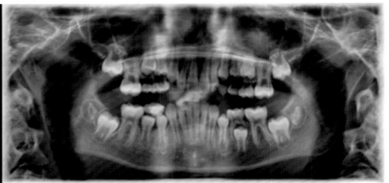

图2-32-3 初诊曲面断层片

（1）头影测量分析：∠SNA 77.2°（正常值83.0°±4.0°），∠SNB 72.8°（正常值80.0°±4.0°），∠ANB 4.4°（正常值3.0°±2.0°），上下颌骨矢状向Ⅰ类关系，上下颌骨轻度不调，下颌有轻度发育不足倾向。下前面高比减小（ANS-Me/N-Me 50.9%，正常值55.0%±3.0%）；后前面高比增大（S-Go/N-Me 67.3%，正常值64.0%±2.0%）；下面高不足，下颌有前上旋转。

∠U1-NA 17.6°（正常值23.0°±5.0°），∠L1-NB 21.7°（正常值30.0°±6.0°），提示上下前牙舌倾。（表2-32-1）

CVMSⅢ期。（图2-32-2）

表2-32-1 治疗前头影测量分析

测量项目	治疗前	标准值	标准差
∠SNA	77.2°	83.0°	4.0°
∠SNB	72.8°	80.0°	4.0°
∠ANB	4.4°	3.0°	2.0°
Ptm-A	45.2mm	45.0mm	3.0mm
Ptm-S	13.6mm	18.0mm	2.0mm
Go-Po	60.0mm	73.0mm	4.0mm
Go-Co	51.2mm	59.0mm	3.0mm
Pcd-S	25.5mm	17.0mm	3.0mm
∠SN-MP	32.5°	30.0°	6.0°
N-ANS	49.2mm	53.0mm	3.0mm
ANS-Me	51.1mm	61.0mm	3.0mm
S-Go	67.5mm	77.0mm	7.0mm
S-Go/N-Me	67.3%	64.0%	2.0%
ANS-Me/N-Me	50.9%	55.0%	3.0%
∠U1-L1	136.2°	124.0°	8.0°
∠U1-NA	17.6°	23.0°	5.0°
U1-NA	1.5mm	5.0mm	2.0mm
∠L1-NB	21.7°	30.0°	6.0°
L1-NB	3.0mm	7.0mm	2.0mm
∠FMIA（L1-FH）	53.7°	55.0°	2.0°
U1-PP	23.2mm	28.0mm	2.0mm
L1-MP	36.2mm	42.0mm	4.0mm
L6-MP	27.5mm	34.0mm	2.0mm
LL-EP	1.4mm	1.0mm	2.0mm
UL-EP	3.1mm	-1.0mm	1.0mm

（2）曲面断层片示：上下牙列发育正常，未见多生牙、先天缺牙等牙齿发育异常情况。双侧髁突形态未见异常、对称，双侧下颌骨体形态大小对称。可见4个第二、三磨牙牙胚。（图2-32-3）

（三）临床诊断

（1）骨性Ⅱ类趋势，下颌有轻度发育不足。

（2）水平生长型。

（3）安氏Ⅱ类，上下前牙内倾。

（4）上下牙列轻度拥挤。

（5）下颌Spee曲线深。

（6）舌位低平。

（7）口腔卫生差。

（四）治疗计划

双期治疗：

（1）Ⅰ期早期矫治。

①改善上下前牙内倾，纠正前牙异常转矩，特别是上前牙的转矩不足，去除下颌前伸功能障碍，为下颌矢状向生长提供前伸空间。

②引导下颌矢状向生长，促进下颌矢状向生长及位置前伸，改善凸面型。

③引导下磨牙伸长，平整下颌过深Spee曲线。

④在整个治疗过程中，嘱患者进行舌肌上抬训练，引导患者上抬舌体，改善颌骨协调生长发育的功能基质环境。

（2）保持Ⅰ期功能矫治效果，待恒牙列期，择期进行Ⅱ期正畸综合矫治，精细调节前后牙关系。

（五）治疗过程及结果

1. 治疗过程

（1）指导患者进行舌肌上抬训练。采用常用的舌尖舔腭顶口香糖方法，引导患者上抬舌体，改善口周肌功能异常，平衡牙弓内外口周肌张力。

（2）采用上颌殆垫式双曲舌簧活动矫治器纠正上前牙内倾直立。

①制作试戴上颌殆垫式双曲舌簧活动矫治器。每次打开双曲舌簧1~2mm，每2周加力1次，唇倾上前牙。（图2-32-4）

②复诊调节矫治器固位，每2周复诊1次。在戴用矫治器2个月之后，上前牙唇倾，上前牙正常的转矩恢复，为下颌前伸拓展了空间，下颌可前伸至切对切。（图2-32-5）

（3）Twin-Block矫治器引导下颌前伸。

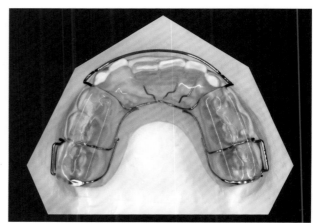

图2-32-4 上颌殆垫式双曲舌簧活动矫治器（示意图）

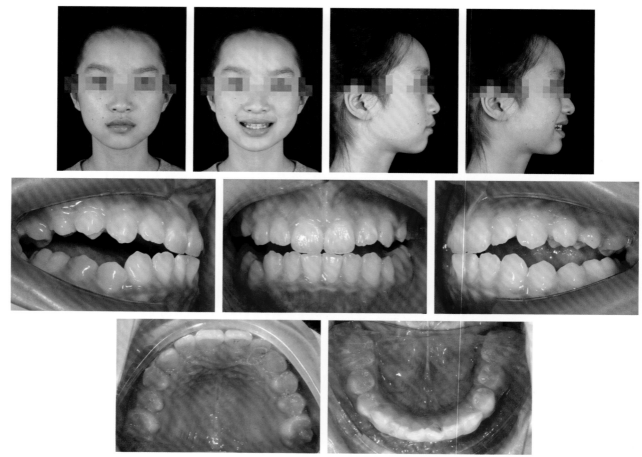

图2-32-5　矫治2个月后下颌功能性前伸面像及口内像

①采用Twin-Block矫治器引导/维持下颌前伸。咬合关系重建为前牙切对切，后牙打开咬合2-4mm。制作Twin-Block矫治器并试戴，嘱除进食外，全天佩戴。

②复诊：1次/月，调整Twin-Block矫治器固位。Twin-Block矫治器治疗3个月后，下颌明显前伸，面部形态改善，侧貌直；口内像检查示前牙达到切对切，后牙开殆畸形，Spee曲线深。

③Twin-Block矫治器上后牙殆垫调磨，引导下磨牙伸长、后牙建殆。复诊分次调磨上后牙殆垫，每次磨除约1mm，1次/月，引导并促进下后牙萌出及后牙接触，维持下面高的改善效果。调磨上后牙殆垫时注意不要损坏引导斜面。

④4个月后停止调磨Twin-Block矫治器后牙殆垫，口内像检查示在前牙浅覆殆覆盖状态下，上下第一恒磨牙建殆。（图2-32-6）

⑤Twin-Block矫治器治疗结束后，使用Ⅱ型功能调节器作为Twin-Block矫治器治疗后的保持器，保持至牙齿替换结束，然后择期进行Ⅱ期正畸综合矫治。

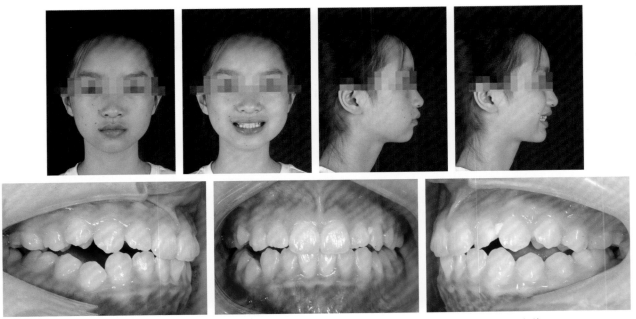

图2-32-6　Ⅰ期Twin-Block矫治器前导下颌、调磨后牙殆垫结束时面像及口内像

2．治疗结果

（1）Ⅰ期早期矫治：上颌殆垫式双曲舌簧活动矫治器＋Twin-Block矫治器治疗，Ⅱ型功能调节器保持后，患者下颌前伸，前突面型改善，侧貌直；上前牙唇倾，前牙浅覆殆覆盖，上下中线齐，磨牙建殆，前磨牙区局部开殆畸形。拍摄头颅侧位片，分析矫治疗效。（图2-32-7）

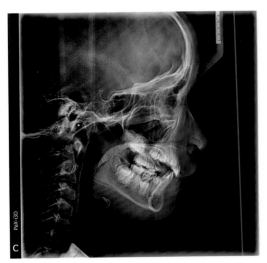

图2-32-7　Ⅰ期功能矫治后头颅侧位片

Ⅰ期功能矫治后，头影测量分析示：经过Ⅰ期治疗，患者面型明显改善。∠ANB从4.4°减小到2.1°，Go-Po从60.0mm增加到63.9mm，下颌矢状向位置前移，下颌向前生长。后前面高比从67.3%减小到65.7%，患者水平生长型改善。前下面高比变化不明显（治疗前50.9%，治疗后49.8%），这和前上面高同时有增长有关（治疗后N-ANS增加了5.3mm）。也就是说，如果不进行早期矫治主动打开前牙咬合，使下颌向后下旋转，由于前上面高的增加，患者前下面高不足对容貌的影响很可能进一步加重。

矫治后∠U1-NA从17.6°增加到25.6°，∠L1-NB从21.7°增加到30.5°，上下前牙内倾纠正。（表2-32-2）

表2-32-2　Ⅰ期功能矫治前后头影测量对比

测量项目	治疗前	治疗后	标准值	标准差
∠SNA	77.2°	75.3°	83.0°	4.0°
∠SNB	72.8°	73.2°	80.0°	4.0°
∠ANB	4.4°	2.1°	3.0°	2.0°
Ptm-A	45.2mm	43.6mm	45.0mm	3.0mm
Ptm-S	13.6mm	15.8mm	18.0mm	2.0mm
Go-Po	60.0mm	63.9mm	73.0mm	4.0mm
Go-Co	51.2mm	53.9mm	59.0mm	3.0mm
Pcd-S	25.5mm	27.8mm	17.0mm	3.0mm
∠SN-MP	32.5°	35.6°	30.0°	6.0°
N-ANS	49.2mm	54.5mm	53.0mm	3.0mm
ANS-Me	51.1mm	54.1mm	61.0mm	3.0mm
S-Go	67.5mm	71.3mm	77.0mm	7.0mm
S-Go/N-Me	67.3%	65.7%	64.0%	2.0%
ANS-Me/N-Me	50.9%	49.8%	55.0%	3.0%
∠U1-L1	136.2°	121.8°	124.0°	8.0°
∠U1-NA	17.6°	25.6°	23.0°	5.0°
U1-NA	1.5mm	3.5mm	5.0mm	2.0mm
∠L1-NB	21.7°	30.5°	30.0°	6.0°
L1-NB	3.0mm	4.9mm	7.0mm	2.0mm
∠FMIA（L1-FH）	53.7°	50.0°	55.0°	2.0°
U1-PP	23.2mm	23.0mm	28.0mm	2.0mm
L1-MP	36.2mm	34.5mm	42.0mm	4.0mm
L6-MP	27.5mm	29.4mm	34.0mm	2.0mm
LL-EP	1.4mm	1.7mm	1.0mm	2.0mm
UL-EP	3.1mm	0.2mm	-1.0mm	1.0mm

（2）经过Ⅰ期的治疗，头影测量描记重叠图示：上下前牙到达正常唇倾角度（转矩改善），侧貌明显改善（图2-32-8）。

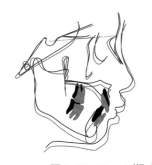
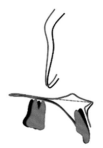
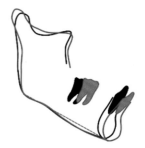

图2-32-8　Ⅰ期功能矫治前后头影测量描记重叠图（黑色：治疗前；红色：治疗后）

3. Ⅱ期正畸综合矫治：精细调整前后牙咬合关系

Ⅰ期功能矫治后，面部形态改善，前牙内倾纠正，上下牙列轻度拥挤。Ⅱ期收集资料，制订正畸综合治疗计划：选择非拔牙矫治方案，简单排齐排平上下牙列，并引导后牙伸长建𬌗，调整前后牙咬合关系（图2-32-9）。Ⅰ期早期矫治，在实现颜面最佳改善的基础上，极大地简化了Ⅱ期正畸综合治疗的难度和复杂程度，达到了早期矫治的目的。

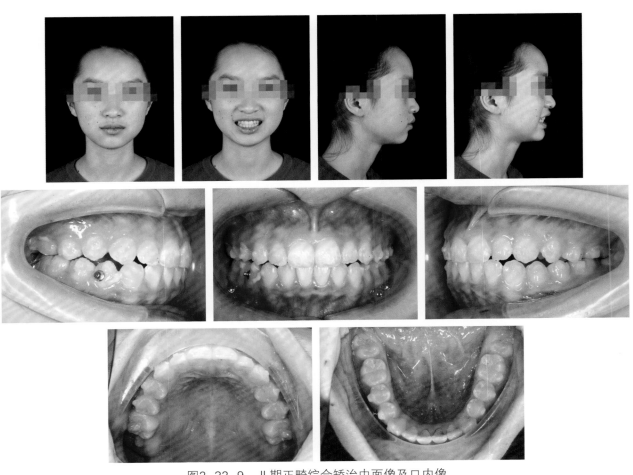

图2-32-9　Ⅱ期正畸综合矫治中面像及口内像
（无托槽隐形矫治技术简单排齐排平上下牙列，调整前后牙咬合关系）

（六）病例分析

1. 病因分析

（1）患者有家族遗传史，述其父亲为"面下1/3过短面型，前牙内倾深覆𬌗"，推断患者前牙内倾、下颌后缩的前突面型有遗传因素作用。

（2）问诊发现患者有口腔不良习惯：曾经有吸吮上唇习惯。吮吸上唇可导致上前牙内倾，上前牙内倾进一步限制下颌的矢状向生长，故分析在口腔不良习惯的影响下患者遗传性前牙内倾深覆𬌗及下颌后缩加重。

2．诊断依据和矫治时机选择

患者临床表现为前牙深覆殆畸形，头影测量分析显示其为典型的安氏Ⅱ类2分类错殆畸形：∠ANB增大，下颌相对发育不足；上下前牙内倾；下颌前上旋转，水平生长型。因此，有必要尽早利用颅面生长发育潜力引导下颌的矢状向生长，促进其垂直向生长，使前下面高增加，改善患者面下1/3高度不足及侧貌前突面型。

由于患者有明显的遗传因素（述其父亲是"内倾深覆殆"）影响，就诊时有明显的内倾深覆殆表现，且就诊时正值青春生长发育高峰期，如果不尽快解除上前牙对下颌生长的限制作用，可能阻碍生长发育高峰期下颌骨的矢状向差异性生长，导致下前颌骨矢状向发育不足。并且由于患者遗传的水平生长型，其下颌逆时针生长旋转会进一步加深前牙覆殆畸形。因此选择立即开始功能矫形治疗，利用患者青春生长发育潜力尽量促进上下颌骨协调生长。

3．矫治技术（矫治器）特点及矫治方式选择依据

患者进入替牙列晚期，正处于生长发育高峰期，需要尽快开始功能矫形治疗。同时，患者在就诊阶段没有发现明显的不良口周肌习惯。因此，按照早期矫治"矫治方法应简单、治疗阶段性"的原则，设计了短平快的治疗方案。首先采用上颌殆垫式双曲舌簧活动矫治器，快速纠正上前牙内倾直立。由于患者曾经有吸吮上唇的不良习惯，治疗有必要考虑牙弓内外肌张力的功能平衡，应考虑肌功能训练，以进一步巩固矫治后牙弓内外肌力平衡。因此，治疗中贯穿了舌肌上抬训练，确保内外肌力平衡。

由于患者进入了生长发育高峰期，需要抓紧矫治时机，充分利用生长发育潜力。在现阶段没有明显的不良肌习惯的基础上，上前牙恢复转矩之后，马上进入下颌前导阶段。我们选择了对于牙槽改建最有效的活动功能矫治器——Twin-Block矫治器进行治疗。选择该矫治器还有一个原因就是，可以利用调磨殆垫，高效引导后牙萌出，改善下面高。

4．矫治疗效总结

患者有明显的遗传因素，因此在治疗之初就需要和家长充分交流沟通。颜面发育矫治不能改变遗传因素，只能改善（修饰）疾病表现。因此，存在颜面发育矫治效果不佳的可能性。但是及早进行前牙转矩的改善和颌骨生长发育的引导，有助于颅面发育的口周神经肌功能的改善，从而有利于建立良好的软组织形态，特别是面下1/3部分的软组织外形。

无论何种下颌的矢状向生长引导，第一步都是提供前导下颌的空间。由于上下颌骨都是弧形结构，因此需要从三个方向阻力来考虑下颌矢状向生长引导的空间。第一个是水平向的阻力，这是最容易理解的部分：即在下颌向前生长方向上有阻挡的咬合接触，阻碍了下颌生长。如腭侧错位/直立前牙阻碍下颌前伸（本病例的内倾的上前牙及常见的上颌腭侧异位的侧切牙阻挡在了下前牙唇侧等）。另外，扭转上前牙也是阻碍下颌前伸的异常咬合关系。第二个是冠状向的阻力。上牙弓宽度比下牙弓宽

度：过窄的上牙弓会导致下颌后缩以建立咬合关系，限制了下颌向前的生长。最后一个是最容易被忽略的矢状向的阻力。前牙的深覆𬌗会增加下颌向前生长的难度，并导致下颌前伸后出现后下旋转，增大前下面高，形成Ⅱ类高角畸形。

本病例患者存在水平向和矢状向两个方向的阻力。但是由于其水平生长型的治疗目标包含了增大前下面高，因此矢状面阻力不用干预，反而正好可以利用下颌前伸来帮助实现下颌的后下旋转。矫治设计只采用了上颌𬌗垫式双曲舌簧活动矫治器唇倾上前牙，恢复上前牙正常转矩的同时，为下颌向前生长提供空间。上前牙唇倾之后，希望实现下颌向前生长，同时伴随下颌后下旋转，增大前下面高，改善侧貌，因此选择了Twin-Block矫治器，引导下颌向前生长的同时，通过调磨𬌗垫实现后牙伸长，稳定下颌后下旋转效果，并维持前下面高。

矫 治 概 要

（1）基本情况：女，10岁。

（2）骨性及面型诊断：骨性Ⅱ类，下颌发育不足；水平生长型。

（3）错𬌗诊断：安氏Ⅱ类2分类，上下前牙内倾，前牙深覆𬌗。

（4）病因分析：遗传因素，同时伴有吮上唇不良习惯。

（5）矫治时机：颈椎CVMSⅢ期。

（6）矫治目的：通过Ⅰ期矫治实现下颌向前下生长，有效改善面型。Ⅱ期行简单正畸综合治疗。

（7）疗效评价：恢复了上前牙的转矩，实现了下颌向前下生长，有效改善了面型。

【 理论拓展 】

儿童安氏Ⅱ类2分类错𬌗畸形的功能矫形治疗要点

儿童安氏Ⅱ类2分类错𬌗畸形的功能矫形治疗注意事项与安氏Ⅱ类1分类的治疗大体一致，不同之处在于：安氏Ⅱ类2分类患者一般都需要先恢复上前牙的冠唇向转矩，为下颌的前导提供间隙，然后开始下颌生长的功能矫形治疗。

（1）纠正上前牙内倾的临床治疗可以采用：①上颌𬌗垫式双曲舌簧矫治器，打开双曲舌簧恢复上前牙的正常唇倾角度；②使用局部固定多托槽"2×4"矫治技术恢复上前牙转矩。

（2）上前牙转矩恢复之后，对于轻度的上下颌骨Ⅱ类关系患者，可以采用功能矫治器，在破除不良习惯的同时，引导下颌生长。对于比较严重的患者，可以考虑Twin-Block矫治器和头帽肌激动器。如果需要有效增加下面高，Twin-Block矫治器是最佳选择。

（3）需要强调的是，由于咀嚼肌力较大，对于水平生长型的安氏Ⅱ类2分类患者，打开咬合的疗效保持不稳定，也极易复发。因此，水平生长型安氏Ⅱ类2分类患者的矫形治疗效果的保持比平均生长型的安氏Ⅱ类2分类患者更重要，必要时保持可以超过5年。

（4）对于低角的儿童安氏Ⅱ类2分类患者，临床提倡尽早进行矫治，早期矫治可以改善儿童安氏Ⅱ类2分类的前牙深覆𬌗，即面型高度不足的问题。但由于安氏Ⅱ类2分类生长型的特点，治疗前也需要和患者、家属沟通清楚疗效的局限性、受生长型影响前导下颌疗效的不确定性，以及下颌前导后复发率较高等情况，争取患者及家长的临床配合，达到早期矫治的目的。

（5）要重视口腔不良习惯的纠正。儿童安氏Ⅱ类2分类错𬌗畸形多是由遗传因素及不良习惯引起。其中不良习惯主要为吮吸嘴唇，可加重上前牙舌倾。因此对于安氏Ⅱ类2分类患者，首先需要甄别合并的口腔不良习惯。如果有口腔不良习惯，应该在牙颌面生长发育早期就开始破除不良习惯。当安氏Ⅱ类2分类患者进入青春发育期时，选择功能矫形治疗的同时，也需要特别注意口腔不良习惯的改正，尤其是导致上前牙舌倾的习惯。在上前牙恢复转矩后，如果不良习惯没有得到有效纠正，上前牙很容易再次舌倾，阻碍下颌的生长。

【病例三十三】

儿童骨性高角前牙中度深覆殆覆盖的早期矫治

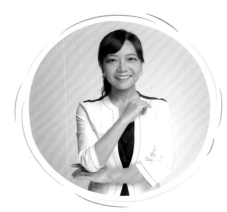
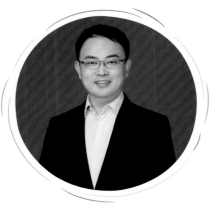

西安交通大学口腔医学院　邹蕊　　　　西安交通大学口腔医学院　乔虎

（一）主诉/病史

患者崔某，男，10岁，家长诉患者唇闭合不全，影响美观，否认家族遗传史。

患者既往腺样体肥大，于半年前行腺样体切除术，否认全身疾病史及综合征。

（二）临床检查

（1）患者替牙列期，口呼吸。

（2）口内像及面像检查：上颌12-22牙及双侧第一恒磨牙萌出，下颌32-42牙及双侧第一恒磨牙萌出。ICP位时前牙覆殆4mm，深覆盖6mm左右。磨牙及第二乳磨牙远中关系（安氏Ⅱ类磨牙关系）。患者上牙弓前段、中段狭窄，上牙列轻度拥挤，下牙列中度拥挤。上下中线不齐，ICP位时下中线稍左偏1mm。未见乳恒牙替换异常。

患者正面观为均面，右侧丰满，唇闭合不全；侧面观为凸面型，鼻唇角小，上唇前突，上颌发育过度，下颌后缩，颏部靠后。（图2-33-1）

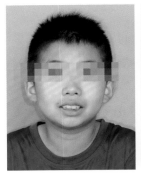
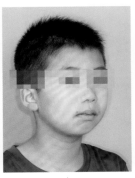
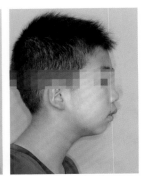

A

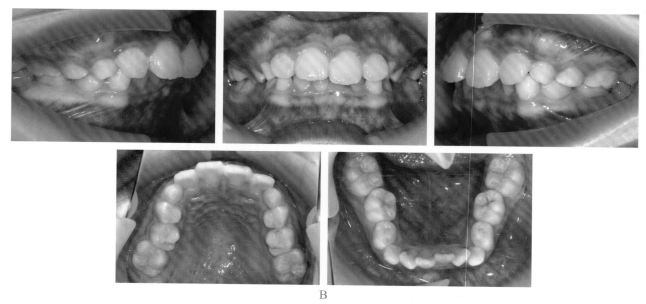

B

图2-33-1　初诊面像及口内像
A. 面像；B. 口内像

（3）功能检查：下颌前伸后，面部前突面型改善，表明下颌后缩存在功能性因素。关节无弹响，无关节及咬肌区疼痛，开口度正常，开口型无偏斜，RCP位与ICP位协调。

（4）X片检查：于ICP位拍摄头颅侧位片，检查患者上下颌骨关系及功能形态变化（图2-33-2）。拍摄曲面断层片，了解上下牙列发育、乳恒牙替换、双侧髁突形态及上下颌骨形态等情况（图2-33-3）。拍摄腕指关节片，了解颅面生长发育情况（图2-33-4）。

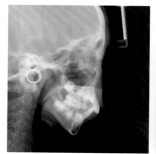

图2-33-2　初诊头颅
侧位片

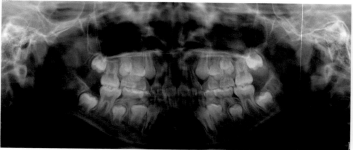

图2-33-3　初诊曲面断层片

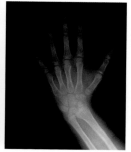

图2-33-4　初诊腕指
关节片

①头影测量分析：上颌骨发育基本正常（∠SNA 81.6°，正常值82.0°±3.5°），下颌骨发育不足（∠SNB 74.2°，正常值80.9°±3.4°），上下颌骨骨性矢状向中度不调（∠ANB 7.4°，正常值1.6°±1.5°）；上前牙直立（∠U1-NA 16.9°，正常值22.8°±5.7°），下前牙唇倾（∠L1-NB 34.1°，正常值25.3°±6.0°）；下颌平面角大（∠FMA 37.2°，正常值25.6°±4.5°；∠SN-GoGn 39.8°，正常值32.9°±5.2°），𬌗平面角大（∠OP-SN 24.5°，正常值14.4°±2.5°），面型为垂直生长型。

面部软组织侧貌为凸面型，上下唇位于E线前，下唇位于上唇后方。（图2-33-2，表2-33-1）

表2-33-1 治疗前头影测量分析

测量项目	治疗前	标准值	标准差
∠SNA	81.6°	82.0°	3.5°
∠SNB	74.2°	80.9°	3.4°
∠ANB	7.4°	1.6°	1.5°
∠SND	69.8°	80.0°	3.0°
U1-NA	4.0mm	4.3mm	2.7mm
∠U1-NA	16.9°	22.8°	5.7°
L1-NB	6.7mm	4.0mm	1.8mm
∠L1-NB	34.1°	25.3°	6.0°
Pog-NB	−0.8mm	1.4mm	1.7mm
Po & L1-NB Diff	7.5mm	2.6mm	1.7mm
∠U1-L1	130.2°	130.0°	6.0°
∠OP-SN	24.5°	14.4°	2.5°
∠SN-GoGn	39.8°	32.9°	5.2°
S-L	27.1mm	51.0mm	3.0mm
S-E	16.5mm	22.0mm	3.0mm
∠FMA（MP-FH）	37.2°	25.6°	4.5°
∠IMPA（L1-MP）	86.9°	95.0°	7.0°
∠FMIA（L1-FH）	56.0°	63.3°	8.5°
Y-axis（SGn-SN）	76.9°	67.0°	5.5°
∠U1-SN	97.7°	102.3°	5.5°
L1-APo	2.8mm	2.7mm	1.7mm
Y-axis长	106.8mm	115.8mm	6.0mm
UL-EP	6.0mm	−2.7mm	2.0mm
LL-EP	3.7mm	−2.0mm	2.0mm
Wits Appraisal	1.6mm	−1.0mm	1.0mm
∠U1-FH	105.7°	111.0°	6.0°
LFH（ANS-Me‖FH）	54.0%	54.0%	5.0%
UFH（Na-ANS）	46.0%	46.0%	5.0%

②曲面断层片示：上下牙列发育正常，未见多生牙、先天缺牙等牙齿发育异常情况。双侧髁突形态对称、未见异常，双侧下颌骨体形态大小对称。（图2-33-3）

③腕指关节片示：第4指中节指骨骺宽小于干宽（MP3），患者处于生长发育高峰前期。（图2-33-4）

（三）临床诊断

由于患者及家长否认家族遗传史，根据患者下颌后缩病史，腺样体肥大既往史及口呼吸习惯，并综合家长颜貌特征，判断患者错殆畸形的形成机制可能为环境因素、功能性因素造成的下颌后缩。

头影测量分析发现，∠SNA基本正常，∠SNB偏小，表现为上下颌骨矢状向不调，是中度骨性Ⅱ类关系（∠ANB 7.4°，正常值1.6°±1.5°）的下颌骨后缩的前突面型。下颌平面角过大，骨性高角（∠FMA 37.2°，正常值25.6°±4.5°；∠SN–GoGn 39.8°，正常值32.9°±5.2°），殆平面角过大（∠OP-SN 24.5°，正常值14.4°±2.5°），下全面高比基本正常，垂直生长型。

因此，根据临床视诊、问诊、口内像检查、功能检查及X片检查等结果，该下颌后缩患者的临床诊断如下：

（1）中度骨性Ⅱ类畸形（上颌发育正常，下颌发育不足）。

（2）安氏Ⅱ类错殆畸形。

（3）垂直生长型。

（4）侧貌凸面型，上下唇位于E线前。

（5）前牙Ⅱ度深覆殆，Ⅱ度深覆盖。

（6）上下牙弓大小基本协调，上牙弓前段、中段宽度稍小。

（7）上下中线不齐，ICP位时下中线左偏1mm。

（8）上牙列轻度拥挤，下牙列中度拥挤。

（9）下颌功能性前伸受限。

（四）治疗计划

患者处于生长发育高峰前期，Ⅰ期利用Twin-Block矫治器＋高位头帽牵引，控制上颌旋转及矢状向生长，同时导下颌骨向前，改善凸面型，控制生长方向。Ⅱ期视Ⅰ期矫治效果，制订相应治疗计划，择期进行牙列及咬合关系矫治。

（1）由于该患者下颌功能性后缩，使用Twin-Block矫治器导下颌向前，刺激下颌骨发育，协调上下颌骨位置关系，调整前牙覆殆覆盖至正常，改善患者凸面型。

（2）患者殆平面角过大、垂直生长型，使用Twin-Block矫治器矫治下颌的同时上颌增加口外弓，高位牵引，在控制上颌矢状向生长的同时，通过控制上后牙槽高度增加，控制殆平面的倾斜角度，促进下颌骨逆时针旋转，进一步改善患者面型。

（五）治疗过程及结果

1. 治疗过程

（1）佩戴Twin-Block矫治器＋口外弓高位牵引治疗，控制上颌矢状向生长及上后牙槽高度，刺激下颌生长。咬合关系重建至前牙切对切，垂直向打开前牙咬合小于3mm，头帽施予上颌骨向后上的矫形力（每侧250-400g），要求患者每天佩戴时间不少于12小时。（图2-33-5）

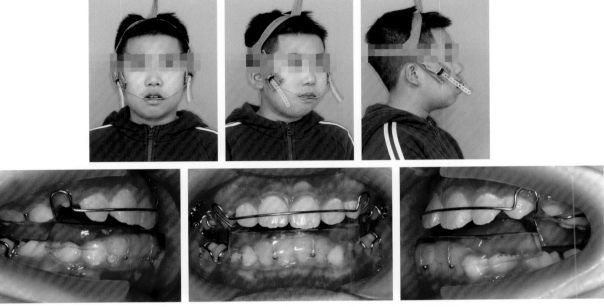

图2-33-5　Twin-Block矫治器＋上颌口外弓高位牵引治疗中面像及口内像

（2）Twin-Block矫治器＋口外弓高位牵引治疗1年后，前牙覆殆覆盖正常，上下中线齐，垂直向高度控制较好，凸面型纠正，侧貌改善，但上下牙弓宽度仍存在轻度不调。（图2-33-6）

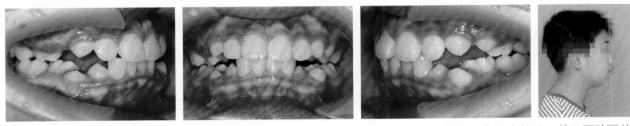

图2-33-6　Twin-Block矫治器＋口外弓高位牵引治疗1年后口内像及面像（双侧磨牙偏近中关系，前牙覆殆覆盖正常，面型改善）

2. 治疗结果

（1）矫治器继续佩戴保持1年，每天佩戴时间不变，期间调磨殆垫，促进后牙建立稳定咬合关系，维持下颌位置，高位牵引继续限制上颌矢状向过度生长及控制垂直向高度。保持1年后前牙正常覆殆覆盖关系稳定，患者颏部正常发育，下颌后缩的凸面型得以纠正，侧貌协调美观，高角面型进一步改善。1年间，乳恒牙继续替换，上下牙弓宽度不调减轻，下中线右偏。腕指关节片显示患者处于生长发育高峰期，建议保持至生长发育高峰后期开始Ⅱ期正畸综合治疗。（图2-33-7）

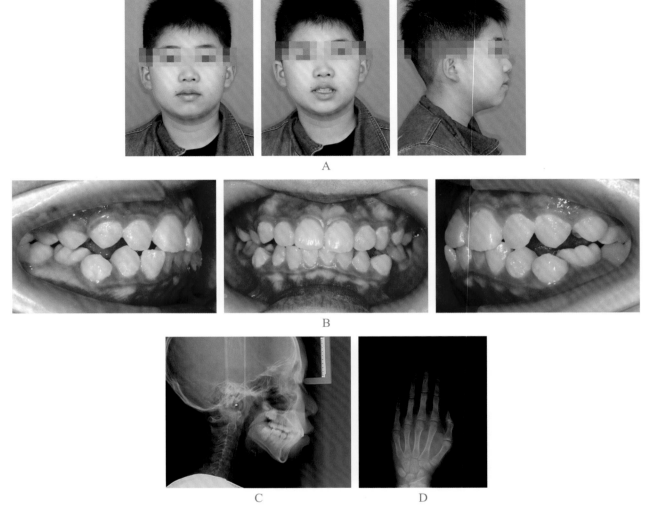

图2-33-7　继续佩戴Twin-Block矫治器＋口外弓高位牵引保持1年后面像、口内像、头颅侧位片及腕指关节片
A. 面像；B. 口内像；C. 头颅侧位片；D. 腕指关节片

（2）矫治2年后，结束Ⅰ期Twin-Block矫治器＋口外弓高位牵引治疗，拍摄头颅侧位片，利用头影测量分析矫治疗效。（图2-33-8）

（3）治疗效果分析：患者初诊时上颌骨发育基本正常（∠SNA 81.6°，正常值82.0°±3.5°），下颌骨发育不足（∠SNB 74.2°，正常值80.9°±3.4°），骨性Ⅱ类（∠ANB 7.4°，正常值1.6°±1.5°）；典型骨性Ⅱ类错𬌗畸形表现，下颌平面角大（∠FMA 37.2°，正常值25.6°±4.5°；∠SN-GoGn 39.8°，正常值32.9°±5.2°），𬌗平面角大（∠OP-SN 24.5°，正常值14.4°±2.5°），面型为垂直生长型。早期使用Twin-Block矫治器联合高位头帽控制上颌矢状向、垂直向生长，同时引导下颌发育，在治疗中期取得了明显的效果，下颌生长量增加（∠SNB 76.4°，正常值80.9°±3.4°），𬌗平面角减小（∠OP-SN 22.9°，正常值14.4°±2.5°），下颌平面角减小（∠FMA 36.3°，正常值25.6°±4.5°；∠SN-GoGn 37.9°，正常值32.9°±5.2°）。为进一步稳定治疗效果，控制上颌矢状向及垂直向生长，继续口外弓控制1年，上颌生长量得到进一步控制，下颌骨继续生长（∠SNA 82.9°，正常值82.0°±3.5°，∠SNB 78.0°，正常值80.9°±3.4°），下颌平面角及𬌗平面角得到控制（∠FMA 35.7°，正常值

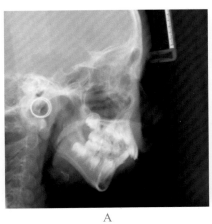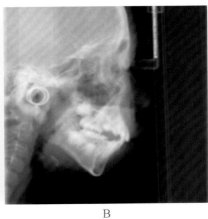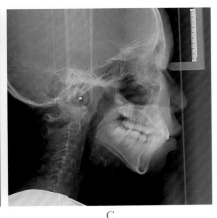

图2-33-8 治疗前、治疗1年后、保持1年后头颅侧位片
A. 治疗前；B. 治疗1年后；C. 保持1年后

25.6°±4.5°；∠SN-GoGn 37.7°，32.9°±5.2°；∠OP-SN 20.6°，正常值14.4°±2.5°），侧貌更加协调美观（表2-33-2）。

表2-33-2 治疗前、治疗结束及保持后头影测量分析

测量项目	治疗前	治疗中	Ⅰ期治疗后	标准值	标准差
∠SNA	81.6°	82.0°	82.9°	82.0°	3.5°
∠SNB	74.2°	76.4°	78.0°	80.9°	3.4°
∠ANB	7.4°	6.6°	4.9°	1.6°	1.5°
∠SND	69.8°	72.3°	72.7°	80.0°	3.0°
U1-NA	4.0mm	3.0mm	7.6mm	4.3mm	2.7mm
∠U1-NA	16.9°	19.7°	25.9°	22.8°	5.7°
L1-NB	6.7mm	10.2mm	9.1mm	4.0mm	1.8mm
∠L1-NB	34.1°	34.2°	32.2°	25.3°	6.0°
Pog-NB	-0.8mm	-1.8mm	-2.2mm	1.4mm	1.7mm
Po & L1-NB Diff	7.5mm	12.0mm	11.2mm	2.6mm	1.7mm
∠U1-L1	130.2°	119.5°	117.9°	130.0°	6.0°
∠OP-SN	24.5°	22.9°	20.6°	14.4°	2.5°
∠SN-GoGn	39.8°	37.9°	37.7°	32.9°	5.2°
S-L	27.1mm	31.8mm	31.5mm	51.0mm	3.0mm
S-E	16.5mm	20.5mm	16.6mm	22.0mm	3.0mm
∠FMA（MP-FH）	37.2°	36.3°	35.7°	25.6°	4.5°
∠IMPA（L1-MP）	86.9°	91.9°	90.6°	95.0°	7.0°
∠FMIA（L1-FH）	56.0°	43.8°	51.7°	63.3°	8.5°
Y-axis（SGn-SN）	76.9°	76.0°	76.2°	67.0°	5.5°
∠U1-SN	97.7°	102.7°	106.3°	102.3°	5.5°
L1-APo	2.8mm	7.1mm	7.7mm	2.7mm	1.7mm

续表

测量项目	治疗前	治疗中	Ⅰ期治疗后	标准值	标准差
Y-axis长	106.8mm	119.5mm	119.3mm	115.8mm	6.0mm
UL-EP	6.0mm	2.4mm	5.4mm	−2.7mm	2.0mm
LL-EP	3.7mm	4.4mm	5.4mm	−2.0mm	2.0mm
Wits Appraisal	1.6mm	−0.7mm	−1.4mm	−1.0mm	1.0mm
∠U1-FH	105.7°	104.3°	113.8°	111.0°	6.0°
LFH（ANS-Me‖FH）	54.0%	53.8%	56.0%	54.0%	5.0%
UFH（Na-ANS）	46.0%	46.2%	44.0%	46.0%	5.0%

（六）病例分析

1. Ⅰ期选择在生长发育高峰前期进行颌骨矫形治疗

该患者下颌发育不足，早期使用Twin-Block矫治器重建咬合关系，改变下颌位置及口周肌功能，刺激下颌骨发育，改善患者骨性Ⅱ类关系。咬合重建时下颌前伸不超过7mm，一般下颌前伸至切对切或前牙浅覆殆覆盖；上前牙垂直向咬合打开不超过3mm。

2. 高角生长型骨性Ⅱ类错殆畸形的矫治策略

骨性Ⅱ类错殆畸形患者矫治过程中需结合临床资料分析错殆畸形的病因和形成机制，分辨上下颌骨矢状向不调的类别。①单纯下颌发育不足骨性Ⅱ类错殆畸形，应在生长发育高峰（前）期使用功能矫治器前导下颌，促进下颌发育，纠正骨性Ⅱ类不调。②若骨性Ⅱ类错殆畸形为下颌发育不足合并上颌发育过度及高角面型的情况，应合并使用口外弓控制上颌骨发育。肌激动器、Twin-Block矫治器可在原设计基础上增加口外弓附加装置，如改良肌激动器、Van Beek矫治器、Twin-Block矫治器加口外弓等。增加了口外弓的功能前导下颌矫治器，高位牵引，矫治力通过上颌骨阻抗中心向后上牵引，可控制上颌骨向前下过度发育，更有利于改善患者凸面型和垂直生长型。

该患者选择使用Twin-Block矫治器＋口外弓高位牵引是由于其错殆畸形为垂直生长型、下颌后缩的骨型Ⅱ类，在前导下颌纠正上下颌骨矢状向位置关系异常的同时，还能兼顾垂直向生长发育的控制。口外弓高位牵引能控制上磨牙高度，有助于减小殆平面；Twin-Block矫治器上下殆板也有助于压低上下磨牙，整平上下颌曲线。在口外弓高位牵引及Twin-Block矫治器上下殆垫的作用下，早期矫治能达到下颌骨逆时针旋转的矫治疗效，更好地改善患者侧貌，促进面部侧貌协调美观。

3. 治疗后的保持

Twin-Block矫治器通过咬合重建前导下颌，上下殆垫70°向后斜面锁结稳固下颌位置。为维持矫治效果，复诊时应注意调磨矫治器后牙区殆垫（主要是调磨上颌殆垫），引导下磨牙适度伸长建殆，平整下颌曲线，形成稳定咬合关系，减少复发。

矫 治 概 要

（1）基本情况：男，10岁。

（2）骨性及面型诊断：中度骨性Ⅱ类，凸面型，下颌后缩；垂直生长型。

（3）错殆诊断：安氏Ⅱ类错殆畸形，前牙中度深覆殆覆盖，上牙弓狭窄，上下牙列轻中度拥挤，下中线左偏。

（4）病因分析：遗传性垂直生长型？功能性下颌后缩，口呼吸。

（5）矫治时机：生长发育高峰前期。

（6）矫治目的：控制上颌矢状向生长，前导下颌，控制颌骨垂直向生长，改善患者凸面型。

（7）疗效评价：侧貌改善，垂直生长型改善，前牙深覆殆覆盖纠正，上下牙弓形态大小不调，下中线右偏。

【理论拓展】

Ⅱ类错殆畸形的临床矫治理论

一、Ⅱ类错殆畸形的病因和机制

（一）Ⅱ类错殆畸形的病因

Ⅱ类错殆畸形的病因包括先天因素、遗传因素和环境因素。在分析病因时，需先明确患者是否存在Ⅱ类错殆畸形的家族遗传史及其他先天性发育异常（如牙齿大小比例不调、上颌多生牙、下颌缺牙等）；其次需确定患者是否存在口腔不良习惯（如咬下唇、吮指、咬物、唇闭合不全、口呼吸等）、口腔肌功能不调等环境因素。

病因和机制分析对临床治疗具有重要的指导意义。在临床治疗中，去除错殆畸形的病因，有助于患者获得理想的矫治效果及术后稳定性。对于环境因素导致的Ⅱ类错殆畸形，应同时纠正口腔不良习惯及治疗全身疾病。而对于先天因素或遗传因素导致的Ⅱ类错殆畸形，其矫治时机的选择、矫治方法的应用及矫治预后的判断则与遗传的严重程度密切相关。如对于严重的遗传性骨性Ⅱ类错殆畸形，在早期干预效果不佳时，多选择在生长发育高峰后期选用掩饰性治疗或成年后正颌-正畸联合矫治的治疗方案。

（二）Ⅱ类错殆畸形的分类及机制

错殆畸形的矫治需根据错殆畸形的形成机制设计方案。目前，儿童Ⅱ类错殆畸形可分为牙性Ⅱ类错殆畸形、功能性Ⅱ类错殆畸形及骨性Ⅱ类错殆畸形。对于牙性Ⅱ类错殆畸形，往往是通过远中移动上磨牙或近中移动下磨牙纠正远中咬合关系；对于上颌发育正常、下颌后缩的骨性Ⅱ类错殆畸形，需设计前导下颌，并维持上颌矢状向位置，从而协调上下颌骨位置关系；而对于上颌发育过度，伴下颌后缩的骨性Ⅱ类错殆畸形，则需设计前导下颌，同时控制上颌矢状向的过度发育。

总之，临床中正确分析Ⅱ类错殆畸形的病因及具体形成机制，是完善矫治方案设计、提高矫治效率的重要保障。

二、Ⅱ类错殆畸形的临床诊断与鉴别诊断

（一）牙性Ⅱ类错殆畸形

牙性Ⅱ类错殆畸形主要表现为上下牙列咬合关系异常，尖牙、磨牙远中关系，常伴有前牙深覆殆覆盖，但上下颌骨发育及位置基本正常。牙性Ⅱ类错殆畸形的面型可表现为直面型或侧貌微凸、鼻唇角小、上唇凸、唇闭合不全等。X线头影测量分析常显示上下颌骨大小、矢状向及垂直向关系无明显异常。

除常规问诊外，口腔疾病史及不良习惯的检查问诊对分析牙性Ⅱ类错殆畸形的形成机制亦十分重要，如磨牙远中关系常由上乳磨牙早失引起上第一恒磨牙近中移动造成；前牙深覆殆覆盖常可追溯到口呼吸、唇闭合不全、咬唇、吮指等口腔不良习惯的存在；Bolton指数不调、上下颌牙齿数量不匹配等也可造成前牙覆殆覆盖或磨牙关系的异常。

（二）功能性Ⅱ类错殆畸形

功能性Ⅱ类错殆畸形的临床表现主要为咬合功能障碍，多由上下牙弓宽度不调、个别上前牙扭转、个别或整体上前牙舌倾等形成的闭锁性咬合导致。功能性Ⅱ类错殆畸形患者由于咬合干扰，下颌被迫后退，面型常表现为凸面型、下颌后缩。

功能性Ⅱ类错殆畸形患者进行功能检查可发现：下颌姿势位时面型较为协调，而ICP位时下颌后缩，表现为凸面型，进一步拍摄头颅侧位片，常可见上下颌骨大小均无异常，只是下颌姿势位时上下颌骨矢状向关系较为正常，而ICP位时，下颌骨后退，∠ANB增大，上下颌骨矢状向关系异常。

（三）骨性Ⅱ类错殆畸形

骨性Ⅱ类错殆畸形主要表现为上下颌骨大小或矢状向位置关系的异常。侧貌为凸面型，常伴有下颌后缩，鼻唇角可偏小、正常或偏大。头颅侧位片分析显示有以下三种异常关系：①上颌发育正常，下颌发育不足；②上颌发育过度，下颌发育正常；③上颌发育过度，下颌发育不足。骨性Ⅱ类错殆畸形患者的颅颌面生长型可表现为平均生长型、水平生长型和垂直生长型。其中，垂直生长型伴上颌发育过度的骨性Ⅱ类错殆畸形的临床治疗难度大，单纯的下颌前导可能效果不佳，反而会导致面型的进一步恶化。

儿童Ⅱ类错殆畸形的诊断与鉴别诊断详见表1。

表1 儿童Ⅱ类错殆畸形的诊断与鉴别诊断

	牙性Ⅱ类错殆畸形	功能性Ⅱ类错殆畸形	骨性Ⅱ类错殆畸形
前牙覆殆覆盖	深覆殆（或正常覆殆）深覆盖	深覆殆（或正常覆殆）深覆盖	深覆殆（或正常覆殆）深覆盖
前牙唇倾或舌倾度	上前牙正常/唇倾、下前牙正常/舌倾	上前牙正常/唇倾/舌倾、下前牙正常/舌倾	上前牙正常/唇倾/舌倾、下前牙正常/唇倾
侧貌	上唇微凸，下颌正常	上唇微凸/正常 下颌姿势位面型协调，ICP位下颌后缩	上唇凸/正常 下颌姿势位下颌后缩，ICP位下颌后缩
∠ANB	正常	下颌姿势位正常，ICP位过大	过大

续表

	牙性Ⅱ类错殆畸形	功能性Ⅱ类错殆畸形	骨性Ⅱ类错殆畸形
鼻唇角	略小	大/正常/小	大/正常/小
下颌前伸面型	无改善/恶化	改善	改善/恶化（双凸）

三、Ⅱ类错殆畸形的治疗计划

错殆畸形的矫治方案是根据患者年龄、病因、病理机制及严重程度等多方面因素综合判断而制订的，最佳矫治方案是在合适的时机，进行适当的正畸治疗。

（1）牙性Ⅱ类错殆畸形：乳牙早失、磨牙前移造成的牙性Ⅱ类错殆畸形，早期可使用摆式、蛙式推磨牙向后矫治器、固定矫治器推磨牙向后（包括NiTi螺旋推簧、种植钉辅助支抗推磨牙向后、口外弓推磨牙向后等）或无托槽隐形矫治技术远移磨牙，恢复磨牙中性关系。后期可选用局部固定矫治技术（2×4）、全口固定矫治技术、无托槽隐形矫治技术内收排齐前牙，纠正前牙深覆殆覆盖。若患者存在咬唇、吮指等口腔不良习惯，应同时使用前庭盾、舌刺、舌栏、唇挡等矫治附件，破除口腔不良习惯，增强矫治效果的稳定性。

（2）功能性Ⅱ类错殆畸形：对于上下牙弓形态、宽度不调造成的功能性Ⅱ类错殆畸形，应早期根据患者上下牙弓及基骨弓的不调情况，使用上颌活动/固定螺旋扩弓矫治器、无托槽隐形矫治器、固定矫治器等，扩大牙弓宽度，协调上下牙弓大小形态，解除上牙弓对下颌前伸的空间限制，进而改善面型。

而对于上前牙舌倾、个别牙扭转造成的功能性下颌后缩，则应及时纠正个别牙错位，去除咬合干扰，解除下颌前伸障碍，此为纠正功能性Ⅱ类错殆畸形的关键。

功能性Ⅱ类错殆畸形的治疗过程中，也应重视患者的口腔不良习惯，破除口腔不良习惯有助于恢复正常的口周肌功能，提高矫治效率及稳定性。

（3）上颌发育正常、下颌发育不足的骨性Ⅱ类错殆畸形：矫治目标主要是通过促进下颌骨生长，重建协调的上下颌骨矢状向关系。对处于生长发育高峰前期的患者，矫治策略多为双期治疗：在下颌骨生长发育高峰（前）期，挑选合适的功能矫治器，如肌激动器、Twin-Block矫治器、生物调节器等改善下颌发育不足。若患者同时合并牙弓狭窄、上牙前突、个别牙错位等咬合功能问题，可同时配合上颌扩弓、局部固定矫治技术（2×4）解除咬合干扰，或使用无托槽隐形矫治技术，在矫治错位牙齿的同时导下颌向前。

（4）上颌发育过度、下颌发育不足的骨性Ⅱ类错殆畸形：在促进下颌骨生长的同时，常需辅助口外弓牵引控制上颌骨发育，如Van Beek矫治器＋口外弓、改良肌激动器＋口外弓、Twin-Block矫治器＋口外弓或其他增加口外矫形装置的功能矫治器。行常规口外牵引时，作用力应通过上颌骨阻抗中心及上牙弓阻抗中心，牵引上颌骨向后上，并防止上牙弓不必要的旋转，牵引力为每侧250-400g，而对高角患者则需选择高位牵引以控制后牙牙槽骨高度，对低角患者则需配合颈带低位牵引，促进后牙伸长以利于打开咬合，同时增加面下1/3高度，协调面型。

四、小结

儿童Ⅱ类错殆畸形按形成机制可分为：牙性Ⅱ类错殆畸形、功能性Ⅱ类错殆畸形及骨性Ⅱ类错殆畸形；按病因可分为先天因素、遗传因素和环境因素。治疗策略应首先考虑结合临床资料分析Ⅱ类错殆畸形的病因及形成机制，解除殆干扰，破除口腔不良习惯，治疗影响牙颌面生长发育的全身疾病等，在去除病因的基础上，针对Ⅱ类错殆畸形的不同机制，选择合适的矫治器，在恰当的矫治时机，协调上下颌骨关系。可根据患者具体情况选择功能矫治器、局部固定矫治技术（2×4）、全口固定矫治器、无托槽隐形矫治器等。进行明确的病因分析、正确的临床诊断，设计合理的治疗方案，选择适当的矫治器，才能保证牙颌面的美观和功能正常。

【病例三十四】

先天缺牙、乳牙早失、牙弓发育不足的早期隐形矫治

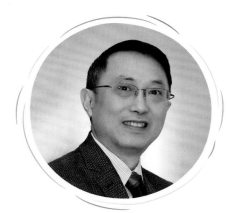
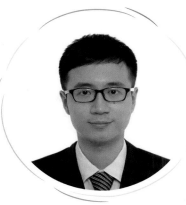
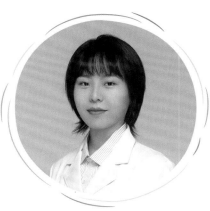

四川大学华西口腔医学院　李小兵　　德阳市人民医院口腔科　徐舒豪　　四川大学华西口腔医学院　王艺

（一）主诉/病史

患者胡某，男，10岁，发现下牙列不齐2年，否认家族遗传史。

患者既往无口腔不良习惯，否认全身疾病史及药物过敏史。

（二）临床检查

（1）患者替牙列晚期，问诊及视诊发现患者无明显口腔不良习惯。

（2）面像及口内像检查：上颌11、12、14、16、21、24、25、26牙萌出，下颌31、32、36、41、42、44、46牙萌出。22牙口内未见；73、83牙早失，可见32牙与34牙间、42牙与44牙间间隙约为1.5mm（下乳尖牙早失后间隙缩小）。ICP位时前牙深覆𬌗Ⅲ度深覆盖Ⅰ度。患者上下前牙直立。右侧磨牙中性关系，左侧磨牙远中关系，双侧下磨牙均近中移动。患者上下中线不齐，ICP位时上中线左偏2mm（22牙缺失），下中线正常。上下牙弓狭窄。

患者正面观示面下1/3稍短，侧面观示下颌发育稍不足，颏部后缩，颏唇沟深，上颌发育未见明显异常。（图2-34-1）

（3）功能检查：头颈姿势未见明显异常。

（4）口腔卫生检查：口腔健康状况尚可，55牙近中邻𬌗面龋坏，74牙远中邻𬌗面深龋坏。

（5）初诊X片检查：于ICP位拍摄头颅侧位片，检查患者上下颌骨关系；拍摄曲面断层片，了解上下牙列发育、乳恒牙替换、双侧髁突形态及上下颌骨形态等情况。（图2-34-2，图2-34-3）

①头颅侧位片分析：上下颌骨相对颅底位置靠后（∠SNA 74.0°，正常值82.0°±3.0°，∠SNB 69.4°，正常值78.0°±3.0°），上下颌骨后缩。上下颌骨矢状向关系基本协调，趋于Ⅰ类关系（∠ANB 4.5°，正常值3.0°±2.0°）。上前牙舌倾（∠U1-SN 88.8°，正常值104.8°±5.3°），下

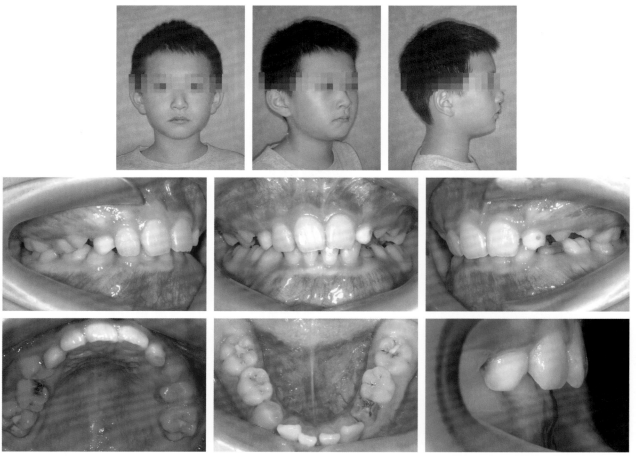

图2-34-1 初诊面像及口内像

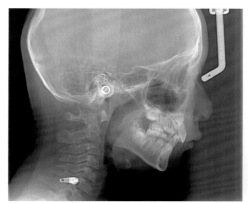

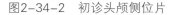

图2-34-2 初诊头颅侧位片

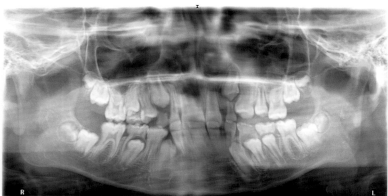

图2-34-3 初诊曲面断层片

前牙倾斜度正常（∠IMPA 93.3°，正常值94.7°±5.2°）。下颌平面角偏小（∠FMA 24.8°，正常值28.0°±4.0°），FHI后前面高比稍大（S-Go/N-Me 66.9%，正常值65.0%±4.0%），面型为平均生长型（有水平生长倾向）。面部软组织侧貌为上唇位于E线上，下唇位于E线后，软组织颏部后缩。腺样体、扁桃体未见明显异常。（表2-34-1）CVMS Ⅰ期。

表2-34-1 治疗前头影测量分析

测量项目	测量值	标准值	标准差
骨测量			
∠SNA	74.0°	82.0°	3.0°
∠SNB	69.4°	78.0°	3.0°
∠ANB	4.5°	3.0°	2.0°
∠FMA（FH-MP下颌平面角）	24.8°	28.0°	4.0°
S-Go/N-Me（FHI后前面高比）	66.9%	65.0%	4.0%
∠SGn-FH（Y轴角）	65.2°	63.0°	4.0°
Wits（AO-BO）	2.2mm	-1.0mm	0.0mm
牙测量			
∠U1-L1（上下中切牙角）	144.3°	121.0°	8.0°
∠U1-SN	88.8°	104.8°	5.3°
U1-NA	2.0mm	4.0mm	2.0mm
∠U1-NA	14.9°	25.0°	5.0°
L1-NB	2.4mm	6.0mm	2.0mm
∠L1-NB	16.4°	30.0°	6.0°
∠IMPA（L1-MP）	93.3°	94.7°	5.2°
∠FMIA（L1-FH）	62.0°	54.0°	6.0°
软组织测量			
UL-EP（上唇位置）	2.0mm	3.0mm	2.0mm
LL-EP（下唇位置）	0.1mm	4.0mm	2.0mm

②曲面断层片示：22牙牙胚缺失，其余未见明显异常。双侧髁突及下颌骨形态、大小对称。（图2-34-3）

③初诊模型牙弓形态大小测量分析：A. 牙弓形态大小分析：上下牙弓中段长度稍小，上下牙弓宽度发育不足。B. 拥挤度分析：上牙列拥挤量为5mm（牙量计算纳入先天缺失的22牙），下牙列拥挤量为6mm。（表2-34-2）

表2-34-2 初诊模型牙弓形态大小测量分析

	牙弓长度（mm）				牙弓宽度（mm）			
	上颌	参考值*	下颌	参考值*	上颌	参考值*	下颌	参考值*
前段	8.0	8.3±1.2	/	5.5±0.9	32.0	37.2±1.0	26.0	29.5±1.3
中段	12.5	14.8±1.6	9.0	11.8±1.3	42.0	44.0±0.8	30.0	39.1±1.1
后段	31.0	31.7±1.8	26.0	29.3±2.1	55.0	57.8±1.4	50.0	52.8±1.8

注：*，参考值，参见"李小兵，成都地区替牙期及恒牙殆初期正常殆儿童牙弓发育情况分析（2016—2017）"。

（三）临床诊断

根据儿童视诊及问诊结果，患者无明显口腔不良习惯，判断患者由于左上侧切牙缺失、下乳尖牙早失（下前牙内倾/远中移动）、上前牙直立，前牙内倾深覆𬌗畸形，上下中线不齐。

头颅侧位片检查发现，∠SNA、∠SNB偏小，∠ANB正常，上下颌矢状向发育不足，上下颌后缩。利用后前面高比、下颌平面角及Y轴角可更准确判断患者面型为平均生长型（有水平生长倾向），面型基本正常。

因此，根据临床视诊、问诊、口内像检查及X片检查等结果，该患者的临床诊断如下：

（1）骨性Ⅰ类错𬌗畸形（上下颌发育不足），平均生长型（有水平生长倾向）。

（2）安氏Ⅱ类亚类。

（3）前牙内倾Ⅲ度深覆𬌗Ⅰ度深覆盖。

（4）上前牙舌倾，下前牙唇倾度基本正常。

（5）上下中线不齐，上中线左偏2mm，下中线正常。

（6）上下牙列Ⅱ度拥挤。

（7）上下牙弓狭窄。

（8）上下牙弓中段长度不足。

（9）22牙先天缺失。

（10）73、83牙早失。

（11）软组织侧貌为凸面型，颏部后缩，上唇位于E线上，下唇位于E线后。

（12）未见明显颞下颌关节异常。

（13）55、74牙邻𬌗面龋坏。

（四）治疗计划

应用无托槽隐形矫治器非拔牙矫治该患者替牙列晚期前牙内倾深覆𬌗及牙列中度拥挤的错𬌗畸形。

（1）上下牙弓间隙管理。

①推下磨牙向后，恢复下乳尖牙早失后间隙。患者下乳尖牙早失后下前牙远中移动，间隙丧失，33、43牙萌出空间不足。由于该患者为均角，可通过推磨牙向后恢复下乳尖牙早失的间隙，还可通过唇倾上前牙，扩大上下牙弓等方法解除牙列拥挤。

②推上磨牙向后，恢复22牙间隙，纠正上中线左偏，纠正上下磨牙关系为Ⅰ类关系。

（2）扩大上下牙弓宽度，矫治牙弓宽度发育不足，协调上下牙弓形态。

（3）矫正上前牙内倾直立，平整上下牙弓，纠正前牙深覆𬌗，导下颌向前，纠正下颌后缩。

（4）进行口周肌功能训练，训练下颌前伸肌群。

（5）维持22牙间隙，待成年后种植义齿行修复治疗。

（五）治疗过程及结果

1. 无托槽隐形矫治Ⅰ期

选用隐适美无托槽隐形矫治器First矫治错殆畸形。Ⅰ期无托槽隐形矫治方案设计共31步，主要为上下颌分步扩弓（先扩大上下第一恒磨牙宽度，再扩大侧方牙群宽度），得到上下牙弓间隙，恢复33、43牙萌出间隙及22牙间隙，纠正上中线，同时协调上下牙弓，Ⅱ类弹性牵引下颌向前，调整前后牙咬合关系（图2-34-4至图2-34-8）。

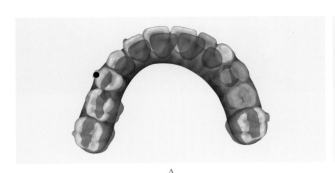
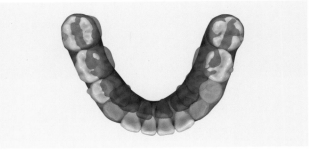

A　　　　　　　　　　　　　　　　　B

图2-34-4　Ⅰ期无托槽隐形矫治三维动画设计治疗前后重叠图
A. 上颌；B. 下颌

	1.6	5.5	1.4	5.3	1.2	1.1	2.1	6.3	2.4	2.5	2.6
伸长(E)/压低(I), mm	0	0.2 I	1.3 E	0.7 I	2.1 I	2.0 I	1.5 I	0.7 E	0.5 I	0.7 E	0
整体移动(B)/舌侧(L), mm	1.5 B	2.9 B	0.9 B	4.0 B	3.5 B	3.5 B	2.9 B	3.4 B	3.2 B	1.5 B	1.6 B
整体移动 近中(M)/远中(D), mm	0.1 M	0.4 D	0.8 M	0.3 D	1.9 D		2.8 M	1.2 D	0.8 D	0.2 D	
扭转(M)/远中(D)	8.0 D	4.5 M	5.1 D	5.3 D	3.7 D	5.5 D	5.9 M	2.1 D	12.9 M	12.8 D	8.7 D
轴倾度(M)/远中(D)	0.4 M	0.1 M	1.0 D	5.2 M	8.0 M	7.6 D	0.5 M	**12.1 M**	7.3 M	4.4 D	1.1 M
倾斜度 唇侧(B)/舌侧(L)	0.1 L	17.3 B	20.9 B	10.1 B	14.8 B	13.4 B	8.9 B	0.3 B	17.1 B	13.7 B	0.8 B

图2-34-5　Ⅰ期无托槽隐形矫治上颌牙移动量表

	4.6	8.5	4.4	4.3	4.2	4.1	3.1	3.2	3.3	3.4	7.5	3.6
伸长(E)/压低(I), mm	0	0.7 I	0.2 E	1.6 E	0.3 I	0.4 E	0.2 E	0.2 E	0.5 E	1.8 E	0	0.1 I
整体移动(B)/舌侧(L), mm	1.9 B	3.5 B	3.6 B	3.9 B	5.6 B	4.9 B	5.3 B	5.7 B	5.0 B	4.5 B	3.6 B	0.8 B
整体移动 近中(M)/远中(D), mm	0.1 D	0.3 D	1.4 M	2.5 M	1.7 M	0		2.2 M	0.8 M	0.7 M	0	0
扭转(M)/远中(D)	6.4 D	3.7 D	5.5 D	5.2 D	14.2 D	7.1 M	8.8 D	9.7 D	5.5 D	10.7 D	1.1 D	14.1 D
轴倾度(M)/远中(D)	0.4 M	2.4 D	0.9 M		15.9 M	3.3 M	0.4 M	18.3 M	11.6 M	3.7 M	1.9 M	1.3 M
倾斜度 唇侧(B)/舌侧(L)	2.7 B	12.1 B	21.3 B	4.2 B	11.2 B	10.4 B	10.4 B	9.3 B	1.0 B	14.2 B	14.4 B	5.2 B

图2-34-6　Ⅰ期无托槽隐形矫治下颌牙移动量表

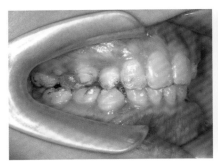
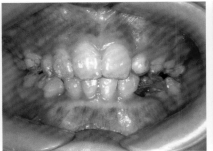
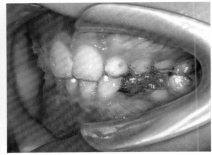

图2-34-7　Ⅰ期无托槽隐形矫治器第1副试戴口内像

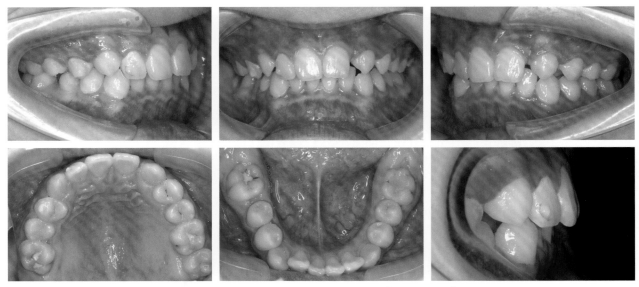

图2-34-8　Ⅰ期无托槽隐形矫治18个月后口内像

2．无托槽隐形矫治Ⅱ期

Ⅰ期矫治1年半后，上下恒牙替换完成，下尖牙已萌出，下牙列拥挤量为2mm，上牙列拥挤量为5mm，上中线左偏。口内扫描开始无托槽隐形Ⅱ期矫治。

Ⅱ期无托槽隐形矫治方案设计共39步，上颌推左侧第一恒磨牙向后，恢复22牙间隙，纠正上中线左偏。平整牙弓，继续协调上下牙弓，继续Ⅱ类弹性牵引，调整前后牙咬合关系。

经过两期无托槽隐形矫治后，患者下颌33、43牙萌出，上下牙列排齐排平，上下中线齐，22牙间隙扩大，前牙覆牙合覆盖正常，正面像协调，下颌前导后侧貌直。Ⅱ期矫治结束时，患者第二恒磨牙萌出、稍不齐，拟择期进行Ⅲ期咬合精细调节。（图2-34-9至图2-34-13）

Ⅰ期及Ⅱ期无托槽隐形矫治器每2周更换1副。每天佩戴20小时以上。

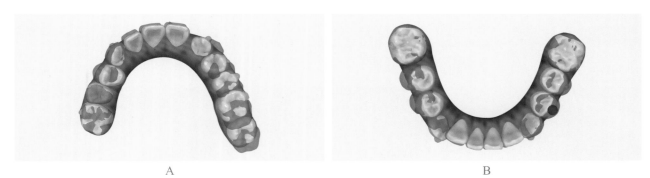

A　　　　　　　　　　　　　　　　　　　B

图2-34-9　Ⅱ期无托槽隐形矫治三维动画设计治疗前后重叠图
A．上颌；B．下颌

下颌	1.8	1.7	1.6	1.5	1.4	1.3	1.2	1.1	2.1	P	2.3	2.4	2.5	2.6	2.7	2.8
伸长(E)/压低(I), mm			0	0.3 E	0.1 I	0.8 E	1.0 I	1.3 I	0.6 I		1.0 E	0	0	0.1 E	0	
整体移动(B)舌侧(L), mm				0.1 L	2.0 B	0.8 B	1.8 B	1.3 B	1.2 B		2.0 B	1.6 B	0.7 B	1.0 B	1.6 B	
整体移动 近中(M)/远中(D), mm			0.2 D	0.3 D	0.1 D	0.4 D	0.3 D	0.7 D	0.9 M		3.9 D	3.2	3.2	3.0		
扭转(M)/远中(D)			8.8°D	0.2°D	3.2°M	12.4°M	1.3°M	2.3°D	3.6°M		21.1°D	3.1°D	6.0°D	0.7°D	3.3°D	
轴倾度(M)/远中(D)			0.2°M	1.8°M	3.0°D	2.1°D	0.5°D	5.3°D	1.9°D		9.0°D	7.8°D	5.0°D	1.1°D	1.2°D	
倾斜度 唇侧(B)/舌侧(L)			1.6°L	1.4°L	11.0°B	2.4°B	8.9°B	6.8°B	3.0°B		2.2°B	8.5°B	2.2°L	1.1°L	0.8°B	

图2-34-10　Ⅱ期无托槽隐形矫治上颌牙移动量表

上颌 / 下颌	4.8	4.7	4.6	4.5	4.4	4.3	4.2	4.1	3.1	3.2	3.3	3.4	3.5	3.6	3.7	3.8
伸长(E)/压低(I), mm			0.4 I	0	0.3 E	0.5 I	1.4 I	1.3 I	1.6 I	1.2 I	0.3 E	0.6 E	0.2 I	0.3 I		
整体移动 (B)/舌侧(L), mm			0.1 B	2.4 B	1.6 B	0.5 L	1.2 B	0.5 B	0.5 B	0.7 B	0.2 B	1.1 B	1.2 B	0.2 L		
整体移动 近中(M)/远中(D), mm			0.3 M	1.0 D	1.7 D	2.0 D	0.5 D	0.4 D	0.4 M	0.3 M	0.3 D	0	0.1 M	0.2 M		
扭转(M)远中(D)			5.6°D	24.9°D	5.7°M	9.8°D	4.6°M	4.5°D	2.5°D	7.5°M	3.5°D	5.1°D		8.3°D		
轴倾度(M)/远中(D)			0.1°M	0.1°D	3.7°D	8.2°D	4.1°M	2.1°M	0.9°M	7.9°M	1.9°D	1.9°D	1.6°M	0.4°D		
倾斜度 唇侧(B)/舌侧(L)			1.0°B	3.6°B	10.6°B	0.5°B	0.2°B	1.1°L	1.7°B	0.7°L	1.5°B	6.8°B	2.3°L	0.1°B		

图2-34-11　Ⅱ期无托槽隐形矫治下颌牙移动量表

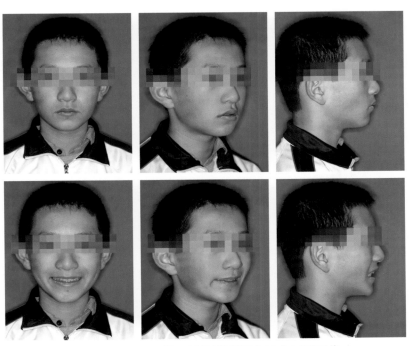

图2-34-12　Ⅱ期无托槽隐形矫治15个月时面像

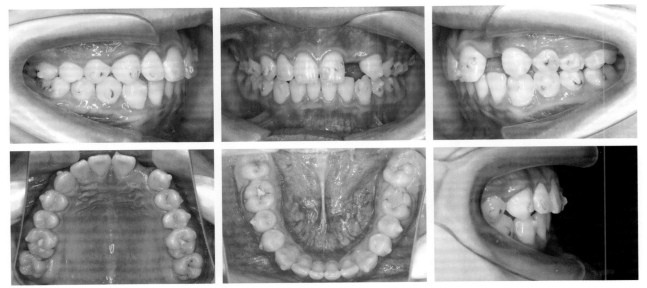

图2-34-13　Ⅱ期无托槽隐形矫治15个月时口内像

3. 无托槽隐形矫治Ⅲ期

Ⅱ期矫治15个月后，上下第二磨牙已萌出，排列不齐。上牙列拥挤量为1mm，下中线左偏1.5mm。右侧磨牙Ⅰ类关系，左侧磨牙Ⅱ类关系，双侧尖牙Ⅱ类关系。侧面观稍凸，鼻唇角偏小。口内扫描开始无托槽隐形Ⅲ期矫治，纳入第二磨牙，精细调整咬合关系，内收前牙，协调侧貌。

　　Ⅲ期无托槽隐形矫治方案设计共57步，上颌双侧推磨牙向后，恢复22牙间隙，内收前牙。下颌旋转牙弓，纠正中线左偏。平整牙弓，继续协调上下牙弓，继续Ⅱ类弹性牵引，调整前后牙咬合关系。（图2-34-14至图2-34-17）

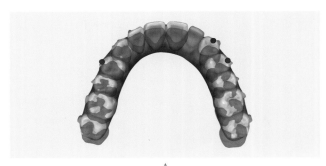
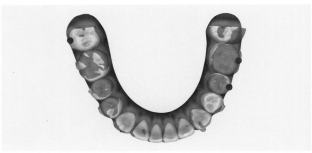

图2-34-14　Ⅲ期无托槽隐形矫治三维动画设计治疗前后重叠图
A. 上颌；B. 下颌

上颌　下颌	1.8	1.7	1.6	1.5	1.4	1.3	1.2	1.1	2.1	P	2.3	2.4	2.5	2.6	2.7	2.8
伸长(E)/压低(I), mm		0.4 E	0.1 E	0.1 E	0.8 E	0.4 I	0.9 I	1.3 I	1.4 I		0.6 I	0.5 E	0.1 E	0.1 I	0.2 E	
整体移动(B)/舌侧(L), mm		1.0 L	0.4 B	0.7 L	0.5 L	0.6 L	1.7 L	2.1 L	2.3 L		2.3 L	1.5 L	1.2 L	0.4 L	1.6 L	
整体移动 近中(M)/远中(D), mm		2.3 D	1.8 D	1.8 D	1.9 D	1.5 D	1.1 D	0.5 D	0.4 D		2.9 D	3.7 D	3.7 D	3.8 D	4.0 D	
扭转(M)/远中(D)		1.1°D	3.0°M	8.5°M	11.9°M	6.2°M	1.9°M	0.4°M	2.2°D		3.4°D	12.2°M	5.5°M	6.0°D	4.8°D	
轴倾度(M)/远中(D)		0.9°M	0.5°D	2.1°D	2.1°D	3.7°M	0.9°D	2.1°D	1.2°M		**5.8°M**	0.2°D	3.4°D	0.6°D	1.4°D	
倾斜度 唇侧(B)/舌侧(L)		9.5°L	0.4°L	1.8°B	2.5°B	5.4°B	0.3°B	1.9°B	0.7°B		1.8°B	2.9°L	2.2°L	4.5°L	10.5°L	

图2-34-15　Ⅲ期无托槽隐形矫治上颌牙移动量表

上颌　下颌	4.8	4.7	4.6	4.5	4.4	4.3	4.2	4.1	3.1	3.2	3.3	3.4	3.5	3.6	3.7	3.8
伸长(E)/压低(I), mm		0.5 I	0.1 E	0.5 E	0.4 E	0	0.5 I	0.7 I	0.8 I	1.1 I	0.6 I	0.5 I	0.5 E	0.8 E	0	
整体移动(B)/舌侧(L), mm		0.2 L	0.2 L	0.3 L	0.2 B	0.6 B	0.4 B	0.3 B	0.1 B	0.2 B	1.5 L	1.2 L	0.4 B	2.4 B		
整体移动 近中(M)/远中(D), mm		0.5 D	0.5 D	0.5 D	0.6 D	0.7 D	0.8 D	0.8 D	0.8 M	0.7 M	0.7 M	0.5 M	0.4 M	0.4 M	0.3 M	
扭转(M)/远中(D)		5.1°M	5.9°M	5.6°D	0.9°M	4.4°D	0.7°M	3.1°D	11.4°M	7.6°M	1.2°M	3.0°M	4.6°M	1.1°M		
轴倾度(M)/远中(D)		2.1°M	0.3°D	3.5°M	5.0°D	0°	2.8°M	1.3°D	0.9°D	2.1°M	7.6°M	1.2°M	3.0°M	3.6°M	3.7°M	
倾斜度 唇侧(B)/舌侧(L)		0.5°B	3.8°L	1.6°L	0.1°B	3.0°B	0.6°B	0.3°B	2.7°B	6.8°B	5.4°L	0.4°L	3.2°B	1.3°L	9.0°B	

图2-34-16　Ⅲ期无托槽隐形矫治下颌牙移动量表

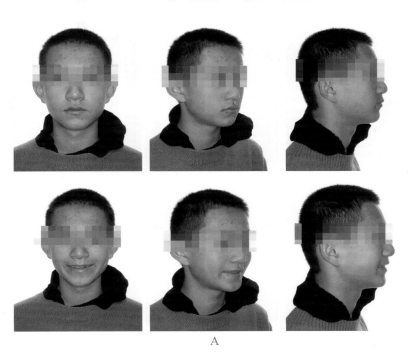

A

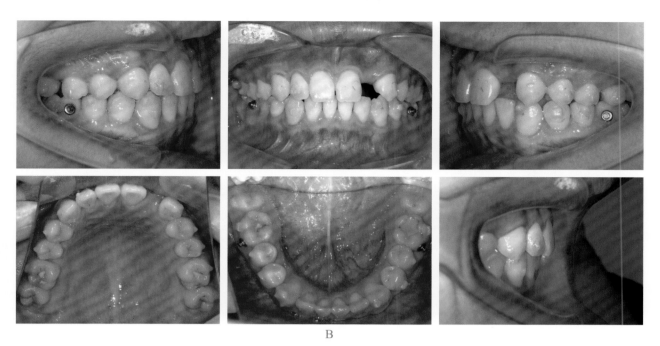

图2-34-17　Ⅲ期无托槽隐形矫治36个月时面像及口内像
A. 面像；B. 口内像

4．治疗后头影测量

矫治36个月时拍摄X片检查全牙列排列及上下颌骨关系（图2-34-18）。

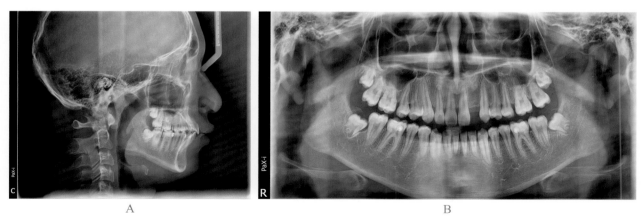

图2-34-18　矫治36个月时头颅侧位片及曲面断层片
A. 头颅侧位片；B. 曲面断层片

头影测量分析示∠ANB减小0.8°，上下颌骨矢状向关系基本为Ⅰ类关系，下颌骨向前生长，颏部发育。上前牙舌倾改善，唇倾度恢复正常；下前牙有唇倾代偿（∠IMPA 101.7°，大于正常值）。上下唇与E线关系正常，鼻唇角偏小，颏唇沟深。（表2-34-3，图2-34-19）

表2-34-3 治疗前后头影测量分析对比

测量项目	治疗前测量值	治疗后测量值	变化值	正常值
骨测量				
∠SNA	74.0°	78.5°	4.5°	84.0°±3.0°
∠SNB	69.4°	74.7°	5.3°	80.0°±3.0°
∠ANB	4.5°	3.7°	−0.8°	3.0°±2.0°
∠FMA（FH-MP下颌平面角）	24.8°	22.2°	−2.6°	29.0°±4.0°
S-Go/N-Me（FHI后前面高比）	66.9%	67.5%	0.6%	67.0%±4.0%
∠SGn-FH（Y轴角）	65.2°	61.1°	−4.1°	65.0°±4.0°
Wits（AO-BO）	2.2mm	4.6mm	2.4mm	−0.8mm±2.8mm
牙测量				
∠U1-L1（上下中切牙角）	144.3°	122.5°	−21.8°	121.0°±9.0°
∠U1-SN	88.8°	103.9°	15.1°	105.7°±6.3°
U1-NA	2.0mm	5.5mm	3.5mm	4.0mm±2.0m
∠U1-NA	14.9°	25.4°	10.5°	24.0°±6.0°
L1-NB	2.4mm	7.0mm	4.6mm	7.0mm±3.0mm
∠L1-NB	16.4°	28.4°	12.0°	32.0°±6.0°
∠IMPA（L1-MP）	93.3°	101.7°	8.4°	91.6°±7.0°
∠FMIA（L1-FH）	62.0°	56.1°	−5.9°	52.0°±7.0°
软组织测量				
UL-EP（上唇位置）	2.0mm	0.6mm	−1.4mm	2.0mm±2.0mm
LL-EP（下唇位置）	0.1mm	0mm	−0.1mm	3.0mm±3.0mm

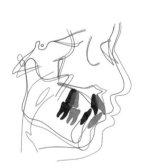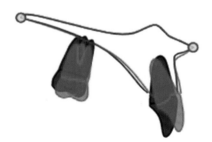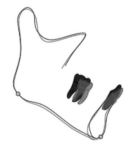

图2-34-19 治疗前后头影测量重叠图（黑色：治疗前；红色：治疗后）

5．治疗后模型分析

结束模型牙弓形态大小测量分析：

（1）牙弓形态大小分析：上牙弓后段长度稍大，中后段宽度稍大；下牙弓前段长度、宽度稍大。
（表2-34-4）

表2-34-4　牙弓形态测量分析

	牙弓长度（mm）				牙弓宽度（mm）			
	上颌	参考值*	下颌	参考值*	上颌	参考值*	下颌	参考值*
前段	8.4	7.7±1.0	6.3	5.2±0.5	40.6	38.7±1.7	32.3	30.3±1.2
中段	15.7	15.2±1.0	11.5	11.9±0.9	50.1	47.6±1.2	41.7	40.8±1.2
后段	33.3	31.3±1.3	27.1	28.0±1.7	61.4	58.3±1.6	55.2	53.7±1.3

注：*，参考值，参见"李小兵，成都地区替牙期及恒牙拾初期正常拾儿童牙弓发育情况分析（2016—2017）"。

（2）拥挤度分析：上下牙列排列整齐，上颌双侧后牙段余少量间隙，集中间隙于22牙缺隙处，恢复正常牙冠宽度，并内收前牙。

（六）病例分析

1. 早期矫治理论依据及目的

错拾畸形早期矫治应重视儿童牙弓发育过程中出现的宽度/长度发育不足问题，在合适的时机进行矫治，这是正畸治疗成功和疗效稳定的基础。

2000年，Andrew提出了建立正常咬合关系的牙颌面协调的六个要素：①理想的牙弓形态；②理想的颌骨前后向位置；③理想的颌骨宽度；④理想的颌骨高度；⑤理想的颏凸度；⑥理想的咬合关系。其中，理想的牙弓形态是六要素中的首位要素，形态大小异常的上下牙弓会导致咬合关系异常，形成错拾畸形。

本病例患者由于22牙先天缺失，73、83牙早失，上下前牙内倾直立，造成上下牙弓宽度和牙弓前段长度发育不足和上下牙弓中度拥挤（牙量计算纳入22牙）。上前牙直立也功能性限制下颌位置前伸，影响患者面型。

早期矫治的目的是恢复上下牙弓宽度/长度，引导下颌前伸，非拔牙排齐排平上下牙列，改善患者下颌后缩面型。

2. 诊断依据、矫治计划设计、矫治时机选择依据

通过面像检查、口内像检查、X片头影测量分析、功能检查、模型分析等结果，诊断患者错拾畸形为骨性Ⅰ类（平均生长型），下颌后缩，磨牙Ⅱ类亚类，前牙内倾Ⅲ度深覆拾，22牙先天缺失（上中线左偏），73、83牙早失，上下牙列中度拥挤（牙量纳入22牙计算），上下牙弓宽度/长度发育不足。

矫治计划：①早期矫治牙弓宽度不足，利用患者替牙列期骨性上下颌扩弓的效应，获得33、43牙萌出及上下牙列排齐的间隙；②纠正前牙内倾深覆拾，引导下颌前伸，纠正磨牙Ⅱ类亚类关系；③纠正上中线左偏，扩大22牙间隙，为后期修复治疗做准备。

矫治时机选择在患者就诊时青春快速生长发育前期，CVMS Ⅰ期。此时下颌有差异性生长潜力，能适应前导下颌矫治需要；同时上颌腭中缝未骨性闭合，扩弓治疗能得到骨性的上颌宽度增加。

3．矫治技术（矫治器）特点及矫治方式选择依据

本病例选用隐适美无托槽隐形矫治器First进行错殆畸形早期矫治。矫治分两个阶段，在替牙列期，主要是上下牙弓扩弓和导下颌向前；在恒牙列期，主要是咬合调整和牙列排齐排平。

（1）牙弓宽度不足的矫治。

隐适美无托槽隐形矫治器First是针对儿童牙弓宽度发育不足的早期隐形矫治设计方案选用的矫治器，其矫治机制为通过分步颊向移动第一恒磨牙及侧方牙群扩大上下牙弓，弥补牙弓宽度不足。其牙性及骨性扩弓的疗效还有待临床治疗的分析验证。从无托槽隐形矫治器扩弓矫治的原理上看，隐适美无托槽隐形矫治器First通过牙移动的方式扩弓，其骨性扩弓的疗效应该主要是牙槽骨随牙的颊向移动而发生增生改建。通过牙移动扩弓的无托槽隐形矫治是否有扩大腭中缝的矫形作用，临床尚不明确。

本病例患者牙弓宽度及长度不足，但牙弓形态尚可，未见由于骨性牙弓宽度发育不足而形成的腭盖高深、牙弓形态窄等异常。采用无托槽隐形矫治扩大牙弓，即使没有腭中缝扩大的临床骨性效应，牙槽骨宽度的改建也能够纠正患者牙弓发育不足，故选用隐适美无托槽隐形矫治器First早期矫治错殆畸形。

（2）乳牙早失的间隙获得。

下乳尖牙早失导致下前牙内倾直立、远中移动，阻碍33、43牙正常萌出，临床应及时扩展间隙，维护33、43牙正常萌出。无托槽隐形矫治计划包括：下前牙位置重置及唇倾度纠正，同时扩大下牙弓也增加了下牙弓周长。并且在无托槽隐形矫治Ⅱ期（恒牙列早期），还可远中移动下第一恒磨牙继续增加牙弓长度，获得排齐排平下牙列的间隙。两个阶段的无托槽隐形矫治，可改变患者横向和矢状向的牙弓大小，获得因73、83牙早失而关闭的33、43牙萌出间隙，解除下牙列中度拥挤。

4．矫治流程特色

本病例矫治是无托槽隐形矫治的早期治疗流程，第一阶段扩弓＋第二阶段咬合调整。

无托槽隐形矫治早期扩弓选用隐适美无托槽隐形矫治器First，其矫治特点是在错殆畸形的早期开始矫治，利用牙弓宽度的生长发育潜力，纠正牙弓宽度的不足。这种设计是无托槽隐形矫治器在儿童错殆畸形早期矫治中的一种应用，临床治疗适应证是轻度的牙弓宽度不足，其临床疗效还有待病例疗效的分析与总结。

从本病例的结果来看，患者通过两阶段无托槽隐形矫治，基本达到临床矫治目的。无托槽隐形矫治器First扩弓及无托槽隐形矫治器综合治疗纠正了牙弓宽度/长度的不足，在扩弓的同时，纠正前牙内倾直立，调整前后牙咬合关系，纠正上下中线不齐。

5．矫治疗效总结

（1）错殆畸形矫治情况。

口内像检查：33、43牙正常萌出，上下牙列排齐，前牙深覆殆覆盖纠正，上下中线对齐，22牙间隙扩展。前牙唇倾度正常。

面像检查：直面型，平均生长型，下颌后缩面型纠正。

矫治达到了咬合调整及面部形态矫形的目的。

（2）无托槽隐形矫治扩弓疗效评价。

①第一阶段扩弓设计：上第一磨牙颊侧扩弓，右侧1.5mm，左侧1.6mm；下第一磨牙颊侧扩弓，右侧1.9mm，左侧0.8mm。

第二阶段扩弓设计：上第一磨牙颊侧扩弓，右侧0mm，左侧1.0mm；下第一磨牙颊侧扩弓，右侧0.1mm，左侧-0.2mm。

两阶段隐形矫治疗效：上第一恒磨牙颊侧扩弓，右侧1.5mm，左侧2.6mm；下第一恒磨牙颊侧扩弓，右侧2.0mm，左侧0.6mm。

②儿童替牙列期扩弓矫治中上颌扩弓比下颌扩弓容易，从其临床疗效的回顾看，保守扩弓限度为每侧上下颌扩弓不超过3mm。本病例的隐形扩弓矫治中两阶段的扩弓总量每侧未超过3mm，治疗后上下后牙颊向直立。模型分析：上第一磨牙颊侧扩弓约4.1mm，下第一磨牙颊侧扩弓约2.6mm。口内像检查发现牙与牙槽骨的关系正常。临床检查示通过扩弓纠正上下牙弓宽度不足的矫治，效果稳定。

③X片检查：两阶段隐形矫治后，患者下颌前导，直面型；上下前牙内倾改善，唇倾度矫治后基本正常（∠U1-SN 103.9°，正常值105.7°±6.3°；∠FMIA 56.1°，正常值52.0°±7.0°）；面部生长型为平均生长型（S-Go/N-Me 67.5%，正常值67.0%±4.0%）。矫治达到治疗目标。

矫 治 概 要

（1）基本情况：男，10岁。

（2）骨性及面型诊断：骨性Ⅰ类，平均生长型。

（3）错殆诊断：安氏Ⅱ类亚类，前牙深覆殆覆盖，22牙缺失，73、83牙早失，牙列拥挤。

（4）病因分析：73、83牙早失可引起下颌间隙丧失，前牙覆盖加大、覆殆加深，并导致拥挤。

（5）矫治时机：生长发育高峰期前。

（6）矫治目的：协调弓形，扩大牙弓宽度，推下磨牙向后，解除拥挤，排齐牙列，改善前牙覆殆覆盖。

（7）疗效评价：扩弓及推下磨牙向后，成功解除拥挤，协调上下牙弓宽度，避免了后期的拔牙矫治。

【理论拓展】

儿童牙弓发育不足与错殆畸形

在牙颌面协调六要素理论中，Andrew LF和Andrews WA认为理想的牙弓形态是六要素中的首位要素，牙弓的尺寸和形状对于错殆畸形的诊断和矫治计划的制订有着重大的影响，正畸治疗的一个重要目标就是建立一个与支持基骨相协调的牙弓形态。因此，对牙弓形态的清晰认识，早期恢复正常的牙弓形态并协调上下牙弓关系，有助于获得符合生物变化自然法则的矫治效果，从而达到引导儿童咬合关系正常建立的目的。

一、牙颌面生长发育与错殆畸形形成的关系

错殆畸形形成的机制包含上下牙咬合关系异常、上下牙弓形态关系异常、上下颌骨大小和位置关系异常、面部形态及生长方向异常、口腔功能及神经肌肉形态功能异常等多方面的因素。当儿童从乳牙列发育到恒牙列时，为适应口腔功能及颌面发育需求，上下牙弓大小、形态随颌骨生长发育发生变化。其中上颌窦扩大、鼻腔功能发育及生长、上颌骨腭中缝增生、上颌骨表面生长改建及上牙槽骨生长决定了上牙弓的基本形态与大小；下颌骨（下颌骨支、体）向后"V"形生长、下颌骨表面增生改建、下牙槽突生长、下颌正中联合骨缝生长改建及颏部生长改建决定了下牙弓的基本形态与大小。因此，正常的牙弓发育对于牙列及口腔颌面部的正常发育至关重要。

二、儿童牙弓发育不足的病因机制

儿童牙弓发育不足是上下颌骨骨性不调，其病因包含遗传因素和环境因素。遗传性牙弓发育不足与患者面型及生长型有关。

临床常见环境因素造成的牙弓发育不足包括长度、宽度及高度三个方向的发育异常。牙弓长度发育不足常由乳牙早失引起，乳牙早失导致间隙丧失、牙弓长度缩短，可表现为牙列拥挤，甚至恒牙阻生等；牙弓宽度发育不足常与异常的口周肌功能有关，如口呼吸、吮指等，牙弓宽度发育不足表现为牙弓狭窄、腭盖高拱、颊侧前庭沟间隙变宽、后牙反殆等；牙弓高度发育不足常由局部吐舌习惯引起，局部吐舌习惯可造成牙弓前段、中段或后段高度发育不足，较弱的咀嚼功能亦可造成牙弓后段高度发育不足。牙弓高度发育不足可表现为前牙覆殆关系的异常及牙齿萌出高度不足。上下牙弓各个方向上的发育异常可导致牙弓形态不对称、上下牙弓形态不调，进而引起咬合关系及口颌系统功能紊乱。

三、环境因素致牙弓发育不足的临床矫治思路和技术

对于牙弓长度发育不足，可采用推磨牙向后、前牵引、唇倾前牙的方法增加牙弓长度；对于牙弓宽度发育不足，可使用慢速扩弓或快速扩弓、种植钉及外科手术辅助快速扩弓的方法恢复正常的牙弓宽度；对于牙弓高度发育不足，可使用功能矫治器等方式促进牙齿的伸长。

牙弓发育不足早期矫治器有活动矫治器、固定支架式矫治器、固定多托槽矫治器，以及无托槽隐形矫治器。矫治技术的选择与牙弓发育不足的严重程度有关。一般来说，严重的牙弓发育不足需要的矫治力大，矫治需要达到骨性矫形的效果，临床常用固定支架式矫治器或配合强支抗的固定多托槽矫治器，以达到最大的骨性效应。而对于轻度的牙弓发育不足，活动矫治器、固定多托槽矫治器及无托槽隐形矫治器都能达到矫治牙弓长、宽、高不足的目的，矫治效果包括骨性的纠正和牙性的代偿。

【 参 考 文 献 】

1. Alberto PL. Surgical exposure of impacted teeth[J]. Oral and Maxillofacial Surgery Clinics of North America, 2020, 32(4): 561-570.

2. Aliakabar B. 儿童口腔早期矫治[M]. 戴红卫，卫光曦，主译. 北京：人民卫生出版社，2020.

3. AlKofide EA，AlNamankani E. The association between posture of the head and malocclusion in Saudi subjects[J]. Cranio：the Journal of Craniomandibular Practice，2007，25（2）：98-105.

4. Andrews LF, Andrews WA. The six elements of orofacial harmony[J]. Andrews Journal of Orthodontics and Orofacial Harmony, 2000, 1: 13-22.

5. Andrews LF. The 6-elements orthodontic philosophy: treatment goals, classification, and rules for treating[J]. American Journal of Orthodontics and Dentofacial Orthopedics, 2015, 148(6): 883-887.

6. Angelieri F, Franchi L, Cevidanes LH, et al. Long-term treatment effects of the FR-2 appliance: a prospective evalution 7 years post-treatment[J]. European Journal of Orthodontics, 2014, 36(2): 192-199.

7. Aoki N, Ise K, Inoue A, et al. Multidisciplinary approach for treatment of a dentigerous cyst-marsupialization, orthodontic treatment, and implant placement: a case report[J]. Journal of Medical Case Reports, 2018, 12 (1): 305.

8. Baccetti T, Franchi L, Cameron CG, et al. Treatment timing for rapid maxillary expansion[J]. The Angle Orthodontist, 2001, 71(5): 343-350.

9. Baccetti T, Franchi L, Schulz SO, et al. Treatment timing for an orthopedic approach to patients with increased vertical dimension[J]. American Journal of Orthodontics and Dentofacial Orthopedics, 2006, 133(1): 58-64.

10. Baccetti T, Franchi L, Toth LR, et al. Treatment timing for Twin-block therapy[J]. American Journal of Orthodontics and Dentofacial Orthopedics, 2000, 118(2): 159-170.

11. Barberia-Leache E, Suarez-Clúa MC, Saavedra-Ontiveros D. Ectopic eruption of the maxillary first permanent molar: characteristics and occurrence in growing children[J]. The Angle Orthodontist, 2005, 75(4): 610-615.

12. Batista KB, Thiruvenkatachari B, Harrison JE, et al. Orthodontic treatment for prominent upper front teeth (class Ⅱ malocclusion) in children and adolescents[J]. The Cochrane Database of Systematic Reviews, 2018, 3: CD003452.

13. Beresin VE, Schiesser FJ. The neutral zone in complete dentures[J]. The Journal of Prosthetic Dentistry, 1976, 36(4): 356-367.

14. Brader AC. Dental arch form related with intraoral forces: PR=C[J]. American Journal of Orthodontics, 1972, 61(6): 541-561.

15. Buyukcavus MH, Kale B. Effects of different types of maxillary protraction on maxilla with finite element analysis[J]. The Journal of the Pakistan Medical Association, 2021, 71(3): 877-882.

16. Celikoglu M, Buyukcavus MH. Changes in pharyngeal airway dimensions and hyoid bone position after maxillary protraction with different alternate rapid maxillary expansion and construction protocols: a prospective clinical study[J]. The Angle Orthodontist, 2017, 87(4): 519-525.

17. Cetlin NM, Ten Hoeve A. Nonextraction treatment[J]. Journal of Clinical Orthodontics, 1983, 17(6): 396-413.

18. Clark WJ. The twin block technique: a functional orthopedic appliance system[J]. American Journal of Orthodontics and Dentofacial Orthopedics, 1988, 93(1): 1-18

19. Dabbagh B, Sigal MJ, Tompson BD, et al. Ectopic eruption of the permanent maxillary first molar: predictive factors for irreversible outcome[J]. Pediatric Dentistry, 2017, 39(3): 215-218.

20. Dalessandri D, Parrini S, Rubiano R, et al. Impacted and transmigrant mandibular canines incidence, aetiology, and

treatment: a systematic review[J]. European Journal of Orthodontics, 2017, 39(2): 161-169.

21. Daljit G, Ashvin S, Farhad N, et al. The Twin Block appliance for the correction of class Ⅱ malocclusion[J]. Dental Update, 2005, 32(6): 158-160, 163-164, 167-168.

22. Daniele C, Gianpaolo S, Luca G, et al. A new methodology for the digital planning of micro-implant-supported maxillary skeletal expansion[J]. Medical Devices, 2020, 13: 93-106.

23. de Souza RA, José RN, de Paiva JB, et al. Maxillary protraction with rapid maxillary expansion and facemask versus skeletal anchorage with mini-implants in class Ⅲ patients: a non-randomized clinical trial[J]. Progress in Orthodontics, 2019, 20(1): 35.

24. Dean JA, Avery DR, McDonald R. McDonald and Avery's dentistry for the child and adolescent[M]. 10th ed. Missouri: Mosby Elesevier, 2016.

25. English JD. Early treatment of skeletal open bite malocclusions[J]. American Journal of Orthodontics and Dentofacial Orthopedics, 2002, 121(6): 563–565.

26. Erbay E, Uğur T, Ulgen M. The effects of Frankel's function regulator (FR-4) therapy on the treatment of Angle class Ⅰ skeletal anterior open bite malocclusion[J]. American Journal of Orthodontics and Dentofacial Orthopedics, 1995, 108(1): 9-21.

27. Falck F, Fränkel R. Clinical relevance of step-by-step mandibular advancement in the treatment of mandibular retrusion using the Fränkel appliance[J]. American Journal of Orthodontics and Dentofacial Orthopedics, 1989, 96(4): 333-341.

28. Feres MF, Abreu LG, Insabralde NM, et al. Effectiveness of the open bite treatment in growing children and adolescents: a systematic review[J]. European Journal of Orthodontics, 2016 , 38(3): 237-250.

29. Foersch M, Jacobs C, Wriedt S, et al. Effectiveness of maxillary protraction using facemask with or without maxillary expansion: a systematic review and meta—analysis[J]. Clinical Oral Investigations, 2015, 19(6): 1181-1192.

30. Fränkel R. The theoretical concept underlying the treatment with function correctors[J]. Report of the Congress. European Orthodontic Society, 1966, 42: 233-254.

31. Fränkel R. The treatment of class Ⅱ, division 1 malocclusion with functional correctors[J]. American Journal of Orthodontics, 1969, 55(3): 265-275.

32. Galluccio G, Guarnieri R, Jamshir D, et al. Comparative evaluation of esthetic and structural aspects in class Ⅱ functional therapy: a case-control retrospective study[J]. International Journal of Environmental Research and Public Health, 2021, 18(13): 6978.

33. Gamacho M, Chang ET, Song SA, et al. Rapid maxillary expansion for pediatric obstructive sleep apnea: a systematic review and meta-analysis[J]. The Laryngoscope, 2017, 127(7): 1712-1719.

34. Gautam P, Valiathan A, Adhikari R. Maxillary protraction with and without maxillary expansion: a finite element analysis of sutural stresses[J]. American Journal of Orthodontics and Dentofacial Orthopedics, 2008, 136(3): 361-366.

35. Ghandour L, Bahmad HF, Bou-Assi S. Conservative treatment of dentigerous cyst by marsupialization in a young female patient: a case report and review of the literature[J]. Case Reports in Dentistry, 2018, 2018: 7621363.

36. Glenn G, Sinclair PM, Alexander RG. Nonextraction orthodontic therapy: posttreatment dental and skeletal stability[J]. American Journal of Orthodontics and Dentofacial Orthopedics, 1987, 92(4): 321-328.

37. Graber TM，Rakosi T，Petrovic AG. 口腔正畸功能矫形治疗学[M]. 2版. 徐芸，白玉兴，宋一平，主译. 北京：人民卫生出版社，2004.

38. Greenfield RL. The Greenfield lingual distalizer [J]. Journal of Clinical Orthodontics, 2005, 39(9): 548-556.

39. Grisar K, Luyten J, Preda F, et al. Interventions for impacted maxillary canines: a systematic review on the relationship between initial canine position and treatment outcome[J]. Orthodontics and Craniofacial Research, 2021, 24(2): 180-193.

40. Hardy DK, Cubas YP, Orellana MF. Prevalence of Angle class Ⅲ malocclusion: a systematic review and meta-analysis[J]. 流行病学期刊(英文), 2012, 2(4): 75-82.

41. Harris K, Ojima K, Dan C, et al. Evaluation of open bite closure using clear aligners: a retrospective study[J]. Progress in Orthodontics, 2020, 21(1): 23.

42. Hayes J. In search of improved skeletal transverse diagnosis. Part I: traditional measurement techniques. [J]. Orthodontic Practice, 2010, 1(3): 34-39.

43. Hu H, Hu R, Jiang H, et al. Survival of labial inversely impacted maxillary central incisors: a retrospective cone-beam computed tomography 2-year follow-up[J]. American Journal of Orthodontics and Dentofacial Orthopedics, 2016, 151(5): 860-868.

44. Issacson RJ, Lindauer SJ, Rubenstein LK. Activatinga 2 × 4 appliance [J]. The Angle Orthodontist, 1993, 63(1): 17-24.

45. Jacobson A. Non ex factors: 98.5% nonextraction therapy using coordinated arch development[J]. American Journal of Orthodontics and Dentofacial Orthopedics, 2010, 138(6): 861-862.

46. Kapur A, Chawla H, Utreja A, et al. Early class Ⅲ occlusal tendency in children and its selective management[J]. Journal of the Indian Society of Pedodontics and Preventive Dentistry, 2008, 26: 107.

47. Kelly AM, Leslie P, Beale T, et al. Fibreoptic endoscopic evaluation of swallowing and videofluoroscopy: does examination type influence perception of pharyngeal residue severity?[J]. Clinical Otolaryngology, 2006, 31(5): 425-432.

48. Khoja A, Fida M, Shaikh A. Cephalometric evaluation of the effects of the Twin Block appliance in subjects with class Ⅱ, division 1 malocclusion amongst different cervical vertebral maturation stages[J]. Dental Press Journal of Orthodontics, 2016, 21(3): 73-84.

49. Kim SJ, Choi TH, Baik HS, et al. Mandibular posterior anatomic limit for molar distalization[J]. American Journal of Orthodontics and Dentofacial Orthopedics, 2014, 146(2): 190-197.

50. Kimberly FC, Normand B, Chun-Hsi C. Effects of bonded rapid palatal expansion on the transverse dimensions of the maxilla: a cone-beam computed tomography study[J]. American Journal of Orthodontics and Dentofacial Orthopedics, 2008, 137(4): S79-S85.

51. Kwak HJ, Park HJ, Kim YJ, et al. Factors associated with long-term vertical skeletal changes induced by facemask therapy in patients with class Ⅲ malocclusion[J]. The Angle Orthodontist, 2018, 88(2): 157-162.

52. Lee WC, Shieh YS, Liao YF, et al. Long-term maxillary anteroposterior changes following maxillary protraction with or without expansion: a meta-analysis and meta-regression[J]. PloS One, 2021, 16(2): e0247027.

53. Liang S, Wang F, Chang Q, et al. Three-dimensional comparative evaluation of customized bone-anchored vs tooth-borne maxillary protraction in patients with skeletal class Ⅲ malocclusion[J]. American Journal of Orthodontics and Dentofacial Orthopedics, 2021, 160(3): 374-384.

54. Lin Y, Guo R, Hou L, et al. Stability of maxillary protraction therapy in children with class Ⅲ malocclusion: a systematic review and meta-analysis[J]. Clinical Oral Investigations, 2018, 22(7): 2639-2652.

55. Lione R, Paoloni V, Agrestini C, et al. Management of a large dentigerous cyst in the mixed dentition[J]. Journal of Clinical Orthodontics, 2020, 54 (11): 1-10.

56. Litsas G. 儿童正畸治疗策略与实践[M]. 刘倩，主译. 沈阳：辽宁科学技术出版社，2020.

57. Littlewood SJ, Tait AG, Mandall NA, et al. Orthodontics: the role of removable appliances in contemporary orthodontics[J]. British Dental Journal, 2001, 191(6): 304-306, 309-310.

58. Littlewood SJ. 口腔正畸临床教程[M]. 5版. 田玉楼，赵震锦，冯翠娟，主译. 沈阳：辽宁科学技术出版社，2021.

59. Liu JJ, Liao W, Zhao ZH. Rapid maxillary expansion, with traditional or novel expander?[J]. American Journal of Orthodontics and Dentofacial Orthopedics, 2020, 157(6): 734.

60. Liu Y, Hou R, Jin H, et al. Relative effectiveness of facemask therapy with alternate maxillary expansion and constriction in the early treatment of class Ⅲ malocclusion[J]. American Journal of Orthodontics and Dentofacial Orthopedics, 2021, 159: 321-332.

61. Lombardo L, Albertini P, Cervinara F, et al. Early class Ⅲ treatment with hybrid rapid palatal expander combined with facemask[J]. International Orthodontics, 2020, 18(3): 624-635.

62. Londos E, Hanxsson O, Alm HI, et al. Dysphagia in lewy body dementia: a clinical observational study of swallowing function by videofluoroscopic examination[J]. BMC Neurology, 2013, 13(1): 140.

63. Lydia K, Isidora C, Tsolakis IA, et al. Mid-term follow up effectiveness of facemask treatment in class Ⅲ malocclusion: a systematic review[J]. International Orthodontics, 2021, 19(3): 365-376.

64. Machado AW, Caldas SG, Maia LG. Early correction of a developing class Ⅲ malocclusion with a removable appliance[J]. Dental Oral and Craniofacial Research, 2016, 2(5): 359-361.

65. Madokoro M, Miyazaki Y. A case of angle Cl. Ⅲ deep bite treated with TAD for lower molar distalization[J]. Journal of Showa University Dental Society, 2013, 33(2): 185-192.

66. Major PW, Badrawy HE. Maxillary protraction for early orthopedic correction of skeletal class Ⅲ malocclusion[J]. Pediatric Dentistry, 1993, 15(3): 203-207.

67. Maltoni I, Maltoni M, Santucci G, et al. Marsupialization of a dentigerous cyst followed by orthodontic traction of two retained teeth: a case report[J]. International Orthodontics, 2019, 17 (2): 365-374.

68. Manjushree R, Prasad K. Application of cone-beam computed tomography in the management of dilacerated maxillary central incisor associated with radicular cyst and external root resorption: a case report[J]. Journal of Conservative Dentistry, 2021, 24(4): 399-403.

69. Maspero C, Prevedello C, Giannini L, et al. Atypical swallowing: a review[J]. Minerva Stomatologica, 2014, 63(6): 217-227.

70. Matsuoka T, Sobue S, Ooshima T. Crown dilaceration of a first premolar caused extraction of its deciduous predecessor: a case report[J]. Endodontics and Dental Traumatology, 2000, 16(2): 91-94.

71. McKinney SL, Lukes SM. Dentigerous cyst in a young child: a case report[J]. Canadian Journal of Dental Hygiene, 2021, 55 (3): 177-181.

72. McNamara JA, Howe RP, Dischinger TG. A comparison of the Herbst and Fränkel appliances in the treatment of class Ⅱ malocclusion [J]. American Journal of Orthodontics and Dentofacial Orthopedics, 1990, 98(2): 134-144.

73. Meazzini MC, Torre C, Cappello A, et al. Long-term follow-up of late maxillary orthopedic advancement with the Liou-Alternate rapid maxillary expansion-constriction technique in patients with skeletal class Ⅲ malocclusion[J]. American Journal of Orthodontics and Dentofacial Orthopedics, 2021, 160(2): 221-230.

74. Meazzini MC, Zappia LB, Tortora C, et al. Short- and long-term effects of late maxillary advancement with the Liou-Alt-RAMEC protocol in unilateral cleft lip and palate[J]. The Cleft Palate-Craniofacial Journal, 2019, 56(2): 159-167.

75. Meikle MC. Guest editorial: what do prospective randomized clinical trials tell us about the treatment of class Ⅱ malocclusions? A personal viewpoint[J]. European Journal of Orthodontics, 2005, 27(2): 105-114.

76. Meikle MC. Remodeling the dentofacial skeleton: the biological basis of orthodontics and dentofacial orthopedics[J]. Journal of Dental Research, 2007, 86(1): 12-24.

77. Montaldo L, Montaldo P, Cuccaro P, et al. Effects of feeding on non-nutritive sucking habits and implications on occlusion in mixed dentition[J]. International Journal of Paediatric Dentistry, 2011, 21(1): 68-73.

78. Mooney GC, Morgan AG, Rodd HD, et al. Ectopic eruption of first permanent molars: a preliminary report of presenting features and associations[J]. European Archives of Paediatric Dentistry, 2007, 8(3): 153-157.

79. Moss ML. The functional matrix hypothesis revisited. The epigenetic antithesis and the resolving synthesis[J]. American Journal of Orthodontics and Dentofacial Orthopedics, 1997, 112(4): 410-417.

80. Mousoulea S, Tsolakis I, Ferdianakis E, et al. The effect of chin-cup therapy in class Ⅲ malocclusion: a systematic review[J]. The open Dentistry Journal, 2016, 10(1): 664–679.

81. Nagani NI, Ahmed I, Rizwan S, et al. Frequency and association of maxillary ectopic canine with incisor root resorption and dental agenesis[J]. Journal of the Pakistan Medical Association, 2021, 71(2): 277-280.

82. Nallanchakrava S, Mettu S, Reddy NG, et al. Multidisciplinary approach for the management of dilacerated permanent maxillary incisor: a case report[J]. International Journal of Clinical Pediatric Dentistry, 2020, 13(6): 725-728.

83. Ngan P, Hägg U, Yiu C, et al. Soft tissues and dentoskeletal profile changes associated with maxillary expansion and protraction headgear treatment[J]. American Journal of Orthodontics and Dentofacial Orthopedics, 1996, 109(1): 38-49.

84. Ngan P. Early treatment of class Ⅲ malocclusion: is it worth the burden?[J]. American Journal of Orthodontics and Dentofacial Orthopedics, 2006 , 129(4): 82-85.

85. Northway WM, Wainright RL, Demirjian A, et al. Effects of premature loss of deciduous molars[J]. The Angle Orthodontist, 1984, 54(4): 295-329.

86. Northway WM, Wainright RL, Demirjian A. Effects of premature loss of deciduous molars[J]. The Angle Orthodontist, 1984, 54(4): 295-329.

87. O'Brien K, Wright J, Conboy F, et al. Effectiveness of early orthodontic treatment with the Twin-block appliance: a multicenter, randomized, controlled trial. Part 1: dental and skeletal effects[J]. American Journal of Orthodontics and Dentofacial Orthopedics, 2003, 124(3): 234-243.

88. Olive RJ. Orthodontic considerations for impacted and ectopic teeth[J]. Australian Orthodontic Journal, 2017(Spec.): 99-104.

89. Park GW , Kim DG , Park CJ , et al. A Literature review on trauma from occlusion[J]. Journal of Dental Rehabilitation and Applied Science, 2011, 27(4): 423-436.

90. Pavlidis D, Daratsianos N, Jager A. Treatment of an impacted dilacerated maxillary central incisor[J]. American Journal of Orthodontics and Dentofacial Orthopedics, 2009, 139(3): 378-387.

91. Peck S, Peck H. Frequency of tooth extraction in orthodontic treatment[J]. American Journal of Orthodontics, 1979, 76(5): 491-496.

92. Perillo L, Cannavale R, Ferro F, et al. Meta-analysis of skeletal mandibular changes during Frankel appliance treatment[J]. European Journal of Orthodontics, 2011, 33(1): 84-92.

93. Perillo L, Femiano A, Palumbo S, et al. Skeletal and dental effects produced by functional regulator-2 in pre-pubertal

class Ⅱ patients: a controlled study[J]. Progress in Orthodontics, 2013, 14(1): 18.

94. Perillo L, Johnston LE, Ferro A. Permanence of skeletal changes after function regulator (FR-2) treatment of patients with retrusive class Ⅱ malocclusions[J]. American Journal of Orthodontics and Dentofacial Orthopedics, 1996, 109(2): 132-139.

95. Perinetti G, Contardo L. Reliability of growth indicators and efficiency of functional treatment for skeletal class Ⅱ malocclusion: current evidence and controversies[J]. BioMed Research International, 2017, 2017: 1367691.

96. Pisani L, Bonaccorso L, Fastuca R, et al. Systematic review for orthodontic and orthopedic treatments for anterior open bite in the mixed dentition[J]. Progress in Orthodontics, 2016, 17(1): 1-14.

97. Proffit WR, Fields H, Sarver DM . Contemporary orthodontics[M]. 5th ed. St Louis: Mosby, 2012.

98. Rabie ABM, CertOrtho MS. Functional appliance therapy accelerates and enhances condylar growth[J]. American Journal of Orthodontics and Dentofacial Orthopedics, 2003, 123(1): 40-48.

99. Rabie ABM, Gu Y. Diagnostic criteria for pseudo–class Ⅲ malocclusion [J]. American Journal of Orthodontics and Dentofacial Orthopedics, 2000, 117(1): 1-9.

100. Rah YJ, Lee JW, Ra JY. Association between ectopic eruption of the maxillary first permanent molar and skeletal malocclusion[J]. The Journal of the Korean Academy of Pediatric Dentistry, 2017, 44(2): 147-153.

101. Ren CC, Bai YX. Effectiveness and long-term stability of maxillary protraction[J]. Zhonghua Kou Qiang Yi Xue Za Zhi, 2018, 53(10): 649-652.

102. Ren Y, Steegman R, Dieters A, et al. Bone-anchored maxillary protraction in patients with unilateral complete cleft lip and palate and class Ⅲ malocclusion[J]. Clinical Oral Investigations, 2019, 23(5): 2429-2441.

103. Ren Y. Early treatment of skeletal open-bite malocclusion [J]. Evidence-based Dentistry, 2006, 7(4): 103.

104. Rijpstra C, Lisson JA. Etiology of anterior open bite: a review[J]. Journal of Orofacial Orthopedics, 2016, 77(4): 281-286.

105. Rizzatto SMD, de Menezes LM, Allgayer S, et al. Orthodontically induced eruption of a horizontally impacted maxillary central incisor[J]. American Journal of Orthodontics and Dentofacial Orthopedics, 2013, 144(1): 119-129.

106. Ronay V, Miner RM, Will LA, et al. Mandibular arch form: the relationship between dental and basal anatomy[J]. American Journal of Orthodontics and Dentofacial Orthopedics, 2006, 134(3): 430-438.

107. Sant'Anna EF, Azevedo DGR, de Lima RL, et al. Orthodontic eruption of an impacted and dilacerated maxillary central incisor[J]. Journal of Clinical Orthodontics, 2020, 54(12): 11-13.

108. Schwemmle C, Arens C. Feeding, eating, and swallowing disorders in infants and children: an overview[J]. Hno, 2017, 66(7): 515-526.

109. Seehra J, Yaqoob O, Patel S, et al. National clinical guidelines for the management of unerupted maxillary incisors in children[J]. British Dental Journal, 2018, 224(10): 779-785.

110. Selin C, Şenışık NE. Comparison of the treatment effects of different rapid maxillary expansion devices on the maxilla and the mandible. Part 1: evaluation of dentoalveolar changes[J]. American Journal of Orthodontics and Dentofacial Orthopedics, 2007, 151(6): 1125-1138.

111. Shalish M, Gal A, Brin I, et al. Prevalence of dental features that indicate a need for early orthodontic treatment[J]. European Journal of Orthodontics, 2013, 35(4): 454-459.

112. Solano-Mendoza B, Iglesias-Linares A, Yañez-Vico RM, et al. Maxillary protraction at early ages. The revolution of new bone anchorage appliances[J]. The Journal of Clinical Pediatric Dentistry, 2012, 37(2) : 219-229.

113. Solow B, Sonnesen L. Head posture and malocclusions[J]. European Journal of Orthodontics, 1998, 20(6): 685-693.

114. Souki BQ, Nieri M, Pavoni C, et al. Development and validation of a prediction model for long-term unsuccess of early treatment of class Ⅲ malocclusion[J]. European Journal of Orthodontics, 2019, 42(2): 200-205.

115. Suresh S, Sundareswaran S, Sathyanadhan S. Effect of microimplant assisted rapid palatal expansion on bone-anchored maxillary protraction: a finite element analysis[J]. American Journal of Orthodontics and Dentofacial Orthopedics, 2021, 160(4): 523-532.

116. Tai K, Shin JW, Park JH, et al. A modified palatal appliance for forced eruption of impacted central incisor[J]. The Journal of Clinical Pediatric Dentistry, 2019, 43(6): 424-431.

117. Tan C, Ekambaram M, Yiu CKY. Prevalence, characteristic features, and complications associated with the occurrence of unerupted permanent incisors[J]. PLoS One, 2018, 13(6): 0199501.

118. Tanaka E, Hasegawa T, Hanaoka K, et al. Severe crowding and a dilacerated maxillary central incisor in an adolescent[J]. The Angle Orthodontist, 2006, 76(3): 510-518.

119. Timimi D, Elsaid K. Cone-beam computed tomography in the assessment of dental impactions[J]. Seminars in Orthodontics, 2008, 15(1): 57-62.

120. Vig KW. Early orthodontic treatment may be effective in modifying class Ⅱ skeletal and dental outcomes[J]. Journal of Evidence Based Dental Practice, 2011, 11(1): 35-37.

121. Wagner VP, Arrué T, Hilgert E, et al. Rodrigues, prevalence and distribution of dental anomalies in a paediatric population based on panoramic radiographs analysis[J]. European Journal of Paediatric Dentistry, 2020, 21(4): 292-298.

122. Wichelhaus A. 口腔正畸临床治疗设计[M]. 高丽霞, 田玉楼, 主译. 沈阳: 辽宁科学技术出版社, 2019.

123. Woolridge MW, Baum JD. Ultrasonographic study of sucking and swallowing by newborn infants[J]. Developmental Medicine and Child Neurology, 1987, 29(1): 121-122.

124. Woon SC, Thiruvenkatachari B. Early orthodontic treatment for class Ⅲ malocclusion: a systematic review and meta-analysis[J]. American Journal of Orthodontics and Dentofacial Orthopedics, 2017, 151(1): 28-52.

125. Yamada T, Sugawara J, Itoh H, et al. Photoelastic stress analysis of en masse distalization of mandibular premolar and molar with skeletal anchorage system: using isochromatic fringes and isoclinic fringes[J]. International Congress, 2005, 1284: 77-78.

126. Yan BX, Wang XD, Zhou YH. Treatment effectiveness of the Fränkel function regulator on class Ⅲ malocclusion[J]. American Journal of Orthodontics and Dentofacial Orthopedics, 2015, 147(1): 9.

127. Yan X, He W, Lin T, et al. Three-dimensional finite element analysis of the craniomaxillary complex during maxillary protraction with bone anchorage vs conventional dental anchorage[J]. American Journal of Orthodontics and Dentofacial Orthopedics, 2013, 143(2): 197-205.

128. Yang X, Li C, Bai D, et al. Treatment effectiveness of Fränkel function regulator on the class Ⅲ malocclusion: a systematic review and meta-analysis[J]. American Journal of Orthodontics and Dentofacial Orthopedics, 2014, 146(2): 143-154.

129. Yepes E, Quintero P, Rueda ZV, et al. Optimal force for maxillary protraction facemask therapy in the early treatment of class Ⅲ malocclusion[J]. European Journal of Orthodontics, 2014, 36(5): 586-594.

130. Yordanova G, Gurgurova G. Impacted upper central incisors - frequency and factors complicating the treatment protocol[J]. Folia medica, 2021, 63(3): 405-412.

131. 蔡语馨, 杨鑫, 吴建勇. 上颌切牙埋伏阻生的病因和正畸治疗的现状[J]. 上海交通大学学报（医学版）, 2020, 40（4）: 543-547.

132. 曾祥龙. 现代口腔正畸学诊疗手册[M]. 北京：北京医科大学出版社，2000.

133. 陈莉莉. 上颌快速扩弓保持与复发的研究进展[J]. 国外医学口腔医学分册，2004，31（4）：323-325.

134. 陈扬熙.《口腔正畸学》——基础、技术与临床[J]. 实用口腔医学杂志，2013，29（2）：175.

135. 陈扬熙. 口腔正畸学：基础、技术与临床[M]. 北京：人民卫生出版社，2012.

136. 程灿，李小彤，刘鹤. 替牙期牵引上颌埋伏阻生中切牙对牙根发育影响的初步研究[J]. 中华口腔正畸学杂志，2015，22（3）：158-164.

137. 杜雅晶，黄诗言，李小兵，等. Fränkel Ⅲ型矫治器早期矫治儿童骨性Ⅲ类错𬌗的临床疗效研究[J]. 中华口腔医学杂志，2016，51（5）：257-262.

138. 傅民魁. 口腔正畸学[M]. 6版. 北京：人民卫生出版社，2012.

139. 傅民魁. 口腔正畸专科教程[M]. 北京：人民卫生出版社，2015.

140. 葛立宏. 儿童口腔医学[M]. 4版. 北京：人民卫生出版社，2012.

141. 韩敏，王春玲，高晓丽，等. 改良式肌激动器治疗替牙列期安氏Ⅱ类错𬌗的研究[J]. 口腔医学，2011，31（6）：336-338.

142. 惠泽明，杜样，周志斐，等. 前牙反𬌗畸形早期矫治的研究进展[J]. 实用口腔医学杂志，2019，35（1）：141-145.

143. 姜婷. 颞下颌关节紊乱病和咬合异常的关系——从历史到现状[J]. 中华口腔医学杂志，2021，56（8）：734-739.

144. 姜卫，夏松，月慧，等. 上颌快速扩弓联合前方牵引后骨性Ⅲ类伴上颌骨发育不足患者上气道变化的meta分析[J]. 上海口腔医学，2019，28（2）：218-224.

145. 李小兵，金作林. 中国青少年隐形矫治专家共识2018[M]. 成都：四川大学出版社，2018.

146. 李小兵，叶全富，贺红，等. 中国儿童错𬌗畸形早期矫治专家共识[J]. 华西口腔医学杂志，2021，39（4）：369-376.

147. 李小兵. 当代儿童正畸矫治经典应用[M]. 成都：四川大学出版社，2021.

148. 李小兵. 儿童错𬌗畸形早期矫治的必要性和方法[J]. 中国实用口腔科杂志，2013，6（12）：709-717.

149. 李小兵. 基于牙弓形态大小发育的青少年隐形矫治[J]. 中国实用口腔科杂志，2019，12（8）：449-454.

150. 李小兵. 弯根牙的临床综合治疗及正畸早期矫治的可能性[J]. 中国实用口腔科杂志，2016，9（9）：523-527.

151. 李小兵. 牙弓/牙槽骨弓的塑形矫治——基于牙弓形态发育不良的儿童错𬌗畸形诊断与阻断治疗[J]. 华西口腔医学杂志，2016，34（6）：556-563.

152. 李小兵. 中国青少年隐形矫治技术的临床应用与发展[J]. 口腔医学，2019，39（11）：961-966.

153. 李耀俊，阳小军. 骨性安氏Ⅱ类1分类错𬌗高角与非高角型患者的功能矫治器治疗[J]. 实用口腔医学杂志，2001，17（5）：406-407.

154. 李志华，郭杰，陈扬熙，等. 改良肌激动器结合J钩牵引的临床设计[J]. 华西口腔医学杂志，2005（4）：361.

155. 林宝山，李小兵. 安氏Ⅱ类1分类错𬌗畸形正畸治疗后面部软组织侧貌的改变[J]. 国际口腔医学杂志，2008（S1）：331-333.

156. 刘岚，刘鑫，惠光艳，等. 改良Twin-block矫治器在正畸矫治安氏Ⅱ类错𬌗11例[J]. 第四军医大学学报，2002（24）：2224.

157. 刘艳，刘月华. Twin-block矫治器治疗早期骨性Ⅱ类错𬌗的X线头影测量分析[J]. 上海口腔医学，2005（6）：569-572.

158. 卢淑娟，岳杨，杨儒，等. 儿童错𬌗畸形早期矫治中不可忽视的横向问题[J]. 中国实用口腔科杂志，2018（5）：275-281.

159. 牛树强，侯凤春，张倩倩，等. Twin-block矫治器治疗安氏Ⅱ类骨性错𬌗后的软、硬组织变化[J]. 上海口腔医学，2021，30（1）：81-84.

160. 王军，赵志河，刘楚峰，等. 成都地区青少年下颌牙弓后段可利用间隙的预测研究[J]. 华西口腔医学杂志，2003，21（1）：67-69.

161. 徐璐璐，段银钟，陈莉莉. 2×4技术配合Ⅲ类牵引矫治替牙期轻度骨性反𬌗[J]. 临床口腔医学杂志，2003，19（7）：432-434.

162. 徐舒豪，黄诗言，饶南荃，等. 上颌横向发育不足的临床治疗进展[J]. 临床口腔医学杂志，2016，32（4）：251-253.

163. 叶静，张勇，王春玲，等. 改良Forsus矫治器与肌激动器治疗安氏Ⅱ类下颌后缩疗效对比研究[J]. 临床口腔医学杂志，2011，27（9）：557-560.

164. 游清玲，蔡中. 高位口外牵引在青少年骨性Ⅱ类错𬌗治疗中的作用[J]. 上海口腔医学，2006（4）：375-377.

165. 张丽芳. 2×4矫治技术在前牙反𬌗中的临床应用[J]. 中国药物与临床，2017，17（5）：710-711.

166. 张书佳. 2×4矫治技术矫治混合牙列期前牙反𬌗的临床观察[J]. 临床医药实践，2013，22（3）：168-170.

167. 赵美英，罗颂椒，陈扬熙，等. 牙颌面畸形功能矫形[M]. 北京：科学技术文献出版社，2010.

168. 赵志河，周彦恒，白玉兴. 口腔正畸学[M]. 7版. 北京：人民卫生出版社，2020.

169. 赵志河. 功能矫治器的疗效及长期稳定性[J]. 中华口腔医学杂志，2018，53（9）：590-593.

170. 郑树国. 儿童牙齿发育异常Ⅲ. 第一恒磨牙异位萌出的早期临床处理[J]. 中华口腔医学杂志，2012，47（10）：637-639.

171. 钟欣宏，钟小旭. "2×4"矫治技术在替牙期阻断治疗中的变通应用[J]. 人人健康，2018（4）：115.

172. 朱琳瑜. 功能矫治器治疗青春期骨性Ⅱ类下颌后缩的疗效观察[J]. 当代医学，2021，27（2）：151-152.

173. 邹静，李小兵. 儿童口腔科诊疗与操作常规[M]. 北京：人民卫生出版社，2018.

174. 邹敏，林伟就. 不同前方牵引力对颅上颌复合体影响的有限元分析[J]. 上海口腔医学，2011，20（1）：88-92.

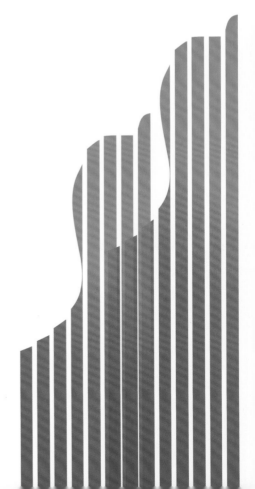

【病例三十五】

儿童前牙重度深覆殆覆盖、上前牙唇倾、下前牙先天缺失、下颌后缩的早期矫治

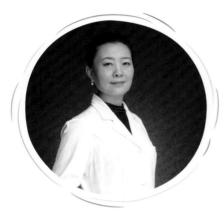
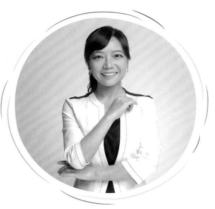

西安交通大学口腔医学院　王晓荣　　西安交通大学口腔医学院　邹蕊

（一）主诉/病史

患者薛某，男，11岁，家长诉患者上牙前突，影响美观，否认家族遗传史。

家长诉既往有口呼吸病史，否认口腔矫治相关治疗史。

（二）临床检查

（1）患者替牙列期，视诊发现有口呼吸习惯。

（2）口内像及面像检查：上颌14-24牙及双侧第一恒磨牙萌出，下颌34、33、31、41-45及双侧第一恒磨牙萌出，32牙先天缺失。ICP位时前牙Ⅲ度深覆殆覆盖，前牙覆盖8mm。磨牙及第二乳磨牙远中关系（安氏Ⅱ类磨牙关系）。上牙弓狭窄，上下牙弓形态不调。11、21牙唇倾、上中切牙间间隙2mm，11、21牙牙冠稍远中扭转，上前牙不齐，上牙列中度拥挤（按上前牙正常唇倾度计算）。下前牙内倾直立，Spee曲线深，下牙列轻度拥挤（纳入缺失32牙后为中度拥挤）。

患者正面观为均面型，左侧稍丰满，唇闭合不全；侧面观为凸面型，鼻唇角正常，上唇前突，下颌后缩，颏唇沟深，颏部靠后。（图2-35-1）

（3）功能检查：下颌前伸后前突面型有所改善。关节无弹响，关节及咬肌区无疼痛，开口度正常，开口型无偏斜，PP位与ICP位协调。

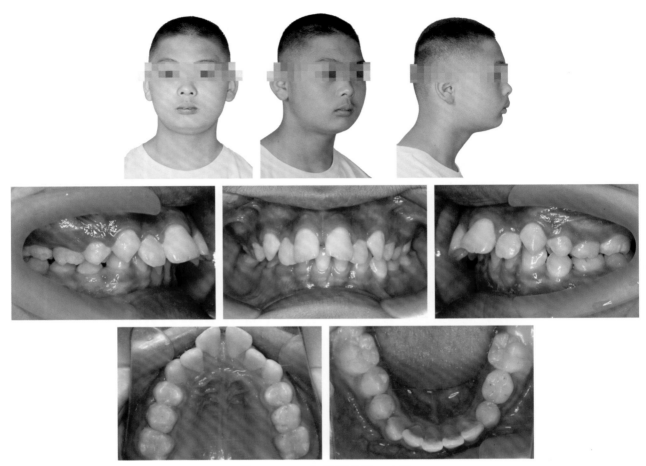

图2-35-1　初诊面像及口内像

（4）X片检查：于ICP位及PP位拍摄头颅侧位片，检查患者上下颌骨关系（图2-35-2）；拍摄曲面断层片，了解上下牙列发育、乳恒牙替换、双侧髁突形态及上下颌骨形态等情况（图2-35-3）。

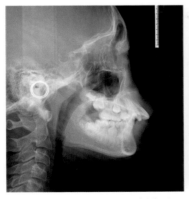

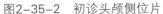

图2-35-2　初诊头颅侧位片

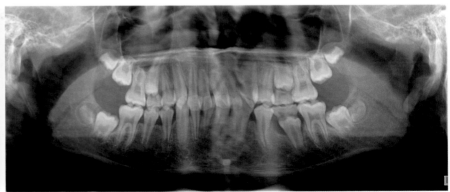

图2-35-3　初诊曲面断层片

①头颅侧位片分析：上颌骨发育基本正常（∠SNA 83.6°，正常值83.1°±3.6°），下颌骨轻度发育不足（∠SNB 76.6°，正常值79.7°±3.2°），上下颌骨矢状向不调（∠ANB 7.0°，正常值

3.5°±1.7°）。上前牙唇倾（∠U1-NA 31.8°，正常值22.8°±5.7°），下前牙直立（∠IMPA 95.3°，正常值95.0°±7.0°）。下颌平面角略小（∠FMA 17.0°，正常值22.9°±4.5°；∠SN-GoGn 26.7°，正常值32.9°±5.2°），牙合平面角正常（∠OP-SN 11.4°，正常值14.4°±2.5°），面型为水平生长型〔Y-axis（SGn-SN）70.5°，正常值67.0°±5.5.0°；LFH（ANS-Me‖FH）54.8%，正常值54.0%±5.0%〕。

面部软组织侧貌为凸面型，上唇位于E线前，下唇位于上唇后方。（表2-35-1）

表2-35-1　治疗前头影测量分析（Wit's/Tweed/Steiner分析法）

测量项目	测量值	正常值
∠SNA	83.6°	83.1°±3.6°
∠SNB	76.6°	79.7°±3.2°
∠ANB	7.0°	3.5°±1.7°
∠SND	74.1°	80.0°±3.0°
U1-NA	7.0mm	4.3mm±2.7mm
∠U1-NA	31.8°	22.8°±5.7°
L1-NB	2.9mm	4.0mm±1.8mm
∠L1-NB	21.6°	25.3°±6.0°
Pog-NB	3.9mm	3.0mm±1.7mm
Po & L1-NB Diff	−1.0mm	2.6mm±1.7mm
∠U1-L1	119.6°	130.0°±6.0°
∠OP-SN	11.4°	14.4°±2.5°
∠SN-GoGn	26.7°	32.9°±5.2°
S-L	43.2mm	51.0mm±3.0mm
S-E	27.2mm	22.0mm±3.0mm
∠FMA（MP-FH）	17.0°	22.9°±4.5°
∠IMPA（L1-MP）	95.3°	95.0°±7.0°
∠FMIA（L1-FH）	67.7°	65.7°±8.5°
Y-axis（SGn-SN）	70.5°	67.0°±5.5°
∠U1-SN	115.4°	103.1°±5.5°
L1-APo	−3.3mm	2.7mm±1.7mm
Y-axis长	122.5mm	140.0mm±6.0mm
UL-EP	4.6mm	−8.0mm±2.0mm
LL-EP	2.3mm	−2.0mm±2.0mm
Wits Appraisal	8.4mm	−1.0mm±1.0mm
∠U1-FH	128.2°	111.0°±6.0°
LFH（ANS-Me‖FH）	54.8%	54.0%±5.0%
UFH（Na-ANS）	45.2%	46.0%±5.0%

CVMS Ⅳ期，生长发育高峰后期。

上气道狭窄，鼻咽后部疑似腺样体肥大影像。

②曲面断层片示：55、65、75牙未替换，32牙先天缺失。双侧髁突形态未见异常、对称，双侧下颌骨体形态大小对称。（图2-35-3）

（三）临床诊断

根据患者下颌后缩面像、口呼吸习惯及下前牙先天缺失，判断患者病因可能为口腔不良习惯及先天因素造成的下颌后缩前突面型。

头颅侧位片功能检查发现，∠SNA正常，∠SNB偏小，表现为下颌骨后缩，中度骨性Ⅱ类关系（∠ANB 7.0°）。下颌平面角小（∠FMA 17.0°，∠SN–GoGn 26.7°），下全面高比基本正常，水平生长型。

因此，根据临床视诊、问诊、口内像检查、功能检查及X片检查等结果，该下颌后缩患者的临床诊断如下：

（1）替牙列晚期。

（2）骨性Ⅱ类（上颌发育正常，下颌发育不足）错殆畸形。

（3）安氏Ⅱ类1分类错殆畸形。

（4）水平生长型。

（5）侧貌凸面型。

（6）前牙Ⅲ度深覆殆覆盖。

（7）上牙弓前段稍狭窄。

（8）上中切牙唇倾。

（9）上下牙列中度拥挤（上颌按正常前牙唇倾度计算，下颌按纳入先天缺失的32牙后计算）。

（10）腺样体肥大？

（四）治疗计划

患者虽处于生长发育高峰后期，但尚有一定生长发育潜力，存在明显下颌后缩的上下颌骨关系不调，因此制订以下计划：双期矫治，第一阶段功能矫形治疗：利用肌激动器＋上颌螺旋扩弓矫治器扩大上牙弓宽度，去除下颌前导的功能障碍，引导下颌骨向前，纠正上下颌骨矢状向不调；同时利用双曲唇弓内收上前牙，改善上前牙唇倾。第二阶段牙列矫治：排齐整平牙列，精细协调咬合关系。

（五）治疗过程及结果

1. 治疗过程

（1）咬合重建：下颌前伸5mm，前牙打开咬合3mm，殆架制作肌激动器＋上颌螺旋扩弓矫治器，试戴调整矫治器（图2-35-4）。

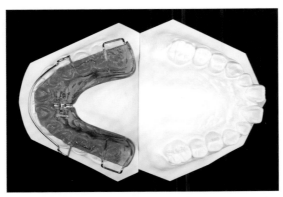

图2-35-4　肌激动器＋上颌螺旋扩弓矫治器（示意图）

（2）佩戴肌激动器＋上颌螺旋扩弓矫治器，选用慢速扩弓（每次90°，2次/周）扩大上牙弓前段宽度，肌激动器导下颌向前，改善上下颌骨位置关系。上颌唇弓内收上前牙，纠正前牙唇倾，关闭上中切牙间间隙。通过导下颌向前及内收上前牙，纠正前牙重度深覆殆覆盖。要求患者每天佩戴矫治器时间不少于12小时。（图2-35-5）

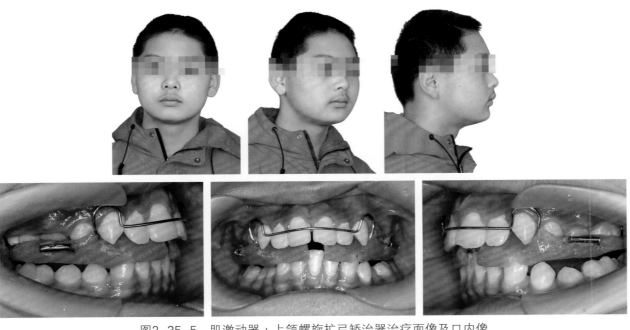

图2-35-5　肌激动器＋上颌螺旋扩弓矫治器治疗面像及口内像

（3）Ⅰ期功能矫形（肌激动器＋上颌螺旋扩弓矫治器）治疗1年后，双侧磨牙矫正为中性关系，唇倾上前牙内收，上中切牙间间隙关闭，下前牙直立，前牙轻度深覆殆覆盖（32牙缺失），侧貌直，前突面型改善。（图2-35-6）

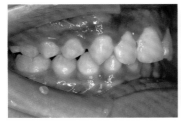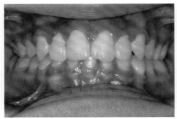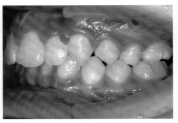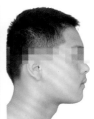

图2-35-6　肌激动器＋上颌螺旋扩弓矫治器治疗1年后口内像及面像

2．治疗结果

（1）功能矫形（肌激动器＋上颌螺旋扩弓矫治器）治疗疗程1年，持续戴用矫治器保持半年后复诊，收集临床资料。患者恒牙列早期，前牙轻度深覆𬌗覆盖，后牙轻度近中关系；上前牙直立，上中切牙间间隙关闭；下前牙直立，拥挤解除（33、34牙间间隙0.5mm，32牙先天缺失）；上中线与面中线齐。凸面型改善，下颌后缩改善。（图2-35-7）

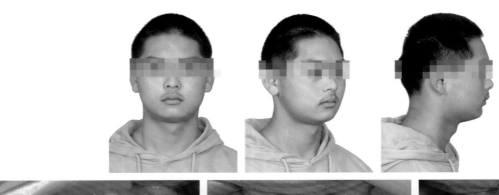

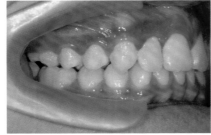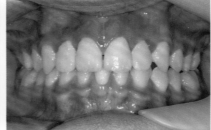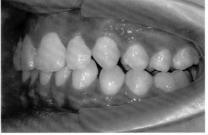

图2-35-7　肌激动器＋上颌螺旋扩弓矫治器矫治结束半年后面像及口内像
（咬合关系稳定，上下牙排列整齐，侧貌改善）

（2）肌激动器＋上颌螺旋扩弓矫治器矫治结束半年后，于ICP位拍摄头颅侧位片，头影测量对比分析矫治前后疗效（图2-35-8）。头影测量分析示：功能矫形治疗后，∠ANB减小3.2°，上下颌骨矢状向关系正常；上前牙内收（∠U1-NA减小17.9°），下前牙内倾直立增大（∠IMPA减小7.9°）；𬌗平面角增大（∠OP-SN增加2.2°），下颌平面角增大（∠FMA增加5.6°，∠SN-GoGn增加2.6°），下颌骨顺时针旋转，有助于改善侧貌。（表2-35-2）

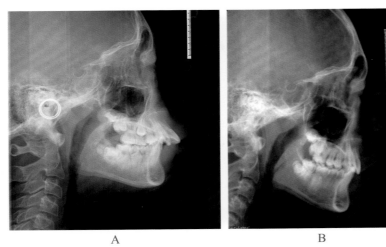

图2-35-8 治疗前后头颅侧位片
A. 治疗前；B. 治疗后

表2-35-2 治疗前后头影测量分析对比（Wit's/Tweed/Steiner分析法）

测量项目	治疗前	治疗后	正常值
∠SNA	83.6°	83.4°	83.1°±3.6°
∠SNB	76.6°	79.6°	79.7°±3.2°
∠ANB	7.0°	3.8°	3.5°±1.7°
∠SND	74.1°	74.1°	80.0°±3.0°
U1-NA	7.0mm	1.3mm	4.3mm±2.7mm
∠U1-NA	31.8°	13.9°	22.8°±5.7°
L1-NB	2.9mm	2.0mm	4.0mm±1.8mm
∠L1-NB	21.6°	17.2°	25.3°±6.0°
Pog-NB	3.9mm	2.9mm	3.0mm±1.7mm
Po & L1-NB Diff	-1.0mm	-0.8mm	2.6mm±1.7mm
∠U1-L1	119.6°	145.2°	130.0°±6.0°
∠OP-SN	11.4°	13.6°	14.4°±2.5°
∠SN-GoGn	26.7°	29.3°	32.9°±5.2°
S-L	43.2mm	39.5mm	51.0mm±3.0mm
S-E	27.2mm	25.1mm	22.0mm±3.0mm
∠FMA（MP-FH）	17.0°	22.6°	22.9°±4.5°
∠IMPA（L1-MP）	95.3°	87.4°	95.0°±7.0°
∠FMIA（L1-FH）	67.7°	70.0°	65.7°±8.5°
Y-axis（SGn-SN）	70.5°	71.9°	67.0°±5.5°
∠U1-SN	115.4°	94.0°	103.1°±5.5°
L1-APo	-3.3mm	-1.4mm	2.7mm±1.7mm
Y-axis长	122.5mm	118.9mm	140.0mm±6.0mm
UL-EP	4.6mm	1.2mm	-8.0mm±2.0mm

续表

测量项目	治疗前	治疗后	正常值
LL–EP	2.3mm	1.1mm	−2.0mm ± 2.0mm
Wits Appraisal	8.4mm	3.7mm	−1.0mm ± 1.0mm
∠U1–FH	128.2°	104.8°	111.0° ± 6.0°
LFH（ANS−Me‖FH）	54.8%	55.3%	54.0% ± 5.0%
UFH（Na−ANS）	45.2%	44.7%	46.0% ± 5.0%

（六）病例分析

该患者下颌发育不足，早期进行功能矫形治疗，使用肌激动器＋上颌螺旋扩弓矫治器，扩大上牙弓并导下颌向前，刺激下颌骨发育，改善患者中度骨性Ⅱ类错𬌗畸形。患者存在明显上前牙唇倾、前牙Ⅲ度深覆𬌗覆盖，使得前牙发生外伤的概率显著增加。因此，在前导下颌的同时，内收唇倾上前牙，不仅能够显著改善上前牙唇倾/前突，改善侧貌，同时可有效降低前牙外伤的发生概率。

1. 患者中度骨性Ⅱ类、重度前牙深覆𬌗覆盖的错𬌗畸形临床病因机制

患者有明确的口呼吸病史，结合头颅侧位片可以初步判断腺样体导致气道狭窄，有足够的理由怀疑口呼吸习惯是该患者错𬌗畸形发生发展中的重要负面因素之一。另外，32牙先天缺失，影响前牙咬合关系，也加重了患者前牙覆𬌗覆盖关系异常的程度。

口呼吸时，因张口导致面颊部分肌张力增加，舌体牵引向下，使上牙弓内侧失去舌体的支持，造成牙弓内外正常的肌动力平衡系统被破坏。牙弓外侧受到颊肌压迫，内侧失去舌肌力量的支持，使上牙弓的宽度无法正常发育；同时，由于气流从口腔通过，正常腭顶下降的机制出现障碍，导致牙弓狭窄，腭盖高拱，上牙列拥挤或上颌前突，并继发下颌后缩等畸形。而上牙弓狭窄进一步限制下颌矢状向功能运动，下颌处于被迫后退位，加重了气道阻塞和口呼吸症状。

2. 治疗目标

扩大上牙弓宽度，导下颌向前，刺激下颌骨矢状向生长，协调上下颌骨位置关系，改善侧貌，同时扩大上气道容积，缓解腺样体肥大导致的气道阻塞；适当内收上前牙，改善上前牙唇倾，纠正前牙重度深覆𬌗覆盖，同时降低前牙外伤的发生概率。

3. 临床治疗方法、临床治疗理论基础及临床疗效评价

对于存在Ⅱ类骨性错𬌗畸形并处于生长发育高峰期的患者，早期干预，去除病因，阻断不良习惯的影响，去除功能性因素，配合导下颌向前来改善上下颌骨矢状向不调的骨骼畸形，有助于获得良好稳定的矫治效果。临床常在规范𬌗重建的基础上，选择肌激动器、Twin–Block等功能矫治器，以达到上述矫治目标。早期功能矫形治疗能够极大地降低Ⅱ期正畸综合矫治的难度，并提升矫治疗效和稳定性，大幅降低Ⅱ期正畸综合治疗拔牙的概率，在整个矫治过程中常常能起到事半功倍的效果。

4．同类错殆畸形的早期矫治的适应证和矫治时机

（1）矫治时机的判断。

结合骨龄、牙龄、性成熟龄及身高、体重变化等判断患者生长发育状态，处于生长发育高峰期前或生长发育高峰期是此类错殆畸形矫治的首要条件。

（2）适应证。

结合头影测量分析，前导下颌矫治凸面型的临床适应证：下颌后缩为骨型Ⅱ类的主要机制，无严重的上颌发育过度；水平生长型或平均生长型。

（3）骨性Ⅱ类功能矫治的扩弓需求。

是否需要扩大牙弓宽度需结合CBCT和模型测量，判断牙弓狭窄的程度、牙根与牙槽骨的关系等，避免超出硬组织限度的扩弓治疗。

（4）其他。

对于下颌后缩骨性Ⅱ类错殆畸形，同时伴有上颌发育过度的患者，功能矫治器可使用改良的肌激动器，借助头帽牵引的口外装置限制上颌发育。对于存在腺样体、扁桃体肥大导致阻塞性口呼吸的患者，应先转诊至耳鼻喉科，去除上气道物理性阻塞后再进行相应治疗，从而获得有效、稳定的矫治效果。

矫 治 概 要

（1）基本情况：男，10岁。

（2）骨性及面型诊断：中度骨性Ⅱ类、下颌后缩，水平生长型。

（3）错殆诊断：前牙Ⅲ度深覆殆覆盖，32牙先天缺失，上前牙唇倾、下前牙直立，上中切牙间存在间隙，下前牙轻度拥挤，上牙弓狭窄。

（4）病因分析：先天因素及环境因素。

（5）矫治时机：青春快速生长发育高峰后期。

（6）矫治目的：扩大上牙弓，前导下颌，内收上前牙，纠正前牙Ⅲ度深覆殆覆盖。

（7）疗效评价：凸面型改善，前牙内收，Ⅲ度深覆殆覆盖改善，下颌前导有轻度复发。

【理论拓展】

呼吸道阻塞与骨性Ⅱ类错殆畸形的临床治疗

一、儿童口呼吸与呼吸道狭窄（发病率、机制、严重程度分级）

鼻呼吸是人类正常的呼吸方式，呼吸时上下唇微微闭合，气流自然地交替通过左右侧鼻腔。但是在某些特定情况下，如腺样体、扁桃体肥大引起上气道狭窄或阻塞时，呼吸时气流通过口腔的潮气量占总潮气量的25%-30%时，则称为口呼吸。若气流全部通过口腔，则为严重口呼吸。生长发育期的口呼吸会影响儿童的面部发育，导致牙颌面畸形等一系列不良后果。

根据引起口呼吸的原因，口呼吸可分为阻塞性口呼吸和习惯性口呼吸，前者指上气道完全或部分被阻塞，致使气流经由口腔、口咽腔、喉咽腔进入下气道，是生理学上机体扩大上气道的一种反射活动，而习惯性口呼吸为一种不良习惯，指当鼻气道阻塞去除后部分儿童仍保留有口呼吸或上气道未阻塞的儿童仍习惯于口呼吸。

腺样体或扁桃体肥大是导致儿童上气道狭窄、引发阻塞性口呼吸最常见的病因。儿童生长发育过程中，多种变应原刺激可导致腺样体、扁桃体病理性肥大，引起鼻咽或口咽部阻塞而出现口呼吸。

长期的口呼吸导致唇肌松弛、开唇露齿，气流长期不通过鼻腔，造成鼻腔变窄、鼻孔变小、腭盖高拱，同时由于肌力平衡被破坏，上牙弓狭窄，上牙前突。需要强调的是，因上气道狭窄而代偿性出现的阻塞性口呼吸，严重时还可引起睡眠障碍、呼吸暂停，即儿童阻塞性睡眠呼吸暂停低通气综合征。阻塞性睡眠呼吸暂停低通气综合征的诊断以多导睡眠监测结果为"金标准"。对于儿童睡眠呼吸疾病的诊断标准，目前存在较大争议，成人阻塞性睡眠呼吸暂停低通气综合征的诊断标准并不适用于儿童。儿童阻塞性睡眠呼吸暂停低通气综合征患者发生睡眠呼吸暂停事件的概率小且维持时间短，而上气道阻塞维持时间相对长，因此儿童呼吸暂停的标准应短于10秒，睡眠暂停指数（apneaindex，AI）大于每小时1次即可诊断为阻塞性睡眠呼吸暂停低通气综合征。阻塞性睡眠呼吸暂停低通气综合征会使大脑处于慢性持续缺氧状态，引起发育迟缓、认知功能减退等，对患者心血管系统、生长发育、神经系统认知功能、颅面部发育等均有影响，需要家长和各科医生高度重视与警惕。

二、骨性Ⅱ类错殆畸形伴口呼吸的临床治疗流程

对于下颌发育不足的骨性Ⅱ类错殆畸形伴口呼吸的儿童青少年患者，应明确是否存在上气道的阻塞，若存在鼻咽部疾病导致的口呼吸，应首先治疗鼻咽部疾病，解除上气道阻塞，纠正口呼吸，否则将严重影响矫治的效果及稳定性。处于生长发育高峰期的骨性Ⅱ类错殆畸形患者应以功能矫形治疗为主，主要目标是协调上下颌骨矢状向关系，针对伴随的其他错殆畸形，配合选择不同的矫治手段。例如，对于口呼吸患者气流长期经过口腔，改变了原来硬腭口鼻腔面的应力平衡，影响了正常的硬腭下降，导致腭穹隆高拱，同时舌体位置下降，上后牙列颊舌侧肌力及前牙列唇舌侧肌力的平衡丧失，久之造成上牙弓狭窄，上前牙前突畸形，此时应配合上颌扩弓及内收前牙。对于随后牙萌出出现前牙开殆畸形，呈现长面型的患者，可以考虑口外弓＋高位头帽，内收上前牙，压低后牙，改善前牙开殆畸形。口呼吸患者常常伴有上唇外翻，此时应配合唇肌训练，加强闭唇，在治疗过程中需反复向患者及家长强调唇肌训练的重要性。

对于已经错过生长发育高峰期的青少年，应根据其骨性Ⅱ类错殆畸形的严重程度，制订矫治计划，治疗原则包括尽早去除口腔不良习惯、及时引导下颌骨的正常发育、抑制后牙槽的生长等，治疗可选手段包括成年后行正颌-正畸联合治疗或正畸代偿。采取正畸代偿时，需综合研判骨骼畸形程度、上下牙列拥挤度、牙弓宽度、上下牙倾斜度、Spee曲线深度及垂直向高度等因素，制订合理的矫治方案。

三、骨性Ⅱ类错殆畸形的气道阻塞情况的临床研究

气道阻塞性口呼吸与错殆畸形之间的关系较为复杂，呼吸道阻塞导致的错殆畸形是多种多样的。例如有研究证实，腺样体肥大的口呼吸患者虽然常见牙性或骨性Ⅱ类错殆畸形伴高角、下颌后缩的面型，但矢状骨面型类型并不单一，即腺样体肥大患者可表现为不同的矢状骨面型，而垂直向几乎均表现为高角面型。颅颌面的生长受遗传因素和环境因素的双重影响，忽视个体的遗传背景及环境因素（口呼吸的严重程度和持续时间），过分强调口呼吸形成某种特定面型可能会误导临床的治疗。但不可否认的是，骨性Ⅱ类下颌后缩的患者，其上气道容积显著减小，尤其是合并下颌骨逆时针旋转的高角患者，这为前导下颌扩大气道体积、减少气道的阻塞、减轻口呼吸提供了一定的理论基础。骨性Ⅱ类错殆畸形的形成机制中除下颌后缩外，还存在单纯上颌前突、上颌前突与下颌后缩并存，以及上下颌骨发育不调导致的小下颌畸形。对于下颌后缩的患者，呼吸道通畅与否应作为一种可能的病因纳入治疗前的检查中，并及时去除可能造成呼吸道阻塞的物理因素。部分口呼吸患者也可表现为骨性Ⅰ类或者Ⅲ类错殆畸形，需结合家族遗传史、既往史进行综合判断，不能一概而论。

四、早期功能矫治及扩弓矫治对儿童气道阻塞的作用

在气道阻塞导致的各种错殆畸形中，除了关注上下颌骨矢状向不调，牙弓横向的协调与否同样至关重要。口呼吸导致的上颌狭窄常引起功能性下颌后缩，如果这一功能性因素不能去除，则随着生长发育的进行，功能性下颌后缩可进展为骨性下颌后缩。因此在矫治早期恢复上牙弓宽度，提供下颌骨功能运动和生长的正常空间是很有必要的。对于生长发育期的口呼吸患者，早期功能矫治可在一定程度上改变口颌系统形态、扩张上气道、改善通气功能，主要通过两种手段，一是前导下颌使咽气道得以扩张，二是横向扩张颌骨。Zhong等研究发现，下颌骨的前后位置会影响上气道下部体积，随着下颌骨位置后移，上气道下部体积变小。口腔正畸中的上颌扩弓治疗可增加口呼吸患者鼻腔和鼻咽的体积。扩大上颌骨及上牙弓宽度，能间接扩大鼻底宽度、改善上颌骨狭窄，利于口鼻气道的通畅。同时，正畸中有许多前导下颌的方法，如Twin-Block矫治器、肌激动器等，可根据具体情况在矫治器上加用扩弓装置，在前导下颌的同时扩大上牙弓宽度，从而在改变颌骨位置的同时打开气道。郭靖晗等在2021年的研究中发现Twin-Block矫治器＋扩弓治疗下颌后缩能够增加上气道的体积，其治疗前后的差异具有显著性，推测其机制是Twin-Block矫治器治疗改变了下颌骨位置，使矢状径与横径比值增大，改善了狭长的气道形态；Twin-Block矫治器与上颌扩弓共同作用，增加了上气道体积，改善了上气道通气状况及口呼吸症状，为正常的鼻呼吸习惯形成创造了条件。

【病例三十六】

儿童中度骨性Ⅲ类畸形、牙列拥挤伴上前牙阻生的早期序列治疗

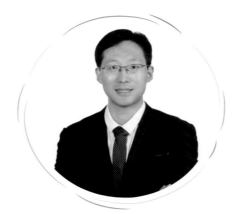

无锡口腔医院　张延晓

（一）主诉/病史

患者路某，女，11岁，主诉为"地包天"、左上前牙未萌。患者无正畸治疗史，否认遗传病史及口腔不良习惯。

（二）临床检查

1. 口内像及面像检查

患者为替牙列晚期前牙反殆畸形。口内53、74、75、84、85牙未替换，21、23牙未萌；前牙反覆殆Ⅲ度，反覆盖4mm；右上中切牙左移，11、12牙间间隙1mm，上下中线不齐，上中线左偏4mm。上下牙弓宽度不匹配，右侧后牙反殆畸形。21牙萌出间隙不足，上牙列中度拥挤（21牙纳入牙量计算），下牙列轻度拥挤。

面部形态左右对称，面中份稍平。软组织侧面观为微凹面型，鼻唇角较小，下唇前突外翻。（图2-36-1）

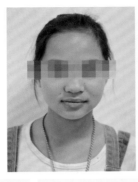
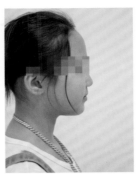

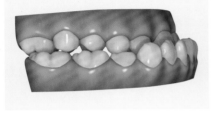
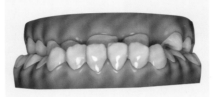
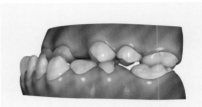

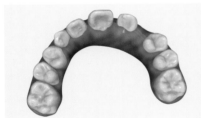
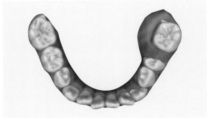
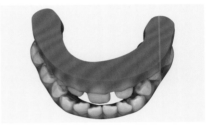

图2-36-1　初诊面像及口内像

2．功能检查

下颌不能后退至前牙切对切状态。

3．X片检查

（1）曲面断层片示：21、23牙萌出间隙不足，21牙倒置阻生；CBCT上颌水平面切片示：21牙牙根抵着舌侧骨板。23牙牙冠位于22牙根唇侧，其唇侧骨皮质薄。（图2-36-2）

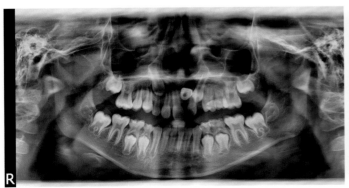
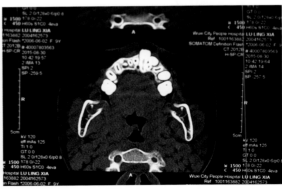

图2-36-2　初诊曲面断层片及CBCT

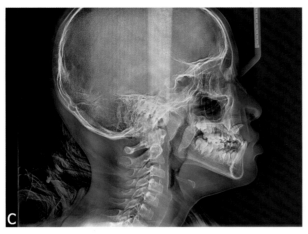

图2-36-3　初诊头颅侧位片

（2）于ICP位拍摄头颅侧位片，了解上下颌骨矢状向、垂直向关系及生长，以及了解颅面生长发育阶段、上下前牙咬合关系、21牙阻生情况。头颅侧位片示CVMS Ⅳ期，青春生长发育高峰后期；21牙牙冠向上倾斜阻生，牙冠与牙根成角，为弯根牙。（图2-36-3）

头影测量分析示：该患者为上下颌骨矢状向骨性Ⅲ类关系（∠ANB -3.7°，正常值3.5°±1.7°），上颌发育不足（∠SNA 75.9°，正常值83.1°±3.6°），下颌骨大小位置基本正常（∠SNB 79.6°，正常值79.7°±3.2°）。生长型为轻度高角倾向（∠FMA 30.6°，正常值25.2°±4.5°）。上下前牙唇倾角度基本正常（∠U1-SN 103.4°，正常值104.6°±6.0°；∠IMPA 94.5°，正常值95.0°±7.0°）。（表2-36-1）

表2-36-1　初诊头影测量分析

测量项目	测量值	正常值
颌骨关系分析		
∠SNA	75.9°	83.1°±3.6°
∠SNB	79.6°	79.7°±3.2°
∠ANB	-3.7°	3.5°±1.7°
∠MP-SN	35.4°	33.8°±3.0°
∠FMA（MP-FH）	30.6°	25.2°±4.5°
Y-axis（SGn-SN）	66.4°	63.5°±3.2°
Pog-NB	-2.6mm	1.6mm±1.7mm
牙齿位置与角度分析		
∠U1-SN	103.4°	104.6°±6.0°
U1-NA	6.7mm	4.1mm±2.3mm
∠U1-NA	27.5°	21.5°±5.9°
L1-NB	5.7mm	5.7mm±2.1mm
∠L1-NB	29.5°	28.1°±5.6°
∠IMPA（L1-MP）	94.5°	95.0°±7.0°
∠FMIA	55.8°	57.0°±6.8°

（三）临床诊断

（1）替牙列晚期，CVMS Ⅳ期；

（2）中度骨性Ⅲ类关系，上颌骨矢状向发育不足，下颌骨位置正常；

（3）安氏Ⅲ类，前牙Ⅲ度反覆殆、反覆盖；

（4）轻度高角生长型；

（5）凹面型，鼻唇角小，下唇外翻；

（6）上牙弓宽度不足，右侧后牙反殆畸形；

（7）21牙倒置阻生，23牙错位，11牙近中左移，21、23牙萌出间隙不足；

（8）上中线左偏4mm；

（9）上牙列中度拥挤，下牙列轻度拥挤。

（四）治疗计划

1. Ⅰ期早期矫治

（1）上颌快速扩弓配合前牵引，协调上下牙弓宽度，促进上颌骨水平向及矢状向发育，纠正前牙及右侧后牙反殆畸形。

（2）扩展并集中21、23牙间隙，牵引21牙萌出后，左上后牙区种植钉支抗辅助牵引错位的23牙。纠正上下中线不齐。

2. Ⅱ期正畸综合矫治

选择固定多托槽矫治器行Ⅱ期正畸综合矫治：在恒牙列期，视上下颌生长发育情况和前牙反殆畸形纠正情况，制订Ⅱ期正畸代偿治疗或正颌-正畸联合治疗计划。

早期矫治，不排除21牙牵引过程中牙根吸收和牵引失败的可能性；不排除生长发育期下颌继续生长，再次出现前牙反殆畸形的可能性，临床进入Ⅱ期矫治前强调对患者骨性生长发育潜力预判的重要性，强调骨性Ⅲ类功能矫形治疗后保持的重要性。

（五）治疗过程及结果

1. 治疗过程

上颌固定支架式快速扩弓矫治器+面具式前牵引+21牙牵引：

（1）上颌固定支架式快速扩弓+面具式前牵引，扩大上牙弓，前移上牙弓，纠正前后牙反殆畸形。上颌固定支架式快速扩弓矫治器每天扩大螺旋簧180°～360°，持续扩弓2周。面具式前牵引每侧加力250～400g，每天牵引12～14小时。（图2-36-4）

（2）上颌固定支架式快速扩弓+面具式前牵引的同时，12、11、22牙粘接固定托槽，在上颌局部

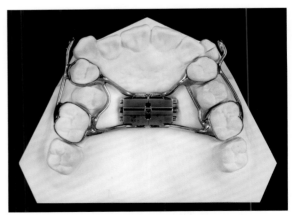

图2-36-4　上颌固定支架式快速扩弓+面具式前牵引（示意图）

0.018英寸（0.46mm）不锈钢圆丝上，用NiTi螺旋推簧扩展21牙萌出间隙。

（3）上颌扩弓使上牙列间隙增加，NiTi螺旋推簧扩展间隙为后续纳入21牙做了良好的准备。在21牙萌出间隙扩展过程中，行牙槽外科辅助手术对21牙开窗，粘接牵引扣，行闭合式牵引。弹力线牵引21牙萌出。流体树脂封闭扩弓器螺旋部分，稳定上牙弓宽度。（图2-36-5）

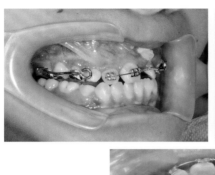
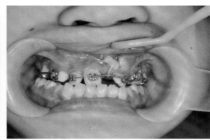
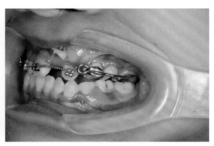
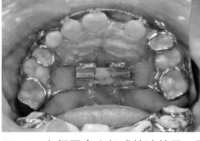
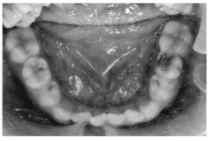

图2-36-5　上颌固定支架式快速扩弓＋面具式前牵引、牵引钩+弹力线牵引21牙萌出

（4）待21牙萌出方向正确后，用0.012-0.016英寸（0.30-0.41mm）NiTi弓丝辅助拉21牙入牙列。8个月后21牙已基本牵引萌出，23牙于21牙远中、22牙唇侧萌出。由于铸造式快速扩弓器的𬌗垫效应，左侧前磨牙区出现轻度开𬌗畸形。（图2-36-6）拆除上颌固定支架式快速扩弓矫治器，粘接上后牙托槽为牵引23牙做准备。

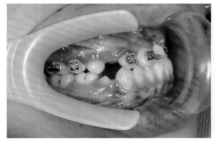
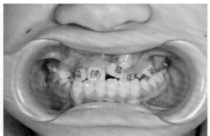
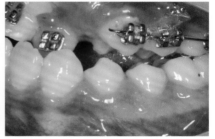

图2-36-6　治疗8个月后口内像（21牙继续牵引萌出，23牙近中高位萌出，左侧后牙轻度开𬌗畸形）

（5）固定多托槽矫治器矫治错位23牙，21牙暂时保持位置不动。排齐上牙列13个月后，23牙牙冠大部分萌出，局部麻醉下于上颌左侧颊牙槽嵴植入正畸种植钉辅助支抗1枚，上颌0.018英寸（0.46mm）不锈钢圆丝上链状橡皮圈轻力牵引23牙向远中。（图2-36-7）

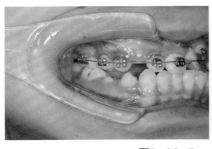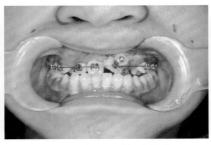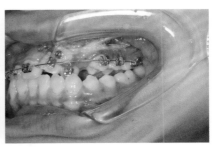

图2-36-7　上颌左侧种植钉辅助支抗弹性牵引23牙向远中口内像

（6）上颌0.018英寸（0.46mm）不锈钢圆丝上继续弹性牵引23牙向远中入牙列，换0.012-0.016英寸（0.30-0.41mm）NiTi弓丝排平排齐21、22牙，并观察下前磨牙萌出。27个月后13、34、35、44、45牙相继替换乳牙萌出，23牙基本牵引到位。由于上下颌骨矢状向生长发育不调和左侧牙列在种植支抗作用下远中移动，前牙出现反殆畸形复发，上中线左偏4mm。（图2-36-8）

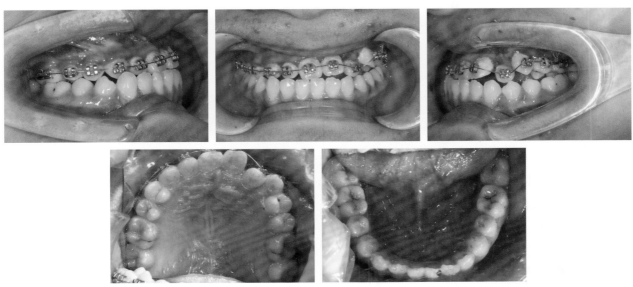

图2-36-8　固定多托槽矫治器矫治27个月后口内像（23牙远中移动入牙列，21牙牙冠远中倾斜，22牙舌侧错位，前牙反殆畸形复发，上中线左偏4mm）

（7）下颌粘接固定托槽9个月（正畸矫治36个月）后上下牙列基本排齐，上下牙列用0.018英寸（0.46mm）不锈钢圆丝，配合Ⅲ类牵引纠正前牙反殆畸形。（图2-36-9）

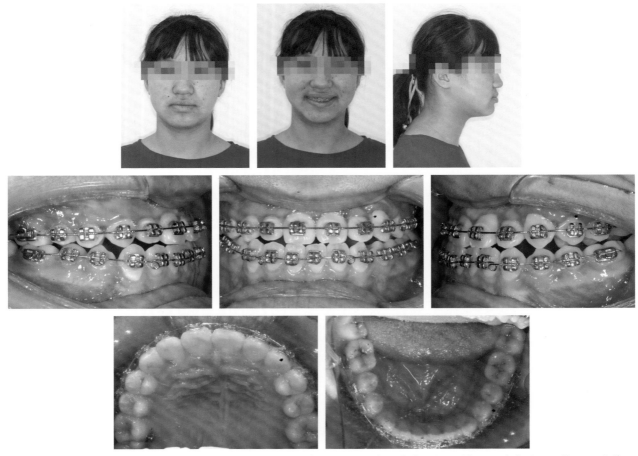

图2-36-9　上下牙列用0.018英寸（0.46mm）不锈钢圆丝，配合Ⅲ类牵引纠正前牙反殆畸形后面像及口内像

（8）固定多托槽矫治器矫治39个月后，前牙反殆畸形已基本解除，上下牙列用0.018英寸（0.46mm）不锈钢圆丝，不对称Ⅲ类牵引，纠正上下中线不齐；局部垂直牵引，调整双侧前磨牙区咬合接触。（图2-36-10）

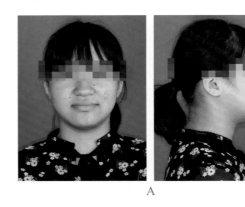

A

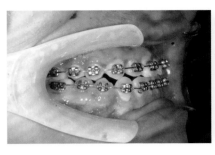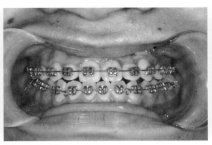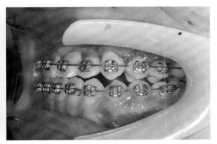

B

图2-36-10　不对称Ⅲ类牵引及局部垂直牵引面像及口内像
A. 面像；B. 口内像

（9）固定多托槽矫治器矫治45个月后，上下磨牙关系和尖牙关系良好，上下中线不齐纠正，精细调节上下前后牙咬合关系，结束正畸早期序列矫治。（图2-36-11）

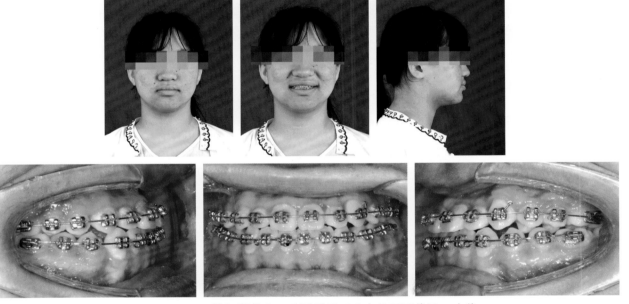

图2-36-11　精细调节上下牙列前后牙咬合关系面像及口内像

2．矫治结果

正畸早期序列矫治48个月后，结束治疗，收集临床资料，拍摄面像、口内像、头颅侧位片及曲面断层片，Hawley保持器保持。

（1）口内像及面像示：治疗后面部形态基本协调，面部左右对称，面中份平。上下牙列基本排齐排平，前牙覆殆覆盖正常，上前牙唇倾，上下中线对齐，双侧后牙轻近中关系，尖牙基本中性关系。（图2-36-12）

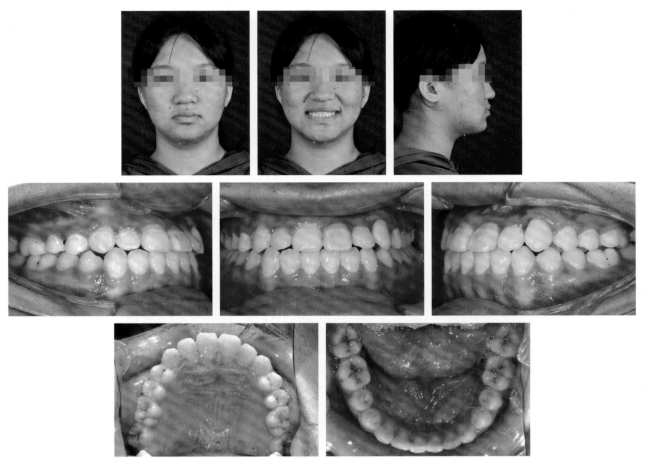

图2-36-12　正畸早期序列矫治48个月结束治疗后面像及口内像

（2）正畸早期序列矫治结束保持1年半后，上下牙咬合关系稳定，面型协调，面中份稍平，牙列整齐，上下中线齐，未见明显复发。（图2-36-13）

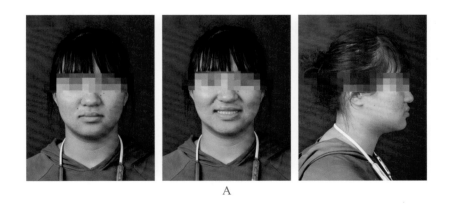

A

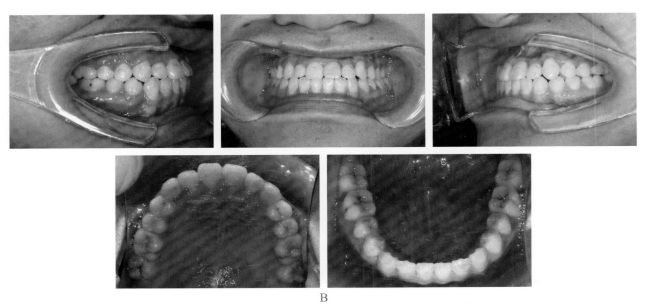

B

图2-36-13　戴Hawley保持器1年半后面像及口内像（矫治疗效稳定）
A. 面像；B. 口内像

（3）正畸早期序列矫治结束后曲面断层片示牙根平行度尚可，21牙牙根弯曲、长度略短，根尖圆钝。25牙根尖稍有吸收。（图2-36-14）

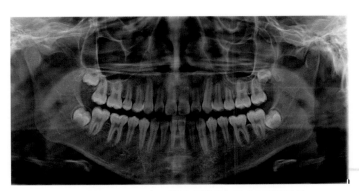

图2-36-14　正畸早期序列矫治后曲面断层片

（4）正畸早期序列矫治前后头颅侧位片对比分析示：患者上颌骨较治疗前有所生长（∠SNA增加5.4°），下颌骨也有一定的生长（∠SNB增加2.3°），上下颌骨矢状向关系有所改善（∠ANB增加3.1°），但上颌发育仍不足，上前牙存在一定程度的代偿（∠U1-SN增加15.4°，∠U1-NA增加10.0°）。（图2-36-15，表2-36-2，图2-36-16）

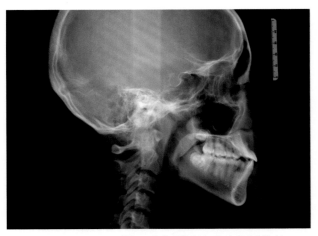

图2-36-15　早期正畸序列矫治后头颅侧位片

表2-36-2　早期正畸序列矫治前后头影测量对比分析

测量项目	治疗前	治疗后	正常值
颌骨关系分析			
∠SNA	75.9°	81.3°	83.1°±3.6°
∠SNB	79.6°	81.9°	79.7°±3.2°
∠ANB	−3.7°	−0.6°	3.5°±1.7°
∠MP−SN	35.4°	34.1°	33.8°±3.0°
∠FMA（MP−FH）	30.6°	32.1°	25.2°±4.5°
Y−axis（SGn−SN）	66.4°	69.2°	63.5°±3.2°
Pog−NB	−2.6mm	−0.8mm	1.6mm±1.7mm
牙齿位置与角度分析			
∠U1−SN	103.4°	118.8°	104.6°±6.0°
U1−NA	6.7mm	7.0mm	4.1mm±2.3mm
∠U1−NA	27.5°	37.5°	21.5°±5.9°
L1−NB	5.7mm	4.1mm	5.7mm±2.1mm
∠L1−NB	29.5°	19.4°	28.1°±5.6°
∠IMPA（L1−MP）	94.5°	83.4°	95.0°±7.0°
∠FMIA	55.8°	64.5°	57.0°±6.8°

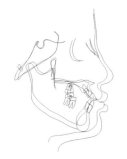
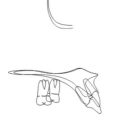
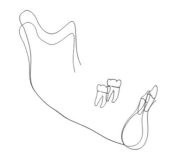

图2-36-16　早期正畸序列矫治前后头影测量重叠图（红色：治疗前；绿色：治疗后）

（六）病例分析

1. 早期矫治理论依据

（1）埋伏阻生牙是指因萌出位置异常、阻生牙形态异常、间隙不足或外周存在阻碍萌出因素使牙齿不能萌出至正常位置的咬合发育异常。其常见的发生机制有萌出间隙不足、萌出道受阻、萌出道互相制约、乳牙滞留或早失、牙胚位置异常、多生牙、牙粘连、根发育畸形、牙囊性病变及牙瘤等。通过口内像检查、X片检查、有效萌出间隙的获得、正确的矫治作用力方向设计能够牵引非骨粘连的阻生牙至牙列。随着诊疗技术的不断提高，目前多数阻生牙通过治疗可保留并行使正常功能。

（2）上颌骨通过四条平行的骨缝（额颌缝、颧颌缝、颧颞缝和翼腭缝）向后与颅面相连，其对颅颌面的生长发育有举足轻重的作用。上颌骨向前下生长发育与骨缝的成熟状况、改建潜力密切相关。上颌前牵引是用重力的牵引打开骨缝、影响颅面骨缝的生长改建，牵拉上颌向前，从而矫治上颌骨发育不足引起的骨性Ⅲ类错殆畸形。

2. 诊断依据、矫治计划设计、矫治时机选择依据

1）患者中度骨性Ⅲ类关系的诊断依据。

上颌前牵引的适应证较局限，该方法仅适用于上颌骨发育不足且处于生长发育期（颌面骨缝未闭合）的患者。上颌骨发育不足的诊断非常重要，主要根据临床检查和ICP位拍摄的头颅侧位片，以及头影测量分析进行诊断。上颌骨发育不足（上颌后缩）的诊断标准包括：①面中部凹陷；②头影测量分析显示A点（上齿槽座点）位置靠后，∠SNA小于正常值，∠ANB小于0°，上颌骨长度变短。此外，上颌骨发育不足的骨性Ⅲ类错殆畸形的诊断还需考虑下颌骨长度及位置、下颌平面角、上颌骨的垂直向旋转、上下切牙代偿度、前后面高比等相关测量值，同时结合患者家族遗传史、骨龄、口内前牙及磨牙/尖牙关系等因素综合判断其错殆畸形的严重程度，并预判生长发育潜力。

本病例面中份稍平、前牙反覆殆覆盖、侧貌微凹，头影测量中∠SNA为75.9°、∠SNB为79.6°、∠ANB为-3.7°、∠FMA为30.6°，故诊断为中度骨性Ⅲ类关系（上颌骨发育不足、下颌骨发育基本正常），轻度高角。临床可设计上颌前牵引增加患者上颌骨的矢状向生长，解决前牙反殆畸形。

促进上颌骨性生长及上颌快速扩弓，同时为阻生牙提供萌出间隙，有利于临床非拔牙设计牵引21牙，并纠正上牙列中度拥挤。

2）矫治计划设计。

（1）21牙牵引设计：本病例采用正畸闭合式牵引导萌术。由于患者21、23牙埋伏阻生，因此牵引导萌需按序进行，并按牙齿萌出顺序和解除相互制约的原则，优先导萌牵引阻力小、易手术牵引、有利于解除阻力的阻生牙，然后择期导萌牵引其他阻生牙。另外，要根据有利于阻生牙牵引萌出的方向进行牵引力设计。阻生前牙轻力牵引，牵引力为50~60g。在阻生牙牙冠大部分萌出后，粘接托槽，选用合适的弓丝排齐患牙。埋伏阻生尖牙牵引导萌需要的支抗较大，为保护后牙支抗，在牵引23牙的过程中采用正畸种植钉辅助支抗进行牵引。

本病例已经11岁，根据牙齿正常萌出顺序及牵引预后评估，借助CBCT定位后，优先牵引埋伏中切

牙，待中切牙萌出后再牵引埋伏尖牙，同时进行扩弓和前牵引，促进上颌骨发育，为牙齿萌出提供骨量和间隙。

（2）患者的21、23牙萌出间隙不足（上颌骨发育不足，上牙弓宽度不足），制定上颌前牵引方案时，需考虑增加上颌扩弓设计，以获得骨性扩弓，增加萌出间隙的改变。固定支架式快速扩弓+面具式前牵引前移上颌骨，尽可能减少牙性代偿，从而在获得较稳定的上颌前牵引效果的同时获得阻生牙萌出间隙。

①上颌扩弓方式的选择：上颌宽度发育不足常包含上颌骨基骨横向发育不足和上下牙弓宽度不调。临床研究显示，早期上颌快速扩弓能骨性打开上颌腭中缝，纠正上颌骨基骨横向发育不足；早期上颌快速扩弓还可有效打开上颌骨周围骨缝、松解上颌骨，利于上颌前牵引疗效的获得和后期的保持。上颌快速扩弓方式为每天加力1~2次，每次180°~360°，持续扩弓2周并保持，临床一般可以获得满意的上颌骨宽度的骨性扩大。

②上颌前牵引方式的选择：本病例选择面具式前牵引。主要通过将矫治器施力于上颌骨，口内支抗为牙和腭部软硬组织，口外支抗主要为额部和颏部。面具式前牵引临床操作简单易行，产生的骨性变化主要为上颌骨前移，但间接施力的方式不可避免地带来较多牙性变化。

若口内缺乏合适的固位部件，或需避免牵引过程中上前牙唇倾及上颌拥挤度进一步增加，可选择钛板种植体支抗作为口内支抗进行上颌前牵引，以最大程度地刺激上颌骨的生长，增加骨性变化，减少牵引对上牙列的影响，增强上颌前牵引疗效的长期稳定性。

3）矫治时机选择依据。

（1）骨性Ⅲ类错殆畸形前牵引的时机：骨性Ⅲ类错殆畸形的非手术治疗仍然是临床中的一个挑战。及时诊断和早期干预有助于减轻青少年恒牙列期严重骨性Ⅲ类错殆畸形形成的可能性。骨性Ⅲ类错殆畸形治疗时机的选择至关重要，应该尽早进行矫治。临床研究发现，早期干预治疗对骨性Ⅲ类错殆畸形患者的预后有很大影响，大多数学者认为乳牙列期或替牙列期是前牵引的最佳时期。此期的患者多处于生长发育高峰前期或高峰期，治疗效果较好。

（2）前牙弯根的牵引时机：牙根未完全形成的阻生前牙仍具有一定的萌出潜力，如果萌出方向正常，多数学者认为不必急于牵引导萌，可在扩展萌出间隙后观察阻生前牙是否能够自然萌出。对于牙根弯曲严重或萌出方向异常的埋伏阻生前牙，若待其牙根完全发育后进行牵引，很容易发现阻生牙牙根弯曲、牵引造成根尖暴露、牙根吸收、骨开窗、开裂，从而影响其在口内的存留时间及功能的发挥。很多研究显示，在牙根未发育完全时进行牵引有利于牙齿的移动，可早期纠正阻生前牙的萌出方向，同时减少根吸收的情况。新形成的牙根可按照牙长轴正常方向继续生长，牙根弯曲程度也会有很大改善。因此建议上前牙埋伏阻生的治疗是在牙根弯曲发育之前进行早期牵引。

3. 矫治技术（矫治器）特点及矫治方式选择依据

本病例诊断为中度骨性Ⅲ类关系，上颌骨发育不足。上颌前牵引可增加上颌骨的骨量，促进上颌生长，纠正前后牙反殆畸形，同时对阻生牙萌出间隙的增加也有帮助。

多颗相邻阻生牙因相距较近，可能相互挤压位置，牵拉时难度较大。对于需要牙槽外科手术-正畸导萌的阻生牙，需分析牙齿移动的先后顺序和方向，确定手术切口的位置及后续的手术进路后，再行常规手术暴露牙冠并粘接正畸附件。

本病例在埋伏前牙的牵引过程中，首先开窗粘接附件牵引21牙，如果倒置角度过大，附件需先粘接在埋伏中切牙舌侧，角度减小后再将附件粘接到唇侧牵引。后期左上后牙区种植钉增强支抗远中牵引埋伏的23牙时，要防止后牙支抗丧失。

4. 矫治流程特色

本病例的特色在于正确诊断错殆畸形的复杂机制，按错殆畸形严重程度把握治疗的顺序，尽早利用患者的生长发育潜力，快速扩弓加前牵引促进上颌骨发育，并增加上颌骨骨量，解除前牙反殆畸形，增加阻生牙萌出间隙。牵引阻生前牙时，结合2颗阻生前牙的相互位置关系，合理地设计牵引的顺序及作用力方式，牵引阻生前牙顺利萌出。

5. 矫治疗效总结

该患者为上颌骨发育不足、下颌骨发育基本正常的中度骨性Ⅲ类前牙反殆伴多颗上前牙阻生的错殆畸形，在替牙列晚期进行功能矫形及阻生牙牵引的早期序列矫治。矫治前对骨性Ⅲ类错殆畸形进行诊断、阻生牙牵引设计为治疗的关键。患者为生长发育高峰期后，尽量利用剩余的颅面生长发育潜力，通过前牵引和扩弓促进上颌骨生长，解除前牙反殆畸形，同时为阻生牙提供萌出间隙。阻生牙牵引需要把握好间隙的获得、患牙位置、牙根发育情况、牙周情况、多颗阻生牙牵引的顺序以及矫治力方向，轻力牵引。

临床矫治各类错殆畸形时，进行正确的临床诊断、合理的治疗计划，以及有效的临床治疗及保持，才能达到错殆畸形矫治后牙颌面的平衡、稳定、美观和健康的统一。

矫治概要

（1）基本情况：女，11岁。

（2）骨性及面型诊断：骨性Ⅲ类，垂直生长型。

（3）错殆诊断：安氏Ⅲ类，凹面型，前牙反殆，多颗牙埋伏阻生。

（4）病因分析：局部牙齿埋伏阻生，对上前牙槽骨生长刺激不足，以及先天因素及环境因素。

（5）矫治时机：CVMS Ⅲ期。

（6）矫治目的：纠正前牙反殆，促进上颌骨发育，牵引埋伏阻生前牙，双期矫治。

（7）疗效评价：功能矫形治疗后上颌骨发育稍不足，前后牙反殆纠正，阻生牙齿顺利牵引萌出，侧貌良好。进行正畸代偿治疗，避免了正颌手术。

【病例三十七】

替牙列晚期混合性前牙反殆畸形的早期矫治

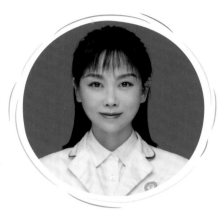

贵州医科大学附属口腔医院　付雪飞

（一）主诉/病史

患者王某，女，11岁。

主诉：发现前牙反殆畸形1年。

现病史：患者家长1年前发现患者前牙反殆畸形，期间未做处理，今发现反殆畸形加重遂前来就诊。

既往史：无前牙反殆畸形矫治史，否认家族遗传史，否认口呼吸等口腔不良习惯，否认月经史，否认全身疾病史及综合征。

（二）临床检查

（1）患者替牙列晚期前牙及局部后牙反殆畸形，问诊及视诊发现患者无明显口腔不良习惯。

（2）口内像及面像检查：上颌16、15、14、12、11、21、22、23、24、25、26牙萌出，下颌36、34、33、32、31、41、42、43、44、46牙萌出；ICP位时前牙反覆殆反覆盖，反覆殆4mm，反覆盖2.5mm；上前牙唇倾度正常，下前牙舌倾；右侧磨牙反覆殆覆盖；右侧磨牙近中关系，左侧磨牙偏近中关系，双侧安氏Ⅲ类磨牙关系；左上尖牙颊侧部分萌出，右上尖牙未萌出；上牙弓宽度较下牙弓宽度不足（右侧磨牙反殆畸形）；上中线与面中线一致，ICP时下中线较面中线左偏约3mm。

扁桃体Ⅰ度肥大（扁桃体肥大未超过腭咽弓）；未见乳恒牙替换异常。

患者凹面型，面中份较平，下颌前突，下唇位于上唇前方约3mm，下唇外翻。面部左右稍不对称，下颌左偏。

口腔卫生差，软垢明显，23牙龈缘稍红肿。（图2-37-1）

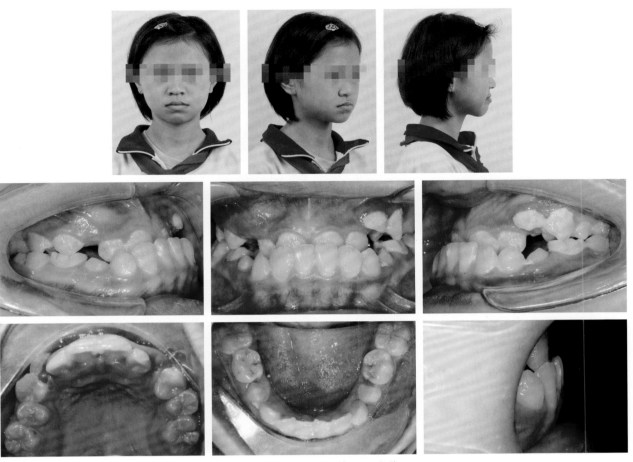

图2-37-1 初诊面像及口内像

（3）功能检查：ICP位时颏部左偏，下中线左偏约3mm；PP位时下颌可后退至接近切对切（后退约2mm），PP位时下中线较面中线左偏约1.5mm，下颌闭口时功能性前伸及左偏。（图2-37-2）头颈姿势未见明显异常。

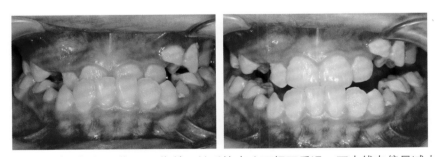

图2-37-2 初诊时ICP位及PP位前牙关系检查（下颌可后退，下中线左偏量减小）

（4）X片检查：分别于ICP位及PP位拍摄头颅侧位片，检查患者上下颌骨关系、功能形态变化及气道等情况（图2-37-3）。拍摄曲面断层片，了解上下牙列发育、乳恒牙替换、双侧髁突形态、双侧上下颌骨形态及对称性等情况（图2-37-4）。

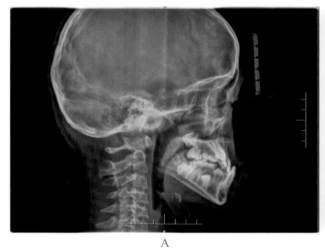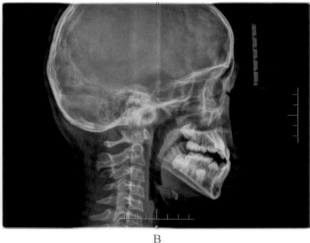

图2-37-3 ICP位、PP位头颅侧位片
A. ICP位；B. PP位

①头颅侧位片分析：上颌骨相对前颅底平面在正常范围内，偏低值，下颌骨相对前颅底平面前突，下颌可后退至接近切对切（∠SNB在ICP位为81.6°，在RP位为80.1°，正常值78.0°±4.0°），上下颌骨矢状向不调，轻度骨性Ⅲ类错殆畸形（∠ANB在ICP位为-3.8°，在RP位为-1.3°，正常值4.0°±2.0°）。上颌长度发育不足（Ptm-A 38.7mm，正常

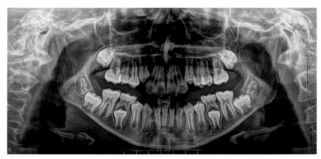

图2-37-4 曲面断层片

值42.0mm±3.0mm）；上前牙唇倾度正常（∠U1-SN在ICP位为102.2°，正常值104.6°±6.0°），下前牙舌倾（∠IMPA在ICP位为80.9°，在RP位为81.8°，正常值97.0°±6.0°）。下颌平面角正常（∠FMA在ICP位为27.7°，正常值30.0°±4.0°），后前面高比正常（在ICP位S-Go/N-Me为60.5%，正常值64.0%±4.0%），面型为平均生长型。面部软组织侧貌为凹面型（LL-EP 4.5mm，正常值3.0mm±2.0mm；UL-EP在ICP位为-0.5mm，正常值4.0mm±1.0mm）。（表2-37-1）

颈椎骨龄处于CVMSⅡ期，第2颈椎下缘轻度变凹，椎体形态呈梯形。扁桃体稍肥大，上气道舌咽段见气道缩窄（图2-37-3）。

表2-37-1 治疗前ICP位及PP位头影测量分析

测量项目	初诊ICP位测量值	初诊RP位测量值	正常值
颌骨关系分析			
∠SNA	77.8°	77.8°	82.0°±4.0°
∠SNB	81.6°	80.1°	78.0°±4.0°
∠ANB	-3.8°	-1.3°	4.0°±2.0°
Ptm-A	38.7mm	38.7mm	42.0mm±3.0mm

续表

测量项目	初诊ICP位测量值	初诊RP位测量值	正常值
S-Go/N-Me	60.5%	57.1%	64.0%±4.0%
∠FMA	27.7°	31.2°	30.0°±4.0°
Y-axis	62.0°	63.7°	65.0°±3.0°
Wits	-8.5mm	-2.4mm	0.0mm±2.0mm
牙齿位置与角度分析			
∠U1-SN	102.2°	102.8°	104.6°±6.0°
∠U1-NA	3.5°	3.9°	4.0°±2.0°
U1-NA	23.3mm	24.0mm	24.0mm±5.0mm
∠L1-NB	3.5°	3.9°	6.0°±2.0°
L1-NB	19.9mm	22.8mm	30.0mm±6.0mm
∠IMPA	80.9°	81.8°	97.0°±6.0°
面部软组织形态分析			
LL-EP	4.5mm	4.5mm	3.0mm±2.0mm
UL-EP	-0.5mm	1.0mm	4.0mm±1.0mm
Z角	68.9°	65.3°	67.0°±5.0°

②曲面断层片示：上下牙列发育正常，38、48牙牙胚存，未见多生牙、先天缺牙等牙齿发育异常情况。双侧髁突大小、形态基本对称，双侧下颌升支长度轻度不一，左侧下颌升支长（6.39mm）较右侧下颌升支长（6.52mm）短。（图2-37-4）

（5）模型分析：上牙列中度拥挤（7.5mm），下牙列轻度拥挤（2.5mm）；前牙反覆𬌗（4.0mm），反覆盖（2.5mm）；上牙弓后段宽度为47.80mm，下牙弓后段宽度为48.75mm（左右第一磨牙中央窝间距离），上下后牙牙弓宽度不调。

（三）临床诊断

根据患者前牙反𬌗畸形病史，视诊及问诊发现无口呼吸等口腔不良习惯，患者及家长否认家族遗传史，下颌可以后退至接近切对切，判断患者前牙反𬌗畸形为先天性及功能性的混合性前牙反𬌗畸形。

头颅侧位片功能检查发现，从RP位到ICP位时，∠ANB绝对值变大，∠SNB变大，表明ICP位时下颌前伸，患者ICP位看似严重的骨性Ⅲ类关系（ICP位∠ANB -3.8°），实际是轻度的骨性Ⅲ类关系（RP位∠ANB -1.3°），患者上颌发育不足（Ptm-A 38.7mm），在ICP位，患者后前面高比正常，表明该患者生长型基本正常。

因此，根据临床视诊、问诊、口内像检查、功能检查及X片检查等结果，该前牙反𬌗畸形患者的临床诊断如下：

（1）轻度骨性／功能性Ⅲ类错𬌗畸形，安氏Ⅲ类错𬌗畸形。

（2）上颌发育不足。

（3）面部左右不对称，下颌功能性左偏。

（4）平均生长型，侧貌凹面型，上唇位于E线后，下唇位于E线前。

（5）前牙反覆殆4.0mm，反覆盖2.5mm。

（6）上牙列中度拥挤（7.5mm），下牙列轻度拥挤（2.5mm）；上下牙弓后段宽度不调（上牙弓后段宽度为47.80mm，下牙弓后段宽度为48.75mm）。

（7）下中线左偏，右侧磨牙反覆殆，咬合干扰（PP位左偏约1.5mm，ICP位左偏约3mm）。

（8）上前牙唇倾度正常，下前牙舌倾。

（9）下颌可后退至接近切对切。

（10）未见明显颞下颌关节异常。

（四）治疗计划

1. Ⅰ期治疗

上颌固定支架式螺旋扩弓簧＋前牵引矫治器矫治患者骨性Ⅲ类前牙反殆畸形及单侧后牙反殆畸形。

由于该患者上颌发育不足，上下牙弓不调，同时患者存在功能性因素，下颌可后退至接近切对切，患者处于生长发育高峰期，有一定生长发育潜力，因此选择上颌固定支架式螺旋扩弓簧＋前牵引矫治器，促进上颌生长，扩大上牙弓。前牵引解除反殆畸形后使用Ⅲ型功能调节器进行保持，准备在恒牙列期进行Ⅱ期正畸综合矫治。

建议患者尽早拔除下第三磨牙。

2. Ⅱ期治疗

视患者生长发育状况及替牙后口内、面型情况，收集资料，做Ⅱ期正畸综合矫治。

（五）治疗过程及结果

1. 治疗过程

（1）试戴上颌固定支架式螺旋扩弓簧＋前牵引矫治器，行上颌扩弓、缩弓2个月。戴入矫治器后，上颌螺旋扩弓簧进行快速扩弓、缩弓矫治，每次扩弓1/4圈（每次0.25mm），2次/天；每次缩弓1/4圈（每次0.25mm），1次/天，扩弓、缩弓交替进行。复诊时，观察双侧磨牙覆殆覆盖情况，扩弓、缩弓持续治疗2个月后行前牵引治疗。（图2-37-5）

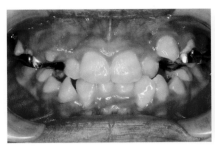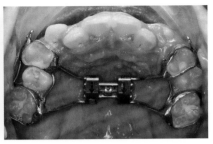

图2-37-5 上颌固定支架式螺旋扩弓簧+前牵引矫治器矫治口内像

（2）上颌前牵引6个月。前牵引装置第1个月力量设置为单侧350g，第2个月起设置为单侧450g，共治疗6个月，反𬌗解除（图2-37-6）。

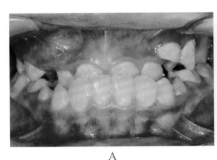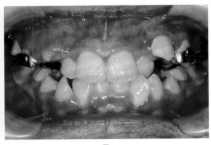

A   B

图2-37-6 前牵引矫治前后口内像（上颌前移，反覆𬌗反覆盖纠正，疗程6个月）
A. 前牵引矫治前；B. 前牵引矫治后

2. 治疗结果

Ⅰ期矫治结果及保持：Ⅰ期矫治后前牙反𬌗畸形纠正，上牙弓宽度扩大，结束主动矫治（图2-37-7）。佩戴Ⅲ型功能调节器保持6个月（图2-37-8）。收集治疗前、主动矫治后及保持后的临床资料，拍摄头颅侧位片分析矫治疗效（图2-37-9，表2-37-2）。拍摄矫治结束后曲面断层片，观察上下牙列发育情况及上下颌骨形态及髁突形态（图2-37-10）。

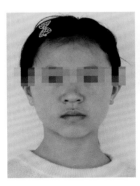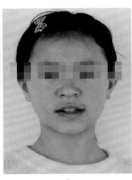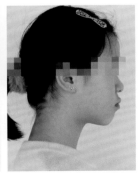

A

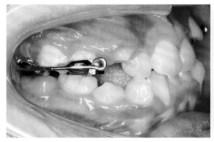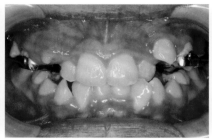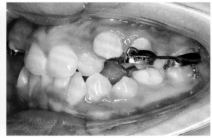

B

图2-37-7 Ⅰ期主动矫治结束后面像及口内像
A. 面像；B. 口内像

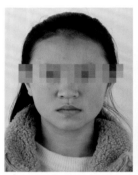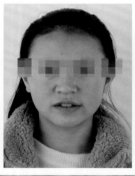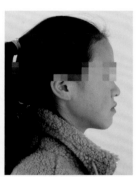

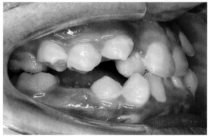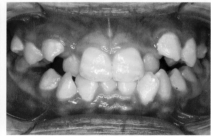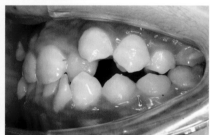

图2-37-8 Ⅲ型功能调节器保持6个月后面像及口内像

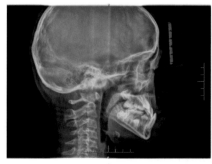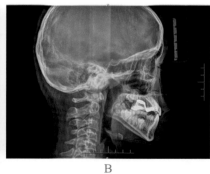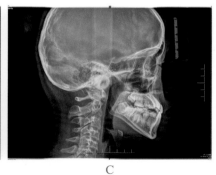

A   B   C

图2-37-9 治疗前、主动矫治后、保持后头颅侧位片
A. 治疗前；B. 主动矫治后；C. 保持后

表2-37-2　治疗前、主动矫治后及保持后头影测量分析对比

测量项目	治疗前ICP位测量值	治疗前RP位测量值	主动矫治后测量值	保持6个月后测量值	正常值
颌骨关系分析					
∠SNA	77.8°	77.8°	80.5°	80.9°	82.0°±4.0°
∠SNB	81.6°	80.1°	80.1°	81.1°	78.0°±4.0°
∠ANB	−3.8°	−1.3°	0.4°	−0.2°	4.0°±2.0°
Ptm−A	38.7mm	38.7mm	40.0mm	40.4mm	42.0mm±3.0mm
S−Go/N−Me	60.5%	57.1%	58.9%	59.4%	64.0%±4.0%
∠FMA	27.7°	31.2°	28.1°	27.9°	30.0°±4.0°
Y−axis	62.0°	63.7°	60.7°	61.5°	65.0°±3.0°
Wits	−8.5mm	−2.4mm	−2.7mm	−3.5mm	0.0mm±2.0mm
牙齿位置与角度分析					
∠U1−SN	102.2°	102.8°	106.3°	106.6°	104.6°±6.0°
∠U1−NA	3.5°	3.9°	4.8°	5.1°	4.0°±2.0°
U1−NA	23.3mm	24.0mm	26.4mm	26.7mm	24.0mm±5.0mm
∠L1−NB	3.5°	3.9°	2.8°	2.9°	6.0°±2.0°
L1−NB	19.9mm	22.8mm	16.5mm	16.8m	30.0mm±6.0mm
∠IMPA	80.9°	81.8°	78.9°	79.1°	97.0°±6.0°
面部软组织形态					
LL−EP	4.5mm	4.5mm	5.3mm	4.7mm	3.0mm±2.0mm
UL−EP	−0.5mm	1.0mm	2.8mm	2.5mm	4.0mm±1.0mm
Z角	68.9°	65.3°	64.8°	66.7°	67.0°±5.0°

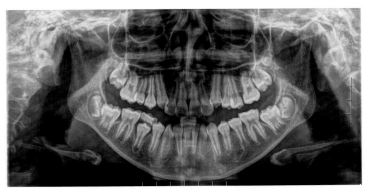

图2-37-10　矫治结束后曲面断层片

（六）病例分析

1. 矫形治疗时反复交替式上颌快速扩弓、缩弓＋上颌前牵引的临床作用

该患者的骨性Ⅲ类前牙反𬌗畸形的病理机制是上颌发育不足，同时伴有上下牙弓宽度不调。反复

交替式上颌快速扩弓、缩弓使上颌宽度反复变化，更大程度地提高了前牵引时上颌与颅底相连的骨缝生长改建效应。上颌骨快速扩弓、缩弓＋前牵引，松解了上颌骨与颅底的骨性连接，可以增加上颌前牵引的量。前牵引的矫治是通过口外面具装置将矫形力传递至上颌骨，牵引儿童青少年上颌骨向前下发育，减轻上下颌骨矢状向不调畸形的严重程度。上颌快速扩弓、缩弓，因扩弓量大于缩弓量，最终上牙弓宽度增加，从而使上下牙弓不调改善，单侧后牙反𬌗畸形纠正。

2．前牵引的骨性疗效及牙性疗效

（1）对比患者初诊与结束时头颅侧位片分析，矫治后∠SNA增大、Ptm-A增大，表明上颌骨前移及向前生长。

（2）对比患者初诊与结束时头颅侧位片分析，矫治后∠SNB减小；患者矫治前为平均生长型，矫治后S-Go/N-Me减小，表明下颌骨出现一定程度的顺时针旋转，下颌的顺时针旋转使矫治后∠SNB减小。对于低角或均角轻中度的骨性Ⅲ类错𬌗畸形，适当的顺时针旋转有利于代偿骨性Ⅲ类错𬌗畸形的矢状向不调，改善骨性Ⅲ类错𬌗畸形患者软硬组织凹面型。上颌前牵引导致下颌顺时针旋转的机制是：由于矫治器以患者额部和颏部为支抗，在对上颌骨施加矫形力的同时，牵引的反向作用力作用于下颌骨，在抑制下颌骨生长的同时使下颌发生顺时针旋转。

（3）该患者矫治前上前牙唇倾度正常，下前牙舌倾，下前牙已表现出骨性Ⅲ类错𬌗畸形患者的牙代偿现象。由于前牵引矫治器作用于上牙弓，在促进上颌的前移和向前生长的同时，上前牙相对术前唇倾度也有所增大，但矫治结束后上前牙唇倾度仍在正常范围内，未破坏患者微笑时的面像。矫治后∠IMPA减小，说明下前牙相对矫治前舌倾加大。上下前牙在矫治后出现的变化也是骨性Ⅲ类错𬌗畸形患者牙代偿的一种表现。

3．前牵引后Ⅲ型功能调节器保持的机制

（1）前牵引主动矫治后的保持治疗。

前牵引主动矫治后需要保持。上颌前牵引治疗后，口周异常肌力并未全部解除，生长改良并未完成，若不保持则有前牙反𬌗继续复发的可能性。另外，儿童的青春发育在前牙反𬌗畸形矫正后可能尚未结束，特别是男性的青春发育期较长，临床需要在前牵引后保持矫治疗效，促进颌骨及口周肌的改建，维护前牵引矫治疗效的稳定。骨性Ⅲ类错𬌗畸形患者进行功能矫形后，一般保持到恒牙列期，严重的骨性Ⅲ类错𬌗畸形患者的保持时间更长，甚至到18岁后。

（2）前牵引主动矫治后保持器的选择。

当前牵引解除前牙反𬌗畸形后，及时在患者的保持阶段使用Ⅲ型功能调节器。Ⅲ型功能调节器不直接作用于牙齿，无需考虑乳恒牙替换的影响，通过改变口颌系统肌动力平衡，可去除各种异常功能性因素，进一步引导颌骨生长，促进上颌骨矢状向生长，同时可以有效抑制下颌骨的过度生长，根据患者乳恒牙替换情况可进入下一矫治阶段。

4. Ⅲ类错殆畸形中下第三磨牙保留情况

此患者有第三磨牙牙胚，建议患者尽早拔除下第三磨牙。有学者研究发现，若拔除第三磨牙，下颌骨的生长量会有一定程度的受损，从而有可能减小骨性Ⅲ类错殆畸形的严重程度。预防性拔除第三磨牙，以辅助阻碍骨性Ⅲ类错殆畸形的发展。

矫治概要

（1）基本情况：女，11岁。

（2）骨性及面型诊断：骨性Ⅲ类、软组织凹面型，平均生长型。

（3）错殆诊断：安氏Ⅲ类，牙列拥挤（中度），反覆殆反覆盖。

（4）病因分析：先天性及功能性前牙反殆畸形。

（5）矫治时机：骨龄处于CVMS Ⅱ期。

（6）矫治目的：双期矫治。早期矫治目的：利用生长发育潜力，促进上颌骨前移及向前生长，改善患者凹面型；纠正前后牙反殆畸形，帮助患者形成良好的身心发育状态。

（7）疗效评价：矫治后上颌骨前移及向前生长，下颌骨顺时针旋转；上前牙相对治疗前唇倾，下前牙相对治疗前舌倾加大，牙列拥挤改善但未解除。

【理论拓展】

固定支架式前牵引矫治器结构及临床矫治应用

一、固定支架式前牵引矫治器结构

儿童固定支架式前牵引矫治器可辅以快速扩弓螺旋簧设计。固定支架式矫治器通常将恒磨牙、乳磨牙及乳尖牙作为支抗牙，设计带环或支架包绕，将口内矫治器粘接于牙齿上，患者不能自行取戴。对于反覆殆较深的前牙反殆畸形，也可设计后牙殆垫，以打开反殆锁结。随着3D打印技术的不断发展，目前也有3D设计的个性化支架可供临床运用。（图1）

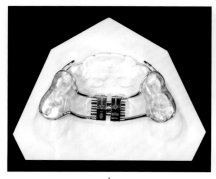 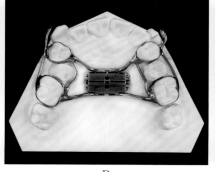 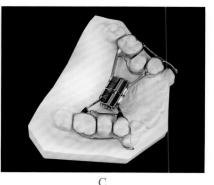

A   B   C

图1 固定支架式前牵引矫治器的口内部分

A. 支架式扩弓加前牵引带后牙殆垫矫治器；B，C. 支架式扩弓加前牵引非后牙殆垫矫治器

二、固定支架式前牵引矫治器的口外面具

临床一般选用成品面具，1.5mm不锈钢丝做支架，有窄形和方框形两种设计。口外面具在上前牙前方焊接横向连接杆（1.5mm不锈钢丝），在横向连接杆上附可调式螺丝、螺帽牵引拉钩。

口外面具在额部及颏部附额托及颏托。（图2）

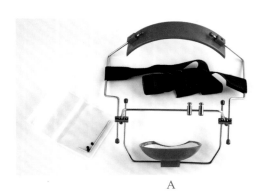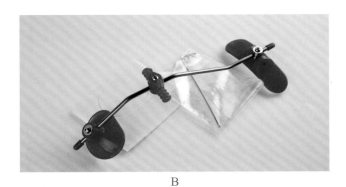

A	B

图2　固定支架式前牵引矫治器口外面具（包括面具、额托、颏托及前牵引钩）
A．方框形面具；B．窄形面具

【病例三十八】

儿童牙弓狭窄、前牙Ⅲ度深覆殆覆盖伴鼻炎、扁桃体肥大的早期矫治

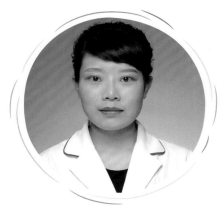

贵州医科大学附属口腔医院　黎敏

（一）主诉/病史

患者付某，女，11岁。患者及家长觉患者牙列不齐，嘴突。

现病史：过敏性鼻炎，无早期矫治史。

否认家族遗传史。

患者既往史无特殊，否认全身疾病史及综合征。

（二）临床检查

（1）患者替牙列期，上牙弓狭窄，腭盖高拱，问诊及视诊发现患者有过敏性鼻炎伴口呼吸，查体见患者扁桃体肥大。

（2）口内像及面像检查：上颌11、12、14、21、22、24牙及双侧第一恒磨牙萌出，下颌31、32、33、34、35、41、42牙及双侧第一恒磨牙萌出。ICP位时前牙Ⅲ度深覆殆覆盖（覆盖8.5mm），下中切牙咬于上中切牙腭侧黏膜。上下牙弓狭窄，腭盖高拱，上下牙弓形态不调。上前牙唇倾，下前牙直立内倾。上中切牙牙冠远中扭转。磨牙远中关系，第二乳磨牙远中阶梯关系（安氏Ⅱ类磨牙关系）。上中线与面中线齐，下中线与面中线不齐，ICP位时下中线右偏1mm。上中切牙间间隙1mm。53、63牙缺失（13、23牙萌出间隙丧失），83牙缺失（43牙萌出间隙丧失），下上下牙列重度拥挤。

患者85牙殆面深龋，34、35牙正萌。

扁桃体Ⅱ度肥大。

患者面型稍突，下颌稍后，颏唇沟稍深。（图2-38-1）

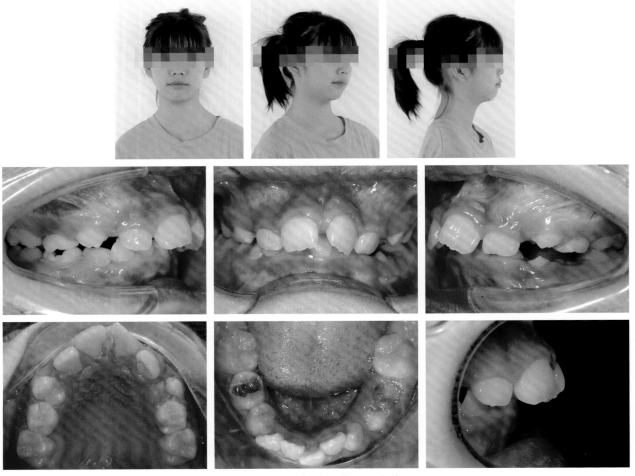

图2-38-1　初诊面像及口内像

（3）功能检查：发音及张口度正常，张口型未见偏斜，头颈姿势未见明显异常。

（4）X片检查：ICP位拍摄头颅侧位片，检查患者上下颌骨关系；拍摄曲面断层片，了解上下牙列发育、乳恒牙替换、双侧髁突形态及上下颌骨形态等情况。（图2-38-2，图2-38-3）

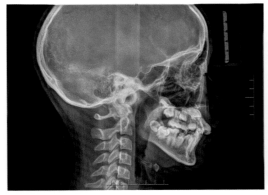

图2-38-2　头颅侧位片

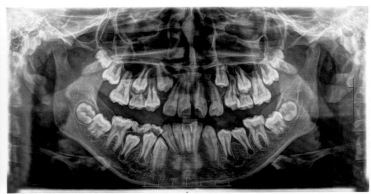

图2-38-3　曲面断层片

①头颅侧位片分析：上颌骨相对前颅骨平面后缩（∠SNA 78.3°，正常值82.3°±3.5°），下颌骨发育不足（∠SNB 73.7°，正常值77.6°±2.9°），上下颌骨矢状向位置为骨性Ⅰ类关系（∠ANB 4.6°，正常值4.7°±1.4°）；上中切牙突度大（U1-NA 9.2mm，正常值3.1mm±1.6mm），上前牙唇倾（∠U1-NA 40.9°，正常值22.4°±5.2°）；下中切牙稍直立（L1-NB 4.9mm，正常值6.0mm±1.5mm），下中切牙舌倾（∠L1-NB 21.5°，正常值32.7°±5.0°），下颌平面角基本正常（∠FMA 29.7°，正常值31.8°±4.4°），为平均生长型。面部软组织侧貌稍突，上下唇位于E线前。（表2-38-1）

表2-38-1　初诊头影测量分析

测量项目	初诊测量值	正常值
∠SNA	78.3°	82.3°±3.5°
∠SNB	73.7°	77.6°±2.9°
∠ANB	4.6°	4.7°±1.4°
∠NP-FH	83.1°	83.1°±3.0°
∠NA-PA	6.9°	10.3°±3.2°
U1-NA	9.2mm	3.1mm±1.6mm
∠U1-NA	40.9°	22.4°±5.2°
L1-NB	4.9mm	6.0mm±1.5mm
∠L1-NB	21.5°	32.7°±5.0°
∠U1-L1	112.9°	122.0°±6.0°
∠U1-SN	119.2°	104.8°±5.3°
∠FH-MP	29.7°	31.8°±4.4°
∠L1-MP	89.7°	94.7°±5.2°
Y-axis	64.0°	65.5°±2.9°

头颅侧位片示扁桃体肥大。CVMS Ⅲ期。

②曲面断层片示：未见多生牙、先天缺牙等牙齿发育异常情况。双侧髁突形态未见异常、对称，双侧下颌骨体形态大小对称。（图2-38-3）

（三）临床诊断

根据患者鼻炎伴口呼吸病史，查体有扁桃体Ⅱ度肥大，判断患者为口呼吸导致的上牙弓狭窄，下颌相对后缩。

头颅侧位片检查发现，上前牙唇倾（∠U1-NA 40.9°），下前牙舌倾（∠L1-NB 21.5°），上下颌骨矢状向位置为骨性Ⅰ类关系（∠ANB 4.6°）。

因此，根据问诊、口内像检查及X片检查等结果，该患者的临床诊断如下：

（1）骨性Ⅰ类、安氏Ⅱ类错殆畸形。

（2）平均生长型。

（3）侧貌稍突，上下唇位于E线前。

（4）前牙Ⅲ度深覆殆覆盖，深覆盖8.5mm，下中切牙咬于上中切牙腭侧黏膜。

（5）上牙弓狭窄，上下牙弓形态及宽度不调。

（6）下中线不齐，ICP位时下中线右偏1mm。

（7）上前牙唇倾，下前牙舌倾。

（8）上中切牙牙冠远中扭转，上中切牙间间隙1mm。

（9）53、63、83牙缺失，13、23、43牙萌出间隙丧失，上下牙列重度拥挤。

（10）扁桃体Ⅱ度肥大，过敏性鼻炎。

（11）口呼吸不良习惯。

（四）治疗计划

建议进一步行耳鼻喉科会诊，继续治疗过敏性鼻炎，并诊断是否切除肥大扁桃体。

患者11岁，头颅侧位片提示患者颈椎龄为CVMS Ⅲ期，正处于生长发育高峰期，遂采用快速扩弓＋固定多托槽矫治技术行双期治疗。

Ⅰ期上颌快速扩弓＋局部固定多托槽"2×4"矫治技术，纠正上中切牙牙冠远中扭转，去除上下牙弓存在的咬合干扰，改善上颌过窄的牙弓形态，协调上下牙弓形态，并利用Ⅱ类颌间牵引释放和引导下颌矢状向再定位。尽量减小上下颌骨矢状向及横向的骨性差异，为Ⅱ期全牙列的矫治创造协调的上下颌骨骨性条件。

（1）Ⅰ期快速扩弓，打开腭中缝，骨性扩大上颌宽度。上颌通过横向扩弓，增加牙弓周长，获得间隙，改善拥挤，为后续牙齿的萌出创造条件；上颌扩弓协调上下牙弓的横向不调，注意观察患者矢状向咬合关系有无改善。

（2）上颌扩弓后，应用局部固定多托槽"2×4"矫治技术，排平排齐上中切牙，关闭上中切牙间间隙，解除11、21牙牙冠远中扭转，去除前牙局部咬合干扰，观察患者下颌矢状向位置有无改善。

（3）应用局部固定多托槽"2×4"矫治技术，改善下前牙的内倾直立，相对压低下前牙，平整下颌Spee曲线，初步改善前牙Ⅲ度深覆殆覆盖。

Ⅱ期正畸综合矫治，待患者进入恒牙列后期时，再次收集资料，进行相关模型和X片分析，再次制订矫治计划，排平排齐上下牙列，精细调节前后牙咬合关系，不排除减数的可能。

（五）治疗过程及结果

1. 治疗过程

（1）设计制作上颌固定支架式螺旋快速扩弓矫治器，试戴，快速扩弓。每天加力1次，每天180°，连续快速扩弓加力2周，保持6个月。（图2-38-4）

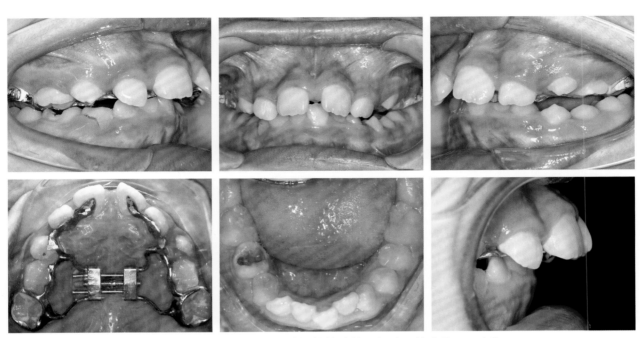

图2-38-4　上颌固定支架式螺旋快速扩弓矫治器快速扩弓口内像

（2）上颌快速扩弓保持6个月后，利用局部固定多托槽"2×4"矫治技术，纠正下前牙的舌倾，平整下牙列，初步打开咬合。（图2-38-5，图2-38-6）

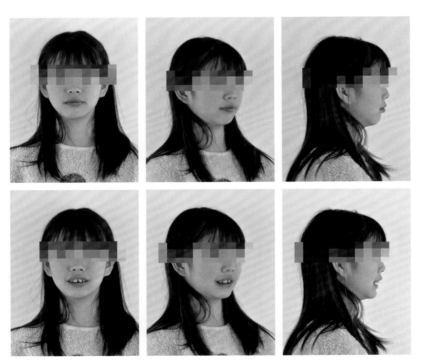

图2-38-5　上颌快速扩弓保持6个月后局部固定多托槽"2×4"矫治技术平整下牙列面像

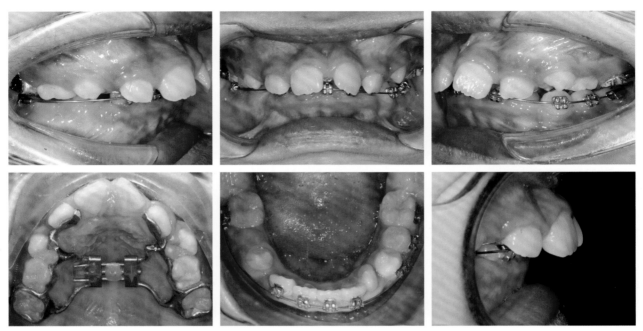

图2-38-6　上颌快速扩弓保持6个月后局部固定多托槽"2×4"矫治技术平整下牙列口内像

（3）局部固定多托槽"2×4"矫治技术平整下牙列6个月后，上颌局部固定多托槽"2×4"矫治技术纠正11、21牙扭转，不锈钢方丝置牵引钩，上下牙弓之间利用橡皮圈Ⅱ类颌间弹性牵引，内收上前牙，引导下颌矢状向位置调整。（图2-38-7，图2-38-8）

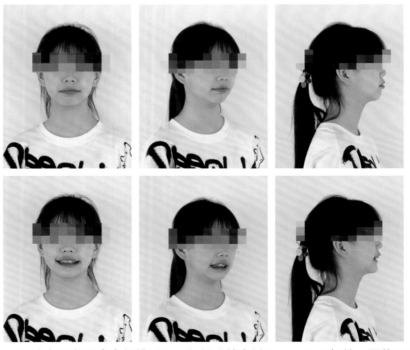

图2-38-7　上颌局部固定多托槽"2×4"矫治技术纠正11、21牙扭转，平整牙弓面像

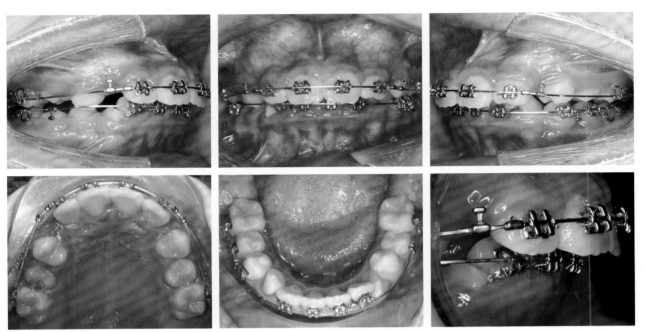

图2-38-8 上颌局部固定多托槽"2×4"矫治技术纠正11、21牙扭转，平整牙弓口内像

2．治疗结果

Ⅰ期快速扩弓＋局部固定多托槽"2×4"矫治技术治疗12个月后，上中切牙扭转纠正，前牙咬合干扰改善，上中切牙间间隙关闭、上前牙唇倾改善，下前牙直立改善，前牙中度深覆殆覆盖，上下中线对齐。去除上下局部固定多托槽及固定支架式螺旋快速扩弓矫治器，用保持器保持。收集资料，分析错殆畸形机制，准备进入Ⅱ期正畸固定多托槽综合矫治阶段。（图2-38-9，图2-38-10）

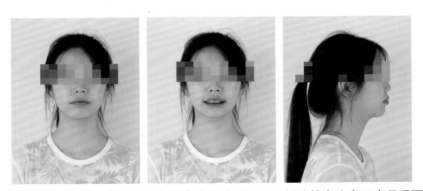

图2-38-9 Ⅰ期快速扩弓＋局部固定多托槽"2×4"矫治技术治疗12个月后面像

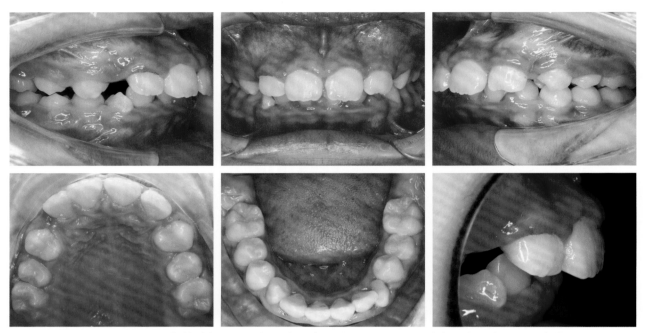

图2-38-10　Ⅰ期快速扩弓＋局部固定＋多托槽"2×4"矫治技术治疗12个月后口内像

　　拍摄头颅侧位片，头影测量分析示：上前牙治疗前严重远中腭侧扭转，局部固定多托槽"2×4"矫治技术改善了远中扭转，上前牙突度减小（U1-NA减小1.7mm），唇倾度稍有减小（∠U1-NA减小7.0°）。治疗前下前牙舌倾，利用局部固定多托槽"2×4"矫治技术改善舌倾的下前牙，既改善了下前牙的唇倾度（∠L1-MP增大7.6°），也相对改善了过陡的Spee曲线的曲度，协调了上下牙弓形态。（图2-38-11，表2-38-2）

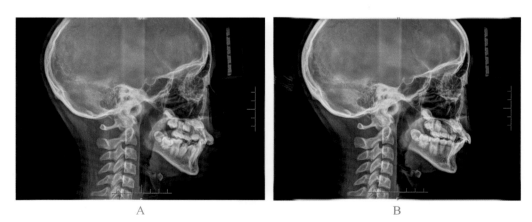

A　　　　　　　　　　　　　　　　B

图2-38-11　Ⅰ期治疗前后头颅侧位片
A. 治疗前；B. 治疗后

表2-38-2　Ⅰ期治疗前后头影测量分析

测量项目	初诊测量值	Ⅰ期治疗后测量值	正常值
∠SNA	78.3°	78.5°	82.3°±3.5°
∠SNB	73.7°	74.5°	77.6°±2.9°
∠ANB	4.6°	4.0°	4.7°±1.4°
∠NP-FH	83.1°	87.8°	83.1°±3.0°
∠NA-PA	6.9°	5.2°	10.3°±3.2°
U1-NA	9.2mm	7.5mm	3.1mm±1.6mm
∠U1-NA	40.9°	33.9°	22.4°±5.2°
L1-NB	4.9mm	6.2mm	6.0mm±1.5mm
∠L1-NB	21.5°	27.7°	32.7°±5.0°
∠U1-L1	112.9°	114.2°	122.0°±6.0°
∠U1-SN	119.2°	112.5°	104.8°±5.3°
∠FH-MP	29.7°	24.1°	31.8°±4.4°
∠L1-MP	89.7°	97.3°	94.7°±5.2°
∠Y-axis	64.0°	59.6°	65.5°±2.9°

（六）病例分析

1. 矫治理论依据

（1）口呼吸不良习惯的主要病因。

患者有过敏性鼻炎、扁桃体肥大，鼻道不畅、鼻塞、上呼吸道狭窄，不能通过鼻正常呼吸而被口呼吸，长期的口呼吸导致患者腭盖高拱、牙列拥挤、前牙Ⅲ度深覆𬌗覆盖。对于鼻炎、扁桃体肥大，需与家长沟通，于耳鼻喉科行进一步诊治。

（2）选用上颌固定支架式螺旋快速扩弓矫治器矫治的颅面颌骨效应。

该患者为11岁，头颅侧位片示已进入生长发育高峰期，选用快速扩弓是为了尽快打开腭中缝。该患者牙弓宽度发育不足，扩弓引起的上颌基骨宽度的增大主要是上颌骨体的横向生长及腭中缝的骨缝内成骨。

（3）咬合干扰的去除。

该患者咬合干扰为上牙弓形态狭窄及上中切牙牙冠远中扭转，限制了下颌的矢状向位置及生长发育，通过上颌固定支架式螺旋快速扩弓矫治器及局部固定多托槽"2×4"矫治技术，配合Ⅱ类颌间牵引，纠正上牙弓狭窄、上前牙的异常扭转，引导下颌矢状向位置调整，同时上下前牙相对压低，上前牙内收，改善前牙Ⅲ度深覆𬌗覆盖。

2. 诊断依据、矫治计划设计、矫治时机选择依据

患者处于生长发育的加速期，需要尽快去除上下牙弓中存在的咬合限制和影响生长发育的异常

因素。

（1）体格检查发现患者扁桃体肥大，长期存在口呼吸习惯，口内像检查发现上牙弓狭窄、上中切牙牙冠远中扭转，咬合干扰，需要改善上牙弓弓形，纠正上中切牙扭转造成的咬合干扰，选择采用上颌固定支架式螺旋快速扩弓配合局部固定多托槽"2×4"矫治技术实现。

（2）患者前牙Ⅲ度深覆殆覆盖畸形，下前牙咬于上前牙腭侧黏膜，下颌过深的Spee曲线不利于下颌的前伸运动和咬合接触，采用局部固定多托槽"2×4"矫治技术平整下牙弓。

3. 矫治技术（矫治器）特点及矫治方式选择依据

该患者为11岁，头颅侧位片示进入生长发育高峰期，选用上颌固定支架式螺旋快速扩弓矫治器是为了尽快打开腭中缝。该患者牙弓宽度发育不足，快速扩弓造成的上颌基骨宽度的增大主要是上颌骨体的横向生长及腭中缝的骨缝内成骨。局部固定多托槽"2×4"矫治技术可对牙齿排列异常进行必要的纠正，平整牙弓，去除咬合干扰。

4. 矫治流程特色

上颌快速扩弓进入保持期时，同时开始采用局部固定多托槽"2×4"矫治技术，尽早去除上下牙弓中存在的咬合干扰，避免咬合干扰对下颌骨青春期矢状向的定位及生长发育。

5. 矫治疗效总结

早期矫治去除了上下牙弓中存在的咬合干扰，扩大协调了上下颌弓形，对下颌骨矢状向生长发育潜力有恢复和再定位作用。应用局部固定多托槽"2×4"矫治技术排齐整平前牙，纠正前牙扭转，去除咬合干扰，内收上前牙，Ⅱ类弹性牵引促进下颌再定位。Ⅰ期矫治结束时，前牙中度深覆殆覆盖，上下中线齐，上前牙突度及唇轻度减小，患者的咬合关系和颜面外形得到初步改善。

Ⅰ期矫治结束时，患者咬合发育在恒牙列早期，上颌两侧尖牙未萌，上下牙列中度拥挤，Ⅱ期需要对前牙中度深覆殆覆盖及牙列拥挤进行进一步矫治，不排除拔牙矫治的可能性。Ⅰ期早期矫治纠正牙弓狭窄、上中切牙牙冠远中扭转、平整下牙弓，打开咬合，部分纠正Ⅲ度前牙深覆殆覆盖有利于Ⅱ期正畸综合矫治。

矫 治 概 要

（1）基本情况：女，11岁。

（2）骨性及面型诊断：Ⅰ类骨面型，平均生长型。

（3）错殆诊断：安氏Ⅱ类。

（4）病因分析：过敏性鼻炎，扁桃体肥大，长期口呼吸习惯，上牙弓狭窄，下前牙过度萌出。

（5）矫治时机：青春生长发育高峰期。

（6）矫治目的：双期矫治，Ⅰ期的矫治目的是扩大上牙弓，协调上下颌弓形，改善过陡的Spee曲线，改善Ⅲ度前牙深覆殆覆盖。

（7）疗效评价：上牙弓宽度及弓形、过陡的Spee曲线、前牙Ⅲ度深覆殆覆盖得到改善，利于下颌的生长发育及矢状向的再定位。

【理论拓展】

儿童错殆畸形早期矫治中腺样体/扁桃体肥大的检查诊断

一、儿童腺样体/扁桃体检查方法

（一）扁桃体常规体格检查

采取合适的体位用压舌板压下舌前2/3，观察并记录扁桃体大小、形态、表面质地、隐窝开口、周边咽弓及咽后壁情况。扁桃体肥大一般分为4度：0度是扁桃体在腭弓之内或已切除；Ⅰ度是双侧扁桃体占口咽部横径≤25%；Ⅱ度是双侧扁桃体占口咽部横径26%-50%；Ⅲ度是双侧扁桃体占口咽部横径51%-75%，Ⅳ度是双侧扁桃体占口咽部横径>75%。

（二）腺样体/扁桃体内镜检查

纤维镜或电子鼻咽镜已是腺样体检查的主要方法。检查腺样体大小应注意截取后鼻孔上下极完整图片，根据腺样体对后鼻孔阻塞程度，腺样体分为4度：Ⅰ度，阻塞后鼻孔≤25%；Ⅱ度为26%-50%；Ⅲ度为51%-75%；Ⅳ度为76%-100%。大于51%，临床诊断为腺样体肥大。

纤维镜或者电子喉镜也可以观察扁桃体中下极对口咽和喉咽交接平面的阻塞程度，尤其是睡眠内镜，作用很大。

（三）X线鼻咽侧位片或X线头颅侧位片

X线鼻咽侧位片或X线头颅侧位片是临床诊断儿童腺样体肥大的常用方法，推荐用X线头颅侧位片，其能够同时显示整个牙颌面的矢状向及垂直向发育情况。但通过X线鼻咽侧位片或X线头颅侧位片不能观察到咽隐窝、咽鼓管咽口、圆枕、翼内外板（肌）、咽旁间隙等组织或结构，不能动态观察鼻咽腔呼吸的动态变化情况等。

1. X线头颅侧位片腺样体厚度（A）测量

腺样体最突点至枕骨斜坡颅骨外侧面的垂直距离为腺样体厚度。尽管其能反映腺样体肥大的程度，但不能完全反映气道阻塞程度。

2. 腺样体厚度（A）和鼻咽宽度（N）比值（A/N）

N为腺样体最凸部鼻咽腔的宽度，A/N是目前临床上较常用的一种指标，能较好地反映腺样体大小及腺样体占鼻咽腔气道的程度。A/N为0.50-0.60，腺样体为正常；0.61-0.70，腺样体为中度肥大；0.70以上，腺样体为病理性肥大；0.80以上，腺样体为显著肥大。

二、腺样体/扁桃体增生肥大的临床表现

腺样体和扁桃体的增生肥大在儿童期常见，是导致儿童睡眠呼吸阻塞的主要因素之一，可引起睡眠打鼾或口呼吸，此时肥大的扁桃体和腺样体成为上气道阻塞的一部分，引起阻塞性呼吸模式，从而

导致阻塞性睡眠呼吸紊乱。此外，肥大的扁桃体和腺样还会引起下列症状和体征：

1. 引起儿童身体异常的症状

（1）鼻部症状：鼻塞、流涕和闭塞性鼻音。

（2）耳部症状：腺样体肥大可阻塞咽鼓管咽口，腺样体炎症亦可波及咽鼓管黏膜，导致耳痛、耳闷及听力下降等分泌性中耳炎的症状。

（3）咽喉及下呼吸道症状：鼻腔分泌物后流引起刺激性咳嗽。肥大的扁桃体也可引起吞咽困难或言语含糊不清，咽部经常不适、清咽或有口腔异味。

（4）全身症状：主要为慢性营养发育障碍和反射性神经症状。患者表现为厌食、呕吐和消化不良的症状，继而营养不良，可伴有行为认知功能障碍、睡眠多梦、遗尿、磨牙、夜惊等。

2. 引起儿童牙颌面发育异常的体征

鼻呼吸方式是人类的正常呼吸方式，不良的呼吸习惯对发育中的儿童会造成牙颌面发育畸形。扁桃体/腺样体肥大阻塞上气道，迫使儿童改变呼吸方式，根据病态呼吸方式的不同，造成的牙颌面畸形也不同：①张口呼吸：一种上气道阻塞的常见代偿呼吸方式，张口呼吸儿童牙颌面会发生以下改变：唇肌张力减退，唇外翻，上唇上翘，牙龈增生，前牙前突（龅牙），上牙弓缩窄，腭盖高拱，下颌后缩，下颌角增大（高角），长脸，舌骨后下移位，舌根后坠变长等；②前伸式呼吸：多见于扁桃体严重肥大阻塞口咽腔病例，患者不自觉地前伸下颌、抬头、前伸脖子，以期打开咽腔。该类患者多发育成"地包天"类型；③既张口又前伸式呼吸：这类患者上颌骨发育动力不足，张口使下颌顺时针方向旋转，前伸使下颌过度发育，最终形成高角"地包天"的面型。

总之，儿童扁桃体/腺样体肥大不仅会引发儿童全身及呼吸道异常，也会造成牙颌面生长发育异常，导致错𬌗畸形，在临床儿童错𬌗畸形病例中常见。儿童错𬌗畸形早期矫治医生必须全面掌握儿童牙颌面生长发育的规律，及时发现造成错𬌗畸形的异常因素，综合制订错𬌗畸形矫正措施，从而更全面地纠正儿童错𬌗畸形的牙颌面问题，使矫治有效、快速和稳定。

【病例三十九】

中度骨性Ⅱ类、前牙重度深覆殆覆盖的早期矫治

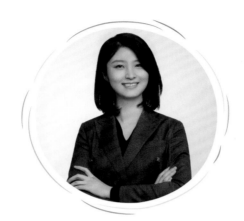

无锡口腔医院　朱明敏

（一）主诉/病史

患者李某，男，11岁，发现"门牙前突"畸形2年余，母亲轻度凸面型。

患者既往无"门牙前突"畸形矫治史，否认全身疾病史及综合征。

（二）临床检查

（1）患者替牙列晚期，上前牙前突畸形，11、12、13牙中度开唇露齿。

（2）口内像及面像检查：上颌13、12、11、21、22、23、24牙及双侧第一恒磨牙萌出，下颌31、32、33、34、41、42、43、44牙及双侧第一恒磨牙萌出。ICP位时前牙深覆殆Ⅲ度，下前牙咬至上颌腭黏膜，深覆盖Ⅲ度，覆盖11.6mm。上下前牙唇倾。磨牙完全远中关系，第二乳磨牙远中阶梯关系（安氏Ⅱ类磨牙关系）。上下牙弓形态不调，上牙弓尖圆形，下牙弓方圆形。上下中线不齐，下中线左偏2mm。未见乳恒牙替换异常。

患者面部唇闭合紧张，正面观凸，面下1/3稍不足，面部左右对称；侧面观上颌及上唇突，侧貌突，下颌、颏部后缩，颏唇沟深，均面型。

口腔功能检查未见明显异常。

口内健康状况较差，54、55、75、85牙殆面龋。（图2-39-1）

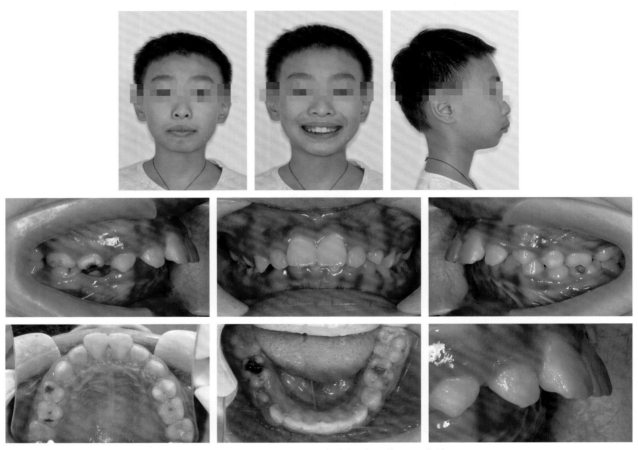

图2-39-1　2017年7月患者初诊面像及口内像

（3）X片检查：于ICP位拍摄头颅侧位片，检查上下颌骨矢状向关系及前牙关系。拍摄曲面断层片，了解上下牙列发育、乳恒牙替换、双侧髁突形态及上下颌骨形态等情况。（图2-39-2）

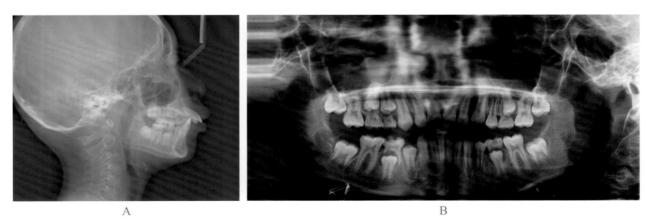

图2-39-2　初诊头颅侧位片和曲面断层片
A. 头颅侧位片；B. 曲面断层片

①头颅侧位片分析：上颌骨基本正常（∠SNA 84.0°，正常值83.1°±3.6°），下颌骨稍小（∠SNB 76.5°，正常值79.7°±3.2°），上下颌骨大小不调（∠ANB 7.4°，正常值3.5°±1.7°）；上前牙唇倾（∠U1-SN 119.5°，正常值104.6°±6.0°），下前牙唇倾（∠IMPA 100.3°，正常值95.0°±7.0°）；下颌平面角基本正常（∠MP-SN 31.6°，正常值33.8°±3.0°），后前面高比基本正常（S-Go/N-Me 66.0%，正常值65.9%±3.8%），平均生长型。（表2-39-1）

头颅侧位片上颈椎发育显示CVMS Ⅳ期，青春生长发育高峰期后。

表2-39-1　治疗前头影测量分析

测量项目	初诊测量值	正常值
颌骨关系分析		
∠SNA	84.0°	83.1°±3.6°
∠SNB	76.5°	79.7°±3.2°
∠ANB	7.4°	3.5°±1.7°
∠MP-SN	31.6°	33.8°±3.0°
S-Go/N-Me	66.0%	65.9%±3.8%
Y-axis（SGn-SN）	72.1°	63.5°±3.2°
Wits	5.9mm	0.0mm±2.0mm
牙齿位置与角度分析		
∠U1-SN	119.5°	104.6°±6.0°
U1-NA	8.7mm	4.1mm±2.3mm
∠U1-NA	35.5°	21.5°±5.9°
L1-NB	7.4mm	5.7mm±2.1mm
∠L1-NB	31.4°	28.1°±5.6°
∠IMPA（L1-MP）	100.3°	95.0°±7.0°
∠FMIA	52.1°	57.0°±6.8°
面部软组织形态分析		
Ls-E	8.1mm	3.0mm±2.0mm
Li-E	6.4mm	4.0mm±2.0mm

②曲面断层片示：上下牙列发育正常，未见多生牙、先天缺牙等牙齿发育异常情况。双侧髁突形态未见异常、对称，双侧下颌骨体形态大小对称。

（三）临床诊断

根据临床视诊、问诊、口内像检查、功能检查及X片检查等结果，该错殆畸形患者的临床诊断如下：

（1）替牙列晚期，青春生长发育高峰期后；

（2）中度骨性Ⅱ类（上颌基本正常，下颌后缩）错殆畸形；

（3）尖牙、磨牙完全远中关系，安氏Ⅱ类错殆畸形；

（4）均角生长型，侧貌凸面型，上下唇位于E线前；

（5）前牙Ⅲ度深覆𬌗覆盖，深覆盖11.6mm；

（6）上下前牙唇倾；

（7）上下牙弓形态不调，上牙弓尖圆形，下牙弓方圆形；

（8）上下中线不齐，下中线左偏2mm；

（9）未见明显颞下颌关节异常；

（10）口腔健康状况较差，54、55、75、85牙𬌗面龋坏；

（11）未见乳恒牙替换异常。

（四）治疗计划

双期矫治，Ⅰ期使用Twin-Block矫治器早期矫治患者中度骨性Ⅱ类、前牙Ⅲ度深覆𬌗覆盖。Ⅱ期择期选择固定多托槽矫治器进行正畸综合矫治，精细调节前后牙咬合关系。

（1）由于该患者下颌后缩，在Ⅰ期功能矫形前导下颌，促进下颌发育。Ⅱ期择期选择固定多托槽矫治器进行正畸综合矫治。

（2）由于该患者下前牙唇倾，为防止前导过程中下前牙唇倾，改良Twin-Block矫治器设计，在矫治器上增加下前牙切牙帽。

（3）由于该患者上下牙弓形态不调，上牙弓尖圆形，配合慢速扩弓协调上下牙弓宽度及形态。

（五）治疗过程及结果

1. 治疗过程

（1）咬合重建，下颌前伸6mm左右，前牙打开咬合3mm左右，制作Twin-Block＋上颌螺旋扩弓矫治器（图2-39-3）。初戴调试矫治器，嘱患者全天戴用矫治器，包括进食时。

上颌螺旋扩弓簧每次打开1/4圈，每2天加力1次，每个月复诊1次。

（2）佩戴Twin-Block＋上颌螺旋扩弓矫治器5个月后，下颌前导，前牙Ⅲ度深覆𬌗覆盖改善。上牙弓扩大，上下牙弓形态不调改善。上下中线不齐，下中线稍左偏2mm。75牙替换，35牙萌出。（图2-39-4）

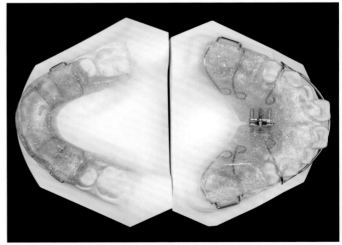

图2-39-3　Twin-Block＋上颌螺旋扩弓矫治器（示意图）

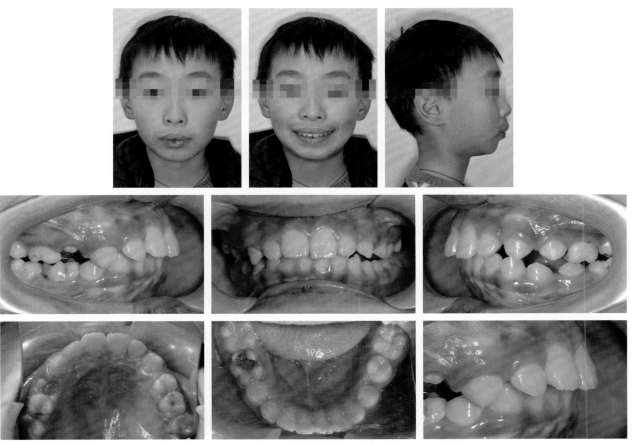

图2-39-4　Twin-Block＋上颌螺旋扩弓矫治器治疗5个月后面像及口内像

2．治疗结果

（1）戴用Twin-Block＋上颌螺旋扩弓矫治器矫治12个月，结束Ⅰ期早期矫治，其中，前8个月全天佩戴，后4个月晚上佩戴。

（2）矫治结束时，前牙覆盖由治疗前的11.6mm变成治疗后的4.9mm；前牙覆𬌗由治疗前的下前牙咬在上颌腭黏膜，变成治疗后上前牙覆盖下前牙2.0mm左右。上下牙列乳恒牙替换完成，上下牙列前磨牙区散在间隙。矫治后，下颌前伸，侧貌前突面型改善，颏部前移。晚间佩戴Twin-Block矫治器保持。（图2-39-5）

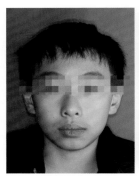
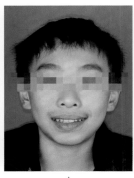
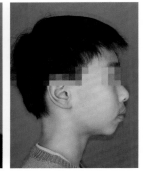

A

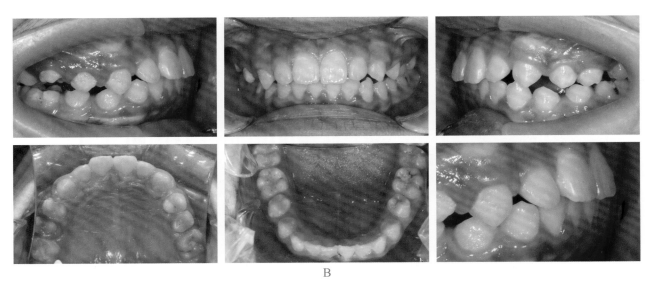

图2-39-5　Twin-Block＋上颌螺旋扩弓矫治器治疗12个月后面像及口内像
A. 面像；B. 口内像

（3）Twin-Block矫治器保持4个月后，上下恒牙替换，完全萌出。前牙轻度深覆殆覆盖，双侧后牙轻近中关系，上下牙列间隙1~2mm。上下中线不齐，下中线左偏2mm，上前牙稍唇倾。面部形态改善，凸面型侧貌改善。（图2-39-6）

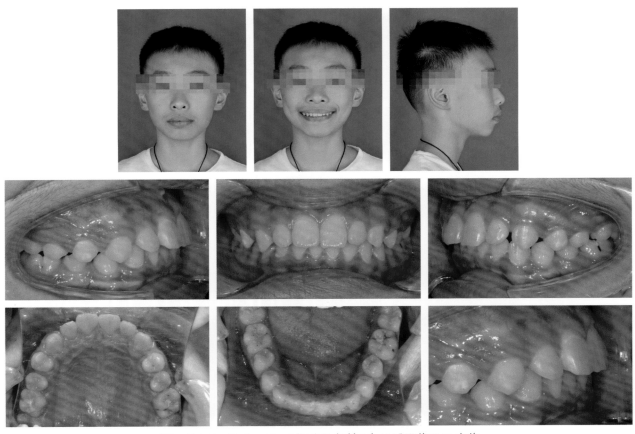

图2-39-6　Twin-Block矫治器保持4个月后面像及口内像

（4）治疗后拍摄头颅侧位片，对比分析治疗前后上下颌骨及前牙关系变化（图2-39-7，表2-39-2，图2-39-8）。头影测量分析示：早期矫治后∠ANB由7.4°到5.7°，Wits由5.9mm到2.9mm，下颌向前生长。上切牙角度显示内收，凸面型得到改善。

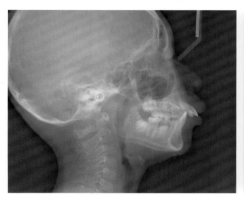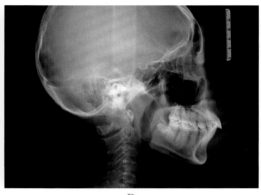

A   B

图2-39-7 治疗前后头颅侧位片
A. 治疗前；B. 治疗后

表2-39-2 治疗前后头影测量分析对比

测量项目	初诊测量值	结束测量值	正常值
颌骨关系分析			
∠SNA	84.0°	84.3°	83.1°±3.6°
∠SNB	76.5°	78.7°	79.7°±3.2°
∠ANB	7.4°	5.7°	3.5°±1.7°
∠MP-SN	31.6°	33.1°	33.8°±3.0°
S-Go/N-Me	66.0%	65.1%	65.9%±3.8%
Y-axis（SGn-SN）	72.1°	69.2°	63.5°±3.2°
Wits	5.9mm	2.9mm	0.0mm±2.0mm
牙齿位置与角度分析			
∠U1-SN	119.5°	113.1°	104.6°±6.0°
U1-NA	8.7mm	7.0mm	4.1mm±2.3mm
∠U1-NA	35.5°	28.7°	21.5°±5.9°
L1-NB	7.4mm	10.4mm	5.7mm±2.1mm
∠L1-NB	31.4°	34.2°	28.1°±5.6°
∠IMPA（L1-MP）	100.3°	99.2°	95.0°±7.0°
∠FMIA	52.1°	48.1°	57.0°±6.8°
面部软组织形态分析			
Ls-E	8.1mm	3.9mm	3.0mm±2.0mm
Li-E	6.4mm	6.5mm	4.0mm±2.0mm

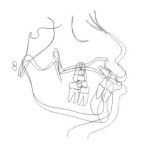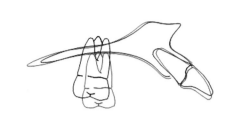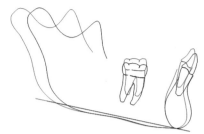

图2-39-8　治疗前后头影测量重叠图（黑色：治疗前；绿色：治疗后）

（六）病例分析

1．矫治理论基础

处于轻中度骨性Ⅱ类及功能性Ⅱ类关系的患者，临床早期矫治理论是在颅面生长发育期，合理地运用功能矫治器前导下颌，经过咬合重建使上下颌形成新的稳定的位置关系，并促进下颌生长发育，从而改善深覆殆覆盖，改善骨性Ⅱ类的软组织侧貌凸面型。

Twin-Block矫治器对生长发育的改型一般通过骨骼、牙齿和颞下颌关节三方面实现。其一，Twin-Block矫治器的骨性效应主要是通过矫治器促进髁突、下颌升支生长，引导牙槽突垂直向生长。该矫治器咬合重建引导颏部位置向前，改善颏部后缩的前突面型。其二，Twin-Block矫治器牙性效应主要表现为下前牙有少许的唇向移动，复诊调磨后牙殆垫使下后牙伸长，平整骨性Ⅱ类错殆畸形过陡的Spee曲线。当Twin-Block矫治器改良增加上颌螺旋扩弓簧后，上牙弓可适当地扩大，协调上下牙弓的不调。其三，Twin-Block矫治器影响颞下颌关节的改建：下颌骨的前导可促进颞下颌关节的适应性改建，有助于功能矫治疗效的稳定。

2．诊断依据、矫治计划设计，矫治时机选择

患者中度骨性Ⅱ类错殆畸形，上颌骨基本正常（∠SNA 84.0°，正常值83.1°±3.6°），下颌骨稍小（∠SNB 76.5°，正常值79.7°±3.2°），上下颌骨大小不调（∠ANB 7.4°，正常值3.5°±1.7°），下颌平面角正常（∠MP-SN 31.6°，正常值33.8°±3.0°），后前面高比基本正常（S-Go/N-Me 66.0%，正常值65.9%±3.8%），面型为平均生长型。前牙Ⅲ度深覆殆，下前牙咬至上颌腭黏膜；Ⅲ度深覆盖，覆盖11.6mm。故矫治设计：双期矫治，Ⅰ期应用Twin-Block矫治器矫治患者中度骨性Ⅱ类、前牙Ⅲ度深覆殆覆盖。Ⅱ期拟利用固定多托槽矫治器进行正畸综合矫治。

矫治时机选择：初诊时患者11周岁（男性），根据Baccetti颈椎骨龄分期法，第二、三、四颈椎底部出现凹陷，故处于CVMS Ⅳ期，下颌生长高峰期后。考虑男性儿童下颌生长发育时期更长，患者还有下颌生长发育潜力，故选择功能矫治，促进下颌进一步生长。

3．矫治技术（矫治器）特色及矫治方式选择依据

Twin-Block矫治器又叫双殆垫矫治器，通过咬合力控制使下颌功能性前移。该矫治器通过全天佩

戴，对支持骨组织产生较为持久的功能性刺激。Twin-Block矫治器殆垫式斜面角度和位置是改善咬合关系和矫治成功的关键。Twin-Block矫治器殆垫式斜面多选择60°~70°，尽可能增大水平向分力而减小垂直向分力。

Twin-Block矫治器的咬合重建，对于生长发育期的患者，矢状向下颌前伸量一般为5~7mm，若覆盖大于10mm，下颌前伸应当分为两步：第一次前伸6~7mm，第二次前伸至切牙切对切。垂直向的打开程度超过息止颌间隙，获得2mm的切牙间隙。本病例前伸6mm，垂直向打开3mm左右。没有考虑二次前伸，因为前伸6mm，磨牙已经达到轻度近中关系。

水平向排除上下牙弓不调及牙弓不对称因素，需要时增加上颌扩弓矫治，前导下颌尽量保持上下中线一致。

对于治疗前下前牙唇倾患者，在Twin-Block矫治器上增加下前牙切牙帽，从而控制下前牙由于矫治力副作用发生的继续唇倾。

4．矫治流程特色

儿童佩戴功能矫治器有一个适应的过程，一般患者在佩戴Twin-Block矫治器第1周可在进食时取下，适应后应全天戴用。对于前牙深覆殆患者，对上颌矫治器的殆垫进行适量的调磨，保证下磨牙与殆平面1mm左右的间隙，促进及引导下磨牙的萌出，平整下颌Spee曲线，有利于打开前牙深覆殆。增加了上颌螺旋扩弓簧的Twin-Block矫治器，利用扩弓簧慢速扩弓，每2~3天加力1次，每次90°，直到上下牙弓宽度协调。Twin-Block矫治器矫治时每4~8周复诊1次，每次复诊时观察前牙的覆殆覆盖、磨牙咬合关系，以及软组织的变化。矫治到前牙深覆殆覆盖纠正，后牙咬合关系建立即可停止矫治。一般主动矫治阶段6~9个月，保持矫治疗效3~6个月。

5．矫治疗效总结

本病例患者中度骨性Ⅱ类错殆畸形，上颌骨基本正常，下颌骨稍小。由于患者为11周岁男性，考虑到男性儿童下颌生长发育时期更长，患者还有下颌生长发育潜力，故选择在Ⅰ期进行功能矫形治疗前导下颌，促进下颌发育。咬合重建，下颌前伸6mm左右，前牙打开咬合3mm左右，制作Twin-Block＋上颌螺旋扩弓矫治器，全天佩戴12个月后，前牙覆盖由治疗前的11.6mm变成治疗后的4.9mm；前牙覆殆由治疗前的下前牙咬在上颌腭黏膜，变成治疗后的上前牙覆盖下前牙2.0mm左右。上下牙列乳恒牙替换完成，上下牙列前磨牙区散在间隙。矫治后，下颌前伸，侧貌凸面型改善，颏部前移。保持4个月后，效果稳定。

矫 治 概 要

（1）基本情况：男，11岁。

（2）骨性及面型诊断：中度骨性Ⅱ类，平均生长型。

（3）错殆诊断：安氏Ⅱ类1分类。

（4）病因分析：遗传因素及环境因素。

（5）矫治时机：CVMS Ⅳ期，青春生长发育高峰期后，替牙列晚期。

（6）矫治目的：纠正上下颌骨矢状向不调，扩大上牙弓，引导下颌向前，改善侧貌美观度。双期治疗。

（7）治疗理论与方法：功能矫治器前导下颌，上颌慢速扩弓。

（8）疗效评价：前牙Ⅲ度深覆殆覆盖改善，凸面型改善，上牙弓狭窄改善，上下中线不齐。

【病例四十】

以微笑美学为目标导向的牙性前牙深覆殆覆盖的正畸综合矫治

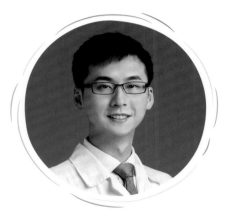

四川大学华西口腔医学院　舒睿

（一）主诉/病史

患者易某，女，13岁，发现前牙前突3年，否认家族遗传史。

患者既往无错殆畸形矫治史，无吮指、吮物、咬下唇、口呼吸等口腔不良习惯，否认全身疾病史及综合征。

（二）临床检查

1．面像检查

闭唇状态下患者正面观示面部对称，上、中、下比例协调；侧貌示凸面型，上下唇在E线略前方，上唇上翘、稍短，颏唇沟略深。微笑露齿状态下正面可见上中线左偏1mm，侧面笑相显示患者上中切牙直立且临床牙冠中心点（F4点）位于目标前界线（Goal Anterior Limit Line，GALL线）前约1mm。

2．口内像检查

患者恒牙列期，双侧磨牙远中关系（超过远中尖对尖），尖牙远中关系；上下牙冠宽度不调，前伸下颌至磨牙Ⅰ类关系时上颌宽度不足（主要为上尖牙间宽度不足）；前牙Ⅱ度深覆殆覆盖，上颌11、21牙间约2.5mm间隙，上中切牙间系带大小及附着未见异常；11、21牙唇倾，上前牙不齐；下颌牙列无拥挤，Spee曲线深度为3mm。

口内健康情况良好，46牙颊沟龋坏。（图2-40-1）

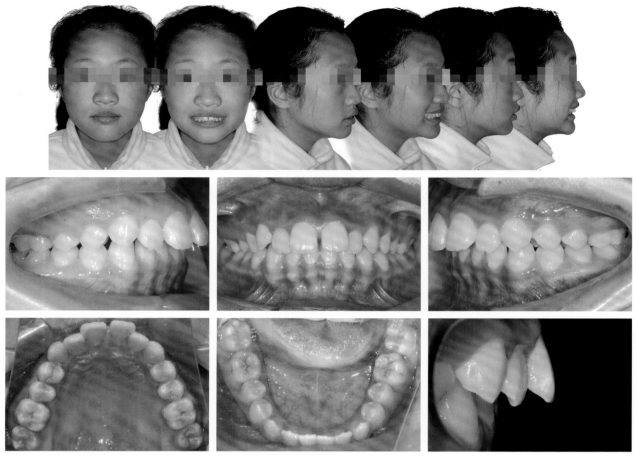

图2-40-1 治疗前面像及口内像

3．功能检查

患者无殆位异常，下颌前伸障碍，头颈姿势未见明显异常。

4．X片检查

于ICP位拍摄头颅侧位片，检查上下颌骨关系；拍摄曲面断层片，了解上下牙列发育、乳恒牙替换、双侧髁突形态及上下颌骨形态等情况（图2-40-2，图2-40-3）。

（1）头颅侧位片分析：上下颌骨大小基本正常（∠SNA 80.6°，正常值81.7°±2.5°；∠SNB 77.9°，正常值78.9°±2.2°），上下颌骨矢状向关系正常（∠ANB 2.6°，正常值2.8°±1.2°）；平均生长型（∠SN-MP 30.5°，正常值32.9°±4.2°）；上前牙唇倾（∠U1-SN 111.6°，正常值103.8°±4.0°），下前牙稍直立（∠L1-MP 93.0°，正常值95.4°±4.7°）。从头影测量的结果来看，患者除了上前牙唇倾，其余指标均正常。（表2-40-1）

患者无腺样体、扁桃体肥大，为CVMS Ⅳ期。

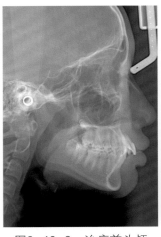

图2-40-2　治疗前头颅
侧位片

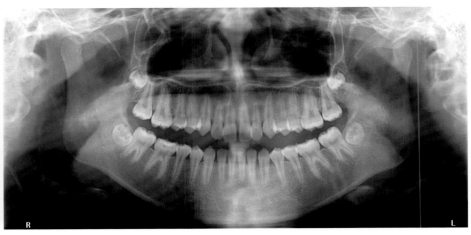

图2-40-3　治疗前曲面断层片

表2-40-1　患者治疗前头影测量分析

测量项目	治疗前测量值	正常值
∠SNA	80.6°	81.7°±2.5°
∠SNB	77.9°	78.9°±2.2°
∠ANB	2.6°	2.8°±1.2°
∠SN-MP	30.5°	32.9°±4.2°
∠U1-SN	111.6°	103.8°±4.0°
∠L1-MP	93.0°	95.4°±4.7°
∠U1-L1	124.9°	123.2°±6.2°
U1-NA	7.9mm	4.1mm±2.3mm
∠U1-NA	31.0°	21.5°±5.9°
L1-NB	3.1mm	5.7mm±2.1mm
∠L1-NB	21.4°	28.1°±5.6°

（2）曲面断层片分析：上下牙列发育正常，未见多生牙、先天缺牙等牙齿发育异常。4颗第三磨牙牙胚存在。双侧髁突形态正常、对称，双侧下颌骨体形态大小对称。

（三）临床诊断

根据问诊结果，患者无家族遗传史，无吮指、咬下唇及口呼吸等口腔不良习惯，因此患者前牙深覆𬌗覆盖的病因并非口腔不良习惯及遗传因素导致，考虑患者上唇上翘、上唇长度稍短，临床推测患者的错𬌗畸形表现与前牙建𬌗时排列及口周肌功能的局部环境因素有关。

根据头影测量结果，患者上下颌骨发育无明显过度或不足，上下颌骨矢状向是Ⅰ类骨性关系（∠ANB 2.6°），因此该患者是牙性Ⅱ类前牙深覆𬌗覆盖错𬌗畸形。

根据患者的检查资料，该患者的问题如下：

（1）面部比例与美观：左右面部对称，上中线左偏1mm，颏部居中，上前牙唇倾，位于GALL

线稍前。

（2）矢状向关系：双侧磨牙远中关系，前牙深覆盖。

（3）垂直向关系：平均生长型，前牙Ⅱ度深覆殆覆盖。

（4）牙齿排列与对称性：上中切牙间间隙2.5mm，上下中线对齐。

（5）横向关系：咬合至Ⅰ类关系时上颌宽度不足。

（6）口腔健康与颞下颌关节：46牙龋坏，双侧颞下颌关节无异常。

最终，该患者的临床诊断如下：

（1）骨性Ⅰ类，平均生长型。

（2）侧貌凸面型。

（3）安氏Ⅱ类错殆畸形。

（4）前牙Ⅱ度深覆殆覆盖。

（5）上前牙不齐，上中切牙间间隙2.5mm。

（6）上中线左偏1mm。

（7）上下牙弓宽度不调。

（8）下颌前伸功能性障碍。

（9）46牙龋坏。

（四）治疗计划

在制订治疗计划前，首先应该明确治疗目标。根据Andrews提出的"口颌面协调六要素"理论，临床正畸医生（笔者）对该患者正畸矫治的美学目标是上前牙直立且与GALL线相切。根据治疗前的检查结果，判断患者上前牙唇倾，其F4点位于GALL线稍前，因此需要进行轻度的内收。口内像检查发现上中切牙间有2.5mm间隙，同时由于下颌前伸至磨牙Ⅰ类关系时上颌宽度不足，需要上颌适当扩弓，协调上下颌横向不调。经临床间隙分析，患者治疗前上中切牙存在的间隙与上颌扩弓协调上下牙弓宽度产生的间隙足以将上前牙内收直立并置于GALL线上，矫治可满足临床医生对美学目标的要求。

根据临床诊断及治疗目标，设计两种治疗方案供患者及家长选择：

矫治方案1：双期矫治，Ⅰ期采用Twin-Block矫治器＋螺旋扩弓，扩大上前牙弓并前导下颌，促进下颌骨向前发育，改善Ⅱ类磨牙关系；Ⅱ期采用固定多托槽矫治器矫治，排齐整平上下牙列，协调磨牙咬合至Ⅰ类关系，达到个别正常殆关系。

矫治方案2：无托槽隐形矫治。Ⅰ期采用无托槽隐形矫治器，先协调上下牙弓大小，前导下颌，同时排齐整平上下牙列，调整下颌位置，促进下颌骨向前发育。Ⅱ期通过隐形矫治协调上下颌咬合关系，内收上前牙，排平排齐上下牙列，调整磨牙至Ⅰ类关系，达到个别正常殆关系。

患者及家长选择治疗方案2。

（五）治疗过程及结果

1. Ⅰ期无托槽隐形矫治

（1）利用口内扫描仪，收集患者牙列数据，三维重建上下牙列及咬合模型，进行数字化治疗方案设计及修订，矫治方案设计为：制作无托槽隐形矫治器，试戴，嘱患者除进食外，全天佩戴（不少于22小时/天）（图2-40-4）。

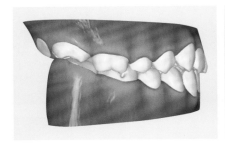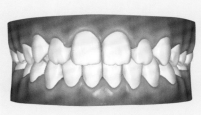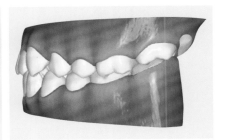
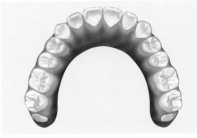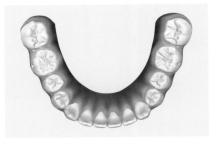

图2-40-4　第一次数字化治疗方案的终末咬合图

（2）复诊，每1～2个月1次。检查无托槽隐形矫治器矫治情况、无托槽隐形矫治器佩戴情况、附件粘接情况、矫治器贴合情况，以及检查矫治器有无损坏等（图2-40-5）。

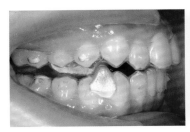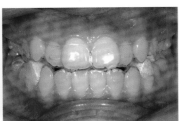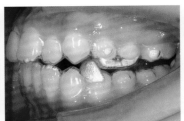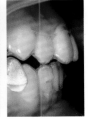

图2-40-5　Ⅰ期无托槽隐形矫治中佩戴无托槽隐形矫治器口内像

（3）Ⅰ期无托槽隐形矫治器治疗结果。

①Ⅰ期矫治结束时口内像示：经过无托槽隐形矫治器前导、初步协调上下牙弓形态大小后，双侧磨牙由超过远中尖对尖的Ⅱ类关系变为基本Ⅰ类关系；双侧尖牙与前磨牙仍然是Ⅱ类咬合关系；矫治后上下牙列排齐排平，上前牙内收，间隙关闭，前牙由深覆殆覆盖变为正常覆殆覆盖。（图2-40-6，图2-40-7）

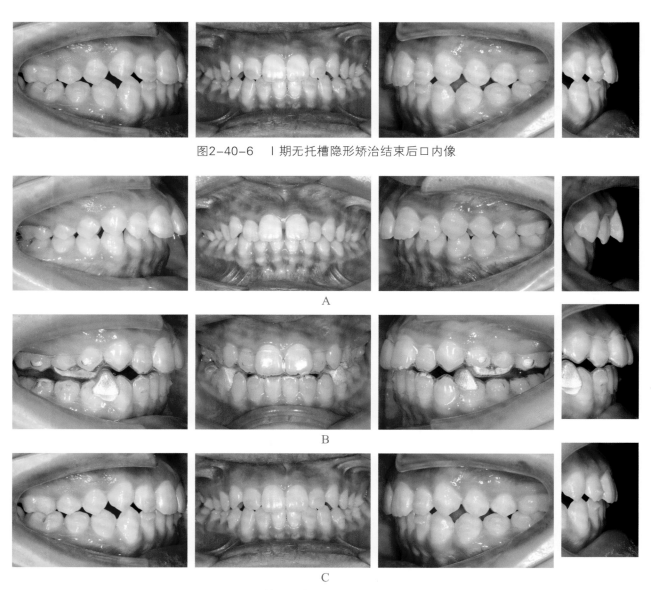

图2-40-6　Ⅰ期无托槽隐形矫治结束后口内像

A

B

C

图2-40-7　Ⅰ期无托槽隐形矫治前、中、后口内像
A. 矫治前；B. 矫治中；C. 矫治后

②Ⅰ期矫治结束时侧貌改变：Ⅰ期无托槽隐形矫治前导下颌结束后，患者侧貌更加柔和协调，软组织侧貌治疗前就较为美观（图2-40-8）。

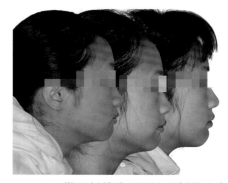

图2-40-8　Ⅰ期无托槽隐形矫治后侧貌改变情况

Ⅰ期无托槽隐形矫治后，根据治疗前后头影测量描记重叠图可以看到上前牙有一定程度的内收，而前导下颌后髁突向后上方有一定程度的生长，下颌矢状向有向前生长（图2-40-9）。

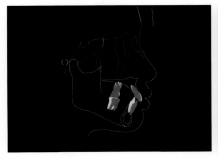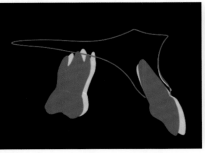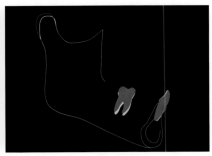

图2-40-9　Ⅰ期无托槽隐形矫治前后头影测量描记重叠图（白色：治疗前；绿色：治疗后）

Ⅰ期无托槽隐形矫治前后侧面微笑对比：可以看到经过上牙弓扩弓、上中切牙间间隙关闭、上前牙内收，上切牙已经直立并位于GALL线上，Ⅰ期矫治后上前牙位置已经达到医生设计的良好的动态美学目标位。（图2-40-10）

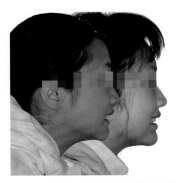

图2-40-10　Ⅰ期无托槽隐形矫治结束后侧貌

2．Ⅱ期无托槽隐形矫治

（1）Ⅱ期无托槽隐形矫治目标及方案设计。

患者在Ⅰ期矫治后，虽然上前牙位置已经达到了动态美学目标位，但磨牙关系仍未达到完美Ⅰ类关系，尖牙与前磨牙的咬合关系也尚未达到尖窝紧密交错的中性关系，尖牙与前磨牙仍然是远中关系。

Ⅰ期矫治后下颌位置基本正常，同时考虑到患者颅面生长发育潜力基本结束（不支持继续进行前导的治疗），故设计Ⅱ期无托槽隐形矫治，目标是一定程度地远中移动上磨牙、前磨牙及尖牙，纠正后牙咬合关系不调。（图2-40-11）

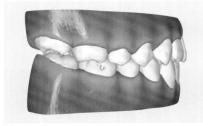
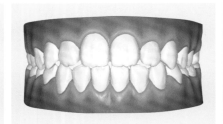
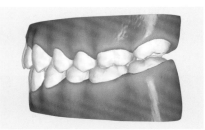
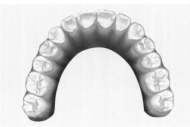
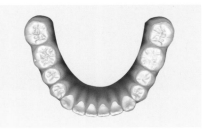

图2-40-11　Ⅱ期无托槽隐形矫治数字化治疗方案的终末咬合图

（2）Ⅱ期无托槽隐形矫治过程。

收集口内资料，审核数字化治疗方案，Ⅱ期治疗设计上颌分步移动磨牙、前磨牙及尖牙向远中，配合双侧Ⅱ类弹性牵引辅助纠正上下Ⅱ类咬合关系，并增强远中移动磨牙的前牙支抗，最终达到上下后牙协调的尖窝咬合关系。

试戴无托槽隐形矫治器，矫治复诊同前。

①治疗10个月后，双侧后牙达到紧密的尖窝交错的Ⅰ类咬合关系。（图2-40-12）

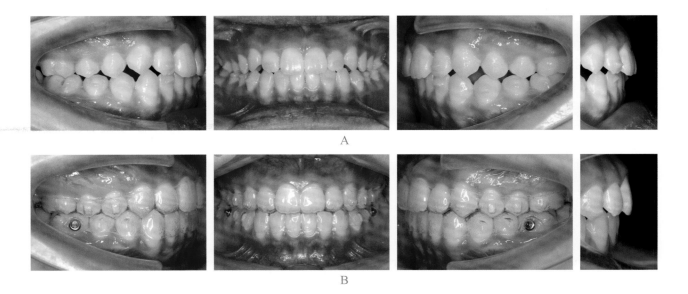

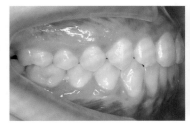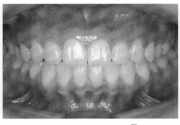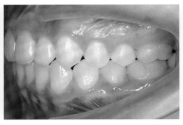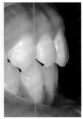

C

图2-40-12　Ⅱ期无托槽隐形矫治前、中、后口内像
A. Ⅱ期治疗前；B. Ⅱ期治疗中；C. Ⅱ期治疗后

②Ⅱ期无托槽隐形矫治后软组织侧貌对比可见，Ⅱ期无托槽隐形矫治远中移动上后牙后，患者侧貌软组织更为柔和，治疗后颏部更靠前（图2-40-13）。

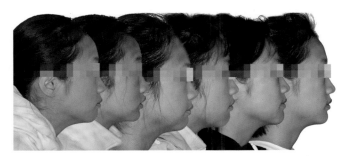

图2-40-13　Ⅱ期无托槽隐形矫治前、中、后的软组织侧貌对比

③Ⅱ期无托槽隐形矫治后头影测量描记重叠图示：Ⅱ期矫治后，上磨牙远中移动，上前牙稍内收、唇倾角度轻微变小；患者上下颌骨矢状向/垂直向关系基本未改变（垂直向有轻微的顺时针旋转）；矫治后侧貌软组织唇突度变小，侧貌更协调、美观（图2-40-14）。

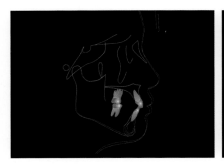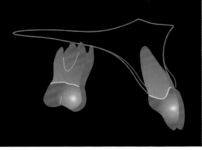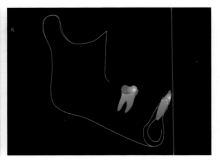

图2-40-14　Ⅱ期无托槽隐形矫治前后头影测量描记重叠图（绿色：Ⅱ期治疗前；橘色：Ⅱ期治疗后）

④Ⅱ期无托槽隐形矫治后微笑美学对比：经过Ⅱ期无托槽隐形矫治远中移动上颌磨牙、前磨牙及尖牙后，上前牙在结束时较Ⅰ期前导结束时略显舌倾，这是由于患者生长发育潜力限制临床前导下颌生长效果后，为了获得更好的咬合关系在动态美学目标上的一定妥协（上前牙稍舌倾代偿下颌位置不足）（图2-40-15）。

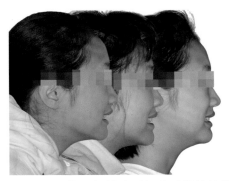

图2-40-15　Ⅱ期无托槽隐形矫治后微笑美学对比

（六）病例分析

由于患者治疗前上前牙位置就已经接近临床治疗的侧面美学目标，因此在决定治疗方案的时候就已经决定尽量减少上前牙的矢状向内收。在维持上前牙位置的前提下想要纠正双侧明显的远中咬合关系，就只能靠下颌的前导来实现。因此该患者的治疗过程如下：

（1）前期采用无托槽隐形矫治器前导下颌，同时上颌扩弓协调上下牙弓横向宽度不调。扩弓产生的间隙和原本中切牙间的间隙用来适当内收上前牙，让原本略微唇倾的上前牙在Ⅰ期治疗后直立且位于GALL线上。而由于患者开始治疗的时候已经过了生长发育高峰期，虽然前导过程中下颌有一定的生长，改善了上下颌骨及牙列的Ⅱ类咬合关系，但是Ⅰ期矫治结束时磨牙、前磨牙及尖牙仍然处于远中咬合关系。

（2）鉴于患者生长发育潜力不足，后期精细调整咬合关系的时候没有考虑进一步前导下颌，转而通过上颌适当地远中移动磨牙、前磨牙及尖牙，配合Ⅱ类弹性牵引来纠正上下牙列Ⅱ类咬合关系。

Ⅱ期治疗计划的确定实际上在动态美学目标上有一定的妥协。治疗后我们也可以看出，经过上颌向远中移动磨牙、前磨牙及尖牙及Ⅱ类牵引的作用，上前牙虽然仍然位于GALL线上，但相对于理想位置，上前牙是有一定舌倾代偿的。

矫 治 概 要

（1）基本情况：女，13岁。

（2）骨性及面型诊断：骨性Ⅰ类，平均生长型。

（3）错𬌗诊断：安氏Ⅱ类1分类。

（4）病因分析：下颌发育不足。

（5）矫治时机：生长发育高峰后期。

（6）矫治目的：纠正Ⅱ类咬合关系，维持上前牙前后向位置。

（7）疗效评价：实现了面型与咬合的协调、美观。

【理论拓展】

微笑美学在儿童错殆畸形诊断及治疗中的应用

一、正畸矫治中侧貌美学的意义

牙齿的矢状向移动一直是正畸医生关注的焦点。20世纪中后期，Tweed、Begg、Steiner等学者均强调下中切牙位置对于颜貌美学的重要意义。下前牙的位置也一直作为重要的参考指标指导正畸医生设计矫治方案。2000年，Andrews提出了口颌面协调六要素理论，其中的要素二中，他认为在最自然的侧貌头位下，上切牙FA点落在GALL线上是最协调的上前牙与口颌面矢状向关系。而白丁教授等在Andrews的基础上通过研究发现上切牙FA点落在GALL线上，同时上切牙直立才是最为美观的牙颌面动态侧面微笑形态。

二、儿童正畸矫治中动态侧貌与矢状向咬合关系的纠正

本病例的诊断及治疗方案的设计正是参考了以上侧貌动态美学目标位而实施的。矢状向的Ⅱ类咬合关系可以通过多种方法进行治疗，对于本病例患者，由于其头影测量结果显示骨性Ⅰ类，按照牙性Ⅱ类的治疗可以选用推磨牙向远中、拔牙等治疗手段达到后牙咬合关系的纠正。但是这两种矫治方法均会引起上前牙的较大量内收，这与侧面美学目标是相悖的。最后选择了前导下颌，在尽量保证上前牙的矢状向位置及直立度的情况下通过下颌的生长及颌位的改变来达到美学与咬合兼顾的治疗效果。

本病例治疗效果，提示儿童正畸治疗中，重视面部侧貌上前牙与GALL线关系的诊断及治疗目标设定，能帮助临床医生在设计错殆畸形治疗方案、临床治疗及实现治疗结果等方面实现最优化。儿童正畸矫治中微笑美学规则的应用是不可缺少的部分。

【病例四十一】

恒牙列早期中重度Ⅱ类错殆畸形的双期矫治

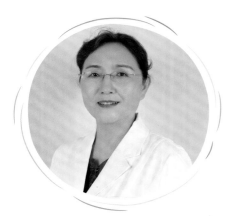
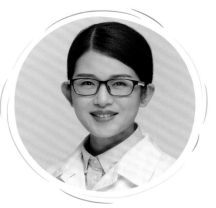

四川大学华西口腔医学院　周力　　　　四川大学华西口腔医学院　段沛沛

（一）主诉/病史

患者纪某，男，13岁，主诉"龅牙"。

现病史：5年前曾来四川大学华西口腔医院就诊，因患者不能配合，未行治疗。后就诊检查，"因患者骨性畸形严重，建议成年后行正颌–正畸联合治疗"而未做正畸矫治。

有家族遗传史。否认全身疾病史及综合征。

（二）临床检查

（1）患者恒牙列早期Ⅱ类错殆畸形，问诊及视诊发现患者无明显口腔不良习惯。有家族遗传史。

（2）口内像及面像检查：恒牙列早期，17–27牙、37–47牙已萌。

①矢状向：双侧磨牙中性关系，尖牙远中关系；前牙Ⅲ度深覆盖；上下前牙唇倾。

②垂直向：前牙Ⅲ度深覆殆，平均生长型。

③横向：上牙弓尖圆形，下牙弓卵圆形，上下牙弓形态不调；ICP位时，上下中线不齐（下中线左偏约1mm）。

④牙列情况：上前牙唇侧错位，下牙列中度拥挤；13牙远中1mm间隙，35牙颊侧错位、牙冠近中扭转；36、46牙舌倾。

⑤软组织：正面观示面下1/3偏短，面部左右稍不对称（颏部稍左偏），开唇露齿（唇闭合不全）；侧貌呈凸面型，下颌后缩，颏唇沟浅。（图2-41-1）

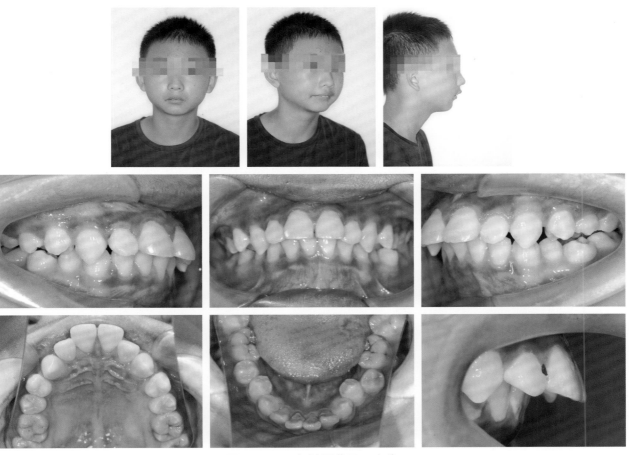

图2-41-1　初诊面像及口内像

（3）功能检查：前伸下颌后，颏部后缩及面部凸面型改善明显；患者前伸咬合至切对切时，上牙弓磨牙间宽度相比下牙弓的不足（呈尖对尖）；功能性前伸下颌时，上下前牙中线不齐改善，下颌闭口时轻度左偏。头部微向前倾，其余未见明显异常。（图2-41-2）

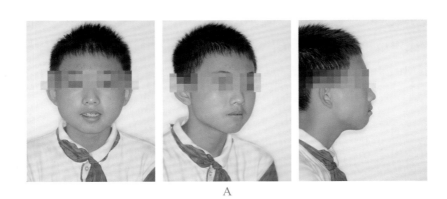

A

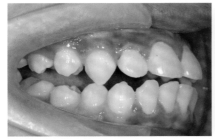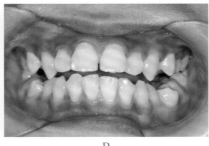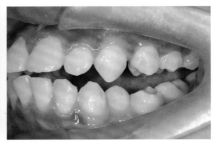

B

图2-41-2 初诊前伸咬合时面像及口内像
A. 面像；B. 口内像

（4）X片检查：于ICP位拍摄头颅侧位片，检查颅面生长发育阶段、上下颌骨关系及功能形态变化；拍摄曲面断层片，了解上下牙列发育、双侧髁突形态及上下颌骨的对称性等情况（图2-41-3）。

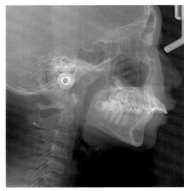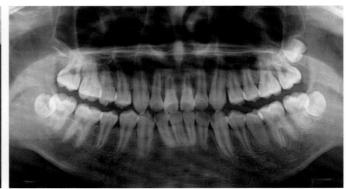

图2-41-3 初诊头颅侧位片及曲面断层片

①采用华西分析法对头颅侧位片进行分析：上颌骨发育基本正常（∠SNA 84.8°，正常值84.0°±3.0°），下颌骨发育不足（∠SNB 74.1°，正常值80.0°±3.0°），上下颌骨矢状向重度不调、骨性Ⅱ类关系（∠ANB 10.7°，正常值3.0°±2.0°）。下颌骨体及升支长度/高度不足（Go-Pog 66.8mm，正常值74.0mm±5.0mm；Go-Co 52.7mm，正常值60.0mm±6.0mm）。下牙槽垂直向牙槽高度减小（L6-MP 29.9mm，正常值35.0mm±3.0mm）。上前牙唇倾（∠U1-SN 115.1°，正常值105.7°±6.3°），下前牙唇倾在正常值范围内（∠FMIA 46.7°，正常值52.0°±7.0°）。下颌平面角基本正常（∠FMA 31.0°，正常值29.0°±4.0°），后前面高比（S-Go/N-Me 64.3%，正常值67.0%±4.0%）基本正常，面型为平均生长型。

面部软组织侧貌为凸面型，上唇位于E线前，突度在正常值范围内（UL-EP 3.8mm，正常值2.0mm±2.0mm）；下唇位于E线（美学线）后、突度在正常值范围内（LL-EP 1.7mm，正常值3.0mm±3.0mm）；上唇位于下唇前方。（图2-41-4，表2-41-1）

CVMS Ⅳ期。

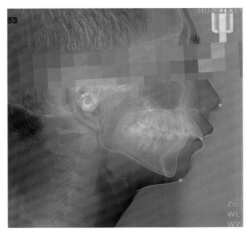

图2-41-4　治疗前头影测量描记及面像重叠图

表2-41-1　治疗前头影测量分析

测量项目	测量值	标准值	标准差	测量结果
骨测量				
∠SNA	84.8°	84.0°	3.0°	上颌相对颅底位置正常
∠SNB	74.1°	80.0°	3.0°	下颌相对颅底位置靠后
∠ANB	10.7°	3.0°	2.0°	趋向Ⅱ类错殆畸形
Ptm-A（上颌基骨长）	46.7mm	46.0mm	3.0mm	上颌基骨长度正常
Ptm-S	17.7mm	17.0mm	3.0mm	上颌相对颅骨位置关系正常
∠PP-FH（上颌平面角）	7.7°	5.0°	4.0°	腭平面陡度正常，上颌骨无异常旋转
∠PP-GoGn（矢状角）	21.7°	21.0°	4.0°	上下颌骨相对位置正常
∠OP-SN	17.4°	19.0°	4.0	殆平面斜度正常
Go-Pog	66.8mm	74.0mm	5.0mm	下颌体长度较小
Go-Co	52.7mm	60.0mm	6.0mm	下颌支长度较小
Pcd-S	13.7mm	19.0mm	3.0mm	髁突位置偏前
∠MP-SN	36.5°	35.0°	4.0°	下颌平面陡度正常
∠FMA（FH-MP下颌平面角）	31.0°	29.0°	4.0°	均角型，下颌平面陡度正常
∠SGn-FH（Y轴角）	68.4°	65.0°	4.0°	生长方向正常，颏部位置关系正常
∠NBa-PtGn（面轴角）	82.9°	87.0°	4.0°	下颌向前生长不足，颏部后缩，面高较大
牙测量				
∠U1-L1（上下中切牙角）	106.3°	121.0°	9.0°	上下中切牙角较小，提示前牙可能较唇倾
∠U1-SN	115.1°	105.7°	6.3°	上中切牙相对前颅底平面唇倾
U1-NA	5.0mm	4.0mm	2.0mm	上中切牙突度正常
∠U1-NA	30.2°	24.0°	6.0°	上中切牙唇倾
L1-NB	8.3mm	7.0mm	3.0mm	下中切牙突度正常
∠L1-NB	32.9°	32.0°	6.0°	下中切牙倾斜度正常
∠FMIA（L1-FH）	46.7°	52.0°	7.0°	下中切牙相对FH倾斜度、突度正常

续表

测量项目	测量值	标准值	标准差	测量结果
U1-APo（上中切牙突距）	13.1mm	7.0mm	2.0mm	上中切牙前突
L1-APo（下中切牙突距）	0.4mm	4.0mm	2.0mm	下中切牙后缩
U6-Ptm（上第一磨牙位置）	13.8mm	15.0mm	3.0mm	上第一磨牙位置正常
U1-PP	25.6mm	28.0mm	3.0mm	上前牙槽高度正常
U6-PP	20.2mm	22.0mm	2.0mm	上后牙槽高度正常
L1-MP	42.9mm	42.0mm	3.0mm	下前牙槽高度正常
L6-MP	29.9mm	35.0mm	3.0mm	下后牙槽高度偏小
软组织测量				
UL-EP（上唇位置）	3.8mm	2.0mm	2.0mm	上唇位置正常
LL-EP（下唇位置）	1.7mm	3.0mm	3.0mm	下唇位置正常
Z角	55.4°	69.0°	5.0°	唇前突，下颌后缩
∠FH-N'Pog'（软组织面角）	81.5°	89.0°	3.0°	软组织颏部后缩
∠N'-Sn-Pog'（软组织面突角）	152.8°	165.0°	4.0°	趋向于Ⅱ类面型/凸面型
面高测量				
N-ANS（上面高）	55.9mm	56.0mm	3.0mm	上面高正常
ANS-Me（下面高）	55.9mm	63.0mm	5.0mm	下面高较小
S-Go（后面高）	71.9mm	80.0mm	6.0mm	后面高较小
S-Go/N-Me（FHI后前面高比）	64.3%	67.0%	4.0%	平均生长型
ANS-Me/N-Me（下前面高比）	50.0%	53.0%	2.0%	下面高与全面高比值较小

②曲面断层片示：上下牙列发育正常，18、28、38、48牙牙胚均存在，未见多生牙、先天缺牙等牙齿发育异常情况。双侧髁突形态未见异常、对称，双侧下颌骨体形态大小基本对称。（图2-41-3）

（三）临床诊断

根据患者的病史、X片检查、模型分析等临床资料，判断患者为重度骨性Ⅱ类错殆畸形。

1. 患者骨性Ⅱ类错殆畸形的病理机制分析

（1）患者骨性Ⅱ类错殆畸形的上下颌骨异常机制。

头颅侧位片示，∠SNA基本正常，提示上颌相对颅底的前后向位置基本正常；∠SNB小于正常值，提示下颌相对于颅底的前后向位置靠后，∠ANB 10.7°提示下颌基骨相对上颌基骨严重靠后。

进一步分析下颌基骨相对于上颌基骨位置靠后的原因，发现Go-Pog及Go-Co的值小于正常值，提示下颌骨体及下颌升支的长度发育均不足；且L6-PP偏小，说明下牙槽垂直向牙槽高度发育欠佳，因此诊断该患者骨性Ⅱ类错殆畸形是下颌骨整体发育不足造成的。

在生长型的评估中，患者的下颌平面角基本正常，提示此患者为平均生长型，前后面高比（S-Go/N-Me）基本正常。

（2）患者骨性Ⅱ类错殆畸形的咬合异常机制。

患者骨性Ⅱ类错殆畸形的咬合异常在牙齿的表现为上前牙唇倾、下前牙代偿唇倾，为典型的安氏Ⅱ类1分类的前牙咬合关系的错殆畸形特征。

2．诊断

因此，根据临床视诊、问诊、口内像检查、功能检查及X片检查等结果，该患者的临床诊断如下：

（1）中重度骨性Ⅱ类（上颌基本正常，下颌位置靠后）畸形，安氏Ⅱ类错殆畸形。

（2）平均生长型，侧貌凸面型，上唇位于E线前。

（3）上下牙弓形态大小不调，上牙弓磨牙间宽度稍小。

（4）上下中线不齐，下中线左偏约1mm。

（5）上前牙唇侧倾斜／移动，下前牙代偿唇倾。

（6）上颌13牙远中间隙1mm，下颌中度牙列拥挤。

（7）下颌闭口时下颌左偏。

（8）口腔健康情况良好，未见牙齿发育异常。

（9）未见明显颞下颌关节异常。

（四）治疗计划

1．方案1：恒牙列早期双期矫治

Ⅰ期功能矫治，用Twin-Block矫治器前导下颌＋上颌扩弓；Ⅱ期，根据下颌前导情况制订Ⅱ期正畸综合矫治计划。

（1）由于该患者处于生长发育高峰后期，正畸综合矫治前导下颌产生的下颌骨适应性生长量存在不确定性，故采用双期治疗，先功能性前伸下颌，促进下颌骨最大程度的适应性生长改建，改善上下颌骨矢状向不调，再行正畸综合矫治，以提高本病例矫治的疗效。

（2）X片及功能检查示该患者的骨性Ⅱ类不调为上颌发育基本正常、下颌骨整体发育不足的骨性Ⅱ类错殆畸形，为平均生长型，因此Ⅰ期功能矫治采用Twin-Block矫治器前导下颌，通过刺激下颌升支的生长，改善上下颌骨位置不调。

（3）由于初诊时下颌骨矢状向位置靠后，上颌宽度不足的问题不易被发觉，当前导至切对切时，上颌骨横向宽度不足显现，因此选择在Twin-Block矫治器的上颌处增加扩弓装置，前导下颌的同时扩弓，协调上下牙弓的宽度，从而有利于矫治后达到稳定的后牙覆盖关系，提高治疗的稳定性。

2．方案2：成年后正颌-正畸联合治疗

观察患者牙颌面生长发育至18岁后，收集资料，正颌-正畸联合治疗患者下颌后缩的前突面型。

患者选择方案1，待功能矫治完成后，再收集资料分析颅面形态，设计Ⅱ期治疗方案。与患者讨论选择方案1时，强调青春发育后期功能矫治的不确定性，以及颏部发育对侧貌改善的重要性，患者同意

若有更完美的侧貌改善需求时，可在成年后做颏成形术以改善侧貌的协调性与美观度。

（五）治疗过程及结果

1. 治疗过程

（1）咬合重建：下颌前伸5mm至前牙切对切，前牙间打开咬合约2mm，第一前磨牙区打开咬合5-6mm。于殆架制作上颌螺旋扩弓＋Twin-Block矫治器，试戴调整矫治器。采用慢速扩弓法（每次90°，2次/周）扩大上牙弓宽度，Twin-Block矫治器导下颌向前，改善上下颌骨位置关系。患者适应1周可佩戴进食时，开始扩弓加力，上颌唇弓内收，初步纠正前牙唇倾。通过导下颌向前纠正前牙重度深覆殆覆盖。关于矫治器，要求患者除进食外全天佩戴。（图2-41-5）

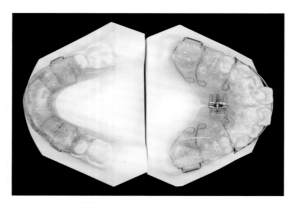

图2-41-5　上颌螺旋扩弓＋Twin-Block矫治器（示意图）

（2）每2—3个月复诊1次，调整矫治器固位，矫治9个月后，前牙覆殆覆盖基本正常，上牙弓宽度扩大，下颌前伸，上下中线齐，侧貌凸面型改善。（图2-41-6）

（3）每2—3个月复诊1次，观察前导及扩弓矫治疗效，至上下后牙宽度协调时换流体树脂固定扩弓器，佩戴至8个月时开始逐次调磨降低上颌矫治器磨牙区牙殆面的基托，平整下颌Spee曲线，逐渐建立磨牙区的咬合关系，但调磨中始终保持双板斜面区的高度。矫治12个月后，前牙覆殆覆盖基本正常，后牙引导萌出，过深的下颌Spee曲线改善，上下中线齐，侧貌凸面型改善稳定。结束Ⅰ期上颌扩弓＋Twin-Block矫治器治疗。（图2-41-7）

（4）Ⅰ期上颌螺旋扩弓＋Twin-Block矫治器功能矫治结束时，拍摄头颅侧位片及曲面断层片，利用头影测量分析对比Ⅰ期功能矫治前后疗效。（图2-41-8，图2-41-9）

①头影测量分析示：通过Ⅰ期矫治，下颌骨位置向前，∠SNB从矫治前的74.1°增大到77.4°（正常值80.0°±3.0°），∠ANB从治疗前的10.7°减小到7.1°（正常值3.0°±2.0°），上下颌骨矢状向重度不调改善，骨性Ⅱ类关系改善。患者的下颌升支及下后牙槽的高度生长显著：Go-Co从治疗前的52.7mm增加到57.6mm（正常值60.0mm±6.0mm）；下牙槽垂直向牙槽高度L6-MP从治疗前的29.9mm增加到33.2mm（正常值35.0mm±3.0mm），达到正常值范围。矫治后患者下颌体自身生长，但长度依然不

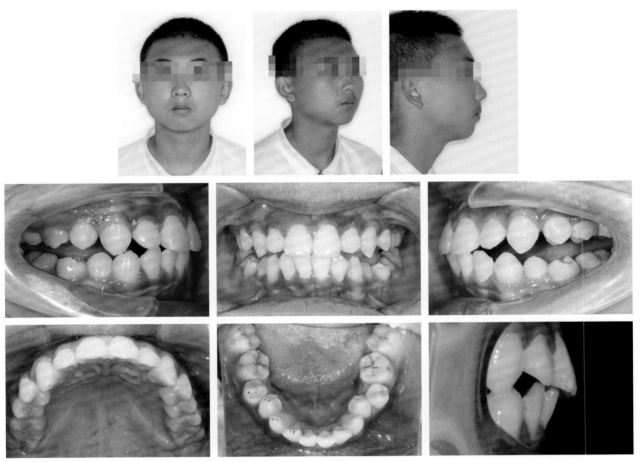

图2-41-6　佩戴上颌螺旋扩弓＋Twin-Block矫治器9个月后面像及口内像

足，Go-Pog从矫治前的66.8mm增加到68.0mm（正常值74.0mm±5.0mm）。Ⅰ期矫治通过下颌升支及下牙槽骨高度的生长，改善了患者上下颌骨骨性Ⅱ类不调。

上前牙的位置及唇倾度均较治疗前有明显改善，∠U1-SN从治疗前的115.1°减小到105.3°（正常值105.7°±6.3°）。矫治副作用使下前牙更唇倾，∠FMIA从治疗前的46.7°减小到41.4°（正常值52.0°±7.0°）。下颌平面角轻微增加，∠FMA从治疗前的31.0°增大到34.9°（正常值29.0°±4.0°）。

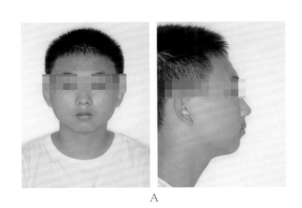

A

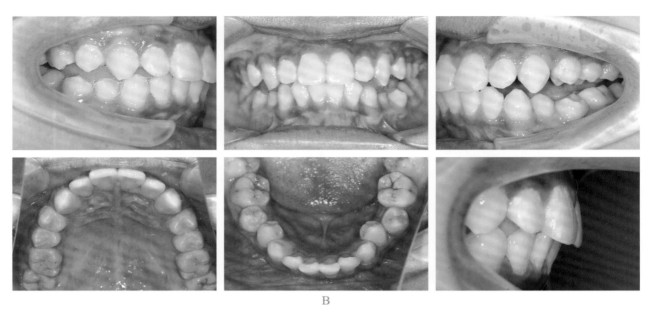

B

图2-41-7　Ⅰ期矫治结束时面像及口内像
A. 面像；B. 口内像

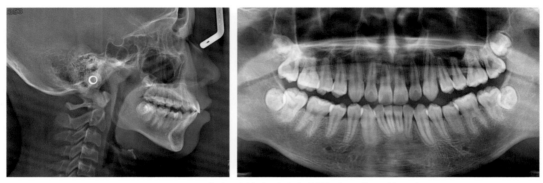

图2-41-8　Ⅰ期矫治结束时头颅侧位片及曲面断层片

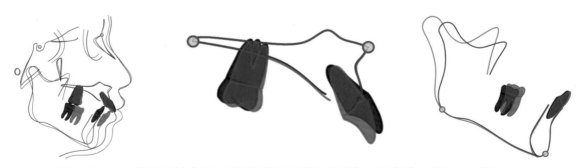

图2-41-9　Ⅰ期矫治结束后头影测量描记重叠图（黑色：治疗前；绿色：治疗后）

　　上唇突度减小，UL-EP从治疗前的3.8mm减小到0.1mm（正常值2.0mm±2.0mm）；下唇突度增加，LL-EP从治疗前的1.7mm增加到2.1mm（正常值3.0mm±3.0mm）。侧貌直。侧貌突度较协调。（表2-41-2）

表2-41-2 治疗前及 I 期功能矫治结束头影测量分析数据对比

测量项目	治疗前	I 期结束	标准值	标准差
骨测量				
∠SNA	84.8°	84.4°	84.0°	3.0°
∠SNB	74.1°	77.4°	80.0°	3.0°
∠ANB	10.7°	7.1°	3.0°	2.0°
Ptm-A（上颌基骨长）	46.7mm	45.8mm	46.0mm	3.0mm
Ptm-S	17.7mm	17.5mm	17.0mm	3.0mm
∠PP-FH（上颌平面角）	7.7°	8.6°	5.0°	4.0°
∠PP-GoGn（矢状角）	21.7°	24.5°	21.0°	4.0°
∠OP-SN	17.4°	21.1°	19.0°	4.0°
Go-Pog	66.8mm	68.0mm	74.0mm	5.0mm
Go-Co	52.7mm	57.6mm	60.0mm	6.0mm
Pcd-S	13.7mm	18.1mm	19.0mm	3.0mm
∠MP-SN	36.5°	37.8°	35.0°	4.0°
∠FMA（FH-MP下颌平面角）	31.0°	34.9°	29.0°	4.0°
∠SGn-FH（Y轴角）	68.4°	69.9°	65.0°	4.0°
∠NBa-PtGn（面轴角）	82.9°	81.5°	87.0°	4.0°
牙测量				
∠U1-L1（上下中切牙角）	106.3°	113.3°	121.0°	9.0°
∠U1-SN	115.1°	105.3°	105.7°	6.3°
U1-NA	5.0mm	2.7mm	4.0mm	2.0mm
∠U1-NA	30.2°	20.9°	24.0°	6.0°
L1-NB	8.3mm	10.8mm	7.0mm	3.0mm
∠L1-NB	32.9°	38.8°	32.0°	6.0°
∠FMIA（L1-FH）	46.7°	41.4°	52.0°	7.0°
U1-APo（上中切牙突距）	13.1mm	9.2mm	7.0mm	2.0mm
L1-APo（下中切牙突距）	0.4mm	6.7mm	4.0mm	2.0mm
U6-Ptm（上第一磨牙位置）	13.8mm	15.0mm	15.0mm	3.0mm
U1-PP	25.6mm	28.3mm	28.0mm	3.0mm
U6-PP	20.2mm	20.0mm	22.0mm	2.0mm
L1-MP	42.9mm	44.3mm	42.0mm	3.0mm
L6-MP	29.9mm	33.2mm	35.0mm	3.0mm
软组织测量				
UL-EP（上唇位置）	3.8mm	0.1mm	2.0mm	2.0mm
LL-EP（下唇位置）	1.7mm	2.1mm	3.0mm	3.0mm
Z角	55.4°	55.3°	69.0°	5.0°
∠FH-N'Pog'（软组织面角）	81.5°	84.2°	89.0°	3.0°

续表

测量项目	治疗前	Ⅰ期结束	标准值	标准差
∠N′–Sn–Pog′（软组织面突角）	152.8°	156.4°	165.0°	4.0°
面高测量				
N–ANS（上面高）	55.9mm	56.2mm	56.0mm	3.0mm
ANS–Me（下面高）	55.9mm	62.5mm	63.0mm	5.0mm
S–Go（后面高）	71.9mm	77.2mm	80.0mm	6.0mm
S–Go/N–Me（FHI后前面高比）	64.3%	65.0%	67.0%	4.0%
ANS–Me/N–Me（下前面高比）	50.0%	52.7%	53.0%	2.0%

②曲面断层片示上下牙列发育未见明显异常，下颌骨及髁突形态对称。

2. Ⅱ期正畸综合矫治

通过Ⅰ期矫治，患者的下颌升支及下后牙槽的高度生长显著，基本达到正常值，上前牙的位置及唇倾度均较治疗前有明显改善，但是患者下颌体自身生长依然不足。制订Ⅱ期矫治方案时，设计治疗方案及目标如下：

（1）治疗方案：排齐上牙列，下颌通过拔除38、48牙牙胚，获取牙弓后段间隙，远中移动第一、二磨牙，解除下颌牙列前后段拥挤，排齐排平下牙列，精细调整上下颌咬合关系，结束并保持。

（2）Ⅱ期矫治中粘接固定矫治器，采用直丝弓矫治技术矫治错𬌗畸形。

（3）矫治过程，粘贴上下直丝弓自锁托槽，更换弓丝，远中移动下磨牙，排平排齐上下牙列，控制前牙正常覆𬌗覆盖，协调上下牙弓形态大小，调整后牙关系为中性关系，结束矫治。上下颌Hawley保持器保持。（图2-41-10）

（4）Ⅱ期固定多托槽矫治结束后，拍摄头颅侧位片及曲面断层片，利用头影测量分析Ⅱ期固定多托槽正畸综合矫治前后疗效。（图2-41-11）

Ⅱ期矫治后，对比治疗前后头影测量分析可知：通过Ⅱ期矫治，下颌骨基本维持Ⅰ期结束时的位置（Ⅰ期结束∠SNB为77.4°；Ⅱ期结束∠SNB为76.4°，正常值80.0°±3.0°）；∠ANB从Ⅰ期治疗前的7.1°减小到5.9°（正常值3.0°±2.0°），上下颌骨矢状向基本维持了Ⅰ期矫治结束时的协调程度。患者的下颌升支（Ⅰ期结束Go–Co为57.6mm；Ⅱ期结束Go–Co为57.9mm）、下颌体长（Ⅰ期结束Go–Pog为68.0mm；Ⅱ期结束Go–Pog为67.6mm）无明显变化，上下颌骨不调程度在正畸代偿治疗可接受的范围。

由于患者下颌体自身长度仍不足及后牙开𬌗，Ⅱ期矫治中进行的代偿治疗有效地改善了后牙的开𬌗及牙列拥挤。治疗后，下颌发生了一定程度的顺时针旋转（∠FMA从Ⅰ期结束的34.9°增大到37.2°；∠OP–SN从Ⅰ期结束的21.1°增大到24.6°）；上前牙的位置及唇倾度均较Ⅰ期结束时更加内倾（Ⅰ期结束∠U1–SN为105.3°；Ⅱ期结束∠U1–SN为97.6°），下前牙的位置及唇倾度均较Ⅰ期结束时更加唇倾（Ⅰ期结束∠FMIA为41.4°；Ⅱ期结束∠FMIA为33.2°）。通过Ⅱ期矫治，下颌骨有一定程度的顺时针旋转及下前牙的唇倾代偿，但是患者的后牙开𬌗及拥挤问题得到了解决，获得了良好的咬合关系。

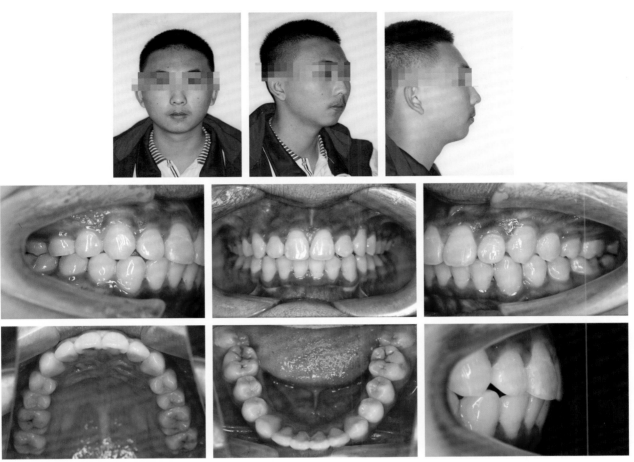

图2-41-10　Ⅱ期固定多托槽矫治器矫治结束面像及口内像

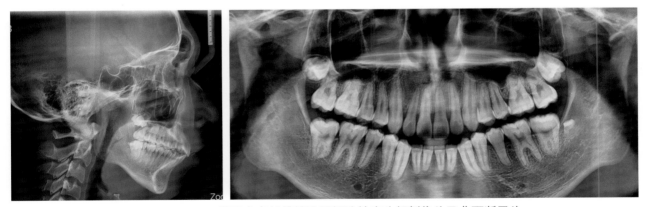

图2-41-11　Ⅱ期固定多托槽矫治器矫治结束头颅侧位片及曲面断层片

　　如前所述，Ⅱ期治疗中下颌位置有少量后退，因此Ⅱ期治疗后面型较Ⅰ期治疗前，上唇略有增加，UL-EP从Ⅰ期结束的0.1mm增加到1.1mm（正常值2.0mm±2.0mm）；建立前牙的正常覆盖后，下唇突度减少，LL-EP从Ⅰ期结束的2.1mm增加到3.0mm（正常值3.0mm±3.0mm）。侧貌突度较协调。（图2-41-12，表2-41-3，图2-41-13）

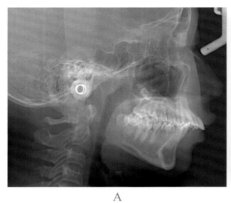
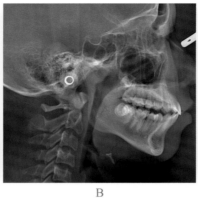
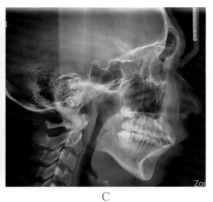

A   B   C

图2-41-12 治疗前、Ⅰ期治疗结束时、Ⅱ期治疗结束时头颅侧位片对比
A. 治疗前；B. Ⅰ期治疗结束时；C. Ⅱ期治疗结束时

表2-41-3 治疗前、Ⅰ期治疗结束时及Ⅱ期治疗结束时头影测量分析对比

测量项目	治疗前测量值	Ⅰ期治疗结束时测量值	Ⅱ期治疗结束时测量值	标准值	标准差
骨测量					
∠SNA	84.8°	84.4°	82.3°	84.0°	3.0°
∠SNB	74.1°	77.4°	76.4°	80.0°	3.0°
∠ANB	10.7°	7.1°	5.9°	3.0°	2.0°
Ptm-A（上颌基骨长）	46.7mm	45.8mm	44.2mm	46.0mm	3.0mm
Ptm-S	17.7mm	17.5mm	17.1mm	17.0mm	3.0mm
∠PP-FH（上颌平面角）	7.7°	8.6°	7.8°	5.0°	4.0°
∠PP-GoGn（矢状角）	21.7°	24.5°	26.9°	21.0°	4.0°
∠OP-SN	17.4°	21.1°	24.6°	19.0°	4.0°
Go-Pog	66.8mm	68.0mm	67.6mm	74.0mm	5.0mm
Go-Co	52.7mm	57.6mm	57.9mm	60.0mm	6.0mm
Pcd-S	13.7mm	18.1mm	18.6mm	19.0mm	3.0mm
∠MP-SN	36.5°	37.8°	38.5°	35.0°	4.0°
∠FMA（FH-MP下颌平面角）	31.0°	34.9°	37.2°	29.0°	4.0°
∠SGn-FH（Y轴角）	68.4°	69.9°	72.5°	65.0°	4.0°
∠NBa-PtGn（面轴角）	82.9°	81.5°	80.0°	87.0°	4.0°
牙测量					
∠U1-L1（上下中切牙角）	106.3°	113.3°	114.4°	121.0°	9.0°
∠U1-SN	115.1°	105.3°	97.6°	105.7°	6.3°
U1-NA	5.0mm	2.7mm	3.1mm	4.0mm	2.0mm
∠U1-NA	30.2°	20.9°	15.3°	24.0°	6.0°
L1-NB	8.3mm	10.8mm	9.9mm	7.0mm	3.0mm
∠L1-NB	32.9°	38.8°	44.5°	32.0°	6.0°
∠FMIA（L1-FH）	46.7°	41.4°	33.2°	52.0°	7.0°

续表

测量项目	治疗前测量值	Ⅰ期治疗结束时测量值	Ⅱ期治疗结束时测量值	标准值	标准差
U1-APo（上中切牙突距）	13.1mm	9.2mm	9.7mm	7.0mm	2.0mm
L1-APo（下中切牙突距）	0.4mm	6.7mm	7.4mm	4.0mm	2.0mm
U6-Ptm（上第一磨牙位置）	13.8mm	15.0mm	13.6mm	15.0mm	3.0mm
U1-PP	25.6mm	28.3mm	30.7mm	28.0mm	3.0mm
U6-PP	20.2mm	20.0mm	20.9mm	22.0mm	2.0mm
L1-MP	42.9mm	44.3mm	44.1mm	42.0mm	3.0mm
L6-MP	29.9mm	33.2mm	36.3mm	35.0mm	3.0mm
软组织测量					
UL-EP（上唇位置）	3.8mm	0.1mm	1.1mm	2.0mm	2.0mm
LL-EP（下唇位置）	1.7mm	2.1mm	3.0mm	3.0mm	3.0mm
Z角	55.4°	55.3°	50.3°	69.0°	5.0°
∠FH-N'Pog'（软组织面角）	81.5°	84.2°	80.4°	89.0°	3.0°
∠N'-Sn-Pog'（软组织面突角）	152.8°	156.4°	149.7°	165.0°	4.0°
面高测量					
N-ANS（上面高）	55.9mm	56.2mm	56.8mm	56.0mm	3.0mm
ANS-Me（下面高）	55.9mm	62.5mm	63.0mm	63.0mm	5.0mm
S-Go（后面高）	71.9mm	77.2mm	78.6mm	80.0mm	6.0mm
S-Go/N-Me（FHI后前面高比）	64.3%	65.0%	65.6%	67.0%	4.0%
ANS-Me/N-Me（下前面高比）	50.0%	52.7%	52.6%	53.0%	2.0%

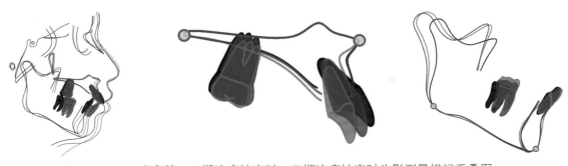

图2-41-13　治疗前、Ⅰ期治疗结束时、Ⅱ期治疗结束时头影测量描记重叠图
（黑色：治疗前；绿色：Ⅰ期治疗结束时；红色：Ⅱ期治疗结束时）

（六）病例分析

1. 矫治理论依据

　　骨性Ⅱ类错𬌗畸形患者的功能矫治属于牙颌面功能矫形治疗中的一个类别，因此，其理论基础也是通过矫治器前导下颌，改变下颌姿势位，进而利用下颌前导后自身口颌系统肌群所产生的力，刺激

下颌骨生长改建。运用此种矫治方法时，患者需具有一定的生长发育潜力。

2. 诊断依据、矫治计划设计、矫治时机选择依据

根据前期临床资料，此患者属于中重度骨性Ⅱ类错杂畸形，且下颌发育不足是其Ⅱ类错杂畸形形成的重要机制。患者男性，就诊时处于青春生长发育晚期，由于男性生长发育期较长，该患者可能尚有一定的生长发育潜力，因此选择双期矫治方案。Ⅰ期利用上颌螺旋扩弓＋Twin-Block矫治器，在解除上颌骨对下颌体的生长限制后，利用患者生长发育潜力，促进下颌骨的生长，改善患者的骨性畸形。

3. 矫治技术（矫治器）特点及矫治方式选择依据

Twin-Block矫治器可全天佩戴，患者能长时间地通过该矫治器利用生长发育潜力。矫治器上下分开的设计制作简单，体积小，可灵活搭配扩弓器或进行其他改良设计，且不影响咀嚼进食，患者戴用方便，见效快，故Twin-Block矫治器应用广泛。因为此患者上牙槽发育基本正常，故未采用头帽肌激动器（或Van Beek矫治器），而是选用了Twin-Block矫治器，快速改善患者的面型，建立患者对医生的信任，为后续治疗的顺利进行奠定基础。

4. 矫治流程特色

此患者首先进行杂重建，下颌前伸约5mm，前牙可呈切对切关系，前牙间打开咬合约2mm，第一前磨牙区打开咬合5-6mm。之后换上颌螺旋扩弓＋Twin-Block矫治器。患者适应1周可佩戴进食时，开始扩弓加力，至上下后牙宽度协调时改用流体树脂固定扩弓器。佩戴至8个月时开始逐次调磨降低上颌矫治器磨牙区牙杂面的基托，逐渐建立磨牙区的咬合关系，但调磨中始终保持双板斜面区的高度，共治疗12个月。

Ⅰ期矫治结束时，因患者恒牙已全部萌出，故立即开始Ⅱ期固定多托槽矫治，通过局部牵引改正前磨牙区的开杂状态，并在下颌体长度整体不足的情况下通过拔除第三磨牙的牙胚，获取更多的下牙列后段间隙，减少下前牙的过度唇倾代偿，最终建立良好的咬合关系。

5. 矫治疗效总结

通过双期矫治，患者避免了拔牙矫治，侧貌及咬合关系有了极大的改善，治疗效果良好；双期矫治减少了上下颌骨不调，避免了手术治疗。虽然治疗后上前牙直立，下前牙唇倾，有明显的牙代偿，但无须置疑的是双期矫治的疗效显著，稳定性好，极大地增强了患者的自信心，最终患者及家属对治疗非常满意。需注意，此患者处于恒牙列期，生长发育潜力较小，但鉴于男性的生长发育停止较女性晚，故在与患者进行良好的沟通后采取了双期矫治。临床应用时需注意不同性别患者生长发育的特征，并因生长发育的不确定性，在与患者进行良好的沟通后再开展治疗。

矫 治 概 要

（1）基本情况：男，13岁。

（2）骨性及面型诊断：骨性Ⅱ类，平均生长型。

（3）错殆诊断：安氏Ⅱ类1分类，中重度下颌后缩，中度前牙深覆殆覆盖，上下前牙唇倾，开唇露齿。

（4）病因分析：遗传因素、局部因素。

（5）矫治时机：生长发育高峰后期，恒牙列期。

（6）矫治目的：促进下颌骨的发育，双期矫治。

（7）疗效评价：下颌生长改建，前牙中重度深覆殆覆盖纠正，磨牙Ⅰ类关系，上前牙直立，下前牙唇倾，下颌顺时针旋转，前突面型改善。

【理论拓展】

功能性前导下颌的临床疗效评价

一、功能性前导对下颌生长的影响

功能矫治器通过咬合重建，也即下颌前导，引发一系列神经肌肉收缩力的变化，收缩力作用于牙周膜、牙槽骨、颞颌关节、上下颌骨等，进而使软硬组织发生适应性生长改建。研究发现，下颌髁突软骨是下颌骨的生长区，下颌前伸姿势改变了髁突软骨的局部环境，促进其生长代谢，减弱其分解代谢，进而改变了髁突的生长方向、生长速度及生长量。虽然功能性前导在临床中应用广泛，但其对患者下颌生长的影响尚存争议。部分研究认为，功能性前导通过刺激髁突的生长，有效促进下颌骨的生长；也有部分研究认为，功能性前导主要改变了牙齿及牙槽的改建，对下颌骨效应较小。目前，功能性前导对下颌生长的影响尚无定论，尚需更多高质量的临床研究及评价体系来论证。

二、功能性前导下颌的适应证及矫治时机

功能性前导下颌前，应对患者进行全面的测量、分析及诊断。目前研究主要认为，均角及低角的轻中度骨性Ⅱ类错殆畸形患者较高角患者预后较好。一般功能性前导下颌适用于青春生长发育高峰前期或高峰期的青少年，此时颅面颌骨的生长量和速率最大，矫治可达到事半功倍的效果。在高峰期患者应用Twin-Block矫治器，较高峰前期的患者在改善磨牙关系上可获得更多的骨性效应，更多的下颌升支及下颌体生长，更多髁突向后生长，从而使矫治效果更稳定。对于高峰后期有严重颌骨发育不足的患者，在与患者及家属进行详细的沟通后可进行下颌前导，改善患者的畸形程度。近年来，也有学者发现，生长发育后期，功能性前导下颌仍能刺激髁突的生长，其远期疗效及稳定性尚需更多临床证据。

三、功能性前导下颌对下颌平面的影响：功能矫治的代偿问题

殆平面的倾斜度与颌骨的发育、下颌前伸运动及不同类型的错殆畸形有一定的相关性。在骨性Ⅱ

类错殆畸形的矫治过程中，殆平面的倾斜度与治疗效果及长期稳定性密切相关。因此，骨性Ⅱ类错殆畸形患者早期正畸治疗中殆平面的变化也受到临床医生的关注。文献研究发现，在Twin-Block矫治器前导下颌、改善下颌骨矢状向发育不足的同时，由于上第一磨牙存在压低作用，前牙更加直立，下第一磨牙不同程度地伸长，可能导致殆平面发生顺时针旋转。也有研究表明，Twin-Block矫治器矫治前后殆平面变化无统计学差异。至今，Twin-Block矫治器前导对殆平面的影响尚无确切结论。

四、功能性前导下颌对下前牙的副作用

功能性前导下颌的过程中，口颌面肌肉的收缩力量会通过矫治器传递到上下牙列。因此，功能矫形治疗后，上颌矫治器受到向后的分力，通过唇弓使患者上切牙较治疗前更加直立；而下前牙由于受到向前的分力而导致下切牙唇倾。尽管学者们对下前牙的矫治器进行了改良，如增加切牙帽或将基托延伸至磨牙，但是仍然不能有效消除下前牙的唇倾副作用。由于下前牙的唇倾导致前牙覆盖减小，下颌向前生长可能受到抑制，因此，目前也有学者尝试使用下颌骨微种植支抗或骨支抗增加下前牙支抗，减少下前牙的唇倾。

【 参 考 文 献 】

1.　Alberto PL. Surgical Exposure of Impacted Teeth[J]. Oral and Maxillofacial Surgery Clinics of North America, 2020. 32(4): 561-570.

2.　Aliakabar B. 儿童口腔早期矫治[M]. 戴红卫，卫光曦，主译. 北京：人民卫生出版社，2020.

3.　Andrews LF, Andrews WA. The six elements of orofacial harmony[J]. Andrews Journal of Orthodontics and Orofacial Harmony, 2000, 1: 13-22.

4.　Baccetti T, Franchi L, Toth LR, et al. Treatment timing for Twin-block therapy[J]. American Journal of Orthodontics and Dentofacial Orthopedics, 2000, 118(2): 159-170.

5.　Cao L, Zhang K, Bai D, et al. Effect of maxillary incisor labiolingual inclination and anteroposterior position on smiling profile esthetics[J]. The Angle Orthodontist, 2011, 81(1): 121-129.

6.　Dalia S, Antanas S, Jevgenija B. Impaction of the central maxillary incisor associated with supernumerary teeth: initial position and spontaneous eruption timing[J]. Stomatologija , 2006, 8(4): 103-107.

7.　Grandori F, Merlini C, Amelot C, et al. A mathematical model for the computation of the forces exerted by the facial orthopedic mask[J]. American Journal of Orthodontics and Dentofacial Orthopedics, 1992, 101(5): 441-448.

8.　Harari D, Redlich M, Miri S, et al. The effect of mouth breathing versus nasal breathing on dentofacial and craniofacial development in orthodontic patients[J]. The Laryngoscope, 2010, 120(10): 2089-2093.

9.　Izuka EN, Feres MF, Pignatari SS. Immediate impact of rapid maxillary expansion on upper airway dimensions and on the quality of life of mouth breathers[J]. Dental Press Journal of Orthodontics, 2015, 20(3): 43-49.

10.　Jena AK, Duggal R, Parkash H. Skeletal and dentoalveolar effects of Twin-block and bionator appliances in the treatment of class Ⅱ malocclusion: a comparative study[J]. American Journal of Orthodontics and Dentofacial Orthopedics, 2006, 130(5): 594-602.

11.　Jiang YY, Sun L, Wang H, et al. Three-dimensional cone beam computed tomography analysis of temporomandibular joint response to the Twin-block functional appliance[J]. Korean Journal of Orthodontics, 2020, 50(2): 86-97.

12.　Kokich VG, Mathews DP. Orthodontic and surgical management of impacted teeth[M]. Batavia: Quintessence, 2014.

13.　Lee WC, Shieh YS, Liao YF, et al. Long-term maxillary three dimensional changes following maxillary protraction with or without expansion: a systematic review and meta-analysis[J]. Journal of Dental Sciences, 2021, 16(1): 168-177.

14.　Lin Y, Guo R, Hou L, et al. Stability of maxillary protraction therapy in children with class Ⅲ malocclusion: a systematic review and meta-analysis[J]. Clinical Oral Investigations, 2018, 22(7): 2639-2652.

15.　Litsas G, Acar A. A review of early displaced maxillary canines: etiology, diagnosis and interceptive treatment[J]. The Open Dentistry Journal, 2011, 5(1): 39-47.

16.　Lund DI, Sandler PJ. The effects of Twin Blocks: a prospective controlled study[J]. American Journal of Orthodontics and Dentofacial Orthopedics, 1998, 113(1): 104-110.

17.　Parekh J, Counihan K, Fleming PS, et al. Effectiveness of part-time vs. full-time wear protocols of Twin-block appliance on dental and skeletal changes: a randomized controlled trial[J]. American Journal of Orthodontics and Dentofacial Orthopedics, 2019, 155(2): 165-172.

18.　Tanaka E, Watanabe M, Nagaoka K, et al. Orthodontic traction of an impacted maxillary central incisor[J]. Journal of Clinical Orthodontics, 2001, 35(6): 375-378.

19.　Trenouth MJ. Cephalometric evaluation of the Twin-block appliance in the treatment of class Ⅱ division 1 malocclusion with matched normative growth data[J]. American Journal of Orthodontics and Dentofacial Orthopedics, 2000, 117(1): 54-59.

20. Vig PS, Spalding PM, Lints RR. Sensitivity and specificity of diagnostic tests for impaired nasal respiration[J]. American Journal of Orthodontics and Dentofacial Orthopedics, 1991, 99(4): 354-360.

21. Won Moon. Class Ⅲ treatment by combining facemask (FM) and maxillary skeletal expander (MSE)[J]. Seminars in Orthodontics, 2018, 24(1): 95-107.

22. Yildirim E, Karacay S, Erkan M. Condylar response to functional therapy with Twin-Block as shown by cone-beam computed tomography[J]. The Angle Orthodontist, 2014, 84(6): 1018-1025.

23. Zhong Z, Tang Z, Gao X, et al. A comparison study of upper airway among different skeletal craniofacial patterns in non-snoring Chinese children [J]. The Angle Orthodontist, 2010, 80(2): 267-274.

24. 白丁, 赵志河. 口腔正畸策略、控制与技巧[M]. 北京：人民卫生出版社, 2015.

25. 白璐, 包涵, 谢宁, 等. 三种快速扩弓联合前方牵引装置作用效果的三维有限元分析[J]. 口腔医学, 2021, 41（1）：32-37.

26. 曾祥龙, 高雪梅. 儿童口呼吸的诊断与处理[J]. 中华口腔医学杂志, 2020, 55（1）：3-8.

27. 陈扬熙. 口腔正畸学：基础、技术与临床[M]. 北京：人民卫生出版社, 2013.

28. 杜常欣, 朱敏, 于倩, 等. 儿童阻塞性口呼吸的诊断[J]. 中国临床新医学, 2018, 11（11）：1065-1071.

29. 杜雅晶, 黄诗言, 李小兵, 等. Fränkel Ⅲ型矫治器早期矫治儿童骨性Ⅲ类错𬌗的临床疗效研究[J]. 中华口腔医学杂志, 2016, 51（5）：257-262.

30. 冯光耀, 邹冰爽, 高雪梅, 等. 上颌牙弓反复快速扩缩对大鼠环上颌周围骨缝的组织学影响[J]. 北京大学学报（医学版）, 2016, 48（1）：30-36.

31. 郭靖晗, 於丽明, 李远远, 等. 上颌扩弓联合双垫矫治器治疗对牙颌畸形口呼吸儿童上气道的影响[J]. 上海口腔医学, 2021, 30（6）：634-638.

32. 李爱霞, 王德飞, 赵玉林, 等. 上前牙区多颗相邻埋伏牙导萌的经验介绍[J]. 华西口腔医学杂志, 2009, 27（1）：68-70.

33. 李小兵. 当代儿童正畸矫治经典应用[M]. 成都：四川大学出版社, 2021.

34. 罗颂椒. 当代实用口腔正畸技术与理论[M]. 北京：科学技术文献出版社, 2010.

35. 牛亦睿, 周洪. 不同功能矫治器早期矫治Ⅱ类骨性错𬌗的系统研究[J]. 实用口腔医学杂志, 2012, 28（3）：364-368.

36. 牛亦睿, 周洪. 功能矫治器对骨性Ⅱ类错𬌗下颌骨生长作用的系统研究[J]. 华西口腔医学杂志, 2011, 29（4）：384-388.

37. 石慧, 葛红珊, 陈露祎, 等. 骨支抗装置与上颌面具前牵引装置治疗青少年骨性Ⅲ类错𬌗畸形疗效比较的Meta分析[J]. 华西口腔医学杂志, 2020, 38（1）：69-74.

38. 田玲, 周诺, 宋少华. 下颌第三磨牙倾斜度及磨牙后间隙与骨性Ⅲ类错𬌗畸形的相关性探讨[J]. 临床口腔医学杂志, 2018, 34（9）：533-535.

39. 汪慧霞, 李沛霖, 赵志河. 青少年骨性Ⅱ类错𬌗功能矫形疗效的影响因素[J]. 口腔疾病防治, 2020, 28（2）：112-117.

40. 王芳, 邵剑波, 沈杰峰. 儿童腺样体肥大与相关疾病的临床影像学研究放射学实践[J]. 放射学实践, 2007, 22（7）：758-761.

41. 肖珲, 李琳, 刘俊峰, 等. 上颌埋伏牙正畸牵引时机对牙根发育的影响[J]. 口腔医学研究, 2016, 32（6）：610-612.

42. 徐宝华，林久祥. 前方牵引技术矫治骨性Ⅲ类错𬌗畸形的临床研究[J]. 口腔正畸学，2001（Z1）：13.

43. 薛晓晨，朱敏. 儿童上气道不同部位阻塞对颌面部发育的影响[J]. 中华临床医师杂志（电子版），2015，9（11）：2200-2203.

44. 严冬，车晓霞. 口呼吸对颅面生长发育影响的研究进展[J]. 北京口腔医学，2016，24（2）：113-115.

45. 张栋梁. 儿童错𬌗畸形早期矫治[M]. 沈阳：辽宁科学技术出版社，2019.

46. 张晓芸. 颅面部生长发育与错𬌗畸形的矫正时机（二）[J]. 中华口腔正畸学杂志，2012（2）：102-106.

47. 赵婷婷，贺红. 儿童口呼吸与错𬌗畸形[J]. 中华口腔正畸学杂志，2019，26（4）：195-198.

48. 赵长铭，徐璐璐. Twin-block功能矫治器在安氏Ⅱ类错𬌗畸形矫治的临床研究进展[J]. 临床口腔医学杂志，2019，35（9）：569-571.

49. 中国医师协会耳鼻咽喉头颈外科医师分会. 儿童扁桃体腺样体低温等离子射频消融术规范化治疗临床实践指南[J]. 临床耳鼻喉头颈外科杂志，2021，35（3）：193-199.

50. 庄金良，李勋，姜雨君，等，应用Coben分析法评价前方牵引治疗上颌发育不足的临床疗效[J]. 华西口腔医学杂志，2015，33（1）：58-62.

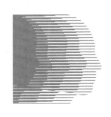

其他——
儿童先天颅颌面发育异常的外科-正畸序列治疗病例解析

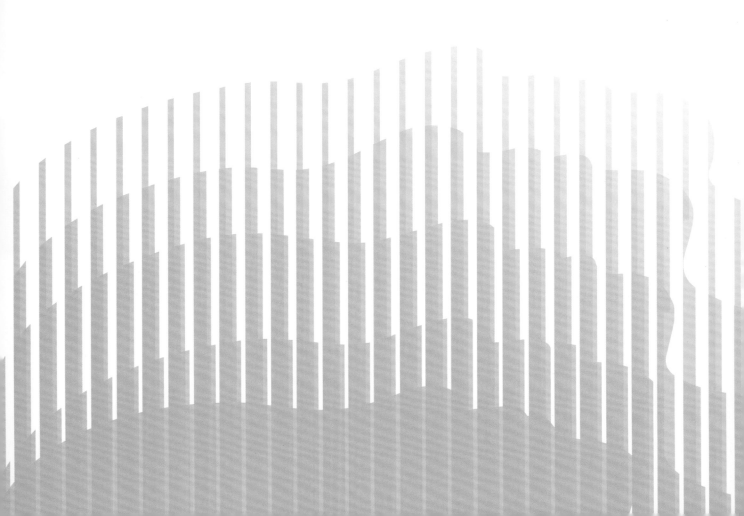

【病例四十二】

儿童先天性唇腭裂综合序列治疗

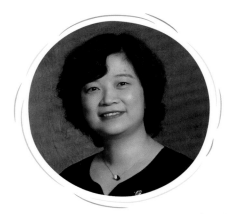 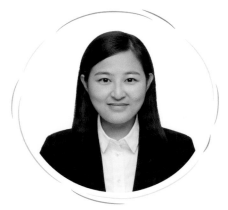

上海交通大学医学院附属第九人民医院　朱敏　　　　上海交通大学医学院附属第九人民医院　杨筱

（一）一般情况

患者，男，3月。出生时即发现双侧完全性唇腭裂。否认家族遗传史，母亲怀孕3个月内无病毒感染史。

（二）临床检查及诊断

1. 临床检查

患者出生时即发现其唇腭裂畸形，伴吮吸困难、进食呛咳、食物鼻腔返流，患者易感冒。患者出生以来精神、食欲、大小便未见异常。面型不对称，左右上红唇至鼻底全层裂开，鼻小柱歪斜，左右鼻翼塌陷，左右上牙槽突有裂隙，悬雍垂至左右牙槽突完全裂开。（图2-42-1）

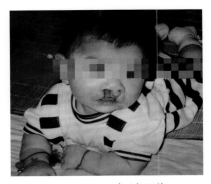

图2-42-1　初诊面像

2. 临床诊断

双侧完全性唇腭裂。

（三）治疗计划

按先天性唇腭裂临床矫治流程进行唇腭裂综合序列治疗。

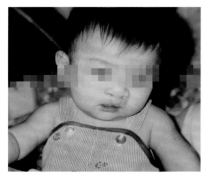

图2-42-2　腭裂修复术后

（四）治疗过程及结果

1）出生后6个月，于口腔颌面外科行双侧唇裂修复术，18个月行腭裂修复术。（图2-42-2）。

2）4岁开始行语音训练，历时1年。

3）每年随访，至8岁开始接受正畸矫形治疗。口内像及面像示：替牙列期，前牙反殆畸形，上颌发育不足，下颌发育基本正常。头颅侧位片示：上颌骨发育不足（∠SNA 79.5°），下颌骨发育正常（∠SNB 78.9°），上下颌骨基本协调（∠ANB 0.6°）；上前牙舌倾（∠U1-SN 87.0°），下前牙舌倾（∠IMPA 86.8°），

Wits减小（Wits -4.0mm），提示前颌骨发育不足；选择活动殆垫式面具前牵引矫治器纠正前牙反殆畸形，改善患者面中份发育不足。（图2-42-3至图2-42-5）

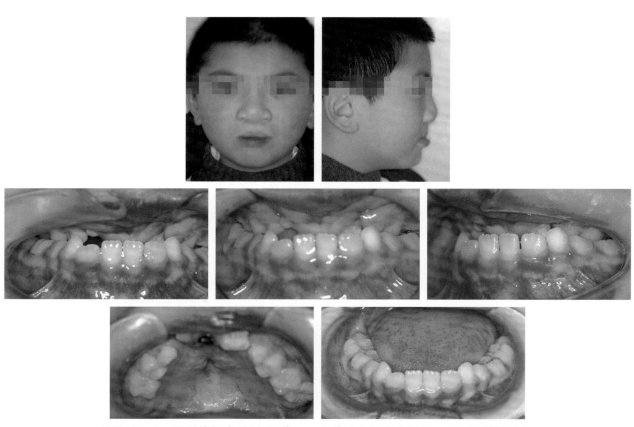

图2-42-3　腭裂修复术后6年面像及口内像（上颌发育不足，前牙反殆畸形）

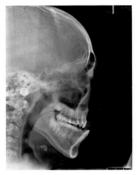

图2-42-4 唇腭裂修复术后4年头颅侧位片

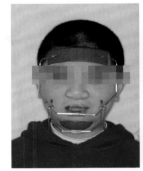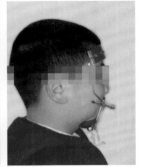

图2-42-5 活动𬌗垫式面具前牵引矫治器矫治面像

4）11岁，因替牙暂停面具前牵引，转口腔颌面外科行双侧牙槽突裂植骨术。

5）12岁，口内Hyrax扩弓器＋口外面具前牵引继续治疗面中份发育不足（图2-42-6，图2-42-7）。

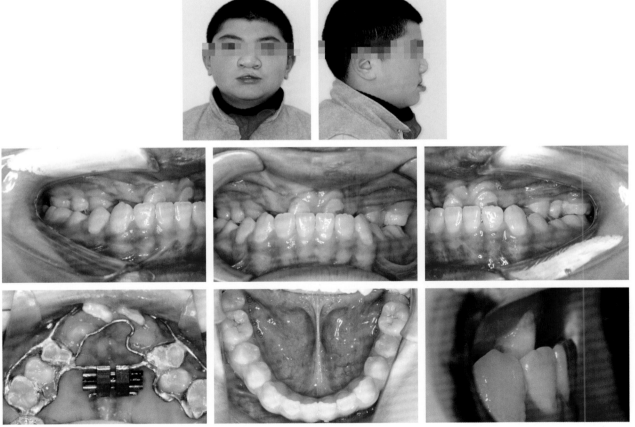

图2-42-6 口内Hyrax扩弓器＋口外面具前牵引面像及口内像

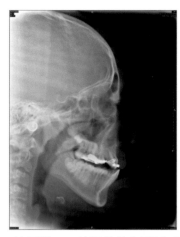

图2-42-7　口内Hyrax扩弓器＋口外面具前牵引3年后（15岁）头颅侧位片

6）15岁，待青春发育高峰期过后，Ⅰ期前牵引治疗结束，开始Ⅱ期固定矫治。（图2-42-8，图2-42-9）

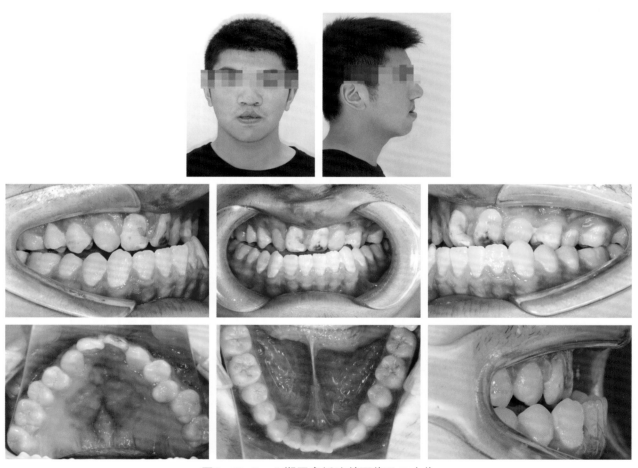

图2-42-8　Ⅱ期固定矫治前面像及口内像

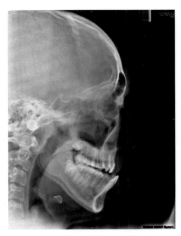

图2-42-9　Ⅱ期固定矫治前头颅侧位片

（1）检查。

①口外观：面部轻度偏左，面中线正常，面下1/3正常，颞下颌关节未见明显弹响或疼痛，直面型。上唇可见术后疤痕，下唇外翻。

②口内观：恒牙列，12、22牙缺失，口腔卫生状况一般，牙周状况良好。前牙反殆，双侧前磨牙区反殆，磨牙关系：右侧Ⅲ类，左侧Ⅰ类；尖牙关系：左侧、右侧远中。下中线左偏2mm。

③头影测量分析：上颌骨发育轻度不足（∠SNA 79.2°），下颌骨发育正常（∠SNB 77.0°），上下颌骨协调（∠ANB 2.2°）；上前牙舌倾（∠U1-SN 86.5°），下前牙依旧舌倾（∠IMPA 86.8°），Wits偏小（Wits -2.6mm）。（图2-42-10，图2-42-11）

（2）诊断。

①双侧唇腭裂修复术后。

②骨性Ⅰ类错殆畸形。

③安氏Ⅲ类错殆畸形。

④牙列缺损。

（3）治疗计划。

①固定正畸治疗。

②减数34、44牙。

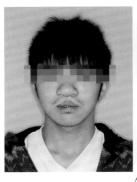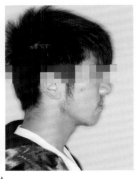

A

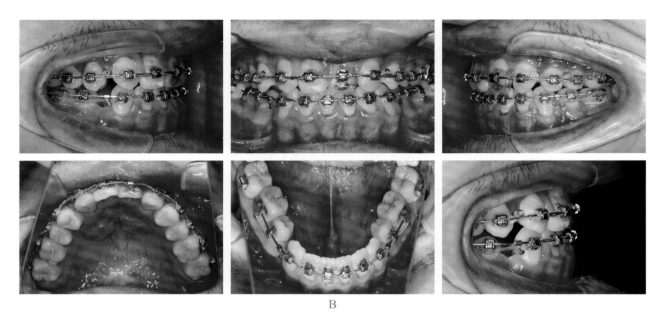

B

图2-42-10　Ⅱ期固定矫治中面像及口内像（前牙已建立覆殆覆盖）
A. 面像；B. 口内像

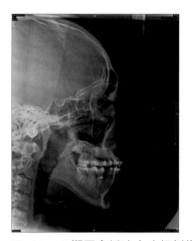

图2-42-11　Ⅱ期固定矫治中头颅侧位片

③上牙列排齐整平，唇倾上前牙。

④下牙列排齐整平，种植支抗内收下前牙，建立前牙正常覆殆覆盖，对齐中线。

⑤11、21牙牙冠修复。

⑥鼻唇Ⅱ期修复。

⑦Ⅱ期固定矫治结束，疗程24个月，11、21牙牙冠修复。（图2-42-12）

（4）疗效评价。

①维持脸型，改善下唇外翻。

②改善牙弓宽度，建立后牙正常覆殆覆盖关系。

③前牙正常覆殆覆盖较浅。

④建立磨牙Ⅰ类关系。

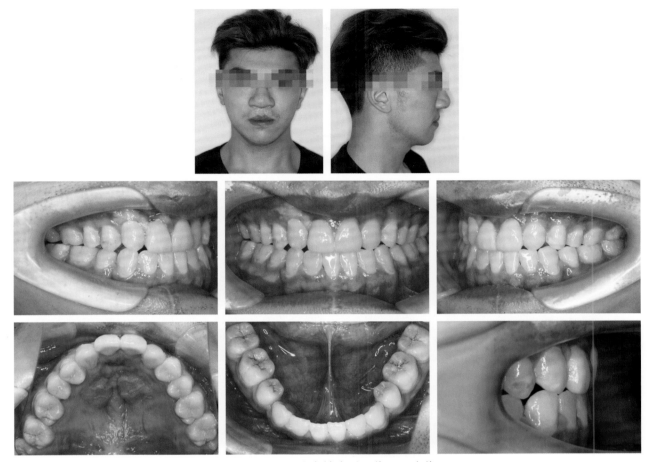

图2-42-12　治疗结束时面像及口内像

（5）保持。

采用Hawley保持器，全天戴用1年，第2年改为夜间戴用，至少保持36个月，以利于牙周组织的改建。保持时间越长，效果越稳定。而对于唇腭裂患者，由于软组织瘢痕收缩等容易出现上颌宽度减小，反𬌗畸形复发，建议终身保持。

7）转口腔颌面外科行鼻唇Ⅱ期修复术。（图2-42-13，图2-42-14）

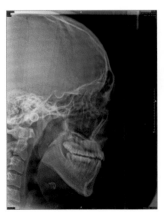

图2-42-13　序列矫治结束头颅侧位片

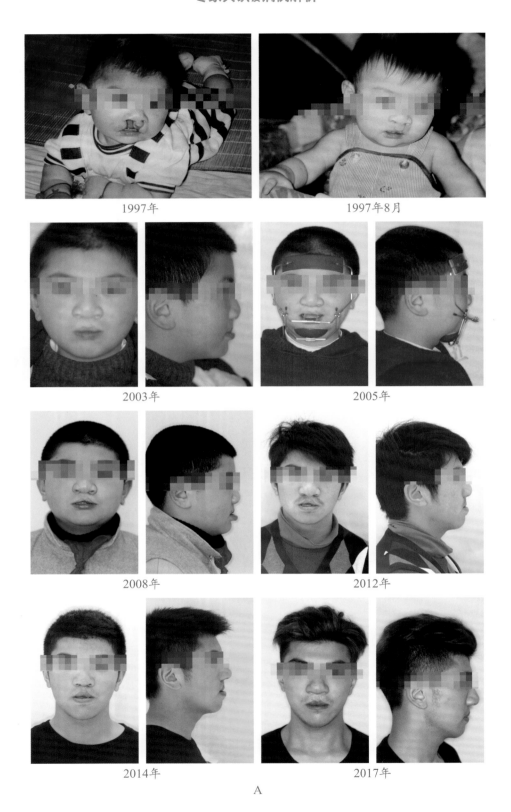

1997年　　　　　　　　　　　　1997年8月

2003年　　　　　　　　　　　　2005年

2008年　　　　　　　　　　　　2012年

2014年　　　　　　　　　　　　2017年

A

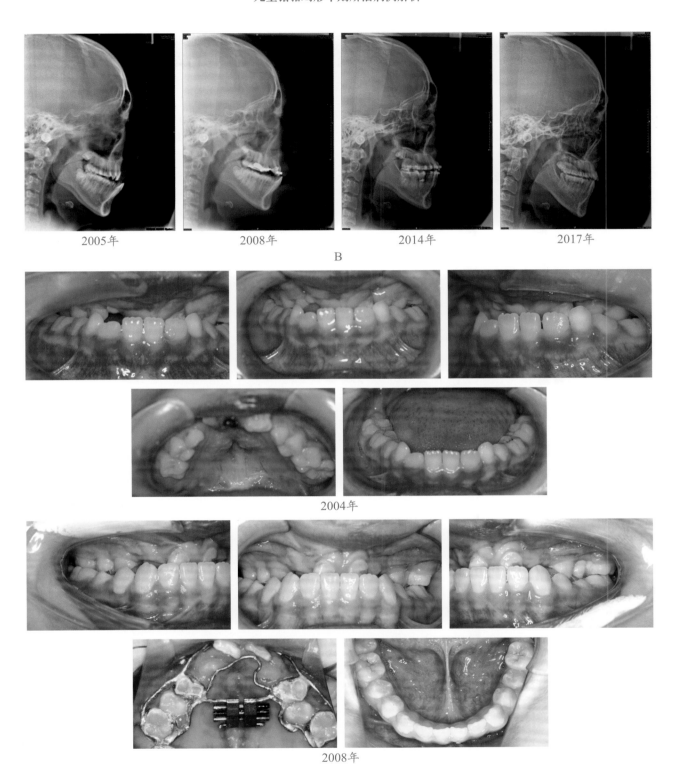

2005年　　　　　2008年　　　　　2014年　　　　　2017年

B

2004年

2008年

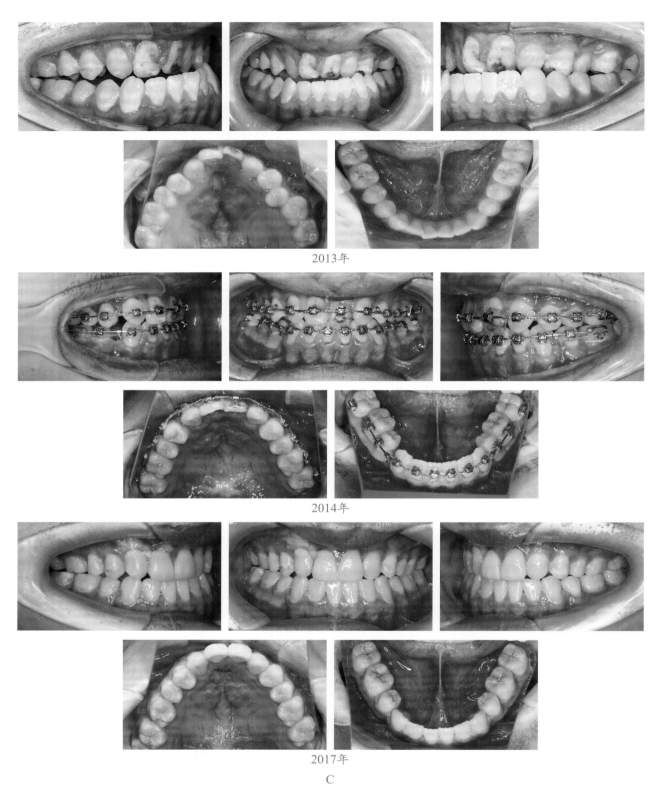

2013年

2014年

2017年

C

图2-42-14 从出生到成年的面像、头颅侧位片及口内像的变化
A. 面像；B. 头颅侧位片；C. 口内像

（五）病例分析

先天性唇腭裂是最多见的颅颌面畸形，发病率约为1.65‰。其综合序列治疗模式已经被广泛接受。其中：

（1）正畸治疗：应从新生儿开始到成年，贯穿整个生长发育期。

①新生儿无牙期：对完全性单侧或双侧腭裂患者在手术前进行腭护板治疗，不但有助于吸吮功能，便于喂养，还可使牙槽突裂隙缩小，为手术修复创造有利条件。

②替牙列期：上下第一磨牙萌出后应定期随访，根据患者个体发育情况，可行上牙弓扩大和/或前牵引治疗，为手术医生进行牙槽突裂植骨创造良好的条件。

③齿槽裂术后、恒牙列早期：此期应视患者颌骨发育情况继续进行矫形治疗，即上颌扩弓同时前牵引，待生长发育基本完成后确定正畸掩饰性治疗或正颌-正畸联合治疗方案；若严重骨性畸形，即上颌骨严重发育不足，可在生长发育期先行上颌牵引成骨术，再行正畸治疗，但不排除成年后再次正颌-正畸联合治疗的可能。

④恒牙列期（成人期）：牙槽突裂尚未植骨者，最好进行植骨，以保持牙弓的稳定性。如成年患者上颌骨发育不良，同时伴错殆畸形，应行正颌手术，术前除行常规准备和检查外，应与口腔正畸医生共同讨论，制订个性化治疗计划，包括正颌-正畸联合治疗后的缺牙区义齿修复方案及鼻唇Ⅱ期修整手术。

（2）口腔颌面外科：包括唇裂修复术、腭裂修复术、牙槽突裂手术以及成年后的正颌手术。其中：

①唇裂手术：唇裂手术应在患者出生3个月（单侧唇裂）或6个月（双侧唇裂）进行，外科医生的技术对患者以后的颜面及心理的健康发育至关重要。

②腭裂手术：应该在语音开始发育之前完成。腭裂的临床表现见表2-42-1。

表2-42-1 腭裂的临床表现

	类型	临床表现
形态	腭部解剖形态异常	软硬腭完全或部分由后向前裂开，使硬腭一分为二；完全性腭裂可见牙槽突不同程度的断裂和畸形或错位
	牙列错乱	唇裂修复后，部分患侧牙槽突向内塌陷，牙弓异常；裂隙侧侧切牙可缺失或牙体畸形
功能	颌骨发育障碍	上颌发育不足（先天性或手术损伤）→反殆/开殆→面中份凹陷
	吸吮功能障碍	口鼻腔相通→口腔内难以产生负压→无力吸奶/鼻腔溢奶
	腭裂语音	元音-过鼻音；辅音-鼻漏气
	口鼻腔自洁环境改变	鼻腔分泌物与口腔内容物易逆流
	听力功能障碍	腭帆张肌和腭帆提肌附着异常→咽鼓管开放功能改变→分泌性中耳炎

腭裂修复术是序列治疗的关键部分，其主要目的是修复腭部的解剖形态，改善腭部的生理功能，重建良好的腭咽闭合，为正常吸吮、吞咽、语音、听力等生理功能恢复创造条件。腭裂修复术应以延长软腭、改善腭咽闭合为目的，尽可能恢复腭部，尤其是软腭的生理结构和功能。

③咽成形术：4岁左右应行语音评估，对于腭咽闭合较差的患者可考虑在语音治疗前行咽成形术。

④牙槽突裂手术：牙槽突裂的临床表现见表2-42-2。

表2-42-2　牙槽突裂的临床表现

类型	临床表现
面型不对称	患侧面中份凹陷更为明显，患侧鼻底塌陷，鼻翼不对称
咬合关系异常	不同裂隙程度的牙槽突裂导致的咬合关系异常程度也不同，单侧牙槽突裂患者由于患侧牙槽骨段发育过小及扭转，患侧出现前牙或后牙的反殆畸形
牙弓不连续	完全性牙槽突裂患者的牙弓断裂，连续性被破坏，同时牙弓弧度亦出现异常，由于患侧或双侧骨段向内、向后移位而存在明显的台阶
牙齿萌出异常	牙槽突裂患者可能有牙过小、牙冠畸形、错位及先天性缺牙等，也有在裂隙中或已萌出，或埋伏的多生牙
口腔卫生不良	牙槽突裂患者多因牙列不齐、口鼻腔相通，以及患者本身的观念造成食物嵌塞、牙龈炎、牙齿松动、多颗牙龋坏

经过近半个世纪的发展和不断探索，多数唇腭裂治疗中心采用二期植骨方法，认为二期植骨对上颌骨生长发育的影响较小，在手术期间的对位更准确，术前正畸准备可以更充分，有助于为恒牙的萌出提供骨支持组织，因此植骨较安全，效果更好。大量的文献资料证明，尖牙牙根形成1/3-1/2时，是植骨最佳时间。

（3）唇腭裂的语音治疗。

腭咽闭合功能不全：是指当发非鼻辅音时，软腭与咽壁不能形成闭合造成发音时口、鼻咽腔相通，不能获得正常的语音。最常听到的主诉就是语音不清，有过度的鼻音。有些家长不能准确描述鼻音这个词，会用有类似感冒时讲话的声音来形容。这种异常语音并不是只出现在腭裂患者或者曾经接受过腭裂修复术的患者，也有些患者是在扁桃体或增殖体术后出现语音的改变，至于先天性的过度鼻音患者，近年来也不少见。

口腔检查：仔细观察软腭、咽侧壁、派氏嵴在发声时的收缩程度和形态，重点观察这一部位组织的活动度是否有力、形态是否对称、能否闭合、腭咽腔有无过深。

腭咽闭合功能不全的评价：包括主观评价和客观评价。主观评价中最常用的是耳听评价。客观评价包括吹水泡试验、多角度的荧光透视摄像、头颅侧位片、鼻咽纤维内镜检查、鼻息计、气流气压测定法、计算机语音分析仪等。其中，鼻咽纤维内镜是比较可靠的仪器，尤其与头颅侧位片结合起来应用，可靠率在80%左右。

在唇腭裂综合序列治疗的团队中，不可或缺的就是病理语音治疗师，并非所有患者在初次手术之后都能获得清晰流畅的语音，病理语音治疗师需要参与腭裂修复术后的诊断和评价，对异常语音患者评估是否直接进行语音治疗还是改善腭咽闭合功能后再配合语音治疗。腭裂修复术应尽可能延长软腭，以恢复正常的腭部解剖结构，必要时配合咽成形术，但是患者只有通过病理语音治疗师的语音指导才能改掉原先错误的发音习惯，最终达到正常人的语音清晰度。（图2-42-15）

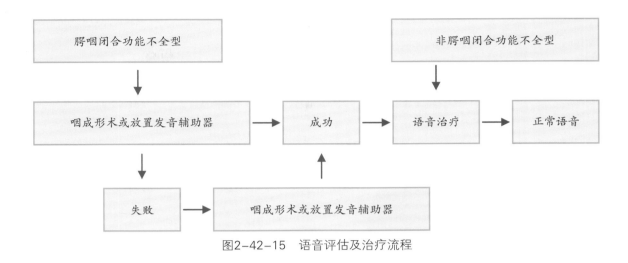

图2-42-15　语音评估及治疗流程

（4）唇腭裂序列治疗中的医学人文。

①患者、家长的术前沟通：手术前应根据患者的临床症状，尤其是结合当前年龄，告知患者及家长最适合的治疗方法和流程，并详细解释每种手术方法的利弊，根据患者的实际情况，让其做出选择。

②建立良好的医患关系：唇腭裂患者的治疗将会贯穿其整个生长发育期，在长期的诊治过程中，应当建立彼此信任的医患关系，注重交流、沟通；充分理解患者的疾病行为和情绪反应；在诊断和治疗过程中，以人文关怀的态度给患者切实的医疗帮助；理解医患关系是一个动态的关系，根据情况适时做出调整。

③医院社工工作的开展：对于唇腭裂患者家庭，医院社工可通过辅导学业、读故事、做游戏等方式陪伴患者，耐心解答家长提出的问题，舒缓患者和家长的焦虑情绪，帮助患者勇敢地面对手术，接纳自我，树立对生活的信心。

帮助唇腭裂患者及家长正确认识和评估唇腭裂的综合序列治疗，克服心理障碍，及时发现和矫正行为问题，增进心理健康，改善和提高患者及其家庭的生活质量。细心建立良好的医患关系，使患者与家长感到医生不但具有同情心与责任感，而且是诚恳的、可以信赖的，争取最大限度的父母和亲情关系者的支持。同时也不能忽略给予家长心理支持，帮助家长克服心理的自责和环境的压力，不但要改变家长不正确的心理行为，而且要善用家长对患者心理治疗的帮助。

【病例四十三】

半侧颜面发育不全的正颌-正畸联合序列治疗

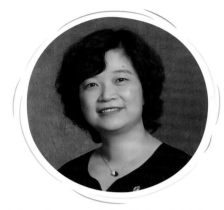 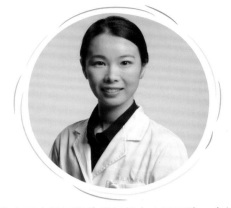

上海交通大学医学院附属第九人民医院　朱敏　　上海交通大学医学院附属第九人民医院　唐艳梅

（一）主诉/病史

患者男，首诊年龄为10岁3个月；

主诉为自出生起发现面部不对称，近年逐渐加重。

（二）临床检查

患者面部左右不对称，右面部较左侧短小，右面部软组织发育不足，颏部右偏3mm，右口角口裂，右上眼睑闭合不全，右外耳道闭锁，右外耳发育不良，重度畸形（图2-43-1）。

恒牙列早期，上颌平面偏斜，较眶平面左低右高，相差5mm，双侧尖牙、磨牙远中尖对尖关系，前牙覆盖4mm，下牙列轻度拥挤（图2-43-2）。

曲面断层片示：右侧下颌升支髁突缺如（图2-43-3）。

X线头颅正侧位片示：面部不对称畸形，头颅代偿姿势位；下颌矢状向发育不足，高角（图2-43-4）。

全头颅CT三维重建示：右侧下颌升支短小，右侧关节窝、颞下颌关节结构缺如（图2-43-5）。

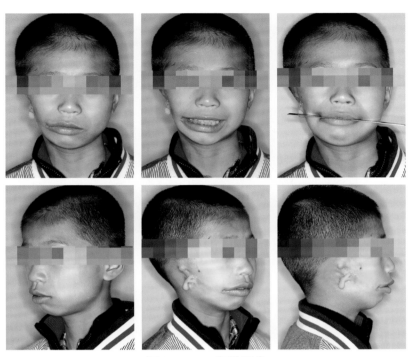

图2-43-1 初诊面像

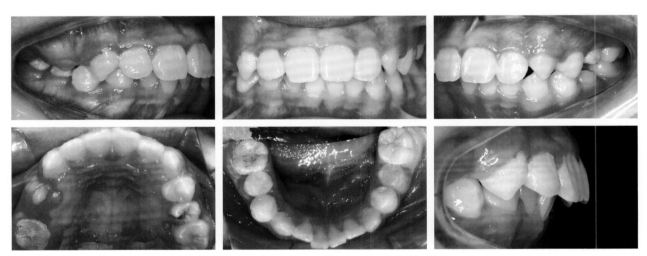

图2-43-2 初诊口内像

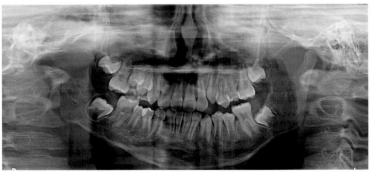

图2-43-3 初诊曲面断层片

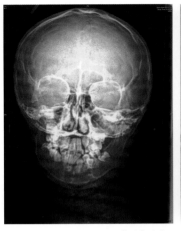
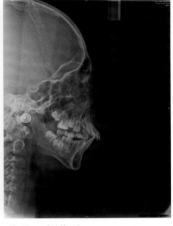

图2-43-4 初诊头颅正位片及侧位片

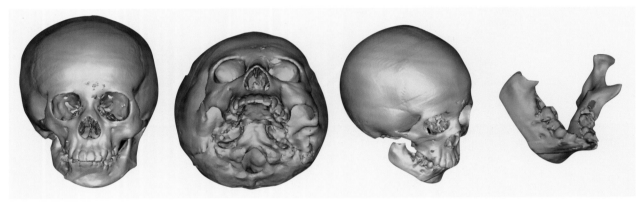

图2-43-5 全头颅CT三维重建

（三）临床诊断

右侧颜面发育不全（$O_1M_3E_3N_1S_3C_1$：右侧眼眶大小异常，下颌骨中度发育不足，右耳重度畸形，右侧面神经颞支受累，右侧软组织重度发育不足，唇轻度巨口畸形）；骨性Ⅱ类错殆畸形（下颌矢状向发育不足，颏部发育不足）；安氏Ⅱ类1分类错殆畸形。

（四）治疗计划

（1）Ⅰ期正畸矫形治疗调整殆平面；

（2）待殆平面基本水平后行正颌肋骨肋软骨移植术，重建下颌髁突；

（3）固定正畸，排齐整平牙列，建立中性咬合关系；

（4）软组织脂肪充填，外耳再造。（图2-43-6）

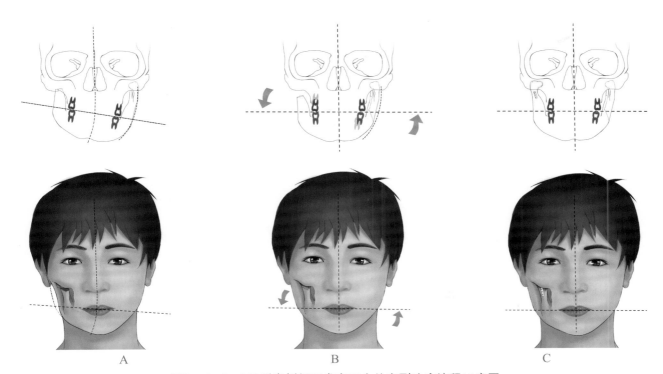

图2-43-6　M3型半侧颜面发育不全的序列治疗流程示意图

A. 殆平面偏斜，M3型患者下颌髁突及TMJ结构缺如；B.正畸调整殆平面，通过患侧上后牙伸长刺激牙槽骨生长改建，摆正殆平面及颏点，为正颌手术TMJ重建建立坐标系；C.正颌肋骨肋软骨移植术重建下颌髁突及TMJ结构，面部骨性结构对称性改善后行Ⅱ期软组织脂肪充填术及外耳再造术

（五）治疗过程及结果

1. 治疗过程

（1）左侧单侧后牙殆垫打开咬合，右下颌体部植入支抗钉、右上磨牙粘接托槽、右侧弹性牵引，令右上后牙伸长，牙移动带动牙槽骨改建，纠正倾斜的上颌殆平面（图2-43-7）。

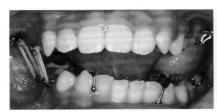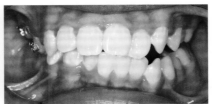

图2-43-7　单侧殆垫＋支抗钉伸长磨牙口内像（3个月）

（2）改良肌激动器，逐步调磨矫治器左下、右上咬合面，令右上、左下磨牙伸长，纠正咬合平面，同时纠正颏点右偏问题（图2-43-8）。

（3）患者接受肋骨肋软骨移植术，术后使用正位器维持上下颌相对位置，随访替牙列期及青春期生长发育情况（图2-43-9）。

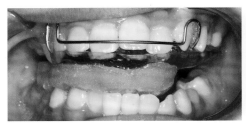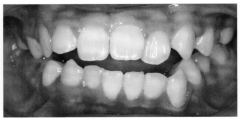

图2-43-8 改良肌激动器治疗口内像（8个月）

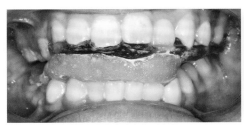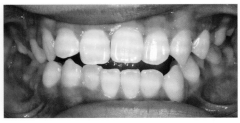

图2-43-9 肋骨肋软骨移植术后正位器维持并随访口内像（1年6个月）

（4）因患者凸面型、牙前突，青春生长迸发期过后选择减数4颗第一前磨牙，固定正畸矫治器排齐整平、内收前牙，建立Ⅰ类咬合关系（图2-43-10，图2-43-11）。

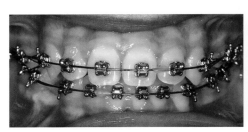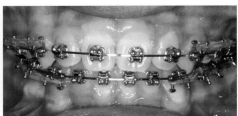

图2-43-10 减数4颗第一前磨牙+固定正畸矫治口内像

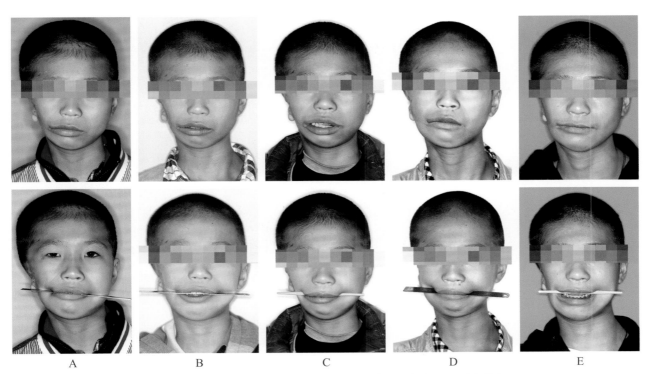

图2-43-11 正颌-正畸综合治疗过程（殆平面变化和面型变化）
A. 初诊（10岁3月龄）；B. 单侧殆垫矫治后（10岁8月龄）；C. 肌激动器矫治后（11岁3月龄）；
D. 肋骨肋软骨移植术后1个月（11岁7月龄）；E. 固定多托槽矫治中（14岁3月龄）

2．治疗结果

Ⅰ期正畸治疗通过单侧殆垫及肌激动器等功能矫治器调整殆平面，令右上及左下磨牙伸长，殆平面倾斜值减小至1mm。后行肋骨肋软骨移植术重建右下颌支，术后正位器维持殆平面。恒牙完全萌出后行Ⅱ期固定矫治，减数4颗第一前磨牙，排齐整平，关闭拔牙间隙，建立中性咬合关系。治疗完成后颏点正，上下中线齐，Ⅰ类咬合关系，殆平面基本水平。治疗总长4年3个月，避免了患者成年后行正颌手术矫正面型前突。随访2年过程中颏部无加重偏斜，殆平面维持，咬合关系良好。（图2-43-12至图2-43-15）

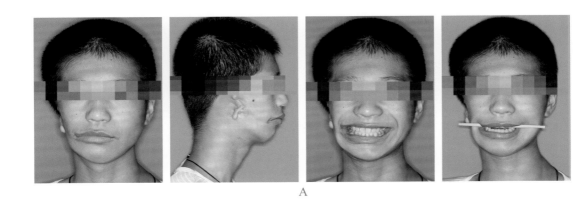

A

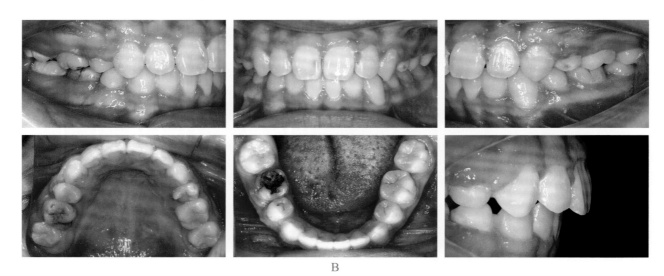

B

图2-43-12　治疗完成面像及口内像
A. 面像；B. 口内像

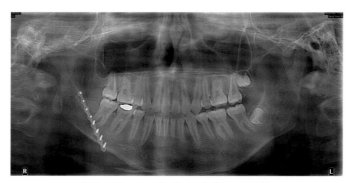

图2-43-13　治疗完成曲面断层片

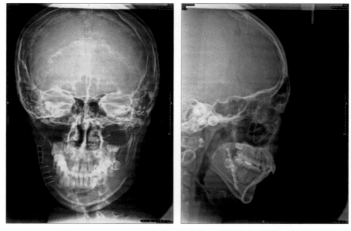

图2-43-14　治疗完成头颅正位片及侧位片

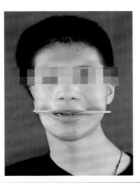

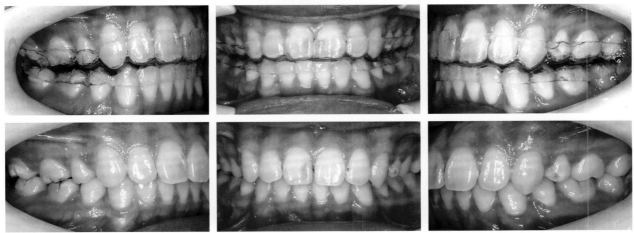

图2-43-15　上下联合压膜保持器佩戴随访2年面像及口内像（殆平面及咬合关系稳定）

（六）病例分析

1. 半侧颜面发育不全临床表现

半侧颜面发育不全是一种以半侧面部多种组织结构发育不良为特点的先天性疾病，偶见于双侧，主要表现为颅面骨、耳廓及面部软组织发育不良，是常见的重大体表出生缺陷之一。该疾病的主要临床表现为面部不对称畸形、耳部畸形与面裂，多认为是胚胎时期第一、二鳃弓的发育过程中出现了血肿和神经嵴发育移行过程中的异常所致。这些可以解释该病的多样性及不对称性，但却难以解释患者出生后存在的畸形随生长发育加重的特点。该疾病不仅造成严重的面部畸形，还伴随呼吸、进食、语言、听力等功能障碍及心理障碍，需要长期多学科联合治疗，严重影响患者的生活质量，给患者及其家庭带来极大痛苦和经济负担。

面部的不对称畸形主要由单侧下颌支和髁突的发育不全造成，10%~33%的患者双侧受累。根据畸形的严重程度，病变可以累及下颌升支或髁突，影响正常的下颌骨发育，导致患侧相应下颌骨的骨量不足。如同时伴有上颌骨发育不对称，则表现为典型的偏殆畸形。如病变累及双侧，可表现为明显的小下颌畸形，并伴有睡眠呼吸障碍。此外，严重者可同时伴有眶、颧骨、颧弓等骨骼的发育畸形。

附耳是常见的耳部畸形，多重的耳部附属物可发生在从耳屏至口角的任何部位，严重者可表现为外耳道闭锁甚至无耳畸形，由此伴有外耳和中耳病变造成的听力障碍或丧失。患侧有时可伴有不同程度的面横裂。另外，咀嚼肌发育不全、患侧面神经功能异常、涎腺组织错位或涎腺瘘、腭和舌肌发育不全、单侧或双侧唇腭裂也偶可发生。牙齿发育趋于迟缓，有患侧第三磨牙及其他牙齿缺失的倾向。

2．半侧颜面发育不全分类

半侧颜面发育不全在颌面部的畸形表现可涉及眼眶大小、位置异常，下颌骨升支、髁突发育不良，外耳畸形，面神经分支受累，软组织发育不足，巨口畸形，以及其他神经、心血管、呼吸、泌尿、消化系统畸形等。

（1）Pruzanski分类。

根据下颌骨畸形类型，半侧颜面发育不全分为以下类型：Ⅰ型，下颌骨升支及体部均有轻度的发育不良。Ⅱ型，下颌骨髁突及升支短小，髁突平坦，关节窝缺如，冠突可能缺如，髁突连接在颞部颅底的稍凹陷的骨面上。ⅡA型，下颌骨升支及髁突的大小及形态均不正常，但仍保留髁突与关节窝的连接，关节窝的位置尚正常，颞下颌关节的功能几乎可以达到正常。ⅡB型，下颌骨的髁突明显移位，患侧颞下颌关节的功能基本丧失，不能维持双侧的平衡活动。Ⅲ型，下颌升支仅残留一薄层骨质，甚至完全缺如，颞下颌关节不存在。

（2）OMENS分类。

此分类方法主要针对颅颌面不同的软硬组织，按其畸形的严重程度进行分别评估。OMENS中，O即眼眶（orbital），M即下颌（mandible），E即耳（ear），N即面神经（nerve），S即软组织（soft tissue）。

《2018中国半侧颜面短小畸形·下颌骨畸形临床诊疗指南》建议应用OMENS＋分型原则，有益于综合判断患者的病情，制订综合诊疗方案。

下颌骨是面下部轮廓的骨性支架，在儿童期进行以下颌骨治疗为主的早期综合治疗，恢复下颌升支高度或矫正倾斜的咬合平面，可刺激同侧上颌骨、颧骨、颧弓的发育，整合外耳再造和正畸的综合治疗，阻断畸形进一步发展。

3．半侧颜面发育不全治疗原则

半侧颜面发育不全患者的畸形较为复杂，涉及多个部位和器官，因此其治疗原则应遵从一定的序列治疗顺序。

在婴幼儿期，可行面横裂修复、耳部附属物切除手术。学龄前期，如有下颌骨明显发育不足，可行牵引成骨术来延长下颌骨，此时可以有效地矫正患侧下颌骨畸形，促进上颌骨及周围软组织的发育，减轻畸形程度。对于下颌骨严重发育不足的患者，可行自体骨移植的下颌骨及颞下颌关节重建手术，带有肋软骨的肋骨移植存在一定的生长发育潜力。

到10-12岁可行牙齿矫正，如有外耳畸形，可针对性地进行外耳畸形矫正或外耳再造分期手术。

到16-18岁青春期后，如存在平面偏斜等面部不对称畸形，可行正颌-正畸联合治疗。如合并患侧面部软组织凹陷畸形等，可在颌骨手术后进行软组织充填、组织瓣转移修复等手术进行软组织不对称畸形的矫正。

与唇腭裂患者的综合序列治疗一样，半侧颜面发育不全患者的治疗也应遵循多学科序列治疗原则。本病例中正畸医生积极介入，使用功能矫治器有效改建牙槽骨，调整倾斜的殆平面。接近水平的殆平面为肋骨肋软骨移植治疗建立参考坐标，为软组织充填等后续治疗提供基础，同时也减少了成年后正颌手术及软组织重建手术的难度和频度。实践证明，正畸医生在HFM综合治疗中不可缺少。

事实上，涉及先天畸形的颅颌面综合征疾病，其综合序列治疗中均应有正畸治疗贯穿全程。正畸医生全程监控并适时介入，调整并引导促进上下颌骨的生长发育，减少手术次数，降低手术难度，降低术后复发风险，提高疾病治疗效果。（图2-43-16）

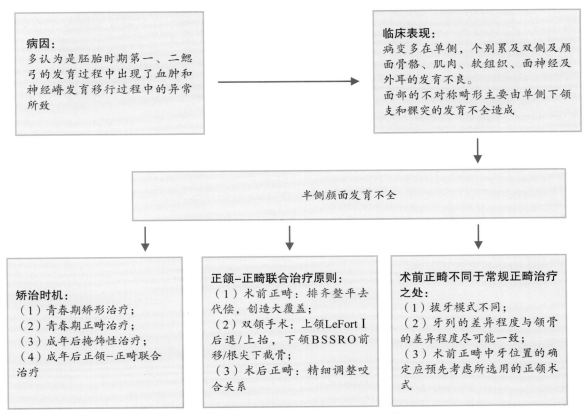

图2-43-16 半侧颜面发育不全的常规治疗流程

【病例四十四】

颅骨锁骨发育不全的牙槽外科-正畸联合治疗

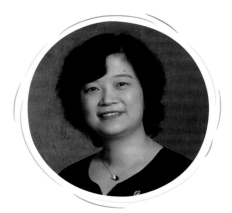 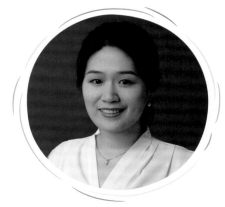

上海交通大学医学院附属第九人民医院　朱敏　　上海交通大学医学院附属第九人民医院　朱妍菲

（一）主诉/病史

患者女，14岁，因"地包天"、替牙障碍，要求改善咬合及面型，有家族遗传史。

患者无外伤手术史及牙齿矫正史。

（二）临床检查

1．全身检查

身材矮小，肩窄、下塌，双肩可并拢于胸前。

2．颌面检查

正面观：面部基本对称，前额突出，目距宽，鼻背扁平，微笑不露齿。

侧面观：凹面型，鼻唇角90°，面中份扁平。

3．口内检查

替牙列，全牙列反殆，前牙反覆盖3mm、反覆殆7mm，磨牙关系Ⅲ类，上下中线较面中线齐，Spee曲线深3mm。

1E263D殆面龋坏，无探痛，无松动；口腔卫生状况一般，牙龈无红肿。（图2-44-1）

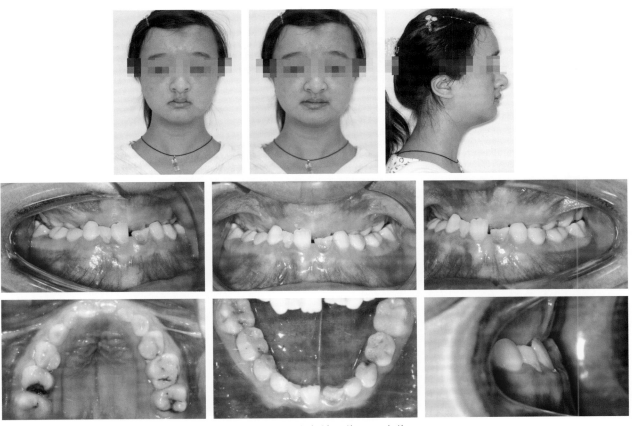

图2-44-1　治疗前面像及口内像

4．影像学检查

头颅侧位片示：下颌骨矢状向发育过度（图2-44-2A）。

头颅正位片示：额中缝闭合不全（图2-44-2B）。

曲面断层片示：11-15、17、18、21-25、27、28、31、33-35、37、38、42-45、47、48牙阻生；32牙缺失；上颌多生牙1枚，下颌多生牙6枚。（图2-44-2C）

胸片示：双侧锁骨缺失。（图2-44-2D）

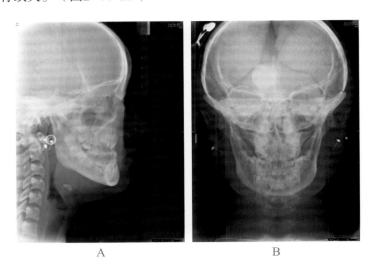

A　　　　　　　　　　　　　　　B

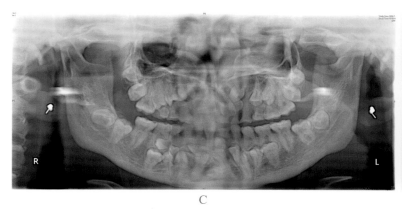
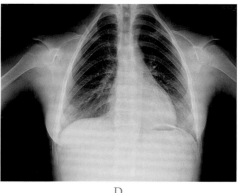

图2-44-2　影像学检查
A. 头颅侧位片；B. 头颅正位片；C. 曲面断层片；D. 胸片

头影测量分析：上颌骨矢状向发育基本正常（∠SNA 84.7°），下颌骨矢状向发育过度（∠SNB 86.8°），上下颌骨位置不调（∠ANB –2.0°）；上前牙舌倾（∠U1-SN 73.8°），下前牙舌倾（∠L1-MP 69.6°），上颌平面角减小（∠Upper OP-FH –4.2°），面型为低角型。面部软组织侧貌为凹面型。（表2-44-1）

表2-44-1　治疗前头影测量分析

测量项目	测量值	正常值
∠SNA	84.7°	82.8°±4.1°
∠SNB	86.8°	80.1°±3.9°
∠ANB	–2.0°	2.7°±2.0°
∠UD–SN	105.0°	106.0°±6.0°
∠UI–SN	73.8°	105.7°±6.3°
∠L1–MP	69.6°	93.2°±13.3°
覆盖	–3.0mm	2.0mm±1.0mm
覆𬌗	–7.0°	3.0°±2.0°
∠Upper OP–FH	–4.2°	9.3°±1.0°
0–Meridian to Pog′	10.5°	0.0°±2.0°
U Lip Length	17.0mm	20.0mm±2.0mm

（三）临床诊断

根据临床视诊、问诊、口内像检查及X片检查等结果，该患者的临床诊断如下：

（1）颅骨锁骨发育不全综合征。

（2）骨性Ⅲ类错𬌗畸形。

（3）上颌横向及垂直向发育不足。

（4）安氏Ⅲ类错𬌗畸形。

（5）全牙列反殆。

（6）下前牙散隙。

（7）埋伏牙（11-15、17、18、21-25、27、28、31、33-35、37、38、42-45、47、48牙）。

（8）多生牙（右上前磨牙区多生牙1枚，下前牙区及前磨牙区多生牙6枚）。

（9）牙列缺损（32牙缺失）。

（四）治疗计划

根据诊断告知治疗目标和初步的治疗方案，患者表示理解，同意签订知情同意书。

治疗计划：

（1）分区拔除滞留乳牙，行埋伏牙开窗助萌术及正畸辅助埋伏牙牵引；

（2）全口正畸治疗，排齐整平牙列，纠正反殆畸形，调整咬合关系。

（五）治疗过程及结果

1．治疗过程

第一阶段：牙槽外科分区拔除滞留乳牙，行埋伏牙开窗助萌，正畸牵引埋伏牙（图2-44-3）。

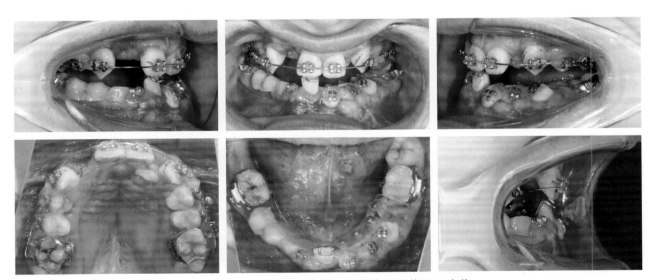

图2-44-3　分区开窗助萌，正畸牵引埋伏牙口内像

第二阶段：固定矫治，排齐整平牙列（图2-44-4）。

第三阶段：关闭间隙，精细调整咬合关系。

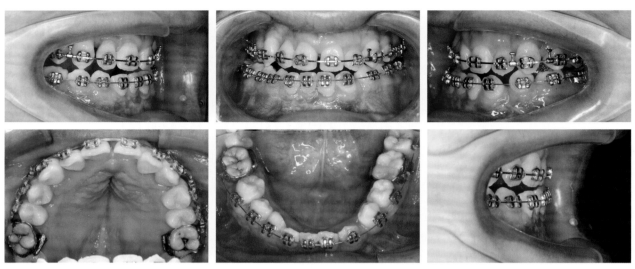

图2-44-4　正畸排齐整平牙列口内像

2．治疗结果

共完成18颗埋伏牙牵引，获得完整牙列，解除反𬌗畸形，恢复口颌功能；同时，面下1/3高度增加，侧貌改善（图2-44-5至图2-44-7）。

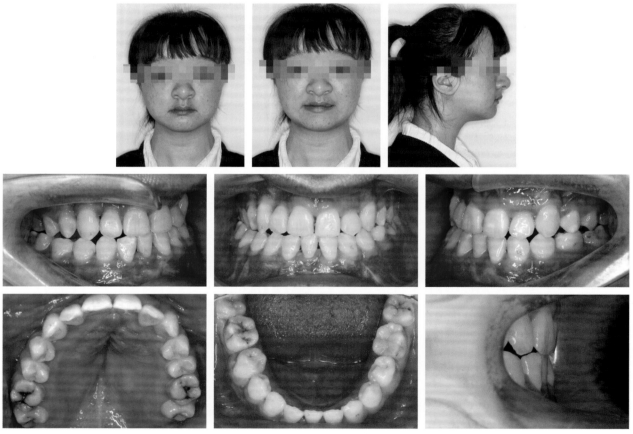

图2-44-5　治疗后面像及口内像

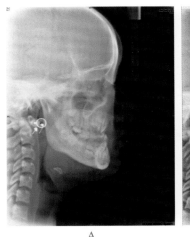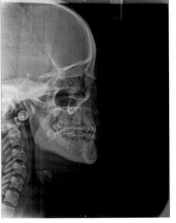

图2-44-6　治疗前后头颅侧位片
A. 治疗前；B. 治疗后

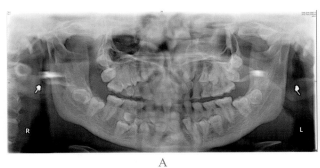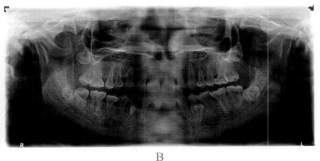

图2-44-7　治疗前后曲面断层片
A. 治疗前；B. 治疗后

治疗前后头影测量重叠示：埋伏牙牵出后，面下高度增加，下颌后下旋转；上下前牙唇倾，恢复正常前牙角度，反殆畸形解除（图2-44-8）。

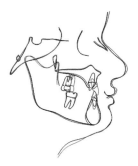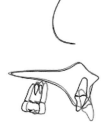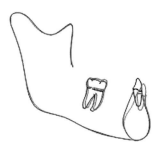

图2-44-8　治疗前后头影测量重叠图（黑色：治疗前；红色：治疗后）

（六）病例分析

1. 颅骨锁骨发育不全病因

颅骨锁骨发育不全即Marie-Sainton综合征，又名Hulkerantt骨形成不全、Schenthaurer综合征等，特点是膜内化骨部位骨化不良，主要发生在锁骨、颅骨和骨盆。但软骨内化骨也会受些影响。患者有轻度侏儒表现。它是一种先天性骨骼系统的发育畸形，常为遗传性发育障碍。致病基因已证实为RUNX2，位于第6染色体p21上，控制成骨细胞内特殊转录因子基因突变，影响范围包括头骨骨化慢、骨缝密合极慢，可能到4岁才慢慢骨化，一直到成年还未完成。

2. 颅骨锁骨发育不全临床表现

典型体征是头大，面小，有怪样表情。有时身材矮小，牙齿发育不全，颅缝闭合延迟。但无智力减退。锁骨发育甚小，胸部狭窄，肩胛骨小，两肩下垂、肩部运动范围较大，两肩可明显地向中线移动。

（1）锁骨发育不全：锁骨有不同程度的发育不全，使肩部有不正常的活动。可由于锁骨残疾压迫而致神经系统和心血管系统症状。一侧或双侧锁骨的胸骨端或肩峰端缺如明显可见。锁骨完全缺如者极少见。双侧均有病变时，两肩可放到胸前，双肩和颏部接触。患侧肩胛骨较小，呈翼状。有时有肱骨头半脱位。肩下垂和胸部狭窄。

（2）锁骨缺损常伴有肌肉异常：如三角肌前部纤维或斜方肌的锁骨部缺如。臂丛可因残损的锁骨刺激出现疼痛和麻木，偶见并发脊髓空洞症、皮肤和软组织钙化。

（3）头部异常发育（短头畸形）：儿童及成人仍存留额骨缝囟门不完全闭合而骨小且发育欠佳。常呈侏儒状，乳突气室缺如或较小。可存在眼距过远。颅骨膜部骨化不完全，但颅底正常。骨缝推迟闭合或不能闭合。囟门增大，有时可达到眶上嵴部位。一些患者的囟门直至成年仍不闭合。在蝶骨部和乳突部也出现"囟门"。病变严重的颅顶大部分不能骨化。额窦和鼻旁窦小或缺如，偶有额窦特别扩大者。鼻骨、泪骨和颧骨部分或完全缺如。上颌发育差。下颌正常，但在下颌联合部不融合。头部短，两眼距离增宽。腭弓高而窄，下颌有突出畸形。乳牙生长正常。恒牙生长延迟并有发育不良。

（4）腕骨和跗骨骨化缓慢：第2、5掌骨和跖骨的近端和远端均有骨骺。第2掌骨过长，其基底部附加的骨骺增大。有时可发生指骨短小或缺如。

（5）其他：此种畸形常伴有单侧或双侧髋内翻和股骨颈短。胸椎和腰椎的神经弓不连接。因肋骨倾斜和胸骨柄缺损，胸廓也有畸形。有时并发脊柱侧弯、颈椎横突加大和脊椎滑脱。有报道发生腰椎滑脱的可达患者的24%。骨盆的双侧骨化不正常，耻骨联合宽，有时骶髂关节也增宽。骨盆畸形不影响胎儿的娩出。

3. 特殊检查

锁骨表现：①肩峰端消失；②近、远端有，中间消失；③完全消失；④不全性消失，以右侧为主。第二掌骨是个信号，双手或单手第二掌骨多一个骨骺，且指骨与掌骨相等（正常人指骨比掌骨长

5-7cm），末节手指骨化成骨不全。

其他骨骼主要表现为中线骨骼的发育欠缺，如耻骨联合骨化不全、椎弓缺陷、永存的额缝或颅骨中线的缺陷、腭裂和下颌骨中线缺陷等。长骨可见股骨头缺损，耻骨可如细线样。此外，四肢骨亦有髋内翻及膝内翻、指趾骨发育短小等现象。

脑电图检查：有癫痫者可出现异常脑波。

4. 牙齿的组织学表现

颅骨锁骨发育不全患者表现为釉质发育不全，部分剥脱，牙齿呈黄褐色。关于颅骨锁骨发育不全患者牙根部是否存在细胞牙骨质，说法不一，最早的Smith等通过组织学观察发现萌出的乳牙及未萌的恒牙几乎完全缺乏细胞牙骨质，并提出细胞牙骨质的形成肯定不是牙齿正常萌出的必需因素。Count等研究得出颅骨锁骨发育不全患者与正常人的细胞牙骨质所占比例无显著差异，从而提出细胞牙骨质及无细胞牙骨质的数量多少可能不是颅骨锁骨发育不全患者埋伏牙不萌出的影响因素。王晓娟等研究发现颅骨锁骨发育不全患者恒牙的牙釉质及牙本质的钙、磷含量均较正常值降低，恒牙牙釉质结构不清晰，牙本质小管部分闭塞、管周牙本质矿化、釉牙本质界缺乏典型的连续扇形结构，牙骨质内未见明确牙骨质细胞；光镜下颅骨锁骨发育不全乳前牙釉质厚度无明显变薄，釉板及釉丛结构较多；电镜下牙本质小管分布及大小不均，部分闭塞，并可见裂隙。

5. 分型

李景学等按有无遗传性及症状的轻重将该病分为三类，第Ⅰ型为标准型：有家族遗传性，颅骨、锁骨、骨盆等均受累，其X线表现典型。第Ⅱ型为家族遗传型：有家族遗传性，但颅骨不受累。第Ⅲ型为散发型：系先天性，无家族遗传性，该型人数最多。

6. 治疗

颅骨锁骨发育不全患者的颅骨及锁骨发育不全很少影响骨骼功能，大多患者能胜任一般劳动甚至重体力劳动。反而在青春期后患者通常因出现牙列畸形、咀嚼无力、恒牙不萌等到口腔正畸科就诊，临床应以解决面部美观和咬合功能为最终目标，采取序列治疗，需要多学科间的合作。在生长发育期应用前牵引、扩大上牙弓等手段解除反殆关系，定期观察牙齿萌出情况，必要时拔除滞留乳牙，去除迟萌恒牙表面的骨阻力，利用钛种植钉等方法导萌恒牙；成年患者应将滞留乳牙及多生牙拔除，选择颌骨内发育完好的牙齿牵引助萌到正确位置，用固定或活动矫治器排齐整平上下牙列，解除反殆关系，严重者通过颌骨正颌外科手术纠正颌骨不调，恢复咬合关系，需要时配合修复治疗。在正畸治疗中如果有新的多生牙在颌骨内不断出现，会影响正畸治疗效果的稳定。所以应对颅骨锁骨发育不全患者定期随访，拍摄曲面断层片，以便发现新的多生牙并及早处理。（图2-44-9）

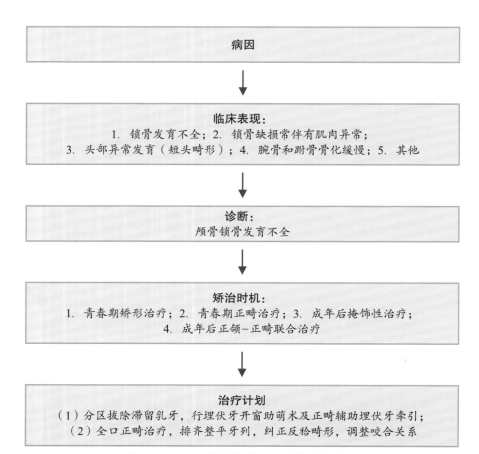

图2-44-9　颅骨锁骨发育不全的治疗流程

【病例四十五】

Crouzon综合征正颌-正畸联合序列治疗

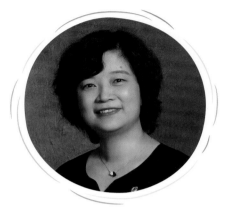 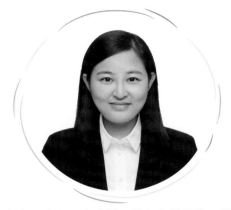

上海交通大学医学院附属第九人民医院　朱敏　　　上海交通大学医学院附属第九人民医院　杨筱

（一）主诉/病史

患者女性，17岁，因面部凹陷、突眼求治，否认家族遗传史。

患者无外伤手术史及牙齿矫正史。

（二）临床检查

（1）正面观：大三庭比例不调，面上1/3长，眶距远（Crouzon综合征面型特征表现），颏部基本居中。

（2）侧面观：凹面型，眼球外突（Crouzon综合征面型特征表现），面中份凹陷，鼻唇角小于90°。

（3）口内像检查：上牙弓重度拥挤，腭盖高拱，下牙弓轻度拥挤，磨牙关系Ⅲ类，下牙弓中线略偏左，前牙反覆殆反覆盖。（图2-45-1）

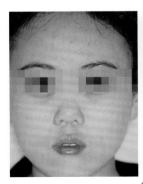 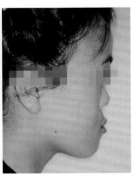

A

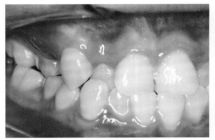
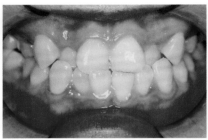
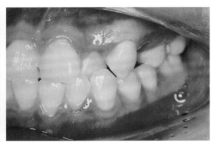
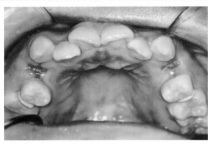
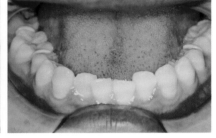

B

图2-45-1　初诊面像及口内像
A. 面像；B. 口内像

（4）X片检查：

①头颅侧位片分析：上颌骨发育不足（∠SNA 73.5°），下颌骨发育过度（∠SNB 81.4°），上下颌骨重度大小不调（∠ANB -7.9°）；上前牙唇倾（∠U1-SN 119.6°），下前牙直立（∠IMPA 92.3°），下颌平面角减小（∠FMA 21.9°），Wits减小（∠Wits -11.4mm），面型为低角型。面部软组织侧貌为凹面型，上唇位于E线后。（图2-45-2，表2-45-1）

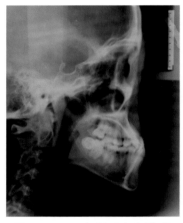

图2-45-2　初诊头颅侧位片

表2-45-1　治疗前头影测量分析

测量项目	测量值	标准值	标准差
∠SNA	73.5°	82.8°	4.1°
∠SNB	81.4°	80.1°	3.9°
∠ANB	-7.9°	2.7°	2.0°
Wits appraisal	-11.4mm	0mm	2.0mm
Mx Occ Plane to FH	4.7°	9.3°	1.0°
∠FMA（MP-FH）	21.9°	27.3°	6.1°
∠U1-SN	119.6°	105.7°	6.3°
∠IMPA（LI-MP）	92.3°	96.7°	6.4°
U1-NA	14.1mm	5.1mm	2.4mm
L1-NB	4.8mm	6.7mm	2.1mm

续表

测量项目	测量值	标准值	标准差
∠FMIA（L1-FH）	65.9°	55°	2.0°
N perp to Pog'	7.7mm	0mm	2.0mm
SN/GoMe	89.6%	100%	0.0%

②曲面断层片示：38、48牙阻生。（图2-45-3）

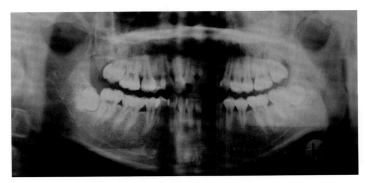

图2-45-3　初诊曲面断层片

（三）临床诊断

根据临床视诊、问诊、口内像检查及X片检查等结果，该患者的临床诊断如下：

（1）Crouzon综合征。

（2）骨性Ⅲ类错殆畸形（上颌骨发育不足，下颌骨发育基本正常）。

（3）安氏Ⅲ类错殆畸形。

（4）牙列拥挤。

（5）12、22牙反殆。

（6）38、48牙阻生。

（四）治疗计划

经会诊讨论，与患者充分沟通后选择正颌-正畸联合治疗，治疗计划为：

（1）术前正畸：上颌拔除14、24牙，排齐、内收前牙，关闭间隙，下颌排齐、去代偿、反覆盖增加。

（2）第一次正颌手术：上颌LeFort Ⅱ型截骨，颅外固定支架牵引成骨术，使鼻上颌复合体前移。

（3）第一次术后正畸：上颌整平补偿曲线，唇倾上前牙，创造大覆盖。

（4）第二次正颌手术：上颌LeFort Ⅰ型截骨，后退上颌骨。

（5）第二次术后正畸：精细调整。

（五）治疗过程及结果

（1）上颌拔除14、24牙，进行术前正畸，排齐整平上下牙列，上前牙内收关闭间隙，下颌排齐去代偿，创造反覆盖，1年半后术前正畸结束。（图2-45-4至图2-45-6）

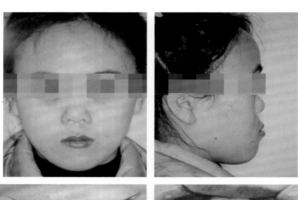

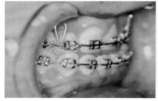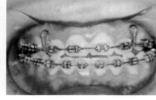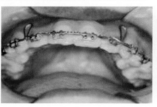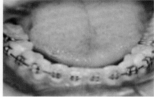

图2-45-4　术前正畸结束时面像及口内像（前牙创造反覆盖）

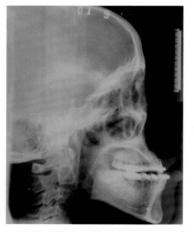

图2-45-5　术前正畸结束时头颅侧位片

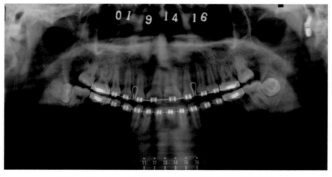

图2-45-6　术前正畸结束时曲面断层片

（2）术前正畸结束后进行第一次正颌手术，上颌LeFortⅡ型截骨同时颅外固定支架牵引成骨术，使鼻上颌复合体前移。（图2-45-7）

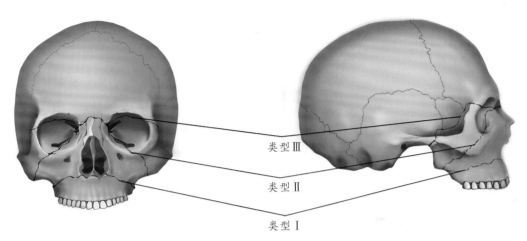

类型Ⅲ

类型Ⅱ

类型Ⅰ

图2-45-7　上颌LeFortⅠ、Ⅱ、Ⅲ型截骨线

（3）第一次正颌手术后，鼻-上颌复合体前移，解决患者面中份发育不足问题（图2-45-8至图2-45-10）

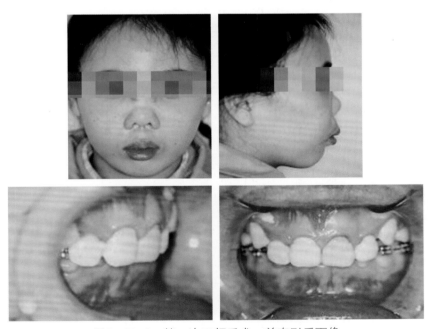

图2-45-8　第一次正颌手术+前牵引后面像

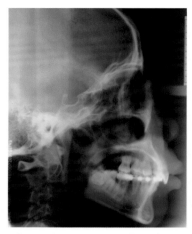

图2-45-9　第一次正颌手术（上颌LeFort Ⅱ型牵引成骨术）+前牵引后头颅侧位片

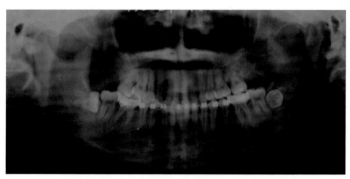

图2-45-10　第一次正颌手术（上颌LeFort Ⅱ型牵引成骨）+前牵引后曲面断层片

（4）第一次术后正畸进行上颌整平补偿曲线，唇倾上前牙，创造大覆盖；正畸1年后进行第二次正颌手术。（图2-45-11至图2-45-13）

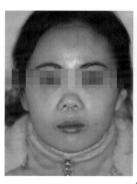
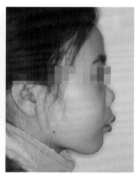

A

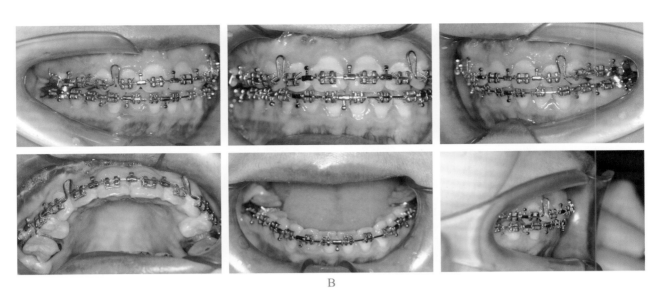

B

图2-45-11 第二次正颌手术前面像及口内像
A. 面像；B. 口内像

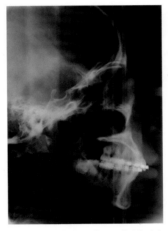

图2-45-12 第二次正颌手术前头颅侧位片

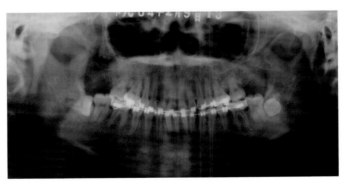

图2-45-13 第二次正颌手术前曲面断层片

（5）第二次正颌手术时进行上颌LeFortⅠ型截骨后退上颌骨；第二次术后正畸进行咬合关系精细调整；术后正畸6个月后治疗结束。（图2-45-14至图2-45-16）

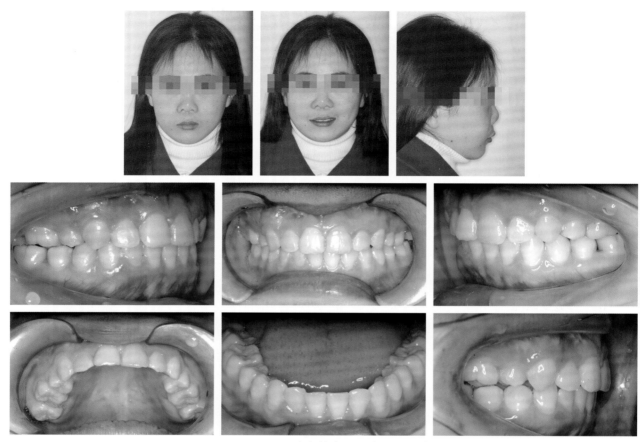

图2-45-14 治疗结束后面像及口内像

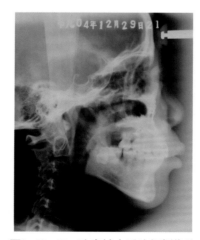

图2-45-15 治疗结束后头颅侧位片

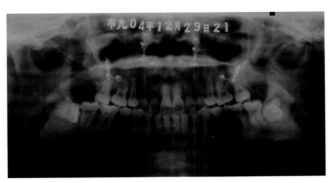

图2-45-16　治疗结束后曲面断层片

（6）疗效评价：

①改善脸型，侧貌达到直面型。

②建立正常覆𬌗覆盖。

③牙弓宽度匹配。

④建立磨牙Ⅱ类关系，尖牙Ⅰ类关系。

（六）病例分析

1. Crouzon综合征病因

Crouzon综合征又称鹦鹉头综合征、Virchou综合征、先天性尖头并指（趾）畸形综合征、狭颅综合征等，由Crouzon在1921年首先报道，是以颅骨缝闭合过早、上颌发育不良、眼球突出及颅内压增高等为主要特征的一种综合征。其发病多为常染色体显性遗传，大多数研究表明颅缝早闭是主要病因。绝大多数Crouzon综合征病例基因突变位于10号染色体的成纤维细胞生长因子受体-2（fibroblast grouth factor receptor-2，FGFR-2）基因。1995年，Meyers等证实突变基因位于成纤维细胞生长因子受体-3（FGFR-3）。Crouzon综合征的发病原因主要为多颅缝早闭。颅缝早闭的顺序及范围决定了畸形程度。颅缝融合最早可始于出生前或围产期，也发生于稍后的婴儿期或儿童期。颅缝融合过程越早，对儿童颅骨生长和发育的影响越大。目前，很多学者认为颅底骨缝受累为Crouzon综合征发病的始动因素。Burdi等认为蝶筛软骨结合区域为冠状缝的一部分，并认为蝶筛结合的早期受累决定了其后的颅面畸形表现。由于蝶筛软骨结合可保持生长活性至7岁，所以Crouzon综合征患者出生后颅面畸形逐渐加重。

2. Crouzon综合征的临床表现

临床表现主要有头颅畸形，双侧冠状缝早闭，限制颅骨和上颌骨的正常发育。其颅骨畸形程度取决于颅缝闭合的顺序，尖颅最常见，也表现为短头、狭颅、三角颅畸形等。蝶骨发育不全，前颅底狭窄变短，眶上缘发育不足，延伸到侧颅缝和颅顶缝，造成上颌骨发育不足及颅中窝突入眼眶，代偿性地发生前额膨隆，眶腔过浅不能容纳整个眼球，导致眼球突出是Crouzon综合征的最基本特征。同时骨缝的骨性结合不能适应脑组织的发育，患者可出现脑积水、颅内压增高、头痛、呕吐甚至癫痫发作等颅脑症状。部分病例伴有轻度或中度的眶距增宽症。

口腔颌面部畸形主要为上颌骨发育不足，下颌骨相对前突，面中部后缩；上牙列拥挤，上下牙列呈反殆关系，可有磨牙异位萌出、切牙牙冠畸形、牙齿发育不良、前牙开殆等；腭盖高拱，腭外侧肿胀，有时合并腭裂、唇裂；鼻腔狭小，有时下颌骨亦有发育不全，导致口呼吸、睡眠打鼾、呼吸困难等。约有40%的Crouzon综合征患者伴发阻塞性睡眠呼吸低通气综合征。

3．Crouzon综合征的诊断

临床诊断：Crouzon综合征的临床表现主要包括以下三点：

（1）颅缝早闭：以冠状缝多见，亦可见矢状缝及人字缝早闭。最常见的为短头畸形，亦可见舟状头或三角头畸形等。但无明显颅缝早闭并不能排除Crouzon综合征的诊断。

（2）面中部发育不良、眶腔狭小、颧骨退缩、上颌发育不良：75%的Crouzon患者表现为安氏Ⅲ类，主要由上颌后缩短小及相对的下颌前突导致，同时，上颌后缩常随年龄增长而加剧，这是因为上颌骨周围骨缝随颅顶及颅底骨缝的进行性闭合而关闭导致。其他特征包括上颌牙列拥挤、牙弓呈"V"形，硬腭狭长、高拱或腭裂，以及悬雍垂分裂亦可见，少牙、巨牙、钉状牙和牙间隙过宽亦有报道。

（3）眼部畸形：突眼及眶距增宽畸形为Crouzon综合征的普遍表现，由于颞侧及颅底骨缝前后向生长不足，眶腔浅小。与Apert综合征不同，Crouzon综合征眼球在矢状向上位置多正常，主要由眼眶侧壁及下壁后缩而导致双侧突眼。眶距增宽主要由蝶颧缝及蝶鳞缝生长受限所致，亦可见外斜视、眼球震颤、睑裂闭合不全、暴露性角膜炎、视力下降、视神经萎缩甚至失明等。

Crouzon综合征患者还可合并其他组织器官异常，茎突钙化的发生率为50%~88%，可无明确临床表现或仅表现为咽痛，可由X片头颅检查确诊。颈椎融合可见于18%~40%的患者，以C_{2-3}和C_{5-6}常见。还可见视乳头神经水肿、支气管狭窄、皮肤异常、阻塞性睡眠呼吸暂停、听力下降、蝴蝶椎、颅内高压、脑积水、自发性小脑扁桃体疝和智力发育迟缓等。

4．Crouzon综合征的治疗

Crouzon综合征是一类比较严重的颅颌面疾病，在颅面综合征中比较常见。对有家族遗传倾向的患者，应早期密切观察患者的颅颌面发育情况，早期可通过手术打开骨性闭合的颅缝，加宽颅腔的容积，减轻对颅脑和颌骨发育的限制。轻、中度畸形患者可在青春期后行LeFortⅢ型截骨前移术矫正颅面畸形；对于畸形程度较重，并有其他颅面骨畸形的患者，可根据具体情况采取分块改良的LeFortⅢ型截骨前移术；而对于同时患有眶距增宽的复杂畸形患者，则可采取颅内外联合径路的颅骨、颌骨截骨成形术，同时可视具体情况同期或二期采用自体骨或软骨移植、人工生物材料充填来进一步完善骨前移术所不能改善的部位，以矫正颅面部后缩和眶距过宽等畸形。

对于伴有严重颌骨发育不足导致阻塞性睡眠呼吸暂停低通气综合征的病例，在婴幼儿期就可选择气管切开术辅助通气。研究表明，通过前移颌骨可扩大咽腔；或缩小舌和软腭体积，相对扩大口咽腔，能减少舌和软腭占口咽腔的比例，从而解决阻塞性睡眠呼吸低通气综合征。随着牵引成骨技术的发展，应用口外式牵引器结合LeFortⅢ型截骨前移术延长颧骨、上颌骨等面中部骨性结构，在延长骨组织的同时有效增加软组织的量，从而能够更有效地防止术后的复发，但对于牵引方向的控制和远期疗效的评判有待进一步研究。

5．治疗一般流程

治疗一般流程如图2-45-17所示。

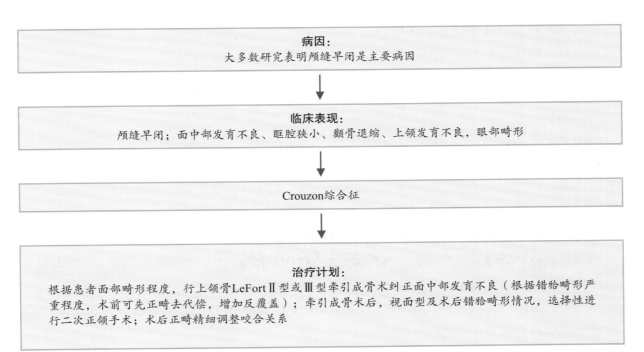

图2-45-17　Crouzon综合征治疗的一般流程

【 参 考 文 献 】

1. Al-Namnama NM, Haririb F, Thongc MK, et al. Crouzon syndrome: genetic and intervention review[J]. Journal of Oral Biology and Craniofacial Research, 2019, 9(1): 37–39.

2. Chen Q, Zhao Y, Shen G, et al. Etiology and pathogenesis of hemifacial microsomia[J]. Journal of Dental Research, 2018, 97(12): 1297-1305.

3. Cohen MM Jr. The critique of OMENS classification of hemifacial microsomia[J]. The Cleft Palate Journal, 1991, 28(1): 68-77.

4. Cooper SC, Flaitz CM, Johnston DA, et al. A natural history of cleidocranial dysplasia[J]. American Journal of Medical Genetics, 2001, 104(1): 1-6.

5. de Ruiter A, van der Bilt A, Gert M, et al. Orthodontic treatment results following grafting autologous mandibular bone to the alveolar cleft in patients with a complete unilateral cleft[J]. The Cleft Palate-craniofacial Journal, 2010, 47(1): 35-42.

6. Gougoutas AJ, Singh DJ, Low DW, et al. Hemifacial microsomia: clinical features and pictographic representations of the OMENS classification system[J]. Plastic and Reconstructive Surgery, 2007, 120(7): 112e-120e.

7. Horgan JE, Padwa BL, Labrie RA, et al. OMENS-Plus: analysis of craniofacial and extracraniofacial anomalies in hemifacial microsomia[J]. The Cleft Palate-craniofacial Journal, 1995, 32(5): 405-412.

8. Hui S, Wing YK, Kew J, et al. Obstructive sleep apnea syndrome in a family with Crouzon's syndrome[J]. Sleep, 1998, 21(3): 298-303.

9. Kim KR, Kim S, Baek SH, et al. Change in grafted secondary alveolar bone in patients with UCLP and UCLA: a three-dimensional computed tomography study[J]. The Angle Orthodontist, 2008, 78(4): 631-640.

10. Li J, Shen J, Xu J, et al. The treatment strategy of cleidocranial dysplasia: combined orthodontic and orthognathic treatment[J]. The Journal of Craniofacial Surgery, 2019, 30(6): 1767-1771.

11. Merametdjian L, Prud'Homme T, Le Caignec C, et al. Oro-dental phenotype in patients with RUNX2 duplication[J]. European Journal of Medical Genetics, 2018, 62(2): 85-89.

12. Motaei J, Salmaninejad A, Jamali E, et al. Molecular genetics of cleidocranial dysplasia[J]. Fetal and Pediatric Pathology, 2021, 40(5): 442-454.

13. Ongkosuwito EM, van Neck JW, Wattel E, et al. Craniofacial morphology in unilateral hemifacial microsomia[J]. British Journal of Oral and Maxillofacial Surgery, 2013, 51(8): 902-907.

14. Paul MA, Opyrchal J, Knakiewicz M, et al. Hemifacial microsomia review: recent advancements in understanding the disease[J]. The Journal of Craniofacial Surgery, 2020, 31(8): 2123-2127.

15. Sant'Anna EF, Lau GWT, Marquezan M, et al. Combined maxillary and mandibular distraction osteogenesis in patients with hemifacial microsomia[J]. American Journal of Orthodontics and Dentofacial Orthopedics, 2015, 147(5): 566-577.

16. Suba Z, Balaton G, Gyulai-Gaál S, et al. Cleidocranial dysplasia: diagnostic criteria and combined treatment[J]. The Journal of Craniofacial Surgery, 2005, 16(6): 1122-1126.

17. Yamaguchi K, Lonic D, Ko EW, et al. An integrated surgical protocol for adult patients with hemifacial microsomia: methods and outcome[J]. PloS One, 2017, 12(8): e0177223.

18. Zhu Y, Zou Y, Yu Q, et al. Combined surgical-orthodontic treatment of patients with cleidocranial dysplasia: case report and review of the literature[J]. Orphanet Journal of Rare Diseases, 2018, 13(1): 217.

19. 曹谊林，蒋海越，祁佐良，等.中国半侧颜面短小畸形·下颌骨畸形临床诊疗指南[J].中华整形外科杂志，2018，34（1）：1-5.

20. 陈嘉琳，陈玺萌，李忱，等.颅骨锁骨发育不良14例的牙列异常特征及口腔综合治疗分析[J].中华口腔医学杂志，2022，57（3）：280-286.

21. 邓典智.我国唇腭裂治疗的现状及展望[J].口腔颌面外科杂志，2002，12（2）：95-97.

22. 傅豫川.唇腭裂畸形的治疗[M].武汉：湖北科学技术出版社，2002.

23. 李琛，唐晓军.Crouzon综合征的诊疗进展[J].中华医学美学美容杂志，2021，27（1）：75-77.

24. 卢晓峰，唐友盛，沈国芳，等.颌骨畸形伴阻塞性睡眠呼吸暂停低通气综合征的牵引成骨治疗[J].中华耳鼻咽喉科杂志，2003，38（3）：166-171.

25. 穆雄铮，俞哲元，韦敏，等.中面部外置式牵引成骨治疗Crouzon综合征[J].中华整形外科杂志，2007，23（4）：277-280.

26. 钱浩亮，李盛，江宏兵.颅骨锁骨发育不全综合征及其牙颌面表征[J].国际口腔医学杂志，2018，45（1）：64-67.

27. 沈国芳，房兵.正颌外科学[M].杭州：浙江科学技术出版社，2012.

28. 石冰，王晴.唇腭裂的序列治疗[J].口腔颌面外科杂志，2000，10（2）：157-158.

29. 唐晓军，石蕾，尹琳，等.108例儿童半侧颜面短小畸形综合治疗[J].中华整形外科杂志，2017，33（Z1）：21-27.

30. 滕利，Heggie AA，Holmes AH.面中部牵引成骨术矫正综合征性面中部后缩畸形[J].中华整形外科杂志，2005，21（1）：18-21.

31. 王国民，杨育生，张勇，等.唇腭裂治疗现状与展望[J].上海口腔医学，2006，15（2）：113-116.

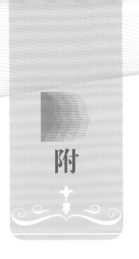

附

儿童口腔健康管理与错𬌗畸形的预防

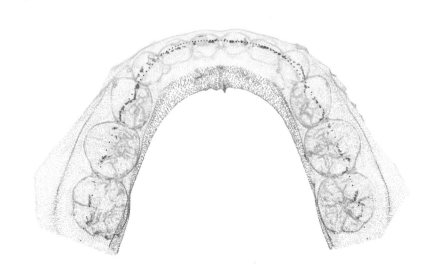

儿童口腔健康管理（Oral Health Management for Children，OHMC）是指从胚胎至成年这一生长发育过程中针对儿童常见口腔疾病发生的病因、机制及发生发展，利用各种方法进行牙、颌、面健康生长发育的早期管理，如儿童龋病的早期预防、乳牙反𬌗或口腔不良习惯的早期阻断等。随着我国社会经济的发展及不断增长的人民对美好生活的需求，广大儿童及家长对儿童口腔健康的要求越来越高。OHMC具有三个层面的含义：早期预防、早期诊断和早期干预。OHMC的早期预防是指去除可能造成儿童牙病、错𬌗畸形、颜面颌骨异常的病因，如维护孕期妈妈的全身健康及口腔健康、婴幼儿的口腔健康等。OHMC的早期诊断是指早期识别危害儿童口腔健康的疾病和危险因素，创造有利于儿童健康牙齿及牙列建立的良好口腔功能环境，如识别儿童早期龋坏、识别可造成错𬌗畸形及面颌部畸形的口腔不良习惯等。OHMC的早期干预是指早期干预和治疗正在发生和发展的牙病、不良咬合关系及面颌畸形。

一、儿童龋病管理

牙齿邻面龋病的发生可使牙冠近远中径减小，邻牙向患牙方向移动，使牙弓长度减小；乳牙因龋早失，尤其是第二乳磨牙的早失，常导致第一恒磨牙关系紊乱和第二前磨牙萌出困难或异位萌出。儿童严重龋病的发生还使儿童咀嚼功能降低，导致颌骨发育不充分，这也是牙量、骨量不调及错𬌗畸形发生的原因。因此，儿童口腔健康管理的重点是儿童龋病的预防和早期管理。

（一）儿童口腔健康管理从孕期妈妈开始

对孕妇的口腔健康教育将提升其子女的口腔健康水平，父母自己的口腔健康行为也将影响孩子的口腔健康。任何影响孕妇健康的局部因素和全身因素，如钙、磷、维生素、蛋白质缺乏及感染等都可能引起孩子的牙齿发育缺陷，影响孩子牙齿的健康及抗龋能力。因此，儿童龋病的早期预防应从孕期妈妈开始。

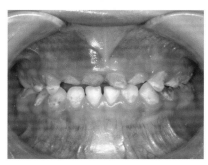

附图1　不良的奶瓶喂养习惯导致的严重喂养龋

（二）婴幼儿的口腔健康管理

孩子长第一颗乳牙时应进行第一次口腔检查，评估孩子的口腔软硬组织发育状况、牙齿的患龋风险，并对其父母进行口腔卫生宣教，告知健康饮食、良好喂养习惯和口腔卫生习惯的重要性，建议家长从孩子第一颗乳牙萌出开始即开始采取牙面菌斑清除的口腔卫生措施，避免夜奶喂养和含着奶瓶睡觉，避免卧位喂养，尤其不能将含糖饮料放入奶瓶中喂养孩子，避免喂养龋（附图1）与功能性乳前牙反殆的发生。

1-3岁幼儿期是目前公认的主要致龋菌——变异链球菌在婴幼儿口腔的定植窗口期，避免变异链球菌的早期定植是预防婴幼儿龋病的关键。一方面看护人或父母要保持良好的口腔健康和口腔卫生状态，避免口腔中存留活跃性龋齿，避免口腔中的变异链球菌传播给孩子。另一方面，看护人或父母应帮助孩子保持其口腔清洁（附图2）。

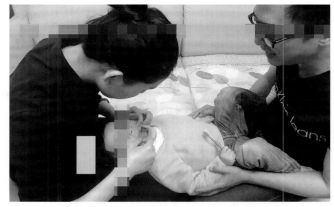

附图2　以膝对膝姿势帮助孩子进行口腔清洁

（三）3-6岁儿童的口腔健康管理

3-6岁的学龄前期幼儿正处于刷牙能力显著提高的阶段，但家长仍然需要继续帮助孩子刷牙。氟化物的吞咽是这个年龄段孩子应注意的问题，因此要控制好牙膏的用量，建议每次使用豌豆大小的含氟牙膏。另外，这个阶段可训练孩子自己使用牙线清除相邻牙齿接触区域的菌斑，这对预防邻面龋的发生非常重要。

学龄期儿童能够自己完成刷牙和使用牙线，但仍需要父母帮助或教会他们如何清洁一些牙列中牙刷和牙线难以到达的区域，并定期检查其口腔清洁状况。这一时期行早期矫治的孩子因矫治器的戴入维持口腔清洁的难度增加，其患龋风险升高，应建议增加刷牙和使用牙线的频率，对于评估为高龋风险的孩子，除了每天建议使用含氟牙膏，还可使用冲牙器、牙间刷等辅助器械帮助孩子去除牙面菌斑，保持口腔清洁，每3个月在诊室进行一次牙面预防性洁治和局部涂氟。

（四）12-18岁青少年的口腔健康管理

12-18岁青少年常常因这个时期的逆反心理和不能意识到口腔健康的重要性等原因，加上不良饮食习惯和青春期激素的改变，患龋及牙龈炎症风险增加。家长应继续加强孩子口腔卫生保健指导，牙医也应给予他们关于菌斑控制、龋病及错殆畸形预防等口腔知识，帮助青少年养成良好的口腔卫生习惯，防止正畸过程中年轻恒牙列龋病及牙龈炎的发生。

二、儿童牙外伤与错殆畸形的预防

牙外伤是仅次于龋病，造成儿童牙齿缺损或缺失的第二大疾患。由于儿童上前牙区继承恒牙位于乳牙根方，乳牙受到外伤挫入和伴发的牙槽骨折可直接损伤下方的继承恒牙胚，导致恒牙畸形、阻生等并发症。乳牙硬组织折断和牙周组织损伤可继发牙髓、牙周组织感染，如不能及时治疗，同样可危害恒牙胚的正常发育，导致弯根牙、萌出方向改变等不良后果（附图3）。

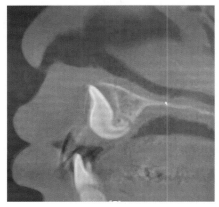

附图3　右上乳中切牙外伤导致继承恒牙牙根弯曲、萌出方向改变

年轻恒牙外伤如果牙髓或牙周组织损伤严重，可影响年轻恒牙牙根正常发育，甚至导致牙齿丧失，对儿童的牙列、咬合、心理产生不良影响。牙齿缺损严重或外伤导致牙齿缺失，若不能及时恢复牙齿外形或缺失的牙齿，可导致牙齿三维间隙丧失，邻牙倾斜、对颌牙伸长，错牙合畸形发生。

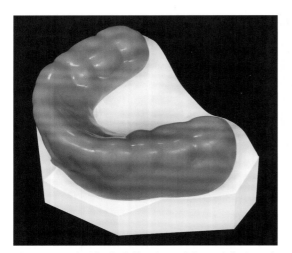

附图4　运动时佩戴防护牙托以降低牙外伤的风险

预防儿童牙外伤不仅是家长和监护人的责任，也是全社会的责任，应提高全民防范意识，加强儿童口腔保健人员儿童牙外伤防护和救助知识的普及，使他们在日常工作中注重儿童牙外伤的防范，遇到儿童牙外伤具有正确的应急处理能力，对牙外伤即刻的正确处理是决定外伤牙良好预后的关键。

孩子在参加体育活动或户外游戏时，最好穿胶底防滑的运动鞋。在进行滑板、滑冰等高速度、高风险运动或强对抗运动时应佩戴头盔、运动防护牙托以降低牙外伤的风险（附图4），尤其是有上颌前突的患者。

三、儿童牙齿发育异常与错牙合畸形的预防

对牙列发育造成影响的最常见的儿童牙齿发育异常有额外牙、乳牙滞留，其次是牙齿形态异常、先天缺牙、牙固连等。

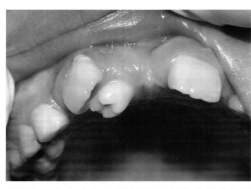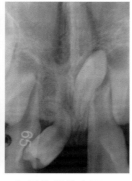

附图5　右上中切牙腭侧见已部分萌出的额外牙和影像学检查显示牙根近中一倒置的额外牙引起的11牙扭转、上中切牙间隙

（1）额外牙好发于上前牙区，其发生不仅影响恒牙胚的正常萌出方向，且常常阻碍恒牙的正常萌出，造成相邻牙齿的扭转、异位（附图5）。因此，对已萌出的额外牙应及时拔除，以利于相邻恒牙的正常萌出、减少咬合紊乱。对于埋伏的额外牙，经评估如果影响恒牙的发育、萌出和排列，在不损伤恒牙胚的前提下应尽早拔除，减少其对恒牙列的影响。

（2）牙瘤也是儿童时期较为常见的一种发育异常，为牙胚细胞异常增殖所致，其临床影响与额外牙相似，可造成恒牙萌出异常、乳牙滞留，还与牙源性囊肿形成相关。因此其治疗原则是在不损伤恒牙胚的情况下尽早去除，减少其引起的错牙合畸形的发生。

（3）个别牙的先天缺失常常造成异常间隙、咬合关系和Bolton指数不调，以及前牙覆牙合覆盖的异常。多颗牙先天缺失，不仅影响牙齿排列和咬合关系，还会引起颜面形态的不调、不美观。牙齿在牙

列中行使咀嚼功能，良好的咀嚼刺激有利于颌骨的正常生长发育，因此临床上需要根据缺牙的数目、牙弓的长度和咬合关系等因素进行口腔健康管理。

缺失牙数目较少时，若对牙列形态、咀嚼功能和美观的影响不大，可暂不处理。若缺失牙数目较多，应制作活动性义齿修复，恢复患者的咀嚼功能，以促进颌面骨骼和肌肉的发育，且义齿需要随儿童牙颌的生长发育不断更换，以免妨碍患者颌骨的发育，引起牙列拥挤等错殆畸形的发生。

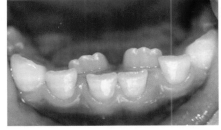

附图6　下乳中切牙滞留，31、41牙异位萌出

（4）乳牙根吸收不足或非典型性吸收可使乳牙不能及时脱落，导致临床上常见的乳牙滞留、新生恒牙异位萌出（附图6），此时应及时拔除应脱落的乳牙，嘱患者加强咀嚼，促进牙弓的发育及乳牙牙根的生理性吸收。

（5）牙固连在临床上常表现为患牙殆面下沉，低于邻牙殆面，可能引起邻牙倾斜、对颌牙伸长。对于轻度下沉的固连牙可采取记存模型、间隙测量、定期复查的方法密切观察患牙对牙列及咬合关系的影响。对中度下沉的固连牙可采取金属预成冠（Performed Metal Crown，PMC）修复重建咬合与邻接关系，以防止邻牙倾斜与对颌牙伸长。对快速进展型、重度低位的固连牙可予以拔除、维持间隙，以减少错殆畸形的发生。

四、儿童时期的间隙管理

牙齿在牙弓中保持正确的位置是多方面因素共同作用的结果。乳牙早失可能导致邻牙向缺隙部位倾斜及对颌牙伸长，使间隙的近远中径和垂直向距离变小，可能影响继承恒牙的正常萌出而造成牙排列不齐。乳牙早失时患者年龄越小，牙列越拥挤。乳前牙的早失主要是由于外伤或龋病，大部分乳磨牙早失是由龋病未得到及时控制引起的。

乳切牙早失间隙变小的可能性较小，因此美观是考虑修复乳切牙的主要原因，如果家长和患者没有考虑修复早失乳切牙的愿望，可以不进行乳切牙早失的间隙保持。如果家长非常希望恢复缺失的前牙，可用活动性间隙保持器来恢复前牙的美观。

第二乳磨牙早失导致间隙丧失的情况较第一乳磨牙多见，尤其是在第一恒磨牙萌出时，第二乳磨牙早失间隙很容易缩小或消失，因此我们在进行儿童口腔健康管理时应注重第二乳磨牙的防龋及牙体外形，尤其是远中面的外形修复，避免第一恒磨牙近中倾斜萌出。第二乳磨牙早失若发生在第一恒磨牙萌出前，第一恒磨牙有可能在萌出前即向近中移位，从而引起第二前磨牙阻生或异位萌出。因此，除第二前磨牙先天缺失有意关闭间隙的病例外，第二乳磨牙早失均应及时进行间隙管理（附图7），根据牙列、牙量与骨量关系及患者的年龄等因素综合决定该间隙采取的保持、扩展方案。

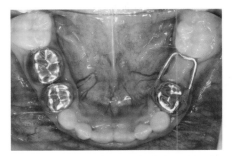

附图7　第二乳磨牙早失的全冠丝圈间隙保持（防止36牙近中倾斜）

五、儿童口腔不良习惯的阻断

婴幼儿时期，由于吸吮动作本能的反射、喂养不足、某种不愉快等心理因素，婴幼儿自发地产生吮指、吮唇等不良习惯动作，可能会产生暂时性的错𬌗畸形，持续到3岁以后，会引起口腔肌功能异常及咬合的变化，甚至产生错𬌗畸形。口腔不良习惯造成的错𬌗畸形约占各类错𬌗畸形的25%。儿童错𬌗畸形的发生发展及其严重程度与儿童口腔不良习惯的作用频率、持续时间和强度密切相关。预防及阻断儿童口腔不良习惯应从患者牙齿发育状况、口腔生理功能、生活环境的变化及儿童心理状态等多方面来分析考量，这样才能了解口腔不良习惯形成的原因并适时引导和破除，从而防止口腔不良习惯引起的错𬌗畸形的发生或阻断并及时纠正已经存在的错𬌗畸形。

（邹静）

【 参 考 文 献 】

1. American Academy of Pediatric Dentistry. Caries-risk assessment and management for infants, children, and adolescents. The reference manual of pediatric dentistry[Z]. Chicago, Ill. : American Academy of Pediatric Dentistry, 2021: 252-257.

2. American Academy of Pediatric Dentistry. Caries-risk assessment and management for infants, children, and adolescents. The reference manual of pediatric dentistry[Z]. Chicago, Ill. : American Academy of Pediatric Dentistry, 2020: 243-247.

3. American Academy of Pediatric Dentistry. Policy on early childhood caries (ECC): consequences and preventive strategies. The reference manual of pediatric dentistry[Z]. Chicago, Ill. : American Academy of Pediatric Dentistry, 2021: 81-84.

4. Dean JA, Avery DR, McDonald R. McDonald and Avery's dentistry for the child and adolescent[M]. 10th ed. Missouri: Mosby Elesevier, 2016.

5. Fontana M, González-Cabezas C. Noninvasive caries risk-based management in private practice settings may lead to reduced caries experience over time[J]. Journal of Evidence Based Dental Practice, 2016, 16(4): 239-242.

6. Kazeminia M, Abdi A, Shohaimi S, et al. Dental caries in primary and permanent teeth in children's worldwide, 1995 to 2019: a systematic review and meta-analysis[J]. Head & Face Medicine , 2020, 16(22): 1-21.

7. Turner S, Harrison JE, Sharif FNJ, et al. Orthodontic treatment for crowded teeth in children[J]. Cochrane Database of Systematic Reviews, 2021(1): CD003453

8. 葛立宏. 儿童口腔医学[M]. 5版. 北京：人民卫生出版社，2020.

9. 李小兵. 当代儿童正畸矫治经典应用[M]. 成都：四川大学出版社，2021.

10. 王洁雪，黄睿洁. 儿童口腔健康管理手册[M]. 成都：四川大学出版社，2019.

11. 王洁雪，王雁，张云娇. 华西牙医妈妈陪孩子走过换牙期[M]. 北京：人民卫生出版社，2021.

12. 邹静. 儿童口腔健康管理[J]. 华西口腔医学杂志，2018，36（5）：465-467.